Kenton Robinson u.a.

Effektives Bodytraining für Männer

Bechtermünz Verlag

Originaltitel: Banish your Belly
Zuerst veröffentlicht in den USA
durch Rodale Press, Inc.

Deutsche Erstausgabe

Produktion der deutschen Ausgabe:
Neumann & Nürnberger, Leipzig
Umschlaggestaltung: Eisele & Bulach, Augsburg
Umschlagmotive: Rodale Press, Inc.
Gesamtherstellung: Westermann Druck Zwickau GmbH
Printed in Germany
ISBN 3-8289-1812-3

Anmerkung des Verlages
Die Informationen dieses Buches sollen Ihnen helfen, die richtigen Entscheidungen hinsichtlich Ihres Übungsprogramms und der Verbesserung Ihrer Fitness zu treffen. Sie sollen aber nicht ein Fitnessprogramm unter Anleitung oder gar ärztlichen Rat ersetzen. Wie bei allen Trainingsprogrammen sollten Sie den Rat Ihres Arztes einholen, bevor Sie mit den hier gezeigten Übungen beginnen.

MITARBEITER

Redakteur: Matthew Hoffman

Chefredakteur: Jack Croft

Autoren: Kenton Robinson, Ken McAlpine, Richard Laliberte, Doug Hill, Elizabeth A. Brown, R. D., Deborah Pedron

Fitneßberater: Dragomir Cioroslan, Cheftrainer der Amerikanischen Gewichtheberföderation und der Gewichthebermannschaft bei den Olympischen Spielen von 1996, und Frank Eksten, Kraftsportkoordinator in der Leichtathletikabteilung und Gastprofessor für Kinesiologie an der Universität von Indiana in Bloomington

Stellvertretender Forschungsleiter: Jane Unger Hahn

Projektforschung: Deborah Pedron

Wissenschaftliche Mitarbeiter: Elizabeth A. Brown, R. D., Raymond M. DiCecco, Alice Drake, Jan Eickmeier, Sarah Wolfgang Heffner, Terry Sutton Kravitz, Sally A. Reith, Staci Ann Sander, Shea Zukowski

Leitender Lektor: Amy K. Kovalski

Lektor: Karen Neely

Stellvertretender Künstlerischer Leiter: Darlene Schneck

Innengestaltung: Christopher R. Neyen

Bildredaktion: Mitch Mandel

Produktion: Thomas P. Aczel, J. Andrew Brubaker

Produktionsleiter: Patrick T. Smith

Redaktionsleiter: Roberta Mulliner

Mitarbeiter der Redaktion: Julie Kehs, Bernadette Sauerwine, Mary Lou Stephen

Inhaltsverzeichnis

Teil I

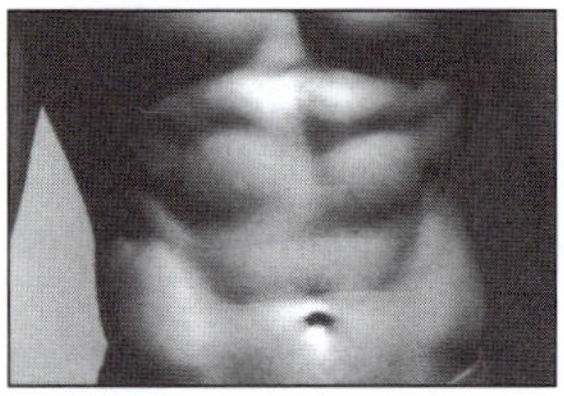

Die Kunst und Wissenschaft zum Gewichtsabbau

Teil II

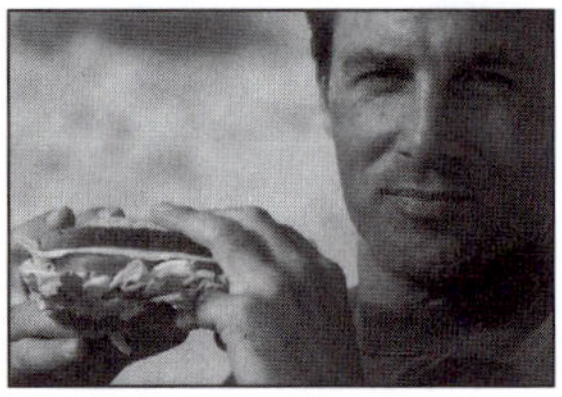

Essen um schlank zu sein

Teil III

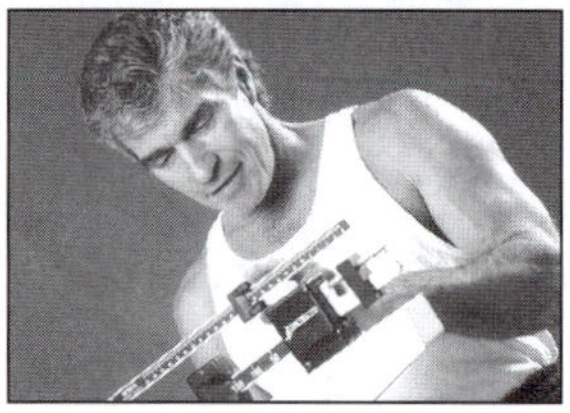

Der schlanke Lebensstil

Teil IV

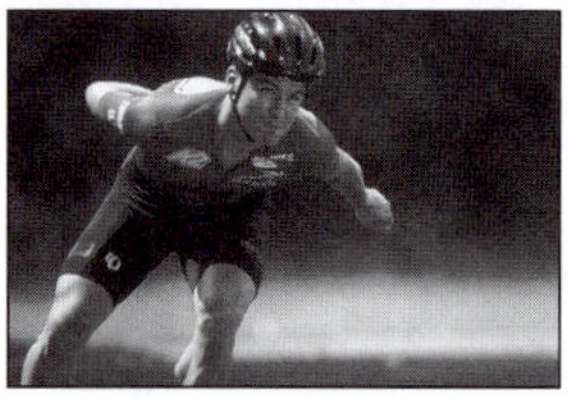

Die Welt des Aerobic

TEIL V

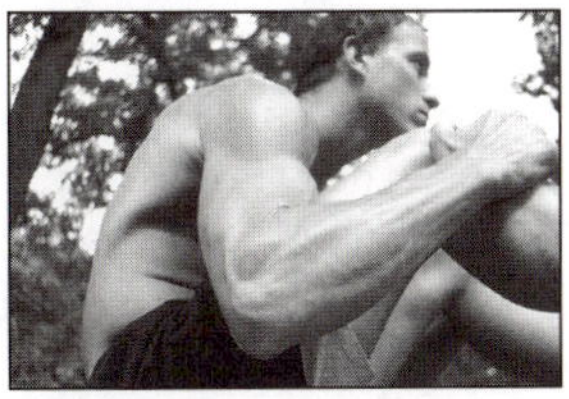

Ein Programm erstellen

TEIL VI

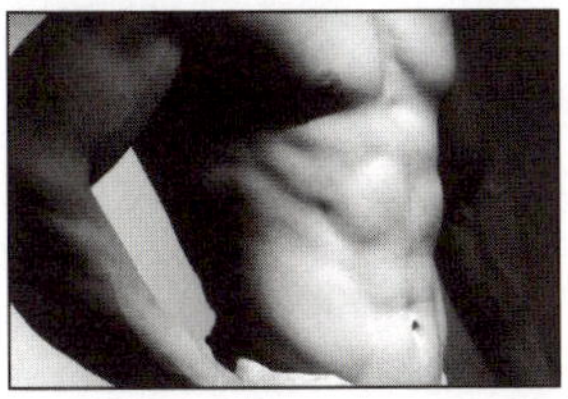

Rumpftraining

TEIL VII

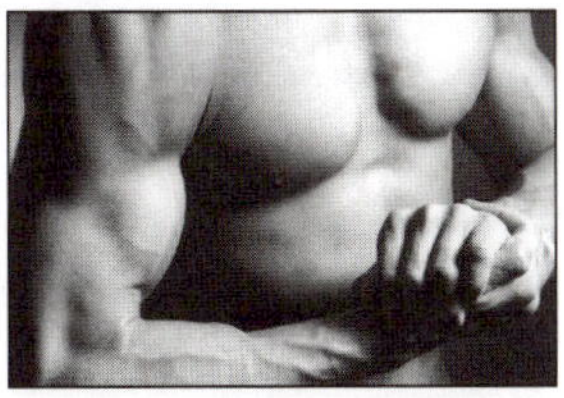

Oberkörpertraining

TEIL VIII

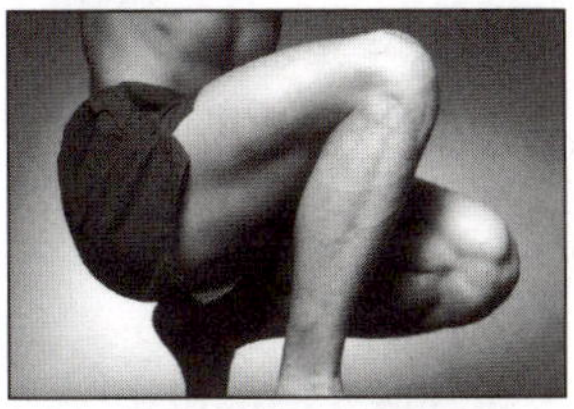

Beintraining

TEIL IX

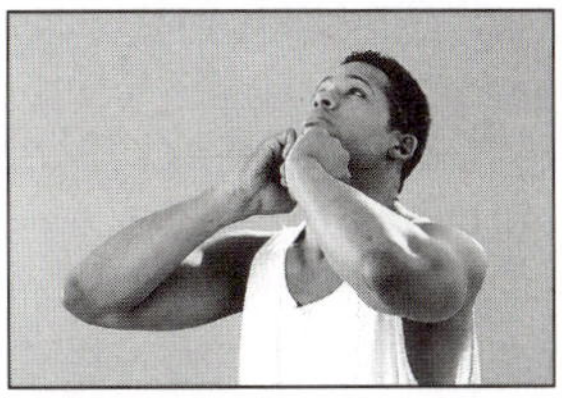

Beugen und Dehnen

Einleitung

Es passierte so einiges in der zweiten Hälfte meiner 30er Jahre. Mit 35 hörte ich mit dem Rauchen auf. Mit 36 wurde ich der stolze und schlafentwöhnte Vater eines kleinen Mädchens, und mit 38 ein noch schlafhungrigerer Vater eines kleinen Jungen.

Das Ergebnis jener wunderbaren Ereignisse bestand darin, daß ich aß. Ich aß, um die Zigaretten zu kompensieren. Und ich aß, um den fehlenden Schlaf auszugleichen. Ich schlafwandelte und offenbar aß ich auch wie im Schlaf versunken, bis mich eines Tages ein Schnappschuß von mir am Strand aufrüttelte. Da stand ich, die ehemalige Bohnenstange aus alten Hochschulzeiten, in der Brandung umherwatend und krebsrot. Ich konnte mir kaum etwas vormachen. Ich war 50 Pfund schwerer und 15 cm breiter als jemals zuvor.

Als ich 39 wurde, meinte ich, diesen Ansatz einer Midlife-Krise durch Laufen – wenn man es als das bezeichnen konnte – los zu werden. Es war eine schmerzliche Erfahrung. Der alte Geländeläufer aus Abiturzeiten war schon längst nicht mehr das, was er einmal war. Ich ließ meinen Bauch um den Häuserblock springen, während die Knie aufheulten.

Trotz der Schmerzen und des schrecklichen Schüttelns (ganz zu schweigen vom Grinsen meiner Nachbarn), blieb ich dabei. Jeden zweiten Abend schleppte ich mich zum Laufen auf die Straße und endete oft in einem Eimer Eiswasser, um die Schwellungen an den Beinen zu lindern. An den „freien" Tagen ergänzte ich mein Jogging mit Hantelübungen und Geschwindigkeitsboxen gegen den Sandsack.

Ich hörte auch auf, all dieses Zeug zu essen, das ich jahrelang in mich hineingestopft hatte: Apfelkuchen mit Eiskrem, die Tüten an Chips, die Doppelburger mit Käse. Statt dessen aß ich, soviel ich wollte von den guten, fettarmen, gesunden Sachen: Obst, Gemüse, mageres Fleisch und Getreide.

Das Ergebnis?

Als ich 40 wurde, war mein Bauch nur noch ein Schatten seiner selbst. Ich war 35 Pfund leichter. Ich konnte ohne Pause ca. 20 Kilometer laufen. Ich hatte Muskeln, wo ich zuvor nie welche gehabt hatte.

Und ich blieb dabei.

Und an einem warmen Frühlingstag, ich lief gerade meinen achten Kilometer auf dem Sportplatz des örtlichen Gymnasiums, gesellten sich drei Jugendliche der Leichtathletikmannschaft dazu. Sie begannen, ungefähr eine halbe Runde hinter mir zu laufen und noch innerhalb der Runde konnte ich ihre Füße hinter mir auf der Aschenbahn aufsetzen hören.

„Sie werden dich überholen," dachte ich. Und dann dachte ich erneut und sagte mir: „Nein, das werden sie nicht."

Und ich trat auf's Gas. Und wie ich davonlief, hörte ich einen nach dem anderen einen nicht druckbaren Ausdruck der Ungläubigkeit äußern. Sie holten nach einigen Runden auf und versuchten, mich zu überholen. Und erneut beschleunigte ich und ließ sie hinter mir. Am Ende des zehnten Kilometers gaben sie auf. Sie liefen ohne Überzeugung. So überholte ich sie.

Lassen Sie mich ausdrücken, wie sich ein solches Erlebnis anfühlt: Es war besser als Sex (und der Sex ist im übrigen auch besser als je zuvor).

Das bringt mich zum Zweck dieser Geschichte. Mein Anliegen besteht nicht darin, anzugeben, wie ich, ein alter Knacker, einigen Teenagern davonlief. (Im übrigen habe ich weggelassen, wie sehr mir meine Beine am nächsten Tag weh taten.) Die Sache ist die: Wenn ich es kann, können Sie es auch.

„Effektives Bodytraining für Männer" zeigt Ihnen wie.

Wenn Sie zur Zeit in der Midlife-Krise stecken, oder zumindest in einer „Midbody"-Krise, dann zeigen wir Ihnen, wie Sie den Bauch für immer loswerden.

Wenn Sie über 50 sind und 50 Pfund Übergewicht haben, werden wir Ihnen helfen, jene Pfunde zu reduzieren und mit ihnen die Jahre. Selbst wenn Sie schlank sind, Mitte 20, und einfach so bleiben wollen, zeigen wir Ihnen, wie Sie es schaffen können.

Wie? Zuerst werden wir Ihnen zeigen, wie man besser ißt – ohne Kompromisse schließen zu müssen bei Geschmack oder Vergnügen. Wir werden auch erklären, wie Sie feine Verschiebungen in Ihrem Lebensstil vornehmen können, die überraschend große Verbesserungen in bezug auf Gesundheit, Gewicht, Erscheinung und Einstellung bieten. Vor allem werden wir zeigen, wie man trainiert: klug, sicher, schnell und wirkungsvoll.

Sie müssen nicht in der Art abnehmen und in Form kommen, wie ich es tat – das sollten Sie nicht. Mein Weg war körperlich schmerzlich und riskant. Wählen Sie eines der Ernährungs- oder Trainingsprogramme, die wir in diesem Buch vorstellen. Es wird Ihnen garantiert, daß es so sicher ist wie wirkungsvoll.

Weiterhin wird dieses Buch Ihnen alle Informationen geben, die Sie benötigen, um sich einen direkt auf Sie bezogenen Plan erstellen zu können. Der Ausgangspunkt heißt: Auch Sie können Ihren Bauch verschwinden lassen.

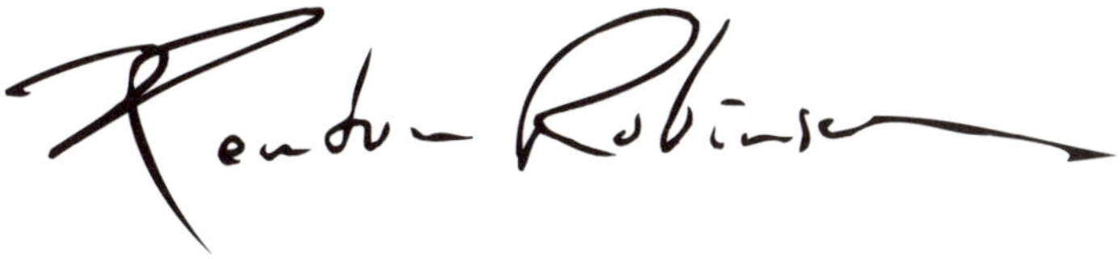

Kenton Robinson

Teil I

Kunst und Wissenschaft zum Gewichts-abbau

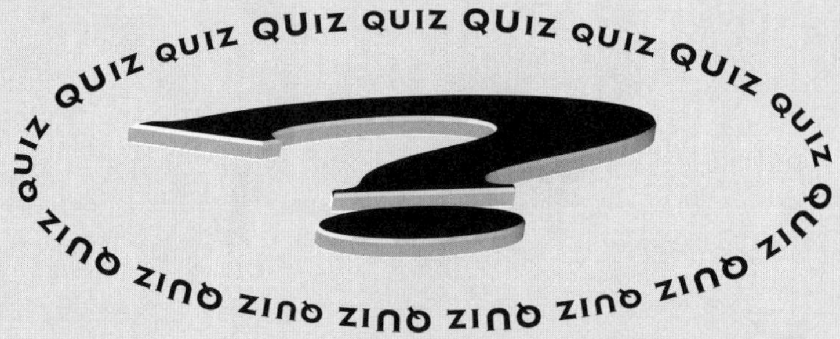

Ist mein Bauch zu dick?

Sie haben sich in letzter Zeit öfters gefragt, ob Sie Ihrem Bauch tatsächlich Gutes tun.

Vielleicht mußten Sie beim letzten Hosenkauf feststellen, daß Ihnen Ihre alte Größe nicht mehr paßte. Oder liegt es daran, daß Ihr Bauch sich im letzten Sommer stärker über der Badehose erhob als im Jahr zuvor? Oder vielleicht mußten Sie feststellen, daß es Ihnen zunehmend schwerer fällt, sich hinunterzubeugen, um die Schuhe zu schnüren?

Wenn eines hiervon zutrifft, dann dürfte Ihr Bauch zu dick sein. Die einfachste Antwort auf die Frage, ob der Bauch zu dick ist, wäre wohl: „Wenn Sie das meinen, dann ist er es wahrscheinlich auch."

Wenn Sie trotzdem noch Zweifel hegen, dann sollten Sie das nachfolgende Quiz beantworten und sehen, wie es um Ihren Bauch steht.

1. Mein Hund ist zu dick.

Ja Nein

2. Auf Parkplätzen suche ich stets nach Parkmöglichkeiten in der Nähe der Eingangstür. Ich nutze auch immer den Aufzug, da mich Treppensteigen wirklich zum Keuchen bringt.

Ja Nein

3. Ich möchte gern in Form kommen, finde aber einfach keine Zeit für's Training.

Ja Nein

4. Fernsehen? Ein paar Stunden am Tag schaue ich schon fern.

Ja Nein

5. Sicher gehört die Nascherei bei mir zum Fernsehen dazu, aber ich halte mich an fettarme Snacks.

Ja Nein

6. Ach ja, da du dich gerade erhoben hast, könntest du mir noch ein weiteres Bier mitbringen?

Ja Nein

7. Meine Gürtelbreite hat sich seit Ende des Studiums um einige Löcher verbreitert. Aber, hey, trifft das nicht auf jeden zu?

Ja Nein

8. Ich konnte einst ganz an mir herunter sehen, aber in letzter Zeit scheinen mein Gürtel – und meine Füße – irgendwie verschwunden zu sein.

Ja Nein

9. Meine Freunde verdienen alle mehr als ich.

Ja Nein

10. Ich bin verheiratet.

Ja Nein

11. Und da wir gerade von meiner Frau sprechen; in letzter Zeit will sie immer oben sein.

Ja Nein

ANTWORTEN

1–2. Die Halter dicker Hunde neigen oft dazu, selbst dick zu sein, sagt Karen Wolfsheimer, Professor am Institut für Veterinärmedizin, Pharmazeutik und Toxikologie der Bundesstaatlichen Universität von Louisiana in Baton Rouge. Dies ist auch nicht erstaunlich. Wenn Ihr Vierbeiner kaum ausgeführt wird, dann dürften auch Sie kaum Spaziergänge unternehmen, und Sie beide legen an Pfunden zu. (Mehr über die Diät-Hund-Verbindung auf Seite 23.)

3–4. „Ich habe keine Zeit für's Training" ist die am häufigsten genannte Entschuldigung. Jedoch fand die Nielsen-Media-Forschung heraus, daß z. B. der typische Amerikaner täglich genug Zeit findet fernzusehen, ungefähr 3½ Stunden lang.

Zudem fanden die Wissenschaftler heraus, daß mit zunehmendem TV-Konsum auch der Bauch dazu neigt runder zu werden. Eine Untersuchung an 6000 Männern zeigte, daß diejenigen, die mehr als 3 Stunden pro Tag fernsahen, zweimal eher dazu tendierten, dick zu sein, als diejenigen, die weniger als eine Stunde am Tag fernsahen.

5. Wissenschaftler haben festgestellt, daß wir trotz der Tatsache, daß wir weniger Fett essen als jemals zuvor, weiterhin zunehmen. Der Grund hierfür mag zumindest zum Teil darin liegen, daß wir zuviel in uns hineinstopfen. Selbst wenn Sie darauf achten, fettarme oder fettfreie Lebensmittel zu essen, haben diese doch Kalorien, und zusätzliche Kalorien führen zu überschüssigen Pfunden.

6. Die Forschung weist auf eine traurige Wahrheit hin: Ein Bierbauch trägt diesen Namen nicht umsonst. Von allen alkoholischen Getränken hat Bier den höchsten Kaloriengehalt. Bei einer Auswahl zwischen einem Schnaps, einem Glas Wein oder einem Gebrauten würde der Biertrinker die meisten Kalorien einlagern.

7. Wenn Sie seit dem Erreichen Ihrer ausgewachsenen Größe (d. h. seit dem Gymnasium oder der Berufsschule/Hochschule) mehr als 10 Pfund zugenommen haben, dann dürften Sie laut dem Amerikanischen Gesundheits- und Agrarministerium ein im Beginn befindliches Gewichtsproblem haben. Natürlich ist es möglich, daß Sie zu Schulzeiten eine Bohnenstange waren, seitdem trainiert haben und zwischenzeitlich gut 10 Pfund an Muskelmasse zugelegt haben. Bei den meisten Männern kommen diese zusätzlichen Pfunde allerdings nicht von Muskeln. Außerdem zeigen 10 Pfund Übergewicht heute die unschöne Neigung, sich in kurzer Zeit auf 15 Pfund (oder 20, oder 30) zu erhöhen.

8. Eine Möglichkeit Ihren Bauch zu messen besteht darin, sich ihn anzuschauen, wenn Sie sich hinsetzen. Wenn Ihr Bauch den Gürtel verdeckt, dann haben Sie bereits mehr Bauch als Sie benötigen.

Eine wissenschaftlichere Variante besteht darin, die Taille-Hüften-Proportion zu messen. Legen Sie ein Maßband zuerst um die Taille und dann um die Hüfte. Teilen Sie den Taillenwert durch den Hüftwert. Ist das Ergebnis gleich 0,85 oder höher, dann ist Ihr Bauch zu dick.

9. Es mag vielleicht ein etwas unglücklicher Kommentar zum Aspekt des Einflusses der physischen Erscheinung in unserer Gesellschaft sein, jedoch zeigt die Forschung, daß dickere Menschen oftmals weniger verdienen. Eine Studie über Absolventen der Betriebswirtschaft zeigte, daß Männer mit 20 oder mehr Prozent Übergewicht um die 6500 DM im Jahr weniger verdienten, als ihre dünneren Kollegen.

10. Seien Sie sich eines bewußt: Die Glückseligkeit der Heirat kann schnell in eine verheiratete Fettseligkeit umschlagen.

Bei einer Studie an der Cornell Universität fand man heraus, daß verheiratete Männer zweimal stärker zur Fettleibigkeit neigten, als Singles oder geschiedene Männer.

Es gibt zwei Spekulationen über die Gründe. Es mag sein, daß verheiratete Männer regelmäßiger essen, da sie nun eine Frau haben, die kocht. Oder es liegt einfach an dem Umstand, eine Ehefrau „abbekommen" zu haben. Man hat sich damit aus dem Pool der für sich Werbenden verabschiedet und scheint stärker bereit zu sein, seine Erscheinung etwas zu vernachlässigen, als dies Unverheiratete tun.

11. Was hat ein dicker Bauch mit Sex zu tun? Studien zeigen, daß Menschen, die abnehmen, sich besser fühlen und oftmals verbessert sich auch Ihr Sexualleben. Bei einer Studie fand man heraus, daß Männer, die man auf ein aerobes Trainingsprogramm gesetzt hatte, ungefähr 30 Prozent mehr Sex hatten als zuvor.

Warum der Bauch Fett ansetzt?

Schreiben Sie es der Biologie zu

„Warum bin ich so weich in der Körpermitte und der Rest meines Lebens ist so hart?“ – Paul Simon

Zuerst einmal sind Sie ein Säugetier und zweitens sind Sie ein Mensch. Drittens sind Sie ein Mann und viertens leben Sie, anders als Ihre Vorfahren, die in einer Welt lebten, die Gott Ihnen gab, in einer Welt, die Sie selbst gestalten.

Es ist eine Welt für die Sie – als Säugetier und Mensch und Mann – *nicht* geschaffen wurden.

Mit anderen Worten, die Antwort auf die Frage, weshalb Bäuche dicker werden, zielt, wenngleich nicht ausschließlich, auf die Biologie.

Der Mann als Säugetier

Sie sind ein Säugetier und Sie sind ein Warmblüter. Das bedeutet, daß Sie mit einem körpereigenen Thermostat ausgestattet sind. Ihr Thermostat erwärmt oder kühlt Sie ab je nach Bedarf, und das Fett dient sowohl zur Isolation als auch als Brennstoff.

Verbrennen Sie ein Gramm Eiweiß oder Kohlenhydrate und Sie erhalten 4 Kalorien Wärme. Verbrennen Sie ein Gramm Fett und Sie erhalten mehr als 9. Es verwundert nicht, daß Menschen in kälteren Klimazonen das Fett von Meerestieren (vor allem von Walen) als einen willkommenen Snack betrachten.

Natürlich gibt es mehr Aspekte über Säugetiere als den Wärmehaushalt. Über 70 Prozent der Kalorien, die Sie an einem Tag verbrennen dienen dazu, Ihr Herz am Schlagen zu halten, Ihre Mahlzeiten zu verdauen sowie grundlegende Körperfunktionen zu gewährleisten. Fett ist ein elementarer Bestandteil einer sehr komplexen Ausstattung des Menschen, die die Körpertemperatur ungeachtet von Witterungsbedingungen auf angenehmen 37 Grad Celsius erhält.

Tiere ohne eine solche Ausstattung sind als Wechselwarme bekannt. Sie verfügen über keinen Mechanismus zur Ablagerung von Fett oder dessen Verbrennung, um sich warm zu halten. Das bedeutet, daß sie keine andere Wahl haben als so zu sein, wie die sie umgebenden Temperaturen. Die Eidechse zum Beispiel kann ihre Körpertemperatur für jedweden Tag erkennen, wenn sie sich in den Wetterkanal legt.

Ihr drittes Auge

Menschen haben jedoch, wie bereits erwähnt, ihren eigenen persönlichen Thermostat: ein winziges Gewebeknötchen mit dem Namen Hypothalamus. Er ist Teil des Zwischenhirns, das vegetative Nervenfunktionen des Körpers reguliert, wie die Körpertemperatur, den Blutdruck, Schlafen, Essen und weiteres. Darüber hinaus verkörpert der Hypothalamus eine Nahtstelle zwischen nervaler und hormonaler Regulation.

Der Hypothalamus stellt weniger als 1 Prozent unserer Gehirnmasse dar – jedoch spielt er eine wichtige Rolle bei der Regulierung der Mengen, die wir essen.

Dies erfolgt in Verbindung mit einem anderen, erbsengroßen Objekt in Ihrem Gehirn, das Pinealorgan genannt wird. Es wird angenommen, daß das Pinealorgan ein Überbleibsel aus jenen Tagen ist, in denen unsere Vorvorfahren noch auf ihren Bäuchen krochen und auf dem Scheitel ein drittes Auge hatten.

Steinzeitalter gegen Telefonzeitalter

Wenn man die Sache zurückverfolgt, sind Sie nicht anders gebaut als Ihre Ururgroßväter vor Tausenden von Jahren. Aber die Welt in der Sie leben zeigt kaum Ähnlichkeiten mit der Ihrer Großväter. Er mußte sein Mittagessen mit dem Stein erlegen, Sie können es sich liefern lassen, indem Sie nur einen Anruf tätigen. Man braucht also nicht lange erklären, daß er ein paar Kalorien mehr am Tag verbrauchte als Sie es tun.

Hier ein Beispiel, wieviel Kalorien er an einem gewöhnlichen Tag im Steinzeitalter verbraucht hat, verglichen damit, wieviel Sie, ein moderner Mann, an einem gewöhnlichen Tag im Zeitalter der Wende zum 21. Jahrhundert verbrauchen.

Zu Großvaters Zeiten		Kalorien	Heute		Kalorien
7.00–8.00	Jagd nach Frühstück	500	7.00–8.00	Sie besorgen sich auf dem Arbeitsweg einen Frühstückssnack	166
8.00–9.00	Andauernde Jagd nach Frühstück	500	8.00–9.00	Sie essen diesen am Arbeitsplatz und checken e-mail	100
9.00–9.20	Fortlaufen vom Frühstück	901	9.00–10.00	Sie essen eine Ananas und lesen den Bericht zu Erwerbungen	100
9.20–11.00	Jagd nach kleinerem, gefügigerem Frühstück	832	10.00–12.00	Sie sitzen in einer Beratung zur Besprechung weiterer Treffen	210
11.00–12.00	„Töten" des Frühstücks und Nach-Hause-Tragen	435	12.00–13.00	Sie springen ins Auto, um an einer Imbißbude zu essen	149
12.00–13.00	Häuten und Holz hacken für ein Feuer zum Kochen	650	13.30–14.00	Konferenzanruf aus Belin	50
13.00–14.00	Kochen des Frühstücks und essen	124	14.00–14.30	Flirt mit der Sekretärin zwecks erhältlicher Mittel	55
14.00–14.30	Die Gefährten mit Geschichten über die Jagd erfreuen	67	14.30–16.00	Aufarbeitung des Müller-Projektvorschlages	172
14.30–15.00	Verprügeln eines Gefährten, der dich Lügner genannt hat	437	16.00–16.10	Sie holen sich einen Schokoriegel und essen diesen	17
15.00–17.00	Herumsitzen in benommener Trägheit	49	16.10–17.00	Ferngespräch mit einem alten Kollegen	83
17.00–18.00	Weiteressen	100	17.00–17.15	Fahrt zum Fitneßklub	27
18.00–19.00	Tanz zu Ehren der Geister des Frühstücks	305	17.15–17.45	Jogging auf dem Laufband	378
19.00–23.00	Schlaf	299	17.45–18.00	Duschen und Anziehen	56
Großvaters gesamter Kalorienverbrauch: 5199			18.00–19.00	Fahrt nach Hause, kleine Pizza und Bier zum Abendessen	112
			19.00–23.00	Fernsehen, 2 weitere Bier, Chips und Salzstangen	338
			Ihr gesamter Kalorienverbrauch: 2013		

2025: Fett in der Zukunft

Wenn Sie annehmen, daß wir heute dick sind, so stehen die Chancen gut, daß wir im 21. Jahrhundert noch dicker werden.

Das ist zumindest eine mögliche Zukunftsperspektive, wie Edward Cornish, Präsident der Weltzukunftsgesellschaft und Herausgeber der Zeitschrift The Futurist, sie voraussieht.

Es gilt als gesichert, daß wir jedes Jahr dicker werden und Forscher machen vor allem unsere zunehmende Untätigkeit dafür verantwortlich. Cornish sagt eine Cyber-Zukunft voraus, in der diese Trends anhalten werden. Indem die Computertechnologie unser Leben immer leichter macht, werden wir immer schwerer.
Hier einige Entwicklungen.

- **Während wir heute ca. 3½ Stunden fernsehen, können wir mehr Zeit damit verbringen, unser neues Virtual-Reality System zu genießen. Cornish sagt, daß wir an dem Punkt anlangen werden, wo die Virtual-Reality der wahren Realität vorgezogen werden wird. „Wir werden unser Virtual Reality System anstellen, uns zurücklehnen und himmlichen Spaß für Auge und Ohr erleben, in einem behaglichen elektronischen Nest." Natürlich werden wir weiterhin Nahrung mit geringem Nährwert zu uns nehmen.**
- **Kontrolliert durch Infrarotkameras und Computer werden möglicherweise unsere Autos selbstgesteuert fahren, während wir uns zurücklehnen und TV sehen. Sie müssen nicht Ihren Blutdruck in die Höhe jagen, indem Sie sich über den Idioten aufregen, der auf der Überholspur herumtrödelt, und keine Kalorien mehr verbrauchen, wenn Sie das Lenkrad herumziehen, ganz zu schweigen vom Betätigen der Gangschaltung.**
- **Zusätzlich zu den TV-Anlagen könnten unsere Autos auch mit Computer, Videobildschirm, Couch und Bar, Kühlschrank und, hey, selbst mit einigen Fitneßgeräten ausgestattet sein.**
- **Nicht daß wir davon sehr viel Gebrauch machen werden. Tatsächlich werden wir auch im jüngeren Alter eher immer dicker werden. Gegenwärtig hat sich der Prozentwert bei Kindern im Alter zwischen 6 und 17 mit starkem Übergewicht seit den 60er Jahren mehr als verdoppelt. Wir sollten nicht überrascht sein, wenn wir demnächst von Studenten hören, die sich einer Bypass-Operation unterziehen müssen oder einer Herztransplantation.**

Die Aussichten mögen schlimm aussehen, aber, wie Cornish betont, nichts davon muß passieren.

„Es gibt immer eine Möglichkeit für eine Revolution, die den Trend umdreht", sagt er. „Die Menschen sind heute viel gesundheitsbewußter als in den 50ern. In den 50er Jahren gaben die Menschen wirklich nicht viel acht auf das, was sie aßen".

Natürlich weist er auch darauf hin, daß wir, obgleich eine höhere Aufmerksamkeit besteht, weiterhin viel dicker geworden sind.

Es war und ist immer noch Ihr drittes Auge. Es schaut mit Sicherheit nicht mehr aus Ihrem Kopf heraus, aber Wissenschaftler argumentieren, daß es weiterhin „sieht", indem es von unseren Sehnerven Informationen erhält. Das Pinealorgan ist daran interessiert zu „sehen", aus wieviel Tageslicht und Dunkelheit jeder Tag besteht.

Je weniger Licht es gibt, um so geringer sind die Konzentrationen an Serotonin, einer wichtigen Überträgersubstanz in unserem Gehirn und je weniger Serotonin in unserem Gehirn, um so mehr sagt Ihnen Ihr Hypothalamus, daß Sie essen sollen. In der Zwischenzeit pumpt Ihre Epiphyse immer mehr Melatonin in Ihren Körper, der zunehmend träger wird.

Das ist der Grund, weshalb man im Leben der meisten Säugetiere, oder zumindest derjenigen Säugetiere, die in Klimazonen leben, in denen es im Winter kalt wird, beobachten kann, daß sich mit der Sommersonnenwende die Gedanken eines jungen Säugetieres auf ausschließlich eines konzentrieren: Nahrung.

Und es frißt nur aus einem Grund: um dick zu werden.

Und wenn die Tage kälter, kürzer und dunkler werden, so wird es dicker und müder.

Im Extremfall verursacht diese chemische Reaktion, daß Menschen etwas erfahren, das jahreszeitlich bedingte Störung genannt wird, wobei sie im Herbst und Winter in Depression versinken, sich nur nach Schlaf sehnen und Unmengen an Kohlenhydraten, wie Pasta und Schokolade, essen.

Um es anders zu formulieren; sobald wir uns dem Herbst nähern, beginnt Ihr Zwischenhirn in Verschwörung mit dem Pinealorgan Ihrem Körper zuzuflüstern: „Die Tage werden kürzer! Iß! Iß! Schlaf! Schlaf! Der Winter kommt!" In der Zwischenzeit sagt Ihr Großhirn: „Du mußt abnehmen, Mann. Du mußt Sport treiben. Du willst doch nicht im nächsten Sommer mit einem Bauch am Strand herumstolzieren, oder?"

Raten Sie mal, welcher Teil des Gehirns gewinnt?

Der Mann als Mensch

Sie mögen jetzt vielleicht sagen: „Das mag erklären, weshalb ich wie ein Schwein esse, wenn die Nacht lang wird, jedoch erklärt es nicht, weshalb ich auch im Frühling und Sommer so viel essen mag."

Um das zu verstehen, müssen Sie Ihren Stammbaum auf den etwa 100 000. Großvater zurückverfolgen. Zu seiner Zeit war Nahrung etwas besonderes. Er versteckte sich im Dickicht oder in einem Loch im Boden oder rannte mit 10 Kilometer/Stunde durch die Tundra. Mittagessen war etwas, das man erjagen und mit einem scharfen Speer abstechen mußte. Und manchmal entkam das Mittagessen zu einer unbekannten Stelle und konnte nicht gefunden werden.

Kurzum, die meiste Zeit der letzten zwei Millionen Jahre verbrachte der Mensch mit dem Jagen von Tieren, die nicht zu fangen waren, und mit dem Sammeln.

Obgleich der Mensch oft ähnlich dem Säugetier lebte, bestanden doch offensichtlich evolutionäre Vorteile bei der Aufnahme von Fett zu Zeiten, in denen es möglich war, und dessen Speicherung für jene Zeit, in der dies nicht möglich war. Es war das Überleben des Stärksten, erläutert Dicksten.

Nicht daß unsere Vorfahren dick waren. Sie waren eher schlank, verbrauchten sie doch Unmengen an Kalorien. Angefangen bei Großvater Nr. 1, der die wollhaarigen Naßhörner jagte (und gejagt wurde) bis zum Großvater Nr. 99 999, der Ochsen in Kansas züchtete.

Diese Kerle konnten nahezu alles essen, was sie wollten, da sie in einer Welt lebten, die, egal ob sie ihre Nahrung jagten oder sammelten, eine erhebliche Menge täglicher körperlicher Arbeit erforderte.

Wir dagegen müssen nicht einmal aus dem Auto steigen, um unser Essen am Fenster des Drive-In gereicht zu bekommen.

Der Mann im Paradies

Wenn unsere prähistorischen Vorfahren eine Vision vom Himmel gehabt haben, so könnte diese wie jenes Fenster eines Drive-In ausgesehen haben.

Denken Sie einmal darüber nach. Wenn Sie in einer Welt leben würden, in der Ihre Hauptbeschäftigung darin bestünde, genug zu essen zu besorgen, wäre ein Platz, an den man nur heranfahren müßte, um eine Tüte mit dampfendem Fleisch gereicht zu bekommen, ein Traum von unvorstellbarem Glück.

Tatsächlich leben wir im Himmel unserer Vorfahren. Wir müssen unsere Nahrung nicht verfolgen; sie verfolgt uns. Wie ein Straßenmädchen hängt sie an jeder Ecke aus und scheint uns zuzurufen. „Hey, Du! Möchtest Du Spaß haben? Nimm mich."

An jeder Ecke gibt es kleine Lebensmittelgeschäfte, Beefis und Marsriegel an jeder Tankstelle, Automaten mit Yes-Torties, Käsekringeln und Eiskrem in jeder Fabrik und in jedem Bürogebäude. Selbst die Pizza wird uns nach Hause geliefert.

Und wenn unsere Gedanken einmal vom Essen in seiner eigentlichen Form ablassen, so werden wir unaufhörlich bestürmt von seiner Selbstdarstellung und den sirenenartigen Gesängen aus dem Fernsehen. (Wenn Sie schon jemals auf Diät waren, werden Sie sich der Vielzahl an Lebensmittelwerbung, mit der wir täglich bombardiert werden, zweifellos schmerzhaft bewußt sein, ganz gleich, wie sehr Sie versuchen, die Fernbedienung zu bearbeiten.)

À propos Fernbedienung ...

„Fast täglich werden die Menschen immer weniger körperlich aktiv", sagt Professor Kelly Brownell, Stellvertretender Leiter der Klinik für Eß- und Gewichtsstörungen an der Yale Universität. „Schauen Sie sich die Sachen mal an, die sich dazu verschworen haben, uns vor körperlicher Betätigung zu bewahren, allen voran die TV-Fernbedienung. Es scheint nichts besonderes zu sein, aber wenn Sie sich die Zahl der Personen ansehen, die fernsehen und die Stunden, die sie täglich vor dem Fernseher verbringen und jene, über die Jahre durch die Fernbedienung verhinderten Wanderungen durchs Wohnzimmer, dann bedeutet dies eine enorme Veränderung der allgemeinen körperlichen Betätigung".

Dies mag erklären, sagt er, weshalb z. B. die Amerikaner in den letzten 15 Jahren die dicksten Menschen auf der Erde geworden sind.

Genetisch gesehen sind wir geschaffen worden, in einer Welt zu leben, in der wir unser Brot im Schweiße unseres Angesichts verdienen mußten. Aber wir haben diese Welt neu gestaltet. Jetzt müssen wir nicht einmal mehr eine Schweißperle vergeuden, um alles Brot zu bekommen, das wir wollen.

In Abhängigkeit davon hat das Vorherrschen von Fettleibigkeit in Amerika z. B. in den letzten zehn Jahren von 8 auf 25 Prozent zugenommen. „Es gibt keine Möglichkeit, diese Zunahme genetisch zu erklären", so Dr. Brownell. „Die Umwelt verschlechtert sich." Mit „Umwelt" meint Brownell jedoch nicht Bäume, sondern jene von uns geschaffene Umwelt, TV-gesättigt und mit vollgepackten Kühlschränken.

Die Nielsen Medienforschung, die derartige Sachen überwacht, meint, daß wir mehr als 3½ Stunden pro Tag vor der Flimmerkiste sitzen. Je mehr man fernsieht, um so dicker wird man wahrscheinlich. Eine Studie an 6000 Männern zeigte, daß jene, die täglich mehr als 3 Stunden fernsehen, zweimal mehr dazu neigten, dick zu sein als jene, die weniger als 1 Stunde fernsehen.

Selbst Ihr innerer Thermostat muß nicht so hart arbeiten. Im Winter bewegen Sie sich von einer beheizten Unterkunft zur nächsten; für den Sommer gibt es die Klimaanlage.

Wenn Sie sich in Ihr kuscheliges Heim zurückziehen, dann denken Sie daran, daß die Welt, für die Sie geschaffen wurden jene ist, in der die Eichhörnchen in Ihrem Garten leben und die Frage stellen: Wo, um alles in der Welt, habe ich bloß diese Nuß versteckt?

Unsere Körper sind weiterhin in dieser Form programmiert. Genetisch gesprochen besteht kein Unterschied zwischen uns und unserem Ururgroßvater. Tatsächlich liegt der Unterschied zwischen uns und unseren Vorfahren aus dem Steinzeitalter „wahrscheinlich irgendwo zwischen drei und fünf tausendstel eines Prozents", weiß S. Boyd Eaton, stellvertretender Professor der Radiologischen Klinik und Professor für Anthropologie an der Emory Universität von Atlanta sowie Mitautor des Buches: *The Paleolithic Prescription*.

Folglich speichert unsere Körper pflichtgemäß alle zusätzlichen Kalorien, die wir aufnehmen, für einen harten Winter, der nie kommen wird.

Der Mann als Mann

Zum Schluß ist es ein Geschäft, ein Mann zu sein. Männer lagern Fett im Bauch ab, Frauen am Po. So arbeiten halt die zwei genetischen Erbpakete, sagt Prof. Dr. George L. Blackburn, Direktor des Zentrums für Nahrungsmedizin am Beth Israel Diakonissenklinikum West der Medizinischen Fakultät der Harvard Universität in Boston. Wenn Ihr Erbpaket zufällig einen Penis einschließt, erwartet Sie auf Ihrem Lebensweg ein Bauch. Das warum oder weshalb wäre reine Spekulation.

„Wer weiß, vielleicht war es zum Jagen und Sammeln besser, wenn die Bein- oder Laufmuskeln des Mannes dünner waren. Frauen wiederum brauchen eine sehr effiziente Art der Fettspeicherung, ausreichend, um eine Schwangerschaft auszutragen – 120 000 Kalorien. Folglich brauchten sie dafür einen gesonderten Bereich: jene ‚Fettpölsterchen'.", meint Dr. Blachkburn.

„Damit wird ein interessanter Punkt genannt", so Dr. Blackburn. „Evolution interessiert sich nicht für die Spezies außerhalb der Fortpflanzungszeiten. Unsere Probleme mit der Fettleibigkeit sind nur Überbleibsel dessen, was Mutter Natur uns gegeben hat, damit wir bei der Fortpflanzung nicht sterben".

Mit anderen Worten, Mutter Natur hat es so eingerichtet, daß Sie Fett einlagern, damit Sie lange genug überleben können, um sich zu paaren. Danach sind Sie auf sich selbst gestellt.

Wer bekommt einen Bauch?

Wer nicht?

Am Ende, nach all ihrem undurchsichtigen Gerede über „makro-nahrhafte Balance“ und „de novo lipogenesis“, kamen diejenigen Forscher, die ihr Einkommen mit der Untersuchung solcher Dinge verdienen, zu dem gleichen Schluß: Wenn Sie mehr Energie aufnehmen als Sie verbrauchen, werden Sie grundsätzlich dicker.

Zeitraum.

Es gibt das 1. Gesetz der Thermodynamik: „Energie kann weder geschaffen noch zerstört werden.“ Es ist ein Naturgesetz, so alt wie das Universum. Es gilt für die Sonne, den Mond, die Sterne und Ihren Bauch.

Das bedeutet, wenn Sie mehr Kalorien essen als Sie verbrauchen, werden die übrigen Kalorien ein fester Bestandteil Ihrer Person. Sie verschwinden nicht auf magische Weise.

„Wir kommen nicht um das 1. Gesetz der Thermodynamik herum. Energie rein, Energie raus. Das ist die Quintessenz“, sagt Prof. John B. Allred, Professor für Ernährung an der Fakultät für Nahrungsmittelwissenschaft und Technologie an der Bundesstaatlichen Universität von Ohio in Columbus und Mitautor des Buches *Taking the Fear Out of Eating: A Nutritionists' Guide to Sensible Food Choices.*

Die Antwort zur Frage „Wer bekommt einen Bauch?“ ist einfach die: jeder, der mehr Kalorien aufnimmt, als er verbraucht.

Nichts verschwendet, alles gerettet

Mit Sicherheit sind einige von uns effizientere Energieverbrenner als andere, abhängig von Faktoren wie Alter, Geschlecht, Gewicht, genetische Veranlagung und körperliche Aktivitäten. Wenn Ihr Körper jedoch, auf Dauer betrachtet, mehr Kalorien aufnimmt, als er verbrennt, wird er diese für Sie aufbewahren; eine Art persönliches Energieerhaltungssystem.

Wenn Sie z. B. ein Mann von durchschnittlicher Statur sind (1,75 m groß und 78 kg schwer), der täglich die durchschnittliche Stundenanzahl (mehr als 3½ Stunden) vor dem Fernseher verbringt und eine durchschnittliche körperliche Betätigung aufweist (nicht viel), dann sollten Sie nicht mehr als 2900 Kalorien pro Tag aufnehmen, um Ihre Durchschnittsstatur zu erhalten. Nehmen wir an, Sie essen nach diesem Wert und ergänzen eine Möhre (Was ist schon eine Möhre?). Eine Möhre ergibt 31 Kalorien extra pro Tag.

Multipliziert man jene Kalorien der Möhre mit 365 Tagen, dann sehen Sie, daß Sie im Jahr 11 315 zusätzliche Kalorien aufnehmen, die Sie, sollte Ihr Körper sie ganz als Fett ablagern, in einem Jahr 3 Pfund schwerer werden lassen.

Stellen Sie sich nun vor, daß Sie sich täglich mit einem Kitkat-Riegel verwöhnen, anstatt mit einer Möhre. Das würde zusätzliche 490 Kalorien pro Tag bringen. Wenn all jene Kalorien als Fett gespeichert werden würden, müßten Sie in einem Jahr mit ca. 23 kg mehr umherlaufen.

Was ist Ihr Verbrauchswert?

Nun, gestern abend aßen Sie:

- **eine Käsepizza („Es war ja 'ne kleine.")**
- **einen Schokoladenkeks („Ich versuche ja, auf mein Gewicht zu achten."), runtergespült mit**
- **einem bescheidenen Glas Bier**

Wie lange dauerte es, alles zu verbrennen? Hängt davon ab, was Sie nach dem Essen gemacht haben.

Lassen Sie uns mit der Pizza beginnen. Wenn Sie raus gegangen sind, um etwas zu laufen, brauchten Sie ein wenig mehr als eine halbe Stunde, um sie zu verbrennen. Wenn Sie sich auf der Couch niedergelassen und in die Röhre geschaut haben, brauchten Sie mehr als 9 Stunden.

Jetzt zum Keks. Er verbrennt in weniger als 3 Minuten, wenn Sie laufen, und in 39 Minuten, wenn Sie auf der Couch Platz nehmen.

Und das Bier? Sechs Minuten Lauf oder fast 1½ Stunden, wenn Sie sitzen.

Gesamtzeit, um all den Brennstoff beim Laufen zu verbrennen: 45 Minuten.

Gesamtzeit beim Sitzen: 11 Stunden und 32 Minuten.

„Wenn Sie sich nationale Studien ansehen, so sehen Sie, daß die Menschen heute weniger Kalorien aufnehmen als noch vor 20 Jahren und trotzdem steigt die Fettleibigkeit", sagt Charles T. Kuntzleman, Professor für Kinesiologie und Direktor des Blaukreuz/Blauschild Jugendfitneß-Programms an der Universität von Michigan in Ann Arbor. „Die Zunahme an Gewicht, die wir bei den Leuten feststellen, ist einem Mangel an körperlicher Betätigung zuzuschreiben."

Mit anderen Worten, wenn Sie Ihren Bauch los werden wollen, müssen Sie sich von Ihrem Po erheben.

Groß leben

Natürlich speichern wir nicht jede Extrakalorie (wenn dem so wäre, würden wir alle wie Luftschiffe aussehen). Einige Kalorien werden bei der Ablagerung anderer verbraucht, und einige werden unmittelbar verbrannt. Außerdem behandelt unser Körper nicht alle Kalorien gleich. Er arbeitet z. B. ausgesprochen effizient bei der Lagerung von zusätzlichen Fett-Kalorien, aber nicht sehr gut bei der Lagerung von Überschußkalorien aus Eiweißen, Kohlenhydraten oder Alkohol.

Es gibt tatsächlich eine Hierarchie, was zuerst verbrannt wird: „Alkohol verbrennt zuerst, dann Eiweiße, dann Kohlenhydrate und zuletzt Fett", sagt Dr. George Blackburn. „Und wenn keine Kalorien benötigt werden, so sind die verbleibenden Kalorien Fett-Kalorien und diese sind es, die eingelagert werden. Daher kommen zumindest 95–98 Prozent des menschlichen Fetts."

Mit dieser Tatsache und dem 1. Gesetz der Thermodynamik läßt sich zu einem Großteil erklären, wie wir es geschafft haben, während des vergangenen fettarmen/kohlenhydratreichen Ernährungsjahrzehnts 8 Pfund mehr zu wiegen.

Laut Dr. Allred liegt es daran, daß wir so viele fettarme Produkte in uns hineinstopfen und meinen, daß wir soviel essen können wie wir möchten, solange sie fettarm sind.

Die Leute haben mal die Kalorien gezählt, heute zählen sie die Gramm Fett, die sie aufnehmen.

Ein schwerer Fehler.

„Das Problem besteht darin, daß, selbst wenn Sie Nahrung mit wenig Fett und vielen Kohlenhydraten zu sich nehmen, der Körper jene Kohlenhydrate nutzt und nicht das gelagerte Fett", so Dr. Allred.

Die Quintessenz ist, daß Sie bei einem täglichen Konsum von 2000 Kalorien und einem tatsächlichen Verbrauch von 1800, selbst bei fettarmer Kost an Gewicht zunehmen werden.

Die Gleichung umdrehen

Wenn das Informationen sind, die Sie am liebsten verzweifeln lassen, tun Sie es nicht. Die Lösung ist einfacher als Sie denken: Halten Sie sich an die Gesetze, sagt Dr. Allred. Es geht um das 1. Gesetz der Thermodynamik.

Sie müssen die „Rechnung umdrehen": Die Kalorien draußen müssen die Kalorien drin übersteigen, um abzunehmen.

„Sie können das auf zwei Wegen erreichen", sagt er. „Verringern Sie die Kalorienaufnahme und ich denke, was Sie tun müssen, um die Nahrung zu verringern ist einfach, die Größe ihrer Mahlzeiten zu verringern. Zweitens wollen Sie die Zahl der verbrannten Kalorien erhöhen und der beste Weg dafür ist Sport."

Sie werden sehen, dies sind tatsächlich die zwei Schlüssel, um den Bauch verschwinden zu lassen.

Hunger gegen Appetit

Sich zurechtfinden

Wenn Menschen nur essen würden, wenn sie wirklich hungrig sind, dann gäbe es kaum Bedarf an Büchern wie diesem.

Ausgenommen die kleine Fraktion derer, die tatsächlich Probleme mit den Drüsen haben, wären wir alle schmal wie Windhunde.

Leider essen wir jedoch aus den verschiedensten Gründen, die nichts mit Hunger zu tun haben.

Wir essen, weil wir glücklich sind, traurig, wütend, einsam, besorgt, nervös, frustriert, enttäuscht, müde und gelangweilt.

Wir essen, weil unser Gehirn, wie das Gehirn der Skinner-Tauben (B. F. Skinner, amerikanischer Psychologe und Verhaltensforscher), durch die Gegebenheiten geformt wurde. Unabhängig davon, ob wir hungrig waren, haben uns unsere Mütter immer gezwungen, den Teller leer zu essen. Bis zum heutigen Tag sagt uns unser Gehirn: „Iß auf!"

Wir essen, um uns selbst zu belohnen. Wenn wir lieb waren, würde uns der Vater Eiskrem kaufen. Wenn wir heute denken, daß wir eine Belohnung verdienen, sagt der Vater in unseren Köpfen: „Kauf Dir ein Eis".

Wir essen, um uns zu bestrafen. „Schau Dich nur an, Du fettes Schwein." sagen wir in unseren schwärzesten Augenblicken. „Du fällst mal wieder fast aus dem Wagen, wenn Du das Schälchen Eis ißt. Kannst ja gleich den ganzen Karton essen".

Und wir essen ohne besonderen Grund; einfach weil sich unser Mund und etwas, das man dort hineinstopfen kann, zufällig im gleichen Zimmer befinden.

Die Fibel zum Hunger

Alle diese Essensgründe lassen sich unter der Überschrift „Appetit" zusammenfassen. Sie sollten nicht, werden jedoch oft mit Hunger verwechselt. Hunger ist reine Physiologie, das Ergebnis verschiedener (und mysteriöser) Kommunikationsformen zwischen unserem Gehirn und unserem Bauch.

Forscher wissen immer noch nicht genau, wie diese Kommunikation funktioniert, aber sie wissen, daß unser Hungergefühl weniger das Ergebnis eines leeren Magens ist als das eines leeren Dünndarms.

Wir scheinen darauf ausgelegt zu sein, alle 3 – 4 Stunden zu essen. Das ist etwa die Zeit, die unser Magen benötigt, eine Mahlzeit zu zerschneiden, zu würfeln, zu hacken, zu pürieren und zu verflüssigen sowie für unseren Darm, diese aufzunehmen. Wenn es nichts mehr zu absorbieren gibt, beginnen Chemorezeptoren in unserem Dünndarm nach weiterer Lieferung zu rufen. Und Sie setzen sich ins Auto zum Pizzaladen.

Natürlich vereinfachen wir hier das Bild, der Punkt ist jedoch der, daß es eine physiologische Erscheinung gibt, die Hunger genannt wird.

Und Hunger, anders als Appetit, äußert sich in Formen, die leicht erkennbar sind, meint Nancy Clark, Leiterin Ernährungsdienstleistungen bei der Sportmedizin Brookline in der Nähe von Boston und Autor von *Nancy Clark's Sports Nutrition Guidebook*. „Manchmal sind Menschen physisch hungrig und ihr Magen grummelt. Sie haben einen niedrigen Blutzuckerspiegel und fühlen sich erschöpft oder reizbar. Manchmal fühlen sie sich müde."

Wie verringere ich diesen Zwang zu essen?

„Legen Sie sich bitte auf die Couch. Gut. Taschentuch? Herzlich willkommen. Nun. Was besorgt Sie?"

„Herr Doktor, ich habe diesen Zwang, ganze Packungen Griesson-Kekse auf einmal zu essen".

„Wirklich? Welche?"

„Die mit Frucht gefüllt sind."

„Ja, die schmecken wirklich sehr gut. Aber Sie wissen sicherlich, daß eine ganze Packung 48 Gramm Fett enthält und 1320 Kalorien?"

„Ich weiß, aber ich kann's nicht ändern."

„Hmm. Und woran, denken Sie, liegt das?"

„Weiß nicht. Ich weiß nur, daß die genauso schmecken, wie die Kekse, die Großmutter nie gemacht hat."

„Meinen Sie nicht ‚immer' gemacht hat?"

„Nein. Großmutter war nicht gut in Backen. Sie gab mir schon immer mit Fruchtgelee gefüllte Griesson-Kekse."

Aha! Und Sie liebten Ihre Großmutter, richtig?"

„Ja, sie war wunderbar."

„Genau das ist der Punkt. Sie essen nicht bloß Kekse. Sie versuchen, sich über das Essen daran zu erinnern, wie Sie sich gefühlt haben, wenn Sie Ihre geliebte Großmutter besuchten. Und das können Sie natürlich nicht. Aus diesem Grund essen Sie auch ganze Packungen."

Nein, Sie müssen nicht zum Psychiater, um die Ursache für Ihren Heißhunger herauszufinden. Denken Sie daran, daß derartige Zwänge selten durch psychologische Bedürfnisse hervorgerufen werden, sagt Dr. Kelly Brownell. Statt dessen befriedigen sie oft psychologische Bedürfnisse. Und sobald Sie diese herausgefunden haben, werden Sie besser in der Lage sein, damit zurecht zu kommen, ohne auf Lebensmittel zurückgreifen zu müssen.

Sie müssen in Ihren Körper hineinhören, um herauszufinden, was Ihre persönlichen Hungersignale sind, sagt Clark, um in der Lage zu sein, sie von den Appetitssymptomen zu unterscheiden.

„Es gibt viele Formen, in denen sich Hunger ausdrückt und sie unterscheiden sich von Person zu Person", sagt sie. „ Wichtig ist jedoch, die Hinweise Ihres eigenen Körpers auf Hunger zu erkennen, da Appetit nur ein Verlangen ist zu essen, und es bedeutet nicht immer, daß Ihr Körper die Kalorien benötigt."

Was ist meine Linie?

Leider ist es nicht immer einfach, zwischen Hunger und Appetit zu unterscheiden. Appetit ist, wie der Dichter Delmore Schwartz es ausgedrückt hat, der schwere Bär, der mit Ihnen läuft, „um gefüttert zu werden." Und oft ist es schwer zu sagen, wer von Ihnen spricht: Sie oder der Bär.

„Es ist nicht leicht, die beiden auseinanderzuhalten", meint Professor Kelly Brownell. „Der Grund dafür liegt darin, daß Menschen in ihrem Leben schon mehrere zehntausend Mal erlebt haben, daß Sie eher auf den Appetit als auf Hunger mit Essen reagiert haben."

Wenn Sie zum Beispiel jedesmal essen, wenn Sie fernsehen, dann kann es sein, daß das Fernsehen Sie dazu bringt, daß Sie essen wollen. „Denken Sie an den Pawlowschen Hund", sagt Dr. Brownell.

Der vielleicht beste Weg, zwischen Hunger und Appetit zu unterscheiden, ist, ein Tagebuch zu führen. Versuchen Sie über ein paar Wochen zu notieren, was Sie essen, wieviel, wann und wo Sie es essen. Schreiben Sie auch auf, was Sie zum Zeitpunkt taten (wenn Sie etwas anderes getan haben als essen) und wie Sie sich gefühlt haben.

Tun Sie dies und Sie werden bei Ihren Eßgewohnheiten Muster erkennen. Sie werden z. B. entdecken, daß Sie die Angewohnheit haben, jeden Morgen gegen 10.00 Uhr einen Spritzkuchen zu essen, während Sie auf Ihren Computerbildschirm schauen.

Es besteht die Möglichkeit, so Dr. Brownell, daß Sie das Spritzgebäck nicht aus Hunger essen, sondern aus Gewohnheit. Und 5 Minuten nachdem Sie den letzten Bissen hinuntergeschluckt haben, werden Sie sich höchstwahrscheinlich kaum noch erinnern, wie der Spritzkuchen geschmeckt hat.

Indem Sie ein Tagebuch führen, werden Sie aufmerksamer gegenüber der Häufigkeit, mit der Sie jeden Tag aus anderen Gründen als Hunger essen; ein erster Schritt, um diese Gewohnheiten zu ändern.

Später werden wir in diesem Buch darauf eingehen, wie Sie diese Veränderungen vornehmen können. Zum jetzigen Zeitpunkt sollten Sie sich, laut Dr. Brownell, die folgenden Dinge merken.

- **Sie müssen nicht für den Rest Ihres Lebens ein Tagebuch führen, sondern nur für ein paar Wochen. Aber während Sie es tun, sollten Sie es gewissenhaft führen.**
- **Tragen Sie es immer bei sich, so daß Sie alles notieren können, was Sie gegessen haben, sobald Sie fertig sind. Anderenfalls werden Sie Sachen vergessen.**

Ja, wir kennen das. Es ist eine Qual, aber es ist ein wichtiger Schritt, um Ihr Gewicht unter Kontrolle zu bekommen.

Bauchfett und Energie

Körper in der Ruhephase

"Nun, wer will heutzutage jung sein? Jeder Idiot, der in den letzten 40 Jahren geboren wurde, kann jung sein; und überhaupt, 45 ist nicht wirklich alt, es ist gerade an der Grenze. Zumindest solange, bis mal der Fahrstuhl ausfällt."

Wenn Ogden Nash heute diese Zeilen schreiben würde (anstatt vor mehr als 30 Jahren), würde er vielleicht eine andere Jahresangabe – 35? 25? 15? – als die Grenze zur Altersschwäche wählen.

Weshalb?

Weil wir immer früher beginnen, zur Fettleibigkeit zu neigen. Dicke Bäuche sind nicht mehr nur das Vorrecht von uns, den Männern mittleren Alters, sondern auch das unserer Kinder. Tatsache ist, daß sich die Fettleibigkeit unter Kindern seit Mitte der 70er Jahre verdoppelt hat, und Schätzungen gehen davon aus, daß das heute 1 von 4 Kindern betrifft.

Nicht nur, daß wir immer früher dicker werden, sondern wir leiden auch an den Folgen. Verschiedene Studien haben gezeigt, daß bereits Kinder beginnen, die sogenannten Frühsignale von Herzerkrankungen – Bluthochdruck und hoher Cholesterinspiegel – zu entwikkeln, die eigentlich bei vorherigen Generationen ihren Eltern vorbehalten waren.

Woher kommt das? Vielleicht liegt es einfach daran, daß wir, als ein Volk betrachtet, zu erschöpft sind, um aufzustehen. Und weshalb sind wir erschöpft? Weil wir dick sind. Und weshalb sind wir dick? Weil wir uns nicht erheben. Es gibt sogar einen Namen für diese deprimierende Angelegenheit. Forscher nennen es seßhafte Trägheit.

Eine Nation in der Ruhephase

Entsprechend dem Gesundheitsministerium ist etwa ein Viertel der Bevölkerung „grundsätzlich inaktiv". „Es sind Menschen, die sitzenden Tätigkeiten nachgehen, keine schwere Haus- oder Gartenarbeit erledigen, keinem Sport- oder Fitneßprogramm folgen, keine aktive Erholungsbetätigung haben und versuchen, körperliche Bewegung im Alltag zu vermeiden, indem sie den Fahrstuhl oder Paternoster benutzen, kurze Strecken mit dem Auto fahren anstatt zu laufen und stets nach dem jeweils nächstgelegenen Parkplatz suchen."

Dies sind Leute, die es soweit treiben, nichts zu tun, daß man sagen kann, sie sind aktiv inaktiv.

„Weniger als 20 Prozent von uns sind, laut Gesundheitsministerium, wirklich körperlich aktiv." Viele Wissenschaftler glauben, daß dies die Wurzel des Problems darstellt. Derjenige setzt am ehesten einen Bauch an, der den ganzen Tag auf seinem Hinterteil verbringt. Und derjenige mit dem Bauch ist, wie wir gesehen haben, oft derjenige mit wenig Energie.

„Das Problem besteht nicht darin, daß wir mehr essen; es liegt darin, daß wir uns weniger bewegen als wir essen", sagt S. Boyd Eaton.

Energie erfordert Energie

Wenn Sie sich erinnern, was Sie am Gymnasium in Physik durchnahmen, dann erinnern Sie sich zweifellos an die Sache mit der Trägheit. „Körper in der Ruhe neigen dazu, in Ruhe zu verbleiben." Dieses Prinzip trifft auf den menschlichen Körper genauso zu wie auf leb-

Fahren wir zum Ballspiel

In bezug auf die medizinischen Kosten, die wir durch Fettleibigkeit entstehen lassen, und was wir ausgeben, um sie zu verringern, kostet uns unser Fettüberschuß einige hundert Milliarden Dollar pro Jahr, mehr als doppelt so viel, wie das Bruttoinlandsprodukt von Irland.

Es gibt eine weitere Möglichkeit, die Kosten von Übergewicht zu messen: Zählen Sie die verlorenen Sitze im Yankee Stadion. Als sie das Yankee Stadion in den 70er Jahren renovierten, wurde die Anzahl der Sitzplätze um 8000 Sitze verringert, sagt Boyd Eaton.

lose Objekte. Alles läuft auf die, schon zuvor genannte, seßhafte Trägheit hinaus.

Um Sport zu treiben, brauchen Sie Energie. Wenn Sie bislang keinen Sport betrieben haben, so haben Sie vielleicht bereits einen Bauchansatz – und dabei wahrscheinlich an sich selbst festgestellt, was einige Studien gezeigt haben: Es besteht eine nach innen gerichtete Beziehung zwischen Ihrem Dicksein und dem Gefühl dafür, wieviel Energie Sie haben. Grundsätzlich gilt, je schwerer Sie sind, um so schwerer fällt es Ihnen, sich aufzurichten und zu laufen.

Das ist natürlich keine Überraschung, wenn man bedenkt, daß Sie eine ganze Menge mehr mit sich herumzuschleppen haben. Da Sie eben jenes Übergewicht mit sich herumtragen müssen, verbrennen Sie bei den gleichen Aktivitäten mehr Kalorien als ein Dünner.

Glücklicherweise trifft für Sie auch die Umdrehung des alten physikalischen Prinzips zu: „Körper in Bewegung neigen dazu, in Bewegung zu bleiben."

Das heißt, daß es Ihnen leichter fallen wird, in Bewegung zu bleiben, sobald Sie sich einmal aufgerafft haben und sich bewegen. Tägliche sportliche Betätigung wird Ihnen eines sagen: Energie benötigt Energie.

„Das ist die Erfahrung vieler", meint Ann Bolin, Professorin für Anthropologie am Elon College, North Carolina, und an Wettkämpfen teilnehmende Bodybuilderin. „Und wenn Sie sich mit Leuten unterhalten, die aufgehört haben, so ist es genau das, worüber sie sprechen: Zum einen verlieren sie ihre Ausdauer, ihre Fähigkeit, eine Übungseinheit durchzustehen. Und sie fühlen sich sehr träge. Sportliche Betätigung gibt Ihnen ein Gefühl von Energie."

Sie müssen kein Leistungssportler sein, um zu erfahren, daß sich nach Sport ein Energiedrang einstellt. Treiben Sie ein klein wenig Sport, einfach aufstehen und 10 Minuten um den Häuserblock laufen, und Sie werden sehen, daß „Sie viel mehr Energie haben, sich viel besser fühlen, viel klarer denken und sich besser bewegen können", formuliert Brian Wallace, Professor und Vorsitzender des Bereichs Fitneßsport der Amerikanischen Sportakademie in Daphne, Alabama.

Bonus: Mehr Sex

Eine interessante Frage: Was tun Sie mit der zusätzlichen Energie sobald Sie sie haben? Es gibt einige Beweise, daß sie in ein aktiveres Sexualleben umgesetzt wird. Viele Leserbriefe zu einer Umfrage des Magazins *Men's Health* belegten, daß körperliche Betätigung und Gewichtsverlust die Libido gehoben haben.

Und als Wissenschaftler der Universität von Kalifornien in San Diego eine Anzahl vorrangig sitzend tätiger Männer mittleren Alters auf ein aerobes Trainingsprogramm setzten, begannen die Teilnehmer etwa 30 Prozent mehr Sex zu haben als zuvor.

Ein guter Grund, um die Stufen zu nehmen, gleichgültig, ob der Fahrstuhl funktioniert oder nicht.

Bauchfett und Gesundheit
Abbau der Gefahren

Brian Wallace erzählt gern die Geschichte eines Typs aus Utah, der 400 Pfund wog.

„Sein Blutdruck war 220 zu 180, was unbeschreiblich hoch ist; sein Blutzuckerspiegel lag bei 487, erneut unglaublich hoch; er war sehbehindert, blind, aufgrund der Diabetes, von der er nicht einmal wußte, daß er sie hatte.

Dann setze er sich selbst auf ein Trainingsprogramm, sogar ein ziemlich intensives. In acht Monaten verlor er 200 Pfund, sein Blutdruck befand sich im normalen Rahmen, er konnte die Medikamente absetzen, da sich sein Blutzuckerspiegel auf 67 gesenkt hatte, und er konnte sehen."

Für Dr. Brian Wallace, Professor in Daphne, Alabama, ist der Mann aus Utah ein perfektes, wenngleich extremes Beispiel für den Preis, den wir zahlen, wenn wir es zulassen, daß unser Bauch unser Leben bestimmt.

„Es ist ebenso ein Beispiel für die negativen Auswirkungen des hauptsächlich sitzenden Lebensstils wie für den Nutzen, den sportliche Betätigung mit sich bringt.", sagt Dr. Wallace. „Ich denke, es ist einfach erstaunlich, was Menschen sich selbst antun."

In gleicher Weise ist es ein Beispiel dafür, was man tun kann, wenn man sich einmal auf etwas konzentriert. Innerhalb von 10 Monaten nach Beginn des Fitneßprogramms, so Dr. Wallace, begann der Mann aus Utah, Marathon zu laufen.

Die Risiken des Rundseins

Sie mögen sagen, daß jeder von uns versucht, mit seinem Körper ein gutes Geschäft zu bekommen, und gleichgültig welcher Art der Deal ist, zahlen wir doch alle einen Preis. Die Frage ist nur, welchen Preis und ob Sie ihn jetzt bezahlen oder später. Wenn Sie gertenschlank und gesund sein wollen, bezahlen Sie heute mit dem Schweiß und den Bemühungen, die erforderlich sind, um Ihren Motor zu erhalten. Wenn Sie dagegen lieber auf Ihrem Hinterteil sitzen und den Bauch pflegen, so werden Sie später mit einer Reihe von Krankheiten und einem frühen Grab bezahlen.

Wenn das in Ihren Ohren wie eine starke Behauptung klingt, so sollten Sie wissen, daß übermäßiges Bauchfett Ihnen zwar nicht auf zwingende Weise eine Vielzahl von Krankheiten bescheren wird und Ihre Lebensdauer hierdurch reduziert, doch es stellt fraglos die Weichen in jene Richtung.

Henry Kahn, Internist und Professor für Familien- und Vorbeugende Medizin an der Medizinischen Fakultät der Emory Universität, Atlanta, studierte die Opfer von Herzanfällen in sechs Krankenhäusern in Atlanta. Er fand heraus, daß sich viele Männer kaum von anderen ihres Alters unterschieden, jedoch war es meist der Mann mit dem dickeren Bauch, den der Herzinfarkt ereilte.

Am Lenkrad einschlafen

Experten stimmen überein, daß man mit zunehmender Leibesfülle stärker dazu neigt, an einem übermäßigen Cholesterinspiegel und hohem Blutdruck zu leiden, wobei beide zu einem Herzinfarkt oder einem Schlaganfall

Kann man zu schlank sein?

Wer jemals gesagt hat, daß man nie zu dünn oder zu reich sein kann, hat sich über das Dünnsein geirrt. Während jeder zustimmt, daß zuviel Fett schlecht für Sie ist, gibt es doch ziemlich überzeugende Beweise, daß zu wenig Fett genauso gefährlich für die Gesundheit werden kann.

Laut einer Studie der Cornell Universität haben Männer mit einem Körpermasseindex (KMI), der am unteren Ende der empfohlenen Regierungsrichtlinien liegt, d. h. bei weniger als 21,9 – 22,4, eine kürzere Lebenserwartung als ihre etwas schwereren Zeitgenossen.

Die Cornell Universität fertigte Studien von mehr als 350 000 Männern an, bei denen Gewicht und Tod verbunden wurden. Man fand heraus, daß diejenigen mit dem geringsten Todesrisiko einen Körpermasseindex von 24 – 27 aufweisen; d. h. das gesündeste Gewicht eines, sagen wir, 1,85 m großen Mannes läge zwischen 88 – 98 kg.

Wenn es Ihr Ziel ist, länger zu leben, sollten Sie wahrscheinlich ungefähr 7 kg mehr wiegen als das Gesundheitsministerium empfiehlt, so David Levitsky, Professor für Ernährungswissenschaft und Psychologie an der Cornell Universität in Ithaca, New York, und Autor der Studie. Wenn Sie neugierig sind, zu erfahren, wieviel Sie laut gesundheitsministerialer Skala wiegen sollten, so schlagen Sie bei „Haben Sie Übergewicht?" auf Seite 18 nach.

Beachten Sie bitte, daß wir hier über Ihr Gesamtkörpergewicht sprechen. Wenn sich jene 7 kg in Ihrem Bauch ablagern, dann gilt die Sache nicht mehr.

„Wenn Sie am ganzen Körper kräftig gebaut sind, brauchen Sie sich nicht sorgen", sagt Dr. Levitsky. „Wenn Sie das Fett im Bauch konzentrieren, dann sollten Sie sich des öfteren auf Diabetes untersuchen lassen sowie auf Hypersensibilität, denn dort liegen die Risiken. Bei jenen Sachen müssen Sie etwas tun oder es wird Sie töten."

führen können. Außerdem gibt es ausreichend Beweise dafür, daß sich mit der Dicke des Bauches auch die Neigung zu Diabetes, Herzkrankheiten, Schnarchen, Gicht sowie Prostata- und Dickdarmkrebs verstärkt.

Diese Angelegenheit ist sehr ernsthaft. Und die Gleichung ist ziemlich deutlich: Je schwerer Sie in der Körpermitte sind, um so größer das Risiko einer chronischen Erkrankung.

Es ist schwierig, einen Aspekt Ihres Lebens zu finden, der nicht in irgendeiner Weise durch eine Übergewichtigkeit betroffen werden würde. Wenn Sie z. B. wirklich sehr schwer wären, würden Sie auch dazu neigen, die meiste Zeit müde zu sein – nicht nur weil Sie mit dem Herumtragen Ihres Übergewichts zusätzliche Arbeit leisten, sondern auch, weil Schnarchen eine allgemeine Gewichtsbeschwerde ist und ein Zustand, während dessen Sie mehrmals in der Nacht für kurze Momente aufhören zu atmen. Das Ergebnis? Sie wachen wiederholt in der Nacht auf und fühlen sich die meiste Zeit des Tages wie ein Zombie.

Müdigkeit kann mitunter nicht weniger tödlich enden als eine Herzkrankheit. In einer Studie fanden Wissenschaftler des Forschungsinstituts für Schlafstörungen der Universität Stanford heraus, daß dicke LKW-Fahrer im Schlaf stärker unter Atemproblemen leiden und deshalb eher dazu neigen, am Lenkrad einzuschlafen und Unfälle zu verursachen. Die Forscher zeigten, daß die Unfallquote je gefahrenem Kilometer bei dicken LKW-Fahrern zweimal so hoch ist wie bei dünnen. Denken Sie beim nächsten Mal daran, wenn ein dicker Kerl in seinem Fahrzeug an Ihrer Stoßstange zu kleben scheint.

Herr Unglücklich

Neben dem Umstand, mit einer Unmenge an körperlichen Problemen in Verbindung gebracht zu werden, verknüpft sich Fettleibigkeit auch mit einer Vielzahl an psychologischen Problemen. Einfach gesagt, dicke Menschen neigen eher dazu, sich unglücklicher zu fühlen sowie unter Depressionen und Ängsten zu leiden, als ihre dünnen Artgenossen.

Der Grund: Angst, Depression, Herzkrankheiten, hoher Blutdruck und Diabetes verbinden sich alle mit einer höheren Wahrscheinlichkeit von Impotenz. Die Erklärung hierfür ist nicht schwierig. Dicke Bäuche neigen dazu, von durch Cholesterin verstopften Arterien begleitet zu werden (Arteriosklerose). Cholesterin verstopft nicht nur die zum Herzen laufenden Arterien, sondern auch jene zum Penis. Mit anderen Worten: Je mehr Bauch und Arterien mit Fett belegt sind, um so schwerer ist es für Ihr Herz zu schlagen.

Umkehrung des Glücks

Glücklicherweise gibt es auch ausreichend Belege, daß sich mit einer Reduzierung des Bauchfetts zahlreiche Gesundheitsprobleme beheben lassen. Sie müssen nicht einmal Ihren ganzen Bauch loswerden, um sichtliche Verbesserungen Ihrer Gesundheit zu erzielen. Mit einer 10prozentigen Reduzierung des Bauchfetts läßt sich der Bluthochdruck reduzieren, der hohe Cholesterinspiegel und der Diabetes.

Studien zeigen zum Beispiel, daß sich die Symptome für Diabetes innerhalb von Tagen nach Beginn eines Programms zum Abbau des Gewichts verbessern lassen.

Viele von denen, die am Programm dranbleiben, können tatsächlich einen Punkt erreichen, an dem sie keiner weiteren medizinischen Behandlung bedürfen.

Es ist vorbei, bis der dicke Mann singt

Es gibt sicherlich keinen ausreichenden Beleg, daß Rundlichkeit ein Berufsrisiko des Operngeschäfts ist.

Pavarotti, eingewickelt in seinen Schal oder Jessye Norman in ihrem Kleid sind nun wahrlich dick, und wir könnten ergänzen, daß dies typisch ist.

Sie können jetzt vielleicht sagen, daß es daran liegt, daß beide gern gut essen.

Angela N. Slover und Johanna T. Dwyer haben jedoch in einem Artikel in Nutrition Today nach einer wissenschaftlicheren Erklärung gesucht. Slover und Dwyer nennen es das Diva-Syndrom und sagen, daß Opernsänger aus den folgenden Gründen zur Breite neigen.

- **Sie haben oft vom Lampenfieber gestörte Mägen, was sie veranlaßt, vor einer Aufführung schnell etwas zu essen und hinterher das große Abendessen folgen zu lassen – zu einem Zeitpunkt, an dem sie natürlich heißhungrig sind und, mit Ausnahme von sich anschließenden Matineen, die Stunde zumeist recht fortgeschritten ist.**
- **Sie gehen zu zahlreichen Prominentenparties, wo sie ihre Nerven mit Hors d'oevre und kalorienhaltigen Getränken wie Martinis beruhigen.**
- **Sie verschlingen oft riesige Mengen an Lebensmitteln, um sich selbst nach einer schlechten Leistung zu trösten oder nach einer guten zu belohnen.**

Nirgendwo zeigen sich die Gefahren dieses Berufs deutlicher als bei Richard Versalle, Tenor an der New Yorker Metropolitan Opera. Am 5. Januar 1996 sang Versalle, 63, die Rolle des Vitek in der Oper Der Makropulos Fall.

In der Eröffnungsszene mußte er eine hohe Leiter erklimmen. Als er auf der Leiter stand sang er: „Zu traurig, daß Du nur so lange leben kannst", dann hielt er plötzlich inne und kippte nach hinten auf die Bühne. Kurz nach seiner Ankunft im St. Lukes Roosevelt Krankenhaus wurde sein Tod bekannt gegeben.

Das gibt zu denken, vor allem in Anbetracht dessen, daß viele von uns Nahrung in ähnlicher Weise konsumieren ohne die Entschuldigung, Opernsänger zu sein. Hiermit soll gesagt werden, daß auch wir Nahrung nutzen, um Streß abzubauen, was jedoch nicht gesund ist.

Und es besteht ein erstaunlicher Beweis, daß eine Reduzierung des Gewichts auch den Blutdruck mindert. Fettleibige Patienten können tatsächlich ihren eigenen Blutdruck auf normale Werte bringen, indem sie die Hälfte ihres Übergewichts abbauen. Der Gewichtsabbau zeigt seine positive Auswirkung auch auf den Cholesterinspiegel. Zum einen hilft er, jenes „schlechte" Cholesterin abzubauen, das durch unsere Venen fließt, und gleichzeitig das Niveau an „gutem" Cholesterin zu heben. Zweitens kann durch den Prozeß des Gewichtsabbaus, insofern er eine intensive sportliche Betätigung, wie Tennis oder Basketball spielen oder mehr als 8 Kilometer pro Stunde laufen, einschließt, eine weitere Verringerung des Gesamtcholesterinwertes erzielt werden.

Fett ist nicht gleich Fett

Ihr Bauch ist nicht Ihr Schicksal. Wir haben zuvor bereits gesagt, daß jeder Mann eine Abmachung mit seinem Körper schließen kann. Sie können hierbei nicht nur neu verhandeln, sondern, wie der 400-Pfund Mann aus Utah, auch die Uhr umdrehen.

Wenn Sie bereits eine Art Bauch haben und einige der damit verbundenen Krankheiten, so geben Sie nicht auf. Es gibt mehr als nur ein paar Wege, die Vergangenheit hinter sich zu lassen und sich neu zu schaffen. Für den Anfang nachfolgend ein paar Empfehlungen.

Fangen Sie sicher an. Da Männer mit hohen Unterhautfettwerten in vielen Dingen stärker gefährdet sind, ist es wichtig, sich einmal pro Jahr von einem Arzt untersuchen zu lassen, sagt Dr. David Levitsky von der Cornell Universität in Ithaca, New York. Bei früh eintretenden, gewichtsbezogenen Gesundheitsproblemen gibt es eine gute Chance, einer späteren Verschlimmerung vorzubeugen.

Gehen Sie spazieren. Selbst kleine Veränderungen in Ihren Gewohnheiten bieten Ihrer Gesundheit eine gute Chance. Ärzte empfehlen, daß Sie pro Tag mindestens 30 Minuten lang eine mittelintensive körperliche Betätigung ausüben. Das heißt ein zügiger Spaziergang (5 – 6 Kilometer pro Stunde) oder eine ähnliche Beschäftigung, wie Radfahren oder selbst schwere körperliche Arbeit.

Selbst wenn diese 30 Minuten im Laufe des Tages in kleinere Abschnitte unterteilt werden – sagen wir 10 Minuten am Morgen und 20 Minuten nach dem Abendbrot – wird der Nutzen hieraus anwachsen, sagt Dr. Levitsky, der selbst jeden Tag mit dem Rad zur Arbeit fährt, jeweils 15 Minuten pro Fahrt.

Achten Sie auf Ihren Mund. Schauen Sie vor allem darauf, wieviel Fett und Salz Sie täglich zu sich nehmen. Sie wollen das Fett reduzieren weil es Sie dick macht. In bezug auf Salz essen viele, laut U. S. Landwirtschafts- und Gesundheitsministerium, mehr, als sie täglich brauchen. Und es bestehen ausreichend Belege, nach denen sich ein hoher Salzkonsum mit einem hohen Blutdruck verbindet. Gibt es eine Möglichkeit, Fett und Salz zu vermeiden? Ja,essen Sie mehr frisches Obst und Gemüse.

Haben Sie Übergewicht?

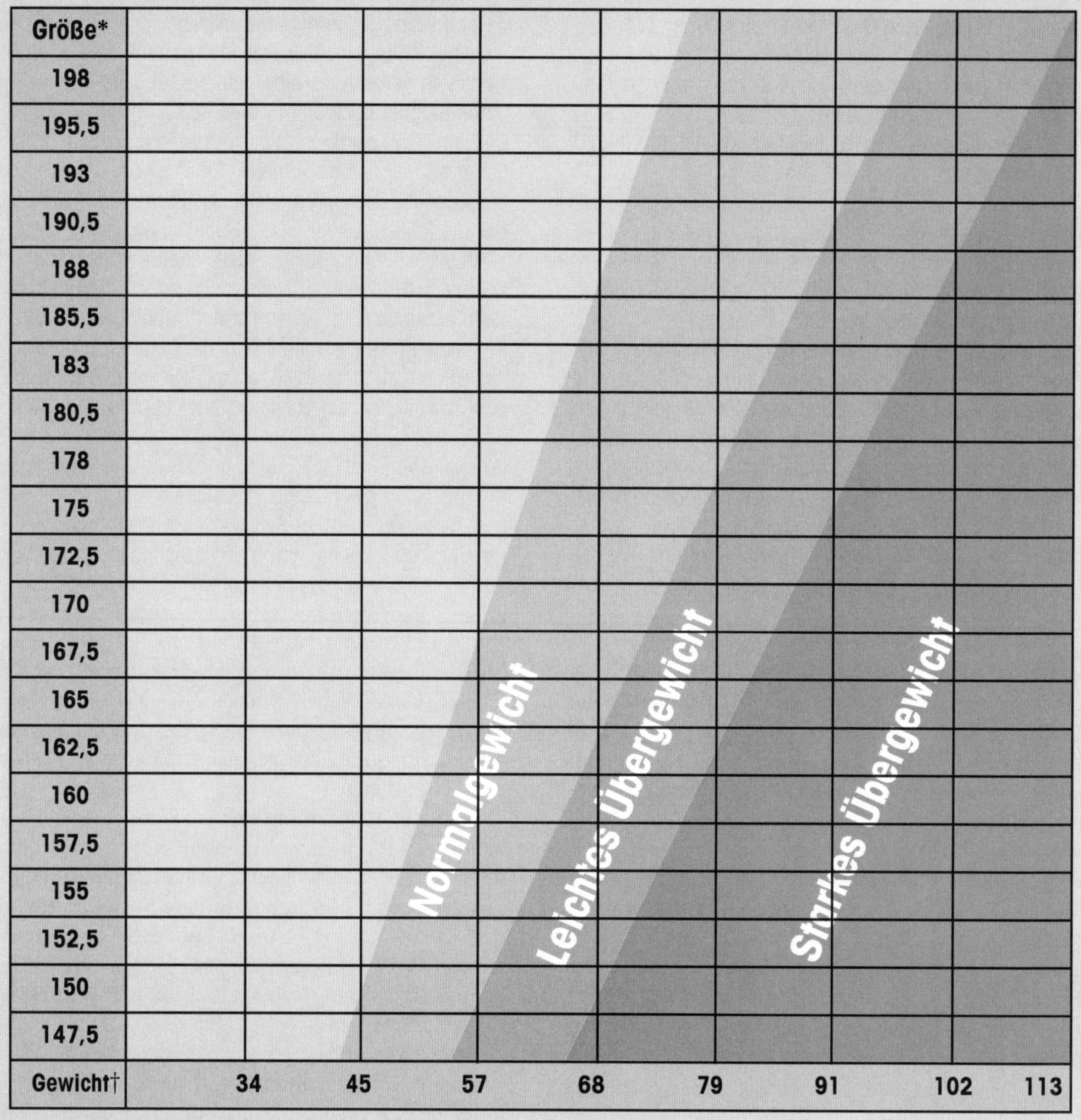

*In cm, ohne Schuhe.
†In kg, ohne Kleidung.
Die höheren Gewichtseinteilungen gelten für Menschen mit mehr Muskeln und Knochen, wie es auf viele Männer zutrifft.
Quelle: Bericht des Beraterkomitees für Ernährungsrichtlinien im Landwirtschaftsministerium zu den Ernährungsrichtlinien für Amerikaner, 1995, S. 23–24.

Bauchfett und Image

Wenn die Grösse Sie niederschlägt

Es lag nicht nur daran, daß der Typ ein T-Shirt trug, sondern wo er es trug: beim Liederabend am Gymnasium seiner Tochter.

Und auf dem T-Shirt stand eine Nachricht geschrieben, die wir nicht vergessen haben: „Das ist kein Bierbauch!", erklärte sie stolz. „Es ist der volle Tank einer Sexmaschine!" Nach anfänglicher Belustigung erschraken wir innerlich bei dem Gedanken, wie peinlich es für seine Tochter sein mußte und wir fragten uns, ob wir nicht für sie sammeln sollten, um ihr bei den Psychiater-Rechnungen zu helfen, die sie erhalten würde.

Die Sünden des Fleisches

Zum Glück für unsere Kinder betrachten die meisten von uns ihren Bauch nicht unbedingt als etwas, mit dem man wirbt. Wenn überhaupt ist er etwas, von dem wir hoffen, daß es niemand bemerkt.

Es gibt einen Grund für unsere Verlegenheit. Wir wissen, daß in unserer Gesellschaft unsere Bäuche mehr sind als nur zusätzliches Gewicht; sie sind eine Reflexion unserer selbst, unseres moralischen Charakters, in Fleisch geschrieben – und anhand dieses Fleisches beurteilen uns unsere Nachbarn. Ein starker Bauch wird oft als ein Zeichen mangelnden Rückgrats, von Langsamkeit und liederlicher Nachsicht gesehen.

Der Bauch eines Mannes ist oft eine Art Mitteilung seiner Adipositas (auch Verfettung genannt), sagt Professor Thomas Cash, Klinischer Psychologe an der Old Dominion Universität in Norfolk, Virginia. „Wir neigen dazu, Menschen die Schuld an ihrer Körpergestalt zu geben, gleichgültig, ob sie in ihrer Verantwortung liegt oder nicht."

Leider findet sich dieses Vorurteil über Übergewichtigkeit in nahezu allen Lebensbereichen: sozialer Status, Selbstbewußtsein, Einkommen und sexuelle Zufriedenheit.

Pfunde und Vorurteile

Es gibt zahlreiche Studien, in denen gezeigt wird, daß eines wahr ist: Dick zu sein, bedeutet Ziel von Hänseleien zu sein.

Die Einstellung zeigt sich früh. In einer Studie beschrieben 6jährige Kinder ihre dicken Spielkameraden als „faul, dreckig, dumm, häßlich, Betrüger und Lügner".

Das bessert sich nicht, wenn man größer wird. Selbst Leute, die es besser wissen müßten, wie Ärzte oder Diabetesberater, haben nicht nachvollziehbare Vorurteile gegenüber dicken Patienten bewiesen.

Als Gesellschaft geben wir dicken Menschen ein so schlechtes Gewissen, daß sie lieber irgendeine Art Behinderung auf sich nehmen würden. Als einst 57 fettleibige Personen befragt wurden, ob sie sich, so sie wählen müßten, erneut für das Dicksein oder für Taubheit entscheiden würden, sagten 100 Prozent, daß sie eher taub sein wollten. Und 90 Prozent von ihnen sagten, daß sie eher ein Bein verlieren wollten oder blind sein als noch einmal dick.

In den Augen vieler symbolisiert Dicksein einen Mangel an Klasse. „Wir wissen, daß Menschen aus den unte-

Die Geschichte der Fettleibigkeit

Es gab Zeiten in der Geschichte der Menschheit, in denen ein dicker Bauch für Vermögen stand und selbst als Statussymbol galt, so Dr. S. Boyd Eaton, Mitautor von The Paleolithic Prescription.

Die Kunst unserer Vorfahren aus der Steinzeit läßt vermuten, daß Fettleibigkeit als Schönheit betrachtet wurde, sicherlich aus einer evolutionären Betrachtungsweise, da schwerere Menschen besser eine Hungersnot überleben konnten, so Dr. Eaton.

In der amerikanischen Geschichte gab es mindestens einen Zeitabschnitt, in der korpulente Körper in Mode waren, meint Dr. Anne Bolin. Im 19. Jahrhundert gab es zwei prominente Körperformen, so Bolin. „Eine von ihnen, die in der ersten Hälfte des 19. Jahrhunderts auftrat, wurde mit dem schlanken, blassen Intellektuellen verknüpft. Um 1860 kam ein neuer Typ auf; der korpulente, wohlhabende Typ, der beleibte, runde Mann; ein Mann, der seinen Reichtum an seinem Körper trug."

Damals vermittelte Korpulenz die Nachricht: „Ein dickes Bankkonto macht einen dicken Mann."

Seitdem hat jedoch Großzügigkeit kaum etwas mit Größe zu tun, sagt Dr. Bolin.

Wenn sie heutzutage die Studenten in ihren Kursen auffordern, so Dr. Bolin, einen männlichen Körper auszuwählen, den sie als attraktiv betrachten, so ist das häufigste Bild „eine jugendliche Figur (natürlich), muskelbepackt, ähnlich den Darstellenr der Baywatch-TV-Serie."

ren sozialen Schichten eher dazu neigen, viel zu wiegen und damit scheint es einen Aspekt des sozialen Status zu vermitteln", meint Dr. Cash.

„Mit all diesen Punkten läßt sich u.a. erklären, weshalb wahrscheinlich der Bauch die Nr. 1 der unbeliebtesten Körperzonen ist", so Dr. Cash. Bei seiner Studie darüber, wie Menschen über die verschiedenen Teile ihres Körpers denken, zeigte sich, daß „etwa die Hälfte der Männer mit ihrem Bauch unzufrieden sind."

Dr. Cash, Mitautor von *What Do You See When You Look In The Mirror?*, hat 25 Jahre lang untersucht, wie das Aussehen von Menschen ihr Leben beeinflußt und in jüngster Zeit, was Menschen sehen, wenn sie sich selbst im Spiegel betrachten.

Was wir sehen, so Dr. Cash, hat oft kaum etwas mit der Realität zu tun, aber es kann einen grundlegenden Einfluß auf unser Selbstwertgefühl haben. „Etwa ein Viertel unseres Selbstwertgefühls wird von dem Gefühl beeinflußt, das wir von unserem Aussehen haben", sagt er. „Es zählt weniger wie man aussieht, als wie man sich fühlt."

Quantität über Qualität

Wie Sie über Ihr Aussehen denken, kann wiederum viel mit der Qualität des von Ihnen geführten Lebens zusammenhängen. Es gibt Unmengen an Belegen, nach denen dickleibige Menschen, die ihr Äußeres nicht sehr mögen, zugleich unter Depressionen, Angst und einem geringeren Selbstwertgefühl leiden. Und es ist sicher kein Geheimnis, daß einige Menschen nur eine Methode haben, mit Depressionen, Angst und mangelndem Selbstwertgefühl klar zu kommen: sie essen.

Ein von Ronette Kolotkin, Professor für Klinische Psychologie und Direktor für Verhaltensprogramme am Ernährungs- und Fitneßzentrum der Duke Universität Durham, North Carolina, und Michael Hamilton, medizinischer Leiter des Zentrums, entwickelter Fragebogen hat gezeigt, daß selbst eine geringe Gewichtsabnahme zu größeren und positiven psychologischen Veränderungen führen kann.

Dem entgegengesetzt fanden Dr. Kolotkin und Dr. Hamilton heraus, daß sich Männer (und Frauen) mit zunehmender Dicke auch allgemein schlechter fühlten. „Je dicker sie wurden, um so größer der Einfluß des Gewichts auf die Gesundheit, das soziale und zwischenmenschliche Leben, die Mobilität, das Selbstbewußtsein, das Sexualleben und die Aktivitäten im normalen Tagesablauf", sagt Dr. Kolotkin.

Zufälligerweise scheint es so, daß Männer etwas langsamer erkennen, wie dick sie geworden sind. „Es scheint, daß Männer erst dick werden müssen, um zu erkennen, daß es Zeit ist, etwas dagegen zu tun", so Dr. Kolotkin.

Auf der anderen Seite meint sie, daß sie in den letzten Jahren bei Männern eine Verschiebung im Körperbewußtsein festgestellt hat. „Wir sehen immer mehr Männer in der Mitte. Es gibt heute einen Anteil der Geschlechter von 60:40 (Frauen:Männer). Als ich mit der Arbeit anfing, war das Verhältnis noch 90:10."

Gewicht und Sex

Es ist nicht erstaunlich, daß unser Selbstbild viel mit unserem Sexualleben zu tun hat. In einer Untersuchung über 83 stark fettleibige Frauen mit Magen-Bypass-Operation berichteten diese, daß sie nach der Operation stärkeres Interesse an Sex, allgemein mehr Sex und auch mehr Spaß daran hatten.

Bei Männern geschieht es seltener, daß ein wenig Übergewicht zugleich ihr Sexualleben stört. „Wir hatten eine Arbeitsgruppe Sexualität und was mich am meisten

Bedrückt Sie Ihr Bauch?

Fragen Sie sich manchmal, ob Ihr Bauch Ihrem Leben etwas Begeisterung nimmt? Versuchen Sie einige der Fragen aus dem „Fragebogen zum Einfluß von Gewicht" zu beantworten, der von Ronette Kolotkin und Michael Hamilton, aufgestellt wurde.

Wir können nicht alle 74 Fragen der Originalumfrage stellen, aber wir können Ihnen einen kleinen Auszug geben, der Ihnen die Frage beantwortet, ob Ihr Gewicht für Sie eine Rolle spielt. Sie sollten auf die folgenden Erklärungen mit „stimmt immer", „stimmt meistens", „stimmt manchmal", „stimmt kaum" oder „stimmt nie" antworten.

„Aufgrund meines Gewichts ...

- **ist es mir peinlich, mich in der Öffentlichkeit sehen zu lassen."**
- **erfahre ich Spott, Hänseleien oder ungewollte Aufmerksamkeit."**
- **erhalte ich keine Gehaltserhöhung, Beförderung oder Anerkennung bei meiner Arbeit."**
- **habe ich Probleme, die Beine übereinanderzuschlagen."**
- **habe ich Probleme, meine Schuhe zu schnüren."**
- **habe ich Probleme beim Treppensteigen."**
- **habe ich beim Aufheben von Dingen Probleme."**
- **habe ich das Gefühl, ich muß auf Behindertenparkplätzen parken oder so nah wie möglich."**
- **vermeide ich Freizeit- oder soziale Aktivitäten, die körperliche Betätigungen einschließen."**
- **bin ich selbstbewußt."**
- **vermeide ich es, in den Spiegel zu sehen und mich selbst auf Fotos zu betrachten."**
- **sorge ich mich oft um mein Gewicht."**
- **fühle ich mich sexuell nicht mehr attraktiv."**
- **macht Sex mir keinen Spaß."**
- **vermeide ich Aktivitäten, bei denen ich einen Badeanzug oder eine Badehose tragen muß."**
- **bin ich besorgt, ob ich noch in öffentliche Sitze (z. B. im Theater, Restaurant, PKW oder Flugzeug) passe."**

Wenn Sie eine der Fragen mit entweder „stimmt immer", „stimmt meistens" oder „stimmt manchmal" beantworten können, dann beeinflußt Ihr Bauch deutlich Ihr Leben.

Die gute Nachricht ist, daß Sie etwas dagegen tun können. Bereits mit dem Verlust von wenigen Pfunden, so Wissenschaftler, werden Sie beginnen, sich viel besser zu fühlen.

erstaunte war, daß jedesmal, wenn das Thema Gewicht und der Einfluß auf die eigene Sexualität angesprochen wurde, die Frauen meinten. „Oh Gott, er könnte meinen Bauch anfassen. Ich wäre blamiert. Ich verstecke mich lieber unter der Decke", sagt Dr. Kolotkin.

„Aber der Mann mit 100 Pfund Übergewicht sagt: ‚Alles ist großartig. Ich bin attraktiv. Ich bin begehrenswert. Ich habe Potenz. Alles ist hervorragend'."

Nichtsdestotrotz berichteten sowohl Männer als auch Frauen, daß sie mit einer Gewichtsabnahme ein höheres sexuelles Interesse fühlen, so Dr. Kolotkin.

Geld

Ein paar Pfund mehr bewirken mehr als nur das sogenannte „Es-fühlt-sich-gut-an". Hier geht es auch um harte Tatsachen, z. B. wieviel man verdient, auf welche Schule man geht und was für einen Job man bekommen kann. Studien zeigen z. B., daß es dicke Menschen schwerer haben eingestellt zu werden, als dünne. Dr. Kolotkin hat aber glücklicherweise auch beobachtet, daß bereits ein geringer Gewichtsverlust bei den meisten Aspekten des Lebens zu großen Veränderungen beitragen kann. Das ist sicherlich keine Überraschung für Sie, aber bestimmt suchen Sie nach weiteren Gründen, um Ihren Bauch loszuwerden, wie z. B. die Diskriminierung, die Dicke durch Dünne auf verschiedene Weise wiederholt erfahren.

Wie bewerte ich meine eigene Situation?

Lassen Sie die Waage beiseite

Vergessen Sie die Waage im Badezimmer. Stellen Sie sich nicht darauf. Was uns damit gesagt wird, ist nahezu völlig bedeutungslos.

Weshalb? Waagen sagen Ihnen nur wieviel Sie wiegen, nicht wie dick Sie sind.

Hier ein Vorschlag. Es ist absolut vorstellbar, daß Sie genauso viel wiegen könnten, wie Sie es als schlanker Gymnasialabgänger taten und trotzdem dicker sind als früher.

Wenn Sie von durchschnittlicher Statur sind (zum Beispiel 1,75 m groß und 78 kg schwer), dann liegen Sie laut den Richtlinien des U.S.-Agrar- und Gesundheitsministeriums genau an der Grenze zwischen „Normalgewicht" und „leicht übergewichtig".

Die Chancen sind jedoch gegeben, daß Sie mit Erreichen des reifen höheren Alters der 30er, 40er oder 50er Dekade und bei einer körperlichen Betätigung, die nicht viel mehr über der des Durchschnitts liegt, eine Menge Gewicht um Ihren Körper angesammelt haben. Und was einst Muskeln waren ist heute Fett.

Mit anderen Worten: man kann „zu dick" sein ohne übergewichtig zu sein.

Ich wiege heute weniger als im Alter von 26 Jahren, aber mein Körper sieht nicht mehr so gut aus", sagt Dr. Charles T. Kuntzleman. „Meine Taille ist größer, mein Brustkorb schmaler und die Muskeln sind auch nicht mehr die, die sie mal waren. Das ist zum Teil dem Alter zuzuschreiben, aber es liegt auch daran, daß ich nicht mehr so intensiv Sport treibe wie einst. Die Waage sagt einem das aber nicht."

Wie dick sind Sie?

Wenn die Waage lügt, wie erhalten Sie dann ein realistisches Bild von Ihrer Statur? Dr. Kuntzleman bietet hierzu verschiedene nützliche Methoden.

Ziehen Sie sich nackt aus. Stellen Sie sich im Adamskostüm vor einen körpergroßen Spiegel und betrachten Sie sich. Fällt es Ihnen schwer, sich selbst anzusehen. Haben Sie das Gefühl, zu dick zu sein? Wenn ja, dann sind Sie es wahrscheinlich wirklich.

Sicherlich ist es kein schöner Anblick, aber denken Sie daran, weshalb Sie das tun: Sie werden sich von diesem Bauch trennen und den Anfang dazu machen Sie nur mit einer klaren, kaltherzigen Kennzeichnung Ihrer Situation. Kenne Deinen Feind, wie man so schön sagt. Seien Sie bei der Beantwortung der folgenden Fragen ganz ehrlich.

- **Schaut mein Bauch heraus?**
- **Ist mein Po zu dick?**
- **Habe ich Speck auf den Hüften?**
- **Schauen die Unterseiten meiner Arme schlaff aus?**

Sind Sie dick? Prüfen Sie es!

Wenn Ihr Hund ausschaut, als ob er paar Mal zu oft seine Hundeknochen hinuntergeschlungen hat während er zum wiederholten Male Lassie guckte, dann sind Sie es wahrscheinlich.

„Wenn Ihr Hund zu dick ist, dann ist es wahrscheinlich, daß auch Sie ein wenig rundlich ausschauen", meint Karen J. Wolfsheimer.

Es liegt daran, daß

a. Menschen und ihre Hunde dazu neigen, einander ähnlich zu sehen.
Und der geringste Grund dafür liegt darin, daß
b. Hunde am Lebensstil ihres Herren teilhaben, d. h.
c. Wenn sie viel Zeit damit verbringen, auf dem Sofa zu sitzen und fernzusehen, so tut dies Ihr Hund wahrscheinlich auch.

„Wir sitzen vor dem Fernseher, essen Knabbergebäck, und unsere Hunde beginnen mit ihren großen braunen, mitleidenswerten Augen zu betteln", sagt Dr. Wolfsheimer. „Es ist ein Leichtes, ihnen im Laufe des Abends beim Verspeisen einer 500 g Tüte hin und wieder einen Kräcker oder Chips hinzuwerfen."

Dieser Lebensstil verursacht bei Mensch – und Tier – Übergewicht. Einige Schätzungen sagen, daß etwa der Anteil übergewichtiger amerikanischer Hunde genauso hoch ist (zwischen 25 – 45 Prozent), wie bei den Herrchen (33 Prozent).

Um beiden zu helfen, schlank zu bleiben, schlägt Dr. Wolfsheimer regelmäßige gemeinsame Spaziergänge um den Häuserblock vor – zu Fuß, natürlich. Wenn Sie mit Ihrem Hund täglich auch nur für 20 Minuten spazierengehen, 5 Tage die Woche, werden Sie mehrere hundertmal mehr Kalorien pro Woche verbrennen, als wenn Sie stets nur sitzen.

Es gibt eine Technik, mit der sich sagen läßt, ob Ihr Hund wirklich übergewichtig ist: fassen Sie seine Rippen an.

„Sie sollten in der Lage sein, seine Rippen zu spüren und vielleicht eine leichte Schicht subkutanes Fett darüber", so Dr. Wolfsheimer. „Wenn Sie seine Rippen nur schwer merken, ist Ihr Hund zu dick. Außerdem sollten die meisten Züchtungen eine schöne Taille aufweisen, zum Teil in den Brustkorb übergehend."

Mit anderen Worten: nur ein kleiner oder kein Bauch.

- **Scheinen meine Oberschenkel die Beschaffenheit von Hüttenkäse zu haben?**
- **Schaut meine Brust schlaff aus?**

Wenn Sie eine der Fragen mit ja beantworten können, so Dr. Kuntzleman, dann sind Sie zu dick.

Machen Sie 'nen Wackler. Nein, das ist kein neuer Tanz, obgleich Sie vielleicht feststellen werden, daß Sie ihn unabsichtlich beim Tanzen anwenden.

Immer noch vor dem Spiegel? Gut. Laufen Sie für ein paar Sekunden auf der Stelle. Sehen Sie, daß ein Teil Ihres Körpers auf und nieder wackelt? Hüpfen Brust und Bauch dem Rhythmus ein wenig hinterher?

Wenn ja, dann können Sie wetten, daß das, was Sie umher hüpfen sehen, Fett ist, so Dr. Kuntzleman.

Prüfen Sie Ihren Körperumfang. Stehen Sie gerade. Schultern zurück, Füße zusammen und Arme an den Seiten. Führen Sie ein Maßband um Ihre Hüfte. Schreiben Sie die Zahl auf. Messen Sie nun Ihren Bauch auf Höhe Ihres Bauchnabels. Ihr Bauch sollte dabei entspannt sein – keinen Bauch einziehen. Notieren Sie erneut den Wert. Teilen Sie den Wert des Bauchumfangs durch den der Hüfte. Wenn die Zahl 0,85 oder mehr beträgt, dann ist Ihr Bauch zu dick.

Kneifen Sie sich selbst. Kneifen Sie mit Daumen und Zeigefinger in die Haut an Ihrem Bauch, Arm, am Oberschenkel oder an der Hüfte. Wenn die Haut, die Sie zwischen Daumen und Zeigefinger halten, mehr als 2 cm dick ist, dann haben Sie zuviel Fett.

Schnallen Sie sich fest. Zum Schluß die einfachste Art, eine zunehmende Verfettung zu messen. Fragen Sie sich selbst, was mit Ihrer Gürtelschnalle geschehen ist, schlägt Dr. Kuntzleman vor. „Wenn Sie feststellen, daß Sie zunehmend ein Loch weiter nehmen müssen, dann können Sie darauf schließen, daß Sie an Körpermasse zunehmen. So einfach ist das."

Die Theorie, einen Bauch zu „verbannen“

Kehren Sie nie zum alten Gewicht zurück

Wenn es eine Sache gibt, bei der sich alle Forscher zum Thema Bauchbeseitigung einig sind, so ist es diese: Der einzige Weg, um den Bauch zu zähmen und dabei zu halten, besteht darin, dauerhafte Veränderungen in Ihrem normalen Tagesrhythmus einzuführen.

Sie müssen Ihren Ernährungsstil ändern und sportliche Betätigung muß zu einem regelmäßigen Teil Ihres Lebens werden.

„Beide Dinge müssen sich ändern“, sagt J. P. Wallace, Professor an der Universität von Indiana in Bloomington. „Sie müssen einen vollständigen Wandel Ihres Lebensstils durchziehen. Sie tun dies nicht nur, um abzunehmen, sondern weil Sie, sobald Sie aufhören, wieder an Gewicht zulegen würden.“

Das ist tatsächlich die größte Herausforderung. Es ist so, als ob Sie mit dem Rauchen aufhören. Jeder Raucher wird Ihnen sagen, daß es leicht ist aufzuhören; er hat es bereits dutzende Male gemacht. Der schwere Teil besteht darin, endgültig aufzuhören. So ist es auch mit dem Bauch: Der „leichte“ Teil ist der Gewichtsverlust, der „schwere“ besteht darin, nicht wieder zuzulegen.

Hier die Grundprinzipien, wie man den Bauch los wird.

Bewußtsein

Wenn Sie versuchen abzunehmen, ist der erste Schritt ein wachsendes Bewußtsein, sagt Dr. Kelly Brownell.

Die meisten von uns sind sich ihrer Eß- und Bewegungsgewohnheiten nicht bewußt. Im Laufe unseres Lebens haben wir eine Reihe von Verhaltensformen angenommen, die wir jeden Tag durchlaufen, ohne ihnen auch nur einen Gedanken zu zollen.

Aus diesem Grund schlagen Dr. Brownell und andere Forscher vor, daß Sie beim Abbau Ihres Bauches mit einem Tagebuch anfangen, in das Sie Ihre täglichen Speisen eintragen. Höchstwahrscheinlich werden Sie überrascht sein, wieviel Sie pro Tag so verspeisen.

Der Grund liegt darin, daß die meisten von uns stark unterschätzen, wieviel Kalorien wir an einem Tag konsumieren. Studien lassen vermuten, daß man die Kalorien um so stärker unterschätzt, je größer der Bauch ist; manchmal sogar um 30-40 Prozent.

Sobald Sie eine Vorstellung davon haben, wieviel Kalorien Sie jeden Tag aufnehmen, welche Art Kalorien (Möhren- oder Süßigkeitenkalorien z. B.) und wo und wann Sie sie aufnehmen, werden Sie eine Vorstellung bekommen, was, wo und wann etwas reduziert werden kann. Machen Sie sich keine Sorgen. Sie werden nicht für den Rest Ihres Lebens Kalorien zählen. Statt dessen werden Sie sich auf Ihre „Fettgewohnheiten“ konzentrieren, unbewußte Eßgewohnheiten, durch die Ihrer Ernährung (und Verdauung) überschüssiges Fett zugeführt wird und die, da sie unbewußt sind, Ihrem Leben nicht sehr viel Spaß hinzufügen.

Sie müssen sich auch auf den Grad Ihrer körperlichen Aktivitäten einstimmen. Welche Art von Sport treiben Sie täglich, wenn überhaupt? Erneut, ein Tagebuch mit ihren täglichen Aktivitäten wird Ihnen helfen, die Sache in den Griff zu bekommen.

Die sechs Grundsätze, um den Bauch loszuwerden

Jede erfolgreiche und dauerhafte Verringerung der Größe Ihres Bauches hängt von der Ernährung und der sportlichen Betätigung ab. Mit Unterstützung von Prof. Charles T. Kuntzleman haben wir für Sie als eine Anleitung sechs Grundsätze zusammengestellt.

In bezug auf Sport ist:

1. **etwas besser als gar nichts.**
2. **mehr besser als weniger.**
3. **schneller besser als langsamer.**

Bei der Ernährung gilt:

4. **Nichts ist besser als irgend etwas.**
5. **Weniger ist besser als mehr.**
6. **Langsamer ist besser als schneller.**

Bevor Sie anfangen, sich zu Tode zu hungern und wie eine Ratte in einem Laufrad zu rennen, lassen Sie uns die Sache erklären.

1. **Wenn es eine Nachricht gibt, die Wissenschaftler hören möchten, so ist es diese: Erheben Sie sich und tun Sie etwas. Gehen Sie spazieren. Spielen Sie Tennis oder Hockey. Tun Sie einfach irgend etwas. Sie werden durch nahezu alles mehr Kalorien verbrennen als beim weiteren Sitzen.**
2. **Je intensiver Ihr Training, desto mehr werden Sie verbrennen. Einfach genug.**
3. **Und je schneller Sie gehen, um so mehr Kalorien werden Sie nutzen.**

Nun zur Ernährungsseite:

4. **Wir empfehlen Ihnen, nicht zu fasten. Das dürfte Ihren Bauch kaum reduzieren. Unser Vorschlag zielt darauf ab, daß Sie beim Herumreichen des Tabletts mit der appetitanregenden Vorspeise auch einmal darauf verzichten können.**
5. **Das führt uns zum zentralen Ernährungsgrundsatz: Sie können einen Teil des Bauches abbauen, indem Sie ein paar Extrakalorien aus Ihrem Ernährungsplan streichen. Wir zeigen Ihnen, wie das geht ohne daß Sie sich gleich als ein Märtyrer fühlen.**
6. **Zum Schluß der Punkt, daß es besser ist, langsam zu essen und langsam Gewicht abzubauen. Je langsamer Sie essen, um so schneller fühlen Sie sich gesättigt, d.h. Sie werden weniger essen. Und im Hinblick auf Gewichtsabnahme zeigen Untersuchungen, daß Sie eher Erfolg haben werden, den Bauch nicht wieder zurückzubekommen, wenn Sie die Sache langsam und allmählich angehen, wie die Schildkröte in einem Rennen.**

Ein neuer Mensch werden

Sobald Sie ein besseres Gefühl dafür haben, wie Sie täglich essen und was Sie tun, müssen Sie sich selbst eine Reihe neuer Gewohnheiten antrainieren, so Dr. Brownell.

Anstatt sich jeden Abend nach dem Nach-Hause-Kommen vor dem Fernseher niederzulassen, könnten Sie einen 30minütigen Spaziergang machen.

Und anstelle Ihres täglichen Spritzkuchens könnten Sie zum einfachen Brötchen wechseln.

Um jedoch Gewicht über einen längeren Zeitraum zu verlieren, muß man mehr tun als nur ein paar Dinge anders machen, sagt Prof. Anne Bolin vom Elon College in North Carolina. „Es beinhaltet nicht nur: ‚Ich ändere meine Ernährung und treibe etwas Sport'. Es bedeutet eine Änderung Ihres Lebens", meint Anne Bolin. „Was immer Sie täglich tun, muß Sie allmählich ändern und damit Ihre Persönlichkeitswerte. Es betrifft nicht nur das, was Sie tun, sondern Sie schaffen sich eine neue Identität."

Tun Sie, was Sie mögen

Eine oder mehrere Aktivitäten zu finden, die Sie mögen, ist ein kritischer Aspekt beim Erstellen eines Plans zum Gewichtsabbau. Viele Menschen zwingen sich, Dinge zu tun, die ihnen keinen Spaß machen, z.B. der Heimtrainer (im Wohnzimmer) oder Jogging vor der Arbeit, und das Ergebnis ist voraussehbar: etwa die Hälfte der Menschen, die mit einem Übungsprogramm beginnen, hören in den ersten sechs Monaten wieder auf, so Dr. Wallace.

Bei ihren Forschungen hierzu stellte sie fest, daß diejenigen im Programm blieben, die „etwas taten, das sie begeisterte."

Wenn Ihnen Laufen gefällt, laufen Sie. Wenn Schwimmen etwas für Sie ist, so schwimmen Sie. Finden Sie eine Aktivität, die Ihnen Spaß macht, auf die sich freuen und bei der Sie bleiben können, sagt Dr. Wallace. Wenn Sie es nicht mögen und nur tun, weil Sie sich sagen, daß es gut für Sie ist, werden Sie nicht lange dabei bleiben.

Sobald Sie etwas gefunden haben, das Sie wirklich mögen, machen Sie es zu einem Teil Ihres neuen Ich. Sagen Sie sich (und anderen): „Ich bin Läufer". Oder „Ich bin ein Schwimmer". Oder „Ich hebe Gewichte".

„Es bedeutet, den Athleten in Ihnen zu finden, damit Sie jener Athlet werden", sagt Dr. Bolin. „Sobald Sie ein Athlet geworden sind, bleiben Sie es."

Die drei Arten von Übungen

Warum Sie alle drei brauchen

Wenn Sie schon einmal in einem Fitneßzentrum waren, dann haben Sie ihn gesehen. Vielleicht (wir hoffen es nicht) sind Sie auch so einer.

Wir reden über den Typen, der zum Sport geht, sich in den Trainingsanzug wirft und dann herumhängt und allen anderen im Wege ist.

Manchmal macht er ein paar Dehnübungen, ein paar halbherzige Klimmzüge oder eine oberflächliche Runde auf dem Laufband. Die meiste Zeit jedoch trommelt er auf seinem Bauch. Und vor allem kommt er nie, man wiederhole: *nie*, ins Schwitzen.

Kennen Sie jetzt den Typen von dem wir reden?

Ja? Nervt er Sie? Es ist nicht so, daß er es nicht ernst meint; es ist nur so, daß er Ihnen im Weg steht. Zum Beispiel, wenn Sie dabei sind, ein paar Gewichtsübungen zu versuchen und er nutzt die Bank als einen Platz zum Ausruhen

Wenn Sie ihn dann vertreiben, fragen Sie sich, was er denkt? Daß er an seiner Figur arbeitet, wenn er nur dasitzt? Oder daß er vielleicht denkt, sein Fett einfach zu verbrennen, indem er anderen im Weg steht, die ihres tatsächlich abbauen; so eine Art Übung-durch-Osmose oder so etwas.

Worum geht es uns? Ins Fitneßstudio zu gehen und mit den Freunden gemeinsam gähnen ist *nicht* eine der drei Übungsformen. Tatsache ist, daß Sie, wenn Sie Ihr Training zum Stammtisch umfunktionieren, nur ca. 20 Kalorien pro Stunde mehr verbrennen, als wenn Sie vor dem Fernseher sitzen würden.

Seien wir offen. Wenn Sie ernsthaft in Form kommen wollen, müssen Sie mit dem Sport ernst machen. Sicherlich ist es möglich abzunehmen, indem Sie einfach Ihren Kalorienkonsum zurückfahren, aber wenn Sie neben dem Fett Muskelmasse verlieren, werden Sie am Ende nicht nur dünner, sondern auch schwächer sein. Und wollen Sie am Ende zwei Größen zu klein aussehen für den Geburtstagsanzug?

Die drei Übungstypen, die Sie laut Prof. Charles Kuntzleman von der Universität von Michigan in Ann Arbor befolgen sollten, sind Aerobic, Gewichtstraining und Dehnungsübungen (Stretching). Alle erfordern von Ihnen eine wirkliche sportliche Betätigung. Wir werden auf diese Übungen später noch detailliert eingehen (siehe „Aerobes Training" auf Seite 28, „Krafttraining", Seite 29 und „Dehnungsübungen" auf Seite 30).

In diesem Kapitel werden wir uns ansehen, was jede Übung zu bieten hat, um den Bauch zu vertreiben und weshalb Sie wirklich alle drei Übungen dazu benötigen.

Wer braucht das?

Bevor wir uns mit den einzelnen Punkten der Übungen beschäftigen, werden Sie sich vielleicht selbst fragen „Warum muß ich Sport treiben? Generationen von Menschen haben vor mir lange gelebt und sind ohne Jogging und Po-Trainer gediehen."

Das ist wahr. Aber sie brauchten das auch nicht. Wenn Sie an unser Beispiel zum Tagesablauf unserer Vorfahren aus der Steinzeit denken (siehe „Steinzeitalter gegen Telefonzeitalter", Seite 5), so werden Sie sich daran erinnern, daß sie ein Leben führten, das körperlich aktiver und anspruchsvoller war als das Ihre heute.

Die Kinderfernbedienung

Nicht alle Übungen sind im Fitneßstudio durchzuführen. Es gibt täglich verschiedene Möglichkeiten, ein paar Übungen zu machen. Und selbst die kleinsten, im Grunde bedeutungslos, können einen großen Teil des Bauchfetts abbauen

„Ich denke, die meisten Menschen sind sich nicht bewußt, wieviel Sie sitzen, wo Sie sich doch mehr bewegen könnten", sagt Margery Lawrence, Professor am Institut für Ernährungs- und Familienstudien am St. Joseph College in West Hartford, Connecticut. „Die Menschen sind einfach sehr faul. Wissen Sie, man nutzt die Kinder, um sich Sachen bringen zu lassen. Nun, wer mußte den Sender umschalten, bevor es die Fernbedienung gab? Eine Zeitlang dachte ich, deshalb hätten sich meine Eltern ihre Kinder angeschafft." Und Ihre Kinder verschwenden keine Zeit, sich wie der Vater zu verhalten.

„Wenn ich Studenten sehe, 20 Jahre alt, die in einem dreigeschossigen Gebäude aus dem Fahrstuhl steigen, könnte ich schreien.", meint Dr. Lawrence. „Wenn das eine Ihrer Angewohnheit ist, werden Sie anfangen beim Treppensteigen zu schnaufen, sobald Sie im mittleren Alter sind."

Denken Sie daran: Jede Minute, die Sie Treppen steigen, anstelle den Fahrstuhl zu benutzen, werden Sie 6½ zusätzliche Kalorien verbrennen. Und wenn Sie zwei Stufen auf einmal nehmen, werden Sie 16 Extrakalorien pro Minute verbrennen.

Sagen wir, daß Sie 5 Minuten pro Tag, fünfmal die Woche Treppen steigen – zwei Stufen auf einmal – zu Ihrem Büro. In nur einer Woche verbrennen Sie 460 Kalorien und in einem Jahr (abgerechnet ein paar Wochen Urlaub) würden Sie mehr als 23 000 Kalorien verbrennen, knapp 6 Pfund Fett. Und dabei sind die verbrannten Kalorien durchs Hinuntersteigen der Treppe nicht mitgerechnet.

Prof. Charles T. Kuntzleman kodifiziert sein Prinzip wie folgt: „Benutzen Sie nie eine Maschine, wenn Sie es statt dessen mit Ihrer Körperkraft machen können."

Wenn Sie einen Ort zu Fuß oder per Rad erreichen können, tun Sie es, anstatt mit dem Auto zu fahren. Wenn Sie die Blätter zusammenrechen können oder den Schnee schaufeln, so tun Sie es anstelle eines Gebläses. Und es ist immer besser, einen Rasenmäher vor sich her zu schieben als einen zu fahren.

Die Lektion ist einfach die folgende: Sie können eine Menge Fett verlieren, indem Sie einfach ein paar Lebenszeichen setzen. Sie werden mehr Kalorien verbrennen, wenn Sie spazieren gehen, als wenn Sie stehen und mehr wenn Sie stehen, als wenn Sie sitzen oder sich hinlegen. Nun, Tote liegen viel und sie verbrennen nicht eine Kalorie.

Und das Steinzeitalter erforderte, daß er sich mehr als nur in einer Form fit zeigte.

„Diese Menschen waren eher Zehnkämpfer als übermäßige Marathonläufer oder Gewichtheber", sagt Dr. S. Boyd Eaton von der Emory Universität von Atlanta. „Ihre täglichen Aktivitäten erforderten alle Arten von Anstrengungen und infolgedessen waren sie ähnlich einem Multitrainer."

Großvater mußte z.B. fit bei der Aerobic sein, um schneller zu sein als sein „Frühstück" (oder als alles, daß *ihn* zum Frühstück haben wollte); er mußte muskulös sein, in der Lage, schwere Brocken an Mastodonfleisch o.ä. heben zu können; und er mußte flexibel genug sein, um nicht in einem ungünstigen Moment einen lähmenden Oberschenkelkrampf zu bekommen. Kurzum, er mußte in der Lage sein, zu laufen, zu springen, zu heben und zu werfen.

Das Leben ist natürlich seit dem Steinzeitalter um vieles leichter geworden, aber erst seit kurzem. Selbst Ihr Großvater oder Urgroßvater, kommt darauf an wie alt Sie sind, wuchs hauptsächlich in einer Agrar-Industrie-Gesellschaft auf, in der die Mehrheit der Menschen ihren Unterhalt mit dem Rücken verdiente.

„Die Leute sagen immer zu mir, ‚Charlie, Sie sind wirklich aktiv'", sagt Dr. Kuntzleman. „Und ich sage, ‚Ich bin nicht aktiv. Ich bin eine hauptsächlich sitzend tätige Person, die 1 Stunde pro Tag aktiv ist'. Mein Großvater war aktiv. Er stand in der Frühe auf, arbeitete 2 Stunden auf der Farm, lief dann zu den Kohlegruben von Pennsylvania, arbeite dort 8, 10, 12 Stunden, lief 5 Kilometer zurück nach Hause, tat noch etwas Farmarbeit und fiel zu Bett. Das war ein aktiver Mensch."

Im Vergleich dazu, sagt Dr. Kuntzleman, sind die meisten von uns, auch diejenigen, die jeden Tag Sport treiben, extrem sitzend veranlagt, die meiste Zeit des Tages im Auto sitzend, am Schreibtisch oder vor dem Fernseher verbringend. Das Problem besteht darin, daß wir hierfür nicht vorgesehen waren. Und etwa 250 000 von uns sterben jedes Jahr aufgrund von Bewegungsmangel.

Warum? Weil unsere Körper geschaffen wurden zu laufen, zu springen, zu heben und zu werfen. Und wenn wir die Gliedmaßen nicht nutzen, dann rosten Sie; ähnlich einem Auto, wenn Sie es für ein paar Jahre hinter dem Haus stehen lassen. „Parken" Sie Ihren Körper für ein paar Jahre auf der Couch und er wird das fleischliche Äquivalent einer gefrorenen Masse Schrott.

Hey, Trainer!

Okay, Sie haben unseren Rat angenommen. Sie haben eine den Bauch reduzierende Sportart gefunden, bei der Sie bleiben können, da sie so ungemein Spaß macht – Tennis z. B. Und wir reden nicht über ein paar Aufschläge, sondern über ein richtiges Tennisspiel, bei dem Sie jeden Tag eine Stufe weiter auf der regionalen Meisterschaftsleiter kommen. Wäre das übel?

In letzter Zeit, wenn Ihr Liebling schmusen möchte, hält Sie etwas zurück. Jene Stimme! Was ist es? Plötzlich sehen Sie das ständig wutentbrannte Gesicht Ihres einstigen Tennislehrers am Gymnasium vor sich, der Sie anfährt: „Laß ja die Hände von ihr! Du hast morgen ein wichtiges Spiel!"

Ah ja, jetzt erinnern Sie sich. Ihre Trainer haben Sie immer davor gewarnt. Sex nimmt Dir die Schärfe. Sie würden am nächsten Tag keinen Punkt erzielen, wenn Sie die Nacht zuvor punkteten.

Ist das richtig? Läßt Liebe einen im Spiel am nächsten Tag mit nichts als Liebe dastehen?

Die Antwort ist nein, sagt Tommy Boone, Professor und Vorsitzender der Fakultät für Körperliche Physiologie am College von St. Scholastica in Duluth, Minnesota.

Dr. Boone ist in dieser Sache eine gewisse Autorität. Er ist wohl die einzige Person, die jemals eine wissenschaftliche Untersuchung hierzu durchgeführt hat. In der Studie untersuchten er und Diplomandin Stephanie Gilmore 11 männliche Testpersonen, die sich Übungskämpfen auf dem Laufband unterzogen, nachdem Sie die Nacht zuvor der Leidenschaft gefrönt hatten. Und was fand man heraus?

„Sex hat keinen Einfluß auf eine erhöhte Herztätigkeit", sagt Dr. Boone. „Das widerspricht vollständig dem Denken von Trainern, die meinen, daß er eine Art Erschöpfung des Herz-Kreislauf-Systems verursacht oder eine Schwächung der Beine o.ä. In Wirklichkeit ist er kein bedeutender Stimulus, um irgend etwas zu schwächen. Auf lange Sicht mag er sogar eine positive, beruhigende, psycho-physiologische Wirkung haben."

So geht nun und mehret Euch. Und Ihr werdet morgen auf dem Sportplatz gewinnen.

Minimale Fitneß: Keine Ausreden

Ich will nicht sagen, daß Sie das alte Fahrgestell von einem Körper ausführen müssen, um es täglich „rot anzustreichen". Forschungen zeigen, daß regelmäßige, nette Ausfahrten einen großen Unterschied für Körper und Gesundheit erbringen – und gleichzeitig für Ihren Bauch.

Aus diesem Grund empfehlen die Zentren für Krankheitskontrolle und Vorbeugung in Atlanta und das Amerikanische College für Sportmedizin mit Hauptsitz in Indianapolis, mindestens 30 Minuten oder mehr mittelintensive körperliche Betätigung, vorzugsweise jeden Tag.

Eine mittlere Intensität ergibt sich z. B. aus dem zügigen Gehen, von 5 – 6 Kilometer pro Stunde, Fahrradfahren bei einer Geschwindigkeit von bis zu 15 km pro Stunde, Tischtennisspielen, Angeln (wenn Sie dabei stehen und die Angel auswerfen), Freizeit-Paddeln, oder indem Sie einen Mäher über Ihren Rasen schieben.

Weiterhin zeigen die Forschungen, daß Sie für Ihre Gesundheit einen größeren Nutzen erzielen, wenn Sie während des Tages bis zu 30 Minuten aktiv sind, auch wenn dies kleinere Einheiten von jeweils 8 – 10 Minuten sind.

„Selbst diese Herangehensweise hat sich als effektiv erwiesen", sagt David Levitsky von der Cornell Universität in Ithaca, New York. Es ist nicht nur wirkungsvoll, sondern wenn Sie von Null auf 30 Minuten tägliche körperliche Aktivität wechseln, so ist Ihr Vorteil größer als der eines Menschen, der heute bereits 30 Minuten aktiv ist und diesen Wert erhöht. Das soll aber nicht heißen, daß mehr Übungen schlecht wären; nur daß jede Übung besser ist als keine.

Aerobes Training

Nun, es tut nicht weh, hin und wieder auf Ihr Gaspedal zu treten. Nichts ist besser für Ihr Herz – Ihren Motor – oder wenn Sie so wollen, Ihren Beschleuniger. Und nichts hilft da besser, als aerobes Training.

Aerobes Training läßt Sie nicht schwer atmen. Wenn Sie laufen, gehen, schwimmen oder radeln, betreiben Sie gleichzeitig aerobes Training. Es ist hervorragend für Ihr Herz und die Lungen. Je mehr aerobes Training Sie tun, um so leistungsfähiger werden Herz und Lunge. Deshalb schnappt jemand, der über Jahre nicht gerannt ist, schon kurz nach Beginn eines Sprints nach Luft, während jemand, der regelmäßig läuft, meilenweit laufen kann und sich nebenbei unterhält. Und wenn Sie für beide ein EKG erstellen würden, dürften Sie feststellen, daß der Herzschlag des Läufers halb so schnell sein kann, wie der des Nachlässigen. Erneut liegt es daran, daß bei regelmäßigem Laufen (oder einem anderen aeroben Training) Herz und Lunge bei der Aufnahme von Sauerstoff in den Muskeln so effizient werden, daß sie nicht so stark arbeiten müssen (und Sie müssen nicht so schwer atmen).

„Okay, okay," werden Sie jetzt sagen. „Aerobes Training ist gut für mein Herz. Aber was hilft meinem Bauch?"

Wir können Ihnen unmißverständlich sagen, daß nichts schneller Fett verbrennt als aerobes Training. Nichts.

„Aber", werden Sie sagen, „gab es da nicht eine Studie, die besagte, daß Geher mehr Kalorien verbrennen als Läufer?"

Ja und nein.

Geher verbrennen einen höheren Prozentwert an Fett als Läufer, aber Sie verbrennen nicht mehr Kalorien, so Professor Brian Wallace. „Wenn Sie ein hochintensives Training über die gleiche Zeitdauer durchführen, werden Sie mehr Fettkalorien verbrennen."

Lassen Sie uns davon ausgehen, daß 70 Prozent der Kalorien, die Sie beim Gehen verbrennen, Fettkalorien sind, verglichen mit nur 50 Prozent, die Sie beim Laufen verbrennen würden. Wenn Sie nun eine halbe Stunde gehen, in der Sie ca. 5 km/Stunde absolvieren, würden Sie insgesamt 168 Kalorien verbrennen, davon 118 Fettkalorien. Wenn in der Zwischenzeit Ihr Nachbar eine halbe Stunde mit 10 km/Stunde läuft, würde er 369 Kalorien verbrennen, davon 185 Fettkalorien. Ja, Sie verbrennen einen höheren *Prozentwert* an Fettkalorien als Ihr Nachbar in der halben Stunde, aber wer verbrennt insgesamt *die meisten Kalorien?*

Wenn Sie also Ihren Bauch „verbrennen" wollen, können Sie nur eine Übungsform anstreben: Aerobes Training.

Den Gipfel ersteigen

Experten haben seit langem erkannt, daß es extrem schwierig ist, Gewicht nur über die Ernährung zu verlieren. Das liegt daran, weil Ihr Körper die unbarmherzige Angewohnheit hat, seinen ruhenden Stoffwechsel herunter zu fahren, wenn Sie Kalorien abbauen.

Ihre ruhende Stoffwechselrate ist die Rate, bei der Ihr Körper die zum Erhalt der normalen Funktionen erforderlichen Kalorien verbraucht, d.h. 60-70 Prozent der Kalorien, die Sie pro Tag verbrennen. Wenn Sie sich entschließen, Ihre täglichen Kalorien abzubauen, wird Ihr Körper mit einem „Wao, Hungersnot ist angesagt! Ich lagere lieber mal ein paar Kalorien ein" reagieren und setzt Ihre Stoffwechselrate herunter.

Aus diesem Grund erleben Sie auch bei einer Diät, daß Sie zuerst schnell ein paar Pfund verlieren und dann in der Hochebene stecken(bleiben). Ihr Körper – in prähistorischen Zeiten genetisch geformt, als ein Abnehmen der täglichen Kalorienzufuhr ein Signal für eine aufkommende Hungerszeit war, leistet seinen Beitrag, Sie am Leben zu erhalten.

Glücklicherweise zeigen die Studien auch, daß ein halb- oder einstündiges, mittelintensives Training, 4 – 5 Tage pro Woche, jene Abnahme der ruhenden Stoffwechselrate verhindern kann. Das ist ein Grund, weshalb Forscher übereinstimmen, daß eine Verbindung von Diät und Sport weitaus wirkungsvoller ist, als einfach nur eine Diät.

Krafttraining

Während aerobes Training gut für Sie ist, sollten Sie wissen, daß Sie nicht unbedingt zu den Kräftigsten gehören werden, wenn Sie nicht auch Krafttraining betreiben. Im Grunde ist Gewichte stemmen eine Übung, bei der Ihre Muskeln sich mit der Schwerkraft messen. Rumpfbeuge, Liegestütze, Klimmzüge, Gewichte – das alles ist Krafttraining.

Wenn Sie das Krafttraining mit einem Abbau der täglichen Kalorienmenge verbinden, verbrennen Sie mehr Fett und weniger Muskelgewebe. Oder, wie Dr. Wallace es beschreibt, „Sie werden eine Stoffwechselmaschine".

Der Grund liegt darin, daß Muskelgewebe mehr Kalorien verbrennt als Fettgewebe, selbst wenn Sie sich ausruhen, sagt Dragomir Cioroslan, Cheftrainer bei der U.S. Gewichtheberföderation und der amerikanischen Olympischen Gewichthebermannschaft von 1996.

„Krafttraining ist ein hervorragendes, wirkungsvolles Mittel, um die Zusammensetzung Ihres Körpers zu verändern und das Fettgewebe durch mageres Körpergewebe zu ersetzen", meint Cioroslan.

Und je höher der Anteil magerer Körpermasse, um so höher ist Ihre ruhende Stoffwechselrate; d. h. auch, daß Sie mehr Kalorien verbrennen würden, selbst wenn Sie nicht gerade trainieren.

„Das liegt an der erhöhten Eiweißsynthese", erklärt Dr. Wallace. „Sie verbrennen ständig Kalorien, weil Sie ständig die Eiweiße in und aus Ihren Muskelzellen in Bewegung halten müssen. Wieviel Gewichtstraining brauchen Sie, um Ihren Körper in eine Stoffwechselmaschine umzuwandeln?

Während Forscher im allgemeinen empfehlen, irgendeine Art von aerobem Training mindestens 5 Tage pro Woche zu machen, erhalten Sie die von Ihnen gewünschten Ergebnisse schon mit dreimal Krafttraining pro Woche.

„Dreimal pro Woche und die Anzahl der Übungen sollte zwischen 8 und 12 liegen, über einen Zeitraum von 45 bis 60 Minuten", empfiehlt Cioroslan.

Im Idealfall legen Sie sich eine Art Trainingsablauf zu, bei dem Sie an einem Tag aerobes Training und am nächsten Krafttraining betreiben; immer abwechselnd, so daß die verschiedenen Muskeln beansprucht werden und dann wieder ruhen.

„Um abzunehmen können Sie die Kalorien auf beliebige Weise verbrauchen", so Dr. Eaton. „Aber für die

Gesundheit im Ganzen ist es am besten, Aerobic und Kraft zu trainieren.

Im übrigen, so Cioroslan, „sind vor jedem Training Dehnungsübungen und Aufwärmen absolut notwendig, und ebenso müssen Sie nach einem Training ein paar Dehnungsübungen machen und abkühlen. Es hat einen Einfluß auf das gesamte Trainingsprogramm."

Dehnungsübungen

Wir kennen das. Man kann sich kaum etwas einfacheres vorzustellen, aber Dehnungsübungen sind trotzdem wichtig. Man verbrennt dabei kaum Kalorien, aber sie bilden den Einstieg dazu. Kurzum, Dehnungsübungen sind dazu da, Sie für alles andere vorzubereiten.

Sie müssen nicht viel Zeit damit verbringen und wir werden Ihnen auch nicht zuviel schriftlich hierüber vorsetzen. Somit nur eine knappe Zusammenfassung von Dr. Wallace.

Vor den Dehnungsübungen müssen Sie zuerst Ihre Muskeln etwas erwärmen. Wenn Sie nicht gerade ein Masochist sind, der es genießt, mit Schmerzen umher zu humpeln, werden Sie nicht gerade einen kalten Muskel dehnen wollen.

Zweitens, springen Sie nicht. Machen Sie Ihre Dehnübungen langsam und sanft; hüpfen Sie nicht aus den Socken.

Man sieht das bei Wochenendläufern des öfteren. Bevor Sie einen Schritt tun, springen Sie sich die Kniesehnen aus. Die gleichen Leute wundern sich dann, weshalb sie sich immer verletzen und ihre Kniesehnen so zu schmerzen scheinen.

Also erwärmen Sie sich ein wenig und lassen Sie dann einige Dehnungsübungen folgen. Ein richtig ausgeführtes Dehnungsprogramm bereitet Ihre Gelenke und Muskeln richtig auf das Training vor, erleichtert es und erspart Ihnen zahlreiche Verletzungen. Es ist auch gut, sich nach dem Training zu dehnen, diesmal um zu verhindern, daß Ihre Muskeln steif werden und zu schmerzen beginnen.

Mit einem Wort: Dehnübungen erhalten Sie beweglich. Sie wollen beweglich sein, „weil Sie mit abnehmender Flexibilität anfälliger für Verletzungen werden", sagt Dr. Wallace. „Wenn es um die Gelenke fest wird, könnte eine Bewegung Sie verletzen."

Sie sollten Ihre Dehnübungen auf die Muskeln konzentrieren, die Sie danach beanspruchen wollen; ein paar Dehnungen für jeden von ihnen. Dr. Wallace rät, daß Sie die erste Dehnung nur „bis zu dem Punkt ausführen, an dem Sie eine leichte Spannung verspüren" und für 10-15 Sekunden innehalten. Mit der zweiten Dehnung „können Sie diesen Punkt länger halten, zwischen 30 und 90 Sekunden, da Sie bereits beweglicher sind."

Geschafft. War das nun schlimm?

Warum sind alle Drei wichtig?

Wenn Sie bis hierher gelesen haben, kennen Sie die Antwort bereits.

Aerobes Training ist wichtig, da es in Ihrem Trainingsbereich für das „Verbannen des Bauches" als die Nummer 1 gilt und einen großen Beitrag zu einem gesunden Herz und einer gesunden Lunge leistet.

Krafttraining ist wichtig, weil Ihr Körper mehr ist als nur Herz und Lungen und weil Sie durch eine Stärkung der Muskeln ein besserer Läufer, Basketballspieler oder anderes werden. Sie werden weniger anfällig gegenüber Verletzungen sein und Sie werden mehr Kalorien verbrennen als nur mit aerobem Training allein.

Dehnungsübungen sind das, was Sie flexibel genug erhält, um die anderen Übungen auszuführen, ohne sich Muskelkater und gerissene Bänder einzuhandeln.

Wenn Sie alle drei Übungsschritte zu einem Teil Ihres Lebens gemacht haben, besteht letztlich die Antwort darin, daß Sie besser aussehen werden und sich besser fühlen, als Sie es seit Jahren nicht mehr taten. Außerdem stehen die Chancen gut, daß Sie länger leben werden als Herr Stammtisch.

Motiviert werden

Ein abwechslungsreiches Leben leben

Sie sollten vorab wissen, daß der schwerste Teil, den Bauch zu vertreiben erst noch bevorsteht. Sobald Sie begonnen haben, wird es leichter und leichter.

Erinnern Sie sich, was wir in einem der vorangegangenen Kapitel über die Trägheit gesagt haben? Wie ein ruhender Körper auch in der Ruhe bleibt? Und noch stärker als die Trägheit ist die Kraft der Gewohnheit.

Jeder von uns ist eine Sammlung an Gewohnheiten. Wer wir sind und wie wir aussehen ist in vielerlei Hinsicht das Ergebnis jener Sammlung. Wenn es z. B. für Sie eine besondere Gewohnheit ist, in den Werbepausen zum Kühlschrank zu wandeln, ist Ihnen ein zunehmender Bauch nahezu sicher.

Der einzige Weg, sich neu zu definieren – der Beginn, schlanker zu werden, anstatt sich darüber Sorgen zu machen, daß man übergewichtig ist – ist die Entwicklung neuer Gewohnheiten. Wie funktioniert das? Indem man Dinge immer wieder tut bis sie Gewohnheiten sind.

Kurz gesagt, Sie sind was Sie tun. Oder mit anderen Worten, Sie können *jemand anderes* werden, indem Sie *etwas anderes* tun.

Sich bereitmachen

Wie bringt man sich dazu, den ersten Schritt zu tun? Für Anfänger ist es wichtig, daß Sie überlegen, ob Sie wirklich tun wollen, was erforderlich ist, um den Bauch abzubauen.

Professor Kelly Brownell von der Yale Universität meint, daß es ein guter Anfang wäre, sich eine Liste mit dem Für und Wider der Lebensumstellung anzulegen. Ein „Dafür" mag z.B. sein, daß „ich in meinem Ski-Overall dünner aussehen werde", ein „Wider" mag im „schmerzlichen Verzicht auf den BigMac" gesehen werden. Erstellen Sie Ihre Liste und schauen Sie sich an, welche Seite länger ist. Wenn Sie mehr „Wider" haben, sind Sie wahrscheinlich noch nicht bereit.

Wenn jedoch die „Für"-Seite überwiegt, wäre der nächste Schritt herauszufinden, was für Sie die beste Motivation ist. Ist es, daß Sie besser aussehen werden? Sich besser fühlen? Gesünder sein werden? Länger leben? Ein Anziehungspunkt werden? In der Lage sein werden, mit den Kindern Fußball zu spielen, ohne nach Luft zu schnappen?

„Die Motivation ist wahrscheinlich der wichtigste Faktor", denkt Dragomir Cioroslan. „Und hinzu kommt, den Nutzen einer starken Motivation zu verstehen."

Unabhängig davon, was Ihre größte Motivation ist – und wir werden im nächsten Kapitel darüber reden, was realistisch ist – es ist etwas, das Sie ganz vorn im Gedächtnis behalten sollten, wenn Sie das Gefühl haben, als ob Sie die Trägheit einfach nicht abschütteln können.

Glauben Sie an sich selbst

Das Schwierigste – schwerer als die Umstellung der Eßgewohnheiten und schwerer als die Einbeziehung des Sports in Ihr Leben – ist vielleicht die Art, wie Sie über sich selbst denken.

Tun Sie uns gegenüber nicht so unschuldig. Vielleicht sagen Sie es nicht laut, aber wenn Sie ein Mensch sind, dann reden Sie mit sich selbst. Wie Comicfiguren, die einen Engel auf einer Schulter und einen Teufel auf der anderen zu sitzen haben, führen wir alle innere Monologe mit uns selbst.

Seien Sie sich der Entgleisungsfallen bewußt

Wenn Sie von fatalistischer Natur sind, wird Fett wohl Ihr Schicksal werden.

Mit der Einstellung ist nicht garantiert, daß wir, wenn nicht aus einem anderen Grund, dazu neigen, unsere eigenen Prophezeiungen umzusetzen.

Nirgendwo zeigt sich das deutlicher als bei den kleinen Entgleisungen. Jeder – egal wie tugendhaft oder entschlossen – hat hier und da kleine Entgleisungen. Sie sind gelaufen, haben trainiert, darauf geachtet was Sie essen usw., bis Sie sich bei der Hochzeit eines alten Freundes plötzlich zuschlagen sehen. Am nächsten Morgen wachen Sie auf und verfluchen den Erfinder des Champagners und sich selbst, haben Sie doch ein Vierfaches Ihrer täglichen Kalorienmenge verspeist.

Das ist eine Entgleisung.

Aber nicht die Entgleisung ist wichtig, sondern wie Sie damit umgehen.

Eine Möglichkeit ist, Opfer des „Glühbirnen"-Denkens zu werden. Für Dr. Kelly Brownell ist dies der Punkt, wo man alles schwarz oder weiß betrachtet; dabei sein oder raus. Deshalb sagen Sie sich auch selbst „Verdammt, ich hab's vermasselt, ich sollte gewußt haben, daß ich das nicht tun kann. Jetzt bin ich aus meinem Programm", und fahren fort, eine Packung Schöller Eiskrem zu essen.

Der andere Weg ist der, daß Sie sich aufraffen, den Staub abklopfen und wieder trainieren. Sagen Sie sich: „Nun, die Hochzeit war ein Ausrutscher. Jetzt muß ich mich zusammennehmen und es abarbeiten."

Die Moral der Geschichte? Lassen Sie kleine Entgleisungen nicht zum Schiedsrichter dafür werden, was für ein Leben Sie leben.

Leider ist es bei den meisten von uns so, daß der Teufel dem Engel oft einen Tritt gibt. Und der Teufel ist schlau. Nicht nur, daß er uns in Versuchung führt („Hey, Du bist eh schon dick! Was soll ein weiteres Stück Käsekuchen da schon ausmachen?"), verfügt er über viel subtilere Hilfsmittel, um unser Selbstbewußtsein zu untergraben: das „wenn … dann" – Denken. „Wenn Sie nur 20 Pfund verlieren", sagte er Ihnen, „dann werden Sie sich großartig fühlen."

Diese Art des Denkens bringt Sie nirgendwohin, meint Daniel Kosich, Professor und leitender Berater des Internationalen Verbands für Fitneß-Experten und Autor von *Get Real: A Personal Guide to Real-Life Weight Management*.

„Was passiert, wenn Menschen ein Gewichtsabnahme-Programm aufnehmen mit einer Art ‚Ich-werde-mich-besser-fühlen-wenn-ich-es-schaffe'-Einstellung, die das gesamte Programm zu einer Bestrafung macht?"fragt D. Kosich. „Es wäre, als wenn Sie jetzt eine schlechte Person seien, aber wenn Sie einen bestimmten Punkt erreichen, dann wären Sie eine gute Person. Ich denke, das macht es schwierig, ein langfristiges Ziel zu erreichen."

Wenn Sie motiviert bleiben, so Dr. Kosich, dann müssen Sie lernen, zuerst einmal sich selbst zu mögen. Beginnen Sie dieses Programm nicht, weil Sie es nicht aushalten, wie Sie zur Zeit aussehen. Tun Sie es, weil Sie sich so mögen wie Sie sind und weil Sie Ihre Lebensqualität verbessern wollen.

Dr. Kosich argumentiert, daß die eigene Akzeptanz der Schlüsselpunkt zu jedem erfolgreichen Gewichtsgestaltungsprogramm ist.

Betonen Sie das Positive

Eines der wichtigsten Dinge ist, daß Sie sich stets Ihrer Fähigkeiten erinnern. Nichts wird Ihre Anstrengungen schneller zunichte machen, als wenn Sie sich auf die nicht verlorenen Pfunde konzentrieren. Blicken Sie statt dessen auf die Pfunde, die Sie abgenommen haben und mit jedem kleinen Sieg erhalten Sie Ermutigung.

Die Leute übersehen oft den Nutzen auch eines geringen Gewichtsverlusts, sagt Professor Ronette Kolotkin von der Duke Universität Durham, North Carolina.

Wenn Sie an Ihrem Bauch sehen können wie er allmählich abnimmt und sich dann daran erinnern als er noch prall war, dann werden Sie sich selbst psychologisch motivieren, weiterzumachen.

Realistische Erwartungen setzen

Tatsache ist: Sie sind nicht Stallone

Lassen Sie uns einmal brutal offen sein. Wenn Sie nicht gewillt sind, viel Zeit und Anstrengung in Ihr Training zu stecken und vorausgesetzt, Sie haben die richtige genetische Ausstattung, dann werden Sie wahrscheinlich nie einen Waschbrettbauch haben, wie Sie es bei männlichen Models sehen.

Wir sagen es noch einmal: Sie werden nie den „fetzigen“ Look eines Bodybuilders bekommen, es sei denn, Sie unterwerfen sich dem strengen Regime eines Bodybuilders. Und selbst dann werden Sie keinen Erfolg haben, es sei denn, Sie wurden mit der richtigen Muskelstruktur geboren.

Weshalb? Die Länge Ihrer Muskelfasern ist genetisch vorbestimmt. Sicherlich lassen sich Muskeln durch intensives Training verstärken, aber es gibt eine Grenze. Mit anderen Worten, wenn Sie mit einer durchschnittlichen Muskelfaserlänge geboren wurden, werden Sie nie wie Stallone aussehen, der mit außergewöhnlich langen Muskelfasern ausgestattet wurde. Außerdem gibt es zwei Arten von Muskelfasern: die schnellen und die langsamen. Schnelle Fasern geben ungemein Kraft, wie Sie es für Sprints oder beim Gewichtheben benötigen. Langsame Fasern geben Ausdauer. Ähnlich der Muskelfaserlänge wird das Verhältnis der schnellen und langsamen Muskeln in unserem Körper genetisch vorgegeben. Männer mit einem größeren Anteil an schnellen Fasern sind bessere Bodybuilder; Jungs mit langsamen Fasern sind die besseren Marathonläufer. Wenn Sie nun ein langsam-fasriger Typ sind, dann sind Sie so ziemlich auf diese Form festgelegt (Das heißt natürlich, daß ein schnellfasriger Typ Sie kaum beim Meilenlauf schlagen dürfte.).

Wir wollen Ihnen keine Entschuldigung geben, mit der Arbeit an Ihrem Körper aufzuhören. Unser Anliegen besteht vielmehr darin, deutlich zu machen, daß es sehr schwierig ist, das Aussehen eines Bodybuilders zu erzielen. Es liegt jedoch in Ihren Fähigkeiten, deutlich an Kraft und Körperform zu gewinnen und vor allem am Bauch zu arbeiten, unabhängig von Ihrer genetischen Veranlagung. „Ein flacher Bauch ist für jeden erreichbar“, so Dragomir Cioroslan.

Wieviel? Wie oft?

Eine andere Frage, die Sie sich stellen sollten ist, wie schnell können sich Ihre Erwartungen erfüllen, all das Fett zu verlieren, das sich in zahlreichen Jahren angesammelt hat.

Wenn Sie denken, daß Sie 20 Pfund in einem Monat loswerden können, dann müssen wir Sie enttäuschen. Wenn man so schnell so viel an Gewicht verliert, wäre dies nicht gesund. Hinzu kommt, daß Sie, wenn Sie so schnell abnehmen, das Gewicht nicht lange halten können.

„Versuchen Sie nicht, alles über Nacht zu ändern“, sagt Michele Trankina, Professor für Biologie an der St.

Achten Sie auf die Mumpitz-Männer

Jede Woche kaufen wir in den Supermärkten Wagen voller Schmalztöpfe und Chips, lesen die Nachrichten über Elvis (der im übrigen mehr Leben zu haben scheint als eine Katze), Außerirdische und die neuesten Wunderdiäten.

Und mit jeder Woche werden wir dicker.

Die Wahrheit ist, daß wir alle auf die Wunderwaffe warten, jenes Lebensmittel, Medikament oder Diät, das unsere Pfunde für immer wegschmilzt, so Professor John B. Allred von der Ohio State Universität in Columbus.

Halten Sie nicht den Atem an, sagt Dr. Allred, Mitautor des Buches Taking the Fear Out of Eating: A Nutritionists' Guide to Sensible Food Choices.

Während oft für Wundermittel geworben wird, lassen sie sich kaum umsetzen. Wenn Sie daran denken, sich auf eine jener Wundernahrungsmittel, Medikamente oder Diätpläne einzulassen, so gehen Sie zuerst dieses handliche Quiz durch, das Ihnen sagt, ob es eine reine Zeitverschwendung wäre. Wenn Sie auch nur eine Frage mit Ja beantworten können, so ist es reine Zeitverschwendung.

1. **Verspricht die Diät, daß Sie ESSEN KÖNNEN SOVIEL SIE WOLLEN! und Sie werden TROTZDEM UMGEHEND ABNEHMEN!?**
2. **Wird es Ihr Fett „verbrennen" oder „schmelzen" ohne daß Sie etwas dafür tun müssen?**
3. **Erfordert es, daß Sie Nahrungsmittel mit „wunderhaften Eigenschaften" essen sollen?**
4. **Werden Sie aufgefordert, teure Diätprodukte zu kaufen?**
5. **Wurde es zufälligerweise durch einen unbekannten Wissenschaftler in irgendeiner Sowjetrepublik entdeckt?**

Mary's Universität und außerdem Professor für Psychologie am Gesundheitwissenschaftlichen Zentrum der Universität von Texas, beide in San Antonio.

„Die Gewichtsaufnahme erfolgte nicht über Nacht, folglich müssen Sie Gewicht auch auf systematische Weise und mit viel Geduld wieder verlieren."

Was wäre denn eine vernünftige Menge an Gewichtsverlust pro Woche?

„Ich würde sagen, höchstens 2 Pfund", sagt Dr. Trankina. „Es hängt von der Person ab und wieviel Wasser sie hat. Eine Person kann an Gewicht verlieren, aber es kann am Anfang hauptsächlich Wasser sein. Wenn Sie 5–8 Pfund im Monat verlieren ist das gut, denke ich. Ich meine, daß ist ein gesunder Gewichtsverlust. Bei großen Menschen vielleicht 10 Pfund."

Und Sie werden dabei gesünder sein, als wenn Sie einem Crash-Plan folgen würden. Jedes Programm, das Ihnen verspricht, in einer Woche 10 oder mehr Pfund zu verlieren, sagt Dr. Trankina, erfordert, daß Sie notwendige Nährstoffe meiden, was wiederum „eine Zerstörung Ihres Stoffwechselsystems verursachen würde. Jedesmal wenn Sie eine Hungersituation simulieren, stellt das eine anormale Stoffwechselsituation dar und sollte vermieden werden."

Wenn Sie mit der Geschwindigkeit abnehmen, sagt sie, geht das mit großer Wahrscheinlichkeit zu Lasten Ihrer Muskelmasse (Ihr Körper wird sie verbrauchen, um Ihrem Gehirn die Glucose zu liefern, die es benötigt). Selbstverständlich, wenn Ihr Ziel ein schlanker, magerer, muskulöser Körper ist, wäre dies das Letzte was Sie wollen.

Neudefinierung von „Komfort"

Was Sie von Anfang an erkennen müssen ist, daß Sie zum Verlieren von Gewicht die Unbequemlichkeit zur Komfortabilität machen müssen.

Viele Leute trauen sich nicht an harte Arbeit, sagt Cioroslan. „Deshalb sind sie saumselig. Es will einfach nicht aus ihrem Komfortbereich verschwinden. Sie müssen jedoch ein paar unbequeme Sachen erbringen, Zeit investieren, harte Arbeit leisten, ein wenig schwitzen, ihre Ernährung kontrollieren. Es bedeutet eine Änderung ihres Lebensstils und das stellt die schwerste Hürde für eine beständige Fitneß dar: der Lebensstil."

Sie müssen mit einigen Anfangsschwierigkeiten rechnen, wenn Sie sich an ungewohnte Dinge gewöhnen. Das liegt z. T. daran, daß Sie sich neu definieren und in dem Prozeß erfahren, was Ihnen dabei gut tut.

Bleiben Sie dabei und Sie werden entdecken, was Ihnen anfangs unkomfortabel erschien, wird Ihnen später als angenehm begegnen. Nach etwa 6–12 Wochen oder so, meint Cioroslan, werden Sie sich wundern, wie Sie früher den Tag ohne Training durchgestanden haben.

Wenn Sie an einem Tag mal wirklich keine Turnübungen machen können, werden Sie überrascht sein, daß Sie sich plötzlich frustriert fühlen, sagt Cioroslan. „Sie werden das Gefühl haben, daß Ihnen etwas fehlt."

Wie anfangen?

Vorsicht zahlt sich aus

Seien Sie kein Statistiker.

Wenn Sie die letzten Jahre damit verbracht haben sich zu personifizieren und die letzte allgemein-medizinische Untersuchung bis zum Fußballspiel in der 9. Klasse zurückreicht, dann springen Sie – was immer Sie tun – nicht in die Turnschuhe und rennen die Straße herunter. Wir möchten nicht für Ihren Herzstillstand verantwortlich sein.

Wir wissen, Sie hören es ungern, daß Sie zum Arzt gehen sollen (vor allem, wenn Ihnen nichts fehlt), aber wenn Sie ein überwiegend sitzend tätiger Mensch über 40 sind und ein intensives Trainingsprogramm in Angriff nehmen wollen, dann sollten Sie tatsächlich zuerst einen Arzt aufsuchen und sich untersuchen lassen, bevor Sie anfangen. Das sagen auch die Wissenschaftler am Zentrum für Krankheitskontrolle und Vorbeugung in Atlanta und am Amerikanischen College für Sportmedizin mit Hauptsitz in Indianapolis.

Es gibt zwei Gründe hierfür. Erstens, Ihr Arzt wird feststellen, ob alles korrekt funktioniert. (Denken Sie daran, daß viele große Gesundheitsprobleme ohne Symptome bleiben, wie z.B. Bluthochdruck. Sie können also nicht wissen, ob Sie ein Problem haben, bevor Ihr Arzt Sie untersucht hat.) Zweitens wird er Ihnen einige genaue Werte geben, die Sie als Richtlinie nutzen können.

Erzählen Sie Ihrem Arzt von Ihrem Plan und fragen Sie nach einer körperlichen Routineuntersuchung, rät Brian Wallace. Er sollte Ihr Herz, Ihren Blutdruck, den Blutzucker- und Cholesterinspiegel untersuchen und die Gelenke, die durch den Sport verstärkt beansprucht werden könnten. Lassen Sie ihn auch eine genaue Messung Ihres Körperfetts durchführen. Er ist vielleicht auch in der Lage, Ihren Herzschlag auf verschiedenen Stufen körperlicher Anstrengung zu testen und zu sehen, wieviel Herz-Kreislauf-Training Sie aufnehmen können.

Lassen Sie uns annehmen, daß er Ihr Pumpensystem nickend bestätigt, dann kann es losgehen. Als erstes möchten wir Ihnen sagen: Gehen Sie es langsam an. Wenn Sie das nicht tun, wenn Sie z. B. vorzutäuschen versuchen, noch einmal 18 zu sein und Bester der Laufmannschaft, so können wir Ihnen fast garantieren, daß Sie es bereuen werden. Zumindest werden Sie am Ende über wundgelaufene Stellen klagen, verletzt sein und entmutigt – und noch weniger geneigt sein als je zuvor, im Trainingsprogramm zu bleiben.

„Die meisten Menschen, mit denen ich zu tun habe, warten eine Ewigkeit, aber wenn Sie dann mit einem Programm beginnen, wollen Sie noch am gleichen Tag oder in der Woche fit werden und übernehmen sich einfach“, erklärt Dr. Wallace.

Das Ergebnis?

„Sie sind mal im Programm und dann wieder draußen. Sie bekommen zu starke Schmerzen oder verletzen sich.“

Wie bei der Diät, der Karriere oder anderen Langzeit-Anstrengungen ist ein Trainingsplan nichts, mit dem man am Freitag beginnt und am Sonntag fertig ist. Er umfaßt grundlegende Veränderungen des Lebensstils, so Dr. Wallace.

„Jeder kann seine Ziele innerhalb von 6 bis 12 Monaten erreichen. Es spielt auch keine Rolle, ob man 3 Monate, 6, 9 oder 12 benötigt; ich meine, es gilt für Ihr weiteres Leben. Wenn Sie Ihr Ziel erreicht haben, gilt es die Ergebnisse zu halten.“

Und wenn der Anfang schwer erscheinen mag, so denken Sie daran, daß es leichter wird, je länger Sie dabei bleiben. Nach einigen Monaten werden Sie sich schon jeweils darauf freuen, denkt Dr. Wallace.

Wann sollten Sie einen Arzt aufsuchen?

Wenn Sie bereits halbwegs aktiv gewesen sind und auch sonst gesund, könnten Sie Ihrer täglichen sportlichen Betätigung einfach einen Spaziergang um das Haus hinzufügen und Sie brauchten dazu keinen Arzt zu konsultieren.

Laut den Forschern des Nationalen Gesundheitsinstituts sollten Sie jedoch durchgecheckt werden, wenn Sie einen oder mehrere der folgenden Punkte bejahen müssen.

- **Sie haben Herzprobleme oder einen hohen Blutdruck.**
- **Sie leiden häufig an Schmerzen im Brustkorb.**
- **Sie fühlen sich oft schwach oder schwindlig.**
- **Sie haben Probleme mit den Knochen oder Gelenken, wie Arthritis, die sich durch ein Training verstärken könnten.**
- **Sie sind älter als 65 Jahre und nicht an sportliche Bewegung gewöhnt.**
- **Sie nehmen verschreibungspflichtige Medikamente ein.**
- **Sie leiden an einem anderen, hier nicht erwähnten Zustand.**

Beginnen

Nehmen wir an, daß Sie zwischen 35 und 55 Jahre alt sind und seit einer guten Anzahl von Jahren ein recht schwungloses Subjekt. Jetzt sehen Sie sich im Spiegel und sagen sich: „Ich muß mich aufraffen. Aber wie fange ich an?"

Anfänger wollen natürlich zuerst einmal mehr Kalorien verbrennen als Sie aufnehmen; was heißt, daß Sie auf eine ausgewogene Ernährung achten sollten. Wir wollen an dieser Stelle nicht weiter darauf eingehen, Sie aber darauf hinweisen, daß eine Verringerung des Anteils an rotem Fleisch und anderen fetthaltigen Produkten sowie ein Mehr an Früchten, Gemüse und Getreide grundlegende Punkte sind, wenn Sie Ihren Körper in eine gute Form bringen wollen.

Bei den Übungen empfiehlt Dr. Wallace, daß Sie mit leichten aeroben Intervallübungen beginnen. Zum Beispiel abwechselnde kurze Übungen (sagen wir, über je 6 Minuten) – das Laufband, das Rad, In-line-Skates oder irgend etwas anderes, das Ihr Herz schneller zum Schlagen bringt – hinzu kommen eine Minute Gehen und Dehnungsübungen. Wiederholen Sie diesen Kreislauf viermal über insgesamt 24 Minuten am Tag.

„Wichtig ist, daß Sie in den ersten Wochen Ihre neuromuskuläre Kondition aufbauen, Ihre Gelenke und dergleichen", sagt Dr. Wallace. „Sie müssen ihnen Zeit geben, sich anzupassen; das gilt auch für Herz und Lunge."

Jedesmal wenn Sie trainieren, sollten Sie die Intensität und Dauer der Übung ein wenig erhöhen, je nachdem was Ihnen möglich erscheint. Innerhalb von drei Monaten, sagt er, werden Sie in der Lage sein, 20 bis 30 Minuten ohne Unterbrechung auf einem Rad oder dem Laufband zu trainieren, oder eine andere Übung Ihrer Wahl durchzuhalten. Wenn Sie drei Wochen dabei sind, können Sie auch mit dem Kraftsport anfangen. Erneut beginnen Sie mit leichten Gewichten, um mit ihnen zu erlernen, wie man Gewichte richtig hebt, bevor Sie sich etwas zerren. Dr. Wallace empfiehlt, daß Sie sich einen qualifizierten Trainer nehmen sollten, der Ihnen zeigt, wie Sie richtig trainieren. Sobald Sie die Techniken erlernt haben, können Sie selbständig üben.

Dran bleiben

Es ist offensichtlich, daß diese Art Training auf die Dauer recht langweilig wird. Aus diesem Grund müssen Sie Ihren Sportrhythmus jeweils ändern, wenn Sie von ihm genug haben. Gehen Sie an einem schönen Tag nach draußen, laufen oder gehen Sie spazieren (oder beides), genießen Sie die Landschaft. Verändern Sie den Ablauf Ihres Krafttrainings, um verschiedene Muskelpartien zu trainieren. Und wählen Sie eine Sportart, die Ihnen wirklich Spaß macht, z. B. Radfahren, In-line-Skating, Street-Basketball oder nehmen Sie an dem einen oder anderen Tennis-Match Ihres örtlichen Klubs teil. Bevor Sie jedoch an Wettkämpfen teilnehmen, denken Sie daran, daß Sie sich zuerst in Form bringen müssen.

„Nach drei bis sechs Monaten können Sie wirklich soviel Tennis spielen oder Basketball, wie Sie möchten", sagt Dr. Wallace. „Aber Sie brauchen zuerst eine grundlegende Fitneß, mit der Ihre Bänder, Sehnen und Gelenke sowie Herz und Lungen gestärkt werden. Anderenfalls könnten Sie sich tatsächlich anfällig gegenüber Verletzungen machen."

Machen Sie Spaß daraus

Nummer 1 der Entschuldigungshitliste ist: „Ich habe keine Zeit dafür." In Wirklichkeit heißt das aber, daß sportliche Betätigung Sie nicht begeistert. (Wann sagten Sie zum letzten Mal: „Ich habe keine Zeit für Sex?") Die einzige Möglichkeit am Sport dranzubleiben besteht darin, es sich zur Gewohnheit werden zu lassen und außerdem zu einer Gewohnheit, die Spaß macht. Hier nun einige Hinweise, wie Sie es versuchen können.

Verpflichten Sie einen Freund. Viele Leute finden es einfacher, mit einem Programm zu beginnen und dabei zu bleiben, wenn ein Freund mitmacht. Es macht mehr Spaß, die Tests und auch den Kummer mit jemanden zu teilen. Und an einem Tag, an dem Sie einfach keine Lust auf Training haben, hilft ein Freund, dranzubleiben.

„Das Kumpel-Prinzip ist sehr wirkungsvoll", sagt Melinda Hemmelgarn, staatliche Ernährungsspezialistin am Institut für Lebensmittelwissenschaft und menschlichen Ernährungsaufbau an der Universität von Missouri in Columbia. „Folglich ermutigen wir die Leute, sich jemanden zu suchen, der mit ihnen trainiert."

Machen Sie Mittag. Wenn Sie einer der Menschen sind, die sich nicht vorstellen können, früh morgens als erstes ihr Blut in Wallung zu bringen oder am Ende des Tages zu geschafft sind, um sich noch körperlich zu betätigen, so liegt Ihre optimale Trainingszeit in der Mittagspause.

„Essen Sie während eines Teils Ihrer Mittagspause und machen Sie in der anderen Hälfte einen zügigen Spaziergang", schlägt Hemmelgarn vor. „Oder nutzen Sie die gesamte Mittagspause, um zu gehen oder im Fitneßstudio vorbeizuschauen, und essen Sie dann später etwas am Schreibtisch."

Beschwichtigen Sie den Chef. Ihr Chef schaut Sie aufgrund der langen Mittagspause schief an? Kommen Sie am Morgen eine Stunde früher zur Arbeit. Dann wird es Ihnen keiner verübeln, wenn Sie mittags Sport treiben und Sie haben ein gutes Gefühl.

Teilen Sie auf. Wie wir schon zuvor besprochen haben, müssen Sie nicht alle Übungen auf einmal machen. Es ist nicht falsch, wenn Sie jeweils 8 – 10 Minuten üben, dann eine Pause machen und später noch ein paar weitere Übungen ansetzen. Der gesundheitliche Nutzen wird sich trotzdem zeigen, wenn Sie es auf mindestens 30 Minuten am Tag bringen.

So könnten Sie 10 Minuten bevor Sie ins Büro gehen einen zügigen Spaziergang unternehmen, dann weitere 10 Minuten zur Mittagspause und noch einmal 10 Minuten nach dem Feierabend. Obgleich dieser Grundplan nicht optimal Fett verbrennt, werden Sie sich trotzdem um Vieles besser fühlen. Und je besser Sie sich fühlen, um so eher werden Sie dabeibleiben.

Verpflichten Sie das Büro. Einige Firmen unterstützen die Fitneßkultur; damit fällt es jedem leichter, sich fit zu halten. „Wenn Ihre Kollegen nicht viel Wert auf Gesundheit und Fitneß legen, dann ist es oft schwierig, hierbei die einzige Person zu sein", sagt Hemmelgarn. „Aus diesem Grund könnte ein Firmenfitneßprogramm ganz hilfreich sein."

Schauen Sie mal, ob Sie nicht in Ihrer Firma etwas ankurbeln können: einen 5 km-Lauf bei einer Wohltätigkeitsveranstaltung zum Beispiel. Nerven Sie Ihren Chef, daß gesunde Mitarbeiter weniger Krankheitsausfälle haben und produktiver sind. Selbst wenn Ihre Firma nicht viel Geld in ein Firmenfitneßprogramm stek-

Gedankennahrung

Dan ist ein alter Freund von uns, Mitte fünfzig und in einer besseren Form als die meisten Mitte zwanzig. Er ist ein Typ Mensch, der morgens um 5.00 Uhr aufsteht und 8 – 10 Kilometer läuft, bevor er sich ans Frühstück setzt. Er spielt auch ernsthaft Hockey und fährt für Spiele regelmäßig durch Deutschland. Selbst seine Flitterwochen hat er verschoben, um nicht ein Spiel, das für den Tag nach seiner Hochzeit angesetzt war, zu verpassen.

Aber Dan ist auch ein Typ, der Steaks mag, Chips und seinen Scotch. (Nichts besonderes. Er ist ein Mann, den Lehrer mögen.) Und Sie können auch immer damit rechnen, daß er eine 2½ kg Packung Vanille-Eiskrem im Tiefkühlschrank hat. Wir wollen damit sagen, daß Dan so ziemlich alles ißt, was er mag.

„Ich treibe Sport," sagt er dazu, „also kann ich auch essen."

Die meisten Ernähungswissenschaftler sind sich einig, daß bezüglich Gewichtsverlust Männer und Frauen unterschiedliche Ansätze wählen. Frauen denken an Diät, Männer an Sport.

Aber können Sie wirklich Ihren Bauch langfristig loswerden, wenn Sie nur etwas mehr Sport treiben?

Nicht ganz.

„Eines der Dinge, die belegen, daß, wenn Leute ihr Trainingspensum ohne eine Kontrolle der täglichen Kalorienaufnahme erhöhen, sie deshalb mehr essen, um den damit verbundenen erhöhten Kalorienabbau auszugleichen", sagt John B. Allred, Professor für Ernährung an der Fakultät für Nahrungsmittelwissenschaft und Technologie an der Ohio State Universität in Columbus. „Wenn Sie Ihr Gewicht kontrollieren wollen, dann müssen Sie beides tun. Diät ohne Sport ist nicht sehr wirkungsvoll und Sport ohne eine Diät funktioniert auch nicht. Was Sie brauchen ist eine Mischung aus beidem."

Es ist wahr, Sie können mehr Chips essen, wenn Sie Sport treiben. Aber betrügen Sie sich nicht selbst. Wenn Sie mehr Brennstoff aufnehmen als Sie verbrennen, dann werden Sie weiterhin einen Bauch entwickeln.

Das Geheimnis von unserem Freund Dan ist nicht wirklich ein Geheimnis. Das Geheimnis, daß er essen kann was er will – und er ißt keine Unmengen – ergibt sich nur daraus, daß er täglich weit mehr Kalorien verbraucht als der durchschnittliche Wochenend-Spaziergänger.

ken will, mag sie zumindest Unterstützung bieten, indem flexible Arbeitszeit, Duschen, Freizeittage oder andere sport-freundliche Vergünstigungen eingeführt werden.

Bleiben Sie dran. Der Hauptgrund, weshalb es so schwierig ist, in Form zu kommen, liegt vielleicht darin, daß es so schwer ist anzufangen. Wichtig ist, daß Sie sich einfach in Bewegung setzen. Wenn Sie das schaffen und sechs Monate lang aushalten, dann haben Sie eine gute Chance, daß Sport zu einem Teil Ihres Lebens wird.

„Sie können so viele Ihrer Ziele innerhalb der von Ihnen gesetzten Zeit erreichen," sagt Dr. Wallace, „weil Sie sich besser fühlen, etwas Gewicht verloren haben, besser aussehen – und bereits so viel getan haben, um dorthin zu gelangen."

Teil II

Essen um Schlank zu sein

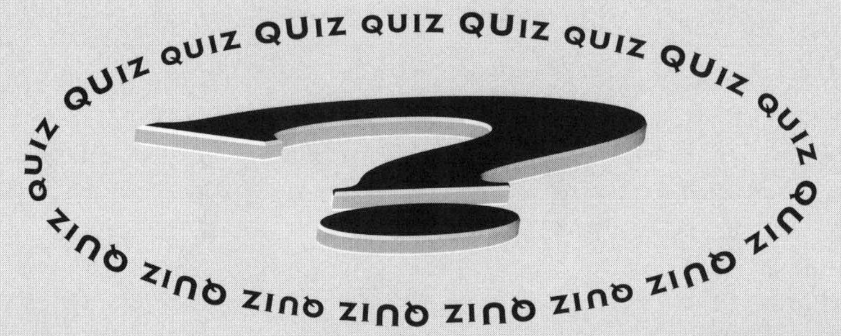

Bin ich ein gesunder Esser?

Was für eine Beziehung haben Sie zu Essen? Sind Sie ein reifer, verantwortungsbewußter Erwachsener? Oder sind Sie wie die Kinder in der Eiskremwerbung?

Sie sind sich nicht sicher? Vielleicht ein bißchen von beidem? Beantworten Sie das Quiz und finden Sie heraus, ob Sie ein gesunder Esser sind, nichts als vortäuschen oder ein Spaßvogel sind.

1. Wie der frühere amerikanische Präsident Ronald Reagan denke ich, daß Ketchup Gemüse ist.
Ja Nein

2. Wie der frühere Präsident George Bush denke ich, daß Broccoli eine Gemüsesorte ist und ich würde eher die Unterstützung der Broccoli-Lobby aufgeben, als es je zu essen.
Ja Nein

3. Wie Präsident Clinton glaube ich, daß BigMacs Gemüse sind.
Ja Nein

4. Einer meiner Grundsätze ist, 2–4mal pro Tag Gemüse zu essen.
Ja Nein

5. Einer meiner Grundsätze ist, 2–4mal pro Tag Obst zu essen.
Ja Nein

6. Der Hauptteil meiner täglichen Nahrung ist aus Getreide hergestellt, wie Gerste, Hafer und Weizen; so z. B. Brot, Frühstücksmüsli und Nudeln.
Ja Nein

7. Ich versuche, mindestens zweimal pro Woche Fisch zu essen.
Ja Nein

8. Abgesehen von den blähenden Nebenwirkungen, betrachte ich Bohnen als einen ausgesprochen gesunden Ersatz für Fleisch und versuche, mehrmals pro Woche Bohnen zu essen.
Ja Nein

9. Ich versuche, jeden Tag etwas hochwertige Nahrung zu essen, vor allem Getreide, da diese das Cholesterin senken und die Verdauung fördern.
Ja Nein

10. Im allgemeinen versuche ich, den Fettanteil in meiner Nahrung zu begrenzen und kaufe nach Möglichkeit fettarme Produkte.
Ja Nein

11. Wenn es sich um gering fetthaltige Sachen handelt, kann man essen, soviel man mag.
Ja Nein

12. Ich esse drei ordentliche Mahlzeiten pro Tag und keine Snacks.
Ja Nein

13. Ich mag Frühstück nicht. Einfach nur eine Tasse Kaffee. Aber ich esse jeden Abend ein kräftiges Abendbrot.
Ja Nein

14. Ich war schon immer ein guter Junge (und bin es heute noch) und esse meinen Teller stets leer.
Ja Nein

15. Vielleicht bin ich einem Trott verfallen, aber ich esse so ziemlich jede Woche immer das Gleiche.
Ja Nein

16. Weil ich so beschäftigt bin, fällt es mir schwer, regelmäßig zu essen, so daß ich immer irgendwann und irgendwo esse, wenn ich die Möglichkeit habe.
Ja Nein

17. Die schlimmste Art, ein Hühnchen (oder irgend etwas anderes) zuzubereiten, ist, es zu braten.
Ja Nein

18. Wenn ich Fleisch esse, versuche ich das magerste Stück Rindfleisch zu bekommen und schneide überschüssiges Fett ab. Auch wenn ich Geflügel esse, ziehe ich die Haut vorher ab.
Ja Nein

19. Wenn ich etwas brühe, verwende ich ein Backspray für den Topf anstelle von Butter, Öl oder Margarine.
Ja Nein

20. Die beste Art abzunehmen, ist eine Diät.
Ja Nein

ANTWORTEN

Wenn Sie tatsächlich ein gesunder Esser sind, dann sollten das Ihre Antworten sein:

1–3. Nein. BigMacs und Ketchup sind kein Gemüse. Die Gewürzgurke auf dem Big Mac mag es früher mal gewesen sein. Jedoch ist Broccoli ein Gemüse und dabei ein ausgesprochen gesundes, mit vielen Nährstoffen. Das ist der Grund, weshalb Sie es – anders als die Bushs – essen sollten.

4–10. Wenn Sie versuchen, gesunde Nahrung zu sich zu nehmen, dann ist es wichtig, daß Sie weniger Fett und mehr Bohnen, Getreide, Obst und Gemüse essen.

11. Nein. Einige Experten sagen, daß dieser Glaube der Hauptgrund für Fettleibigkeit in unserer Gesellschaft ist. Wir kaufen oft Lebensmittel mit dem Hinweis *fettarm* oder *ohne Fett* und verbinden damit „kalorienfrei", aber das ist nicht immer der Fall. Selbst wenn ein Produkt wenig Kalorien und Fett hat, bedeutet das nicht, daß es über einen besonderen Nährwert verfügt. Gefrorene Wassereis-Lollies sind ohne Fett, aber Sie können davon nicht leben.

12–16. Nein. Diese Fragen zielen mehr auf Ihre Eßgewohnheiten ab, als auf das, was Sie essen. Die Gegebenheiten, unter denen Sie essen können, haben viel damit zu tun, ob Sie sich gesund ernähren. Wenn Sie z. B. immer unterwegs essen, dann werden Sie wahrscheinlich auch mehr Fastfood zu sich nehmen, als gut für Sie ist. (Und wieviel Fastfood ist gut? Müssen wir Ihnen das wirklich sagen?) Oder wenn Sie sich nur auf drei Mahlzeiten pro Tag beschränken, sind Sie wahrscheinlich vor dem Abendessen fast ausgehungert und werden wohl um so mehr verspeisen. Es ist besser, öfter ein wenig zu essen, vorausgesetzt, daß es gesunde Nahrung ist.

17–19. Ja. Was Sie am wenigsten essen sollten, sind Süßigkeiten und Fette und das bedeutet, jenes Fett, daß sich bei jeder Gelegenheit auf Ihren Teller mogelt, abzuschneiden.

20. Nein. Es gibt beim Abnehmen keinen größeren Flop als das alte Konzept der Diäten. Wir werden Ihnen in den nächsten Kapiteln erklären, weshalb Diäten nicht funktionieren und was statt dessen hilft.

Punkte

Wenn Sie 15–20 Fragen richtig beantwortet haben, sind Sie uns an dieser Stelle schon weit voraus. Wenn diejenigen, die Sie verfehlt haben, weniger damit zu tun hatten, was Sie essen, sondern mehr, unter welchen Gegebenheiten Sie essen, werden wir Ihnen zeigen, welchen Einfluß jene Gegebenheiten auf die Ernährung haben.

Wenn Sie 10–14 Fragen richtig beantwortet haben, müssen Sie vielleicht einige Ihrer Grundkenntnisse zur Ernährung auffrischen (siehe S. 42). Das ist nicht schwer, und wir erklären es so einfach wie möglich. Schließlich sind Sie auch nicht an jedem Detail interessiert, sondern wollen wissen, was man am besten ißt.

Wenn Ihr Punkteergebnis weniger als 10 beträgt, dann sollten Sie vielleicht anfangen, für eine Koronar-Bypass-Operation zu sparen, die Sie vielleicht brauchen werden. Oder ändern Sie Ihre Ernährung, solange Sie noch können.

Grundkenntnisse zur Ernährung

Wie bleibt man satt und zufrieden?

„Wenn Sie Hundefutter essen, werden Sie wie nach Hundefutter aussehen.“ Das sagt David Janicello, Trainer und Besitzer des Winner's Sportklubs in Burlington, North Carolina.

Experten stimmen dem – wenngleich weniger umgangssprachlich – zu. Was Sie essen, beeinflußt wie Sie aussehen und sich fühlen.

Welches Rezept haben Sie, um gut auszusehen und sich gut zu fühlen? Weniger an Fetten, Fleisch und Süßigkeiten essen und dafür mehr an Getreide, Bohnen, Fisch, Obst und Gemüse.

Sie wissen das bereits, es sei denn, Sie haben die letzten 20 Jahre verschlafen. Wir kennen das alle. Und doch halten sich die meisten von uns nicht dran. Gutachten zeigen so ziemlich dasselbe: Wir essen zu viel von ersterem und zu wenig von letzterem.

Bei einer Untersuchung fand man heraus, daß wir 5 – 9 Portionen Obst und Gemüse essen sollten, durchschnittlich aber nur 3 ½ Portionen zu uns nehmen. Und wenn man Frauen nicht berücksichtigt, die dazu neigen, mehr von den guten Sachen zu essen als Männer, dann ißt nur einer von fünf ausreichend Obst und Gemüse.

Inzwischen essen wir mehr Fleisch, als wir brauchten. Das ist eine ernsthafte Angelegenheit. Nicht nur weil uns diese Eßgewohnheiten dick machen, sondern auch, weil sie uns anfällig werden lassen für chronische Erkrankungen – einschließlich Diabetes, Herzkrankheiten, Osteoporose, Schlaganfall und verschiedene Arten von Krebs – allesamt führende Ursachen für Todesfälle oder Erwerbsunfähigkeit unter den Männern.

Mit anderen Worten gesagt, die Art unserer Ernährung ist – wörtlich genommen – tödlich.

Was kann man dagegen tun?

Einfache Veränderungen

Es ist fast lächerlich einfach, sich gesund zu ernähren und dabei schlank, gesättigt und zufrieden zu bleiben. Vergessen Sie die Auflistungen der Vitamine, Mineralien und Spurenelemente. Sie müssen kein Experte in Ernährungswissenschaft werden. Sie müssen Ihre Eßgewohnheiten auch nicht in eine Art Religion umwandeln.

Sie können es natürlich so kompliziert machen wie Sie möchten, aber in Wahrheit ist es besser (und Sie werden damit auch eher den Bauch abbauen), wenn Sie einfach eine gute, gesunde, ausgewogene Ernährung annehmen. Und wir zeigen Ihnen, wie das geht.

Setzen Sie auf Vielfalt. Prinzip Nummer 1 einer guten Ernährung ist eine breite Vielfalt an Lebensmitteln. Das heißt nicht, daß Sie jede Woche zwischen McDonalds und Taco Bell wechseln sollen. Es bedeutet, daß Sie mehr Getreide, Obst, Gemüse, fettarme Milchprodukte, mageres Fleisch, Fisch, Geflügel und getrocknete Bohnen in Ihren Speiseplan einbauen – Nahrungsmittel, die Sie mit Sicherheit nicht in den Fastfood-Imperien finden werden.

Der Grund, weshalb es wichtig ist, vielfältige Produkte zu suchen und mehr von ihnen zu essen, liegt darin, daß sie Sie mit mehr grundlegenden Vitaminen,

Mineralien und Ballaststoffen versorgen, als Hamburger oder Burritos[1]. Und die Forschung meint, daß diejenigen, die eine vielfältige Ernährung aufweisen weniger dazu tendieren, an Herzkrankheiten oder Krebs zu sterben.

Sehr viel Forschung wurde unternommen, um festzustellen, welche Funktion Nährstoffe haben; viele neue Erkenntnisse sind hinzugekommen, und doch gibt es noch viel, was Experten nicht verstehen. Wir wissen z. B., daß Apfelsinen aufgrund ihres Vitamin C-Gehalts gesund für uns sind und daß man ohne ausreichend Vitamin C an Skorbut erkranken würde. Wir wissen auch, daß in jeder Apfelsine eine Menge anderer Elemente enthalten sind, die *irgend etwas* tun, was jedoch noch nicht bestimmt worden ist, sagt Margery Lawrence, Professorin am Institut für Ernährungs- und Familienstudien am St. Joseph College in West Hartford, Connecticut. „Die Wissenschaftler wissen noch nicht exakt, was in der Nahrung diese Abnahme der Erkrankungsrate bewirkt", meint Dr. Lawrence. „Sie können folglich nicht ein Produkt vor allen anderen empfehlen. Aber sie können eine breite Vielfalt empfehlen."

Wie Sie wissen, liefern verschiedene Lebensmittel unterschiedliche Nährstoffe. Eine Apfelsine gibt Ihnen eine Dosis an Vitamin C, jedoch kein Vitamin B_{12}; ein Stück Käse gibt Ihnen Vitamin B_{12}, aber kein Vitamin C. Deshalb gilt das erste Prinzip einer guten Ernährung dem „Versuch, die Vielfalt an aufzunehmenden Nährstoffen zu maximieren."

FOLGEN SIE DER PYRAMIDE. Woher wissen Sie, wieviel Sie von welchem Produkt essen sollten? Eine recht einfache Anleitung ist die Nahrungsmittelrichtlinienpyramide. Unterstützt durch das US-Gesundheits- und Agrarministerium teilt die Pyramide die Lebensmittel in fünf Gruppen und gibt an, wieviel Portionen man pro Tag von jeder Gruppe essen sollte.

Am Fuß der Pyramide steht Getreide, darin eingeschlossen Brot, Müsli, Nudeln, Reis und ganze Körner. Die Pyramide empfiehlt 6 – 11 Portionen pro Tag aus dieser Gruppe.

„Einen Moment mal!", werden Sie jetzt sagen. „Zwischen 6 – 11 Portionen? Was denn nun? Nun, es hängt davon ab, wie groß und aktiv Sie sind. Wenn Sie von kleinem Wuchs und eine überwiegend sitzend tätige Person sind, sollte die Anzahl bei ca. 8 liegen; wenn Sie groß sind und aktiv bei ca. 11.

Die nächste Stufe der Pyramide besteht aus dem Gemüse, wovon Sie 3 – 5 Portionen pro Tag zu sich nehmen sollten. Die nächste ist die Obst-Stufe mit 2 – 4 Portionen pro Tag. Von Milchprodukten – Milch, Joghurt, Käse – sollten Sie 2 – 3 Portionen pro Tag essen. Und von der Fleischgruppe, die auch trockene Bohnen, Nüsse, Eier und Fisch umfaßt, sollten Sie bei 2 – 3 Portionen pro Tag bleiben. Zum Schluß, ganz oben auf der Pyramide, sind die Fette, Öle und Süßigkeiten. Sie zählen nicht als eine Gruppe; aus dem einfachen Grund, weil von ihnen so wenig wie möglich gegessen werden sollte.

ESSEN SIE WENIGER FLEISCH. Ein großer Schritt, Fett in der täglichen Ernährung (und damit auch in Ihrem Bauch) abzubauen wäre, weniger von der Kuh zu essen als von dem, wovon die Kuh lebt. „Wir sind eines der wenigen Länder der Erde, in dem man so viel tierisches Eiweiß zu sich nimmt", sagt Dr. Lawrence. Und es besteht eine enge Verbindung zwischen viel Fleisch essen und bullig sein.

„Je mehr Fleisch Sie essen, um so höher ist die Wahrscheinlichkeit der Gewichtszunahme und der Zunahme

[1] fettige mexikanische Speise aus Fleisch, Käse, Tomaten. Guacomole in einer weichen Tortilla

Grundlegende Utensilien

Eine der Hauptfragen des Lebens ist „Was ist eine Portion?"

Um die Frage zu beantworten (und Ihnen zu helfen, Kontrolle über Ihre Ernährung zu behalten), rät Pat Harper, Ernährungsberaterin im Raum Pittsburgh, daß es drei Dinge gibt, die in der Küche eines Mannes nicht fehlen sollten: eine Glühlampe, ein Kartenspiel und ein Tennisball.

Aber lassen Sie uns mit der Frage beginnen, was eine Portion ist. Eine halbe Tasse gekochtes Getreide, Reis oder Nudeln ist eine Portion. Ein halbe Tasse gehacktes Obst oder Gemüse macht eine Portion. Und 60-85 g gekochtes mageres Fleisch, Fisch oder Geflügel ist eine Portion.

„Okay", sagen Sie, aber wie schaut eine halbe oder ganze Tasse aus? Und wieviel sind 85 Gramm?

„Ein Tennisball ist ca. eine Tasse.", sagt Harper.

„Und eine 85 g Portion ist etwa soviel wie ein Kartenspiel."

Was hat es nun mit der Glühlampe auf sich? Und handelt es sich um eine Standard-75 Watt-Birne?

„Eine Glühlampe hat die Größe für eine Portion Broccoli", so Pat Harper.

Es gibt noch andere Wege, Essensmengen zu bestimmen. Etwas so groß wie Ihre Handfläche sind ca. 11 g.

„Stellen Sie sich in Ihrem Kopf die Menge vor, die Sie in einem Café bekommen würden – das sind gewöhnlich Standard-Portionen.", meint Harper.

„Aber die wichtigste Nachricht ist nicht, daß dies alles ist, was Sie essen dürfen", fügt sie hinzu. „Es dient nur zum zusammenzählen, wieviel Sie essen, verglichen mit den Standardportionen. Wenn Sie viele Portionen essen und Schwierigkeiten mit dem Gewicht haben, dann mag das ein Hinweis zum Problem sein."

Wie ißt man entsprechend der Pyramide?

Wie ißt man entsprechend der Pyramide?

Laut Nahrungsmittelrichtlinienpyramide des Gesundheitsministeriums sollten wir täglich zwischen 15 bis 26 Portionen Milch, Fleisch, Obst, Gemüse und Getreide essen.

Wie soll man das machen? Es klingt, als ob man sein Gesicht den ganzen Tag in eine Freßtüte hängen soll.

Doch es ist nicht so wie es klingt. Was als eine Portion gilt, ist im Grunde recht wenig. Wenn Sie von durchschnittlicher Größe sind und normale Mahlzeiten essen, so nehmen Sie mit jeder Mahlzeit bereits eine Anzahl Portionen zu sich. Multiplizieren Sie die mit zwei, drei, vier oder jeweils wie oft Sie essen und schon liegen Sie bei diesen Werten.

Sagen wir also, Sie sind von durchschnittlicher Größe und wollen so bleiben. Ihr Ernährungsplan für einen Tag, ausgerichtet an der Nahrungsmittelrichtlinienpyramide, könnte wie folgt aussehen – mit ein paar zusätzlichen Sachen für den Geschmack.

Frühstück

1 Tasse Hafermehl = 2 Portionen der Getreidegruppe
1 Tasse Milch = 1 Portion der Milchproduktgruppe
2 Teelöffel brauner Zucker = Süßigkeiten
1 Apfelsine = 1 Portion der Obstgruppe
1 Tasse Kaffee = 1 Tasse Kaffee

10.00 Uhr Snack

1 Brötchen = 2 Portionen der Getreidegruppe
mit einem Teelöffel Konfitüre = weitere Süßigkeiten

Mittag

1 Rinderbraten-Sandwich mit 85 g Fleisch = 1 Portion Fleisch und 2 Portionen Getreide (jede Scheibe Brot -hoffentlich aus Vollkornmehl – zählt als eine Portion)
½ Tasse Karotten = 1 Portion der Gemüsegruppe
¾ Tasse Preiselbeerjuice = 1 Portion der Obstgruppe
1 halbgroßer Apfel = 1 Portion der Obstgruppe

Nachmittagssnack

1 Müsliriegel = 1 Portion der Getreidegruppe (plus Fett von einer Portion Butter)

Abendessen

1½ Tassen Salat aus grünen Salatblättern, grüner Paprika und Tomaten = 2 Portionen der Gemüsegruppe
mit ca. 25 g Blauschimmelkäse = 1 Portion Milchprodukte
1 Tasse Broccoli = 2 Portionen aus der Gemüsegruppe
1 Tasse brauner Reis = 2 Portionen der Getreidegruppe

Gesamtanzahl der Tagesportionen:

Von der Getreidegruppe: 9
Von der Obstgruppe: 3
Von der Gemüsegruppe: 5
Von der Milchproduktgruppe: 2
Von der Fleischgruppe: 2

von Blutfettwerten", meint Henry Kahn, Internist und Professor für Familie und Vorbeugende Medizin an der Emory Universität in Atlanta.

Aus diesem Grund „sollten Sie weniger Fett und Fleisch essen," sagt Dr. Lawrence. „Fette, weil Sie die Kalorien nicht brauchen und der Nährwert allgemein gering ist; und auch so viele Eiweiße benötigen Sie nicht."

Essen Sie mehr Getreide. Die meisten Kalorien unserer Ernährung sollten nicht von Fleisch, sondern von Getreideprodukten (wie Vollkornbrot) sowie von Obst und Gemüse kommen. Getreide umfaßt Weizen, Reis, Hafer, Mais und Gerste. Nur weil etwas aus Getreide gemacht ist, ist es nicht gleich gut. Nehmen Sie Vollkornprodukte, nicht das „Luftbrot".

Abgesehen davon, daß es Sie mit einer Menge an Grundnährstoffen versorgt, stellt Getreide (und andere pflanzliche Produkte) unsere Quelle für Ballaststoffe dar. Ballaststoffe halten unser Verdauungssystem in Ordnung und mindern das Risiko für Herzkrankheiten und einige Krebsarten.

In einer 6jährigen Studie an 43 757 Männern im Alter von 40 bis 75 Jahren fanden Forscher heraus, daß diejenigen die höchsten Risiken für einen Herzinfarkt aufwiesen, die am wenigsten regelmäßig, ordentliche Mengen an Ballaststoffen (vor allem aus Getreideprodukten) zu sich nahmen.

Aus dem Garten essen. Gemüse – ob frisch, gefroren oder aus der Dose – enthält Ballaststoffe, Vitamine, Mineralien, und „hunderte von Bestandteilen, die, wenn labortechnisch untersucht, eine Reihe gesundheitsfördernder Eigenschaften aufzeigen würden", sagt Dr. Lawrence. „Wenn Sie eine Vielzahl an Obst und Gemüse essen, werden Sie eine große Vielzahl dieser Bestandteile in sich haben."

Es ist auch wichtig, alle Sorten Gemüse zu essen, nicht nur Erbsen und Kartoffeln. Als Regel gilt: frisch ist besser als gekocht (Vitamine gehen beim Kochen verloren), und gefroren ist besser als in Dosen (da Hersteller oft viel Salz an die Dosen geben).

Je mehr Gemüse Sie essen, sagt Dr. Kahn, um so weniger werden Sie an Körperumfang zunehmen. Er rät, daß Sie sogar mehr Gemüse essen, als in der Ernährungspyramide empfohlen wird: „Essen Sie verschiedene Gemüsesorten, mindestens 5 Arten Gemüse pro Tag, und geben Sie bei der Zubereitung keine gesättigten Fettsäuren hinzu", so Dr. Kahn.

Essen Sie mehr Bohnen. Wir essen zuviel Fleisch und bei weitem zuwenig Bohnen; was nicht gut ist, denn Bohnen sind neben ihrem hohen Gehalt an Ballaststoffen und Eiweiß auch fettarm.

Das heißt, daß Bohnen einen wahren Beitrag beim Abbau Ihres Bauches leisten können. Ersetzen Sie ein paarmal pro Woche ein Fleischgericht durch ein Bohnengericht und Sie werden damit einen hohen Fettanteil aus Ihrer Ernährung streichen können und durch Ballaststoffe ersetzen. Wir wollen nicht zu sehr darauf herumreiten, aber Ballaststoffe zeigen tatsächlich Wunder beim Cholesterinhaushalt und im Verdauungssystem. Allgemein werden 25–30 g Ballaststoffe pro Tag empfohlen. Und wie wir zuvor schon beschrieben haben, nehmen die meisten nur etwa die Hälfte davon auf.

Essen Sie mehr Fisch. Wir essen auch sehr viel weniger Fisch als wir sollten. Idealerweise sollten wir laut Dr. Lawrence zwei- bis dreimal Fisch pro Woche essen. Fisch enthält nicht nur viele Proteine, sondern auch Omega-3-Fettsäuren, welche offenbar gut für das Herz sind. Eine fischreiche Ernährung hilft das Cholesterin zu senken, verhindert Blutgerinnsel und senkt gegebenenfalls den Blutdruck.

Alle Fische enthalten Omega-3-Fettsäuren; diejenigen mit dem höchsten Gehalt sind jedoch Lachs, Makrelen, Sardinen, Heringe und Thunfisch.

Braten Sie den Fisch nicht. Das Braten zerstört nicht nur die Omega-3-Fettsäuren, sondern verwandelt den Fisch in einen fetten Torpedo, der direkt auf Ihren Bauch zielt.

Besser leben durch Chemie

Wie funktioniert Nahrung überhaupt? Wenn Sie denken, daß Nahrung der Brennstoff Ihres Motors ist, dann liegen Sie nicht ganz falsch. Nahrung ist also, um bei der Metapher zu bleiben, der Mechaniker, der uns regelt.

Nehmen Sie z.B. eine gewöhnliche, große Kartoffel. Wenn Sie die essen, gibt das Ihrem Körper 51 g Kohlenhydrate, die Hauptenergiequelle Ihres Körpers. Wie bei einer Öl-Raffinerie nutzt Ihr Verdauungssystem Enzyme, Säuren und Salze, um diese groben Kohlenhydrate in einfachen Zucker umzuwandeln.

Und dann kommen all die mechanischen Sachen hinzu. Die Kartoffel enthält auch 4,7 g Eiweiß, Grundmaterial zur Erneuerung und Ersetzung abgestorbener Zellen; 2,2 g Ballaststoffe, die unseren Verdauungstrakt reinigen und in Gang halten, und ca. 26 mg Vitamin C, welches u.a. dabei hilft, die Knochen, Zähne, Zahnfleisch, Bänder und Blutbahnen zu stabilisieren sowie Ihren Körper gegen Infektionen zu stärken und Wunden zu heilen.

Enthalten sind auch Vitamin B_6, ein wenig Natrium (16 mg), viel Kalium (844 mg), Magnesium, Niazin, Vitamin B_1, Eisen und Folsäure, von denen keines ein Brennstoff ist, die jedoch lebenswichtig sind, um Sie zu erhalten. Wie jedes Element wirkt ist zu komplex, um an dieser Stelle darauf einzugehen. Unser Anliegen hier ist es, deutlich zu machen, weshalb Sie Ihre Ernährung vielfältig gestalten sollten: Ihr Körper braucht alle Arten an Nährstoffen, um zu arbeiten und jede Nahrung enthält eine andere Mischung an Nährstoffen. Es gibt kein Produkt, das alles enthält.

Der Plan zum Abspecken des Bauches

Und wir werden Spass haben, Spass, Spass und nochmals Spass – bis die Diät das Fleisch von den Rippen holt!

Der letzte Punkt ist eigentlich nicht wahr. Es gibt keine Diät und niemand wird Ihnen Ihre Rippen nehmen. Der Grund: die Ernährungstheorie von Waschbrett statt „Wampe" *lautet wie folgt: Wenn Sie Spaß am Essen haben, haben Sie auch mehr Spaß am Leben und niemand, ausgenommen bußfertige Mönche, die auf dem Granit knien, bleibt bei einem Programm, das den Spaß am Leben nimmt.*

„Viele Menschen sind nicht bereit, all ihre Lieblingsspeisen aufzugeben und Sie müssen sich etwas anderes einfallen lassen, um einen Ausgleich zu bieten", sagt Pat Harper, Ernährungsberaterin im Raum Pittsburgh.

Folglich keine Diät. Man braucht auch keine Diäten, weil sie nicht funktionieren. Weshalb? Früher oder später erkennt der leidende Diät Haltende, daß es keine Antwort gibt auf die Frage: „Wofür?" Warum das alles, wenn Ihr Leben nur noch aus Entzug besteht?

Die Ernährungstheorie von *Waschbrett statt „Wampe"* ist eigentlich keine Theorie. Sie ist ein einfacher, praktischer Ansatz zum Essen. In gewissem Maße ist sie so einfach wie das Prinzip „maßvoll in allen Dingen."

Nicht daß Sie denken, daß Mäßigung nur ein anderes Wort für Entsagung ist. Im Gegenteil, wir möchten betonen, daß Sie an der Mäßigung viel mehr Vergnügen haben werden. Haben Sie mehr gegessen und weniger Spaß dran? Wenn ja, dann zeigen wir Ihnen, wie Sie mehr Spaß am Essen haben können, indem Sie anders essen.

Entsagen Sie sich selber nichts

Der wichtigste Teil der *Waschbrett statt „Wampe"* – Ernährungstheorie ist, daß Sie sich nicht verneinen. Sie wollen einen Doppel-Whopper mit Käse? Essen Sie ihn. Haben Sie Spaß dran. Sie sagen, Sie wollen eine Handvoll gefüllte Schokokekse? Essen Sie sie mit Vergnügen.

Wenn Sie regelmäßige körperliche Betätigung zu einem Teil Ihres Lebens machen, dann wird es Ihnen auch möglich sein, in gewissen Maßen auch solche Sachen zu essen, ohne zuzunehmen (obgleich wir darauf setzen, daß die meisten Menschen ihren Appetit auf fetthaltige Sachen verlieren, sobald Sie wirklich mit dem Sport begonnen haben).

Zur gleichen Zeit werden Sie anfangen, Ihre Eßgewohnheiten umzustellen, vor allem jene, die man Fettgewohnheiten nennen kann. Es ist die Vielzahl kleiner, unbewußter Handlungen, die Sie im Laufe der Jahre angenommen haben und damit auch den Speck am Bauch: der automatische Griff zur Butter, die spätabendliche Tüte Chips vor dem Fernseher, jene nachmittäglichen Stops am Verkaufsautomaten.

Wir werden Ihnen zeigen, wie Sie sich dieser Gelegenheiten bewußt werden, bei denen Sie sich überschüssige Kalorien zuführen ohne sie zu schmecken. Und vorausgesetzt, daß Sie sie nicht schmecken, dann werden Sie jene Kalorien auch nicht vermissen, wenn Sie sie aus Ihrem Leben streichen und durch gesündere ersetzen.

Die sechs „W"

In dem Sie mehr Aufmerksamkeit auf das „Mit wem, Was, Wo, Wann, Warum und Wie" Ihrer Eßgewohnheiten richten, können Sie besser kontrollieren, was in Ihrem Magen landet, und mit dieser Kontrolle sind Sie bereits auf dem besten Weg, Ihren Bauch abzubauen.

Mit wem essen Sie zu Abend? Glauben Sie es oder nicht, aber die Menge, die man bei einem Essen verspeist, kann sehr verschieden sein, in Abhängigkeit davon, mit wem Sie essen. Wissenschaftler haben festgestellt, daß wir dazu neigen, uns mehr zuzuführen, wenn wir mit Freunden essen, als wenn wir allein oder mit Fremden essen. Wir neigen auch dazu, mehr zu essen, wenn unser Tischnachbar ein starker Esser ist.

Das soll nicht heißen, daß Sie sich Dinner-Verabredungen mit Fremden suchen sollen; wir meinen aber, daß Sie, wenn sich Ihr Sozialleben zum Großteil auf Essen mit Freunden konzentriert, vielleicht versuchen sollten, in anderer Form mit ihnen zusammen zu kommen.

Was essen Sie? Man muß nicht betonen, daß dies die entscheidendste (und offensichtlichste) Frage von allen ist. Wie wir im letzten Kapitel gesagt haben, hängt von dem was Sie essen ab, wie Sie sich fühlen und wie Sie aussehen. Wir haben auch bereits einige Hinweise gegeben, was Sie essen sollten und was weniger (Hinweis: Nummer 1 der Dinge, die es zu vermeiden gilt, sind fetthaltige Produkte).

Wo essen Sie? Wenn Sie stets irgendwo essen – in der Küche, im Auto oder im Keller – dann machen Sie diese Orte zu Ihrem Teller. Sie können große Fortschritte erzielen, wenn Sie sich einfach auf einen Ort beschränken, z. B. die Kantine auf Arbeit oder den Eßtisch zu Hause, erklärt Joanne Curran-Celentano, Professor für Ernährungswissenschaft an der Universität von New Hampshire in Durham und Koordinator der Ernährungsforschung am Zentrum für Eßstörungen in Dover, New Hampshire.

Wann essen Sie? Wenn Sie immer essen, wenn sich die Gelegenheit dazu bietet (und in unserer Kultur ist das nahezu ständig), dann essen Sie nicht, weil Sie hungrig sind, sondern weil sich das Essen schlichtweg anbietet; z. B. jene Stelldichein am Eiskrem-Automaten im Pausenraum der Firma. Aus diesem Grund ist es auch ratsam, sich einen etwaigen Essensrhythmus aufzustellen und gelegentliches Essen zu vermeiden.

Vielleicht noch wichtiger als die Frage nach dem wann Sie essen ist, wann hört man auf. Eine Studie zeigte, daß viele Männer dazu neigen, so lange zu essen, bis nichts mehr da ist, obgleich der Magen bereits vorher genug hatte.

Warum essen Sie? Wenn Sie bis hierher gelesen haben, dann wissen Sie bereits, daß wir aus verschiedenen Gründen essen, die nichts mit Hunger zu tun haben: Wut, Sorgen, Langeweile und Angst, um ein paar zu nennen. Sie können viele unnötige Kalorien vermeiden, wenn Sie innehalten und sich fragen „Bin ich wirklich hungrig?", bevor Sie abbeißen, meint Dr. Curran-Celentano.

Wie essen Sie? Achten Sie darauf, was und wieviel Sie essen, wenn Sie dabei sind? Oder essen Sie auf Autopilot geschaltet? Wenn Sie ein Autopilot sind, dann essen Sie wahrscheinlich mehr als Sie brauchen und genießen es wahrscheinlich nur halb so sehr wie Sie sollten.

Und da wir gerade bei dem Thema sind, essen Sie in einem gewissen Trott? Es gibt Unmengen an erstaunlich köstlichen, fettarmen Lebensmitteln, alles, von Pho (eine vietnamesische Suppe) bis zu gefrorenem Joghurt. Wenn sich Ihre Vorstellungen auf eine Rindfleischplatte beschränken, dann sollten Sie wirklich einmal Ihren Ernährungshorizont erweitern. Bereiten Sie Ihrem Gaumen das Vergnügen und schicken Sie ihn auf fettarme Ernährungsabenteuer. Bringen Sie ein wenig mehr Geschmack in Ihr Leben.

Halt! Im Namen der Übersättigung!

Wer sagt, daß Männer und Frauen verschiedene Tiere sind?

Kathleen D. Zylan, ehemals Professor an der Psychologischen Fakultät des Lynchburg College in Virginia, hat eine Studie durchgeführt, um zu sehen, ob Männer und Frauen verschiedene Gründe haben, am Abendbrottisch „genug" zu sagen. Ohne Überraschung entdeckte sie so etwas wie eine Lücke zwischen den Geschlechtern.

Zusammen mit ihren Studenten verteilte sie Fragebögen, in denen die Teilnehmer gebeten wurden, den Satz „Ich höre gewöhnlich mit einer Mahlzeit auf, wenn ..." zu ergänzen.

Es gab unzählige verschiedene Antworten von denen man eine wählen konnte, als auch eine Spalte, um eine eigene Antwort einzutragen. Die meisten Menschen, männlich wie weiblich, antworteten mit „Wenn ich satt bin", wenn diese Option auf dem Fragebogen gegeben war.

Aber es gab zwei Versionen des Fragebogens und die zweite enthielt diese Antwortoption nicht.

Wenn Frauen diesen zweiten Fragebogen ausfüllten, antworteten sie überwiegend mit „Wenn das Essen nicht mehr gut schmeckt." oder „Wenn alle anderen fertig sind." oder „Wenn ich soviel gegessen hab, wie ich darf.".

Und wann hören die Männer mit dem Essen auf? „Wenn alles leer ist."

Der Mann in der Küche

Die Macht des guten Kochens

„Die Einstellung eines Gentleman gegenüber Tieren ist die: Sobald man sie einmal lebend gesehen hat, kann man es nicht ertragen, sie sterben zu sehen und wenn man sie einmal hat schreien hören, kann man es nicht ertragen, ihr Fleisch zu essen. Aus diesem Grund hält sich ein Gentleman aus der Küche fern", schrieb einst der chinesische Philosoph Meng Zi.

Seit Jahrmillionen haben sich Männer Entschuldigungen ausgedacht, weshalb sie nicht kochen. Aber 2400 Jahre nach Meng Zi wirken die meisten dieser Entschuldigungen ziemlich altmodisch. Heute tranchieren die meisten von uns nicht nur gelegentlich einen Vogel, sondern füllen und marinieren ihn auch. Und wir zaubern eine Bratensoße mit Preiselbeeren und machen aus Kürbissen Brei.

Viele Männer haben in der Tat entdeckt, daß sie einen Riesenspaß in der Küche haben. Kochen erweist sich als eine Sache ähnlich dem früheren Chemiebaukasten, nur besser. Denn wenn Sie mit dem Experiment fertig sind, können Sie es essen. (Und sollte es sich als eine Bombe erweisen, geht man halt ins Restaurant.)

Wenn Sie die Verantwortung in der Küche übernehmen, kontrollieren Sie auch, was Sie essen. Und mit der Kontrolle dessen, was auf Ihrem Teller landet, so Colleen Pierre, Ernährungsberaterin in Baltimore, setzen Sie sich in eine stärkere Position, um Ihren Bauch zu verringern und dabei zu halten.

Im Kampf um den Bauchabbau ist die Küche Ihr Schlachtfeld und Sie sind der Befehlshaber. Erinnern Sie sich an die Worte von Sun-tzu, den großen chinesischen Philosophen des Krieges: „Weil ein fähiger Befehlshaber wie ein hungriger Mann plant und rechnet, ist er unbesiegbar im Kampf und im Angriff nicht zu erobern."

Die leichte Speisekammer

Es liegt an Ihnen, wie ein hungriger Mann zu planen und zu rechnen, um nicht dem dicken Feind zum Opfer zu fallen. Das Stück Butter, der Becher saure Sahne, die Würstchen, der Käse und die Erdnußbutter in ihrem Kühlschrank oder der Vorratskammer – das ist die Armee des Feindes. Ihre Speisekammer sollte Ihr Arsenal sein, nicht seins. Wenn Sie sie entsprechend auffüllen, werden Sie aus einer Position der Stärke kochen.

Sie wollen Zutaten, die leicht sind, vielseitig verwendbar und einfach zu nutzen. Abgesehen davon liegt der eigentliche Inhalt ganz bei Ihnen. Die Speisekammer eines Mannes ist eine persönliche Angelegenheit. So mögen Sie vielleicht das Gefühl haben, daß eine Küche ohne eine Flasche Barbecue Soße unvollständig ist oder daß in keinem Schrank ein paar Cracker fehlen sollten. Das ist cool. Ihre Liste muß sie nicht ausschließen. Die Liste umfaßt nur einen Grundbestand an Hauptnahrungsmitteln, die verwendet werden können, um eine Vielzahl an einfachen, gesunden, fettarmen Speisen und Snacks herzustellen. Der Punkt ist nur, daß Sie, wenn Sie sich eindecken, auf möglichst fettarme und natriumarme Produkte zurückgreifen sollten sowie auf vollkorn- und ballaststoffhaltige Produkte.

Die Sache wird vielleicht noch deutlicher, wenn wir eine Liste darüber erstellen, was Ihre Speisekammer besser nicht enthalten sollte: Schmalz und Süßigkeiten zum Beispiel. Oder gefrorene Fischstäbchen.

Auf der anderen Seite fügen wir auch ein paar Dinge auf unserer Liste hinzu, die nicht notwendigerweise gut für Sie sind. Zucker z.B. Sicherlich bietet Zucker nicht viele Nährstoffe, aber Sie benötigen ihn für ein paar nahrhafte Rezepte. Oder Sie brauchen nur ein paar Teelöffel davon, um Ihr Frühstücksmüsli zu verfeinern. Wie auch immer; Sie müssen Zucker nicht aufgeben – oder Butter, Mayonnaise oder andere weniger gesunde Lebensmittel – solange Sie diese sparsam verwenden.

Sie können diese Liste nutzen, um Ihre Speisekammer etwas leichter zu gestalten, neu aufzufüllen und ein paar Lücken zu schließen. Stellen Sie bei der nächsten Auffüllung und dem Kauf der verschiedenen Dinge, die Sie für die Rezepte benötigen werden, die Weichen. Wenn Sie z. B. die Absicht haben, Kürbisbrei zu machen, dann brauchen Sie neben Zimt auch Ingwer und Nelken (ganz zu schweigen von Kürbis).

Da wir gerade beim Planen sind: dies ist ein guter Weg einzukaufen. Denken Sie vor der Fahrt zum Supermarkt kurz nach, welche Rezepte Sie in der folgenden Woche vielleicht zaubern möchten und erstellen Sie nach den Rezepten Ihre Einkaufsliste.

Wie dem auch sei, Ihre Speisekammer sollte die folgenden Waren enthalten:

- **Bohnen, in Dosen oder getrocknet**
- **Vollkornbrot**
- **Hühnerbrust, ohne Knochen**
- **Hühnerbrühe, ohne Fett**
- **Eier**
- **Fisch, frisch oder in der Konserve**
- **Vollkorn- und Weizenmehl**
- **Obst und Gemüse, frisch**
- **Knoblauch, frisch oder als Pasta**
- **Honig und Sirup**
- **Konfitüren, alle Sorten**
- **Ketchup und Senf**
- **fettarme Mayonnaise**
- **Milch, 1,5 % Fett oder Magermilch,**
- **Backspray**
- **Oliven- und Rapsöl**
- **Zwiebeln**
- **Parmesankäse**
- **Nudeln, trocken oder frisch**
- **Kartoffeln und Yamswurzel**
- **Brezeln oder andere fettarme Snacks**
- **Reis, weißer und brauner**
- **Salsa**
- **Suppen, in Dosen oder getrocknet**
- **Saure Sahne, ohne Fett**
- **Sojasoße**
- **Zucker, weißer und brauner**
- **Tomaten, in Dosen (entweder püriert oder als Paste)**
- **Gemüse, in Dosen oder gefroren**
- **Essig**
- **fettarme Vollkorncracker**
- **Wein zum Kochen**
- **Worchester Soße**
- **fettarmer oder fettfreier Joghurt**

Steigern Sie sich

Sobald Sie Ihre Speisekammer aufgestockt haben ist es Zeit, ein paar Hilfsmittel zu kaufen. Gute Küchengeräte sind nicht billig, aber es ist besser, etwas mehr Geld für Dinge auszugeben, die dann ein Leben lang halten, als billige Sachen zu kaufen, die Sie nach einigen Jahren wegwerfen. Außerdem kann die richtige Ausrüstung dazu beitragen, Fett zu vermeiden.

Nichthaftende Kochtöpfe. Sie können einen guten Anteil Fett vermeiden, wenn Sie sich einige nicht-haftende Bratpfannen mit gut passenden Deckeln zulegen. Sie erlauben nicht nur ein Kochen mit wenig oder keinem zusätzlichen Fett, sondern sind auch leicht zu reinigen. Was gibt es da besseres?

Das ist sicherlich nicht die Zeit, um über Billigprodukte zu diskutieren.

Mit einer guten Ausrüstung zu kochen macht Spaß; mit billigen Sachen weniger. Eine gute Bratpfanne z. B. verteilt die Hitze gleichmäßig und kocht damit besser als eine billige. Wenn Sie es nicht glauben, versuchen Sie das: Kaufen Sie eine wirklich gute Bratpfanne und eine billige Alu-Pfanne. Schauen Sie nach einem Monat, nach welcher Pfanne Sie stets zuerst greifen.

Rührlöffel. Sie werden sie fast jedesmal beim Kochen verwenden. Stellen Sie sicher, eher Holz- oder Plastiklöffel als Metallöffel zu kaufen, da die die Oberfläche Ihrer nichthaftenden Pfanne angreifen.

Mixer. Obgleich es nicht notwendig ist, diese Küchengeräte zu haben, so sind sie doch sehr praktisch, um eigene fettarme Suppen, Salatdressings, Milchshakes o.ä. herzustellen.

Wok. Kein Mann sollte ohne solch ein Gerät sein. Wenn Sie nur eine Pfanne in Ihrer Küche haben, dann sollten Sie sich für einen Wok entscheiden, mit dem man nahezu alles in einem kochen kann. Aufgrund der hohen Hitze, mit der ein Wok kocht, brauchen Sie außerdem nur ein ganz klein wenig Öl.

Gartopf. Unentbehrlich, um zu vermeiden, daß Ihr Fleisch in einem See flüssigen Fetts schwimmt. Es ist eine Pfanne mit einem Rost obenauf, durch den das Fett während des Garens oder Bratens ablaufen kann.

Bratensoße-Abscheider. Dieses Gerät „sieht wie ein Meßbecher aus mit Tülle, jedoch befindet sich die Tülle am Boden des Bechers", sagt Pierre.

„Sie gießen die Flüssigkeit in die Tasse und das Fett

Das neue Fett

Wir kennen das. Es klingt wie etwas, daß Sie auf dem Etikett eßbarer Unterwäsche finden könnten. Aber Sukrose Polyester ist der technische Name für Olestra, ein Fett, das von der amerikanischen Firma Procter & Gamble entwickelt wurde, damit Sie Ihre Kartoffelchips ohne Gewissensbisse essen können.

Das Sucrose Polyester Molekül, das ähnlich wie Fett schmeckt, ist unverdaulich, d. h. es geht direkt durch Sie durch ohne anzusetzen.

Leider ist dieses neue „Designer"-Fett nicht ohne Probleme. Einige Menschen haben davon Verdauungsprobleme bekommen, wie Krämpfe, Blähungen oder Durchfall. Außerdem kann das Fett beim Durchlauf durch den Körper eine Vielzahl fettlöslicher Vitamine aus dem Körper entfernen. Aus diesem Grund wurde die Firma seitens der amerikanischen Nahrungsmittel- und Medikamentenbehörde (FDA) angewiesen, ihren Olestra-haltigen Produkten Vitamin A, D, E und K beizugeben.

Unser Anliegen ist hier nicht, ein bestimmtes Produkt zu kritisieren. Wenn Sie jedoch versuchen abzunehmen, wäre es ein schlechter Rat, auf die Wissenschaft zu warten, um Abhilfe zu schaffen. Wenn Sie auf einen Fettersatz warten, der Ersatz für den Willen ist, dann werden Sie nur älter und dicker.

Selbst wenn die Wissenschaft gegebenenfalls einen perfekten Fettersatz entwickelt, so wissen wir bereits, daß es den wenigsten von uns helfen wird, an Gewicht zu verlieren. Schauen Sie sich doch nur an, wieviele bereits versagt haben abzunehmen, indem sie Massen an „fettarmer" Nahrung gegessen haben.

Ach ja, da gab es doch die in Plastschaum verpackten Erdnüsse…

steigt zur Spitze. Da es vom Boden her abläuft, können Sie den Bratensaft zurück in den Topf gießen und das Fett bleibt in der Tasse. Ideal."

Der Schnellkochtopf. Eine großartige Sache für Fisch und Gemüse, und Dünsten ist hierfür auch eine der besten Arten zu kochen, da die feuchte Hitze keine Fettzugabe erforderlich macht. Außerdem gehen beim Dünsten weniger Nährstoffe verloren als beim Kochen.

Es gibt verschiedene Arten an Dampf- oder Schnellkochtöpfen. Der preislich günstigste ist der klappkorbartige, den Sie einfach in den Kochtopf oder in eine Pfanne setzen. Oder ein freistehender Metall- oder Bambusschnellkochtopf, der durchschnittlich über zwei oder mehr Kochebenen verfügt, auf denen man verschiedene Sachen gleichzeitig dünsten kann.

Scharfe Messer. Der größte Spaß beim Kochen ist, wenn Sie Messer haben, die alles einfach durchschneiden; Mühe macht es, wenn Sie Messer haben mit denen man alles durchsägen muß. Außerdem müssen sie scharf sein, um das Fett von Ihrem Englischen Steak zu entfernen.

Sie brauchen mindestens drei Messer: ein schweres Chefmesser (ein 20 cm-Messer wäre ideal) zum Schneiden von Gemüse, ein handliches, gezacktes Messer zum Schneiden von Fleisch sowie ein kleineres Schälmesser.

Mikrowelle. Die Mikrowelle nimmt möglicherweise die Stelle des Hundes ein, als des Mannes bestem Freund. Es ist eine gute Art schnell und nicht schlecht zu kochen. Sie können z. B. eine Kartoffel in 8 Minuten gar kochen, ohne einen Zusatz an Fett oder den Verlust von Vitaminen.

Die Salatschleuder. Das ist eines der Geräte, die einem die Plackerei des Waschens von Salat oder Spinat abnimmt. Spülen Sie die Blätter einfach ab und rein in die Schleuder. Sie kommen dann eßfertig raus. Noch eine Sache. Wenn Sie eine solche „Salatschleuder" kaufen wollen, dann machen Sie es nicht wie ein Freund von uns, der dabei zahlreiche Verkäufer mit seiner Frage nach einer „Kopfsalatzentrifuge" verwirrt hat.

Gewinnstrategien

Sobald Sie ordentlich ausgestattet sind, wird es Zeit, in den Kampf zu ziehen. Welche Kochstrategien gibt es für die normale Küche?

Hauptziel ist es, leichte Speisen zu kochen, damit man leicht essen kann und gleichzeitig das Leben mit soviel gutem Geschmack erfüllt, daß man gar nicht wieder aus der Küche will. Nachfolgend 30 Strategien, beim Kochen das Fett abzuschneiden (aber nicht den Geschmack).

Verwenden Sie kein (oder wenig) Öl oder Butter. Zu diesem Zweck gibt es nichthaftende Pfannen oder Pfannensprays. Sie können auch mit wenig Fett nahezu alles kochen. Wenn Sie z. B. ein Ei braten, dann sprühen Sie die Pfanne einfach mit etwas Spray aus, anstatt einen Batzen Butter hineinzugeben und schon sparen Sie ca. 100 Kalorien und 11 g Fett. Oder Sie geben einen Tropfen Öl in die Pfanne und verreiben es mit einem Papierhandtuch.

Nicht braten. Kein anderes Kochverfahren bringt soviel Fett ein wie Braten. Dünsten, backen, pochieren, schmoren oder kochen Sie, oder sautieren in ein wenig Öl – aber braten Sie nicht.

Wenn Sie zum Beispiel Fisch kochen, dann stellen Sie die Pfannen weg und legen Sie den Fisch in die Backröhre, mit etwas Zitronen- oder Orangensaft überspritzt. Oder Sie pochieren ihn in einem Topf, der zur Hälfte mit Wasser gefüllt und mit Gewürzen Ihrer Wahl bestreut ist. (Es gibt ein paar gute Cajun-Gewürze, die Ihre Makrele zur wahren Leckerei machen.)

Wenig Mayonnaise. Und zudem fettarme. Achten Sie darauf, wieviel Mayo Sie unter ein leichtes Mittags-Sandwich geben, das gute alte Thunfisch-Sandwich.

„Viele denken, es ist gut für die Diät.", sagt Bonnie Liebman, eine staatlich anerkannte Ernährungswissenschaftlerin und Leiterin des Bereichs Ernährung am Zentrum für Wissenschaft und Öffentliches Interesse in Washington D.C. „Aber selbst die kleinsten Thunfisch-Sandwichs von Restaurants, die wir untersucht haben, enthielten 720 Kalorien und 43 g Fett."

Weshalb? Restaurants und Delikatessengeschäfte mischen oft soviel Mayonnaise in den Thunfisch, daß er eine einzige Fettbombe wird. Stellen Sie Ihren Thunfischsalat nur mit einem Hauch an Mayonnaise oder Salatdressing her und geben Sie keine Extra-Mayonnaise aufs Brot.

Mit Flüssigkeit sautieren. Traditionell wird mit Öl oder Butter sautiert, wodurch selbst die gesundeste Nahrung in etwas hoch (oder zumindest höher) Fetthaltiges verwandelt wird. Eine gute Alternative ist mit Brühe oder Wein sautieren – oder mit Brühe und Wein. Es schmeckt genauso gut, wenn nicht besser und Sie erhalten nur einen Anteil an Fett.

Machen Sie eine Ausnahme bei Gemüse. Wenn Sie Gemüse sautieren, dann wollen Sie nicht Ihren eigenen Geschmack in Brühe oder Wein begraben. Verwenden Sie hier statt dessen wenig Hitze und ein wenig Öl und Wasser. Durch das langsame Kochen wird das Gemüse einen Teil seines natürlichen Safts abgeben, wodurch es nicht austrocknet.

Spass am Vorrat. Wenn Sie keine fertige Brühe oder etwas anderes zum Sautieren da haben, dann können Sie einen schnellen Vorrat schaffen, indem Sie kochendes Wasser über Shiitake, Porcini oder andere Trockenpilze geben. Lassen Sie diese für ca. 15 Minuten ziehen und nehmen Sie dann die Pilze heraus. Es gibt einen herzhaften, fleischartigen Geschmack an Sautiertem, Geschmortem und Soßen.

Bereiten Sie eine Brühe vor. Das ist eine der leichtesten Methoden, eine fettarme, geschmackvolle Kochflüssigkeit herzustellen. Es müssen keine Stücke oder Würfel geschnitten oder etwas abgeschält werden. Geben Sie einfach Zwiebeln, Möhren, Paprika, Sellerie oder anderes Gemüse, das Sie verwerten müssen, in einen Topf Wasser, rät Pierre. Lassen Sie es leicht köcheln bis das Gemüse fast ein Brei ist. Sieben Sie den Brei aus und voilà – Sie haben eine Gemüsebrühe.

Lassen Sie die Kälte arbeiten. Wenn Sie eigene Vorräte und Suppen herstellen und vor allem, wenn Sie Fleischknochen oder Reste haben, dann ist es eine gute Idee, sie etwas eher zuzubereiten, in den Kühlschrank zu stellen und über Nacht auskühlen zu lassen. Es läßt das Fett zur Oberfläche steigen, dort gerinnen und erleichtert das Abschöpfen. Sie können das auch mit der Brühe tun. Stellen Sie einfach ein paar Dosen in den Kühlschrank statt in die Speisekammer und wenn Sie sie brauchen, läßt sie sich leicht abschöpfen.

Machen Sie leichte Sossen. Viele traditionelle Soßen erfordern viel Milch oder Sahne sowie Butter. Das muß nicht sein. Wenn Sie eine weiße Soße machen, können Sie die cremeartige Beschaffenheit auch ohne Fett erzielen, indem die Milch oder Sahne durch fettloses Milchpulver oder Kartoffelpüree ersetzt wird. Für eine rote Soße verwenden Sie pürierte Möhren oder andere Gemüsesorten als Fettersatz. Sie werden die gleiche Beschaffenheit erzielen und den Unterschied wohl auch gar nicht schmecken.

Kaufen Sie leichte Sachen ein. Wenn Sie Vorräte an Rindfleisch anlegen, dann suchen Sie möglichst nach den magersten Stücken, die Sie finden können. Eine Möglichkeit besteht darin, nach einem optisch mageren Stück zu suchen, oder lesen Sie das Etikett. „Ausgesucht" steht für das magerste Stück, „Auswahl" ist ein bißchen fetter und „Hauptteil" wird Ihre Arterien verstopfen bevor Sie auch nur „Braten" gesagt haben.

„Am besten liegt man bei Rumpsteaks", meint Liebman. „Sie erhalten die fettlosesten Stücke von der Mitte der Lende, gefolgt vom oberen und unteren Teil sowie der Spitze." Eine 115 g Portion eines ausgesuchten Rumpsteaks enthält 5 g Fett, ein Porterhousesteak der „Auswahl" enthält 25 g.

Beschneiden Sie es. Selbst das magerste Stück erfordert oft, daß Restfettanteile weggeschnitten werden. Am leichtesten geht es, wenn Sie das Fleisch für 20 Minuten in den Tiefkühler legen. Das Fett wird dadurch weiß und läßt sich deshalb besser erkennen. Außerdem wird das Fleisch fester und läßt sich besser schneiden.

Achtung bei Schweinefleisch. Trotz aller Werbung, Schweinefleisch ist kein besonders mageres Fleisch. Es hat ein Drittel mehr Fett als hautloses Geflügel und zweimal so viel wie hautloses Putenfleisch. Trotzdem, das magerste Stück beim Schwein – ein zartes Lendenstück – ist magerer als die meisten Rindfleischstücke.

Häuten Sie Ihr Geflügel. Sie sollten vom Huhn oder der Pute vor dem Essen die Haut abziehen. Die Haut ist voller Fett und Sie tun besser dran, es nicht mit zu essen. Ziehen Sie die Haut jedoch nicht vor dem Kochen ab, da der Saft in der Haut den Vogel feucht und saftig hält.

Essen Sie öfter Pute. Wenn Sie Pute nur einmal im Jahr zu Erntedank essen, verpassen Sie ein großartiges Fleisch. Denken Sie dran: die Pute hat weniger Fett als das Huhn. Warum sollte man dann nicht mehr Pute und weniger Huhn essen?

Lassen Sie sich nicht betrügen. Gehacktes aus Pute ist ein hervorragender Ersatz für Rindfleischgehacktes – in Hamburgern, Hackbraten und an der Spaghetti-Soße – allerdings nur, wenn Sie die Haut abziehen. „Nehmen Sie die Haut hinzu, so erhalten Sie auch einen zehnmal höheren Fettanteil", äußert Liebman.

Verwenden Sie heimlich Gemüse. Sie können den Fettanteil im Hackbraten oder Hamburger reduzieren, wenn Sie einen Teil des Fleisches durch Gemüse ersetzen, z. B. geriebene Möhren, Zwiebeln und grüner Paprika. Keine Zunge, auch nicht die Ihre, dürfte etwas dagegen haben.

Machen Sie eine leichte Marinade. „Verwenden Sie für Marinaden ein fettfreies Salatdressing.", rät Pierre. „Marinaden, die der Verfeinerung dienen, enthalten einen sauren Bestandteil, Zitrone, Essig oder Wein. Sie brauchen kein Öl dazu. Fettfreie italienische Dressings eignen sich gut für Marinaden. Fünf Minuten für Fisch, 30 Minuten für ein Hühnchen und eine Stunde für Fleisch."

Machen Sie möglichst viel aus Bohnen. Es fällt einem kaum ein billigerer und leichterer Weg ein, Fett in Ihrer Ernährung zu reduzieren als dieser. „Trockene Bohnen, Erbsen und Linsen vermitteln Ihnen Rezepte auf den Tüten.", sagt Pierre. „Und vor allem Linsen erfordern auch kein Quellen wie Bohnen. Sie können einen Linseneintopf in 20–25 Minuten machen und haben genug übrig für den Rest der Woche oder frieren einen Teil ein. Das ist wirklich eine hochwertige und zugleich billige Speise und kann, in Abhängigkeit von der Jahreszeit, sehr schmackhaft sein."

Legen Sie einen Vorrat an Reis an. Kaufen Sie zur Ergänzung der Bohnen Reis. „Langkornreis in großen Tüten kostet wenig und Reis ist natürlich auch recht leicht zu kochen. Und eine Reis-Bohnen-Kombination gibt ein vollständiges Menü an Eiweißen", so Pierre.

Mehr Ballaststoffe, Vitamine und Mineralien erhalten Sie von braunem statt weißem Reis. Im Allgemeinen kocht brauner Reis langsamer, aber man kann auch braunen 10-Minuten Reis bekommen, der das Kochen leicht und schnell macht.

Bringen Sie Gewürze in Ihr Leben. Für viele gibt es nur drei Gewürze: Butter, Salz und Pfeffer. Sie betrügen Ihren Geschmack und erweitern zugleich Ihren Bauch, wenn Sie die reichen Gewürze des Lebens ignorieren. Es gibt unzählige Gewürze, die Salz und Butter vergessen machen. Sie müssen dafür kein Vermögen ausgeben. Wirtschaftlich wäre zum Beispiel, ein paar Gewürzmischungen zu kaufen. Um die Sache einfach zu halten wäre es ratsam, sich vorerst vier Mischungen zuzulegen: je eine für Fleisch, Geflügel, Fisch und Gemüse. Danach lassen sich zunehmend andere Gewürze hinzufügen, je nachdem, was Sie brauchen.

Versuchen Sie frische Kräuter. Während getrocknete Kräuter den Vorteil haben, bei Bedarf stets zur Verfügung zu stehen, können sie doch nicht mit dem klaren frischen Geschmack frischer Kräuter konkurrieren. Fügen Sie einfach ein paar Späne Ingwer in die nächste Pfanne hinzu oder einen Klecks Pesto mit frischem Basilikum. Das gibt Ihrer Speise eine Würze, die sich mit trockenen Kräutern nicht erzielen läßt.

Magerer Käse. So wie ein schlauer Chef nicht daran denken würde, seinen besten Wein an eine Putensoße zu gießen, so gibt es keinen Grund, mit einem fetthaltigen Käse zu kochen. Wenn Ihr Rezept z. B. geriebenen Käse erfordert, dann streuen Sie etwas Parmesan oder anderen fettarmen Käse dran. Das Ergebnis ist beträchtlich. Für jede Tasse Hüttenkäse, die Sie an Stelle eines vollmilchhaltigen Ricotta verwenden, hat Ihre Lasagne 30 g weniger Fett.

Verwenden Sie fettarme Milch. Rezepte mit fettarmer Milch (Magermilch oder maximal 1½ Prozent Fett) lassen sich kaum von jenen mit Vollmilch unterscheiden. Auch hier sind die Auswirkungen bemerkenswert. Wenn Sie laut Rezept 1 Tasse Sahne durch 1 Tasse fettarme Kondensmilch ersetzen, sparen Sie 60 g Fett. Der einzige Nachteil bei Magermilch ist, daß sie nicht so leicht dickt. Wenn Sie eine Soße machen, dann können Sie beim Eindicken mit etwas fettfreiem Milchpulver nachhelfen.

Nutzen Sie Joghurt bei der Arbeit. Anstatt Ihre Mahlzeit mit saurer Sahne oder Mayonnaise zu verdicken, können Sie einfach fettfreien oder fettarmen Joghurt verwenden. Indem Sie einen Becher Joghurt statt saurer Sahne nehmen, sparen Sie 40 g Fett. Wenn saure Sahne schlichtweg erforderlich ist, dann probieren Sie eine der fettfreien Sorten. Damit erzielen Sie fast dasselbe Einsparergebnis und Sie werden staunen, wie gut es schmeckt.

Trennen Sie die Eier. Obgleich Eigelb nicht die Cholesterinbombe ist, für die die Menschen es einst hielten, so hat es trotzdem ziemlich viel Fett. In den meisten Rezepten wird kein Eigelb gefordert. Um die Bindewirkung von Eiern ohne Fett zu erreichen, müssen Sie nur zwei Eiweiß für jedes ganze Ei verwenden. Geben Sie das Eigelb dem Hund; seinem Fell steht es besser.

Nutzen Sie Apfelmus. Wenn Sie Ihre Küchenkunst unter Beweis stellen wollen, indem Sie einen Kuchen oder süße Semmeln backen wollen, so können Sie einen Großteil Fett vermeiden, indem Sie einen Teil des Öls, der Butter oder Margarine durch eine gleiche Menge Apfelmus ersetzen.

Backen Sie mit Bananen. Hier eine weitere Möglichkeit, beim Backen Fett einzusparen: Ersetzen Sie einfach einen Teil der Butter oder des Öls durch Bananenbrei. Sie geben dem Kuchen zusätzlich Feuchtigkeit und nur einen Hauch von Geschmack.

Ersetzen Sie mit getrockneten Backpflaumen. „Die andere Sache, die Sie verwenden können, sind getrocknete Backpflaumen in Schokoladenkuchen. Verwenden Sie diese auch hier anstelle des Öls, und es schmeckt wirklich gut. Die Leute vermuten nie, daß da Backpflaumen drin sind“, meint Pierre.

Verändern Sie die Schokolade. Sie können etwas Fett einsparen, wenn Sie Backschokolade durch Kakao und Pflanzenöl ersetzen. Nehmen Sie 3 Eßlöffel Kakaopulver und 2 Teelöffel Pflanzenöl für ca. 25 g ungesüßte Backschokolade.

Mischen Sie Ihr Mehl. Es gibt keinen Grund, weshalb Desserts keine Nährstoffe enthalten sollten. Eine einfache Methode, mehr Ballaststoffe und Vitamine in die Mischung zu bekommen ist, die Hälfte des weißen Mehls durch Vollkornmehl zu ersetzen. Die verwendeten Mengen sind dann beim Rezept etwas schwerer, aber das werden Sie kaum merken. Eine Ausnahme wäre, wenn Sie etwas Luftiges und Leichtes zubereiten wollen. In dem Fall sollten Sie bei ausschließlich weißem Mehl bleiben.

Öl Extra-Vergine. Es gibt Dutzende Sorten Olivenöl und die Entscheidung, welches man kauft, ist eine wahre Herausforderung. Eine Faustregel ist, ein billigeres Öl zum Kochen zu kaufen, da die Hitze viel vom Geschmack nimmt, jedoch etwas mehr auszugeben, um ein Extra-Vergine Olivenöl auf den Salat zu träufeln. Der Geschmack ist intensiver und voller, d.h. Sie können weniger Öl verwenden, um den gleichen Geschmack zu erhalten.

Prüfen Sie Ihr Öl. Es gibt kein Gesetz, nachdem Sie verpflichtet sind, Unmengen an Öl an Ihren Salat zu kippen. Wenn Sie das nächste Mal einen grünen Salat zubereiten, dann geben Sie doch einen Spritzer Aceto Balsamico dazu. Sie werden vielleicht feststellen, daß Sie überhaupt kein Öl brauchen.

Natürlich gibt es eine reiche Auswahl an Essigsorten, einschließlich jener mit Kräutern und Gewürzen versetzten. Versuchen Sie mal eins von diesen, wenn Sie Ihr nächstes Öl-Essig-Salatdressing zubereiten – und nehmen Sie etwas weniger Öl. Sie entdecken dabei vielleicht, daß Sie diesen leichten Geschmack bevorzugen.

Backen Sie leichte Pizzen. Wenn Sie selbst Pizza backen, bereiten Sie einen dicken Vollkornmehlteig vor, drauf kommt Tomatensoße und eher Magermilch- als Vollmilch-Mozzarella sowie viel Zwiebeln, Paprika, Champignons und andere Gemüsesorten (versuchen Sie es auch mal mit Spinat).

Machen Sie Gesundheit leicht. Eine grundlegende Methode, Fett zu reduzieren ist, es durch etwas anderes zu ersetzen sowie es sich zur Angewohnheit zu machen, bei jeder Mahlzeit für sich selbst (und Ihre Familie) etwas frisches Obst und Gemüse einzubeziehen. Schneiden Sie eine Kantaloupe-Melone in Würfelhappen, fügen Sie ein paar Scheiben Äpfel, junge Möhren, Selleriestücke und Broccoli-Röschen hinzu und stellen Sie sie in die Mitte des Tisches. Die Früchte- und Gemüsevielfalt liegt ganz in Ihrer Phantasie. Sie werden überrascht sein, wie schnell diese Happen aufgegessen sind. Und mit jedem Bissen frischen Obstes oder Gemüses, das Sie essen, bleibt weniger Platz für diejenigen Sachen, die Sie zu vermeiden suchen.

Großartige Bücher

Es gibt auf dem Markt Unmengen an Kochbüchern, aber jeder, der ernsthaft kocht, wird Ihnen sagen, daß die meisten nicht so besonders sind. Was Sie gebrauchen können, sind ein paar gute Kochbücher mit Rezepten zu gesunden und gleichzeitig schmackhaften Speisen. Hier eine Auswahl aus der Sicht Ihres Bauches und Ihres Gaumens.

- **Johann Lafers Kochschule. Der „Koch des Jahres“ mit einem Jahrhundertkochbuch: Erstmals erklärt Johann Lafer in appetitlicher Form seine Kochschule und seine Geheimnisse, nennt über 800 Rezepte von der Suppe bis zum Dessert, von Klassikern bis zur Sterneküche.**
- **Perfekt Kochen. Damit Kochen immer ein Vergnügen ist, erhalten Kochanfänger wie Profis in dieser Meisterschule neben sämtlichen Grundregeln ein Füllhorn an Tips und Tricks.**
- **Agnes Ambergs Kochbuch. Die 180 Rezepte aus ihrem Repertoire werden höchsten Ansprüchen gerecht. Die Rezepte für Suppen und Vorspeisen, Fische und Meeresfrüchte, Fleisch, Geflügel und Wild sind dem heutigen Trend zu gesunder Ernährung angepaßt.**
- **Schlank und schön. Mit ausgewogener Ernährung zum Wunschgewicht.**

Wie spielt man das Spiel mit den Kalorien?

Die Zahl ist niedrig zu halten

Oh ja, wir kennen das. Das Letzte was Sie auf Erden wollen ist – vielleicht mit Ausnahme der Reinigung des Katzenklos – Ihre Zeit mit dem Zählen von Kalorien zu verbringen.

Also, bevor Sie jetzt das Buch in die Ecke werfen, lassen Sie uns eins versichern: Das müssen Sie nicht. Nun, vielleicht ein klein wenig am Anfang, aber mit absoluter Sicherheit werden Sie nicht den Rest Ihres Lebens damit verbringen, die kleinen Giftzwerge zu zählen.

Mit Hilfe unserer Experten werden wir Ihnen eine Möglichkeit zeigen, wie Sie die Kalorien unter Kontrolle halten, ohne von ihnen besessen zu werden.

Wichtig ist hier das Gesamtbild. Ihr Ziel ist es, einfach ein paar Kalorien am Tag weniger aufzunehmen als Sie verbrennen. Und sobald Sie gertenschlank geworden sind, heißt das Ziel – was Forscher Energiebalance nennen – Ihre Figur einfach zu halten, indem Sie am Tag etwa soviel Kalorien aufnehmen, wie Sie verbrauchen.

„Warum soll ich auf meine Kalorien achten?", fragen Sie. „Kann ich nicht einfach fettarme Speisen zu mir nehmen?"

Jein.

„Die Leute sagen: Ich esse das, weil es fettarm ist", sagt Charles T. Kuntzleman, Professor in Ann Arbor. „Und es sollte weniger Kalorien haben. Aber was wir tun, damit die Speisen besser schmecken, die Zusätze, die hierfür hinzugegeben werden, lassen die Speise vielleicht wenig Fett haben, aber die Kalorien sind dieselben. Es ist also gefährlich, nur die Fett-Seite zu betrachten."

Eine der häufigsten Zugaben ist Zucker, und Hersteller fügen oft soviel Zucker hinzu, daß die Kalorienzahl von fettarmen Speisen die gleiche ist wie von hoch fetthaltigen.

Wieviel brauchen Sie?

„Wenn Sie abnehmen wollen, dann müssen Sie mehr Kalorien abgeben als Sie aufnehmen", meint John B. Allred, Professor der Ohio State Universität in Columbus und Mitautor des Buches *Taking the Fear Out of Eating: A Nutritionists' Guide to Sensible Food Choices*.

Was Sie zuerst herausfinden müssen ist, wieviel Kalorien Sie pro Tag wirklich brauchen. Hier eine Formel, wie sie Diät-Betreibende anwenden.

Multiplizieren Sie Ihr Gewicht mit 10. Sagen wir, Sie wiegen 172 Pfund. Mal 10 wären das 1720 Pfund. Bestimmen Sie nun ganz ehrlich Ihren Aktivitätsgrad.

Sind Sie 3 (eine fast ausschließlich sitzende Person), 5 (halbwegs aktiv) oder 7 (sehr aktiv)?

Nehmen Sie Ihre Zahl und multiplizieren Sie diese mit 100. Nehmen wir an, Sie haben die 3, folglich 300. Zum Schluß addieren Sie 300 und 1720 und Ihr täglicher Kalorienverbrauch sollte nicht mehr als 2020 betragen.

Natürlich hat jeder einen anderen Stoffwechsel und dies ist nur eine ungefähre Richtlinie. Das wirkliche Maß ist eher, was mit Ihrem Gewicht geschieht. Wenn Sie feststellen, daß es zunimmt, dann werden Sie sich vielleicht für einen rigideren Ansatz entscheiden.

Erstellen Sie eine Woche lang ein Ernährungstagebuch, um ein Gefühl dafür zu bekommen, wieviel Kalorien Sie tatsächlich aufnehmen, empfiehlt Dr. Allred. Notieren Sie in dem Tagebuch, was Sie jeden Tag essen und wieviel Kalorien jedes Produkt enthält.

- **Schreiben Sie alles auf. Viele von uns unterschätzen die Anzahl an Kalorien, die täglich über unsere Lippen gehen, sagen Forscher. Wenn Sie ein wahres Bild über das erhalten wollen, was Sie essen, dann müssen Sie auch den kleinsten Chip aufführen.**
- **Berechnen Sie die Kalorien. Die meisten Lebensmittel geben auf dem Etikett die Kalorienanzahl an. Oder Sie nehmen sich eine Kalorienratgeberliste, die es im Supermarkt oder Buchladen gibt.**
- **Errechnen Sie Ihren täglichen Durchschnitt. Nach einer Woche können Sie Ihre durchschnittliche wöchentliche Kalorienzahl ermitteln.**
- **Reduzieren Sie Ihre tägliche Kalorienmenge um 500 Kalorien. „Wenn Sie täglich 500 Kalorien weniger aufnehmen, dürften Sie einen deutlichen Gewichtsverlust erleben", sagt Dr. Allred. „Wenn nicht, dann haben Sie Ihre normale Kalorienzahl unterschätzt oder der Rückschnitt an Kalorien, den Sie zum Abnehmen brauchen ist höher."**
- **Stellen Sie sich nicht zu oft auf die Waage. Wenn Sie in den ersten zwei Wochen ein paar Pfund verlieren, dann haben Sie bereits einen Meilenstein erreicht. Erwarten Sie jedoch nicht, daß Sie kontinuierlich an Gewicht verlieren, wie dies in der Anfangsphase geschieht. Ihr Gewichtsverlust wird sich ausgleichen und nur langsam und allmählich zunehmen.**

Auf lange Sicht schlank bleiben

Wenn das Zählen von Kalorien nicht Ihre Sache ist, dann bietet Dr. Kuntzleman noch einen einfacheren Ansatz.

„Ich sage den Leuten, ‚Sagen Sie mir, wieviel Pfund Sie im letzten Jahr zugenommen haben'. Wenn eine Person 5 Pfund nennt, dann weiß ich, daß die Person etwa 50 Kalorien pro Tag außerhalb der Kalorienbalance liegt. Wenn jemand sagt 10 Pfund, dann weiß ich, es sind 100 Kalorien am Tag. Was Sie tun müssen ist eine Null hinzuzufügen."

Überprüfen Sie Ihre Verbrennungsrate

Erinnern Sie sich, in unserem ersten Kapitel verglichen wir einen durchschnittlichen heutigen Kalorienverbrauch mit dem unserer Vorfahren aus der Steinzeit.

Lassen Sie uns nun die andere Seite der Gleichung betrachten. Wer, denken Sie, nimmt das meiste auf?

Großvaters Frühstück wird wohl eher ein recht leichtes Tier gewesen sein (Wild ist leichter als das Fleisch, das wir heute essen), z. B. ein Wildschwein, das er in großen Brocken aß, dazu ein oder zwei Wurzeln und eine Handvoll Nüsse oder Beeren.

Wenn also Großvater sich den Bauch vollstopfte, dann waren das, sagen wir, 6 Pfund Wildschweinfleisch (4.352 Kalorien), ein paar Süßkartoffeln (234 Kalorien), eine Handvoll Blaubeeren (40 Kalorien) und einige Haselnüsse (352 Kalorien); insgesamt etwa gerade genug, um die 5199 Kalorien, die er verbrauchte, auszugleichen.

Sie andererseits verbrennen wahrscheinlich weniger als halb so viel Kalorien, nehmen aber mehr auf. Lassen Sie uns rechnen:

1 Eierkuchen: 290 Kalorien
½ gegrilltes Rippchenstück: 899 Kalorien
1 Riegel: 700 Kalorien
1 kleine Pepperoni-Pizza: 637 Kalorien
½ Packung von 1 Pfund Tortilla Chips: 1200 Kalorien
3 Bier: 438 Kalorien

Die Gesamtkalorienzahl läge bei Ihnen um die 4164 Kalorien, doppelt so viel wie Sie brauchen.

Wenn Sie so weiter essen, werden Sie immer weniger wie Ihr Großvater aussehen und dafür mehr wie das, was Ihr Großvater einst jagte.

Wenn Sie den Bauch loswerden wollen, ist es deshalb eine guter Ansatz damit anzufangen, etwas Aufmerksamkeit auf die Kalorien zu richten, sagt Prof. Charles Kuntzleman von der Universität von Michigan in Ann Arbor.

Das macht es einfach, zu bestimmen, um wieviel Kalorien Sie täglich Ihre Speisen verringern bzw. durch sportliche Betätigung mehr verbrennen müssen.

Lassen Sie uns auf den 500er Wert zurückkommen. Bedeutet das, daß Sie für den Rest Ihres Lebens akribisch jede Kalorien zählen müssen? Nein. Es mag schon reichen, den täglichen Schokoriegel aus der Ernährung zu streichen.

Wie bekomme ich das Fett aus meiner Ernährung?

Oder: Sie tragen, was Sie essen

Wir wollen Ihnen etwas sagen, daß Sie sicherlich froh macht: Sie können auch ohne Kalorien zu zählen große Fortschritte beim Abbau des Bauches schaffen. (Aber ignorieren oder vergessen Sie sie nicht ganz.) Und Sie können das mittels einiger einfacher Schritte tun, mit denen Sie einige der Fettbomben vermeiden können, die wir täglich unserem Bauch aufdrängen.

Sehen Sie sich den Erdnußbutterriegel an. Wenn Sie bislang die Gewohnheit hatten, sich einen solchen regelmäßig als Nachmittags-Snack am Verkaufsautomaten zu holen, dann können Sie diese 500 Kalorien (und 20 g Fett) auf einen Schlag aus Ihrem Ernährungsplan streichen (und trotzdem über Energie verfügen), wenn Sie statt dessen einen kurzen, zügigen Spaziergang ums Gebäude tätigen.

Geben Sie automatisch einen Kleks Butter auf Ihre Pellkartoffeln? Sie könnte nahezu 8 g Fett und 68 Kalorien streichen (und dazu den Geschmack Ihrer Kartoffel erhalten), wenn Sie statt dessen etwas Tabasco Soße nehmen.

Worüber wir hier reden, ist die Veränderung Ihrer Eßgewohnheiten. Ganz genau. Anstatt sich auf Mikro-Kalorienwerte oder Gramm Fett zu konzentrieren, können Sie den Bauch bereits reduzieren, wenn Sie den Blick auf die Makro-Sachen richten, d.h. Eiweiße, Kohlenhydrate und Fette. Sie wissen bereits, daß Ihr Körper diese unterschiedlich verarbeitet und effektiver bei der Ablagerung von Kalorien aus Fetten ist, als bei denen aus Eiweißen oder Kohlenhydraten.

Sie wissen auch, daß jedes Gramm Fett, daß Sie konsumieren ca. 9 Kalorien enthält, verglichen mit 4 Kalorien in jedem Gramm Eiweiß oder Kohlenstoff.

Wie Margery Lawrence, Professor am St. Joseph College in West Hartford, Connecticut, darlegt, kommt ein Großteil des Bauchfetts ursprünglich von Fettkalorien.

Um es ganz offen zu sagen, eine Reduzierung der Fettmengen, die Sie essen, kann tatsächlich die Menge an Fett reduzieren, die Sie ansetzen.

Mehr ist weniger

Es gibt einen weiteren guten Grund, sich stärker auf das Fett als auf die Kalorien zu konzentrieren, meint Pat Harper. Lebensmittel mit einem hohen Fettgehalt haben durchschnittlich auch viel Kalorien. Das heißt, daß Sie viele Kalorien zu sich nehmen können und trotzdem das Gefühl haben, kaum etwas gegessen zu haben. Nicht unbedingt eine gute Aussicht für das Abnehmen.

„Vor kurzem bin ich mit einer Freundin zum Mittagessen gegangen und sie schlug vor, das Essen einfach auszulassen und gleich zum Dessert überzugehen“, erzählt Harper. „Es war gefrorene Eiskrem. Ich bestellte mir dagegen ein richtiges Essen: Hühnchen, Reis, Gemüse, Salat etc. und am Ende hatte ich weniger Kalorien aufgenommen als sie.“

Stellen Sie Ihre Fettgrenze fest

An Fett ist per se nichts Schlechtes. Sie brauchen Fett zum Leben; Sie brauchen nur sehr viel weniger dafür, als Sie mit dem Essen aufnehmen.

Das amerikanische Gesundheits- und Landwirtschaftsministerium empfiehlt, daß Sie nicht mehr als 30 Prozent Ihres täglichen Kalorienbedarfs aus Fetten beziehen. Sie wollen vielleicht auch noch etwas darunter liegen. Unter dieser Voraussetzung können Sie sicherstellen, daß die tägliche Fettmenge, die über Ihre Lippen kommt, unterhalb des empfohlenen Niveaus liegt.

Angenommen, Sie sind von durchschnittlicher Statur, 78 kg schwer, ein überwiegend sitzend tätiger Mensch, dessen tägliche Kalorienzahl nicht mehr als 2020 betragen sollte. Da nicht mehr als 30 Prozent davon von Fetten kommen sollten, teilen Sie 2020 einfach durch 3, um zu sehen, wieviel Gramm Fett Sie pro Tag aufnehmen können. Die Antwort ist ca. 67 g. Nun stellen Sie sich vor was passiert, wenn Sie einen Doppel-Whopper mit Käse bestellen.

Bums! Sie haben Ihren Bauch mit 63 g Fett (mehr als 12 Teelöffel) belastet. Fügen Sie eine Schokolade oder 'ne Portion Pommes hinzu, dann liegen Sie mit fast 23 g über Ihrem Tageslimit. Und das ist nur eine Mahlzeit.

Ein anderer Aspekt. Jene 67 g-Fettgrenze beziffert, wieviel Sie aufnehmen können, um Ihr Gewicht zu halten. Wenn Sie abnehmen wollen, so müssen Sie die Zahl verringern.

Wenn Sie zum Beispiel auf 75 kg runter wollen, dann sollte Ihre tägliche Quote an Kalorien und Gramm Fett bei 1950 bzw. 65 liegen. Mit anderen Worten: wenn Sie ein paar Gramm Fett aus Ihrem täglichen Ernährungsplan streichen, können Sie auch Ihren Bauch streichen.

Den Code knacken

Pat Harper ist eine lebende Enzyklopädie zum Thema: „Was gut für Sie ist." Aber trotz all ihres Expertenwissens gibt es ein Phänomen, das sie erstaunt: Die Legionen von Männern, die im Supermarkt durch die Regalreihen ziehen wie verlorene Seelen.

„Ich sehe Männer, die nehmen eine Packung und stehen da und schauen, und lesen, und schauen. Ich meine, sie verbringen Unmengen an Zeit damit, sich das Etikett anzusehen", sagt Harper, Ernährungsberaterin im Raum Pittsburgh. Und ich frage mich: „Wonach suchen sie? Was lesen sie so lange? Versuchen sie Entscheidungen zu treffen oder starren sie es an, um herauszufinden, was es ist?"

Harper vermutet letzteres. Etiketten enthalten viele wertvolle Informationen, aber wenn Sie nicht wissen, wonach Sie suchen sollen, kann es verwirrend sein. Deshalb hat sie einen einfachen Trick entwickelt, um den Code zu knacken.

„Wenn Sie versuchen, auf Ihr Gewicht zu achten, dann schauen Sie auf dem Etikett nach dem Wort „Fett" und achten Sie drauf, daß es nicht mehr als 3 g sind", sagt Harper. Das ist der Schnittpunkt, ganz gleich worum es sich handelt. Es können Riegel sein oder auch Brot; es kann alles sein. Aber wenn es 3 g Fett hat oder weniger, dann ist es laut staatlicher Definition ein fettarmes Produkt.

„Das heißt nicht, daß Sie nur fettarme Waren essen sollen", fügt sie hinzu. „Aber je mehr Produkte Sie aus der 3-Gramm-Fett-oder-weniger-Warenpalette wählen, um so wahrscheinlicher ist es, daß sich Ihre Ernährung fettarm gestaltet.

Suchen Sie sich Ihre Schlachten aus

Fett befindet sich in nahezu allem was wir essen. Selbst ein Apfel, so unschuldig wie er aussehen mag, versteckt etwa ein halbes Gramm Fett. Werden Sie jetzt paranoid? Besessen? Fangen Sie an, jedes Gramm zu zählen, das Sie essen?

Natürlich nicht. Wie wir bereits zuvor gesagt haben, können Sie einen Großteil reduzieren, indem Sie nur einige Gewohnheiten ablegen: den täglichen Erdnußbutterriegel, den Klecks Butter auf der Pellkartoffel, den Doppel-Whopper mit Käse.

„Lassen Sie die Sachen weg, die nicht zählen, die nicht wirklich wichtig für Sie sind", rät Harper. „Es mag Dinge geben, die Sie sehr, sehr, sehr genießen. Vielleicht müssen Sie die nicht weglassen, wenn dafür etwas anderes wegfällt. Einige Leute müssen einfach Butter auf den Mais geben oder auf ihre Kartoffel. Andere sagen: ‚Ich brauche nicht wirklich Butter drauf; es geht auch mit Pfeffer, aber ich kann nicht ohne Butter bei diesem und jenem.' Wo Sie es unbedingt wollen, nehmen Sie etwas davon, und wo nicht, da lassen Sie es weg."

Mit anderen Worten: werden Sie kein Fanatiker oder Sie werden sonst am Ende Ihr Leben hassen (und ganz schnell zum fettreichen, alten Stil zurückkehren). Schauen Sie statt dessen nach Möglichkeiten, Fett zu meiden und durch andere, gesündere Sachen zu ersetzen.

Der beste Rat, den wir Ihnen geben können, ist, wachsam zu sein, wieviel Butter, Margarine, Öl, Fleisch, Milch, Eier, Käse und Süßigkeiten Sie essen und das tun, was Sie können, um ihren jeweiligen Anteil zu reduzieren.

VORSICHT MIT BURGERN. „Quelle Nummer eins für gesättigte Fettsäuren für einen Mann ist Gehacktes",

Milch: Sie kann dem Körper schaden

Als die britischen Forscher James Grant und John Hanning Speke nach der Quelle des Nils suchten, verbrachten Sie einige Zeit bei Rumanika, dem König der Karagwe, schrieb Alan Moorehead in seinem Buch The White Nile.

Rumanika, so Moorehead, unterhielt einen großen Harem an Frauen, die so dick waren, daß sie kaum aufrecht stehen konnten und statt dessen wie Robben auf dem Boden ihrer Hütten umher krochen. Die gängige Malzeit, schreibt er, war „ein ununterbrochener Milchfluß, der mit einem Trinkhalm aus einem Kürbis gesaugt wurde."

Kommt das vom Milch trinken?

Wenn Sie immer noch wie als Teenager Milch trinken – sagen wir 3 Liter pro Tag – dann ist die Antwort ja.

Ein Viertel Liter Vollmilch enthält fast 9 g (fast 2 Teelöffel) Fett. Wenn Sie also einige Glas Milch pro Tag trinken (vielleicht zum Müsli morgens und mit den Keksen abends), dann nehmen Sie etwa 18 g Fett pro Tag auf. (Wir sollten hinzufügen, daß es sich hierbei um eine konservative Schätzung handelt, bei der ¼ Liter ca. 1 Tasse entspricht – und nicht dem großen Becher, aus dem Sie vielleicht gewöhnlich trinken)

Die Lösung? Wechseln Sie zu Magermilch. Sie enthält weniger als ein halbes Gramm Fett je ¼ Liter und trotzdem all jenes Kalzium und die anderen guten Sachen.

sagt Melinda Hemmelgarn von der Universität von Missouri in Columbia. Wenn Sie weniger Gehacktes essen, kann das bereits einen großen Einfluß auf Ihr Gewicht ausüben. Wenn Sie einen Burger essen wollen, dann wählen Sie besser mageres Gehacktes.

Hier noch eine weitere Methode, um den Fettanteil bei Burgern zu reduzieren. Drücken Sie ihn nach dem Braten zwischen einigen Schichten Papierküchentüchern, rät Harper. „Jede Methode, den Fettanteil zu reduzieren, ist gut", meint sie.

Häuten Sie das Huhn. Da etwa die Hälfte allen Fetts beim Geflügel in oder direkt unter der Haut sitzt, ist die effektivste Methode, Fett zu reduzieren, einfach die, die Haut abzuziehen bevor Sie das Fleisch essen. Wenn Sie dabei sind, vergessen Sie die Keulen nicht; sie enthalten 8 g Fett pro Portion – soviel wie ein gutes Lendenstück. Hautlose Hühnchenbrust hat dagegen nur ca. 3 g Fett.

Braten Sie nichts. Wo wir gerade beim Hühnchen sind; der absolut falscheste Weg, ein Huhn zuzubereiten (oder auch irgend etwas anders) ist, es zu braten. Beim Braten werden dem Essen Tonnen an Fett zugefügt. Während eine 85 g Portion Hühnchenbrust 3 g Fett enthält, würde das Gleiche gebraten mehr als 15 g haben. Also grillen oder backen Sie es, oder geben Sie es in die Mikrowelle, aber braten Sie es nicht.

Tauschen Sie die Butter gegen etwas anderes. Wenn Sie die Angewohnheit haben, viele Sachen in Butter oder Öl zu kochen, dann haben Sie auch die Angewohnheit, unnötig viel Fett in Ihre Venen zu pumpen. Wenn möglich ersetzen Sie Butter und Öl durch Backspray. Oder verwenden Sie Oliven- oder Rapsöl, mit einem hohen Anteil an einfach ungesättigten Fettsäuren. Es ist besser für's Herz als das Fett von Butter oder Margarine, sagt Harper.

Reduzieren Sie den Käseanteil. Käse hat den Ruf, gesund zu sein, aber im Grunde neigen die meisten Sorten dazu, reich an Fett zu sein. 25 g Cheddarkäse, was soviel ist wie eine Daumenspitze, enthält mehr als 9 g Fett. Und wieviele dieser happengroßen Nuggets, sagten Sie, haben Sie letzte Nacht genascht?

Wechseln Sie zu gefrorenem Joghurt. Wenn Sie gern Eiskrem essen, dann sollten Sie wissen, daß weniger als 125 g von dem Zeug (etwa 5 Happen) etwa zwischen 8 – 17 g Fett enthalten. Im Unterschied dazu enthält fettarmer Joghurt 3 g und weniger; einige sogar nahezu gar kein Fett. Sie sind nicht wie Eiskrem, aber Sie werden überrascht sein, wie nahe sie dem kommen.

„Entkleiden" Sie Ihren Salat. Nichts ist besser als ein Salat, wenn man auf das Gewicht achtet ... es sei denn, die grünen Blätter schwimmen in einer Soße aus 2 Teelöffel Öl und Essig mit mehr als 15 g Fett. Wählen Sie statt dessen lieber ein fettarmes oder fettfreies Dressing. Oder versuchen Sie den Salat mit frischem schwarzen Pfeffer und einem Tropfen Aceto Balsamico oder gewürztem Weinessig.

Essen Sie mehr Bohnen. Die Bohne ist vielleicht die am wenigsten genutzte Eiweißquelle. Wenn Sie mehr Bohnen und weniger Fleisch essen, werden Sie alle Eiweiße erhalten, die Sie brauchen und gleichzeitig weniger Fett. Das Beste ist, daß es verschiedene Sorten an Bohnen gibt, von Pintos- bis Limabohnen; Sie müssen sich also nicht langweilen.

Halten Sie Ihren Thunfisch nass. Es gibt einen einfachen Weg, Fett zu reduzieren. Kaufen Sie Ihren Thunfisch in der Dose lieber in Wasser als in Öl. Es spart Ihnen mehr als 6 g Fett auf jede 85 g Portion. Im Krieg gegen das Fett zählt jedes Gramm.

Achten Sie auf die Nudeln. Nudeln unterscheiden sich nicht nur in der Form. Sie können z. B. 1,5 g Fett vermeiden, wenn Sie statt dicker Eiernudeln, Spaghetti oder Makkaroni in den Topf tun. Vielleicht deshalb sagte Sophia Loren einst: „Alles was Sie sehen, verdanke ich den Spaghettis."

Wie halte ich Essen von mir fern?

Überlegen Sie, was Ihr Mund isst

„Liebling, ich bin fast am verhungern. Wie steht's? Hüpfen wir in die Federn?"

Vielleicht geht das auch in Ihrem Haus um. Wahrscheinlich nicht– es sei denn, Sie drücken es schlauer aus. Aber es gehört zu unseren Tips, sich das Essen vom Mund fernzuhalten. Warum? Weil dieser Ansatz das Problem vieler ist, wobei unsere Experten Ihnen raten, Speisen vom Mund fernzuhalten, indem Sie etwas anderes hinein tun. Fürwahr, wenn Sie sich auf dem Küchentisch eher über Ihren Partner hermachen als über die Pizzareste, ersparen Sie sich viele Kalorien. Aber wie oft kann man *das*? Sicherlich nicht jedesmal, wenn man sich nach einer kalten Scheibe Pilze-Pepperoni-Pizza sehnt.

Das ist der Grund, weshalb wir die zugrundeliegenden Prinzipien erklären wollen, anstatt Ihnen nur eine Liste mit den Sachen zu geben, die Sie anstelle von Essen tun können. Auf diese Weise werden Sie in der Lage sein, eigene Ideen zu entwickeln. Denn Sie müssen Alternativen finden, die Ihnen helfen und nicht dem sex-besessenen, jungverheirateten Paar nebenan. (PS: Wenn Sie so ein Jungvermählter sind, dann siehe oben.)

Entwickeln Sie eine eigene Strategie

Nehmen wir an, plötzlich packt Sie der Heißhunger. Wie gehen Sie damit um?

„Ein Ansatz wäre, sich abzulenken", sagt Professor Kelly Brownell von der Yale Universität. „Jemand anderes würde sich eine Tätigkeit suchen, die nichts mit Essen zu tun hat. Wieder jemand anderes unternimmt etwas anderes lohnenswertes. Ein anderer versucht den Streßverursacher zu überwinden."

Es gibt viele Methoden, die Sie versuchen können; am Ende läuft jedoch alles auf drei Hauptansätze hinaus: Ablenkung, Konfrontation und Mäßigung. Und so funktionieren sie.

Ablenkung

Sie können Ihrem Heißhunger davonlaufen, wenn Sie Ihre Aufmerksamkeit auf etwas anderes lenken, meint Professor Joanne Curran-Celentano von der Universität von New Hampshire in Durham. Eine der besten Wege, dies zu tun, ist etwas völlig anderes zu machen als Essen. Zum Beispiel Sex. Oder spielen Sie etwas Basketball vorm Haus. Baden Sie oder gehen Sie mit dem Hund spazieren. Gehen Sie ins Kino. Fahren Sie Rad. Malen Sie ein Bild. Laufen Sie um das Haus. Sie haben bestimmt eine Idee.

Ganz offensichtlich erfordern einige der Sachen mehr Zeit als Sie womöglich haben. Nachfolgend also noch drei schnelle – aber wirkungsvolle – Methoden, um die Gedanken vom Kühlschrank abzulenken.

Trinken Sie viel Wasser. Wir Menschen, unvollkommen wie wir sind, betrachten Durst oft als Hunger. Anstatt etwas klares, kalorienfreies Wasser zu trinken, wenn wir durstig sind, stopfen wir uns Snacks in den Mund.

„Wenn Sie beim nächsten Mal nach etwas Verlangen haben, versuchen Sie es zuerst mit einem Glas Wasser", sagt Judy E. Marshel, Gründerin und Leiterin der auf Long Island ansässigen Ernährungsberatungsfirma Health Resources (Gesundheitsquellen). „Sie werden womöglich feststellen, daß Sie sonst nichts weiter brauchen."

„Wissen Sie, wie die Leute sonst zugreifen?", fragt Marshel. „Sind sie so hungrig, daß sie nahezu nach allem greifen, was da ist? Wenn Sie ihren Durst zuerst stillen, dann setzt sich das Gefühl und man greift nicht mehr so schnell nach anderem."

KAUEN SIE KAUGUMMI. „Manchmal reicht es schon, wenn man den Mund beschäftigt.", sagt Professor Michele von der St. Mary's Universität in San Antonio.

Mit anderen Worten, kauen Sie einfach etwas Kaugummi. Dabei bietet sich am besten der ohne Zucker an; nicht nur aufgrund der Kalorien, sondern auch im Interesse Ihrer Zähne.

ZÄHNEPUTZEN. Viele Menschen meinen, daß Zähneputzen ihnen die Lust nimmt, in den gerade sauberen Mund etwas zum Essen zu stecken. Ähnlich dem Groß-Reine-Machen im Haus. Danach möchten sie nicht, daß die Kinder wieder alles dreckig machen.

Konfrontation

Ein anderer Weg, Heißhunger auf Essen zu begegnen ist, ihm direkt ins Auge zu sehen und sich ihm zu stellen, sagt Dr. Curran-Celentano. Stellen Sie sich vor, da liegt ein Pfannkuchen auf dem Küchentisch und Sie können an nichts anderes denken. Bewahren Sie die Kontrolle. Sagen Sie dem Pfannkuchen: „Geh weg! Ich brauche dich nicht!"

Wenn Ihnen das zuviel Konfrontation ist, dann können Sie ihm immer noch erliegen. Tun Sie es jedoch in Maßen (der dritte Ansatz).

Mäßigung

„Das ist ein recht guter Ansatz," meint Dr. Brownell, „weil Menschen, wenn sie darauf achten, was sie essen, sich dieser Einschränkung anpassen anstatt sich etwas ganz abzuschlagen, was natürlich das Verlangen danach nur verstärkt. Wenn Sie essen können, wonach es Sie verlangt, dann tun Sie es in kleinen Mengen. Das hilft."

Angenommen Sie haben die Angewohnheit, ganze Packungen Kekse zu verspeisen. Versagen Sie sich keine Kekse. Statt dessen trainieren Sie sich selbst, nur zwei zu essen und das ganz langsam. Sie werden sehen, daß Sie sie dann mehr genießen und gleichzeitig zufriedener mit sich selbst sind.

Ein anderer Trick bei der Weniger-ist-mehr-Strategie ist die Verwendung kleinerer Küchenutensilien. Wenn Sie z. B. fettarmes Eis kaufen und sich zu Hause eine große Schüssel von etwa sechs Portionen auftun, dann macht die ganze Methode, fettarm einzukaufen und zu essen keinen Sinn mehr. „Eine Möglichkeit der Kontrolle wäre die Verwendung einer kleinen Schüssel", rät Ernährungsberaterin Pat Harper.

Vorbeugende Maßnahmen

Wenn man über Möglichkeiten nachdenkt, wie man Essen vermeiden kann, dann stört es nicht, vorauszuplanen. Hier sind ein paar Methoden, mit denen Sie sich Essen vom Leib halten könnten.

KAUFEN SIE ES NICHT. Wenn Sie etwa einkaufen, werden Sie es auch essen. Das ist eine der großen Wahrheiten über menschliches Verhalten. Aus diesem Grund rät Harper zu der folgenden Regel: Wenn Sie es nicht essen wollen, dann kaufen Sie es nicht.

„Wenn Sie es kaufen und es ist praktisch, dann werden Sie es wahrscheinlich essen", so Harper. „Wenn Sie ein Dutzend Pfannkuchen kaufen, werden Sie wahrscheinlich auch dieses Dutzend essen. Aber Sie können Ihr Schicksal auch lenken. Wenn Sie statt dessen 1 Pfannkuchen kaufen, werden Sie auch nur einen essen, da Sie kaum um 10 Uhr abends bei strömendem Regen hinaus gehen werden, um mehr zu kaufen. Das würden Sie sich sicherlich zweimal überlegen."

Erinnern Sie sich an dieses Prinzip, wenn Sie einkaufen, sagt Harper. Anstatt eine Ein-Pfund-Tüte Chips zu kaufen, nehmen Sie kleine Tüten in der Größe von Frühstückstüten, auch wenn es ein paar Pfennig mehr kostet, da Sie weniger dazu neigen werden, mehrere Tüten aufzureißen.

ESSEN SIE NUR, WENN SIE AUSGEHEN. Einige Menschen finden es schwierig, sich unter Kontrolle zu halten, selbst wenn die Speise gut in kleinen Tüten eingepackt ist. In einem solchen Fall können Sie entscheiden, daß sie nie in Ihr Haus kommt.

„Sie können sie essen, wenn Sie ausgehen, aber nicht zu Haus", sagt Harper. „Es ist eine Möglichkeit, seine Umwelt zu kontrollieren, um sein Ziel zu erreichen."

DIE VIERZIG BESTEN LEBENSMITTEL

STÖBERN SIE SIE AUF, UM SICH AUFZUBAUEN

Wir fragten Ernährungsexperten nach den vierzig besten Allzweck-Lebensmitteln; jene, die die meisten Vitamine und Mineralien enthalten.

Aber die Experten sträubten sich dagegen. Das erste Gebot bei der Ernährung, sagen sie, heißt „Du sollst eine große Vielfalt an Lebensmitteln essen." Ihrer Ansicht nach wäre es ein Fehler, bestimmte Lebensmittel als die unbedingt Besseren herauszuziehen.

Wir versuchten, die Frage anders zu stellen: Wenn Sie auf einer verlassenen Insel stranden würden und Sie könnten 40 Lebensmittel erhalten, welche würden Sie wählen?

„Sie meinen andere als Kaffee und Milchpulver?", antwortete Margery Lawrence, Professorin am St. Joseph College in West Hartford, Connecticut.

Sicher gibt es Lebensmittel – ausgenommen Grundstoffe wie Kaffee – die besser sind als andere. Und mindestens ein Versuch wurde gemacht, sie zu klassifizieren. Ernährungswissenschaftler haben Gemüse- und Obstsorten, Bohnen und Getreide entsprechend ihrer Vitamine und Ballaststoffe eingestuft und eine Liste daraus erstellt.

Die Wissenschaftler gaben jedem Produkt auf der Grundlage des tägliches Bedarfs eine Punktzahl. Eine Frucht, die z.B. 100 Prozent des tägliches Bedarfs an Vitamin A liefert, erhält 100 Punkte. Wenn sie auch 25 Prozent des tägliches Bedarfs an Vitamin C liefert, kommen weitere 25 Punkte hinzu usw.

Es sind jedoch nicht nur die vitamin-, ballast-, und mineralienreichsten Lebensmittel, die Sie essen können. Sie sind auch eine leichte Kost, so Bonnie Liebman, staatlich anerkannte Ernährungswissenschaftlerin und Leiterin des Bereichs Ernährung am Zentrum für Wissenschaft und Öffentliches Interesse in Washington D. C., wo die Studie durchgeführt wurde. Das heißt, wenn Sie mehr von diesen Produkten essen und weniger Fleisch und Milchprodukte, werden Sie um vieles leichter essen. „Jedoch nicht, wenn Sie das Gemüse in Butter kochen, mit Käse ersticken oder braten", fügt Liebman hinzu. Aber da Sie bereits bis hier gelesen haben, wissen Sie das schon.

Die Top 10 Gemüsesorten

Es gibt kein schlechtes Gemüse, aber es gibt einige Arten, die recht lahm sind. Leider sind es gerade die lahmen, die wir am meisten essen.

„Fast alle am häufigsten verkauften Gemüsesorten im Land bilden die Ergänzungen für Hamburger", erklärt Liebman.

Unser durchschnittlicher Fastfood-Salat in seiner Plastikschale enthält z. B. einen Berg Eisberg-Salat, einige Scheiben grüner Gurke, eine blutlose Tomate und vielleicht eine Handvoll geraspelte Möhren. Das ist nicht wertlos, aber es geht auch besser.

Zum Glück bieten die Supermärkte unzählige Möglichkeiten. Ohne weiter viel herumzureden, hier die besten 10 Gemüsesorten, in absteigender Reihenfolge von gut bis weniger gut.

- Wirsingkohl (gefroren)
- Spinat
- Grünkohl
- Mangold
- Rote Paprika (1/2 Paprika, frisch)
- Süßkartoffeln (ohne Schale)
- Kürbis (in Dosen)
- Möhren
- Brokkoli
- Eßbarer Eibisch

Bevor wir weitermachen, lassen Sie uns wiederholen, daß es viele weitere Gemüsesorten gibt, und wenn Ihnen eine davon besonders schmeckt, dann essen Sie sie. Sorgen Sie sich nicht, ob sie unter den Top 10 ist oder nicht. Und sorgen Sie sich auch nicht, ob sie roh gesünder ist als gekocht. Nun, beim Kochen gehen einige Nährstoffe verloren, aber besser man ißt sie gekocht als gar nicht.

Die Top 10 Obstsorten

Ungeachtet seines Rufes, über beeindruckende medizinische Wirkungen zu verfügen, werden Sie vielleicht überrascht sein, daß der Apfel nicht auf der Liste ist. Tatsächlich ist er nicht einmal unter den Top 25. Aber auch hier gilt, daß Sie deshalb dem Apfel nicht abschwören sollen. Selbst der bescheidenste McIntosh ist besser als jeder Schokoriegel.

Hier nun die 10 besten Früchte der Liebman-Studie:

- Papayas
- Kantaloupe
- Erdbeeren
- Apfelsinen
- Tangerinen
- Kiwi
- Mango
- Aprikosen
- Kakifeige oder-pflaume
- Wassermelonen

Die Top 10 Bohnensorten

Obgleich Bohnen viel Ballaststoffe haben und fettarm sind, gehören sie zu den weniger geschätzten Lebensmitteln. „Das ist wirklich eine Schande, sind sie doch so gesund", beklagt Liebman. „Ich denke, der Grund, weshalb die Leute sie nicht essen liegt darin, daß viele denken, sie seien: 1. Arme-Leute-Essen, 2. fürchten sie sich vor Blähungen und 3. wissen sie nicht, was sie mit Bohnen anfangen sollen. (a. sie sind es nicht, b. keine Bange, und c. schauen Sie mal in einigen ethnischen Kochbüchern nach) „Man kann Bohnen auf interessante Weise zubereiten", so Liebman.

Hier die 10 besten Bohnensorten.

- Sojabohnen
- Pintosbohnen
- Hühnererbsen
- Linsen
- Preiselbeerbohnen
- Schwarze Erbsen
- Rosa Bohnen
- Navy Bohnen
- Schwarze oder Helmbohnen
- kleine Weiße Bohnen

Auch Kidney-Bohnen, Limabohnen und Kichererbsen sind sehr gut für die Ernährung.

Die Top 10 Getreidesorten

Getreide ist, wie Sie sich erinnern werden, der Grundstoff der Nahrungsmittelpyramide, über die wir auf Seite 42 sprachen. Mit anderen Worten, wir müßten davon vor allen Dingen am meisten essen. Allerdings sind bei vielen Getreideprodukten, wie dem aufgebauschten Weißbrot, die meisten Nährstoffe bei der Verarbeitung geradewegs herausgenommen worden. Besser ist es, Vollkornprodukte zu essen.

Hier die 10 besten Getreidesorten bzw. -produkte.

- Quinoa
- Vollkornweizen-Makkaroni oder -Spaghetti
- Amaranth
- Buchweizenkeime
- Spinatspaghetti
- Bulgurweizen
- Perlgraupen
- Wilder Reis
- Hirse
- Brauner Reis

Quinoa und Amaranth sind zwei Sorten, die ursprünglich von den präeuropäischen Amerikanern gegessen wurden; die Azteken aßen Amaranth, die Inkas Quinoa. „Ich denke, sie ähneln exotischen Gemüsesorten", sagt Liebman. „Sie sind gesund und man sollte sie versuchen, aber denken Sie nicht, daß Sie Ihre alten Ernährungsformen beiseite schieben sollen. Ich will niemanden davon abhalten, einfaches traditionelles Vollkornweizenbrot oder Hafermehl zu essen. Vollkornmehl ist leicht erhältlich und wir wissen, wie man damit kocht oder bäckt."

Tatsachen über Fastfood

Das was Sie weglassen, zählt

Angenommen, jeder Dritte von uns ißt jeden Tag Fastfood dann ist es fast unmöglich, über Abnehmen zu reden ohne über das Essen auf der Straße zu reden.

Viele unter uns essen durchschnittlich fünfmal und mehr an Imbißbuden und in Fastfood-Restaurants. Das erklärt auch, weshalb die Zeichen vor den McDonalds-Restaurants keinen Platz mehr für Nullen haben.

Das Problem ist natürlich, daß Fastfood im allgemeinen fetthaltige Speisen sind. Wenn Sie sich entschließen, an einem solchen Straßenverkauf Zwischenstop zu machen, dann wissen Sie, daß Sie nicht mit einer Menge blattgrünen Gemüses und Vollkorn davonfahren werden. Kann man Fastfood essen und trotzdem den Bauch loswerden? Die Antwort ist ja – aber nur, wenn Sie ein paar Vorsichtsmaßnahmen ergreifen.

Eine Frage der Balance

„Sie können heute in ein Fastfood-Restaurant gehen und etwas finden, daß Sie nicht gleich mit Kalorien oder Fett über Bord wirft“, berichtet erneut Bonnie Liebman, jedoch erfordert das erhebliche Zurückhaltung.

Angenommen, daß Ihre tägliche Fettgrenze bei 67 g liegt und daß Sie bei McDonalds 36 g Fett essen, mehr als die Hälfte Ihres Tageslimits. Offensichtlich werden Sie dann für den Rest des Tages besonders wachsam sein, um sicherzustellen, daß Ihre weitere Fettzufuhr 31 g nicht übersteigt.

„Das Problem ist, daß eine durchschnittliche Person, die bei McDonald essen geht, kaum ihren Diätberater am Ellenbogen neben sich hat, der dann sagt: ‚Oh, bestell Dir das gegrillte Hühnchen ... und wie stehts mit einem Salat mit leichter Vinaigrette?‘“, so Liebman. „Die durchschnittliche Person will einen BigMac und Pommes.“

Einer der Gründe, weshalb Diäten nicht funktionieren liegt darin, daß sie gewöhnlich von den Leuten verlangen, einige (oder alle) Lieblingsspeisen aufzugeben, was nicht leicht ist. Natürlich wäre es viel leichter, an einer Diät dranzubleiben, wenn man von Zeit zu Zeit auch seinen Heißhunger nach Fastfood mit unterbringen kann.

Wenn Sie jedoch Ihr tägliches Fettlimit mit einer Mahlzeit verbrauchen, indem Sie einige Dreifach-Zweifach-Schinkenspeck-und-Käse-Verbindungen runterschlingen, dann stellt sich auf der anderen Seite die Frage, was Sie dann um alles in der Welt zum Abendbrot essen wollen?

Natürlich muß es da einige Richtlinien geben, die Ihnen helfen, in den gefährlichen Gewässern dieser fettigen See zu navigieren. Und zum Glück für Sie gibt es auch welche.

Fastfood-Taktiken

Sie sind unterwegs und kommen an einer Straße voller Fastfoodketten entlang. Auf der einen Seite der Straße ist McDonald, Burger King, Pizza Hut. Auf der anderen ist Wendys, Arbys und Roy Rogers. Gibt es eine Möglichkeit, irgendwo zu Mittag zu essen, ohne es hinterher zu bereuen?

Meiden Sie Pommes Frites. Es fällt einem kaum etwas anderes ein, das so kompakt so viel Fett

Gutes Essen unterwegs

Fastfood muß nicht immer fetthaltig sein. Es gibt drei Möglichkeiten, eine gesunde, sättigende Mahlzeit zu bekommen, ohne mehr Zeit aufbringen zu müssen.

Machen Sie sich selbst ein belegtes Brötchen. Wenn Sie hungrig sind und etwas essen möchten, das schnell geht und transportierbar ist, dann wäre ein belegtes Brötchen nicht schlecht. „Es enthält Ballaststoffe, ist nahezu ohne Fett und enthält anhaltende Kohlenhydrate", meint Pat Harper. „Wenn Sie ein belegtes Brötchen gegessen haben, dann wissen Sie, daß Sie etwas im Bauch haben und nicht in einer halben Stunde erneut Hunger haben. Und wenn Sie noch etwas leichten Frischkäse oben drauf legen, erhalten Sie noch ein paar Eiweiße. Trinken Sie dazu ein Glas Saft und Sie haben ein gutes Frühstück."

Versuchen Sie Joghurt. Wenn man Joghurt empfiehlt, schauen einen viele Männer an, als ob sie eine große Spinne essen sollen. Das ist wirklich schade, weil ein Becher Joghurt optimales Fastfood ist. Er enthält Nährstoffe, die praktisch für eine Mahlzeit stehen. Und es gibt wirklich ein paar hervorragende Sorten auf dem Markt, viele von ihnen sind zu 99 % fettfrei.

Nehmen Sie einen Rat an. Selbst wenn Sie kein großer Freund von Mohrrüben sind, sollten Sie die kleinen Möhren vielleicht mal versuchen. „Sie haben eine gewisse Süße, sind knackig und wirklich sättigend", so Harper. Zumeist kann man sie bereits geschält verpackt kaufen und sie sind sehr handlich. Wenn Sie sie im Kühlschrank aufbewahren, vielleicht auf Augenhöhe, dann werden Sie vielleicht zuerst nach ihnen greifen, wenn Sie Hunger verspüren. Sie bieten eine leichte Art, Gemüse zu essen und können salz- und fetthaltige Speisen ersetzen."

enthält wie Pommes. Eine große Tüte Pommes bei McDonald hat in etwa so viel Fett (und Kalorien) wie ein Viertelpfünder. Nein, ich denke, Sie sind besser dran ohne Pommes.

Überdenken Sie den Käse. Nehmen Sie einen Hamburger. Fügen Sie eine Scheibe Cheddar hinzu. Das Ergebnis: enormer Zuwachs an Fett. Käse ist im Grunde Fett (Beim Cheddar kommen 74 % der Kalorien vom Fett.). Das gleiche gilt für den Käse auf der Pizza. Obgleich Vollmilch-Mozzarella nicht ganz so fettig ist wie Cheddar, enthält er trotzdem 21 % Fett je 100 g.

Meiden Sie Schinkenspeck. Sicherlich gibt Schinkenspeck einen guten Geschmack, aber auch viel Fett: 3 g je Scheibe, um genau zu sein; das übertrifft selbst noch die Pommes.

Reichen Sie die Pepperonis weiter. Lassen Sie auch die Wurst weg. Es gibt zwei Beläge, die Pizza in die Fettosphäre bringen. 10 Scheiben Pepperoni – etwa die Menge, die Sie auf 2 Stücken Pizza erhalten – geben Ihnen 24 g Fett. Italienische Mortadella serviert mehr als 17 g. Besser wären statt dessen Paprika und Zwiebel.

Fliehen Sie vor dem Filet-o-Fett. Fisch ist eine gute Alternative zum fetthaltigen Rindfleischburger, richtig? Nicht ganz. Mehr als 20 g Fett hat das Fischfilet de Luxe, etwa genauso viel wie ein Viertelpfünder.

„Entkleiden" Sie Ihren Salat. „Wenn Sie nicht darauf achten, kann auch ein Salatdressing Kalorien sammeln", denkt Liebman. „Wenn Sie auf Ihren Salat eine ganze Flasche „Thousand Island"-Dressing geben, dann erhalten Sie am Ende zusätzliche 230 Kalorien.

Stellen Sie ein kluges Essen zusammen. Bislang haben wir Ihnen vorrangig erzählt, was Sie nicht essen sollten. Hier nun ein paar Fastfood-Tips, die Sie genießen können und dabei trotzdem in Form bleiben, so Liebman.

- **Ein gegrilltes Hühnchenbrust-Sandwich (ohne Mayonnaise), ein Salat und einen Orangensaft.**
- **Ein kleiner Hamburger, ein Salat und eine Tasse Tee.**
- **Ein Viertelpfund-Hamburger (mit Tomate, grünem Salat und Zwiebel), ein Apfel, den Sie mitbringen und ½ Liter fettarme Milch.**
- **Ein Scheibe Rinder- oder Putenbraten (mit Senf, nicht Mayonnaise oder Öl), Brezeln und ein Juice.**
- **Eine Scheibe Pizza, ein bunter Salat (mit leichtem Dressing) und etwas Baguette.**

Machen Sie es anders. Wir haben nun über verschiedene Möglichkeiten gesprochen, wie man Fastfood genießen kann, ohne sich mit unnötigem Fett zu belasten. Es gibt aber noch einen weiteren Punkt zu beachten. Es ist nicht allzu schwierig, eine schnelle Mahlzeit zu kriegen ohne auf die traditionellen Burger und Pommes verzichten zu müssen.

Es gibt mit Sicherheit ein paar kleine Lebensmittel- und Bedarfsartikelgeschäfte oder auch Supermärkte auf Ihrem Weg nach Hause. Weshalb nicht in einem dieser Läden etwas an der Salat- oder Suppentheke holen und durch die Schnellkasse, anstatt bei einem Drive-In anzuhalten? Sie erhalten Ihr Essen genauso schnell, aber mit weniger Fett.

Alles über Alkohol

Wie man nicht zu einem „Milwaukee Kropf" wird

Besser bekannt als Bierbauch, wurde der legendäre Kropf von Milwaukee lange mit dem übermäßigen Genuß der Braukunst verbunden, für die der Bundesstaat berühmt ist.

Gibt es wirklich eine Verbindung zwischen Ihrem Bauch und den alkoholischen Getränken, die Sie hinein gießen?

Die Frage ist nicht so einfach zu beantworten. Wir wissen, daß Alkohol viel Kalorien enthält. Weiterhin verbrennt Ihr Körper Alkohol bevor er Fett verbrennt, d.h. wenn Sie trinken, tendieren Sie eher dazu, das Fett vom Essen einzulagern als zu verbrennen. Und da die Kalorien des Alkohols entweder als Energiequelle genutzt oder in Fett umgewandelt werden können, gibt es Grund anzunehmen, daß zumindest ein Teil der zusätzlichen Kalorien, die Sie trinkend aufnehmen, in Ihrem Bauch enden.

Nichtsdestotrotz ist die Verbindung zwischen Trinkgewohnheiten und sich weitender Taille nicht eindeutig. Bei einer Studie an 7000 Männer und Frauen, durchgeführt über einen Zeitraum von 10 Jahren, fand man heraus, daß in diesem Zeitraum Trinker weniger an Gewicht zunahmen als Nichttrinker.

Arthur L. Klatsky, der umfangreiche Forschungen zum Thema Alkohol und Gesundheit durchgeführt hat und leitender Berater in der Kardiologie des Kaiser Permanente Medical Center und der Forschungsgruppenabteilung in Oakland, Kalifornien, ist, meint, daß dies daran liegt, daß Alkohol bei Trinkern keine „Extra-Kost" ist. Wenn sie keinen Alkohol trinken würden, dann wäre es etwas anderes mit der gleichen oder größeren Menge an Kalorien.

„Vielleicht trinken Sie ein paar Bier am Tag anstelle von einigen Glas Milch", empfhielt Dr. Klatsky. „Menschen, die regelmäßig Alkohol trinken, tun dies anstelle irgend etwas anderem; folglich ist es kein Zusatzstoff. Es ist ihr Getränk; anstatt einer Cola trinken sie Alkohol."

Es erscheint als ob die Trinker einen Vorteil hätten. Während die durchschnittliche 0,33 l Bierdose 146 Kalorien enthält (die meisten Kalorien aller alkoholischen Getränke), weist eine 0,33 l Coca-Cola Dose 152 Kalorien auf und ein ½ Liter 2-prozentige Milch hat 181.

Ein Bier pro Tag

Das alles soll nicht heißen, daß Sie sich nicht auch über Ihre flüssige Nahrung Gedanken machen sollten. Aus der Sicht der Kalorien sind Ihre Trinkgewohnheiten beträchtlich. Es gibt Erkenntnisse, die besagen, daß Sie zwischen 5 und 7 % Ihrer Kalorien aus Alkohol konsumieren.

Das heißt, wenn Ihre tägliche Kalorienwertgrenze dem nationalen Durchschnitt (2603) für Männer über 20 Jahre entspricht, dann kommen irgendwo zwischen 130 und 182 jener Kalorien – etwa 1 Bier pro Tag – vom Trinken.

In Anbetracht, daß Alkohol so gut wie keinen Nährwert hat, könnte so ein Kerl eine Menge Bauchfett los werden, wenn er einfach seine allabendliche Flasche Bier aufgibt. Ein Beispiel. Wenn Sie die Gewohnheit haben, jeden Abend nach der Heimkehr Ihr Gebrautes zu sich zu nehmen, dann könnten Sie ohne das – theoretisch – ca. 15 Pfund pro Jahr abnehmen – Sie könnten das tun. Aber seien wir ehrlich; Sie müßten eine der

Klarheit schaffen

Die große Frage ist nicht, wieviel Sie trinken, als vielmehr, was es bei Ihnen bewirkt.

Wenn Sie ein Mann sind, der gern einen doppelten Bourbon zum Abendessen trinkt, es aber auch jeder Zeit sein lassen kann, dann müssen Sie sich darüber keinen Kopf machen. Aber wenn Sie zunehmend mehr trinken oder jemand sind, der in der Woche nüchtern ist und sich jeden Samstag vollaufen läßt, dann haben Sie wahrscheinlich ein Problem, sagt Max Schneider, Professor für Suchtmedizin an der Universität von Kalifornien, in Irvine sowie stellvertretender Leiter des Nationalrates für Alkoholismus und Drogenabhängigkeit.

Sie wissen, daß Sie höchstwahrscheinlich ein Problem haben, wenn Ihr Trinken Ihre Beziehung zu Ihrer Frau, Ihre Arbeit oder Ihre Gesundheit beeinträchtigt.

Wenn Ihr Alkoholkonsum Sie schädigt, dann müssen Sie das erkennen und Hilfe suchen; z. B. bei den Anonymen Alkoholikern. Im allgemeinen schaffen Männer das nicht allein; es ist etwas, bei dem man Hilfe annehmen muß, meint Dr. Schneider.

Aus dem gleichen Grund sollten Sie auch Ihre Familie hinzuziehen, um Ihnen dabei zu helfen. Sie kann eine große Unterstützung und Trost sein.

Zum Schluß noch eins. Führen Sie sich selbst nicht in Versuchung. Meiden Sie einst häufig besuchte Orte, wenn diese zufällig bestimmte Bars sind und auch alte Freunde, wenn sie sich nur mit Alkohol in Verbindung bringen lassen.

kleinen Freuden im Leben fortan entbehren. Doch welchen Sinn macht das; dann betrachtet man das Leben ohne jene kleinen Freuden als eine ziemlich nutzlose Ackerfurche.

Außerdem gibt es Nachweise, daß Sie, wenn Sie sich selbst um das abendliche Bier oder das Glas Wein bringen, Sie sich nicht nur um ein kleines Vergnügen betrügen, sondern damit womöglich auch Ihr Leben verkürzen.

Gesundes Trinken

Es stimmt. Der Typ, der sein Helles hinunterstürzt, ein Glas Wein schlürft oder sich am Ende des Tages einen Scotch Whisky hinter die Binde kippt, scheint gesünder zu sein und länger zu leben als sein abstinenter Zwilling.

Wie Studien einstimmig zeigen, ist der Grund dafür, daß Männer, die regelmäßig eine gemäßigte Menge Alkohol konsumieren (Beachten Sie: gemäßigt), weniger von Herz- und ischämischen Schlaganfällen (das sind Schlaganfälle, die durch Blockaden in den Blutbahnen ausgelöst werden) betroffen werden als Männer, die nicht trinken.

Die Wissenschaftler kennen noch nicht die ganze Wirkungsweise, wissen aber, daß Alkohol das Niveau der Lipoproteine (HDL) im hohen Dichtebereich – und damit des Cholesterins – in den Blutbahnen erhöht. Es besteht auch die Möglichkeit, so Dr. Klatsky, daß einige alkoholische Getränke eine leichte Antioxidationswirkung haben, wodurch verhindert wird, daß vermutlich blutgefäßschädigende Lipoproteine von niedriger Dichte (LDL) die Arterien verstopft.

Um wieviel kann gemäßigter Alkoholgenuß Ihr Risiko mindern? Nun, das hängt von den Studien ab, die Sie lesen. Die Zahlen variieren zwischen 25 und 40 Prozent.

Alkohol kann aber auch zuviel des Guten sein. Sie brauchen nicht uns, um Ihnen zu sagen, was geschieht, wenn Sie eine Nacht damit verbracht haben, wie die Australier es ausdrücken „sich kaputt zu lachen". Aber die unangenehmen Auswirkungen von zuviel Trinken umfassen mehr als den Kater am nächsten Morgen. Zuviel kann auch lebensbedrohlich werden.

Wir wollen nicht sagen, daß die schrille Nacht, auf den Knien verbracht, Sie umbringen wird, aber wenn Ihre einzige sportliche Betätigung im Heben des Ellenbogens am Kneipentresen besteht, wenn Ihre Freunde zu oft die Gelegenheit erhalten, Sie als sternhagelblau, vollgelaufen oder stockbetrunken zu beschreiben; oder sagen wir, wenn das Steuerbord Ihres Schiffes zu oft Schlagseite bekommt, das Deck unterspült ist und mit drei Segeln gegen den Wind steht, dann sind Sie Hauptkandidat für eine Vielzahl ernsthafter Gesundheitsprobleme, angefangen mit Herzunregelmäßigkeiten, über Krebs verschiedener Art, Darmprobleme bis zur Leberzirrhose.

Kurz gesagt, Sie könnten wie Nikolas Cage im Film *Leaving Las Vegas* enden.

Das Französische Paradox

Es besteht die vorherrschende Auffassung, daß roter Wein besser ist als andere alkoholische Getränke. Diese Annahme rührt aus einem Konzept, das als Französisches Paradox bekannt ist und als ein gutes Beispiel dient, wie unzureichende Wissenschaft falsche Wege beschreiten kann.

In dem Versuch herauszufinden, weshalb die Franzosen so viel reichhaltiges Essen verspeisen können und trotzdem weniger an Herzerkrankungen leiden als beispielsweise die Amerikaner, meinten Forscher, daß es irgendeinen Bezug zu all dem roten Wein haben muß, den die Franzosen trinken. Sie konzentrierten sich vor allem auf phenolische Bestandteile; die im roten Wein vorhandenen Antioxidanten scheinen die Oxidation von LDLCholesterin zu verhindern. Eine geringere Oxidation von LDL bedeutet ein geringeres Risiko für verstopfte Arterien.

Als diese Information ins Fernsehen kam, rannten die Amerikaner herdenweise in ihre örtlichen Weingeschäfte und tranken den Traubensaft, als wäre er das Wasser von Lourdes. Es war natürlich eine herrliche Information für die Weinindustrie, aber nachfolgende Forschungen ergaben eher Zweifel, ob Wein tatsächlich einen solchen Vorteil gegenüber Bier, Bourbon oder anderen Spirituosen hat.

Bei einer Durchsicht von 25 Studien fanden Dr. Klatsky und andere Forscher, daß es tatsächlich keinen Unterschied macht, was Sie trinken, weil es der Alkohol ist, der beim Trinken ausschlaggebend ist.

„Alkohol ist meistens die Hauptsache," sagt Dr. Klatsky, „und wenn es da noch weitere Faktoren gibt, so sind sie untergeordnet. Es gibt Daten, die belegen, daß kleine Mengen an Alkohol, unabhängig womit sie zugeführt werden, das Herz zu schützen scheinen."

Dr. Klatsky vermutet, daß viele Studien die Vorteile gemäßigten Weinkonsums falsch interpretieren, weil sie andere Faktoren des Lebensstils außer acht lassen. Amerikanische Weintrinker scheinen gebildeter und reicher zu sein, essen deshalb auch besser und erhalten eine bessere medizinische Gesundheitsfürsorge als Schnaps- oder Biertrinker.

Bauch rauf auf die Bar

Lassen Sie uns zum Thema Trinken und Gewicht zurückkehren. In einer Studie wurde eine Verknüpfung zwischen Biertrinken und Bierbauchentwicklung aufgezeigt, in der vermutet wird, daß Sie, in Anbetracht der Wahl zwischen einem Glas Wein oder einer Flasche Bier, so Sie auf das Gebraute zurückgreifen, mehr zunehmen.

Die Studie, in die mehr als 12 000 Männer und Frauen einbezogen wurden, stellte fest, daß diejenigen, die mehr als sechs Bier oder andere nicht-weinhaltige Getränke pro Woche zu sich nahmen, 1,4mal mehr dazu neigten, einen großen Bauch zu haben als jene, die weniger als eins tranken. Gleichzeitig zeigten diejenigen, die mehr als sechs Glas Wein pro Woche tranken, kleine Baucherhebungen, verglichen mit denen, die gar nichts tranken.

Die Forscher, die die Studie durchführten, gaben jedoch zu, daß der adipositive Unterschied zwischen Wein- und Biertrinkern im Grunde auch auf andere Faktoren zurückgeführt werden kann, als auf das Trinken; z. B. auf verschiedene Eßgewohnheiten.

Was ist schon ein Drink?

Wenn man übers Trinken spricht, dann definieren die meisten Experten Mäßigung wie folgt:
Ein Drink am Tag für Frauen und nicht mehr als zwei pro Tag für Männer.

Es ist eine gute Faustregel, die Sie aber nicht sklavenhaft einhalten sollten. Wenn Sie z. B. ein Mann von kleinem Wuchs sind, dann können zwei Drinks am Tag vielleicht schon zuviel sein. Wenn Sie eine großgewachsene Frau sind, können auch zwei in Ordnung sein. Die Körpergröße außer acht gelassen, kommen einige mit dem Trinken mehr oder weniger gut zurecht als andere. Wenn Sie dabei sind, sich zu irren, so ist es besser, es vorsichtig anzugehen. Auch beim Trinken ist weniger mehr.

Was zählt nun eigentlich als Drink? Laut staatlicher Ernährungsrichtlinien wird ein Drink wie folgt definiert:

- **eine Flasche (0,33 ml) Bier**
- **ein Glas (0,2 l) Wein**
- **ein Glas (0,04 l) Schnaps.**

Was wollen Sie haben?

Ein kleiner leichter Drink schadet sicherlich niemandem und mag vielleicht sogar helfen. Hier einige Richtlinien.

TRINKEN SIE WENIGER. Wenn Sie drei oder mehr Drinks pro Tag zu sich nehmen, dann sind Sie ein starker Trinker und tun sich damit zweifellos keinen Gefallen. Sie sollten nicht mehr als 1–2 Drinks pro Tag nehmen; mehr ist weder gut für Ihre Gesundheit noch für den Bauch, sagt Professor Max Schneider von der Universität von Kalifornien. Wenn Sie sich hinsetzen und eine 6er-Packung Bier wegtrinken, dann schädigen Sie nicht nur Ihr Gehirn, sondern nehmen auch fast tausend Kalorien auf.

TRINKEN SIE MEHR. Auf der anderen Seite, „wenn ich eine Person mit einem hohen Herzinfarktrisiko treffe, die gelegentlich einen Drink nimmt, aber wirklich nicht sehr oft, dann ermutige ich die Person, öfter mal einen Drink zu sich zu nehmen," berichtet Dr. Klatsky. „Wenn Sie Herzprobleme haben, dann denke ich, sollten Sie alles Vernünftige tun, um das Risiko eines Herzanfalls zu verringern." Und ein gemäßigte Menge Alkohol kann da helfen.

VOR ALLEM: BEHALTEN SIE DEN ÜBERBLICK. Achten Sie darauf, wieviel Sie trinken. Ein Drink ist kein großes Glas voll Whisky; das wären zwei oder drei in einem. Wenn Sie die Angewohnheit haben, jeden Abend eine Flasche Scotch oder Bourbon zu leeren, dann sollten Sie einen Maßbecher dazu verwenden, damit Sie sich bewußt werden, wieviel Sie trinken.

Achten Sie auf die Kalorien. Zweifellos fügt Alkohol Ihrem Ernährungsplan Kalorien hinzu. Rechnen Sie das ein. Ein Glas Wein entspricht etwa einer Scheibe Brot, ein Bier sind zwei Scheiben.

Versuchen Sie es mit Wein. Wenn man darüber nachdenkt, ist es gar keine so schlechte Idee, zum Wein zu wechseln. „In bezug auf Abnehmen ist Wein wahrscheinlich das Getränk mit dem niedrigsten Kalorienwert pro Standardglas", denkt Dr. Klatsky. „Sie könnten in dieser Hinsicht mehr vom Wein profitieren."

Trinken Sie besser. Wenn Sie nicht jeden Abend einen 6er-Pack Bier trinken, dann können Sie es sich auch leisten, etwas besseres zu kaufen. Sichern Sie sich ein geschmackreiches, würziges Gebrautes anstatt mehrerer Dosen billiger Massenware, fließbandabgefülltes Pferdewasser. Das Gleiche gilt beim Wein oder Scotch. Wählen Sie zum Beispiel einen feinen Bordeaux. Genießen Sie ihn. Das Leben ist kurz.

Trinken Sie nicht, wenn Sie nicht wollen. Ganz offenbar gibt es Menschen unter uns, die können nicht trinken. Wenn Sie früher Alkoholprobleme hatten, dann halten Sie sich davon fern. „Die meisten Männer, die Nichttrinker sind, haben einen bestimmten Grund dafür", weiß Dr. Klatsky. „Sie mögen einst ein Alkoholproblem gehabt haben oder einen Vater, der Alkoholiker war, oder religiöse Gründe. Irgend etwas. Es gibt Ausnahmen, aber im allgemeinen ist es besser, sie damit in Ruhe zu lassen. Auf jeden Fall ist Trinken nicht das Wichtigste, das Sie tun können, um Ihr Herz zu schützen."

SZENARIO 1: Die Spätsendung

ALTER: 44 Jahre
GEWICHT: 97 kg
LEBENSSTIL: Dispatcher einer großer Spedition. Er mußte nie besonders auf sein Gewicht achten. In den letzten Jahren jedoch hat seine vorrangig sitzende Tätigkeit, dazu zuviel Arbeit und zu wenig Zeit für anderes, wie Fahrrad fahren, seine Spuren hinterlassen. Er ist nicht fanatisch betreffs Abnehmen, würde aber gern zwei oder drei Hosengrößen kleiner tragen.
GEWICHTSZIEL: Möchte ca. 15 Pfund abnehmen.
PROBLEM: Er ernährt sich recht gesund den ganzen Tag – seine Ernährung ist im allgemeinen fettarm, wenig Süßigkeiten, viel Getreide und Gemüse. Allerdings überkommt es ihn mit konstanter Regelmäßigkeit am Abend. Hier die Packung Eiskrem, da die Kartoffelchips oder ein paar Kekse. Während es ihm leicht fällt, solchen Verführungen am Tag zu widerstehen, findet er sie in der Stille des Abends unwiderstehlich. Es ist, als ob er seine Ration Tageswillen aufgebraucht hat und in der Schlafenszeit entweder erliegt oder schreiend durch die Nacht rennt.

Ähnlich Ulysses, könnte sich dieser Mann wie jener im Widerstand gegen die Sirenen, an den Mast seines Schiffes binden, aber wer von uns heute hat schon Masten oder Schiffe oder Crews, die einen anbinden? Nein, besser ist es, diese Sirenengesänge ganz zu umgehen.

Laut Ernährungsberaterin Dr. Harper sollte der Mann Sachen wie Eis, Kartoffelchips und Kekse einfach nicht im Haus haben. Wenn sie nicht da sind, um ihn zu verführen, wird er wahrscheinlich auch weniger Verführerisches essen. Und er wird wahrscheinlich auch nicht abends um 22.00 Uhr ins Auto steigen und versuchen, sie irgendwo zu kaufen. Wenn sie jedoch da sind, werden sie ihn nicht nur in Versuchung führen, sondern er wird der Versuchung auch höchstwahrscheinlich erliegen.

Statt dessen sollte er es sich zur Regel machen, daß Eiskrem, Chips, Kekse, oder was immer seine spezielle, unvermeidliche Leidenschaft ist, nicht länger Teil seiner häuslichen Umgebung sind, sondern etwas, das er essen kann, wenn er ausgeht. Es hilft tatsächlich, seinen täglichen Snack auf eine bestimmte Zeit zu legen, wodurch er auch etwas Besonderes wird und man genießt ihn womöglich noch mehr, als wenn man sich ihm einfach zu Hause hingibt.

Wenn das zu drastisch erscheint und er vielleicht hin und wieder seine Neffen zu Besuch hat und ihnen einige Süßigkeiten nicht vorenthalten will, dann sollte er einen Mittelweg versuchen und Chips oder Kekse in kleinen Packungen kaufen. Er wird weniger geneigt sein, mehrere kleine Tüten zu öffnen als eine große ganz zu leeren, so Harper.

„Wenn er seine Chips in jenen kleinen frühstücksbeutelgroßen Tüten kauft, dann öffnet er vielleicht nur eine und ißt deren Inhalt. Es ist eine Möglichkeit, Portionen zu kontrollieren, ohne etwas ganz aufgeben zu müssen. Das Problem ist nicht die Speise, es ist die Menge, die man ißt. Wenn er ein Pfund davon ißt, dann hat er ein Problem."

Eine weitere Lösung zum Dilemma dieses Mannes wäre, einen gesunden Ersatz zu finden, indem man die fettarme oder fettfreie Version des Produkts wählt. Wir sagen nicht, daß er überhaupt keine Snacks essen sollte. Er braucht aber einen leichten Snack. So sollte ihm jemand Popkorn oder ähnliches kaufen – es ist gesund, gut für die Verdauung und hat wenig Kalorien, vor allem, wenn es ohne Öl oder Butter gemacht ist. Man kann ja einige Cajun-Gewürze darüber geben, dann sieht es noch ansprechender aus.

Ein erstklassiger Snack ist natürlich frisches Obst. Ein Apfel spät am Abend oder ein paar Scheiben Wassermelone stellen zufrieden, sind sättigend und tendieren weniger dazu, einen Ring um Ihren Bauch zu legen.

Da wir nicht genug darüber wissen, was dem Mann durch den Kopf geht, müssen wir zum Schluß raten: Weshalb dieser spätabendliche Heißhunger? Ist er wirklich hungrig? Dann sollte er überprüfen wie er am Tage ißt. Eine ausgeglichene Ernährung sollte ihn um 23.00 Uhr abends nicht hungrig machen. Und wenn es kein Hunger ist, sondern nur darum geht, etwas Eßbares herunterzuschlingen? Ist es Langeweile? Einfach eine schlechte Angewohnheit? Tiefsitzende Teufel, die an seiner Seele nagen? Vielleicht sind da mehr ein paar Fragen des Lebensstils zu bewältigen, als nur die Sorge über das, was er ißt. Oder der Mann braucht ein Hobby (sprich Sport), um sich vom Essen abzulenken.

SZENARIO 2: Essen als Trost

ALTER: 34 Jahre
GEWICHT: 129 kg
LEBENSSTIL: Angestellter in der Buchhaltung einer großen Werbefirma; verbringt 10 und mehr Stunden pro Tag im Büro. Die vielen Stunden liegen nicht ausschließlich an den hohen Anforderungen seines Jobs. Er verbringt so viel Zeit mit Pausen – in der Kantine, dem Pausenraum, geht aus zum Mittagessen –, daß er die zusätzliche Zeit dazu braucht, um seine Arbeit zu erledigen.
GEWICHTSZIEL: Sein Arzt sagte ihm, daß er mindestens 70 Pfund abnehmen muß, wenn er älter als 50 werden will.
PROBLEM: Der Mann ist wirklich süchtig nach Essen. Er ißt im Auto auf dem Weg zur Arbeit, im Büro am Schreibtisch, im Wohnzimmer zu Hause, im Schlafzimmer am späten Abend. Seit Jahren versucht er, seine Kalorienzahl zu verringern, findet es jedoch extrem schwierig – sogar schwieriger, als mit dem Rauchen aufzuhören (was er letztes Jahr getan hat). Hunger ist nicht das Thema; selbst nach großen Mahlzeiten, ist er eine Stunde später wieder in der Küche.

Es ist ganz offensichtlich, daß der Mann aus den verschiedensten Gründen ißt, und alle haben nichts mit Hunger zu tun, sagt Professor Joanne Curran-Celentano. Er ißt vielleicht, weil er nervös ist, wütend, einsam, müde oder gelangweilt. Oder vielleicht ißt er einfach, weil es zu einer Angewohnheit geworden ist. Lebensmittel und die Angewohnheit zu essen, können wirklich zu einer Art Trost werden.

Das soll nicht heißen, daß der Mann kein physisches Hunger-Problem haben mag; einigen Menschen fehlt der entsprechende „Schalter", der ihnen sagt, daß sie genug haben. Aber im Fall dieses Mannes erscheint das Problem eher psychologischer als physischer Art zu sein. Er muß herausfinden, weshalb er die ganze Zeit ißt. Dr. Curran-Celentano empfiehlt, daß er sich notiert, was er ißt, wann und wo er es tut.

„Sobald er bestimmte Eßmuster erkennt, kann das seinen Appetit verändern", so Dr. Curran-Celentano. Er wird vielleicht feststellen, daß seine Freßsucht das Produkt von Streß oder Einsamkeit ist. Wenn dem so ist, kann er Alternativen entwickeln, um auf diese Gefühle zu reagieren.

Er kann sich ablenken, indem er etwas tut, das „absolut nichts mit Essen zu tun hat", wie Gartenarbeit, meint Dr. Curran-Celentano. Oder er beschäftigt sich – und lenkt seine Gedanken gleichzeitig vom Essen ab – indem er irgend etwas nachgeht, das ihm Spaß macht; sei es einkaufen, am Auto arbeiten oder die Garage aufräumen.

Das Beste was er tun kann ist, sich seinem Verlangen direkt zu stellen. Wenn er sich beim nächsten Mal dabei erwischt, wie er zur Keksdose greift, sollte er innehalten und sich fragen, ob er wirklich Hunger hat und was ihn gerade dazu bewogen hat, essen zu wollen – und wie er das Problem lösen kann.

Er muß auch versuchen zu lernen, in seinen Körper hinein zu hören, um zwischen wirklichem Hunger und reinem Appetit unterscheiden zu lernen, erklärt Nancy Clark.

„Appetit ist einfach der Wunsch zu essen", sagt Clark. „Und es bedeutet nicht immer, daß Ihr Körper die Kalorien braucht."

Aber für diesen Mann wird die Unterscheidung zwischen Hunger und Appetit nicht gerade einfach sein. Er hat an so vielen verschiedenen Orten gegessen, zu den unterschiedlichsten Zeiten, daß die Orte allein bereits Hunger auslösend wirken können, glaubt Curran-Celentano. Die meisten von uns denken an Essen, wenn sie in die Küche gehen. Für ihn dürfte jeder Raum des Hauses eine Küche sein.

Aus diesem Grund muß er sich selbst neu programmieren, indem er sich darauf beschränkt, sein Essen an ganz spezifischen Plätzen einzunehmen. Die Küche sollte der Ort zum Essen sein, nicht das Auto, der Schreibtisch im Büro, die Couch vor dem Fernseher oder der bequeme Sessel im Wohnzimmer oder gar das Bett, während man sich die *Harald Schmidt Show* ansieht.

SZENARIO 3: Unterwegs

ALTER: 28 Jahre
GEWICHT: 82 kg, Tendenz steigend
LEBENSSTIL: Außendienstverkäufer einer großen Telekommunikationsfirma; verbringt die meiste Zeit des Tages mit Umherfahren und Firmenbesuchen. Da er mehr als 350 km pro Tag fährt, verläßt er früh morgens das Haus und kommt erst spät abends zurück, mit wenigen Pausen zwischendurch.
GEWICHTSZIEL: Er muß nur ein paar Kilos los werden, um auf 78 kg kommen – sein Idealgewicht.
PROBLEM: Einen übermäßigen Anteil seiner täglichen Ernährung macht Fastfood aus: Eier, Wurst, Butter, Burger, Pommes, Pizza und anderes. Er weiß, daß sein Herz hierdurch schwer belastet wird, aber in Anbetracht der Zeit, die er auf der Straße verbringt, sieht er keine einfache Alternative.

Ganz klar, dieser Mann muß eine Alternative zum fetthaltigen Fastfood-Einerlei finden. Natürlich verlangt seine Arbeit, daß er viel unterwegs ist, und die Autobahnraststätten sind nicht unbedingt als Hafen gesunder Küche bekannt. Aber es gibt Möglichkeiten, die ihm helfen können, gesündere Nahrungsmittel aufzunehmen, ohne seine ganze Ernährung auf den Kopf zu stellen.

Eine Hauptfrage ist, ob er eigentlich ißt während er fährt oder sich dafür in ein Restaurant setzt. Nehmen wir an, er macht im Laufe der Woche beides.

Lassen Sie uns zuerst das Essen beim Fahren anschauen. (Wir wollen an dieser Stelle keine Anmerkungen zur Sicherheit machen; lassen wir beiseite, ob es falsch oder richtig ist.) Unser Mann könnte seine Ernährung erheblich verbessern, indem er gelegentlich sein Mittag selbst vorbereitet und im Auto in einer Kühlbox aufbewahrt, so der Rat von Professor Margery Lawrence.

Ziel ist es, eine ausgeglichene Auswahl an Lebensmitteln zu finden, die mit einer Hand zu essen sind, ohne daß viel heruntertropft, viel Abfall entsteht oder der Blick von der Straße abgelenkt wird. Die Antwort? Brezeln, Äpfel, Birnen, Pfirsiche, in Scheiben geschnittene Möhren, Sellerie und Gurken. Putenfleisch und Rinderbraten-Sandwiches. Erdnußbutter- und Marmeladen-Sandwiches. Kirschtomaten. Reiseverpflegung. Käsestücken. Die Liste ist so lang wie Ihre Phantasie. Jedes der aufgeführten Produkte wäre eine deutliche Verbesserung gegenüber seiner bisherigen Ernährung. Wenn er das gelegentlich umsetzt, wird dies seinem Bauch und seinem Portemonnaie gut tun.

Lassen Sie uns nun annehmen, der Typ möchte innerhalb von 20-30 Minuten in einem Restaurant gegessen haben und wieder draußen sein. Weshalb muß man sich da auf Fastfood-Restaurants beschränken? Er könnte auch zu einem Speiselokal gehen, sich eine Suppe und einen Salat bestellen. Oder er geht zu einem asiatischen Restaurant und bestellt sich einen großen Teller Nudelsuppe. Oder zu einem Bistro, wo er sich ein Sandwich und ein paar Brezeln holen kann oder ähnliches. Oder auch zu einer Pizzeria wo er sich zwei Stück Pizza und einen hausgemachten Salat holt. Erneut sind die Möglichkeiten endlos – sobald man einmal darüber nachdenkt.

Wenn er trotzdem die Bequemlichkeit einer nationalen Fastfoodkette genießen will, dann sollte er sein Fastfood klug wählen. Wenn er sorgfältig aussucht, kann er auch in einem Fastfood-Restaurant eine Mahlzeit bekommen, die nicht so schlimm für ihn ist, rät Bonnie Liebman. Aber er muß auf sich selbst achtgeben.

Eine andere hervorragende Möglichkeit wäre, Restaurants links liegen zu lassen und zu einem Supermarkt zu fahren. Dort kann unser Mann schnell einen Becher mageren Joghurt kaufen, sich an der Salattheke etwas zusammenstellen, dazu etwas Obst mitnehmen und wenn er will, eine Packung fettarme Kekse, empfiehlt Ernährungsberaterin Pat Harper.

Natürlich sollte er darauf achten, daß er nicht gerade am verhungern ist, wenn er den Supermarkt betritt, sonst wird er am Ende deutlich mehr als ursprünglich beabsichtigt einkaufen. Aber trotzdem wird wahrscheinlich alles, was er dort kauft, besser sein als Fastfood. Es ist unwahrscheinlich, daß der Mann Fastfood gänzlich aufgeben wird (noch ist es in Anbetracht seiner Vorlieben wünschenswert). Er mag es, und wenn er versucht, es gänzlich aufzugeben, wird er sich bald langweilen und über die neue Ernährungsweise frustriert sein und sich vielleicht entschließen, die ganze Sache sein zu lassen. Aber wenn er es zu einem Grundsatz macht, einige Male die Woche gesünder zu essen, dann kann er weiterhin einige seiner Fastfood-Lieblingsspeisen genießen und trotzdem ein paar Pfunde abnehmen.

SZENARIO 4: Die Falle des Fettfreien

ALTER: 60 Jahre
GEWICHT: 82 kg
LEBENSSTIL: Er leitet einen kleinen Buchladen im Einkaufszentrum eines Vorortes und geht in einigen Jahren in Rente. Obgleich er noch nie ernsthafte Gewichts- oder Gesundheitsprobleme hatte, ist er sich selbst gegenüber ehrlich genug, um zu wissen, daß er ein Alter erreicht hat, in dem kleine Dinge einen großen Unterschied machen können. Er will so lange wie möglich so gesund bleiben und zeigt sich motiviert, die dafür erforderlichen Veränderungen vorzunehmen.
GEWICHTSZIEL: Er will 10 bis 15 Pfund abnehmen.
PROBLEM: Er ist seit kurzer Zeit sehr gewissenhaft geworden, sich fettarm zu ernähren. Er liest intensiv die Verpackungen und kocht mit fettarmen Zutaten. Aber ungeachtet seiner Bemühungen, nimmt er zu.

Dieser Mann ist in vielerlei Hinsicht repräsentativ für den Zustand, in dem sich die Bäuche vieler Amerikaner befinden. Er ist sich bewußt, daß er den Fettanteil in seiner Ernährung verringern muß und unternimmt ernsthafte Anstrengungen in dieser Hinsicht. Er geht jedoch von der fatalen Annahme aus, daß er so ziemlich alles essen kann was er will, da es sich um fettarme oder fettfreie Lebensmittel handelt. Wenn er also eine Tüte gebackene Tortilla-Chips verspeist, denkt er sich, „das wäre okay, da sie fettfrei sind".

Das Problem ist natürlich, daß er weiterhin mehr Kalorien aufnimmt als er verbrennt und jene Kalorien haben keinen anderen Platz als den Bauch zum Ablagern, meint John B. Allred, Professor an der Ohio State Universität in Columbus und Mitautor des Buches *Taking the Fear Out of Eating: A Nutritionists' Guide to Sensible Food Choices*. Mit anderen Worten, er kann alles Fett vermeiden, das er will, aber die Kalorien zählen weiterhin.

Da er sich bereits angewöhnt an, Verpackungen zu lesen, muß er sie nun nur noch etwas genauer lesen. Es reicht nicht, einfach darauf zu sehen, wieviel Fett pro Portion enthalten ist. „Die wichtigste Zahl auf Lebensmittelverpackungen ist die Portionsgröße", rät Dr. Allred.

Vor allem bei Snacks ist die offizielle Portionsgröße – sagen wir, zwei Kekse oder ein kleiner Kuchen – oft unrealistisch klein. Das heißt, daß die Leute oft viel mehr essen als auf der Verpackung empfohlen wird. Wenn dieser Mann mehrere Portionen seines fettarmen Produktes ißt, dann zieht er kaum Nutzen daraus, da er weiterhin zuviel Kalorien aufnimmt.

Aus diesem Grund ist die zweitwichtigste Zahl auf der Verpackung die Kalorienangabe. Das Lebensmittel mag fettarm sein und trotzdem genauso viel Kalorien haben wie der fetthaltigere Verwandte, da viele Lebensmittelhersteller ihren fettarmen Waren zusätzlich Zucker beimengen, damit sie besser schmecken.

Das Problem ist, daß sie trotzdem nicht den Appetit stillen, wie es fetthaltige Sachen tun.

„Reden Sie mit jemanden, der gerade ein oder zwei Snacks zu sich nimmt", empfiehlt Melinda Hemmelgarn. „Höchstwahrscheinlich werden Sie vier oder fünf dieser Sachen probieren oder selbst eine halbe Schachtel. Wenn Sie nur eins oder zwei essen würden, würden Sie einige Gramm Fett sparen, aber die meisten betrachten das nicht aus dieser Perspektive. Für sie bedeutet der Faktor, daß sie fettfrei sind, daß sie essen können, soviel sie mögen."

Wenn dieser Mann es ernst damit meint, in Form und gesund bleiben zu wollen, dann muß er mehr tun als darauf zu achten, wieviele Snacks er ißt. Er muß auch mehr Obst und Gemüse essen und weniger Snacks.

„Ein leichter Weg, Kalorien abzubauen", so Hemmelgarn, „besteht darin, nährstoffarme, kalorienreiche Lebensmittel durch andere zu ersetzen – hauptsächlich durch Obst und Gemüse. Mehr gute Sachen zu essen wird einen Überfluß an Vitaminen und Mineralien sowie anderen gesunden Bestandteilen bringen. Und gleichzeitig werden sie ihm ein Gefühl von Sättigung geben, so daß er fast auf natürliche Weise weniger Snacks ißt.

SZENARIO 5: Der „starke" Geschmack

ALTER: 42 Jahre
GEWICHT: 75 kg, mit steigender Tendenz
LEBENSSTIL: KfZ-Mechaniker und jüngst geschiedener Vater von zwei Kindern. Der Mann ist einer von der nicht zu beirrenden Sorte, der sich nur wohl fühlt, wenn alles ordnungsgemäß ausgeführt wird, zur richtigen Zeit und am wichtigsten, „so wie es schon immer gemacht wurde". Diese Einstellung hat ihm geholfen, ein ausgezeichneter Mechaniker zu werden, aber er neigt auch dazu, in seinem Denken etwas starr zu sein.
GEWICHTSZIEL: Er ist ein kleiner Mann und muß um die 10 Pfund abnehmen.
PROBLEM: Es ist nicht überraschend, daß der Mann ziemlich starrsinnig darin ist, was er essen will und was nicht. Seine Antwort auf den Vorschlag zu neuen Produkten bzw. neuen Speisen – „Ich weiß, was ich mag, und das mag ich nicht." – kam so automatisch, daß man meint, es wäre sein Grundmotto. Leider ißt er so ziemlich dasselbe, was er bereits als Kind gegessen hat. Er mag zünftiges Essen, mit viel Fleisch und Kartoffeln. Außerdem hat er einen „süßen Zahn". Er kommt kaum durch den Tag, ohne irgend etwas aus der Keks-Kuchen-Eiskrem-Riegel-Gruppe zu essen.

Dieser Mann muß seinen Kopf und seinen Geschmack für die herrliche Welt der Lebensmittel öffnen, die er verpaßt. Er tut nicht nur seinem Bauch und seiner Gesundheit keinen Gefallen, wenn er vorrangig von Kartoffeln, Fleisch und Erbspüree lebt, sondern er enthält seinem Geschmack auch des Lebens reiche Vielfalt vor, sagt Ernährungsspezialistin Pat Harper.

Er sollte zuerst alles versuchen, das er irgendwann probiert und nicht gemocht hat, empfiehlt Harper. Immerhin war er erst 5 Jahre, als er zum letzten Mal Rosenkohl probierte und ablehnte. Es ist also höchste Zeit, daß er ihn erneut probiert. Er mag vielleicht entdecken, daß es ihm – sobald er den Schock überstanden hat, etwas Grünes auf seinem Teller zu sehen – wirklich schmeckt.

Es ist nicht ungewöhnlich für Erwachsene, daß sie Speisen mögen, die sie als Kinder verschmähten. Eine Theorie sagt hierzu, daß Erwachsene weniger Geschmacksnerven haben als Kinder. Er findet vielleicht heraus, daß der starke Geschmack, den er einst haßte, ihn heute eher anzieht als abstößt.

Er sollte sich auch, so fügt Harper hinzu, etwas abenteuerlich zeigen und Dinge probieren, die er noch nie zuvor versucht hat. Er entdeckt dabei vielleicht ein paar Sachen, bei denen er sich fragen wird: „Wo sind sie mein ganzes Leben lang gewesen?"

Vor allem aber müssen die Lebensmittel, mit denen der Mann versuchen soll, Freundschaft zu schließen, aus dem Reich der Pflanzen stammen. Die Verbindung zwischen Bauchfett und Fleischverzehr oder Gemüseverzehr sind recht leicht zu benennen, sagt Henry Kahn. Je mehr Fleisch Sie essen, um so wahrscheinlicher ist es, daß Sie einen Bauch entwickeln. Je mehr Gemüse Sie essen, um so eher verlieren Sie einen solchen.

„Ich würde ihm sagen, daß er Schluß machen sollte mit gesättigten Fettsäuren, vor allem mit tierischen Fetten, und mehr Gemüse essen, zubereitet ohne den Zusatz gesättigter Fettsäuren. Ein einfacher Rat wie ‚Mehr Gemüse, weniger Fleisch' tut es bereits."

Die andere Sache, die der Mann in den Griff bekommen muß, ist sein „süßer Zahn". Er muß Süßigkeiten nicht ganz aufgeben, aber weniger essen, so Professor Margery Lawrence.

Er sollte zum Beispiel entscheiden, was ihm wichtiger ist – der Schokoriegel am Nachmittag oder der Eiskrem-Nachtisch am Abend – und sich für eines der beiden entscheiden, aber nicht beides an einem Tag essen. Er kann auch versuchen, so Dr. Lawrence, eines von beiden durch ein Stück Obst zu ersetzen. Oder er nimmt eine kleinere Schale Eiskrem und fügt ein Stück Obst hinzu.

SZENARIO 6: Ins Extreme gehen

ALTER: 39 Jahre
GEWICHT: 101 kg
LEBENSSTIL: Als Maurer und Vermesser tätig, arbeitet dieser Mann mit unglaublicher Präzision, mißt Neigungen und Winkel millimetergenau. Die Aufmerksamkeit, die er in seinem Job erbringt, zeigt sich auch in seinem Privatleben. Er mag keine ungefähren Sachen und will immer genau wissen, wo es langgeht.
GEWICHTSZIEL: Muß ca. 25 Pfund abnehmen
PROBLEM: Der Mann ist mit sich selbst im Krieg. In den letzten 15 Jahren hat er oft versucht abzunehmen. Und weil er nie etwas halb tut, hat er seine Diäten auch immer klug geplant. Einmal versuchte er abzunehmen, indem er sich einer sehr strengen Diät mit Kohlsuppe, grünen Salatblättern und Eiswasser unterzog. Ein anderes Mal entschied er sich, eine Mahlzeit – das Abendessen – wegzulassen. Überflüssig zu sagen, daß die Diäten nicht lange dauerten. Ungefähr nach einer Woche hatte er um die 10 Pfund verloren, aber auch seine Geduld. Es dauerte nicht lange, bis er frustriert aufgab und schnell zum alten Gewicht zurückkehrte – oder schlimmer – sogar schwerer wurde.

Sein Ansatz zum Abnehmen konnte nur erfolglos enden, sagt Colleen Pierre, Ernährungsberaterin in Baltimore. Niemand bleibt bei einer Diät, die er haßt, und er tut auch seinem Körper keinen Gefallen, wenn er diese ruckartigen Veränderungen vornimmt.

Tatsache ist, daß diese Diäten, auch recht vernünftige Diäten, nicht funktionieren.

„Wenn ein Mann auf Diät ist," sagt Pierre, „dann frage ich ihn, ob er schon einmal zuvor auf Diät gewesen ist. Und er wird mir sagen: ‚Oh, ich hab da eine Diät mitgemacht, und die lief ganz gut.' Offensichtlich jedoch nicht, sonst hätte er abgenommen und sein neues Gewicht gehalten."

Das Problem mit Diäten ist, daß sie laut Definition kurzzeitige Pläne sind. Sie machen Diät, Sie nehmen ab und dann hören Sie mit der Diät auf. Und was passiert? Sie nehmen die verlorenen Pfunde wieder zu. Also machen Sie wieder eine Diät. Und wieder.

Der einzige Weg, daß der Mann sein Gewicht abbaut und dabei bleibt, besteht darin, daß er einen realistischen Plan entwickelt, einen mit dem er leben kann, Tag für Tag, ohne das Gefühl zu haben, sich etwas zu versagen. Er muß nicht kompliziert sein. Der wirkungsvollste Plan ist zugleich der einfachste: Er sollte eine Vielzahl an Nahrungsmitteln essen, auf der Grundlage der staatlichen Nahrungsmittelrichtlinienpyramide, d.h. viel Getreide, Hülsenfrüchte, Obst und Gemüse, dazu viel weniger Fleisch und Vollmilch, Käse und andere Milchprodukte. (Für weitere Informationen siehe Ernährungsgrundlagen, Seite 42.)

Da die meisten Männer ungern Kalorien zählen, wäre er gut beraten, zumindest ein Ernährungsbuch zu führen, in das er für ein paar Tage alles notiert, was er ißt und trinkt, sagt Pierre.

„Ich kann in sein Buch schauen und sehen, daß er jeden Nachmittag eine Cola trinkt und dazu einen Riegel nascht. Ich könnte sagen, „Angenommen, Sie können den Rest Ihres Lebens jeden Nachmittag eine Cola trinken und den Riegel dazu essen. Meinen Sie, daß Sie damit leben können?" Sobald der Mann zustimmt, daß die tägliche Cola und der Riegel ihm genügt, sollte er anfangen, sich umzusehen, welche anderen Veränderungen er vornehmen muß, um seine Diät anzupassen.

Zum Beispiel sagt Pierre, daß sie ihm 200 freie Kalorien geben würde. Die könnte er jeweils für das ausgeben, was er mag: Cola, Brezeln, Riegel usw. Natürlich kommt man mit 200 Kalorien nicht weit, also könnte er sie auch über ein paar Tage aufsparen, um dann etwas wirklich Gutes zu genießen – ein großes Stück Kuchen, zum Beispiel. „Die Idee, die sich dahinter verbirgt ist, daß er sich nicht betrügen muß", meint sie. „Normales Essen umfaßt auch einige dieser Dinge – aber sie sind etwas Besonderes und keine Hauptnahrungsmittel bei der Diät. Er muß erkennen, daß die wahren Hauptnahrungsmittel Obst und Gemüse, Brot und Müsli sind, ein wenig Fleisch und ein klein wenig Milchprodukte."

Sich selbst gelegentlich Süßigkeiten zu gestatten, funktioniert besser als strikte Diäten, empfiehlt Pierre, weil es die Sachen aus der Verboten-Kategorie holt – was immer die größte Versuchung darstellt – und sie zu einem normalen Teil der Woche macht.

SZENARIO 7: Gewohnheiten verändern

ALTER: 55 Jahre
GEWICHT: 95 kg
LEBENSSTIL: Seit 30 Jahren ist er Hochschullehrer und ein Verfechter in der Anwendung von Systemen – von der Sitzordnung bis zum Lehrplan – damit alles glatt läuft. Auch beim Rest seines Lebens ist alles mehr als nur ein wenig vorab festgelegt. Er hat festgestellt, daß Unsicherheit zu Chaos führt, und in seiner Lehrerkarriere gelernt, das um jeden Preis zu vermeiden.
GEWICHTSZIEL: Er muß auf 82 kg reduzieren.
PROBLEM: Der Mann wurde von seinem Arzt gewarnt, da er ernsthaft übergewichtig und sein Cholesterinspiegel deutlich zu hoch ist. Er weiß, daß er den Fettanteil in seiner Ernährung reduzieren muß, aber er ist ein Musterbeispiel an schlechten Gewohnheiten, die es zu ändern gilt. Es muß nicht gesagt werden, daß diese Angewohnheiten einen ordentlichen Bauch ausgebildet haben.

Ganz offensichtlich muß dieser Mann bei seiner Ernährung einige radikale Veränderungen vornehmen, aber es fällt ihm schwer, damit anzufangen. Er muß zahlreiche Dinge, die er bisher für völlig normal hielt, ändern, wie z. B. sich einen Doppelburger mit Pommes zu nehmen, wann immer ihn der Appetit darauf überkam. Und nichts ist schwerer, als tiefsitzende Angewohnheiten abzulegen.

Doch zuvor muß er den ersten Schritt tun. „Zuerst einmal muß er untersuchen, was er gegenwärtig ißt", so Keith-Thomas Ayoob, Professor für Pädiatrie am Albert Einstein Medizin College der Yeshiva Universität New York City. „Eine Möglichkeit, dies zu tun ist, drei Tage lang so detailliert wie möglich zu verfolgen, was er ißt. Er sollte nicht einfach nur sagen können, er aß Hühnchen. War es gebraten? War es Hühnchenbrust oder Schenkel? Er wird merken, daß man auf diese Weise viele Informationen erhält, die ihm plötzlich einfallen werden. ‚Oh, ich habe den Kuchen vergessen, den ich um 11.00 Uhr aß oder die Limonade am Ende des Tages.‘ "

Sobald er genau weiß, was so täglich in seinem Mund verschwindet, muß er sich überlegen, welche der Sachen er weglassen könnte. „Ich würde ihm nicht raten, alle Sachen aufzugeben, die er mag.", empfiehlt Dr. Ayoob. „Wir würden besprechen, wie man sie anders einbaut, weniger oft oder in kleineren Portionen. Ich würde ihn nicht nach Hause schicken mit der Aussicht ‚Oh, jetzt muß ich auf Diät bei Brot und Wasser.‘ "

Die dritte Sache, die er tun müßte, so Dr. Ayoob, wäre, sich ernsthaft den Umfang seiner sportlichen Aktivitäten anzusehen. „Wir lassen das oft aus, wenn wir über Diät sprechen, aber es ist nahezu unmöglich, erfolgreich abzunehmen, ohne körperliche Aktivitäten einzubeziehen. Man muß nicht Marathon laufen, aber er sollte sich ansehen, was er z. Z. macht und wo er etwas ändern könnte."

„Ich werde Ihnen ein Beispiel dafür geben, was tatsächlich einmal mit einem Patienten von mir geschah. Ich sagte ihm, daß er ab heute bis zur kommenden Woche einmal täglich um das Haus laufen sollte. Der Mann wollte nicht, und ich sagte: ‚Schauen Sie, Sie sind hierher gekommen. Ich weiß, Sie können das.‘ In der Woche darauf sagte ich: ‚Laufen Sie zweimal um das Haus.‘ Innerhalb von sechs Wochen lief der Mann seinen Kilometer pro Tag und nach einiger Zeit zwei Kilometer."

Wenn man langsam beginnt, aber beharrlich dran bleibt, kann man in kurzer Zeit einen großen Fortschritt erzielen. „Wenn jemand einen Liegestütz pro Tag macht und mit jeder neuen Woche einen dazu nimmt, dann ist er in sechs Wochen bei 26 Liegestützen pro Tag. Ich denke, wir sollten etwas geduldiger sein mit unseren Erwartungen zur Schnelligkeit der Veränderungen."

Körperliche Betätigung wird dem Mann helfen, einige Pfund zu verlieren, da er aufgrund seines Cholesterinspiegels ein paar grundlegende Veränderungen in der Ernährung vornehmen muß. „Die meisten Früchte und Gemüsearten stecken voller Vitamine, Mineralien und Phytochemikalien, und Wissenschaftler haben enge Verbindungen zwischen Phytochemikalien und dem Schutz vor Krebs, Herzerkrankungen und Diabetes festgestellt.

„Wenn er täglich soviel Obst und Gemüse wie möglich ißt, würde das nicht nur seine Gesamtkalorienaufnahme senken, sondern zu einem großen Teil auch seine Gesundheit verbessern", meint Dr. Ayoob.

Noch einmal sei gesagt, daß Veränderungen allmählich vorgenommen werden sollten. Er könnte damit beginnen, sich einen kleinen Vorrat an Obst anzulegen, sagen wir Äpfel. Jeden Tag sollte er einen oder zwei essen, sich zum Beispiel einen nehmen, wenn er dabei ist, das Haus zu verlassen, oder als Nachspeise.

„Er wird einige Wochen brauchen, um sich anzupassen", denkt Dr. Ayoob. „Aber wir reden über einen langfristigen Ansatz. Man nimmt nicht schnell an Gewicht zu, und folglich wird man es auch nicht schnell wieder los. Das ist im Grunde auch okay, da wir festgestellt haben, daß allmähliche Veränderungen auch eher bleibende Veränderungen sind."

Teil III

Der schlanke Lebensstil

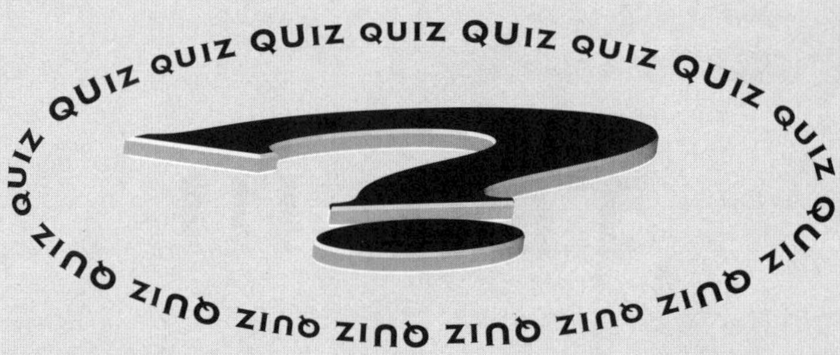

Fördert mein Lebensstil das Schlanksein?

Abnehmen hat, wie Sie wissen, weniger mit einer bestimmten Diät oder einem Fitneßplan zu tun, als mit unserem täglichen Lebensrhythmus. Es sind die kleinen Entscheidungen – sich einen Pfannkuchen zu kaufen, statt drei, oder gelegentlich zu laufen anstatt mit dem Auto zu fahren – die bestimmen, ob wir schlank sind oder dick.

1. Wenn ich zum Einkaufszentrum fahre:
a. parke ich jeweils dort, wo ich einen Parkplatz finde.
b. fahre ich solange umher, bis ich den perfekten Parkplatz, d. h. in der Nähe der Eingangstür, gefunden habe.
c. parke ich illegal auf dem Behindertenparkplatz.
d. Ich erledige meine Einkäufe per Internet und muß so nicht aus dem Haus.

2. In der Kaffeepause:
a. hole ich mir einen Käsekuchen.
b. esse ich einen Apfel.
c. spaziere ich ums Gebäude.
d. nehme ich mir einen Apfel und unternehme einen Spaziergang ums Gebäude.

3. Zum Mittagessen:
a. gehe ich los, mir einen Imbiß zu holen.
b. stelle ich mir in der Kantine einen großen Salat zusammen und genieße ihn.
c. jogge ich oder fahre zum Fitneßzentrum.
d. esse ich am Arbeitsplatz, damit ich nebenbei etwas Arbeit erledigen kann.

4. Ich verbringe gewöhnlich meine Abende damit:
a. fernzusehen bis ich einschlafe.
b. ein oder zwei Stunden fernzusehen, manchmal auch drei.
c. Ich schaue mir die Nachrichten an, schalte den Fernseher dann aus und erledige den Haushalt.
d. Ich beobachte den Sonnenuntergang, während ich mit dem Hund einen schönen langen Spaziergang mache.

5. Ich treibe etwas Sport
a. mindestens eine halbe Stunde pro Tag.
b. mindestens dreimal pro Woche.
c. hin und wieder.
d. Ich habe keine Zeit für Sport.

6. Sport:
a. treibe ich, wenn ich es in meinen Zeitplan integrieren kann.
b. wird oft von anderen Sachen verdrängt, die meine Zeit beanspruchen.
c. ist etwas, das ich in meinen Tagesablauf einplane, und an den halte ich mich strikt.
d. wird manchmal von etwas anderem verdrängt, aber wenn dem so ist, dann versuche ich trotzdem, etwas Zeit dafür zu finden.

7. Wenn ich in den Fitneßklub gehe:
a. fühle ich mich neben all den Muskelprotzen wie ein Zwerg.
b. fühle ich mich gut, obgleich es tausend andere Orte gibt, an denen ich lieber wäre.
c. fühle ich mich gut, weil ich hergekommen bin, aber noch besser, wenn ich fertig bin.
d. fühle ich mich gut, weil ich mich jedesmal, wenn ich herkomme, ein bißchen mehr und stärker belaste.

8. An den Tagen, an denen ich mich einfach nicht für Sport motivieren kann:
   a. lasse ich es einfach sein.
   b. versuche ich einfach daran zu denken, wie gut ich mich fühlen werde, wenn ich es geschafft habe und fange an.
   c. versuche ich mich anderweitig sportlich zu betätigen, mache z.B. einen Spaziergang.
   d. verwöhne ich mich mit einer Portion Eiskrem mit Sahne.

9. Mein Ziel ist:
   a. meinen Bauch los zu werden.
   b. länger zu leben.
   c. gesünder zu sein.
   d. mehrmals pro Woche Sport zu treiben.

10. Es ist ein fauler Samstagnachmittag. Die Kinder sind bei ihren Freunden, die Frau beim Einkaufen und ich:
   a. hänge im Freizeitanzug vor dem Fernseher, schaue Fußball und esse ein paar Würstchen oder Chips mit scharfer Barbecue-Soße.
   b. arbeite im Garten.
   c. spiele Basketball im Park.
   d. fahre den Parkplatz des Einkaufszentrums ab, um einen idealen Parkplatz zu finden.

ANTWORTEN

Man muß kein Genie sein, um zu wissen, welche Antworten von Ihnen erwartet werden. Aber es lohnt, sich kurz die Zeit zu nehmen und sich anzusehen, wie all diese Aspekte – die nur einen Auszug an Veränderungsmöglichkeiten im täglichen Leben darstellen – erheblich zu unserer Fitneß beitragen können.

1. (a) Mit Sicherheit verbrennen Sie mehr Kalorien, wenn Sie über den Parkplatz laufen, statt im Auto (oder irgendwoanders) sitzen zu bleiben.

2. (d) Wenn Sie den Käsekuchen gegen einen Apfel eingetauscht haben und diesen bei Ihrem Gang um das Gebäude essen, können Sie noch ein paar zusätzliche Kalorien verbrennen und tun sich, sowohl mit Blick auf die Kalorienaufnahme wie -abgabe, einen guten Dienst.

3. (c) Am besten ist es, wenn Sie zum Mittag Zeit hätten, sowohl etwas zu essen, als auch Sport zu treiben. Sie werden wahrscheinlich keine Zeit für ein volles Training haben, aber Sie werden gesünder sein, wenn Sie einen Spaziergang machen und einen Salat zu sich nehmen.

4. (d) Der Schlüssel zum Abnehmen ist ganz einfach: je mehr Bewegung, desto besser. Mit dem Hund spazierengehen ist für Sie und den Hund besser, als im Fernsehen irgendein Filmfestival zu verfolgen.

5. (a) Fitneßbefürworter sind sich einig, daß jeder mindestens eine halbe Stunde pro Tag einer gewissen sportlichen Betätigung nachgehen sollte. Nichts einfacher als das.

6. (d) Es ist sicherlich nicht schlecht, wenn wir uns einen Trainingsplan erarbeiten und befolgen. Aber das Leben ist oft anders, und aus diesem Grund müssen Sie sich flexibel zeigen.

7. Wenn Sie mit (c) geantwortet haben, also Sport als etwas betrachten, bei dem Sie sich hinterher gut fühlen, dann sind Sie bereits auf dem richtigen Weg. Jede Motivation, die Sie bei der Stange hält, ist gut. Was Sie allerdings erreichen wollen, ist (d). Sobald Sport eine Belohnung wird, betreiben Sie ihn, weil Sie sich darauf freuen und weil Sie beim Sporttreiben Spaß haben. Er ist ein fester Bestandteil Ihres Lebens und Sie haben gute Chancen, daß es dabei bleibt.

8. (b) Ganz gleich, wie regelmäßig Sie Sport treiben, es gibt Tage, da fühlt man sich überhaupt nicht danach. Die beste Methode, darüber hinweg zu kommen, ist, sich daran zu erinnern, was für ein Gefühl es ist, wenn man sich überwunden hat.

9. Das ist eine Trickfrage, weil alle Antworten erstrebenswerte Ziele sind. Die beste Antwort ist natürlich (d), weil sie genau sagt, was man will. Sie versprechen sich nicht das Blaue vom Himmel und sind dann entmutigt, wenn Sie das gesetzte Ziel nicht erreichen.

10. Entschuldigung; eine weitere Trickfrage. Ja, Basketball spielen ist gut. Aber die Antwort ist (b). Warum? Weil Gartenarbeit oder Garage aufräumen und mit dem Hund spazieren gehen, eine tägliche Aktivität ist, die nicht viel Engagement oder Planung erfordert. Wichtig ist, daß Sie eine körperlich herausfordernde Tätigkeit ausüben, die Sie zudem mögen.

Wie räumt man mit der Vergangenheit auf?

Es heisst, Sie gegen sich selbst

Ziehen Sie das Hemd aus und betrachten Sie sich im Spiegel. Sehen Sie den Ring dort um Ihre Hüfte? Das ist Vergangenheit. Das gehört zu jenen Tagen, an denen Sie Fettburger mit Pommes verschlungen haben und den ganzen Abend auf der Couch lagen wie ein Walroß am Strand. Kurzum, der Bauch eines Mannes ist das Produkt seines Lebensstils, welcher bei den meisten von uns für all jene Jahre steht, in denen wir uns fett und faul zeigten.

Es muß nicht gesagt werden, daß wir beim Ablegen der Vergangenheit einige unserer schlechten Angewohnheiten verabschieden müssen. Im Grunde heißt das, daß wir uns neu definieren, alte Gewohnheiten durch neue, gute ersetzen, um ein neues, schlankes, lebendiges Ich zu schaffen.

Es klingt, als ob das ein bißchen zuviel verlangt ist und das wäre es auch, wenn Sie versuchen sollten, sich über Nacht zu wandeln. Wenn Sie jedoch allmähliche Veränderungen in Ihren Eßgewohnheiten vollziehen und auch Ihre sportliche Betätigung langsam steigern, dann werden Sie sich wandeln – nicht sofort aber sicher. Denn was Sie dabei tun, ist nicht nur die Veränderung einer Angewohnheit, sondern Sie verändern Ihr Leben.

Die schwierige Sache dabei ist, daß man lange genug an den neuen „Gewohnheiten" dran bleiben muß, damit sie zu Angewohnheiten werden. Und wie man das schafft, soll Schwerpunkt dieses Kapitels sein. Laut Rod K. Dishman, Professor und Leiter des Sportpsychologielabors der Sportwissenschaftlichen Fakultät der Universität von Georgia in Atlanta sind „gute Angewohnheiten, einmal ausgebildet, nicht schwieriger zu erhalten als schlechte." (Deshalb nennt man sie ja Gewohnheiten, oder nicht?)

Aber natürlich gibt es Hindernisse auf dem Weg zu jenen guten Angewohnheiten. Wenn Sie z. B., wie die meisten von uns, einmal damit angefangen haben, leichter zu essen und etwas Sport in Ihr Leben zu bringen, werden Sie anfänglich schnell die ersten Ergebnisse feststellen. Sie erreichen jedoch einen Punkt, an dem weitere Ergebnisse ausbleiben, und es erscheint Ihnen, als würden Sie keine Fortschritte machen.

„Spätere Erfolge scheinen sich langsamer einzustellen als jene vom Anfang.", meint Dishman. „Das wirkt frustrierend, wenn man ständige Verbesserungen erwartet."

Das ist der kritische Punkt, an dem viele entmutigt sind und aufgeben. Über 50 Prozent derjenigen, die neu mit dem Sport beginnen, brechen ihr Programm nach sechs Monaten oder einem 1 Jahr ab.

Auf den nachfolgenden Seiten werden Ihnen einige gute Strategien aufgezeigt, wie man an einem Programm dranbleibt. Die Vergangenheit abzuschütteln ist nicht schwer, man muß es nur schrittweise tun.

Regel Nr. 1: Beginnen Sie keinen Wettstreit!

Stellen Sie sich vor, Sie laufen zum Fitneßzentrum und wollen ein paar Übungen durchtrainieren. Höchstwahrscheinlich werden Sie dort einige hochtrainierte, muskulöse Typen sehen, die mit den Gewichten wie mit Luftballons umgehen. Da kann man sich mitunter klein fühlen.

Es ist nichts falsches dabei, wettbewerbsfähig zu sein, aber Sie werden Ihre Leistung nicht mit der anderer vergleichen wollen, aus dem einfachen Grund, weil Sie dann vielleicht aufgeben würden, wenn Sie spüren, nicht mithalten zu können.

„Es gibt immer jemanden, der besser ist als Sie", weiß Charles T. Kuntzleman. „Sie sind entweder jünger oder geübter oder sie haben mehr Talent, trainieren länger, haben einen besseren Tag, was auch immer."

Offensichtlich ist es so, daß Sie, je mehr Sie sich auf die überlegenen Fähigkeiten anderer konzentrieren, sich am Ende sagen „Was soll das alles?".

Regel Nr. 2: Stehen Sie im Wettbewerb gegen sich selbst!

Auch wenn Sie nicht kontrollieren können, was andere tun; was Sie jedoch tun, liegt in Ihrer Kontrolle, meint Lavon Williams, Professor für Sport und Trainingspsychologie an der Sportfakultät der Universität von Northern Illinois in DeKalb.

Forscher fanden heraus, daß Athleten, die sich jeden Tag mit sich selbst messen und sich auf eine Zunahme ihrer Fähigkeiten in der Bewältigung einer Aufgabe konzentrieren, eher in der Lage sind, Meisterleistungen zu erbringen, stärkeres Interesse behalten und mehr Anstrengungen in eine Verbesserung ihrer Leistungen einbringen.

„Menschen, die Erfolge ins Verhältnis zu bisherigen Leistungen oder sich selbst setzen, scheinen innerlich stärker motiviert zu sein, und das kann zu größeren Anstrengungen führen", so Williams. „Das ist die Ausgangslinie."

Tatsächlich scheinen sich Training und jenes Gefühl von Leistungsfähigkeit gegenseitig zu bestärken. Je leistungsfähiger Sie sich bei einer der Übungen, die Sie machen, fühlen, um so eher trainieren Sie darin und um so leistungsfähiger werden Sie.

Wenn Sie zum Beispiel zu einem Fitneßklub gehen, dann konzentrieren Sie sich nicht auf jene muskulösen Typen, sondern darauf, welches Gewicht Sie in dieser Woche stemmen können im Vergleich zu einem Monat zuvor, und Sie werden Ihren eigenen kraftvollen Motivierer finden.

Wissenschaftler definieren eine Person, die sich über den Erfolg, andere ausgestochen zu haben, motiviert, als „ego-orientiert" und eine Person, die sich an sich selbst mißt als „aufgaben-orientiert". Natürlich ist niemand exakt der eine oder der andere, aber wenn Sie sich darauf konzentrieren, Ihre eigenen Leistungen zu verbessern oder sich einfach auf die Aufgaben konzentrieren, werden Sie sich eher als erfolgreich betrachten.

„Stellen Sie sich vor, wir spielen Basketball", sagt Williams. „Sie gewinnen. Wenn ich stark ego-orientiert wäre und wenig aufgaben-orientiert, dann könnte ich mich erfolglos fühlen. Aber mit einer hohen Aufgabenorientiertheit kann ich ein Spiel verlieren und mich trotzdem gut fühlen. Ich habe verloren, aber trotzdem habe ich besser gespielt als je zuvor. Im Vergleich zu meinen bisherigen Leistungen habe ich gut gespielt, obwohl ich gegen Sie verloren habe."

Suchen Sie sich Mitstreiter

Wenn wir darüber sprechen, was einen Mann bei seinem Trainingsprogramm hält, während ein anderer aufhört, dann kommen wir zu den Dingen, die Ihre Mutter einst inneren Einfallsreichtum nannte. (Wie bei: „Mama, ich langweile mich. Es gibt nichts zum Spielen." Worauf sie antworten würde: „Junge, erzähl mir nicht so etwas. Hast Du keine eigenen Ideen?")

Zweifellos haben einige von uns mehr eigene Ideen als andere, aber das heißt nicht, daß Sie nicht einige externe Anregungen nutzen können, um die eigenen Ideenbatterien mal wieder aufzuladen.

Eine der besten und zeitlich lohnenswertesten Ideen ist der Druck seitens der Kumpel. Nichts motiviert einen Mann so sehr wie die Furcht vor den Kumpels.

„Ich denke da an einen Typ", so Brian Wallace, Professor und Vorsitzender des Bereichs Fitneßsport der Amerikanischen Sportakademie in Daphne, Alabama. „Er war hoch motiviert und überredete seine Kumpel, mit ihm zusammen Sport zu treiben. Er packte die Sache gut an, sie taten sich zusammen, und das ließ sie alle dabei bleiben."

Wenn Sie versuchen, sportlich aktiv zu sein, dann ist es eine gute Idee, Leute zu finden, die mit Ihnen mitziehen, sagt Dr. Wallace. „Wenn Sie nach Hause gehen und weder Freunde noch die Familie betätigen sich aktiv, dann werden auch Sie kaum etwas tun. Andersherum würde es auch Sie beflügeln und anstatt „Nee" zu sagen, werden Sie sagen: „Okay, ich mache mit." Und nach einer Weile werden Sie sich schuldig fühlen, wenn Sie es verpassen.

Regel Nr. 3: Führen Sie Protokoll

Da es ein starker motivierender Faktor werden kann, den eigenen Fortschritt zu verfolgen, raten viele Experten,

Top Maschinen

Obwohl Fitneßklubs viele Vorteile bieten – wie gute Geräte, kompetente Betreuung und kostenlos heißes Wasser –, mag nicht jeder Mann seine Körperform einer Masse anderer Leute präsentieren. Aus diesem Grund ziehen es viele Männer vor, zu Hause zu arbeiten.

Aber bevor Sie viel Geld in teure Ausrüstungen stecken, lohnt es sich, zu überlegen, welcher der Heimtrainer den meisten Nutzen bringt.

Forscher der Medizinischen Hochschule Wisconsin und des Medizinischen Zentrums für Veteranenbetreuung, beide in Milwaukee, haben sechs Heimtrainingsgeräte getestet und mit den Kalorien, die sich auf jedem bei ähnlicher Leistungsstufe verbrennen ließen, verglichen.

Das Laufband kam deutlich auf Platz eins.

Bei mittelhartem Training verbrannten die Testpersonen über 200 Kalorien mehr pro Stunde als bei ähnlicher Anstregung auf dem Fahrrad, das die niedrigste Einstufung erhielt.

Hier nun die vollständige Einstufung der Geräte, angefangen mit dem besten bis hin zum schlechtesten.

- **Laufband**
- **Stepper**
- **Rudermaschine**
- **Airdyne-Maschine**
- **Skilanglaufmaschine**
- **Heimtrainer**

Wenn es uns nur um die Kalorien geht, ist unsere Wahl klar. Aber Sie müssen auch Ihre persönlichen Vorlieben berücksichtigen. Wenn Sie es hassen, auf dem Laufband zu schwitzen, aber dafür gern radeln, dann sind Sie mit einem Heimtrainer besser beraten, weil auch das beste Laufband nicht hilft, wenn es zu einem Staubfänger in der Ecke wird.

ein Tagebuch über die jeweils gelaufenen Kilometer zu führen oder darüber,wieviel Gewichte Sie pro Tag gestemmt haben. Es dient auch dazu, Sie wieder aufzurichten, wenn Sie mal unmotiviert sind. Sie können ein paar Seiten zurückblättern und sehen, was Sie vor einigen Wochen oder Monaten geschafft haben, und werden daran erinnert, was für eine Strecke Sie bereits zurückgelegt haben.

„Die Herausforderung, zu entdecken, wozu Sie fähig sind, ist ein weitaus stärkerer Anreiz, als der Vergleich mit jemand anderem, sagt Dr. Kuntzleman. „Was wirklich zählt, ist das innere Ich."

Nehmen Sie sich jedoch davor in acht, das Tagebuch als Stock für eigene Hiebe zu sehen. Wenn Sie jemand von der überkritischen Sorte sind, dann werden Sie versucht sein, Ihre Leistungen weniger als Sterne zu sehen und werden beginnen, sich selbst zu unterbieten.

„Sehr viel hängt von Ihrer Betrachtungsweise ab", sagt Dr. Williams. „Wenn ich das Gefühl habe, kurz vor der totalen Erschöpfung zu stehen, dann könnte ich zurückblicken und alles als hohen Druck betrachten. Wie zu der Zeit, als ich 10 Kilometer am Tag rannte und dann nicht mehr wollte. Was stimmte nicht mit mir? Wenn Sie sich selbst mit den Informationen bestrafen, dann bringen sie keinen Nutzen. Aber wenn Sie sie als Anreiz sehen, dann wirken sie auch als solche."

Regel Nr. 4: Tun Sie, was Sie mögen!

Es ist erstaunlich, wieviele Männer eine Sportart wählen – sagen wir Laufen – die sie nicht sehr mögen. Sie tun es, weil sie annehmen, daß es gut für sie sei. Das ist bewundernswert solange es funktioniert, aber es stellt sich die Frage, wie lange sie dabei bleiben.

Experten sind sich in einem Punkt einig: Wählen Sie eine Sportart nicht danach, ob sie gut für Sie ist, sondern entscheiden Sie sich für eine, die Ihnen Spaß macht. „Es müssen nicht notwendigerweise ‚Übungen' sein, wie eine bestimmte Anzahl Rumpfbeugen", so Prof. Williams. „Statt dessen können Sie auch ins Freie gehen und das unternehmen, was Ihnen gefällt. Straßen-Basketball ist zum Beispiel eine gute Form von Training. Und wenn es Ihnen besser gefällt, dann würde ich Sie ermutigen, das zu tun anstatt irgend etwas anderes, das Sie weniger begeistert.

Regel Nr. 5: Übertreiben Sie es nicht!

Es ist eine allgemeine Falle. Sie entdecken eine herrliche neue Sportart – sagen wir Golf spielen oder Gewichtheben. Sie sind natürlich enthusiastisch und können kaum erwarten, immer besser darin zu werden und möglichst sofort. Also setzen Sie nach nur zwei Tagen einen fünf-Kilometer-Lauf an oder versuchen, 75 Pfund zu heben, wenn Ihre Grenze bislang bei 50 lag. Oder Sie spielen 18 Löcher, obgleich Sie bereits nach dem 9. Loch erschöpft sind.

Sie wollten fit werden und haben sich statt dessen verletzt. Das heißt, ganz gleich, was Ihre Begeisterung erweckt hat, es scheint keinen Spaß mehr zu machen.

Die einzige Möglichkeit, am Ball zu bleiben, ist, die Intensität der sportlichen Betätigung auf eine Stufe zu beschränken, bei der Sie sich am Ende noch genauso gut fühlen wie am Anfang, rät Dr. Dishman. Oder mit anderen Worten: Wählen Sie eine Intensität, bei der Ihnen das Training eher Spaß macht, als daß Sie froh sind, wenn es vorbei ist.

Wieviel ist zuviel? Empfehlenswert ist, daß Sie ein Tempo anlegen, bei dem Sie eine gewisse Anstrengung spüren, ohne daß es Sie völlig außer Atem bringt, äußert Dr. Dishman. „Der Puls sollte bei 120–150 Schlägen pro Minute liegen. Auf dieser Stufe können die meisten gesunden Menschen sicher Ihre Fitneß und Gesundheit erhöhen und gleichzeitig Verdruß vermeiden.

Regel Nr. 6: Stecken Sie sich keine unerreichbaren Ziele!

Ziele können einen gut motivieren, aber nur, wenn Sie sie auch erreichen. Zu hoch angesetzte Erwartungen garantieren, daß Sie keinen Erfolg haben werden, und nichts nimmt einem Sportprogramm mehr den Wind aus den Segeln, als wenn Sie auf die Nase fallen – bildlich und wörtlich gesehen.

Angenommen, Sie haben sich vorgenommen, in zwei Wochen 20 Pfund abzunehmen. Sie haben im Grunde bereits von Anfang an verloren, weil es nahezu unmöglich ist, daß Sie dieses Ziel erreichen.

Das soll nicht heißen, daß Sie nicht ehrgeizig sein sollen. Wenn Sie sich z. B. vornehmen, 20 Pfund abzunehmen (jedoch ohne die zeitliche Vorgabe), dann haben Sie ein Ziel. Allerdings ist es ratsam, auch eine Reihe kurzfristiger, schrittweise zu erreichender Ziele anzusetzen, die umsetzbar sind und Sie Ihrem Hauptziel näher bringen.

Steuern Sie Ihre Umwelt

Es gibt viele Gründe, weshalb man keinen Sport treibt; angefangen bei „Ich bin zu müde" bis zu „Du erwartest doch nicht wirklich, daß ich bei diesem Wetter Sport treibe, oder?"

Nun, wenn jemand wirklich nicht der Sinn nach Sport steht, läßt er sich auch kaum davon überzeugen. Auf der anderen Seite, wenn Sie im Grunde Lust hätten, etwas zu tun, es sich aber immer wieder selbst ausreden, dann gibt es Möglichkeiten, Sie in die richtige Richtung zu lenken.

„Steuern Sie Ihre Umwelt so, daß es schwierig wird für Sie, sich herauszureden", rät Professor Rod K. Dishman, Professor und Leiter des Sportpsychologielabors der Sportwissenschaftlichen Fakultät der Universität von Georgia in Atlanta.

Zum Beispiel:

- **Stellen oder legen Sie ein paar Übungsgeräte in die Nähe Ihres Bettes, so daß es das Erste ist, was Sie am Morgen sehen.**
- **Behalten Sie ein paar Trainingssachen im Auto oder Büro, damit Sie nicht sagen können: „Habe keine Sachen dabei", wenn sich eine Möglichkeit ergibt.**
- **Fahren Sie auf dem Weg nach Hause nicht am Lieblingsrestaurant vorbei, sondern an Ihrem alten Sportklub, Sportplatz oder ähnliches.**
- **Stellen oder hängen Sie einige Sport-Comicbilder daheim, im Auto, am Kühlschrank oder im Büro auf.**
- **Motivieren Sie sich anzufangen, und belohnen Sie sich, wenn Sie durchgehalten haben.**

Regel Nr. 7: Stecken Sie sich realistische Ziele!

Obgleich langfristige Ziele wie „Ich will länger leben, gesünder leben, oder meinen Bauch wegkriegen" schön und gut sind, so sind nicht sie es, die Sie tagtäglich motivieren. Dafür benötigen Sie kurzfristige Ziele, solange sie handfest sind, realistisch, erreichbar und meßbar.

Sich selbst zu sagen „Ich will in dieser Woche 3 kg abnehmen", ist riskant. Am Ende haben Sie vielleicht kein Pfund verloren und fühlen sich wie ein Versager. Ein besseres Ziel wäre: „Ich werde dreimal pro Woche trainieren." Letzteres ist besser, weil es erreichbar ist, und etwas zu erreichen, ist zugleich Belohnung. Kurzum, es ist besser, sich auf das zu konzentrieren, was Sie leisten können, als auf das, was Ihre Waage Ihnen anzeigen sollte.

Setzen Sie sich mehrere kurzfristige Ziele und belohnen Sie sich, wenn Sie sie erreichen, empfiehlt Kelly Brownell von der Yale Universität. Er empfiehlt zudem, sich mehrere verschiedene Ziele gleichzeitig zu setzen. Das gibt nicht nur eine gewisse Vielfalt, sondern garantiert auch, daß Sie wenigstens einige der Ziele erreichen.

„Jemand mag also sagen, ‚Okay, mein Ziel ist, in dieser Woche dreimal zu trainieren, und ich will 1 Pfund verlieren und mich in dieser Woche auch so richtig gesund ernähren.' Am Ende der Woche fällt die Sache mit dem Abnehmen etwas unbarmherzig aus, und die Waage zeigt keine Veränderung an. Aber sie können sich immer noch freuen und sich sagen, daß sie die anderen Dinge geschafft haben."

Es schadet nicht, sich selbst manchmal Belohnungen in Aussicht zu stellen, wenn man ein Ziel erreicht hat. So können Sie sich sagen, „Wenn ich es schaffe, in dieser Woche dreimal zu trainieren, dann werde ich mir die neue Neil Young-CD kaufen, die kürzlich auf den Markt gekommen ist."

Regel Nr. 8: Lassen Sie sich nicht abbringen!

Seien Sie jedoch vorsichtig, daß Belohnungen nicht zu sehr zu Ihrer Antriebskraft werden. Wissenschaftler nennen es den äußeren Anreiz, was ein kunstvoller Begriff für all diejenigen Gründe ist, die Sie beim Sport (oder bei etwas anderem) beflügeln, ohne daß sie etwas mit den eigentlichen Gründen, weshalb Sie etwas tun sollten, zu tun haben.

„Ein äußerer Anreiz ist es, wenn ich mir sage ‚Ich laufe jetzt das Rennen, weil ich dieses wirklich coole T-Shirt haben will'", sagt Williams. „Also trainieren und laufen Sie nicht der Gesundheit wegen, sondern weil Sie etwas bestimmtes haben wollen. Die Sache mit den äußeren Anreizen ist die, daß, sobald sie vorbei sind, auch die Motivation zum Erreichen des Ziels vorbei ist."

Mit anderen Worten, wenn Sie abnehmen wollen, nur weil ein Klassentreffen bevorsteht, dann wird Ihre Motivation verbraucht sein, sobald das Ereignis vorbei ist.

Auf der anderen Seite können äußere Anreize helfen, einem den Anstoß zu geben, den man braucht, vor allem, wenn Sie Ihr Verhalten ändern wollen. Zum Beispiel kein Cappuchino auf der Veranda, bis Sie nicht Ihre Strecke gelaufen, geradelt oder gegangen sind.

„Eine Freundin von mir wollte anfangen, etwas Sport zu treiben, aber schaffte es nicht. Da entschloß sie sich, jedes Mal, wenn sie Sport treiben würde, 50 Pfennig oder 1 Mark in eine Spardose zu stecken", erzählt Williams. „Es war keine besondere Belohnung, aber es motivierte sie, und sie sammelte genug Geld, um sich etwas zu kaufen. Zuerst dachte ich ‚Oh je, das klingt nicht gut', aber es bot ihr einen Anreiz, der länger hielt und sie später auch ohne Belohnung für den Sport begeisterte."

Regel Nr. 9: Machen Sie Sport zu einem Ziel an sich!

Ultimatives Ziel jedes Sport- oder Übungsplanes ist, jenen Punkt zu erreichen, an dem Sie aus keinem anderen Grund weitermachen, als daß es Ihnen Spaß macht. Obgleich Sie viele gute Motive haben mögen, mit einem Übungsprogramm zu beginnen – besser auszusehen, länger zu leben usw. – hat doch kein Anreiz eine dauerhaftere Macht, als wenn Sie etwas aus Freude machen.

Forscher (und Langzeitsportler) stimmen dem zu: Sobald Sie lange genug trainiert haben, sobald der Sport ein Teil Ihres Tagesablaufs geworden ist, werden Sie sich unwohl fühlen, wenn Sie ihn *nicht* betreiben. Wenn Sie an diesem Punkt angelangt sind, dann sind Sie innerlich motiviert, und es ist ein gewaltiger Schritt, den Sie damit geschafft haben.

Um diese Stufe des „Trainings-Nirvanas" zu erreichen, müssen Sie natürlich Ihren eigenen Weg finden. „Ignorieren Sie Fitneß-Experten, die meinen, daß sie den besseren Plan für jeden haben", rät Dr. Dishman. „Finden Sie die Aktivitäten, Ziele, Anreize und auch die für Sie günstigste Tageszeit selbst heraus."

Belohnungen müssen nicht auf irgendeinen Tag in der Zukunft angesetzt sein. Die Belohnung steckt bereits darin, wie Sie sich mit dem täglichen Training fühlen. „Sie sollen sich durch Ihr Übungsprogramm besser fühlen", sagt Dr. Dishmann, „wenn dem nicht so ist, ändern Sie es, bis Sie sich dadurch besser fühlen.

SCHLANK LEBEN
27 MÜHELOSE WEGE, UM IHREN BAUCH ZU VERKLEINERN

Dieses Buch ist voll von Übungen, die Sie schwitzen lassen.

Und wir wollen Sie nicht auf den Arm nehmen: Wenn Sie wirklich wollen, daß Ihr Bauch der flachste ist, dann führt kein Weg daran vorbei, daß Sie dafür etwas tun.

Auf der anderen Seite gibt es eine Vielzahl von Möglichkeiten, wie man schmerzlos seine füllige Körpermitte reduziert. Diese „mühelosen Anstrengungen" erfordern nur kleine Einschnitte in Ihren Lebensstil. Wir haben Ihnen bereits gezeigt, wie Sie z. B. mehr als 5 Pfund Fett pro Jahr verbrennen können, indem Sie Treppen steigen, anstatt den Aufzug zu nehmen, wenn Sie täglich ins Büro gehen. Das ist es, worüber wir reden: Dinge, die Sie ohnehin tun müssen, die Sie aber von der „schweren" Seite anpacken. Das und ein wenig mehr Aktivität in Ihrem Alltag.

Die auf den folgenden Seiten angegebenen Zahlen gelten für einen Mann von durchschnittlichem Wuchs, ca. 78 kg schwer. Wenn Sie mehr wiegen, werden Sie etwas mehr verbrennen; wenn Sie leichter sind, werden Sie weniger verbrennen. Die Berechnungen basieren auf den Berechnungen zum Kalorienverbrauch von Charles T. Kuntzleman, sowie auf der Grundlage, daß Sie 3500 Kalorien verbrennen müssen, um 1 Pfund abzunehmen.

Hier nun die Anleitung des faulen Mannes, wie man seinen Bauch los wird – es sind mehr als 27 leichte, nahezu schweißlose Methoden, um die Taille zu verschlanken.

1. Holen Sie sich Ihre eigene Zeitung. Guten Morgen. Es ist ein herrlicher Tag. Also warum laufen Sie nicht die Straße ein paar Häuserblöcke hinunter, um sich die Tageszeitung zu holen, anstatt sie sich ins Haus liefern zu lassen? Während dieses 10minütigen Ausflugs hören Sie die Vögel zwitschern, sehen den Tau auf dem Gras und in Abhängigkeit davon, wie schnell Sie laufen, können Sie zwischen 34 (langsamer Spaziergang) und 121 (ein wirklich zügiger Marsch) Kalorien verbrennen. Gleich wie, das wäre kein schlechter Anfang für einen neuen Tag. Selbst wenn Sie langsam laufen, können Sie in einem Jahr 3½ Pfund loswerden, und beim schnellen Laufen sagenhafte 12½ Pfund.

2. Tun Sie etwas für Ihr Frühstück. Sie wollen Rührei zum Frühstück? Oder ein paar Eierkuchen? Nehmen Sie nicht den elektrischen Mixer – schlagen Sie Ihr Frühstück per Hand. Mit jeder Minute verbrennen Sie eine Kalorie. Das mag nicht viel sein, aber auch kleine Schritte zählen. (Natürlich wäre es noch besser, wenn Sie gar nicht schlagen würden und statt dessen ein Müsli, reich an Ballaststoffen, und frisches Obst essen würden.)

3. Fahren Sie mit dem Rad zur Arbeit. Wenn Sie nicht weit von Ihrer Arbeitsstätte entfernt wohnen, dann können Sie viel verbrennen, indem Sie mit dem Fahrrad statt dem Auto fahren. Bei gemächlichen 15 km pro Stunde können Sie in einer halben Stunde 175 Kalorien mehr verbrennen, als wenn Sie mit dem Auto fahren – und das nur auf einer Strecke. Hin und Zurück: 350 Kalorien. Wenn Sie das ein Jahr lang jeden Tag machen, werden Sie 24 Pfund abnehmen.

4. Fahren Sie mit den öffentlichen Verkehrsmitteln. Wenn es nicht sehr praktisch ist (oder unvernünftig aufgrund des Verkehrs), zur Arbeit zu radeln, dann können Sie ein paar Kalorien extra verbrennen, wenn Sie die öffentlichen Verkehrsmittel nutzen. Bei einer halbstündigen Fahrt werden Sie 20 Kalorien mehr verbrennen als der Typ in seinem PKW und weitere 20 Kalorien auf dem Weg nach Hause. Wir reden hier, Feiertage und 2 Wochen Urlaub eingerechnet, von mehr als 2 Pfund pro Jahr.

5. Stehen Sie, setzen Sie sich nicht hin. Auch wenn Sie den ganzen Tag am Schreibtisch sitzen, können Sie versuchen, etwas mehr Bewegung einzubringen. Für Anfänger empfehlenswert: stehen Sie auf, anstatt sich hinzusetzen, wenn Sie mit jemanden telefonieren. Selbst wenn Sie nur 1 Stunde am Tag telefonieren, können Sie, indem Sie stehen, in der 1 Stunde 25 zusätzliche Kalorien verbrennen. Das sind mehr als 1½ Pfund pro Jahr.

6. Lassen Sie den Pfannkuchen weg. Pause – und schon kommt der Kaffee. Aber anstatt 10 Minuten mit Plaudern und dem Genuß eines Pfannkuchens zu verschwenden, sollten Sie einen kurzen Spaziergang ums Gebäude unternehmen; ganz gleich, ob Sie innerhalb des Gebäudes spazieren gehen oder außerhalb. Sie können auch bei gemächlichem Gang in 10 Minuten 58 Kalorien verbrennen. Und wenn Sie beim Gehen essen, sagen wir einen Apfel, können Sie noch weitere 272 Kalorien abziehen. Unternehmen Sie diesen Spaziergang jeden Arbeitstag, und Sie werden in einem Jahr fast 4 Pfund abnehmen. Ersetzen Sie den Pfannkuchen durch einen Apfel, und Sie können weitere 18 Pfund abziehen.

7. Plaudern um abzunehmen. Sagen Sie Ihrem Chef nicht, daß wir Ihnen das gesagt haben, aber Sie können mehr Kalorien verbrennen, wenn Sie sich im Pausenraum unterhalten, statt an Ihrem Schreibtisch zu sitzen, Zeitung zu lesen, zu schreiben oder zu telefonieren. Nicht viel mehr, nur 0,9 Kalorien pro Minute. Aber wenn Sie jemand sind, der stets ein paar Stunden mit Plaudern verbringt, statt mit Arbeit, dann würden Sie demjenigen am Schreibtisch bereits 11 Kalorien voraus liegen. Sicher, Ihre Kollegen werden es nicht so mögen, aber am Ende des Jahres wird Ihr Bauch ca. ¾ Pfund leichter sein als der ihre.

8. Gehen Sie zum Mittag spazieren. Das ist die beste Zeit, zum Fitneßklub zu fahren oder eine andere Art Sport zu treiben. Wenn Sie das regelmäßig tun, werden Sie viel Bauch abbauen. Aber da dieses ein Kapitel über „mühelose" Wege ist, wollen wir hierauf nicht weiter eingehen. Statt dessen sagen wir Ihnen nur, daß Essen (und Geselligkeit) allein nicht Ihre Mittagspause ausmachen sollte. Planen Sie einen weiteren 10-Minuten-Spaziergang ein, und Sie werden in einem Jahr weitere 4 Pfund leichter sein.

9. Raffen Sie sich auf. Sie sind dabei, in jene Nachmittagsmüdigkeit zu verfallen? Sie können den Tag retten, wenn Sie sich wachrütteln. Stehen Sie auf und laufen Sie für ein paar Minuten auf der Stelle. Selbst bei langsamem Tempo würden Sie mehr als 15 Kalorien verbrennen. Machen Sie das einige Male am Tag, und in einem Jahr werden Sie damit mehr als 2 Pfund verbrannt haben. Ihre Kollegen mögen vielleicht komisch gucken, wenn sie Sie neben Ihrem Schreibtisch wie einen Hamster auf einem Laufband rennen sehen. Aber wen stört es? Die bleiben dick, Sie nicht.

10. Machen Sie Yoga. Eine andere Möglichkeit, sich munter zu machen und zugleich einige Kalorien zu verbrennen, ist Yoga. Fünf Minuten lang ein paar Dehnungen, zweimal am Tag, und Sie werden 26 Kalorien mehr verbrennen, als wenn Sie einfach am Schreibtisch säßen. Verlust in einem Jahr? Ca. 1½ Pfund.

11. Parken Sie etwas abseits. Endlich! Die Klingel geht, der Arbeitstag ist vorbei. Aber Sie müssen auf dem Weg nach Hause beim Einkaufsmarkt vorbeischauen. Wenn Sie dort ankommen, parken Sie Ihr Fahrzeug am Ende der Parkreihe. Selbst auf den größten Parkplätzen werden Sie nicht länger als 5 Minuten laufen, dabei jedoch 25–30 Kalorien verbrennen (oder mehr; kommt darauf an, wieviel Sie einkaufen). Das heißt, wenn Sie dreimal pro Woche zum Markt oder Einkaufsmarkt fahren, verbrennen Sie im Jahr mit Leichtigkeit ein weiteres Pfund. Und nicht nur das. Sie werden nie wieder Probleme bei der Parkplatzsuche haben.

12. Kaufen Sie nicht am Drive-In. Wenn Sie Fastfood zum Abendbrot planen, dann gilt das gleiche auch hier: fahren Sie nicht zum Schnellbedienungsfenster. Parken Sie Ihr Fahrzeug, gehen Sie rein, bestellen Sie. Vielleicht werden Sie nur 10 oder 15 Kalorien zusätzlich verbrennen, aber wenn Sie das mehrmals pro Woche machen, dann werden Sie im Laufe des Jahres zumindest einen Doppel-Whopper mit Käse und Pommes verbrennen.

13. Tanken Sie selbst. Wenn Sie die Wahl haben zwischen Tankservice oder Selbstbedienung, dann wählen Sie letzteres. Betanken Sie Ihr Fahrzeug selbst, und wenn Sie schon dabei sind, waschen Sie auch kurz die Windschutzscheibe. Sie werden dabei 2,42 Kalorien pro Minute mehr verbrennen, als wenn Sie einfach im Auto sitzen. Nicht viel bei einem Mal, aber wenn Sie einmal pro Woche 10 Minuten tanken, dann werden Sie ⅓ Pfund im Jahr abnehmen.

14. Radeln Sie beim Fernsehen. Endlich zu Hause; Sie schalten den Fernseher an. Aber anstatt sich hinzusetzen, um zu gucken, setzen Sie sich auf Ihren Heimtrainer und treten in die Pedale – nicht rasen, einfach ein zügiges Tempo, und Sie werden mit jeder Minute 3 Kalorien verbrennen. Nach einer Stunde radeln sind das 180 Kalorien. Tun Sie das jeden Tag, und Sie werden in einem Jahr fast 19 kg runter haben.

15. Werfen Sie ein paar Körbe. Tauschen Sie eine halbe Stunde Fernsehen gegen eine halbe Stunde Basketball in Ihrer Einfahrt. Wir meinen kein Mann-gegen-Mann Match, sondern einfach ein wenig Dribbeln und

Werfen. Sie würden 265 Kalorien mehr verbrennen, als wenn Sie eine Fernsehshow ansehen. Machen Sie das einige Male pro Woche, und Sie werden mehr als 7 Pfund übers Jahr verlieren.

16. Gehen Sie mit dem Hund spazieren. Schaut Ihr Liebling eher wie ein Sofakissen aus? Ein gemütlicher 20-Minuten-Spaziergang mit Ihrem Hund an der Leine kann 68 Kalorien verbrennen. Wenn Sie diese Tour jeden Tag unternehmen, können Sie im Jahr 7 Pfund loswerden, abgesehen davon, daß Ihr Hund beginnt, wie ein richtiger Vertreter seiner Rasse auszusehen.

17. Fahren Sie die Geschütze auf. Es ist Freitagabend, und die Liebe Ihres Lebens möchte mit Ihnen tanzen gehen. Oh je. Aber manchmal muß man für die Liebe Opfer bringen. Wenn Sie es tun, dann richtig. Vergessen Sie Foxtrott, Walzer oder dieses wertlose Wackeln, das jeder beim Rock 'n Roll anbringt. Was Sie wollen, ist Polka. Es ist der ultimative Kalorienverbrennertanz. Sie werden 10 Kalorien pro Minute verbrennen, mehr als zweimal so viel wie bei anderen Tänzen. Wenn Ihr Liebling Sie alle paar Wochen zur Polka auf's Parkett schleift, werden Sie in einem Jahr fast ein Pfund leichter sein. (Zweitbester Tanz nach Polka? Squaredance.)

18. Bleiben Sie oben. Wo wir gerade über die Liebe sprechen, wäre es wert zu erwähnen, daß sie bei den Kalorien verbrennenden Aktivitäten überschätzt wird. Trotzdem haben Sie einen großen Vorteil gegenüber Ihrer Partnerin, wenn Sie in dieser Situation obenauf bleiben. Sie werden zweimal mehr Kalorien verbrennen, wenn Sie oben liegen (5,58), als Ihre Partnerin unten (2,5). Tatsache ist, daß sie beim Einkaufen mehr Kalorien pro Minute verbrennen würde. Verbringen Sie 10 Minuten dabei, zweimal pro Woche, und die Liebesarbeit läßt Sie 1½ Pfund im Jahr abnehmen.

19. Pflegen Sie sich. Es ist Samstagvormittag, und Sie müssen nicht ins Büro. Also weshalb sollte man sich rasieren? Zwei Gründe: Sie sind angenehmer anzusehen, und Sie verbrennen bei der Morgentoilette Kalorien; 3,75 Kalorien pro Minute beim Duschen, Rasieren, Zähneputzen, Haare kämmen und Anziehen. Also all jene Wochenenden, an denen Sie sich pflegen, sind Gelegenheiten, Fett abzubauen. Wenn Sie dabei eine halbe Stunde brauchen, werden Sie im Jahr mehr als 3 zusätzliche Pfund verbrennen.

20. Schieben, nicht fahren. Oben auf der Liste der Hausarbeiten am Samstagvormittag steht Rasen mähen. Ihr Nachbar, der sich nicht die Zeit genommen hat, sich zu pflegen, ist bereits draußen und wackelt auf seinem Rasentraktor. Was machen Sie? Nehmen Sie (a) auch Ihren Traktor und fahren damit über den Rasen; (b) Ihren alten elektrischen Rasenmäher und schubsen ihn umher; oder (c) den altmodischen Handrasenmäher und verbringen den ganzen Tag damit? Natürlich würden Sie die meisten Kalorien mit dem Handmäher verbrauchen, aber lassen Sie uns realistisch sein. Wenn Sie einen Rasen von einer bestimmten Größe haben, wollen Sie nicht Ihr Leben der Pflege des Rasens widmen. Wenn Sie aber einen Rasenmäher schieben, statt darauf zu fahren, werden Sie noch 2,34 Kalorien pro Minute mehr verbrennen als Ihr Nachbar und zum Ende des Sommers ein Pfund leichter sein.

21. Rechen Sie die Blätter. Natürlich, kaum daß die Rasenmäherzeit vorbei ist, gilt es, Blätter zusammenzurechen. Ihr Nachbar ist draußen, dirigiert seinen Hochgeschwindigkeits-Blättersauger und verbrennt dabei etwa soviel Kalorien, als wenn er still stehen würde. Sie aber holen die rostige Harke raus und verbrennen mehr als 4 Kalorien pro Minute. Wenn Sie zufällig viele Bäume um sich haben, dann können Sie leicht an einem halben Dutzend von Herbstwochenenden 3–4 Stunden mit Rechen verbringen. In dem Fall können Sie damit mehr als ein Pfund abnehmen.

22. Schnee schaufeln. Plötzlich ist er da, der Schnee. Ihr Nachbar ist schon wieder mit seinem Schneepflug unterwegs. Sie gehen aber mit 'ner Schaufel ran. Damit verbrennen Sie viel Kalorien. Bei leichtem Schneefall werden Sie mehr als 11 Kalorien pro Minute verbrennen; bei viel Schnee sind es fast 20. Sie können mehr als tausend Kalorien pro Stunde verbrennen, wenn Sie Fußweg und Einfahrt kehren. Drei gute Schneestürme, und Sie werden ein Pfund leichter sein.

Natürlich ist Schneeschaufeln nicht unbedingt als „mühelos“ einzustufen. Aber da Sie es ohnehin erledigen müssen, warum machen Sie es dann nicht so, daß mehr als nur das Stückchen Einfahrt frei wird?

Verletzen Sie sich nur nicht dabei. Nehmen Sie kleine Mengen Schnee, nicht mehr als 8 cm auf einmal und schaufeln Sie langsam, sagt Dr. Kuntzleman. Wenn der Schnee naß und tief ist, nun, dann bezahlen Sie die Nachbarskinder, es für Sie zu tun.

23. Hacken Sie Holz. Wenn Sie mit dem Schneeschaufeln fertig sind, kommen Sie rein und machen es sich vor dem Kamin gemütlich. Richtig? Nur wenn Sie Holz gehackt haben. Mit der Axt in der Hand verbrennen Sie mehr als zweimal so viel Kalorien pro Minute (8,33) wie Ihr Nachbar mit der Motorsäge. Sagen wir, daß Sie den Kamin nur am Wochenende befeuern und jedes Wochenende 20 Minuten damit verbringen, hierfür Holz zu hacken. In den Wintermonaten von Dezember bis Februar können Sie durch das Holzhacken mehr als ein Pfund Fett verbrennen.

24. Legen Sie den Winterspeck ab. Der Frühling setzt dem Schneeschaufeln und Holzhacken ein Ende. Um so besser ist es, daß damit die Angelsaison beginnt. Sie können mehr als nur ein paar Winzlinge fangen. Es kommt aber darauf an, wie Sie angeln. Der Typ, der in hohen Anglerstiefeln stromaufwärts stapft, um sich einige Forellen zu fangen, verbrennt zweimal so viel Kalorien wie der Typ, der im Boot sitzt und seiner Rute zusieht. Wenn Sie beim Angeln waten, dann reichen drei

Stunden, um mehr als eintausend Kalorien zu verbrennen. Verbringen Sie dreimal den Samstagvormittag mit der „Jagd nach dem Regenbogen", und Sie werden fast 1 Pfund abnehmen.

25. Spielen Sie ernsthaft Golf. Wofür sind Sonntage gut? Nicht, daß wir Ihnen empfehlen, Ihren sterblichen Bauch Ihrer unsterblichen Seele vorzuziehen, aber Tatsache ist, daß Sie deutlich mehr Kalorien verbrennen, wenn Sie Golf spielen, als wenn Sie im Gottesdienst sitzen oder knien – genau 6,59 Kalorien mehr pro Minute. Wenn Sie natürlich im Wagen fahren, werden Sie viel weniger verbrennen. Sie tragen Ihre eigenen Schläger. In dem Fall verbrennen Sie mit jedem Loch, das Sie spielen, 70 Kalorien. Die Kehrseite wäre natürlich, daß Sie später einmal in der Hölle schmoren werden, aber das ist dann eine andere Geschichte.

26. Sitzen Sie nicht einfach herum. Gehen Sie schlafen. Hier nun der müheloseste Weg abzunehmen: Schlaf. Sie verbrennen sicherlich nicht viel Kalorien beim Schlafen, aber mehr, als wenn Sie ein Nickerchen machen oder stillsitzen – dreimal so viel. Vielleicht liegt es daran, daß man – wie der Hund, der im Schlaf bellt und umherläuft – viel mehr macht in seinen Träumen als nur sitzen. Wieviel Kalorien verbrennen Sie beim Sitzen? – 0,41 pro Minute. Beim Schlafen? – 1,25 pro Minute.

27. Lesen Sie sich dünn. Natürlich schlägt nahezu jede andere Tätigkeit das Schlafen. Selbst fernsehen, obgleich nicht viel (0,16 Kalorien pro Minute mehr, wenn Sie es genau wissen wollen). Aber wenn es spät ist und Sie nicht schlafen können, und die Wahl haben fernzusehen oder ein Buch zu lesen, dann werden Sie eine Viertel Kalorie mehr pro Minute verbrennen, wenn Sie lesen. Wenn Sie darüber nachdenken, können die sich ganz schön ansammeln. In Deutschland sieht man ca. 3½ Stunden fern pro Tag. Wenn Sie auch dazu gehören und den Fernseher gegen ein Buch eintauschen würden, könnten Sie in einem Jahr – ja, wir wollen es Ihnen sagen – mehr als 5 Pfund leichter sein. Wenn das kein gutes Argument für die literarische Bildung ist.

Mit den Fortschritten und Rückschlägen zurechtkommen

Vor allem mit den Rückschlägen

Sie haben recht. Das ist ein dummer Titel. Wer braucht schon Hilfe, um mit den Fortschritten zurechtzukommen?

Die Rückschläge jedoch – mit denen muß man zurechtkommen.

Es wird Zeiten geben, da sehen Sie einfach keinen Sinn darin, sich die Turnschuhe anzuziehen und allein der Gedanke an einen Fitneßklub reicht, um sich erschöpft zu fühlen. Und es wird Zeiten geben, in denen Sie den alten Gewohnheiten unterliegen und wieder einige Pfund zunehmen, weil Sie das ganze Wochenende nur Junk-Food zu sich genommen haben.

Wie finden Sie nun genügend Kraft, Stehvermögen und Hartnäckigkeit – wie auch immer Sie es nennen wollen – um damit umzugehen?

Die Antwort ist so alt wie Epiktet, jener Philosoph, der vor fast 2000 Jahren die Prinzipien der Gelassenheit zur Diskussion stellte.

„Alles," so sagte er, „hat zwei Seiten – eine, wie etwas ausgeführt werden sollte und die andere, wie nicht."

Sagen wir z.B., daß Sie für ein paar Tage nicht zum Sport gegangen sind, in Fastfood-Restaurants zu Abend gegessen und einige Pfund zugelegt haben. Welchen Einfluß hat das auf Ihren Gesamtfortschritt? Nun, es hängt davon ab, von welcher Seite Sie versuchen, die Sache anzupacken.

Wenn Sie die Seite mit dem Motto „Oh, das bedeutet ich bin ein Versager." wählen, dann werden Sie von dessen Gewicht auch zu Boden gedrückt. Aber wenn Sie die andere Seite wählen, die heißt: „Okay, das war halt ein kleiner Urlaub", dann können Sie die Last nicht nur tragen, sondern Sie können sie auch abschütteln und weitermachen.

Seien Sie real

Obgleich wir kurz vor dem 21. Jahrhundert stehen, sind wir doch kaum weiser geworden als Epiktet.

Daniel Kosich betont die gleichen Prinzipien wie einst der große Stoiker.

Wenn Sie hinfallen, sagt er, dann stehen Sie wieder auf, klopfen sich den Staub ab und machen weiter (Henkel Nr. 2). Bezüglich des Weitermachens, wenn man keine Motivation hierfür verspürt, rät Dr. Kosich, daß man anfängt, realistisch und ehrlich zu sich selbst zu sein.

Erstens: „Den Körperbau eines Leistungssportlers bekommt man nur, wenn man wie ein Leistungssportler trainiert", sagt er. Unabhängig davon, wieviele Werbungen uns suggerieren, daß es einfache, leichte Wege gibt auszusehen wie Menschen, die 2 Stunden pro Tag trainieren, wird der Effekt nicht eintreffen, es sei denn, Sie trainieren 2 Stunden pro Tag.

Zweitens, so sagt er, „Lassen Sie uns ehrlich sein: Sie werden sich nicht immer auf die tägliche Portion Sport freuen. Ich weiß nichts über Sie, aber es gibt Morgen, an denen ich aufwache und einfach nicht Rad fahren mag. Aber ich weiß, wenn ich auf das Rad steige, werde ich

Heilige Fettschaft

Forschungen lassen vermuten, daß eine Heirat Sie dick machen kann, sagt Henry Kahn, Internist und Professor an der Medizinischen Fakultät der Emory Universität, Atlanta. Dr. Kahn war der führende Forscher bei einer Studie, mit der gezeigt wurde, daß frisch verheiratete Männer 3,3 mal eher dazu neigten, größere Ballastmengen anzusammeln als langjährig verheiratete Artgenossen. Nachfolgende Studien haben dieses Ergebnis bestätigt, und es gibt einige Spekulationen zum Wie und Weshalb, aber niemand, so Dr. Kahn, verfügt über feste, belegende Daten.

Vielleicht liegt es daran, daß frisch verheiratete Männer anfangen, regelmäßiger zu essen, da sie nun eine Frau haben, die sie füttert. Oder daß man mit einer sich „gefangenen" Frau dazu neigt, mehr zu essen.

„Es ist möglich, daß sie mit der Hochzeit die Motivation verlieren, sexuell attraktiv sein zu wollen", glaubt Dr. Kahn. „Aber wie gesagt, das ist Spekulation."

Was auch der Grund sein mag, wir wollen damit nicht andeuten, daß Sie ein Single bleiben müssen, um schlank zu sein. Tatsache ist, daß Sie mit Ihrer Partnerin bessere Chancen haben, gemeinsam schlank zu bleiben als einer, der allein auf sich gestellt ist.

Eine Studie, die an der Universität von Indiana in Bloomington durchgeführt wurde, zeigte, daß Paare, die sich zusammentaten, bei der Frage des Dranbleibens an einem Übungsprogramm, eine geringere Ausfallrate aufwiesen (6 Prozent), als Ehemänner oder Ehefrauen, die allein teilnahmen (43 Prozent).

Das heißt nicht, daß Sie und Ihr Partner gemeinsam die Rennstrecke absolvieren müssen, sagt J.P. Wallace, der die Studie leitete und Professor an der Universität von Indiana ist. Es bedeutet nur, daß Sie einander unterstützen und ermutigen.

mich hinterher gut fühlen. Es macht nicht immer Spaß. Sie können nicht erwarten, daß es immer Spaß macht. Wenn Sie das denken, werden Sie schnell aufhören."

Drittens: „Versuchen Sie, sich auf die Sachen danach zu konzentrieren, anstatt sich einzureden, daß Sie sich unbedingt darauf freuen müssen", meint Dr. Kosich. „Es gibt verschiedene Arten von Körperertüchtigung, die überhaupt keinen Spaß machen, aber es ist mir noch nie passiert, daß ich mich hinterher nicht besser gefühlt habe."

Versuchen Sie, Freude dran zu haben

Langeweile sabotiert jeden Trainingsplan; folglich sollten Sie sich bemühen, Ihr Training interessant zu gestalten. Sicher ist, daß Sie dabei bleiben werden, je mehr Spaß es macht.

Und wie schafft man das? Indem Sie Vielfalt ins Programm bringen.

„Ich denke, daß Leute, die über einen langen Zeitraum immer dasselbe tun, sich entweder in einer Art Wettbewerb befinden oder an irgendeinem Punkt gefährdet sind aufzuhören oder sich zu verletzen, glaubt S. Boyd Eaton.

„Es ist viel besser", so Dr. Eaton, „wenn Sie in der Lage sind, Ihre Trainingsaktivitäten zu verändern. Wenn Sie joggen und Rad fahren, schwimmen und aerobes Training machen können, ist das hervorragend. Und wenn Sie Ausdauertraining betreiben, dann sollten Sie Ihr Programm ebenfalls in verschiedene Übungsintervalle aufteilen, wodurch Sie an verschiedenen Muskelpartien arbeiten können oder auch an den gleichen mittels unterschiedlicher Ansätze."

Diese Art unterschiedlicher Ansätze – Gewichtheben plus aerobes Training oder Jogging plus Schwimmen – wird Cross-Training genannt. Wir werden darauf auf Seite 123 zurückkommen. Zum jetzigen Zeitpunkt lassen Sie uns sagen, daß die Kombination verschiedener Trainingsformen eine gute Motivation sein kann. Man dürfte sich kaum langweilen, wenn man im Laufe der Woche drei oder vier (oder mehr) verschiedene Sportarten betreibt. Außerdem werden Ihre Muskeln und Sehnen beim Cross-Training aus verschiedenen Winkeln belastet, und Ihr Körper wird insgesamt gleichmäßiger gefordert.

Der Anstoß hierfür: Sie werden beim Cross-Training mehr Fett verbrennen, als wenn Sie nur eine Sportart betreiben. In einer Studie fand man heraus, daß Männer und Frauen, die ihr halbstündiges Training in zwei gleiche Teile von Krafttraining und Aerobic teilten, zweimal so viel an Gewicht verloren wie jene, die nur aerobe Übungen betrieben.

Behalten Sie das Gesamte im Auge

Betrachten Sie all dies nicht als etwas, das außerhalb Ihres Lebens steht. Erkennen Sie es statt dessen als einen festen Bestandteil Ihres Lebens an, und „betrachten Sie ihn in der gleichen Weise, in der Sie Zähne putzen und duschen", äußert Dr. Kosich.

„Es ist ebenso wichtig wie etwas anderes, weil es ein Bestandteil der Körperpflege ist."

Wenn Sie diese Art positiven Blick auf den gesamten Komplex der Körperpflege anwenden können, dann wird die Gewichtskontrolle ein Teil Ihres Lebensstils sein. „Sie ist ein Teil von vielen", sagt er, „und die Dinge zu tun, von denen wir wissen, daß wir sie brauchen, bilden die Grundlage für ein deutlich gesünderes Leben."

Sich die Zeit für Sport nehmen

Die Zeit wartet auf niemanden

Stellen Sie sich für einen Moment vor, daß Sie zum Arzt müßten und dieser Ihnen eine schlechte Nachricht eröffnen muß: Sie wären nierenkrank. Die gute Nachricht wäre, daß Sie länger leben könnten, wenn Sie dreimal wöchentlich zur Dialyse gingen.

Was würden Sie daraufhin sagen? „Tut mir leid, Herr Doktor, aber ich habe keine Zeit dafür?"

Wie Sie selbst wissen, ist eine der Hauptausreden, weshalb man keinen Sport treibt: „Ich habe einfach nicht genug Zeit dafür", weiß Dr. Kosich.

„Aber", fügt er hinzu, „wenn Ihnen ein Arzt sagt, daß Sie die Dialyse brauchen, dann würde das plötzlich oberste Priorität für Sie erhalten. Und dann ist es auch keine Frage, daß Sie ‚keine Zeit haben, weil noch der Termin ansteht oder andere Verpflichtungen'. Sie gehen hin, weil es für Ihre Gesundheit wichtig ist."

Also warum finden dann die meisten von uns keine Zeit, regelmäßig Sport zu treiben?

Hauptsächlich liegt es daran, so Dr. Kosich, daß wir es nicht als etwas so wichtiges betrachten, wie der Nierenpatient die Dialyse.

„Es ist keine so akute Situation, daß Menschen es perspektivisch sehen und sagen: ‚Das muß für mich Priorität haben; das ist etwas, das so wichtig für mich, meine Gesundheit und langfristig für die Qualität meines Lebens ist, daß ich ihm Priorität geben muß'", erklärt Dr. Kosich.

Sobald Sie erkennen, wie wichtig sportliche Betätigung für ein langes und gesundes Leben ist, werden Sie auch die Zeit dafür finden und Sport zu einem Teil Ihres Tagesablaufs machen.

„Und vielleicht bedeutet es, daß ich nicht zur Besprechung gehe, eine Verpflichtung nicht übernehme, weil mein aktiver Lebensstil höhere Priorität erhält", sagt er. „Das ist eine Art Anpassung, die Menschen bei den von ihnen als wichtig erachteten Dingen vornehmen müssen."

Leider vollziehen die meisten von uns eine solche Anpassung erst, wenn Sie den ersten Herzinfarkt hatten. Dann, so wir ihn überleben, sehen wir es plötzlich ein. Wir erkennen, wenn wir keine Zeit für sportlichen Ausgleich finden, daß dann das Spiel ganz schnell vorbei sein kann.

Unglaubliche Zeitsparer

Soviel Predigt unsererseits. Trotzdem haben Sie weiterhin das Problem, in Ihrem gefüllten Tagesplan Zeit für Sport zu finden.

Doch da gibt es einige sehr praktische Lösungen.

Zu Beginn müssen Sie sich klar werden, daß Sie Zeit haben, wenn Sie es wollen.

„Es ist nur eine Frage dessen, wie ich Zeit verbringen will", meint Harriet Schechter, Mitautorin von *More Time for Sex: The Organizing Guide for Busy Cruples* und Gründerin des Wunderarbeiter Organisationsservice in San Diego, welcher seit 1986 Tausenden von Menschen (und Firmen) geholfen hat, ihr Leben besser zu organisieren. „Sie müssen erkennen, daß Sie eine Wahl haben. Geben Sie diese Wahl nicht aus der Hand, indem Sie sagen ‚Ich habe keine Zeit dafür.' Und Sie wissen, daß das eine Ausrede ist."

Haben Sie Zeit? Ein Quiz

Tatsache ist, daß wir alle Zeit für etwas sportliche Betätigung haben. Und wenn wir sagen, dem ist nicht so, dann betrügen wir uns selbst.

Sie denken nicht so? Nun, zumindest haben Sie die Zeit, an diesem Quiz teilzunehmen. Da Sie so beschäftigt sind, werden wir es kurz machen. Beantworten Sie die eine Frage von James O.Hill, Professor für menschliche Ernährung am Gesundheitszentrum der Universität von Colorado in Denver.

Wenn Sie 5000 DM zusätzlich verdienen könnten, indem Sie jede Woche 5 Stunden zusätzlich arbeiteten, würden Sie das schaffen?

a. Nein, ich habe Ihnen gerade gesagt, daß ich keine Zeit habe!

b. Sind Sie verrückt? Wo muß ich unterschreiben?

Wenn Sie mit (a) geantwortet haben, dann sind Sie entweder einer jener Multimillionäre, die sich nichts dabei denken, 5000 DM für ein Taschentuch auszugeben, oder Sie sind ein Otto-Normalverbraucher.

Wahrscheinlicher ist, daß Sie mit (b) antworten. Das heißt, sagt Dr. Hill, daß Sie Zeit für Sport haben. Sie müssen nur erkennen, daß sich fit halten etwa so wichtig ist wie reich werden.

Hier einige der Vorschläge, Ihre Zeit (und Ihr Leben) unter Kontrolle zu bekommen.

Erstellen Sie ein Zeitbudget

Als Anfänger, sagt Schechter, müssen Sie zuerst herausfinden, wo Sie Ihre Zeit lassen.

Es gibt nur 168 Stunden pro Woche. Wie verbringen Sie die? Schätzen Sie – schriftlich – wieviel Zeit Sie pro Tag für Schlafen, Essen, Arbeiten, Körperpflege, Sport, Fahrt zur Arbeit, Hausarbeit, Besorgungen, Zeit mit Freunden und der Familie verbringen, mit dem Liebesleben und einfach bei verschiedener Unterhaltung (Kino, Fernsehen, Bücher, Zeitschriften und Zeitungen lesen). Also wieviel Zeit vergeuden Sie täglich, indem Sie nach dem Autoschlüssel suchen, dem Portemonnaie oder der Brille oder sich durch die Papierberge auf Ihrem Schreibtisch wühlen?

Nun schauen Sie ernsthaft auf Ihren Bericht. Er mag so einiges aufdecken und gleichzeitig ein paar Sofortlösungen bieten.

Klemmen Sie sich selbst ab

Durchschnittlich sehen die Menschen in Deutschland mehr als 3½ Stunden fern pro Tag. In der Tat, sagt Schechter, liegt dort bei vielen die „vermißte" Zeit.

Und aufgepaßt, das sind 24 Stunden pro Woche! Sie verbringen einen von sieben Tagen nur mit Fernsehen! Und das bedeutet, 53 Tage im Jahr sind Sie vom Fernsehen benommen. Denken Sie darüber nach. Wenn Sie 70 Jahre leben, werden Sie 10 Jahre davon auf dem Planeten mit TV verbracht haben.

Ganz offensichtlich bietet das einen Bereich, in dem man etwas Zeit für Sport finden kann. Streichen Sie einfach eine Stunde fernsehen jeden Tag, und Sie haben in der Woche 7 Stunden Zeit gefunden, um in Form zu kommen.

Beantworten Sie das nicht

Eine andere Sache, die Ihnen viel Zeit Ihres Tages wegnimmt, ist telefonieren. Erfunden, um uns zu dienen, ist es längst unser Gebieter geworden. Seine zufälligen Störungen und Unterbrechungen wirken verheerend auf jeden Zeitplan, und wir können es einfach nicht klingeln lassen.

Unsere Versklavung ist so umfassend, daß selbst das, was einst eine Zuflucht war – das Auto – heute eine rollende Telefonzelle ist. Einige von uns gehen sogar soweit, ein Handy mit sich zu führen, wenn Sie im Wald einen Spaziergang machen.

Diese Art von „Abhängigkeit" führt zu Situationen, in denen Sie die Kontrolle über Ihren Tag verlieren. Wenn Sie sich in der Mittagspause zum Sport abseilen und dann auf dem Weg zum Fitneßklub im Auto einen Anruf entgegennehmen, kann Sie das so lange aufhalten, daß es für das Training zu spät ist.

Wenn Sie also wirklich Kontrolle über Ihr Leben bekommen wollen und die Zeit, die Sie brauchen, um zu tun was Sie wollen, dann sollten Sie Ihre elektronische Mailbox oder den Anrufbeantworter einschalten, sagt Schechter. „Sie müssen nicht jedes Mal antworten, wenn es klingelt."

Statt dessen fragen Sie sich, wer ist hier verantwortlich. Ich oder mein Telefon? „Sie müssen Ihren Blick auf die Dinge ändern" meint Harriet Schechter.

Schechter hat einige weitere Telefontips. Wenn es ein geschäftlicher Anruf ist, machen Sie sich eine kurze Liste mit Punkten, die zu besprechen sind. Wenn die Person, die Sie anruft, gern schwatzt, sagen Sie ihr gleich vorab, wieviel Zeit Sie haben.

Frau Schechter hat eine interessante Methode, damit umzugehen. „Ich benutze eine Zeitschaltuhr. Wenn ich jemanden am Telefon habe, der mehr spricht als ich, dann gehe ich sicher, daß er sie ticken hört. Wenn die Uhr klingelt, gibt es mir die Möglichkeit, Schluß zu machen."

Ein anderer von ihr empfohlener Ansatz verweist auf das Fax-Gerät statt des Telefons, um jemanden schnell eine Nachricht zu schicken. Bei einem Fax braucht man nicht viel Zeit an Tratsch und Nettigkeiten zu verschwenden.

Organisieren Sie Ihren Papierkram

Eine weiterer Zeitschlucker, sagt Schechter, ist der Aufwand, den wir haben, wenn wir Rechnungen, Briefe, Visitenkarten, Notizen, Quittungen und Aufzeichnungen suchen. Die meisten von uns verfügen über kein systematisches Ordnungssystem für ihren Schreibkram, sondern bauen Papierberge auf dem Küchenschrank oder – nach Firmenmanier – stopfen alles in Schubladen.

Und jedes Mal, wenn wir etwas brauchen, verschwenden wir Zeit, den Stapel zu durchsuchen (oder schlimmer: mehrere Stapel).

Um eine Vorstellung davon zu erhalten, wieviel Zeit Sie das kostet, schlägt Schechter die folgende Formel vor: Schätzen Sie, wieviel Zeit Sie damit verbringen, jeden Tag nach Sachen zu suchen, und multiplizieren Sie die Zahl mit Ihrem Stundenlohn (oder was immer Sie für angebracht halten). Dann multiplizieren Sie diese Zahl mit den Tagen des Jahres (365). Wenn Ihr Stundenlohn bei 20 DM liegt, und Sie täglich 10 Minuten damit verbringen, nach Dingen zu suchen, dann verschwenden Sie mehr als 1000 DM pro Jahr.

Die Lösung? Schaffen Sie sich ein „Wiedervorlagesystem" oder eine „Ablage" mit deutlich gekennzeichneten Aktensystemen oder Stapelkästen. Die Kategorien sind Ihnen überlassen, jedoch schlägt Schechter vor, daß man Bereiche wie „zu zahlende Rechnungen", Kataloge, Briefe, Einladungen, „zu Erledigen", „Abzuheften" und „zu Lesen" anlegt.

Wenn dann das Papier ins Haus kommt, sortieren Sie was möglich ist und bearbeiten Sie es gleich. Wenn es eine zu zahlende Rechnung ist, bezahlen Sie sie; wenn das nicht gleich möglich ist, legen Sie sie in den Kasten „zu zahlende Rechnungen". Ebenfalls nutzen sollten Sie ein Fach für „Sonstiges" zum Zwischenlagern von Werbematerial. Allerdings ist die effektivste Art, die Post zu sortieren, neben einem Papierkorb zu stehen, während man sie durchgeht.

Übungs-Snacks

Die Zentren für Krankheitskontrolle und Prävention in Atlanta und das Amerikanische College für Sportmedizin mit seinem Hauptsitz in Indianapolis, haben empfohlen, daß „jeder Erwachsene 30 Minuten oder mehr mittelintensive körperliche Aktivitäten erbringen sollte, und das vorzugsweise an allen Tagen der Woche."

Das heißt nicht, daß Sie jeweils 30-Minuten-Blöcke finden müssen. Sie können einen erheblichen gesundheitlichen Zugewinn erzielen, wenn Sie bereits Miniübungen – hier 5 Minuten, da 10 Minuten – einflechten – auf die Art, mit der Sie sich vielleicht einen Snack holen.

„Umfangreiche Daten zeigen, daß auch kleine Mengen sportlicher Betätigung Wirkung zeigen", sagt David Levitsky, Professor an der Cornell Universität in Ithaca, New York.

Wenn Sie z. B. die Treppe nehmen statt den Aufzug, laufen statt zu fahren, einen 10-Minuten-Spaziergang um das Bürogebäude unternehmen statt eine Kaffeepause zu machen, zu Hause auf dem Heimtrainer in die Pedale treten statt vor dem Fernseher zu sitzen, Garten- und Hausarbeit erledigen, Blätter zusammenrechen oder mit Ihren Kindern im Garten spielen, dann sammelt sich Ihre tägliche Ration körperlicher Bewegung schnell an.

Und lassen Sie uns ehrlich sein. Ganz gleich, wie beschäftigt Sie sind, es gibt niemanden, der so beschäftigt ist, daß er keinen Moment hat am Tag, in dem er nicht einige Miniübungen integrieren kann.

Trennen Sie sich

Wo wir gerade davon reden: eines unserer Ziele sollte sein, so schnell wie Sie können soviel als möglich loszuwerden. Wenn Sie all die Rechnungen bezahlt haben, jene Briefe und sonstiges beantwortet haben, sollten Sie entscheiden, was Sie mit dem verbliebenen Papier machen. Einige Sachen – ungültige Schecks, Quittungen, Versicherungspolicen, Garantien, Anleitungshandbücher, persönliche Aufzeichnungen – müssen Sie aufbewahren, und dafür brauchen Sie ein dauerhaftes Aktensystem.

Allerdings heben die meisten Menschen viel mehr auf, als sie wirklich benötigen. Ja, wahrscheinlich wollen Sie Ihre Bankerklärungen, ungültigen Schecks, Kreditkartenerklärungen, Versicherungszahlungen, Betriebsmittelrechnungen oder Hypothekenzahlungen für mindestens ein Jahr aufheben, um sie dann zu archivieren. Aber Sie müssen nicht jeden Rechnungsnachweis aufheben. Jeder Scheck, den Sie schreiben, ist bereits Zahlungsbeleg. Der Rest ist oft überflüssig.

Um den Papierkram wirklich unter Kontrolle zu bekommen, hier ein paar Punkte.

Seien Sie nicht sentimental. Denken Sie nicht, nur weil Sie ein Ablagesystem haben, daß Sie jedes einzelne Stück Briefwechsel aufbewahren sollten. Sobald Sie eine Karte oder einen Brief beantwortet haben, werfen Sie sie weg. Wenn Sie von sentimentaler Natur sind, dann erinnern Sie sich, daß Sentimentalität ihren Preis hat, und in wenigen Jahre werden Sie mit Unmengen an Kisten voller Karten und Briefe dastehen, die weder Sie, noch Ihre Kinder oder Enkel jemals lesen werden.

Schechter sagt, daß Menschen ihr oft erzählen, daß sie sich einfach nicht von den Sachen trennen können.

„Ich sage, ‚doch Sie können. Wenn ich Ihnen eine

Pistole an den Kopf hielte, würden Sie sie ganz schnell abstoßen, aber bislang haben Sie sich nicht entscheiden können, sich davon zu trennen.'"

Trennen Sie sich von alten Neuigkeiten. Kataloge, Zeitschriften und Zeitungen haben eine recht kurze Nützlichkeitsdauer und werden kaum erneut durchgesehen. Entsorgen Sie sie deshalb regelmäßig. Wir kannten mal jemanden, der nie auch nur eine Ausgabe der *Süddeutschen Zeitung* wegwarf, bis er jedes Wort gelesen hatte. Wenn man bedenkt, wieviel es darin täglich zu lesen gibt, überrascht es nicht, daß seine Wohnung voller Zeitungsregale stand, die selbst in das vorherige Jahrzehnt zurückreichten.

Nicht ausschneiden. Wenn Sie Gutscheine sammeln, sollten Sie sich fragen, ob Sie damit wirklich viel sparen. Wenn Sie jeden Sonntagmorgen damit verbringen, die Rabattscheine aus Zeitungen und Werbematerial auszuschneiden und zu organisieren und beim Einkaufen eine zusätzliche halbe Stunde damit verbringen, die Waren zu den entsprechenden Scheinen zu suchen, dann werden Sie kaum etwas sparen. Sie könnten die Zeit besser für eine lange Radpartie nutzen.

Alles ist an seinem Platz

Natürlich verlieren viele von uns sich nicht nur im privaten Papierkram. Ein anderes Beispiel ist die morgendliche Suche nach den Autoschlüsseln. Die Lösung zu diesem Problem ist schmerzlich einfach: Wenn Sie Ihre Sachen immer an die gleiche Stelle legen – Ihre Autoschlüssel z. B. in eine Schale bei der Tür – dann werden Sie immer wissen, wo sie sind.

Aber einigen von uns widerstrebt so viel Organisation. Schechter hat eine Theorie, um dies zu erklären. Sie sagt, daß solche Menschen am „Schatzsuche-Syndrom" leiden.

„Meine Theorie ist, daß sie den Adrenalinstoß mögen, den sie bekommen, wenn sie etwas finden", glaubt sie. „Weshalb sonst legen sie Dinge nicht einfach an ihren Platz zurück, an einen logischen Platz?"

Machen Sie Zeit zu etwas Heiligem

Wir haben nun viele Möglichkeiten besprochen, wie man zusätzlich Zeit am Tag schafft. Wenn Sie auch nur einigen der Vorschläge folgen, werden Sie mit Leichtigkeit ein paar Stunden pro Woche herausschlagen, in denen Sie ein ordentliches Trainingsprogramm absolvieren können.

Aber Zeit ist nur ein Faktor. Ebenso wichtig, wenn nicht gar noch wichtiger, ist Engagement. Sport sollte den gleichen Stellenwert auf Ihrem Kalender erhalten, wie ein Geschäftstreffen, ein Arztbesuch, die Dialyse für den Nierenpatienten. Sie würden keinen dieser wichtigen Termine sausen lassen, nur weil irgend etwas anderes dazwischen kommt, oder?

Sie sollten sich in Ihrem Terminkalender Zeit für Sport frei halten und diese nutzen. Lassen Sie sich nicht ablenken. Das ist eine heilige Stunde. Sie haben eine Verabredung mit sich selbst, und was könnte da wichtiger sein?

Quintessenz ist, daß Sie eine Entscheidung treffen müssen. „Ob Sie sich dafür oder dagegen entscheiden heißt, daß Sie sich damit für ein bestimmtes Verhalten entscheiden", äußert Schechter. „ Lassen Sie uns eines deutlich machen. Sie haben ein Recht, sich gegen den Sport zu entscheiden. Aber Sie werden auch mit dem Resultat leben müssen. Wenn Sie jenes Resultat nicht mögen, dann ändern Sie Ihre Entscheidung."

Wie kleidet man sich schlank?

Sich das richtige Outfit zulegen

„Gesellschaft", sagte der schottische Essayist Thomas Carlyle, „gründet sich auf Kleidung", und „Die weltlichen Interessen des Mannes werden alle durch Ösen und Knöpfe zusammen- und durch Kleidung hochgehalten."

Carlyle hatte natürlich recht. Wenn Sie einmal Gelegenheit hatten, in den Kleiderschrank Ihres Chefs zu schauen, dann wissen Sie, was er meint. Es wäre etwas verwirrend Gleichmachendes, wenn sie beide auf den gleichen Typ reduziert würden.

Wir definieren uns durch Kleidung. Sie sagt der Umwelt, wer wir sind. Wenn Sie Zweifel daran hegen, dann versuchen Sie einmal, in ein Vier-Sterne-Restaurant mit einem ausgefransten T-Shirt eingelassen zu werden oder in eine Motorradbar mit einem Leinenanzug und Strohhut.

Wir beurteilen einen Mann nach der Kleidung, die er trägt. Ein gutes Outfit hat die Macht, einen Mann aus der Masse herauszuheben, den Bescheidensten unter uns in etwas zu verwandeln, das beim Adel durchgeht. Wichtiger aber ist, daß sich ein Bauch äußerlich in einen gertenschlanken Körper verwandeln läßt.

Das soll nicht bedeuten, daß Sie sich, statt für Sport und richtige Ernährung, für die Verschleierung entscheiden. Sie werden trotzdem Sport treiben müssen und den Mut aufbringen, sich durch eine Welt kalorienschwerer Lebensmittel zu kämpfen, ohne ihren Verführungen zu erliegen, aber – sehen Sie die gute Seite – in dem Maße, wie Sie Ihr Leben verändern, können Sie auch Ihre Garderobe verändern.

Um Ihnen dabei zu helfen, haben wir Schneider, Leiter von Modehäusern und Bekleidungsberater besucht – all jene Leute, die das Talent für die richtige Stoffwahl haben – und sie gefragt: Wie sollte sich ein Mann kleiden, damit er schlanker aussieht?

Die sieben Kleidersünden

Modemacher wissen seit langem, daß die Kleidung des Mannes, sorglos ausgewählt, ihn schlampig aussehen lassen kann. Die richtige Kleidung hingegen kann seine scheinbare Größe verringern, sagt Stan Tucker, Modeleiter bei Saks auf der Fifth Avenue in New York City. „Sie können sich wirklich schlank kleiden", weiß er, „Wenn Sie nicht auf die Details achten, betonen Sie Ihr Körpergewicht."

Um Ihnen zu helfen, so schlank wie möglich auszusehen, haben wir eine Modeliste der Fehlentscheidungen zusammengestellt, die wir die „sieben Kleidersünden" nennen und mit denen Sie Ihrer Größe optisch noch zusätzlich Masse hinzufügen. Wenn Sie diese Hinweise beachten, können Sie, ohne tatsächlich ein Pfund zu verlieren, in den Augen Ihrer Mitmenschen einige Pfunde abnehmen.

1. Die Sünde der Enge

Männer geben ungern zu, daß sie übergewichtig sind, auch vor sich selbst. Aus diesem Grund besteht auch eine deutliche Tendenz, daß sie beim Einkauf von der Stange oder der Anprobe einiger neuer Sachen versuchen, die Wahrheit ein wenig zu schrumpfen.

„Manchmal kommt ein Kunde herein und sie fragen ihn ‚Was ist Ihr Taillenumfang?'", bemerkt Tucker. „Und

Fett oder Phat?

Was „Phat" („cool") an einem Teenager wirkt kann an Ihnen fett aussehen.

Hier eine Liste mit Kleidungsstücken oder Accessoires, die, während sie an Kindern gut aussehen (und von Kindern wird fast erwartet, daß sie verrückt ausschauen), bei Ihnen nicht die geeignete Wahl darstellen.

- **Latzhosen**
- **Speedos (G-Strings für Männer)**
- **Spandex**
- **Hawaii-T-Shirts**
- **einfache Flanellhemden**
- **Tanktops**
- **T-Shirts mit Worten oder Bildern drauf (Hallo? Sind Sie ein Werbeschild?)**
- **Alles eng anliegende**
- **Alles in Madras**
- **Steppjacken (Sie lassen Sie aufgeblasen wirken.)**
- **Nehru-Jacken**
- **Skipullover (vor allem die mit den Rentieren und Schneeflocken)**
- **Fischerpullover (mit einem Wort: Masse)**
- **Fischerwesten (All die Taschen verwandeln Sie in einen Schrank voller Schubladen.)**
- **Pelzmäntel (Ob echt oder Imitat; sie lassen Sie wie ein großes Tier aussehen.)**
- **Togas**
- **Nabelringe (Mit Sicherheit zieht das aller Leute Aufmerksamkeit auf Ihren Bauch. Aber ein guter Nasenring tut es auch.)**
- **Militäroutfits (Sie lenken bestimmt der Leute Aufmerksamkeit von Ihrem Bauch weg … auf Ihren Geisteszustand.)**

er sagt ‚54'. Und dann messen sie ihn, und er hat die ‚58'. ‚Nein, nicht wahr' wird er sagen."

Das Problem mit enger Kleidung ist, daß sie Ihren Umfang betont. Wenn Sie z. B. einen Anzug tragen, dann betont dieser Ihren Bauchspeck und trägt ihn auch noch zur Schau.

„Enge Kleidung betont jedes dicke Körperteil", so Tucker. „Ein Mann mit Übergewicht sollte nichts enges tragen. Die Kleidung sollte etwas lockerer sein oder ihm einfach besser passen."

Regel Nummer 1 ist, jemanden zu haben, der Sie in der Größe berät, meint Sheree Crosier, Leiterin des „Personal Touch Service" in Dallas. „Ungeachtet Ihrer Größe, das Wichtigste ist, jemanden zu haben, einen Fachmann, der Sie bei der richtigen Größe berät", empfiehlt Crosier. „Weil Männer die Neigung haben, immer die Größe zu verlangen, die sie beim letzten Mal gekauft haben."

2. Die Sünde der Helligkeit

„Viele übergewichtige Leute haben die Neigung, Kleidung zu tragen, die alle Aufmerksamkeit auf sie lenkt", sagt Tucker. „Das ist einer der größten Fehler." Vergessen Sie knallige Farben und alles, was Neon ähnelt.

Entscheiden Sie sich für die dunklen, gedämpften Farben, wie Schwarz, Braun oder Marineblau, rät Martin Greenfield, Leiter des Martin Greenfield Modehaus in Brooklyn, New York. Diese Farben werden Sie kleiner wirken lassen als helle, leuchtende Farben.

Wenn Sie auf Muster bestehen, dann suchen Sie sich ein dezentes aus. Sie könnten z. B. einen Glencheck-Anzug wählen, in dem die Muster sich nur geringfügig vom Hintergrund abheben, gerade so viel, daß Sie es nicht sehen können, ohne den Anzug genau zu prüfen.

3. Die Sünde des Schlips-Tragens

Denken Sie sich den Schlips als einen Pfeil, ein Einbahnstraßenzeichen, das direkt auf Ihren Bauch weist. Die einzige Frage ist, ob Sie das Zeichen mit wenig Profil oder mit leuchtenden Farben wollen?

„Ein Schlips ist eines der wenigen Stücke an der Erscheinung eines Mannes, mit der sich ein Teil seiner Persönlichkeit beschreiben läßt", so Tucker. „Wenn Sie sehr groß sind und es ein greller Schlips ist, dirigiert er die Aufmerksamkeit direkt auf Ihre Körpermitte. Er ist das erste, was die Menschen sehen werden."

Wie alle Ihre Kleidungsstücke, sollte Ihr Schlips dezent sein und als Accessoire genutzt werden. Muster sind gut, aber nur, wenn sie nicht Hauptblickfang von Passanten werden. „Sie wollen sicherlich nicht, daß Ihr Schlips derart heraussticht, daß er das einzige ist, was andere sehen", glaubt Crossier.

4. Die Sünde der Breite

Nichts schreit lauter: „Mein Bauch!", als ein großer breiter Gürtel mit dicker Messingschnalle.

„Sie sehen diese LKW-Fahrer, und oft werden ihre starken Bierbäuche durch große Gürtelschnallen betont", weiß Tucker. „Es ist irgendwie ein Phänomen, denke ich."

Ihre Wahl sollte natürlich ein schmaler Gürtel mit einfacher Schnalle sein. Es hält die Hose, ohne alle Aufmerksamkeit auf Ihre Körpermitte zu lenken.

5. Die Sünde der Streifen

Außer wenn Sie den schlanken Körper eines Models haben, wollen Sie nie, daß Ihre Sachen horizontal gestreift sind, denn horizontale Linien laufen quer über Ihren Körper und betonen Ihre Breite, während vertikale Linien die Länge betonen.

Machen Sie zu Hause einmal dieses Experiment. Ziehen Sie jenes alte Fußballshirt an, das mit den großen, fetten, horizontalen Streifen. Schauen Sie sich im Spiegel an. Sehen Sie, wie breit Sie ausschauen? Tauschen Sie nun das T-Shirt gegen ein einfarbiges oder eines mit schmalen Längsstreifen. Sehen Sie, um wieviel schmaler Sie plötzlich werden? Ein Längsstreifenshirt „verlängert Sie", sagt Greenfield. „Sie wollen sicherlich nicht, daß zuviel Bewegung drauf ist, weil das dicker macht."

6. Die Hüft-Sünde

Auch bekannt als die Sünde der niedrighängenden Levis, bezeichnet sie jenen Zustand, wenn Sie Ihre Hosen einige Breitengrade unter den Äquator sinken lassen.

„Viele übergewichtige Männer haben die Neigung, ihre Hosen unterhalb des Bauches zu tragen", meint Tucker. „Doch das betont den Bauch nur noch, weil er, unglücklicherweise, heraushängt."

„Tragen Sie Ihre Hosen auf Taillenhöhe (und nicht auf den Hüften), und Sie werden schlanker aussehen", rät er.

7. Die Tweed-Sünde

Dicke Stoffe lassen Sie dicker aussehen. Wenn Sie dicken Tweedstoff oder weitfallenden Corduroy bevorzugen, dann werden Sie auch dick ausschauen.

„Sie lassen Sie schwerer wirken, weil sie selbst schwer wirken", sagt Tucker.

Statt dessen sind beim Anzug feingewebte Wollstoffe empfehlenswert, dünnere Gewebe allgemein. „Heben Sie sich Tweed für die Sportjacke auf", rät Tucker.

„Schwere Tweedstoffe eignen sich hervorragend für dünne Menschen", fügt Greenfield hinzu. „Es sind herrliche Gewebe, aber man muß für sie gebaut sein."

Anprobe

Natürlich gibt es zu dem Thema, wie man sich schlank kleidet, mehr zu sagen als nur Hinweise, was man vermeiden soll. Wie kaufen Sie z. B. einen Anzug, der Ihnen ordentlich paßt?

Als erstes sei zu sagen, daß Sie nicht das erstbeste nehmen sollten, das Sie auf der Stange finden. „Die schlimmste Angewohnheit bei Männern ist, daß sie sich nie Zeit zum Einkaufen nehmen", weiß Greenfield, der seit mehr als 50 Jahren Schneider ist und auch die Kleidung für Präsidenten, wie Dwight D. Eisenhower, Lyndon B. Johnson, Gerald Ford und Bill Clinton fertigt.

„Eine Frau verbringt zwei- bis zehnmal so viel Zeit beim Einkaufen. Sie kennt alles, was es im Laden gibt. Aber Männer sind sehr ungeduldig", sagt Greenfield.

Das dürfte eine schlechte Nachricht für Sie sein, wenn Sie viel Gewicht mit Ihrem Bauch herumtragen – ein Körpertyp, den Greenfield als korpulent bezeichnet.

„Wenn Sie korpulent sind", so Greenfield, „dann können Sie keinen Fertiganzug kaufen. Das heißt, Sie können sich nicht etwas von der Stange aussuchen, sondern brauchen jemanden, der Ihnen die Kleidung herrichtet. Sie tun sich damit selber einen Gefallen."

Ob Sie nun einen Anzug von der Stange kaufen und ihn ändern lassen oder ihn sich maßschneidern lassen, hier ein paar Experten-Ratschläge, wie Sie die optimale Paßform erhalten.

Seien Sie Sie selbst. Wenn Sie zur Anprobe gehen, dann ist es eine natürliche Neigung, sich vorteilhafter zu präsentieren; man steht gerader da als sonst oder zieht den Bauch ein paar Zentimeter ein.

Besser ist es, das nicht zu tun. Ein guter Anzug wird nicht nur Ihrer Größe, Figur und Haltung angepaßt, sondern auch Ihren Gewohnheiten. Wenn Sie sich einen Maßanzug machen lassen, und Sie tragen Ihr Portemonnaie in der Hosentasche, wird der Schneider Sie bitten, es herauszunehmen. „Nein, nehmen Sie es nicht heraus", rät Greenfield. „Weil der Anzug Ihnen passen und auch das Portemonnaie abdecken muß."

Details machen den Mann

Sich bestmöglich zu kleiden kann einen enormen Einfluß darauf haben, wie die Leute Sie wahrnehmen. Sie werden nicht nur selbstsicherer und professioneller aussehen, sondern sich auch so fühlen. Und wenn Sie sich so fühlen, dann werden Sie auch dementsprechend handeln.

Das Wichtigste, das Sie tun können, ist, den Details etwas Aufmerksamkeit zu widmen, sagt Kleidungsberaterin Sheree Croisier. „Es ist wie bei den Details am Auto. Sie können ein altes Auto haben, aber mit netten Details schaut es aus wie neu. Es sind die Details, die Sie von anderen abheben", erläutert sie.

Also, auf welche Details setzen Sie bei sich?

Das erste, was Sie brauchen, ist eine Garderobe, die Ihnen richtig steht und in der Sie sich wohlfühlen. Aber umwerfende Kleidung bedeutet gar nichts ohne die entsprechende Pflege.

Zum Beispiel „nehmen sich Männer mitunter nicht die Zeit, Ihre Hemden in die Reinigung zu geben und schauen dann zerknittert aus", so Crosier. „Sie würden 100 Prozent besser ausschauen, wenn das Hemd in der Reinigung gewesen wäre, anstatt es selber zu bügeln … es sei denn, man ist gut darin."

Selbst wenn Sie sich sportlich kleiden, so Crosier, sollten Sie versuchen, gut auszusehen. Stellen Sie sicher, daß die Sachen gut geschnitten, ordentlich gebügelt und gereinigt sind.

Wem dies etwas dumm und trivial vorkommt, der sollte daran denken, daß derjenige, der dies befolgt, immer besser aussehen wird als der, der es nicht tut. „All das erhält beim Gesamteindruck eine größere Bedeutung als irgend etwas anderes", so Crosier.

Genauso wie Ihr Schneider das Portemonnaie abdekken kann, so kann er auch den Bauch verdecken. „Sagen Sie ihm, daß Sie den Anzug so geschnitten haben wollen, daß man keinen Bauch sieht", rät Greenfield.

Seien Sie stilbewusst. Viele schwere Männer wollen keine doppelreihigen Anzüge tragen, weil sie fürchten, all die zusätzlichen Knöpfe lassen sie noch dicker wirken. Das stimmt jedoch nur, so Tucker, wenn der betreffende Anzug ein „sechs-zu-eins"-Anzug ist, bei dem Sie nur einen Knopf schließen müssen.

„Wenn Sie einen großen Bauch haben, würde sich bei einem einzigen Knopf ein Spalt zeigen. Ich würde also eher meinen, daß es nicht die richtige Silhouette für Sie wäre. Sie sollten auch keine doppelreihigen „sechs-zu-eins"-Jacken tragen", fügt Tucker hinzu.

Statt dessen empfiehlt er eine doppelreihige „sechs-zu-zwei"-Jacke (bei der Sie den mittleren Knopf schließen können und damit besser Ihre Körpermitte verdecken), oder eine einreihige Jacke mit 2 Knöpfen.

Halten Sie die Jacke geschlossen. Mit geöffneter Anzugjacke umherzulaufen gibt Ihnen mehr Raum zum Atmen, jedoch auf Kosten Ihres Aussehens. „Wenn Sie sie offen lassen (was ohnehin niemand tun sollte), werden Sie größer ausschauen, was jedoch nicht sehr schmeichelhaft wirkt", so Tucker.

Lenken Sie die Augen nach oben. Um ein längeres, schlankeres Aussehen zu erzielen, empfiehlt Crosier einen Anzug mit Schulterpolstern. „Das zieht die Aufmerksamkeit auf die Schultern und weg von der Körpermitte."

Versuchen Sie es mit einem Schlitz. Als Regel gilt, daß sich ein Jackett mit einem Schlitz am Rücken für korpulente Männer besser eignet, so Tucker, aber „es hängt von der Person ab und seinem Po. Bei einigen Leuten steht er hervor und würde in dem Fall den Schlitz öffnen; was Sie wiederum dicker erscheinen läßt und zudem den Anschein erweckt, als ob der Anzug nicht richtig paßt."

Schauen Sie sich Ihre Rückseite an, um sicherzustellen, daß sich der Schlitz nicht öffnet, wenn Sie den Jackettknopf über dem Bauch schließen.

Ziehen Sie Bundfaltenhosen in Betracht. „Einige Männer sagen, daß sie Hosen mit Bundfalten nicht mögen, weil diese sie dick erscheinen lassen", sagt Tucker. Das ist, meines Erachtens, nicht wahr. Wirklich dick sehen Sie aus, wenn die Hosen keine Falten haben, da Sie dann das Fett erst richtig sehen. Der Beweis ist gegeben. Es ist wie bei der Badehose.

Auf der anderen Seite empfiehlt Greenfield schweren Männern keine Bundfaltenhosen. Wenn doch, dann sollten die Falten zu den Taschen weisen. Traditionelle Falten weisen gen Hosenschlitz und lassen mehr Platz vorn, wenn man sich hinsetzt.

Vorsicht vor engen Achseln. Die Mode wechselt zwischen engen und weiten Hemd- und Jakkenachseln, aber für Ihr eigenes Wohlbefinden sollten Sie darauf achten, daß Ihr Anzug nicht ständig spannt, wenn Sie sich bewegen.

Verkleinern

Ganz gleich, wie gut Ihre Anzüge geschneidert sind, es mag der Tag kommen, an dem sie nicht mehr passen, da Sie es geschafft haben, einige Pfund abzunehmen. „Wenn eine Person mehr als 5 Pfund abnimmt, ist das eine Kleidergröße", weiß Greenfield. „Das sind ca. 2½ cm. Wenn jemand 10 Pfund verliert, sind es zwei Größen. Was ist eine Größe? Eine Größe sind im Durchschnitt 2½ cm; 2½ cm an der Taille und 2½ cm am Brustumfang."

Sollen Sie nun losfahren und sich alle Anzüge ändern lassen? Nicht sofort. Obgleich es Ihr Ziel ist, abzunehmen und Ihr neues Gewicht auch zu halten, ist das Leben doch meist voller Rückschläge.

Sie werden bestimmt nicht Ihre Anzüge zur Änderung bringen wollen, geändert auf das neue „Ich", um sie dann 6 Monate später erneut hinzubringen, weil Sie wieder zugenommen haben.

„Ich rate, Kleidung für mindestens ein Jahr nicht zur Änderung zu bringen", sagt Greenfield. „Unternehmen Sie nichts, bis Sie sich sicher sind, daß Sie Ihre Figur halten werden."

Natürlich, sobald Sie erfolgreich abgenommen haben, ist es Zeit, dies zu feiern. „Der erste Anzug, den ich Ihnen machen werde, wird Ihrem Körper so stehen, daß Sie umwerfend aussehen", glaubt Greenfield. „Der Anzug wird perfekt sitzen, Sie schlank aussehen lassen, und wenn Sie losgehen, werden Sie schwerreich aussehen. Jeder wird sagen, daß Sie so jung aussehen."

Wie bewegt man sich schlank?

Schlankheitstricks von der Bühne

Wie Ihnen jeder Schauspieler erzählen wird, ist die „Wahrheit" stets das, wovon man das Publikum überzeugen kann es zu glauben.

Ein talentierter Schauspieler kann seine Erscheinung und Person mit jeder Rolle ändern. Wie sonst könnte ein agressiver, charismatischer Schauspieler wie Ernest Borgnine überzeugend einen so schmerzhaft Schüchternen spielen, wie in dem von der Academy Award preisgekrönten Film *Marty*?

Was auf der Bühne funktioniert, kann auch bei Ihnen funktionieren. Seit die Wahrheit – oder zumindest der Leute Auffassung von der Wahrheit – im Auge des Betrachters liegt, gibt es keinen Grund, sich nicht schlanker zu *bewegen*, als Sie tatsächlich sind.

Natürlich wird selbst ein Korsett Sie nicht schlanker aussehen lassen können, wenn Sie dick wie eine Scheune sind. Auch die Macht der Bühne hat ihre Grenzen. John Candy hätte niemals Clint Eastwood spielen können.

Trotzdem, professionelle Schauspieler haben ihre Techniken, die sie größer und schlanker erscheinen lassen, sagt Charles Werner Moore von der Universität von Connecticut, der seit fast 40 Jahren Schauspielkunst unterrichtet. Einige seiner Studenten waren u.a. George Peppard, Fernsehproduzent Steven Bochco, René Auberjonois von *Star Trek: Deep Space Nine*, und Gates McFadden, die Dr. Beverly Crusher spielte bei *Star Trek: The Next Generation*.

Wie lernt man nun, sich schlank zu bewegen. Hier einige Geheimnisse von Bühne und Fernsehen.

Lassen Sie die Beine arbeiten. „Wenn Sie sich einmal einige Schauspieler ansehen, die nicht sehr groß sind, dann werden Sie sehen, daß sie lange Schritte machen. Richtig auszuschreiten hat einen erstaunlichen Effekt. Es läßt Sie größer wirken", sagt Moore. „Wenn Sie den alten Film *Die Brücke über den Kwai* kennen, dann schauen Sie sich an, wie Alec Guinness läuft, und Sie werden genau sehen, was ich meine."

Stehen Sie gerade. Nichts wirkt molliger, als eine zusammengesunkene Haltung, meint Moore. „Sinken Sie nicht in sich zusammen. Man macht es natürlich, jedoch nicht, wenn man trainiert ist, den Körper als ein künstlerisches Instrument zu nutzen. Sie müssen üben, gerade zu stehen."

Denken Sie dran. Da es natürlich ist, stets etwas zusammengesunken dazustehen, müssen Sie sich selbst daran erinnern, sich immer wieder zu strecken. Im Unterricht zu Bühnenbewegung lernen die Studenten, „sich so zu fühlen, als wenn sie jemand an den Haaren nach oben zieht", so Moore.

Seien Sie etwas hochnäsig. Einstellung allein kann bewirken, wie Sie sich geben, und dies wiederum beeinflußt Ihre Sichtweise auf andere. „Es ist eine Frage dessen, was von den meisten Menschen als arrogant betrachtet wird", denkt Moore. Sie müssen sich selbst so geben, als ob Sie etwas schlechtes riechen. Mit anderen Worten: Sie sind Jemand.

Und das, sagt er, gibt anderen den Eindruck, daß Sie größer und schlanker sind, als Sie es wirklich sind. „Wenn Sie über sich selbst etwas besser denken als andere, dann könnten Sie schlanker erscheinen. Sie sehen

Nutzen Sie den Beat

Die Leidenschaft für Musik läßt Sie nicht schlanker erscheinen. Aber sie kann Ihnen helfen, schlanker zu werden. Untersuchungen am Institut für Physiotherapie am Springfield College in Massachusetts haben gezeigt, daß Menschen, die bei Musik trainieren, länger trainieren als jene ohne Musik, sagt Professor Linda Tsoumas, Leiterin des Physiotherapieprogramms.

In einer Studie baten die Forscher Studenten, auf einem Heimtrainer 70 Umdrehungen pro Minute zu fahren. Man fand heraus, daß Männer, die beim Radeln Musik hörten, durchschnittlich 29 Prozent länger dabei blieben, als diejenigen, die sich selbst keuchen hörten. Ähnlich war es auch bei den Frauen, bei denen diejenigen mit Musik 25 Prozent länger radelten, als die ohne.

Welche Musik sie hörten, schien egal gewesen zu sein. Was immer aus dem tragbaren Rekorder drang, half.

Mit anderen Worten, mit einem Song im Herzen – selbst ausgewählt – trainieren Sie länger.

dann autoritärer aus, was Ihnen erlaubt, aufzustehen und auf andere herabzusehen."

Laurence Olivier, zum Beispiel, war kleiner als 1,80 m, aber er gab sich stets so, als wäre er 1,88 m. „Es ist eine Frage des Trainings und der Form sowie der Art, sich als jemand besonderes zu geben", glaubt Moore.

Erstaunen Sie mit Anmut. Wo wir gerade über die Form sprechen: dieser Punkt ist wichtiger, als Sie denken mögen. Der Schwerpunkt der körperlichen Beschaffenheit eines guten Schauspielers liegt in einer *beidseitigen Grazie*, die Moore mit der Fähigkeit definiert, sich „wie ein Verteidiger beim Fußball zu bewegen und genauso gut zur Rechten wie zur Linken zu sein und sehr flexibel."

Viele große Schauspieler – wie Jackie Gleason, um nur einen zu nennen – trugen eine Menge Gewicht mit sich herum. Aber weil sie sich mit einer gewissen Grazie zu bewegen wußten und schnell auf den Beinen waren, schauten sie nie so dick aus, wie sie wirklich waren.

Selbst wenn Sie nicht in der besten Form sind, können Sie Ihre körperliche Grazie verbessern, indem Sie Ihrem täglichen Training einige Dehnübungen hinzufügen. Oder schreiben Sie sich in einem Abend- oder Wochenend-Tanzseminar ein; Ballett wäre ideal. Tanztraining verbessert erheblich die Flüssigkeit Ihrer Bewegungen, was Sie leichter und schlanker erscheinen läßt.

„Beim Basketball treffen Sie auf diese riesigen Kerle, die sich unglaublich bewegen", sagt Moore. „Obgleich sie so groß sind, können sie sich wunderbar bewegen."

Machen Sie eine Verbeugung. Es ist nicht immer leicht, sich schlank zu fühlen, vor allem, wenn die Hosengröße nicht so schnell kleiner wird, wie Sie es sich wünschen. Wenn Sie aber trainiert und erfolgreich einige Pfunde runtergeschwitzt haben, haben Sie allen Grund, sich ein wenig größer und besser zu fühlen als die meisten Menschen. Denken Sie daran, daß nur 15 Prozent der Amerikaner ernsthaft Sport treiben; Sie gehören folglich zu einer Art Elitegruppe. „All die Arbeit, die Sie geleistet haben, um schlanker zu werden, nützt Ihnen solange nichts, wie Sie nicht Ihr Selbstbild verändern – wissen, daß Sie gut aussehen und sich entsprechend bewegen", so Moore. „Sie sollten das berücksichtigen, wenn Sie sich ansehen und sich bewegen."

SZENARIO 1: Saisonale Trägheit

ALTER: 44 Jahre
GEWICHT: 97 kg
TRAININGSROUTINE: Dreimal pro Woche Gewichtheben im Fitneßklub und an den anderen Tagen 8–9 Kilometer Laufen.

LEBENSSTIL: Er ist Redakteur in einem kleinen Verlagshaus, verantwortlich für Neuerwerbungen; heißt, er hat einen Schreibtisch-Job. Meistens ißt er am Schreibtisch zu Mittag, weil er die Stunde Mittagspause zum Trainieren nutzt. Er ernährt sich ziemlich gesund, mit gelegentlichen Genüssen von Eiskrem und anderen Süßigkeiten. Trinkt nicht viel, meistens nicht mehr als zwei Drinks am Tag.

GEWICHTSZIEL: Würde gern 10–15 kg abnehmen.

PROBLEM: Während es ihm recht leicht fällt, sein Trainingsprogramm während der Frühlings- und Sommermonate durchzuziehen, sieht er sich spätestens mit dem Wintereinbruch zunehmend lethargischer. Oft scheint es ihm so, als ob er es morgens kaum aus dem Bett schafft. Und je kürzer die Tage werden, um so mehr kämpft er mit sich selbst, sich nicht vom Heißhunger nach Schokolade und Marzipan überrollen zu lassen. Das Ergebnis ist, daß hart verdiente Fitneß und Gewichtsabbau im Winter verloren gehen, und er jedes Frühjahr erneut 10 Pfund zugenommen hat.

Nahezu jeder zeigt sich im Winter erschöpft. Bei all den kalten, dunklen Tagen will sich der Körper in einer Höhle vergraben und an einem Teller Nudeln nagen.

Für einige ist es jedoch mehr als nur ein saisonaler Bummelstreik. Unser Mann leidet offenbar deutlich an einem Zustand, der jahreszeitlich bedingte Störung (JBS) genannt wird, bei der der Körper durch eine Art Abschalten auf Kälte und Dunkelheit reagiert, sagt Norman E. Rosenthal, Leiter für Lichttherapiestudien am Nationalen Institut für geistige Gesundheit und Autor des Buches *Winter Blues: Affective Disorder: What It Is and How to Overcome It*.

JBS-Symptome umfassen Depression, extreme Lethargie (Sie wollen einfach nicht aus dem Bett.), unwiderstehliches Verlangen nach Süßigkeiten und stärkereichen Nahrungsmitteln. Einige Menschen nehmen mehr als 40 Pfund in einem Winter zu. Obgleich sie das meiste davon im darauffolgenden Sommer wieder abbauen können, verlieren sie nie alles. Es ist, als ob jeder Winter eine weitere Sedimentschicht hinzufügt, bis sie eines Tages aufwachen und feststellen, daß sie 50 (oder mehr) Pfund Übergewicht haben.

Aber es gibt eine Lösung für den Mann, sagt Dr. Rosenthal. Zum einen hat er ein halbes Jahr trainiert. Im Frühling und Sommer hat er den Willen, die Motivation und Energie, sich leicht zu ernähren und Sport zu treiben, und jene Pfunde abzubauen. Über die andere Jahreshälfte muß er sich Sorgen machen.

Vielleicht die beste Methode für ihn, sein Gewicht und den Heißhunger unter Kontrolle zu bekommen und die Energie aufzubringen, am Training festzuhalten, wäre ein Lichtkasten, sagt Dr. Rosenthal. Es sind spezielle Lichtquellen, die aus einer Vielzahl fluoreszierender Röhren in einem Kasten bestehen und auf dem Tisch oder Schreibtisch angebracht werden, von wo sie nach allen Seiten 2500 bis 10 000 Lux Licht abgeben. Indem Sie jeden Tag für eine gewisse Zeit vor einem solchen Kasten sitzen, werden Personen mit JBS-Symptomen vielleicht feststellen, daß sie den Winter auch so durchstehen, ohne sich ständig träge, hungrig und müde zu fühlen.

Verbunden mit Sport und einer ordentlichen Ernährung, könnte ein solcher Lichtkasten dem Mann behilflich sein, auch im Winter abzunehmen. Das Licht einzuschalten hilft mehr, als nur die Stimmung zu heben, fügt Dr. Rosenthal hinzu. „Lichttherapie vermindert die Menge an Kohlenhydraten, die aufgenommen wird, sowie den Appetit von Menschen, die von den Symptomen betroffen sind", weiß er.

Bevor er jedoch in einen Lichtkasten investiert, sollte der Mann es mit einfacheren (und weniger teuren) Mitteln versuchen. Das Haus im Winter hell erleuchtet zu halten, könnte eine Rolle spielen, die Winterstimmung zu heben. Obgleich die Intensität von Zimmerlicht der Wirkung spezialisierter Einheiten nicht gleichkommt, können die zusätzlichen Strahlen helfen.

Noch einfacher wäre es, es sich zur Pflicht zu machen, an hellen Tagen hinaus zu gehen. Sie könnten spazierengehen. Spielen Sie mit dem Hund Stöcke werfen und holen. Arbeiten Sie am Auto. Obgleich winterliche Sonnenstrahlen oft schwach sind, so zeigen Forschungen doch, daß auch eine Stunde Sonnenlicht am Tag helfen kann, saisonale Trägheit zu mindern.

SZENARIO 2: Keine Zeit

ALTER: 35 Jahre
GEWICHT: 82 kg
TRAININGSROUTINE: Keine
LEBENSSTIL: Er arbeitet als Schiffsbauer in der Werft. Meistens trinkt er einen Kaffee zum Frühstück und ißt ein Sandwich zum Mittag. Das Abendessen besteht zumeist aus irgendeiner Mikrowellenspeise, die er vor dem Fernseher ißt, dazu ein paar Bier.
GEWICHTSZIEL: Muß ca. 20 Pfund abnehmen.
PROBLEM: Er hat das Gefühl, daß einfach kein Platz für Sport in seinem Leben ist. Er muß jeden Morgen um 5.30 Uhr aufstehen, um pünktlich bis 7.30 Uhr die Stechuhr im Werk bedient zu haben.
Er hat nur eine halbe Stunde Mittag; also holt er sich zumeist etwas von einem der Straßenverkäufer in der Nähe der Werft. Wenn er gegen 17.00 Uhr nach Hause kommt, ist er müde und ausgehungert, zu müde und zu hungrig, um Sport zu treiben.

Ganz deutlich bestimmt bei diesem Mann der Arbeitsrhythmus sein Leben. Und er ergänzt dieses Problem mit seinen Eßgewohnheiten. Er würde sich nach der Arbeit weniger müde und hungrig fühlen, wenn er den Tag mit einem ordentlichen Frühstück beginnen und sich ein anständiges Mittagessen mitnehmen würde, sowie ein paar hilfreiche gesunde Snacks, die ihn über den Rest des Tages bringen. Würde er dies tun, anstatt Frühstück ausfallen zu lassen und zu Mittag ein wenig Fastfood zu essen, hätte er am Ende des Tages sicherlich die Energie, die er braucht, um etwas anderes zu unternehmen, als sich vor dem Fernseher fallen zu lassen, sagt Pat Harper, Ernährungsberaterin aus dem Raum Pittsburgh.

Er zahlt auch für das, was er trinkt. Wenn er mehr als ein oder zwei Bier pro Abend zu sich nimmt, dann trinkt er zuviel, meint Arthur L. Klatsky, der umfangreiche Forschungen zum Thema Alkohol und Gesundheit unternommen hat und leitender Berater ist in der Kardiologie des Kaiser Permanente Medical Center und der Forschungsgruppenabteilung in Oakland, Kalifornien. Abgesehen davon, daß es schlecht für seine Gesundheit ist, bringen all die Biere auch sehr viel Kalorien in sein System (ein Bier hat ca. 146 Kalorien). Das, zusammen mit den Chips, die er wahrscheinlich dazu knabbert (8 g Fett je 10 Stück) fügen noch mehr Ballast hinzu.

Die größere Sache ist jedoch, daß die von ihm genannten Zeiten keinen Tag ergeben. Er sagt, daß er keine Zeit hat, obgleich er um 17.00 Uhr nach Hause kommt und gegen 22.00 oder 23.00 Uhr ins Bett geht. Es scheint, als ob er 5 – 6 Stunden Freizeit pro Tag hat. Selbst wenn wir ein paar familiäre Verantwortlichkeiten hinzurechnen – nehmen wir an, daß er Frau und Kinder hat – sollte er doch noch in der Lage sein, eine Stunde Zeit zu finden, um etwas Leibesfett zu verbrennen.

Richtig, der größte Zeitfresser seines Lebens, abgesehen von der Arbeit, ist sein abendliches Ritual des Fernsehens, erkennt Harriet Schechter.

Das erste, was er tun sollte, so Schechter, ist einmal ernsthaft unter die Lupe zu nehmen, wie er jeden Abend seine Zeit verbringt, um sich dann zu fragen, ob es das ist, womit er seine Freizeit verbringen will. Er muß erkennen, daß er eine Wahl zu treffen hat und wenn er nicht mag, was mit ihm passiert (seine zunehmenden Hüftringe, zum Beispiel), dann gibt es nichts, das ihn abhalten sollte, eine andere Wahl zu treffen.

„Wenn er sagt, ‚Ich kann keinen Sport treiben, aber ich mag auch meine Figur nicht‘, so sind das widersprüchliche Bemerkungen und Emotionen“, glaubt Schechter. „Und das macht die Leute auch verrückt. Ich denke, es ist viel gesünder zu sagen: ‚Nun, wissen Sie, ich würde gern besser in Form sein, aber ich mag keinen Sport, und deshalb werde ich auch keinen Sport treiben, sondern mit der Tatsache leben, daß ich nicht in Form bin. Ich werde deswegen auch kein schlechtes Gewissen haben‘.“

Der Mann weiß jedoch, daß er übergewichtig ist und sich allgemein nicht besonders gut fühlt. Wenn er einfach den ersten Schritt tun würde, um mit ein wenig sportlicher Betätigung zu beginnen, wäre die sich damit verbindende deutliche Verbesserung seines Gefühls Antrieb genug, um weiterzumachen.

„Meine Theorie gilt ultimativ für jeden Menschen, wenn ihn etwas ausreichend genug stört, und er es ändern will. Wenn es Sie nicht stört, werden Sie auch nichts dagegen tun“, so Schechter.

SZENARIO 3: Der Vielflieger

ALTER: 42 Jahre
GEWICHT: 86 kg
TRAININGSROUTINE: Spielt gern Tennis, wenn er die Möglichkeit dazu hat. Versucht zu laufen, wenn er die Zeit dazu findet.
LEBENSSTIL: Er hält überall im Land Seminare zur Nutzung von Computersoftware. Im Verlauf einer Woche ist er durchschnittlich in drei verschiedenen Städten, sowie in einigen kleinen Haltepunkten im Landesinneren. Er verbringt mehr Zeit in der Luft, als auf dem Boden.
GEWICHTSZIEL: Er möchte ca. 10 Pfund abnehmen.
PROBLEM: Das Leben des Typen ist wie ein Zoo, und es fällt ihm schwer, die Kontrolle über alles zu behalten. Die meisten Mahlzeiten nimmt er auf kleinen Tabletts in 7000 m Höhe ein oder an der Hotelbar, während er gleichzeitig Geschäfte macht. Bei seinem Arbeitsplan fällt es ihm schwer, Zeit für Sport zu finden.

Das mag nun ein Extrembeispiel sein, aber es gibt viele Männer, die ähnlich leben. Das Thema hier betrifft die Kontrolle; die einzige Möglichkeit, abzunehmen, besteht darin, seinen Tagesablauf ausgesprochen gut zu organisieren.

Da er so viel Zeit auf Flughäfen und im Flugzeug verbringt, hat er wenig Kontrolle darüber, was ihm vorgesetzt wird, verglichen mit der eigenen Küche. Aber wenn er flexibel bleibt und vorausplant, kann er trotzdem der Situation Herr werden, sagt Margery Lawrence, Professorin am St. Joseph College in West Hartford, Connecticut.

„Er muß sich darüber Gedanken machen und vorausplanen; manchmal zwei Tage im voraus", rät Dr. Lawrence.

Wenn er z. B. weiß, daß er einen 2stündigen Aufenthalt in Berlin hat, könnte er sich einen fettarmen, gesunden Snack einpacken. Schließlich sind die meisten Speisen und Snacks, die auf Flughäfen erhältlich sind, wahre koronale Bypass-Förderer. „Wenn Sie wirklich vorausplanen, haben Sie den richtigen Snack dabei", denkt Dr. Lawrence. „Wie z. B. kleine Tüten mit bißgroßen Möhren- und Selleriestücken."

Andere gesunde – und ebenso wichtig, leicht verpackbare – Snacks sind Brötchen, Vollkorn- oder Sojakracker, frisches und getrocknetes Obst. Etwas davon erleichtert ihm, den gesalzenen Erdnüssen zu widerstehen, die ihm im Flieger gereicht werden. Wenn er im Flugzeug eine volle Mahlzeit bekommt, sollte er davon Gebrauch machen, da viele Fluglinien ihren Gästen auch besondere fettarme Menüs servieren, wenn sie dies mit ihrer Reservierung vorab bestellen.

Und wenn er ins Hotel kommt, sollte er wachsam sein und nach leichten Speisen schauen; die Salatbar und die leichteren Menüs. Und er sollte sich vom Kellner auch nicht zum Mousse au Chocolate überreden lassen.

Auf der Sportseite könnte er jenen 2stündigen Aufenthalt nutzen, um etwas Fett zu verbrennen. Einfach im Terminal entlang laufen läßt zweimal so viel Kalorien verbrennen, wie dazusitzen und Zeitung zu lesen (was die meisten von uns tun, wenn sie 2 Stunden auf einem Flughafen totschlagen müssen).

Und wenn er seine Hotelreservierung vornimmt, sollte er nach Hotels schauen, die über einen Fitneßraum verfügen und Pool – und davon Gebrauch machen. Im Fall, daß er in der Stadt erst ankommt, wenn Fitneßraum oder Pool bereits geschlossen haben, sollte er Gebrauch von den schönen Treppenaufgängen machen, die es in den meisten Hotels gibt. Er kann in nur einer halben Stunde 250 Kalorien verbrennen, indem er die Treppen ein paar Mal hoch und runter läuft.

Allerdings sollte er wirklich vorausplanen, um zu wissen, wie sich sein Tag in Berlin, München, Dresden oder Hamburg gestalten wird. Und er sollte für jeden Tag etwas Trainingszeit in seinen Zeitplaner eintragen – eine halbe Stunde Jogging vor dem Frühstück, zum Beispiel, oder ein Tennisspiel am Nachmittag. Und er sollte diese Zeit als etwas ebenso Wichtiges betrachten, wie einen schrecklich wichtigen Geschäftstermin. Was es, wenn er wirklich in Form kommen will, auch ist.

SZENARIO 4: Die richtige Einstellung

Alter: 40 Jahre
Gewicht: 95 kg
Trainingsroutine: Nicht mehr als ein gelegentlicher Spaziergang um den Block oder eine gelegentliche Runde Golf.
Lebensstil: Er verkauft Autos, was bedeutet, daß er viel Zeit hinter dem Schreibtisch verbringt oder umherläuft. Da sich sein Einkommen aus der Provision ergibt, arbeitet er oft viele Tage und Abende, um zurecht zu kommen, was ihm wenig Zeit für irgend etwas anderes läßt. Er ißt viel Fastfood – Frühstück unterwegs an einer Bäckerei oder im Imbißladen, und häufig holt er sich auch zum Mittag und Abendbrot dergleichen oder läßt es sich mitbringen.
Gewichtsziel: Möchte ca. 20 Pfund verlieren, aber das dürfte letztendlich schwer sein. Die ganze Problematik des Abnehmens deprimiert ihn deshalb auch.
Problem: Offensichtlich liegt ein Teil seines Problems in seinem Lebensstil, aber der ist nur ein Symptom seines eigentlichen Problems: wie er sich selbst sieht. Er respektiert sich selbst nicht und sagt sich immer wieder „Ich würde viel besser aussehen, wenn ich ein paar Pfund abnehmen würde". Er mag sich nicht, wie er zum Zeitpunkt ist und meint aus diesem Grund, auch nicht ausreichend Kraft und Willen zu haben, sich aufzuraffen und zum Fitneßzentrum zu gehen.

Dieser Mann erlebt die klassische Catch-22-Situation des Gewichtsverlusts. Wie beginnt jemand mit einem Programm, wenn er keine Einstellung zu sich hat? Anders herum gesagt, warum sollte er sich aufmachen und Sport treiben, wenn er in seinem Herzen weiß, daß es ihm nichts bringen wird, weil es ihm überhaupt nichts nützt, und es nur eine weitere Sache wäre, bei der er höchstwahrscheinlich versagt.

Was dieser Mann zuerst tun muß, ist, seine Einstellung zu ändern, sagt Professor Daniel Kosich.

Eine negative oder mit Bedingungen verknüpfte Einstellung, wie „Wenn ich 20 Pfund verliere, werde ich mich selbst mögen", ist selbstvernichtend, so Dr. Kosich. Wenn dieser Mann sich jetzt nicht mag, dann gibt es für ihn keine Möglichkeit, eine Motivation zu finden, um die Veränderungen, die er will, durchzusetzen.

Anstatt zu denken, „Ich werde mich mögen, sobald ich ca. 20 Pfund abgenommen habe", sollte er sich sagen, „Ich mag mich wie ich bin, und weil ich das tue, werde ich stärker auf meinen Körper achtgeben, und das heißt, ich werde Sport treiben und abnehmen", so Dr. Kosich.

Abnehmen hat weniger mit Willenskraft zu tun, so Kosich, als mit der eigenen Akzeptanz dessen, was man ist, um darauf aufzubauen. Wenn umgekehrt der Mann seine Selbstachtung mit der Erfüllung von Langstreckenzielen verknüpft (wie jene 20 Pfund zu verlieren), wird damit ein Paradigma gesetzt, das es wirklich schwierig macht, das Endziel zu erreichen. Er schaut nicht mehr auf den erfreulichen Teil seines Lebensstils, glaubt Dr. Kosich. „Wissen Sie, es wäre wie: ‚Ich muß essen, ich muß trainieren, weil ich das Gewicht erzielen will, aber es ist nichts, was ich wirklich gern tue.'"

Dieser Mann muß seine Einstellung ändern. Wenn er sich selbst sagt, „Ich mache das, weil ich mich derzeit wirklich sorge und stärker auf meinen Körper achten und gesund leben will", dann weiß er auch, daß er sich selbst etwas Gutes tut – nicht morgen, nicht im nächsten Monat, sondern heute.

„Es ist nicht so, daß er *dann* mit sich selbst zufrieden sein wird, wenn er einen bestimmten Punkt erreicht hat", glaubt Dr. Kosich.

In Wahrheit finden es alle Männer leichter, in einem bestimmten Programm zu bleiben, wenn sie sich darauf konzentrieren, wie sie ihre Gesundheit verbessern, anstatt nur die Pfunde zu zählen. Und sie finden es leichter, wenn sie eine Sportart betreiben, die ihnen Spaß macht, sei es Laufen, Gewichtheben oder Basketball. Das ist die verstärkende Einstellung, die ihnen das Gefühl gibt, sich besser zu fühlen, je öfter sie Erfolg haben. Männer, die sich mehr darauf konzentrieren, wieviel Pfund sie noch verlieren müssen, haben es schwerer, weil die Belohnungen – die sich immer auf die verlorenen Pfunde beziehen – sich stets verschieben.

SZENARIO 5: Das gute Leben leben

ALTER: 55 Jahre
GEWICHT: 86 kg
TRAININGSROUTINE: Er läuft mehrere Kilometer jeden Morgen und spielt zwei- bis dreimal die Woche eine Stunde oder mehr Hockey oder Tennis.
LEBENSSTIL: Arbeitet nachts in einer Zeitung; eine hauptsächlich sitzende Tätigkeit. Er ist kein großer Esser, aber er ißt allgemein sehr bewußt. Hat eine Schwäche für gute Steaks, einfache Würstchen, Tortilla-Chips und Salsa sowie Vanille-Eiskrem. Nach der Arbeit oder an freien Abenden genießt er gern auch ein paar Scotch.
GEWICHTSZIEL: Der Mann ist wirklich fit, muskulös, kaum oberhalb seines Idealgewichts, aber er hat, trotz seines Trainings und bescheidenen Essens, einen kleinen Bauch. Er könnte diesen abbauen, wenn er 5 – 6 Pfund abnehmen würde.
PROBLEM: Um jene 5-6 Pfund abzunehmen, müßte er einige Sachen, die er mag, aufgeben oder einschränken: Würstchen, Tortilla-Chips, Eiskrem, den Scotch. Und er meint: „Weshalb soll man sonst leben?"

Der Mann stellt eine völlig berechtigte Frage: Weshalb das alles? Wenn er einen absolut flachen Bauch will und bereit ist, dafür ein paar Sachen aufzugeben, die ihm Spaß machen, dann ist die Lösung einfach. Aber er findet wohl, daß der Preis für einen flachen Bauch in einem recht flachen Leben besteht.

Er sollte damit anfangen, sich zu fragen, ob er aus irgendeinem Grund, außer Eitelkeit, den flachen Bauch will, sagt Professor Daniel Kosich.

Nicht, daß es irgend etwas gegen Eitelkeit einzuwenden gibt. „Es ist leicht gesagt, daß Sie sich weniger um Ihre Erscheinung sorgen sollten. Tatsache jedoch ist, daß die Leute es tun. Es ist Teil unserer Kultur. Und es ist auch in Ordnung, daß man gut aussehen will; betrachten Sie es in der Perspektive", rät Dr. Kosich. „Bei vielen Leuten liegt das Image, das sie über ihr zukünftiges Aussehen im Hinterkopf tragen, oft über dem Möglichen."

Dieser Mann muß einfach „verstehen, welche Erwartungen er entsprechend seinem Engagement erheben kann", so Dr. Kosich. Wenn er erkennt, welches Opfer er erbringen muß, um einen Waschbrettbauch zu erzielen, und wenn er meint, daß es das wert ist, dann sollte er es anpacken, rät Dragomier Cioroslan.

Für den Anfang müßte er den Umfang seiner besonderen Freuden beschränken. Scotch, Steak und Vanille-Eiskrem haben enorm viele Kalorien und wenn er denkt, daß er jene Kalorien verbrennen kann, indem er sein tägliches Training etwas erhöht, dann wird er feststellen, daß so ein Bauch sehr hartnäckig sein kann.

Forschungen zeigen, daß Menschen, die ihre kalorienverbrennenden Aktivitäten erhöhten ohne ihre Eßgewohnheiten zu verändern, am Ende mehr essen, um die verbrauchten Kalorien auszugleichen.

Außerdem ist er bereits ausreichend aktiv. Obgleich spezielle Übungen morgens nach dem Lauf, die auf die Bauchpartie zielen, diesen Muskelbereich vorspringender machen könnten, wird es nicht viel Wirkung auf die Extra-Pfunde an seiner Taille haben.

Wirklich erforderlich wäre, das Problem langsam zu vermindern, indem er langsam seine Freuden vermindert. Das heißt nicht, daß er Scotch und Steak aufgeben soll. Es bedeutet, daß sie etwas weniger häufig genossen werden und in kleineren Mengen. Statt zwei Scotch könnte er sich auf einen beschränken – und den wirklich genießen. Dasselbe gilt für das Steak: Warum muß man ein 500 g Steak in die Pfanne geben, wenn 350 g auch seinen Heißhunger auf ein gutes Stück Fleisch befriedigen dürften?

Wofür er sich auch immer entscheiden mag, er muß Realist sein. Während diese Opfer auch seinen Bauch schlanker machen, werden sie nicht notwendigerweise seine Gesundheit verbessern, sagt Dr. Kosich. Das kleine Fettpolster auf den Rippen stellt kein großes Gesundheitsproblem dar. Thema dürfte eher die Frage nach der Eitelkeit sein und die muß er sich selbst stellen: „Ist es das wert?"

SZENARIO 6: Familienprobleme

ALTER: 34 Jahre
GEWICHT: 127 kg, steigend
TRAININGSROUTINE: Keine
LEBENSSTIL: Dieser Mann arbeitet in einem medizinischen Labor – keine körperlich anstrengende Arbeit –, und er verbringt nahezu seine gesamte Freizeit am Schreibtisch. Er klagt häufig über Schmerzen, hat Knie- und Rückenprobleme und fühlt sich oft müde. Selbst geringfügige körperliche Betätigung bringt ihn außer Atem. Seine Eßgewohnheiten sind hoch-fetthaltig, hoch-cholesterinhaltig: viele Schweinerippchen, Rindfleisch-Burritos, zweifache Käsepizzas und Premium Eiskrem.
GEWICHTSZIEL: Er weiß, daß er mindestens 80 Pfund abnehmen muß.
PROBLEM: Der Mann trägt ein ständiges Herzinfarktrisiko mit sich, und wenn er seine Gewohnheiten nicht ändert, wird er es kaum bis ins hohe Alter schaffen. Als ihm Freunde und Ärzte rieten, einige Pfund abzunehmen, erwiderte er, daß er das nicht kann, weil jeder in seiner Familie dick sei.

Obgleich Gene eine Rolle dabei spielen können, welche Jeansgröße man trägt, ist die Angelegenheit doch etwas komplizierter. Unser individuelles Genpaket bewirkt, daß einige von uns anfälliger für Fettleibigkeit sind als andere. Es macht Fettleibigkeit jedoch nicht zu einer ausgemachten Sache.

Anders gesagt, es sind nicht die Gene, die Menschen dick werden lassen, sondern was jene Personen aus ihrem Genpaket machen. Nehmen Sie eineiige Zwillinge; zwei Menschen mit identischer Erbmasse. Setzen Sie einen auf ein fettarmes, gesundes Ernährungsprogramm mit regelmäßiger sportlicher Betätigung und der andere bekommt seine Mahlzeiten von einem örtlichen Imbiß-Restaurant; es ist sicher, daß Letzterer dicker werden wird.

Damit soll nicht gesagt werden, daß es dem Mann leicht fallen wird, abzunehmen. Es steht außer Frage, daß Abnehmen für einige Männer keine große Herausforderung ist, während es für andere extrem schwierig ist, und auch der Stoffwechsel spielt eine Rolle.

Die Tatsache, daß auch seine Eltern fettleibig sind, mag weniger an irgendwelchen genetischen Neigungen liegen, als an dem Umstand, daß sie nicht weniger viel sitzend tätig sind als ihr Sohn, und daß sie die gleichen Eßgewohnheiten haben. In der Tat dürfte sein Gewichtsproblem eher daher rühren, daß er den Lebensstil seiner Eltern geerbt hat, als an den vererbten Genen.

Es gibt vieles, das der Mann tun könnte, um dünner zu werden, einschließlich einiger kleiner Veränderungen an seinem Lebensstil, die ihn ermutigen würden, gesundheitsbewußtere Entscheidungen zu treffen. Zum Beispiel könnte er damit beginnen, ein Tagebuch über seinen täglichen Lebens- und Ernährungsstil zu führen, rät Joanne Curran-Celestano, Professor an der Universität von New Hampshire in Durham. Da er offensichtlich kaum darauf achtet, was er ißt, könnte dies ein Schritt sein, um ihn aufzurütteln und ihm bewußt zu machen, was er eigentlich so alles in sich hineinstopft.

Während er dabei ist, wäre es zudem eine gute Idee, auch seine täglichen Aktivitäten zu erfassen, fügt Dr. Curran-Celentano hinzu. Auf diese Weise erkennt er vielleicht, was Freunde und Ärzte schon längst bemerkt haben: daß er einige kalorienverbrennende Aktivitäten braucht, um seine Ernährung zu kontrollieren.

Sobald er jene Notwendigkeit sportlicher Betätigung erkannt hat, wird er eher motiviert sein, einige Veränderungen vorzunehmen. Da er doch erheblich außer Form ist, sollte er ganz klar langsam beginnen, vielleicht mit ein paar leichten Spaziergängen um das Wohnhaus. Jene anfangs erwähnten Schmerzen sind das Produkt seines Übergewichts und seiner schlechten körperlichen Verfassung und bereits ein Programm einfacher Spaziergänge kann bei einigen Sachen mildernd wirken.

Da er nahezu bei Null anfängt, heißt das Hauptwort jedoch *langsam*. Wenn er versuchen sollte, zu stark und zu schnell mit einem Training zu beginnen, dann könnte dies unangenehme Folgen haben, wie z. B. einen Herzanfall. Er wäre wirklich gut beraten, sich zuerst mit seinem Arzt in Verbindung zu setzen, bevor er die Laufschuhe anzieht.

SZENARIO 7: Wieder aktiv werden

Alter: 65 Jahre
Gewicht: 78 kg
Trainingsroutine: Keine
Lebensstil: **Nach 40 Jahren Arbeit in der Abteilung für Schadensersatzansprüche einer größeren Versicherungsgesellschaft in Rente gegangen, hatte er vor kurzem einen Herzinfarkt. Jetzt verbringt er die Vormittage mit Zeitung lesen und hantiert etwas im Haus herum und am Nachmittag schlendert er so oft wie möglich in den Seniorenklub. Dank seiner ernährungsbewußten Frau ißt er gut, viel Obst und Gemüse, Kohlenhydrate und Ballaststoffe, was erklären mag, weshalb er es geschafft hat, nach einem langen, vorrangig sitzend tätigen Leben so schlank zu bleiben.**
Gewichtsziel: **Er ist nicht schrecklich übergewichtig für seine Größe, vielleicht 10 Pfund oder so, aber es ist vor allem sein Bauch, und er würde dieses Gewicht gern „umverteilen".**
Problem: **Abgesehen von Golf hat er seit seinem Studium (war dort im Ruderteam) nicht mehr regelmäßig Sport getrieben. Vor seinem Herzanfall hatte er bereits bemerkt, daß er nicht mehr so viel Antrieb hatte wie früher, und daß er sich nach einem Spaziergang oft erschöpfter fühlte als bislang.**

Dieser Mann muß nur für die – sportlich betrachtet – lebenslange Freizeit zahlen. Auch wenn er sich stets gesund ernährt hat, hat er doch sein Herz und all die anderen Muskeln in seinem Körper vernachlässigt. Dies ist nun ein überwältigender Beweis dafür, daß solche Untätigkeit zu ernsthaften Erkrankungen führen kann. Laut Schätzungen wird für beispielsweise etwa 250 000 Amerikaner der schlichte Mangel an körperlicher Betätigung jedes Jahr zur Todesursache.

Weiterhin hat er lernen müssen, daß er, auch ohne fettleibig zu sein, von einer Herzerkrankung betroffen werden kann. Es bestehen enge Verbindungen zwischen Herzerkrankungen und Bauchfett – und er hat einen Bauch.

Zum Glück ist es für ihn auch nach dem Herzinfarkt nicht zu spät, in Form zu kommen. Das Beste wäre, wenn er sich mit seinem Arzt in Verbindung setzt und ein medizinisch überwachtes Trainingsprogramm beginnt, das sowohl aerobe Übungen als auch leichtes Krafttraining umfaßt.

„Die Verbesserung seiner aeroben Fitneß, die Ausdauer der Muskeln und die Muskelkraft werden sich mit einer Verbesserung der Gesundheit, der Lebensdauer und der Lebensqualität verbinden", glaubt Brian Wallace, Professor in Daphne, Alabama.

Dieser Mann sollte mit einem leichten Cross-Trainingsprogramm beginnen, bei dem er in kurzen Intervallen abwechselnde aerobe Übungen durchführt (z. B. 6 Minuten auf dem Heimtrainer oder auf dem Laufband) und Zeit für Dehnübungen und Spaziergänge findet, empfiehlt Dr. Wallace. Bei jedem weiteren Mal sollte er die Minutenzahl auf dem Fahrrad oder auf dem Laufband etwas erhöhen, jedoch innerhalb eines für ihn angenehmen Bereichs belassen. Nach ca. 3 Wochen könnte er dann ein wenig leichtes Krafttraining hinzunehmen, um die Muskeln aufzubauen.

Mit zunehmender Dauer seines aeroben Trainings und der von ihm gehobenen Gewichte, werden seine Muskeln (und sein Herz) stärker. Es wird ihm helfen, körperlich agiler zu sein, als wenn er zu einem vorrangig sitzenden Lebensstil zurückkehren würde.

Seine Erfolgschancen dürften sich auch erhöhen, wenn er seine gesundheitsbewußte Frau in das Programm einbindet, fügt Dr. J. P. Wallace, Professor an der Universität von Indiana in Bloomington, hinzu. Beide Ehepartner würden davon profitieren, wenn sie sich gegenseitig zum Training ermutigen. Die Forschungen von Dr. Wallace belegen, daß verheiratete Paare eher in einem Trainingsprogramm verbleiben, wenn der jeweilige Partner die Anstrengungen unterstützt.

Selbst Männer, die etwas Erschütterndes wie einen Herzinfarkt erlebt haben, sagt Dr. J.P. Wallace, bleiben nicht in einem Programm, wenn ihre Frauen sie nicht unterstützen.

„Wenn eine Frau die Bemühungen ihres Mannes um Rehabilitation und Veränderung seiner Ernährung überhaupt nicht unterstützt, wird es auch nicht funktionieren", weiß Dr. Wallace. „Das Festhalten des Mannes hängt wirklich mit vom Festhalten der Frau ab."

Teil IV

Die Welt des Aerobic

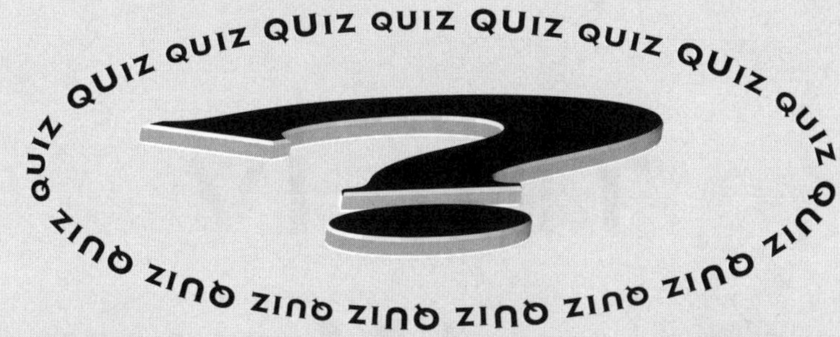

Verfügen Sie über eine gute Ausdauer?

Wenn es darum geht, seine Ausdauer einzuschätzen, dann sind einige nicht gerade maßvoll. Die meisten Männer überschätzen ihre körperliche Fitneß – ebenso wie ihr Aussehen und Sex-Appeal.

Dies ist auch ein Grund, weshalb sich viele Männer, die es kaum bis zu ihrem Auto schaffen ohne zu keuchen, für körperlich fit halten, obgleich zu vermuten ist, daß sie nicht genug Sauerstoff bekommen, vorsichtig ausgedrückt.

Es gibt eine Reihe an Testverfahren, um die aerobe Fitneß und Ausdauer zu testen, die meisten unter Verwendung von Geräten, die von der NASA entwickelt wurden, und die einfache, umgangssprachliche Bezeichnungen wie *anaerober Grenzwert* und *maximale Sauerstoffaufnahme* beinhalten.

Hier nun eine einfachere Methode. Beantworten Sie dieses Quiz, um zu sehen, ob Sie fit sind.

1. Wie hoch ist mein Ruhepuls?

Das Herz ist ein Muskel und wie jeder Muskel läßt es sich durch Training vergrößern. (Das durchschnittliche Herz hat etwa die Größe einer geballten Faust (ca. 350 g beim Mann). Ein trainiertes Herz kann doppelt so groß sein. Wenn Ihr Herz größer und kräftiger wird, arbeitet es auch effizienter und muß weniger schlagen. „Ein großes, kräftiges Herz kann mit einem Herzschlag mehr Blut pumpen," sagt Herman Falsetti, Kardiologe in einer Privatpraxis, die sich auf Fitneßtests spezialisiert hat. „Das kann sich auf Dauer auszahlen".

Die Verwendung des ruhenden Pulses als Maßstab zum Messen Ihrer Fitneß ist insofern günstig, weil Sie oft bereits nach kurzer Zeit tatsächlich Verbesserungen sehen können.

Messen Sie Ihren ruhenden Puls morgens, bevor Sie aufstehen. Suchen Sie mit den Fingerspitzen die Halsschlagader (die große Ader links oder rechts neben dem Adamsapfel). Zählen Sie, wie oft sie in einer Minute schlägt.

Hier eine Aufschlüsselung:

- **70–90 Schläge pro Minute: der Durchschnitt für ein untrainiertes Herz**
- **60–70 Schläge pro Minute: ein leicht trainiertes Herz**
- **50–60 Schläge pro Minute: das Herz eines regelmäßig Sporttreibenden**
- **40–50 Schläge pro Minute: das Herz eines Leistungssportlers**
- **28 Schläge pro Minute: Sie sind der fünfmalige Tour de France-Sieger Miguel Indurain.**

2. Kann ich den Stufentest machen?

Den Stufentest, bei dem Sie eine Treppe hinauflaufen, bezeichnet Dr. Falsetti als einen noch einfacheren Test zur aeroben Fitneß.

Wenn Sie hintereinander zügig drei Etagen steigen können ohne außer Atem zu kommen, dann betrachten Sie sich als aerobisch fit.

Wenn Sie selbst eine Etage nicht ohne Keuchen und Sternesehen erklimmen können, dann sollten Sie besser Ihre Laufschuhe schnüren, sagt Dr. Falsetti.

3. Wie schnell laufe ich 2,5 km?

Wenn Sie in den letzten sechs bis acht Wochen regelmäßig trainiert haben und Ihre aerobe Fitneß prüfen wollen, dann versuchen Sie diesen Test: Laufen Sie

2,5 km so schnell wie Sie ohne Probleme können – entweder auf dem Sportplatz oder eine Strecke, deren Entfernung Ihnen bekannt ist.

Angenommen, daß Sie zwischen 30 und 40 Jahre sind, dann gilt folgendes Maß:

- **14 Minuten oder langsamer: Das sollte Sie aufwecken.**
- **12:01 bis 13:59 Min.: Sie sind in mittelmäßiger Form, aber Sie müssen weiter trainieren.**
- **10:46 bis 12 Min.: Betrachten Sie sich als Durchschnitt.**
- **9:46 bis 10:45: Gratulation, Sie liegen über dem Durchschnitt.**
- **9:45 oder schneller: Sie sind in großartiger Verfassung.**

Beachten Sie: 2,5 km zu laufen erfordert einige Anstrengung. Wenn Sie noch nicht so in Form sind, sollten Sie zuerst mit Ihrem Arzt sprechen, bevor Sie diesen Test machen.

4. Wie steht es mit meiner Erholung?

Nachdem Sie nun gerade den Lauf absolviert haben, ist dies eine gute Gelegenheit, Ihre Erholungzeit zu testen. Wie beim ruhenden Puls erlaubt Ihnen dieser Test eine schnelle und genaue Messung Ihrer allgemeinen Fitneß.

Sobald Sie die Ziellinie passiert haben – das kann nach dem Lauf sein oder auch nach einem zügigen Spaziergang über 1,5 km, einer 10 km Radtour oder einer halben Stunde Schwimmen – messen Sie für 1 Minute Ihren Pulsschlag. Notieren Sie sich die Zahl. Ruhen Sie eine Minute aus und messen Sie den Puls erneut.

Je schneller sich Ihr Herz beruhigt, um so mehr sind Sie fit. Das erklärt auch, weshalb Leistungssportler bereits nach 2 Minuten in die Kamera lächeln und in vollständigen Sätzen sprechen können, während der Durchschnittsmensch auf dem Rücken liegend interviewt werden müßte, mit Schaum vor dem Mund. Achten Sie also auf folgendes:

- **Wenn Ihr Puls um 10–20 Schläge pro Minute gesunken ist, dann sind Sie in mittelmäßiger Verfassung.**
- **In einem guten Zustand befinden Sie sich, wenn Ihr Puls um 30–40 Schläge gesunken ist.**
- **Und in sehr guter Verfassung sind Sie, wenn der Puls um 50–60 Schläge gesunken ist.**

5. Erinnere ich mich an meine Hochzeitsnacht?

Erinnern Sie sich an Ihre erste Nacht als verheirateter Mann und überlegen Sie, welche der Aussage auf Sie zutraf.

- **Ich ging mit String-Tanga ins Bett.**
- **Ich ging mit Boxershorts ins Bett, die wie ein String-Tanga aussahen.**

Da äußere Gesundheit unveränderlich auch die innere Gesundheit widerspiegelt, ist dieser wahrscheinlich der einfachste Test zu Ihrer aeroben Fitneß (und zudem wohl am wenigsten nervig).

„Vergleichen Sie Ihr heutiges Gewicht mit dem zu Ihrer Hochzeit“, sagt Dr. Falsetti. „Oft ist das Hochzeitsgewicht das Beste. Und viele Menschen nehmen leider mit jedem Jahr Ehe um die 5 Pfund zu“.

Man braucht es wohl nicht aussprechen; wenn Ihr Bauchnabel nach unten gegangen ist, hat sich auch Ihre Ausdauer verringert.

Welche Rolle spielt aerobes Training?

Die Fettverbrennung in Gang setzen

Wenn Sie den nächsten Läufer anhalten, der Ihnen über den Weg läuft und ihn fragen, wie er aerobes Training definiert, dann dürften Sie wahrscheinlich einen unverständlichen Blick ernten, gefolgt von ein paar Floskeln, wie man sie in Gesundheitsämtern oder bei Wahlkampagnen hört.

„Hmmm, na ja, sicher hat aerobes Training viel mit Herz und Lungen zu tun, es beinhaltet Schwitzen, und dann gibt es da ständig neue Studien mit Titeln wie: „Die Auswirkungen von Training auf das Herz-Kreislauf-System männlicher Javaneraffen", mit denen belegt werden soll, wie hervorragend aerobes Training für Sie ist.

Das ist alles wahr. Aber diese Art verschwommenen Denkens ist genau das, was die meisten Trainingsprogramme entgleisen läßt. Training ohne Orientierung ist wie Fahren ohne Stadtplan. Es ist okay, wenn man ein wenig umherschlängeln will, aber nicht so gut, wenn man schnell ein bestimmtes Ziel erreichen möchte. Um aus dem aeroben Training beste Ergebnisse zu erzielen – eine stabile Gesundheit, ein gutes Aussehen, die beste Fitneß, die man in der Zeit bekommen kann – müssen Sie wissen, was Sie wollen. Denken Sie nicht, das ist dumme Psychologie. Betrachten Sie das Wissen als eine Inspiration. Sobald Sie die Grundlagen des aeroben Trainings und was es leisten kann, verstanden haben, werden Sie sich fragen, warum Sie nicht schon eher damit begonnen haben.

Der Atem des Lebens

Zuerst ein Hinweis zur Terminologie: Obgleich die Begriffe Aerobic und aerobes Training oft miteinander vermischt werden, bedeuten sie doch nicht wirklich dasselbe. Aerobic verweist auf Aerobic-Dance – Gymnastikanzug, laute Musik, mit Spiegeln bedeckte Wände usw. Aerobes Training dagegen steht für jegliche Aktivitäten, die Ihr Herz zum Pumpen bringen und es dabei halten. Laufen ist zum Beispiel aerobes Training. Ebenso Radfahren, Schattenboxen, Seilspringen oder auch Aerobic-Dance.

Aerobic kommt von den griechischen Wörtern für „Luft" und „Leben". Aerobes Training bedeutet Anstrengung, die einen für die Energieversorgung verstärkten Zufluß von Sauerstoff erfordert. Der aufgenommene und vom Blut in die Gewebe transportierte Sauerstoff dient letztlich zur aeroben Freisetzung und Nutzbarmachung der chemischen Energie, die in der Nahrung enthalten ist. Ein bestimmter Prozentsatz ist für die Aufrechterhaltung der Körperfunktionen erforderlich. Zusätzlicher Energiebedarf besteht jedoch bei jeder Muskelreaktion, also wenn Sie laufen, springen, und sich drehen.

Welcher Sport ist dann nicht aerob? Bespiele hierfür sind Gewichtheben, Ballwurf, Springen, selbst ein kurzer Sprint. Diese Übungen beziehen sich nicht auf Herz und Lungen; sie werden hauptsächlich durch kurze Schübe der Muskelkraft ausgeführt. Die Energie der

Muskelarbeit stammt überwiegend aus dem Stoffwechsel der Kohlenhydrate, speziell der Glukose. Damit eine Übung aeroben Charakter erhält, muß eine fortlaufende Beanspruchung der Muskeln gegeben sein, genug um Herz und Lungen zu zwingen, einen erhöhten Sauerstoffstrom an die Muskeln zu liefern.

Wenn man strikt nach der Definition geht, ist jede schnellere Betätigung als einfach nur im Sessel zu sitzen, aerob. Ihr Herz und die Lunge arbeiten selbst bei kleinen Anstrengungen einen Grad schneller. Um aber einen tatsächlichen Nutzen für Ihren Körper zu erzielen, bedarf es wirklicher Anstrengungen, weshalb irgendein Freizeit-Boccia-Klub auch in Zukunft nicht die Medaillentreppchen bei den Olympischen Spielen erklimmen wird. Wirkungsvolles aerobes Training, das Herz und Lungen strapaziert und die Kalorien verbrennt, setzt erst ein, wenn Sie Ihre maximalen körperlichen Möglichkeiten zu etwa 40 – 80 Prozent ausnutzen.

Sie müssen Ihren Puls auf eine Stufe bringen, bei der genügend Kalorien verbrannt werden und Ihr Herz-Kreislauf-System strapaziert wird, allerdings nicht so hoch, daß Sie kaum ausreichend Sauerstoff einsaugen können, um Ihre arbeitenden Muskeln zu versorgen. Als Faustregel gilt, daß Sie ein gutes Trainingstempo haben, wenn Sie in der Lage sind, nebenbei zu sprechen. Wenn Sie es übertreiben, wird nicht ausreichend Sauerstoff für Muskeln und Gliedmaßen gegeben sein, und Ihre Lungen werden sich wie auf dem Feuer gegrillt fühlen. An diesem Punkt werden Sie entweder zurückfallen oder sich nach vorn werfen.

Wunderbare Sachen geschehen in Ihrem Körper, wenn Sie mit einem regelmäßigen aeroben Trainingsprogramm beginnen. Ihre Lungen werden kräftiger und effizienter, versetzen Sie in die Lage, mit jedem Schlag mehr Blut und Sauerstoff zu pumpen. Es bilden sich mehr Kapillaren, um den Sauerstoff zu den Muskeln zu transportieren. Enzyme in den Muskelfasern werden aktiv und Ihre Muskeln werden besser in der Lage sein, den Sauerstoff zur Verbrennung des Treibstoffs zu nutzen. Am aufregendsten ist vielleicht, daß der Stoffwechselmechanismus in den Muskeln langsam seine Fähigkeit verbessert, Fett zu verbrennen. Mit anderen Worten: Sie verbessern sich in zweierlei Hinsicht – innen und außen.

Schlank auf Dauer

Das Wichtige bei der aeroben Fitneß ist, daß sich in wenigen Tagen oder Wochen eine erstaunliche Verwandlung von Herz und Lunge vollzieht.

„Der menschliche Körper ist eine bemerkenswert anpassungsfähige Maschine", sagt John Duncan, Professor für klinische Forschung an der Frauenuniversität Texas in Denton. „Wenige Wochen Training können Anpassungen des kardiovaskulären, muskulären und Nervensystems erbringen, die den Körper deutlich wirkungsvoller arbeiten lassen".

Gut. Aber da Männer an der Fitneß interessiert sind, beschäftigen wir uns mit tiefer gehenden Fragen, die an unsere Grenzen stoßen. Gesammelte Lektionen zu innerer Kraft, Beharrlichkeit und zum eigenen Schicksal. Sicherstellen, daß unser Körperbau nicht einem Sack Kartoffeln gleicht.

Es macht nichts, oberflächlich zu sein. Wenn Sie sich aber Gedanken über Ihr Aussehen machen, dann achten Sie darauf, Kalorien zu verbrennen und abzunehmen. Aerobes Training ist dafür die beste Methode. Bemerkenswert zu nennen ist, daß sich das erarbeitete Gewicht mit aerobem Training auch halten läßt – anders als bei „raffinierten Diätplänen", bei denen mit einzelnen Kunden geworben wird, die 30 Pfund abgenommen haben. Nicht gezeigt wird, wie die gleichen Leute drei Monate später aussehen, und wahrscheinlich erneut dem Michelin-Mann ähneln. Aerobes Training, verbunden mit einer klugen Ernährung, ist die wirkungsvollste Methode, um sicherzustellen, daß die verlorenen Pfunde nicht wiederkommen.

Unerwarteter Nutzen

Eine ordentliche aerobe Fitneß ist für nahezu alles gut; von verstopften Arterien bis zur Depression. Sicherlich alles wichtig, aber es gibt einen noch stärker zufriedenstellenden Nutzen – die Selbstachtung, die Konkurrenz schlagen, von niemanden ausgelacht werden.

So Tom Warren, ein pensionierter Gastwirt aus San Diego, der eine große Zeit seines Lebens dem Sport gewidmet hat. Das ist jemand, der einst 400 Rumpfbeuge in der Sauna, auf einer Bank, machen konnte. (Der Preis war eine Flasche Bier. Ein kaltes Bier mag Ihnen als nicht viel erscheinen, aber Geschmack soll hier nicht zur Diskussion stehen.)

Als er jünger war, machte er mal Urlaub auf den Bahamas und bestieg mit anderen Touristen eine Fähre von der Paradiesinsel nach Nassau. Der Fährmann behandelte die Touristen wie Kühe und scheuchte sie ständig umher.

„Nun lassen Sie es mal gut sein," sagte Warren, worauf ein „Ruhe" des Fährmanns folgte.

Da tat Warren den entscheidenden Schritt. Zuerst holte er sich von einem der Fährmänner seinen Dollar für die Überfahrt wieder. Dann sprang er über Bord und schwamm die Meile zur Insel.

Nicht nur, daß er es überlebt hat; er kam auch vor der Fähre an, zum Erstaunen aller und des plötzlich unterwürfigen Fährmannes.

„Körperlich unabhängig zu sein," sagt Warren, „ist mir sehr wichtig".

Bei der Fettreduktion spielt nicht nur eine Rolle, wie Sie in Ihrem Ski-Overall aussehen. Überschüssiges Fett ist ein Risikofaktor für Herzkrankheiten, Diabetes, hohen Blutdruck und bestimmte Krebsarten.

Jüngste Entdeckungen lassen die Experten annehmen, daß das „heimtückischste" Fett jenes ist, das sich unsichtbar im Bindegewebe zwischen den Organen und als Hüllgewebe von Leitungsbahnen ablagert.

„Viele Leute sorgen sich mehr um ihr Äußeres, und das äußere Bauchfett spielt da natürlich eine wichtige Rolle. Aber aus Sicht des Gesundheitsrisikos müßten Sie stärker um das Unterhautfettgewebe besorgt sein", sagt Gary Hunter, Professor für Sportpsychologie an der Universität von Alabama in Birmingham. „Sport macht Sie nicht nur schlanker, sondern verschlankt auch die Bereiche, in denen Sie kein Fett haben wollen".

Allerdings ist der Fettabbau durch Sporttreiben ein langsamer Prozeß. Wenn Sie mit einem aeroben Trainingsprogramm beginnen, können sich Herz, Lungen und Muskeln schnell anpassen. Aber Ihr Stoffwechsel – die Fähigkeit des Körpers, Fett aus allen Zellen, in denen es sich abgelagert hat, zu entfernen, es dann zu den Muskeln zu transportieren und dort zu verbrennen – gestaltet sich deutlich langsamer.

Ja, aerobes Training verbessert die Fähigkeit Ihres Körpers, Fett zu verbrennen und einige Pfunde zu verlieren, es kann jedoch Monate dauern, bevor sich die innere „Fettverbrennungsmaschine" aufbaut und auf voller Leistung läuft; da gibt es keine Abkürzungen. Leider nehmen viele Männer es (a) nicht wahr, haben (b) keine Geduld, Wochen oder gar Monate auf sichtbare Ergebnisse zu warten, oder haben (c) zu viele Werbungen, „Verlieren Sie 12 cm Taillenumfang pro Tag!", gesehen. Dies erklärt auch, weshalb viele, die mit einer guten Intention Sport treiben, am Ende ihr Training darauf reduzieren, sich in die Trainingshose zu werfen.

Lassen Sie sich nicht entmutigen. Es braucht Zeit, um in Schwung zu kommen, aber sobald Ihr System eingestellt ist, werden Sie den Unterschied schnell bemerken. „Fettverlust ist eine Angelegenheit, Fett zu verlagern, zu transportieren und zu nutzen – und alle drei Schritte brauchen Zeit, um sich psychologisch zu entwickeln", sagt Ralph LaForge, Leiter des Trainingsprogramms für Lipidstörungen am Herzzentrum in San Diego.

Jahre hinzufügen

Während Sie darauf warten, daß die Pfunde „abgeschmolzen" werden, können Sie sich damit trösten, daß aerobes Training auch eine Vielzahl anderer Vorteile bietet. Dutzende Studien haben sich mit der Verbindung von Sport und Altern beschäftigt und sind zu derselben Schlußfolgerung gekommen: regelmäßiges aerobes Training kann Ihre Lebenserwartung erhöhen.

Eine bemerkenswerte Studie der Standford Universität an nahezu 17000 ehemaligen Harvard Studenten belegt, daß Männer, die täglich 5 km spazierengehen und damit pro Woche 2000 Kalorien verbrennen, eine 28 Prozent niedrigere Todesrate haben als diejenigen ehemaligen Mitstudenten, die weniger körperlich aktiv sind. Genauer gesagt, fanden die Forscher heraus, daß jemand, der regelmäßig Sport treibt, etwa zwei Jahre länger lebt.

Außerdem ist dieses Leben auch ein besseres. Aerobes Training mindert Depressionen, Angst und Streß. Es kann das Sexualleben verbessern und helfen, kleine Unpäßlichkeiten und Beschwerden zu mindern. Forscher haben nachgewiesen, daß das Immunsystem von Menschen, die regelmäßig Sport treiben, besser Erkältungskrankheiten und Grippe abweist. Es vermindert auch das Risiko größerer Gesundheitsprobleme, wie Herzerkrankungen, Bluthochdruck, Darmkrebs und Diabetes. Keine andere Trainingsform birgt so viel Nutzen.

Leichte Gewinne

Jetzt denken Sie wahrscheinlich: „Richtig. Ich muß nur meinen Job, die Familie und alle anderen Interessen aufgeben im Austausch gegen ein fanatisches Trainingsregime".

Fürwahr. Es ist noch nicht lange her, da steckten Sportpsychologen hin und wieder die Köpfe aus dem Laborfenster, um ein paar derartig zeitraubende Trainingsrezepte zu verschreiben, daß kein Mann im Alltag sie irgendwie einhalten konnte. Studien zeigen jedoch, daß auch eine moderate Betätigung den gleichen Nutzen für die Gesundheit bringt, wie energisches Training.

Für eine grundlegende Gesundheit empfehlen das Zentrum für Krankheitskontrolle und Vorbeugung in Atlanta und das Amerikanische College für Sportmedizin mit Hauptsitz in Indianapolis 30 Minuten mittelintensive körperliche Betätigung pro Tag – leichte Spaziergänge, gelegentliche Radtouren. Wenn Sie soviel Zeit nicht auf einmal haben, dann lassen sich die 30 Minuten auch in kleinere Einheiten aufsplittern. Um abzunehmen empfiehlt das Amerikanische College für Sportmedizin, 1000 bis 2000 Kalorien pro Woche zu verbrennen – ungefähr 200 Kalorien pro Tag über dem, was Sie normal verbrennen.

„Wir sagten den Leuten einst, daß Sie sich aufmachen müssen, rausgehen, arbeiten und schwitzen, um irgendeinen Trainingsnutzen zu erzielen, aber wir fanden heraus, daß das so nicht stimmt", äußerte Dr. Duncan.

Die richtige Menge
Ein Selbstbedienungsbuffet nach Wahl

Wieviel Training brauchen Sie?

Auf der einen Seite hat man die Minimalisten, jene, die Sie davon überzeugen wollen, daß eine stabile Gesundheit und ein atemberaubender Gewichtsverlust auch über Erdnüsse futtern und gelegentliche Toilettengänge erzielbar ist. Das andere Extrem sind die zwanghaft Besessenen, die Ihnen versichern, daß Sie die gleichen Erfolge nur durch richtiges Leiden über einen langen Zeitraum erreichen können.

Zwischen diesen Polen gibt es die Fülle gutgemeinter, aber oft widersprüchlicher Ratschläge. Herauszufinden, wieviel Training Sie wirklich brauchen, kann schwieriger sein, als das Training an sich.

Die einfache Antwort ist klar: Es gibt keine richtige Antwort. Das Angebot an aeroben Übungen und entsprechender Trainingsintensität ist groß. Wofür Sie sich letztendlich entscheiden, hängt von Ihrem gegenwärtigen Fitneßzustand ab, wieviel Sie abnehmen wollen und von anderen Aspekten, z. B. wieviel Zeit Sie für das Training aufbringen können.

Das Amerikanische College für Sportmedizin mit Sitz in Indianapolis empfiehlt, neben der allgemein täglich verbrauchten Energie, wöchentlich ca. 1500 Kalorien zu verbrennen; das entspricht etwa einem halben Pfund Fett. Wie Sie diese Kalorien verbrennen, ist unwichtig.

„Es gibt kein Wunder bewirkendes Training", sagt Ralf LaForge, Leiter des Trainingsprogramms für Lipidstörungen am Herzzentrum in San Diego. „Wenn Sie bis zu 1500 Kalorien pro Woche mit Gartenarbeit verbrennen, dann ist Ihr Fettverlust nicht geringer, als wenn Sie die 1500 Kalorien auf dem Stepper abarbeiten".

Die zum Abbau jener 1500 Kalorien erforderliche Menge an körperlicher Betätigung ist gleichfalls kaum mit einem Satz zu beantworten. Sie hängt von der Übung ab und wie hart Sie trainieren. Wir werden später im Buch einige spezifische Übungsmöglichkeiten untersuchen. Zu diesem Zeitpunkt sei gesagt, daß sehr viele Leute davon überzeugt sind, daß das, was sie tun und wie lange sie es tun, die einzige Methode ist, abzunehmen. Sie werden auch die ersten sein, die Sie damit konfrontieren. Ignorieren Sie es.

Gesundheit gegen Abnehmen

Wenn Sie wirklich abnehmen wollen, müssen Sie einigen ernüchternden Fakten ins Gesicht sehen – vor allem, daß sich ein Gewichtsverlust nicht schnell einstellt. Es besteht ein Unterschied zwischen Herz und Lunge kräftigen und dem tatsächlichen Abnehmen.

Die Wahrheit ist, daß Sie ein paar aerobe Übungen durchführen können, indem Sie für eine Minute im Zimmer auf und ab gehen, aber Sie brauchen keinen sportmedizinischen Abschluß, um zu erkennen, daß das keine große Wirkung hat. Ärzte empfehlen, daß man sich mindestens 30 Minuten lang halbwegs sportlich betätigt – Rasen mähen, Hausarbeit, Blätter zusammenrechen, Treppen laufen usw. – und das an den meisten Tagen, wenn nicht sogar jeden Tag in der Woche.

Können Sie Kalorien ohne diese kleinen Anstrengungen verbrennen? Sicherlich. Kalorien verbrennen Sie mit jeder Bewegung. Können Sie aber auf diese Weise Gewicht abnehmen? Sicherlich nicht. Bei einem gemütlichen 10-Minuten Spaziergang verbrennen Sie Kalorien, aber nur 3–4 Kalorien pro Minute – ein eher unpraktischer Ansatz, wenn Sie bedenken, daß ca. 170 g Pommes 540 Kalorien haben oder daß Sie 3500 Kalorien verbrennen müssen, um ein Pfund Fett zu verlieren.

„Was das Abnehmen angeht, gibt es keine Abkürzungen", sagt LaForge. „Die Gesundheit Ihres Herzens können Sie mit einem dreimal wöchentlichen, moderaten sportlichen Ausgleich fördern. Aber Abnehmen erfordert entweder mehr Zeit oder eine größere Trainingsintensität".

Um ernsthaft abzunehmen und in Form zu kommen, müssen Sie mehr als das aerobe Minimum leisten, aber auch nicht so viel, wie Sie nun vielleicht annehmen.

Wieviel Zeit müssen Sie investieren, um abzunehmen? Obgleich es stimmt, daß man Kalorien durch nahezu jede Tätigkeit verbrennen kann und daß auch Gartenarbeit dies erfüllt, müßten Sie, wenn Sie Ihr Gewicht z. B. mittels Unkrautzupfen abbauen wollen, dafür die meiste Zeit des Tages aufbringen. Weshalb? Weil leichte Aktivitäten Kalorien im Schneckentempo verbrennen. Angenommen, daß Ihnen Ihre Zeit wertvoll ist, dann müssen Sie Ihre Kalorien etwas effizienter verbrennen. Die „richtige" Menge aerobes Training läßt sich an drei Punkten messen: wie lange, wie hart und wie oft trainieren Sie.

Es wäre unklug, dies als eine Einladung für Extremismus zu sehen. Lange, hart und oft zu trainieren verbrennt sicherlich das meiste Fett. Auf der anderen Seite kann es Erschöpfungszustände, Zusammenbrüche und Verletzungen verursachen. Auf lange Sicht ist ein guter, stabiler Gewichtsabbau am besten durch ein kontinuierliches Training über eine vernünftige Zeitspanne und in einer angenehmen Art und Weise erreichbar.

„Im allgemeinen erzielen Sie, in bezug auf die Verbrennung von Fett und einen Gewichtsverlust, die optimalste Wirkung, wenn Sie aerobe Übungseinheiten von 40 bis 90 Minuten trainieren, bei moderatem Tempo, sagen wir bei 50–65 Prozent Ihrer maximalen Herzfrequenz", sagt LaFarge. (Um Ihre maximale Herzfrequenz zu messen, subtrahieren Sie Ihr Alter von der Zahl 220. Die Zahl hat eine Fehlerquote von +/– 15 Schläge pro Minute.)

Das läßt sich als Richtlinie heranziehen, nicht jedoch als Muß, weil sonst Fettleibigkeit droht. Ausgehend davon, daß Sie ein normales Leben führen – Beruf, eine Frau, die einen mehr als nur 5 Minuten am Tag sehen möchte usw. – sind 40–90 Minuten freie Zeit oft schwer zu finden. Außerdem wird die täglich gleiche Art Training Sie irgendwann zu Tode langweilen.

Um zu entscheiden, wieviel Zeit Sie täglich für aerobes Traing aufbringen können, sollten Sie Ihre Interessen und Ihren Lebensstil sowie auch Ihren gegenwärtigen Fitneßstand in Betracht ziehen. Hier ein paar Expertentips.

Kennen Sie sich selbst. Abnehmen ist eine sehr persönliche Angelegenheit. Während eine Studie nach der anderen gezeigt hat, daß sich durch aerobes Training die Pfunde abbauen lassen, zeigen die gleichen Studien, daß Menschen auch bei gleichem Trainingsumfang ihr Gewicht mit unterschiedlichem Tempo abbauen. Zweifellos wäre es toll, rechtzeitig zum Klassentreffen 20 Pfund los zu werden, aber wenn Ihre Gene keine Kooperationsbereitschaft zeigen, dürfte das schwierig werden.

„Die Leute müssen mit realistischen Erwartungen an die Sache herangehen," sagt Jack H. Wilmore, Professor für Kinesiologie und Gesundheitsbildung an der Universität von Texas in Austin. „Nicht jeder ist in der Lage, soviel abzunehmen, daß er extrem schlank wird. Es gibt Menschen, die genetisch dicker ausgelegt sind und kein Training könnte das ändern".

Erwarten Sie das Beste – und seien Sie auf das Schlimmste gefasst. Es passiert jedem: Sie reduzieren den Nachtisch, essen keine fettigen Speisen mehr und besuchen dreimal pro Woche Aerobic-Kurse. Unmittelbar erscheint es Ihnen, als ob Sie sehr schnell viel an Gewicht verlieren. „Leichter als ich dachte", sagen Sie sich nun, während Sie den Pizzaservice anrufen oder das abendliche Training ausfallen lassen, um die Aussicht auf einen leichten Sieg zu feiern.

Oh je. Dieser frühe Gewichtsabbau mag großartig wirken, aber er ist ein Trugschluß. Innerhalb weniger Wochen scheint die Anzeige auf der Waage unveränderlich still zu stehen – oder, noch schlimmer, steigt nach oben. Was lief falsch?

Die Wissenschaftler kennen das Phänomen. Bei vielen Menschen ist es so, je schwerer sie sind, um so schneller nehmen sie anfänglich ab. Die Schlankeren nehmen weniger schnell ab; aus dem schlichten Grund, weil sie weniger Fett verlieren müssen.

Ultimativ gibt es keine Abkürzungen. Ob Sie schwer sind oder leicht, Sie müssen, zusammen mit einer ausgewogenen Ernährung, mindestens dreimal pro Woche, 30 Minuten lang aerobe Übungen machen.

Lassen Sie die Waage beiseite. Zwar ist das Gewicht ein recht guter Maßstab, wieviel Fett Sie verbrennen, aber es kann auch täuschen. Es ist nicht ungewöhnlich für Männer, zuzunehmen, wenn sie mit einem Fitneßprogramm beginnen. Natürlich verlieren sie Fett, aber sie nehmen gleichzeitig an Muskelmasse zu und Muskeln wiegen mehr als Fett.

Wenn Sie erst mit dem Training angefangen haben und feststellen, daß sich Ihr Fortschritt im Schneckentempo entwickelt, oder wenn Sie gar noch an Pfunden zugelegt haben, dann hören Sie nicht empört oder panikartig auf, sondern verdreifachen Sie Ihr Training. Die Muskeln, die Sie aufbauen, werden Sie besser aussehen lassen. Außerdem haben Sie den fettverbrennenden Mechanismus in jenen Muskeln aufgebaut und zum Laufen gebracht. Die Muskeln werden helfen, mehr Kalorien zu verbrennen; sie sind im Stoffwechselprozeß doch aktiver als Fett.

Beginnen Sie langsam. Es stimmt, daß intensives Training Kalorien schneller verbrennt als langsame Übungen. Wenn Sie aber 40 Pfund Übergewicht haben und zuletzt in den 70ern Sport getrieben haben, dann ist Geschwindigkeit nicht gleich für Sie geeignet. Beginnen Sie langsam. Fangen Sie damit an, Ihr Herz-Kreislauf-System zu stärken. Gehen Sie jeweils 10 Minuten vor dem Frühstück, zum Mittag und vor dem Abendessen spazieren. Dann arbeiten Sie sich weiter heran; drei- bis fünfmal pro Woche etwa einstündige zügige Spaziergänge, ein leichter Lauf oder eine Fahrradtour.

Dieses Tempo mag Ihnen als zu vorsichtig erscheinen, vor allem, da Sie zweifellos begierig sein werden, Ergebnisse zu sehen. Aber Vorsicht ist wichtig. Sie werden nicht sofort Massen an Gewicht verlieren, aber über einen längeren Zeitraum, wenn Sie Verletzungen vermeiden können, die all Ihren guten Absichten ein Ende setzen.

„Männer wollen immer schnell wieder in Form kommen", sagt Herman Falsetti, Kardiologe in einer Privatpraxis, der sich auf Fitneßtests spezialisiert hat. „Sie packen sich von Anfang an hart an und eine Woche später sind sie verletzt und hören auf".

Folgen Sie der 10 Prozent Regel. Es ist eine normale menschliche Neigung, seine Fähigkeiten zu überschätzen, während wir unsere Schwächen unterschätzen. Wenn Sie aber versuchen, abzunehmen und gleichzeitig unverletzt zu bleiben, dann zahlt es sich aus, vorsichtig zu sein.

Für jedes Jahr, das Sie sich gehen ließen, sagt Dr. Falsetti, sollten Sie einen Monat leichten Trainings, dreimal pro Woche, veranschlagen (sagen wir Laufen, Radfahren oder Schwimmen), um in Form zu kommen. Als allgemeine Regel gilt, daß Sie Ihre Trainingszeit oder die Anzahl der Kilometer um nicht mehr als 10 Prozent pro Woche erhöhen sollten.

Wenn Sie sich, zum Beispiel, soweit gebracht haben, montags, mittwochs und freitags 5 km zu laufen und diese Strecke verlängern wollen, dann sollten Sie nicht mehr als etwa einen halben Kilometer hinzufügen. Das mag Ihnen etwas armselig erscheinen, aber wenn Sie gerade Ihr Comeback aus einem ziemlich leidigen Zustand bestreiten, dann wäre dies klug. Ihr Herz und Ihre Lungen könnten in der Lage sein, auch eine längere Strecke zu bewältigen, aber das Stützsystem aus Muskeln und Bändern muß vorsichtig herangeführt werden.

Wenn Sie bereits recht fit sind, jedoch etwas übergewichtig, oder wenn Sie fit und schlank sind und so bleiben wollen, nun, dann steht Ihnen eine ganze Palette an Möglichkeiten offen, Optionen, wie wir sie später im Buch noch ansprechen wollen.

Machen Sie weniger – öfter. Wenn Sie einen schlechten Tag haben und 30 Minuten ununterbrochene freie Zeit etwa so aussichtsreich wie eine Verabredung mit Claudia Schiffer sind, dann können Sie trotzdem ein gutes aerobes Training haben. Forschungen zeigen, daß drei zehnminütige Übungseinheiten ohne Ruhephasen etwa 95 % der kardiorespiratorischen Vorteile eines durchgängigen 30-Minuten Trainings

Zeit finden

Jeder beklagt sich über mangelnde Zeit, aber jeder, der ehrlich ist, wird auch zugeben, daß er zumindest einen Teil seines Tages mit unwichtigen Dingen verbringt. Wenn Ihr Kalender nicht ausgerechnet dem des Papstes ähnelt, sollte es möglich sein, etwas Zeit für sportliche Betätigung zu finden. (Selbst der Papst nimmt sich Zeit für seinen Morgenspaziergang.) Manchmal muß man nur ein wenig erfindungsreich sein.

Einige treiben den Trainingsdrang mitunter ins Extreme; wie der Geschäftsmann, der vom Zug springt kaum daß dieser in den Bahnhof eingefahren ist, damit er 700 m joggen kann, am Ende jedoch in einen verrückten Sprint verfällt, um den Anschlußzug zu kriegen. Oder der „Triathlet", der morgens zum Fischen fährt und nachmittags zu einer Hochzeit, seinen Heimtrainer mit an Bord nimmt und auf Deck montiert, um sein Training nicht zu verpassen. Oder der Typ, der die untätige Zeit auf dem Flughafen damit verbringt, auf einem Bein zu stehen und meint, „das baut die Knie und Fußknöchel auf".

Zum Glück gibt es aber auch einfachere Methoden, Sport in den täglichen Tagesablauf zu integrieren.

- **Stellen Sie den Wecker auf eine frühere Zeit. Wenige von uns können um 5.00 Uhr morgens ernsthaft mit Zeitmangel argumentieren.**
- **Vor dem Fernseher Seilspringen oder auf dem Heimtrainer radeln. In Anbetracht, daß viele ca. 30 Stunden pro Woche fernsehen, kann dies eine gute Trainingsfläche sein.**
- **Neben dem (tagebuchartigen) Protokoll am Tag, lesen Sie Ihre Aufzeichnungen am Abend, während Sie auf dem Heimtrainer strampeln.**
- **Laufen Sie Treppen. Robert Fulghum, Autor des Bestsellers <u>All I Really Need to Know I Learned in Kindergarten</u>, ist während langer Promotion-Touren oft an Hotels gebunden und wurde dort für seine Schwitz- und Lauftouren auf den Treppen bekannt. Das ist nicht immer ohne Risiken. Bei einer Gelegenheit wurde Fulghum, ganz in schwarze Trainingskluft gekleidet, die Treppe hoch und runter trottend, von den Sicherheitskräften des Hotels gepackt und unter Protest zur Rezeption gezerrt. Zum Glück ließ man ihn dann sofort wieder frei.**

bringt. Der gleiche Ansatz funktioniert auch beim Abnehmen. Eine verbrannte Kalorie ist eine verbrannte Kalorie, ganz gleich, ob in einem 10- oder 30-Minuten-Block abgebaut.

„Wenn es ein Geheimnis beim Sporttreiben gibt, dann ist es Regelmäßigkeit", sagt John Duncan, Professor in Denton.

Intensität verstärken. Während die meisten Ratgeber zum Abnehmen eine Trainingsdauer von jeweils 40–90 Minuten bei gemäßigter Geschwindigkeit empfehlen, ist es möglich den Gewichtsverlust z. B. durch eine Verstärkung der Trainingsintensität und Anstrengung, zu erhöhen (siehe „Die richtige Qualität" auf Seite 119). Lassen Sie uns hier nur erwähnen, daß eine Komprimierung der Zeit nicht bedeutet, daß Sie weniger abnehmen.

Bleiben Sie dran. Ganz fraglos ist aerobes Training eine hervorragende Methode, um abzunehmen. Sobald die Pfunde runter sind, ist es jedoch nicht unbedingt so einfach, es auch dabei zu belassen.

Wenn Sie schlank sind und in guter Form, läßt sich der Zustand oft durch Trainingseinheiten von 20–60 Minuten, drei- bis fünfmal pro Woche, erhalten; bei einer Belastung von etwa 55 bis 90 Prozent Ihrer maximalen Herzfrequenz – genau die Stufe, die vom Amerikanischen College für Sportmedizin empfohlen wird. Und wenn Sie bei Ihrer Ernährung Sorgfalt walten lassen, läßt sich das Training auch noch etwas verringern.

Trotzdem sollten Sie ein Auge auf der Waage belassen. Schließlich addieren große Tüten Popkorn zum Beispiel schnell 864 Kalorien auf die Waage. Während Sie einen allgemein guten Gesundheitszustand mit 30 Minuten moderater körperlicher Betätigung erhalten können, reicht das nicht aus, um Überschüsse abzubauen.

Den Berggipfel erreichen

Ein positiver Aspekt beim aeroben Training ist, daß die gleichen Übungen, die Ihnen helfen, Gewicht zu verlieren, auch einer stabilen Herz-Kreislauf-Fitneß dienen – eine prima Verbindung, die Ihnen erlaubt, zwischen zwei Sätzen Tennis zum Atmen zu kommen und Ihr Hemd vom Leibe zu reißen, ohne sich zu blamieren.

Ein gutes, stabiles Herz und eine ebensolche Lunge, so Experten, sind erforderlich, um die großen Muskelpartien arbeiten zu lassen. Es sind Muskeln, die man zum Laufen, Radeln, Skilanglauf und anderen Sportarten braucht. Sie erfordern viel Sauerstoff, um die Bewegungen anzutreiben, und strapazieren sowie stärken auf lange Sicht Herz und Lunge. Sie brauchen nicht viel Zeit dafür; drei bis fünfmal pro Woche, für jeweils 20–60 Minuten, bei einer Belastung von etwa 55 bis 90 Prozent Ihrer maximalen Herzfrequenz.

Noch besser ist, daß dieses rationelle Engagement ausreicht, um Sie so ziemlich nahe an den Berggipfel der Fitneß zu bringen. Jahrelang haben sich Männer mit der Frage verrückt gemacht: Wenn etwas Training gut ist, wäre mehr dann nicht besser? Die Antwort ist ja, aber nur bis zu einem bestimmten Punkt.

„Die meisten Menschen müssen nicht wirklich so hart trainieren, um die physiologische Spitze zu erklimmen. Sie müssen nur regelmäßig trainieren", rät Jack Daniels, Professor für Sporterziehung an der Bundesstattlichen Universität von New York College in Cortland. „Sie müssen erkennen, daß es mit zunehmenden Training eine ansteigende Kurve gibt, aber sie verflacht. Je mehr Sie trainieren, um so kleiner werden die Zugewinne".

Die wirkliche Frage ist nicht, wieviel Training Sie brauchen, sondern, wieviel Sie wollen.

„Es liegt wirklich an Ihnen," sagt Dr. Duncan. „Sie müssen entscheiden, ‚An welchem Punkt fühle ich mich wohl?' Das ist das richtige Training für mich".

Kurzum, wenn Sie Sport treiben, um abzunehmen, können Sie Ihre Ohren verschließen bezüglich der endlosen Werbekampagnen jüngster Übungsregime und aufregendster Trainingsgeräte, mit denen zumeist auch irgend etwas zum Kauf angeboten wird. Was Sie tun müssen ist, die sportliche Betätigung zu finden, die Ihnen am besten gefällt – und dabeibleiben.

Die richtige Qualität

Das Geheimnis des Erfolgs

Qualität ist das A und O des Trainings. Qualität kann ein Herz formen, das pumpt wie eine Baßtrommel, und Lungen mit der Kapazität eines Bosch-Staubsaugers.

Und hier das Beste: Sie kann Ihnen viel Zeit ersparen. Das ist wichtig, denn wenn Sie nicht gerade 18 sind, Single und Teilzeit arbeiten, dann dürfte Zeit das sein, wovon Sie wahrscheinlich wenig haben. Mit einem hochqualitativen aeroben Training läßt sich die wöchentliche Trainingszeit um einige Stunden vermindern, und Sie erhalten trotzdem hochqualitative Ergebnisse.

Wenn Experten über „Qualität" beim aeroben Training reden, dann denken sie zumeist an die Intensität, das heißt, sich selbst so weit anzutreiben, daß der Puls auf eine Stufe gehoben wird, auf der Herz und Lungen ausreichend beansprucht werden. Die Art der Tätigkeit spielt hier keine Rolle; Sie können ein qualitatives aerobes Training mittels Laufen, Schwimmen, Kreistraining, schnellem Golf oder etwas anderem erzielen, das Sie für einen bestimmten Zeitraum keuchen läßt und außer Puste bringt.

Wie lang dieser Zeitraum sein muß, hängt von der Aktivität ab. Ein qualitatives aerobes Training ergibt sich bei einem Puls, der bereits bei 40 – 60 Prozent Ihrer maximalen Herzfrequenz liegt, allerdings für 60 bis 90 Minuten gehalten wird. Eine angenehme Methode, aber wer kann sich die Zeit leisten?

Schneller geht es, wenn man das aerobe Feuer anzündet und die Intensität erhöht. Wenn Sie sich selbst so antreiben, daß Ihr Herz mit 85 Prozent (oder mehr) seiner maximalen Herzfrequenz schlägt, können Sie eine aerobe Übungseinheit in weniger als 20 – 30 Minuten absolvieren. Hochintensive Trainingseinheiten sind schnell und effektiv. Und weil sie nicht viel Zeit in Anspruch nehmen, lassen sie sich zum Großteil in Ihre sonstigen Trainingsphasen einbauen. Natürlich erfordern sie eine gewisse Herangehensweise, beanspruchen sie doch Herz, Lungen und Muskeln stärker als Sie es bislang getan haben.

Das Feuer erhöhen

Beim Abnehmen wird das qualitative aerobe Training oft aus einem einfachen Grund ignoriert: Falschinformationen.

Der größte Mythos beim Abnehmen ist, daß Fett am besten bei einem langsamen, über einen längeren Zeitraum aufrecht erhaltenen Tempo, verbrennt – das lange Jogging z. B. oder eine Langstreckentour mit dem Rad. Das mag auch erklären, weshalb viele interessierte Anfänger nach ca. drei Wochen aufhören; in dem Glauben, sie müßten für's Abnehmen die halbe Stadt durchqueren.

Es stimmt, daß Sie mit fortdauerndem Training mehr Kalorien verbrennen. Wenn Sie sich aber auch über eine lange Strecke langsam fortbewegen, werden Sie die Kalorien auch im Schneckentempo verlieren.

Und hier setzt die Intensität an. Gehen Sie in einem Tempo spazieren, das ca. 40 Prozent Ihrer maximalen Herzfrequenz entspricht und Sie werden 3 – 4 Kalorien pro Minute verbrennen. Joggen Sie und Sie verbrennen 8 – 10 Kalorien pro Minute. Rennen Sie schnell – sagen

Das Herz der Sache

Viele Männer meinen, daß Training eine einfache Angelegenheit ist. Das Herz hämmert, Sie schwitzen, Sie duschen. Das einzige Mal, wo man dem Puls etwas Aufmerksamkeit schenkt, ist, wenn er durch den Schädel jagt.

Um wirklich effektiv gegen das Fett zu Felde zu ziehen, müssen Sie Ihren Pulsschlag kennen und nutzen, da dieser Ihnen genau sagen kann, wie hart Sie trainieren und ob Sie auf einer Stufe der optimalen Fettverbrennung trainieren. Das traditionelle Maß – „Ich schwitze, also muß ich auch Fett verbrennen" – erfüllt das einfach nicht.

Die einfachste Formel ist, daß Sie Ihr Alter von „220" abziehen. Damit erhalten Sie (ungefähr) Ihre maximale Herzfrequenz, die es Ihnen erlaubt, geringere Anstrengungswerte zu berechnen. Wenn Sie z. B. 40 Jahre alt sind, dann liegt Ihre maximale Herzfrequenz bei etwa 180 Schlägen pro Minute. Wenn Sie sich zu 60 Prozent des Wertes belasten wollen, rechnen Sie 180 x 0,60=108 Schläge pro Minute.

Natürlich hat nicht jeder 40jährige die gleiche maximale Herzfrequenz; genauso wenig, wie jeder 40jährige die gleiche Schuhgröße hat. Für eine exaktere Zahl, eine, die auf Ihrem tatsächliches Herzvermögen und Fitneßstufe basiert, versuchen Sie folgendes:

1. Um Ihren ruhenden Herzfrequenzwert zu erhalten, messen Sie ihn morgens vor dem Aufstehen. Zählen Sie die Anzahl der Schläge in einer Minute.

2. Um den Ziel-Herzfrequenzwert zu erhalten, jenen, den Sie beim normalen Training erzielen wollen, nehmen Sie diese Formel:
(220 – Alter – ruhender Herzfrequenzwert) x Prozentwert Anstrengung + ruhender Herzfrequenzwert.
Es erscheint etwas kompliziert, aber hier ein Beispiel. Angenommen, Sie sind 40 Jahre alt und haben einen ruhenden Herzfrequenzwert von 60 Schlägen pro Minute. Sie wollen eine 60prozentige Belastung Ihres Körpers beim Training. Ihr Puls sollte sein: (220 – 40 – 60) = 120. Und 120 x 0,60 = 72
Dann sind 72 + 60 = 132 Schläge pro Minute Ihr Zielwert.
Sie werden festgestellt haben, daß die zweite Methode einen höheren Zielwert ergibt, als die einfache 220-minus-Alter-Methode. Mit anderen Worten, wenn Sie fit sind und die einfachere Formel anwenden, um den Anstrengungsgrad zu berechnen, werden Sie sich körperlich weniger stark belasten als Sie sollten.

wir 6 Minuten auf 1,5 km – und Sie werden knapp 20 Kalorien pro Minute verbrennen.

So viel nun aber über langsam und schnell.

„Ja, lange, langsam gelaufene Entfernungen helfen beim Abnehmen", sagt Ralph LaForge. „Aber wenn Sie ausreichend fit sind, was einer Belastung von 50–70 (oder mehr) Prozent Ihres Maximalwertes entspricht, dann werden Sie mehr Kalorien in weniger Zeit verbrennen".

Ein Wort der Warnung

Dies ist keine Einladung zur ständigen „Brandstiftung". Ganz gleich, für welche aerobe Aktivität Sie sich entscheiden, sei es Radfahren, Jogging, Boxen; der Versuch, bei jeder Trainingseinheit persönliche Bestleistung zu erringen, ist weder klug noch realistisch.

Nur ein Sadist würde raten, sich jedesmal völlig zu verausgaben, denn ein hochintensives aerobes Training enthält auch immer das Risiko einer Verletzung. Herz und Lunge mögen gut in Form sein, aber es zu übertreiben, kann das Stützsystem aus Muskeln, Bändern, Sehnen und anderen sie zusammenhaltenden Strukturen, erheblich beeinträchtigen.

Wenn Sie zudem ein Fitneßneuling sind, sollten Sie hochintensive Trainingseinheiten nicht in Betracht ziehen. Sie müssen die Kondition Ihrer Muskeln zuerst mit langsamen, leichten Übungen aufbauen; mindestens über drei Monate, drei- bis fünfmal pro Woche, bevor Sie sich an ein härteres Training heranwagen.

Und auch wenn Sie bereits fit sind, sollte gesagt werden, daß hochintensives Training seine Nachteile hat. Zum einen müssen Sie es durchhalten: Sie werden nicht viele Kalorien verbrennen, wenn Sie aus der Tür sprinten und 30 Sekunden später am Boden liegen. Selbst bei trainierten Athleten bedeuten hochintensive Trainingseinheiten – bei 85 Prozent ihrer maximalen Herzfrequenz und mehr – eine starke Belastung für Muskeln und Gewebe. Sie eignen sich hervorragend zum Verbrennen von Fett, aber auch zur totalen Erschöpfung.

Die harte Methode schmerzt. Wenn Sie sich zu oft zu hart drannehmen, wird Ihr Interesse schnell abnehmen. Außerdem lassen sich Pfunde schwer abbauen, wenn Sie ständig Ihr eigenes Gewissen beruhigen, in der kommenden Woche ein wirklich, wirklich hartes Training einzulegen.

Die meisten Fachleute raten, nicht mehr als einmal pro Woche besonders hart zu trainieren. Mit anderen Worten: diese super-hochintensiven Trainingseinheiten sollten nur einen kleinen Teil Ihres Trainingsplans ausmachen. Mit dem Rest der Zeit können Sie trotzdem ein qualitativ anspruchsvolles Training absolvieren, aber bei einem etwas langsameren Tempo, sagen wir bei 60–70 Prozent Ihres Maximalwertes und über eine längere Zeit.

Das meiste herausholen

Sie können viel abnehmen, ohne zu den lungenzerreißenden Dingen Zuflucht zu nehmen. Im Idealfall maximiert ein hochqualitatives Training die Kalorienzahl, die verbrannt wird, während es die dafür erforderliche Zeit minimiert. Hier nun einige Expertenhinweise.

Machen Sie zwischendurch Pausen. Egal, ob Ihr ultimatives Ziel darin besteht, ein wenig Fett zu verbrennen oder sich auf die Olympischen Spiele vorzubereiten, wichtig ist, daß Sie klein anfangen und sich langsam aufbauen. Wenn Sie sich zu schnell zu stark belasten, wird Sie das nicht fit machen. Sie verletzen sich. Sie werden kein Pfund abnehmen, wenn Sie wie ein alter Kriegsheld ums Haus humpeln.

Entsprechend den Richtlinien des Amerikanischen College für Sportmedizin in Indianapolis besteht eine Trainingseinheit aus 40 Minuten bis 1 Stunde gemäßigtem aerobem Training, drei- bis fünfmal die Woche. Das bildet ein gutes Fundament, und sobald Sie dieses Ziel erreicht haben, werden Sie über die nächsten sechs Monate eine bemerkenswerte Fitneß und Gewichtsverlust erzielen.

Erhöhen Sie das Tempo – aber nur geringfügig. Jeder aerobe Trainingsplan hat Plateauphasen, in denen die frühen, aufregenden Erfolge – oder wenn wir über das Abnehmen sprechen, die ersten abgebauten Pfunde – abzuflachen beginnen. An dieser Stelle ist es Zeit für Veränderungen, selbst wenn es nur darum geht, keine Langeweile aufkommen zu lassen.

Wenn Sie z.B. 40 Minuten lang mit 50 % Leistung auf dem Heimtrainer in die Pedale getreten haben, müssen Sie die Intensität nur ein klein wenig anheben, so daß Sie auf 60 % Ihrer maximalen Herzfrequenz kommen. Angenommen, daß Sie bereits in guter Form sind, und zu diesem Zeitpunkt sind Sie es sicher auch, dann wird die leichte Erhöhung der Trainingsintensität um ein paar Grade eine produktive Herausforderung darstellen.

Erschöpfen Sie sich. Wenn Sie in Form und für eine Veränderung des Tempos bereit sind, dann geben Sie Ihrem Trainingsplan ein paar hochintensive Einheiten. Ziel ist, sich selbst auf 85 Prozent des maximalen Pulsschlags zu bringen. Wenn Sie das einmal pro Woche tun, werden nicht nur viele Kalorien in kurzer Zeit verbrannt, sondern es treibt Ihr Herz, Ihre Lungen und den gesamten Stoffwechsel auf eine neue Stufe, die Ihnen hilft, in eine noch bessere Form zu kommen.

Achten Sie auf die Zeit. Wenn Sie sich bis zum Maximum belasten, dann sollte das Training nicht lange dauern. Laut Expertenmeinung sollte ein hochintensives Training auf ca. 5–10 Prozent Ihrer gesamten wöchentlichen Betätigung begrenzt werden.

Wenn Sie z.B. gewöhnlich 50 km pro Woche rennen, könnten Sie einen Tag mit Intervall-Läufen in Betracht ziehen – 4 min. schnelles Gehen, im Wechsel mit 4 min. Jogging. Das würde Ihre gesamte Laufzeit auf 5 km beschränken.

Ein Trainingsmuster

Im Gegensatz zu dem, was viele Männer glauben, brauchen Sie keine langen, langsamen Trainingsrunden, um große Mengen an Fett zu verbrennen. Natürlich funktioniert es, aber das kann auch ein intensiverer (und kürzerer) Trainingsansatz. Jede der folgenden Übungen, sagt Ralph LaForge, eignet sich gut, um Fett zu verbrennen. Sie können sich auf eine Übung konzentrieren oder auch alle acht vermischen und vergleichen.

1. **60–90 Minuten auf unterschiedlichem Gelände gemütlich spazierengehen, bei 40–50 % Ihrer maximalen Herzfrequenz.**
2. **Gehen/Joggen auf flachem Boden für 40–50 Minuten, abwechselnd ein schneller Schritt mit ausreichendem Tempo und ein leichtes Jogging, bei ca. 50–65 % Ihrer maximalen Herzfrequenz.**
3. **60-90 Minuten Radfahren, bei 40–65 % Ihrer maximalen Herzfrequenz.**
4. **Verbringen Sie im Fitneßzentrum 15 Minuten auf dem Laufband, 15 Minuten auf dem Rad und 15 Minuten auf dem Stepper, alle bei 50–70 % Ihrer maximalen Herzfrequenz.**
5. **Jogging bei 60–70 % Ihrer maximalen Herzfrequenz.**
6. **Machen Sie Aerobic-Step oder Aerobic-Dance über 40–50 Minuten bei 50–70 % Ihrer maximalen Herzfrequenz.**
7. **Schwimmen Sie ohne Unterbrechung 45–60 Minuten. Verändern Sie gelegentlich die Schwimmart, um verschiedene Muskeln zu beanspruchen. Schwimmen ist nahezu der schwierigste Sport; es ist deshalb nicht so wichtig, hier eine maximale Herzfrequenz zu verfolgen. Außerdem ist es ziemlich schwierig, während des Schwimmens den Puls zu messen.**
8. **Radeln Sie auf dem Heimtrainer für 40–60 Minuten bei 50–70 % Ihrer maximalen Herzfrequenz.**

Streben Sie nach Intervallen. Wenn Sie wenig Zeit haben, aber trotzdem ernsthaft einige Kalorien verbrennen wollen, dann wäre Intervalltraining ratsam. Es besteht aus sich abwechselnden Übungen mit starker Anstrengung und kurzen Zwischenzeiten „aktiver Ruhe“, in denen Sie sich leicht weiter bewegen. Intervalltraining bietet ein grundlegendes Kalorienverbrennungstraining in weniger als 20–30 Minuten.

Bei einem 30minütigen Lauf (bei ca. 1,5 km in 8 Minuten) würden Sie etwa 505 Kalorien verbrennen. Die gleichen 30 Minuten mit eingebauten Intervall-Läufen würden 10% mehr oder 560 Kalorien verbrennen lassen.

Wie Sie die Intervalle gestalten, ist Ihnen überlassen. Hier ein paar Vorschläge, die Sie ausprobieren können.

- **Fahren Sie 2–4 Minuten lang intensiv auf dem Heimtrainer, gefolgt von 2–4 Minuten leichtem Radeln, dann wieder 2–4 Minuten intensiv.**
- **Bei einem 30-Minuten-Lauf laufen Sie 2–4 Minuten mit schnellstmöglicher Geschwindigkeit, dann langsames Pendeln für 2–4 Minuten, dann steigern Sie die Geschwindigkeit erneut.**
- **Versuchen Sie, beim Langstreckenlauf abwechselnd 100 m Sprint und 100 m leichtes Jogging zu laufen, 20 Minuten lang, immer wieder abwechselnd. Oder Sie erhöhen Ihr Tempo auf dem letzten Kilometer eines 5 km-Laufes oder bringen unregelmäßige kurze Sprints in den Lauf ein. Zum Beispiel bis zum Stoppschild 50 m voraus oder beim Berganlaufen. Dann wieder langsam weiterlaufen, bis sich das Herz beruhigt hat, um dann für die folgende Strecke wieder anzuziehen.**

Das Intervallmodell funktioniert beim Rudern, Laufen, Schwimmen oder auch beim Reiten eines mechanischen Bullen. Es ist jedoch wichtig, immer eine etwa eins-zu-eins gestaffelte Ruhephase einzubinden, genug um sich zu erholen, aber nicht so lang, daß Ihr Puls zu weit zurückfällt. Das ist die gehobene Form, Fett zu verbrennen. Gut an den Intervallen ist, daß sie schnell sind. Bei einer 10minütigen Aufwärmphase und einer 10minütigen Abkühlphase (vor allem bei stark beanspruchenden Übungen wichtig) können Sie in 30 Minuten eine gute Portion Kalorien verbrennen.

Die Begeisterung erhalten. Langeweile ist vielleicht der Hauptgrund, weshalb viele Männer ihre Pläne für Training und Gewichtsabnahme aufgeben. Lange langsame Läufe, oder selbst schnelle, Monat für Monat, erfordern bemerkenswerten Fleiß und die Fähigkeit, zu ignorieren, daß Ihr Trainingsprogramm den Reiz von Klebstoff hat.

Der Vorteil eines hochintensiven, hochqualitativen aeroben Trainings liegt darin, daß es Ihnen die Möglichkeit gibt, regelmäßig den Nutzen Ihrer normalen Trainingsleistungen zu heben und gleichzeitig Neues einzubringen. Mit anderen Worten: es ist eine schnelle Methode, um ein Training, das vorher so aufregend war, wie Schlamm beim Trocknen zuzusehen, in etwas deutlich Interessantes und zudem Nützlicheres umzuwandeln.

„Vielfalt läßt Sie an einem Trainingsprogramm dranbleiben, und diese Vielfalt kann Qualität bieten“, sagt LaForge. „An einem Trainingsprogramm dranzubleiben, ist der Hauptschlüssel, um abzunehmen und in Form zu kommen“.

Cross-Training

Sich ins Gleichgewicht bringen

Ungeachtet seiner Herkunft ist Cross-Training nur ein gängiger Begriff für das Vermischen verschiedener Übungen. Die beste Methode, einen ordentlichen Gewichtsabbau und eine stabile Gesundheit unter Beibehaltung der geistigen Gesundheit zu erzielen, besteht genau in einem solchen vielfältigen Vorgehen.

„Wenn Sie aus Ihrem Training jeden nur möglichen Nutzen ziehen wollen – und deren gibt es viele: Kraft, Ausdauer, Gesundheit, schlankes Aussehen –, dann stehen Ihre Chancen, alle Bereiche abzudecken, besser, wenn Sie verschiedene Aktivitäten durchführen", äußert Jack Daniels.

Der Begriff *Cross-Training* wird oft als eine Verbindung verschiedener Übungen definiert: z. B. Dehnübungen, Aerobic und Festigkeitsübungen. Aber jedesmal, wenn Sie Ihr Trainingsprogramm aus verschiedenen Übungen zusammenstellen – z. B. Radfahren plus Laufen plus temporeiches Gehen –, ist es ein Cross-Training.

Cross-Training ist nicht kompliziert. Es läßt sich einfach und effektiv auch ohne einen persönlichen Trainer durchführen und ohne teure Turnschuhe. Wichtiger ist aber, daß es einen weitgefächerten Nutzen birgt.

Verschiedene Trainingsübungen zu mischen beansprucht besser die unterschiedlichen Muskelpartien. Es macht sie kräftiger und weniger anfällig gegenüber Verletzungen; und wenige Leute nehmen wirklich ab, wenn Sie nur einen Muskel fördern. Dieses Ganzkörpermuskeltraining läßt Sie auch insgesamt besser aussehen, und Sie vermeiden eine unproportionierte Figur.

Aus praktischer Sicht betrachtet, bietet Cross-Training mehr Möglichkeiten – und weniger Ausflüchte. Die Schwimmhalle geschlossen? Nun, dann laufen Sie. Hindert Sie am Laufen ein plötzlicher Schneeeinbruch? Holen Sie die Langlauf-Ski raus. Nutzen Sie Ihr Hotelzimmer für ein paar Sportgymnastik-Übungen.

Wenn Sie abnehmen und gleichzeitig eine große Auswahl an Übungen, Sportarten und Trainingszeiten haben wollen, dann ist Cross-Training auf jeden Fall etwas für Sie. „Wenn Sie sich eine Fitneßgrundlage schaffen und Fett verbrennen wollen, ist Cross-Training hierzu gut geeignet", sagt Herman Falsetti.

Der aerobe Angriff

Mit Ausnahme einer deutlichen Distanz zu Zwiebelringen, Gebäck und anderen Genußmitteln mit hohem Fettanteil, besteht der beste Weg, Überschußkalorien abzubauen, in einem regelmäßigen aeroben Training. Indem Sie verschiedene Übungen abwechselnd ausführen – Radfahren, Schwimmen bis Inline-Skating – bringen Sie Herz und Lunge in Form und bauen gleichzeitig die Muskeln Ihres ganzen Körpers auf.

Denken Sie an das Ganze. Es ist eine einfache Regel, also sollte sie leicht zu merken sein: Je mehr Muskeln bei einer Übung beansprucht werden, um so mehr Kalorien werden verbrannt. Wenn Sie das bedenken, sollten Sie auf die großen Muskelpartien zielen, jene, die beim Laufen, Schwimmen, Radfahren, Ski-Langlauf, Rudern, Tennis, Basketballspielen u. a. beansprucht werden. Tischtennis hat sicherlich seine Werte, aber in der Regel dürfte sich damit weniger ein Abnehmen verbinden.

Fangen Sie früh an. Sie müssen kein erfahrener Athlet sein, um Cross-Training in Angriff zu nehmen. Es ist eine gute Möglichkeit, um sich langsam

Cross-Training: Die negative Seite

Wenn man über sportliche Betätigung spricht, dann ist mehr nahezu immer besser als weniger. Während das Cross-Training eine gute Möglichkeit ist, Muskeln zu stärken, von denen Sie gar nicht wußten, daß Sie die haben, so ist es nicht unbedingt klug zu versuchen, Ihren athletischen Talenten mit größtmöglicher Schärfe entgegenzutreten.

Es gibt ein Trainingskonzept, das Spezifik genannt wird, was kurz gesagt bedeutet, daß spezifische Übungen spezifische Muskeln ansprechen sowie die spezifischen Nerven, durch die jene Muskeln angefeuert werden. Wenn es z. B. Ihr Ziel wäre, im 400 m Hürdenlauf eine Medaille zu gewinnen, dann werden Sie aus einem Bowling-Spiel kaum einen Nutzen ziehen.

Wahr ist aber, daß viele Leistungssportler Cross-Training anwenden; nicht um sich unmittelbar einen wettbewerbsmäßigen Vorteil zu verschaffen, aber um Ihrem Körper und Geist eine Pause zu gönnen. Der Rest von uns zielt nicht auf olympisches Edelmetall. Damit ist der Aspekt der Spezifika mehr von akademischem Interesse und sollte uns weniger kümmern.

Ganz gleich, was die einzelnen Sporteifrigen Ihnen sagen, Sie verlieren nichts beim Vermischen der Übungen. „Aus Sicht der Aerobic erhalten Sie in etwa den gleichen Nutzen", sagt Hermann Falsetti. „Und Sie vermeiden es, sich zu verletzen."

wieder in Form zu bringen. Verschiedene Übungen miteinander zu verbinden, erleichtert den ungeübten Muskeln den Anfangsschock. Beginnen Sie Ihr Fitneßprogramm mit reinem Laufen, so üben Sie eine sich ständig wiederholende Belastung aus auf einige empfindliche Muskeln in den Waden und auf die Achillessehne. Wenn Sie aber an einem Tag laufen und am zweiten radeln, dann erhalten Waden und Kniesehnen an den Tagen, an denen Sie radfahren, eine Pause, und Ihre vorderen Oberschenkelmuskeln pausieren, wenn sie laufen.

Noch besser ist, wenn Sie Ihre Füße zwischendurch ganz entlasten; z. B. indem Sie einen Tag schwimmen gehen. Das ist nicht nur ein guter Ausgleich, sondern auch flüssiger Balsam, wenn man den Tag zuvor geradelt oder gelaufen ist. Es dehnt die Muskeln und befreit sie vom Druck der Schwerkraft.

Beginnen Sie langsam. Ein schmerzliches Szenario: Ein langjähriger Radsportler entschließt sich, etwas zu laufen. Er beginnt gleich mit einem harten Training. Der Wadenmuskel wird dabei überbeansprucht, und der Radsportler muß viele Wochen in der Rehabilitation verbringen.

Ganz gleich, ob Sie erst kürzlich mit dem Training angefangen haben oder schon länger dabei sind, es ist sehr wichtig, neue Übungen langsam angehen zu lassen. Selbst wenn Ihr Herz und die Lunge nicht die einschränkenden Faktoren sind, Ihre Muskeln und Sehnen sind es auf jeden Fall; und wenn Sie die nicht hegen, werden Sie Probleme haben.

„Wenn Sie nach längerer Pause wieder anfangen oder etwas Neues beginnen wollen, würde Sie eine sofortige schwere Belastung reif für eine Bänder- oder Sehnenverletzung machen", meint Mark Plaatjes, Physiotherapeut in Boulder, Colorado und ein Marathonläufer der Weltklasse. „Sie werden bessere Ergebnisse erzielen, wenn Sie geduldig sind und sich langsam an die Sache heranwagen."

Wenn Sie mit einer neuen Sportart beginnen, empfiehlt Plaatjes für mindestens vier bis sechs Wochen keine harte Belastung. Gehen Sie es in der Zwischenzeit langsam und leicht an. (Wenn Sie nicht in der Lage sind, sich nebenbei zu unterhalten, ohne ständig nach Luft schnappen zu müssen, dann trainieren Sie zu hart.) Bauen Sie zuerst die Ausdauer und Form der Muskeln auf. „Sorgen Sie sich nicht um die Geschwindigkeit", fügt er hinzu. „Einfach langsam und dabei Spaß haben."

Teilen Sie Ihr Training auf. Manche Männer sind der Auffassung, daß man immer alles zu Ende bringen muß, was man angefangen hat. Wenn heute ihr Lauftag ist, dann laufen sie. Wenn sie auf dem Trainingsrad beginnen, dann hören sie auch darauf auf. Während dieses auf eine Sportart ausgerichtete Denken Sie vielleicht durch die Jahre an der Uni bringt, so ist es weniger produktiv, wenn es um aerobes Training geht.

Sie können einer Ermüdung bis zu einem gewissen Grad ausweichen, wenn Sie während des gleichen Trainings zwei verschiedene Übungen ausführen. In der Mitte des Trainings den Schwerpunkt auf eine andere Muskelpartie zu lenken läßt Sie etwas länger dranbleiben und hilft somit, auch einige Kalorien mehr zu verbrennen.

Wieviel Kalorien man verbrennt, ist bei jedem Menschen unterschiedlich, aber allgemein läßt sich sagen, daß in 15 Minuten auf dem Laufband bei 70 Prozent Ihrer maximalen Herzfrequenz, gefolgt von einem 15-minütigen Wechsel zur Skilanglaufmaschine bei gleicher Intensität, knapp ein Drittel Kalorien mehr verbrannt werden, als wenn Sie 30 Minuten lang bei 50 Prozent Anstrengung auf dem Laufband laufen.

„Sie werden vielleicht nicht in der Lage sein, eine solche Anstrengung jedes Mal zu unternehmen, da Sie die Übungen wechseln, aber als eine Regel läßt sich sagen, daß Sie sowohl psychologisch als auch physiologisch dazugewinnen, wenn Sie Ihre Trainingsübungen wechseln", sagt Professor Wayne Westcott, Berater für Krafttraining am YMCA, dem Amerikanischen Sportrat, und an der Nationalen Akademie für Sportmedizin.

Der gleiche Ansatz zur sportlichen Abwechslung gilt auch außerhalb des Sportklubs. Laufen Sie zur Schwimmhalle. Oder stecken Sie die Skates in den Rucksack, radeln Sie 15 Minuten und dann rein in die Skates.

Machen Sie ein Training innerhalb des Trainings. Technisch betrachtet enthält Cross-Training eine Mischung verschiedener Sportarten und Übungen zu verschiedenen Zeiten. Aber lassen Sie uns für einen Moment kreativ sein und den Vorschlag einbringen, alle Sachen zur gleichen Zeit miteinander zu verbinden.

Denken Sie daran: je mehr Muskeln Sie in Ihr Training einbeziehen, oder je mehr Sie jene Muskeln strapazieren, um so mehr Kalorien werden Sie verbrennen. Seien Sie also innovativ. Beim Laufen ein Paar 3-Pfund Hanteln zu tragen, kann die Menge verbrennender Kalorien um 20 Prozent erhöhen. Tragen Sie Schwimmflossen im Wasser; es läßt jene großen, nach Sauerstoff lechzenden Muskeln in Ihren Beinen stärker arbeiten und mehr Kalorien abbauen.

Natürlich sollten Sie es nicht zu weit treiben; Hanteln beim Fahrradfahren mitzunehmen, dürfte Sie schnell in Schwierigkeiten bringen. Aber ernsthaft, die einzige Grenze ist Ihre Phantasie. Es bedarf keiner großen Veränderungen, um Ergebnisse zu erzielen. Während schneller Wandertouren in den Bergen wäre z. B. eine Möglichkeit, den Oberkörper einzubeziehen, indem man sich mit Skistöcken abstützt.

Trainingsort. Wir haben bereits gesagt, daß es in bezug auf Cross-Training keine Regeln zum schweren, schnellen Training gibt. Hier aber eine Empfehlung, die eigentlich eine Regel sein sollte: Wählen Sie etwas, das günstig erreichbar ist. Wenn Sie sich eine Sportart aussuchen, der man nur in einem Fitneßzentrum am anderen Ende der Stadt nachgehen kann, und vielleicht noch ausschließlich zwischen 5.00 Uhr und 6.00 Uhr morgens, dann werden Sie nicht lange dabei bleiben. „Es muß bequem sein, damit Sie es tun", empfiehlt Dr. Falsetti. „Wenn Sie erst 25 km durch die Stadt fahren müssen, werden Sie sich kaum aufraffen."

Seien Sie vernünftig. Ja, Cross-Training ist das Beste für eine umfassende Fitneß, aber das bedeutet nicht, daß Sie sich einen Trainingsplan erstellen, der ein eigenes Terminbuch erfordert. Die Sportartikelindustrie würde es sicherlich begrüßen, wenn wir alle Boxen, Volleyball, Laufen, Radfahren, Aerobic-Dance und Judo in unseren Trainingsplan aufnehmen würden, aber das wäre weder praktisch noch klug. Ihr Training muß eine gewisse Regelmäßigkeit aufweisen.

Weshalb? Weil Wiederholung Kondition schafft. Wenn Sie nur alle 2 Wochen einmal laufen, werden Sie jedes Mal wie von neuem anfangen und sicherlich nie eine gute Kondition aufbauen, mit der sich ernsthaft Kalorien verbrennen lassen.

Obgleich das nicht der Weisheit letzter Schluß ist, raten Fachleute doch, zwei aerobe Übungen zu wählen, die Sie mögen, und diese im Laufe der Woche miteinander zu vermischen – sagen wir, Radfahren am Montag, Mittwoch und Freitag und Laufen am Dienstag, Donnerstag und Samstag (da jede Übung verschiedene Muskelpartien beansprucht und damit den jeweils anderen Muskeln einen Tag Ruhe gibt).

Muskeln aufbauen

Daß sich Gewichtestemmen dazu eignet, abzunehmen, mag absurd erscheinen, da selbst Hobby-Gewichtheber kräftige Körperrahmen aufweisen und Leistungssportler aus reinem Rindfleisch zu bestehen scheinen. Fachleute haben in den letzten Jahren jedoch herausgefunden, daß Gewichtheben ein ausgesprochen wirksames Mittel im Kampf gegen Fett ist, vor allem, wenn es mit aerobem Training verbunden wird.

Obgleich zahlenmäßig bei den meisten von uns unterlegen, sind Muskelzellen hinsichtlich des Stoffwechsels deutlich aktiver als Fettzellen. Ein Pfund Muskeln kann 35–45 Kalorien mehr pro Tag erfordern. Fettzellen sind dagegen wie eine überfütterte Tante, die sich durch die Reste wühlt.

„Muskeln aufzubauen hilft, Fett den ganzen Tag lang effektiver zu verbrennen", sagt Harvey Newton, ein attestierter Kraft- und Konditionsspezialist und der leitende Direktor der Nationalen Vereinigung für Kraft und Kondition in Colorado Springs, Colorado. „Sie werden nicht viele Menschen finden, die verneinen, daß Gewichtstraining Teil des gesamten Gewichtsabbaupaketes ist."

Vor allem in Verbindung mit aerobem Training beansprucht Cross-Training beim Gewichtheben weitaus mehr Muskeln, als wenn man die gleichen Gewichte immer und immer wieder hebt. Bestehende Muskelzellen wachsen, und das heißt natürlich, daß mehr Fett verbrannt wird.

Wenn Sie versuchen abzunehmen, so die Experten, wäre zu empfehlen, drei Tage aerobes Training und zwei Tage Gewichtstraining abzuwechseln. Obgleich zwei Tage Gewichtstraining nicht ausreichen, um erheblich an Kraft zuzulegen, ist es doch mehr als genug, um eine Muskelmasse zu fördern, mit der sich der von Ihnen gewünschte Stoffwechselzuwachs erzielen läßt.

Beanspruchen Sie die grossen Gruppen. Wenn Sie viel Zeit im Sportklub verbringen, dann haben Sie sicherlich schon einmal die Kerle gesehen, die offenbar eine Unmenge an Zeit mit dem Training kleiner Teile ihrer Anatomie verbringen – Handgelenkbeugen mit Lang- oder Kurzhanteln oder Wadenheben. Wenn Sie aber bemüht sind abzunehmen, dann sind ausschließlich Hantelübungen nicht die beste Lösung.

Konzentrieren Sie sich statt dessen auf Hebeübungen, die große Muskelbereiche ansprechen. „Je mehr Muskeln und Gelenke an einer Hebung beteiligt sind, um so höher ist der Kalorienverbrauch", weiß Newton.

Es gibt zahlreiche große Muskelpartien. Mit Sprüngen trainieren Sie z. B. die Gesäß- und Oberschenkelmuskeln und die Kniesehnen; Bankdrücken ist gut für den Brustbereich und den Trizeps; Latissimusziehen dient Schultern, Rücken und Bizeps.

Kreistraining. Eine gute Trainingsform, bei der sich Hebe- und aerobe Übungen verbinden lassen, ist das Kreistraining. Es funktioniert wie folgt: Wählen Sie sechs bis acht Hebetypen aus, die vorwiegend große Muskelpartien ansprechen und damit ein Ganzkörpertraining ermöglichen. Wiederholen Sie jede Übung 12–15mal. Ruhen Sie sich zwischen jeder Übung für 30 Sekunden aus. Wenn Sie alle Übungen einmal durch sind, ruhen Sie für 2 Minuten und wiederholen dann die Runde.

Wenn Sie auf diese Weise Gewichte heben, wird die Belastung Ihres Herz-Kreislauf-Systems auf eine höhere Stufe gehoben und bleibt dort auch, weil die Erholungszeiten unvollständig sind. Und infolge dieser höheren Belastung Ihres Herz-Kreislauf-Systems verbrennen Sie mehr Kalorien.

Ein wichtiger Hinweis: Wenn Sie beim Kreistraining sind, sollten Sie die Anzahl der Gewichte, die Sie normalerweise heben, deutlich verringern. Als eine Regel gilt, sich zu 40–60 Prozent seiner maximalen Herzfrequenz zu belasten. Wenn Sie mit dem Gewichtstraining erst angefangen haben, wollen Sie sicherlich zuerst eine Grundstärke aufbauen; drei Tage pro Woche Hebeübungen über zwei bis drei Monate sollten das erbringen.

Stehen Sie und bewegen Sie sich. Um die Kalorienmenge, die man verbrennt, noch ein wenig zu erhöhen, konzentrieren Sie sich darauf, die Gewichte aus dem Stand zu heben. Drücken Sie z. B. die Langhantel im Stehen statt im Sitzen von der Brust zur Hochstrecke. Hebeübungen aus dem Stand lassen etwas mehr Kalorien verbrennen, weil Sie zugleich auch Ihr eigenes Gewicht stützen müssen. Oder fügen Sie den Hebeübungen einige Bewegungen wie Springen hinzu, anstatt auf einer Maschine für Beinstreckübungen Platz zu nehmen.

Wichtig ist die Dehnung

Cross-Training ist laut Definition ein Ganzkörper-Ansatz, und das führt uns zu der unbequemen Angelegenheit der Dehnübungen. Experten meinen, daß Dehnübungen ein wichtiger Teil des Fitneßplans sind, vor allem, wenn man mit zunehmendem Alter etwas steifer wird. Wir nicken zustimmend mit dem Kopf und ignorieren Dehnübungen dann ganz. Wer hat schon Zeit dafür?

Wir werden uns mit den Dehnübungen noch im Abschnitt zu Beuge- und Dehnübungen, beginnend ab S. 335, befassen. Für jetzt wollen wir Ihnen etwas anderes zum Nachdenken mit auf den Weg geben, mit freundlicher Unterstützung von Bob Anderson von Palmer Lake, Colorado, Autor des Buches *Stretching*.

„Ein Zeichen des Alterns bei den meisten von uns ist ein allmählicher Verlust der Bewegungsvielfalt, eine schleichende Leichenstarre, wenn Sie so wollen", sagt Anderson. „Ironischerweise braucht es nicht viel Anstrengung, um sich ein Leben lang ein wenig Beweglichkeit zu erhalten. Fünf bis zehn Minuten Dehnübungen (Stretching) am Tag genügen bereits. Wenn Sie 30 sind, erscheinen Ihnen Dehnübungen nicht so wichtig. Wenn Sie 50, 60, 70 und 80 sind, werden Sie froh sein, seit Jahren daran festgehalten zu haben."

Boxen

Kalorien K.O. schlagen

Sportpsychologen haben gemessen, daß man beim Boxen im Ring bis zu beeindruckenden 1400 Kalorien pro Stunde verbrennen kann, knapp zweimal soviel wie bei einem harten Lauftraining. Deshalb sieht man wohl auch keine fetten Boxer.

„Boxen ist ein Gesamtkörpertraining und ein unglaublicher Kalorienverbrenner“, meint Tom Virgets, Professor in Atlanta, ein Trainingsphysiologe, der seine Lehrtätigkeit aufgegeben hat, um Berufsboxer wie Tommy Morrison und Donovan „Razor“ Ruddick zu trainieren. Herz-Kreislauf-Fitneß, Muskelkraft und Muskelausdauer, das alles müssen Sie haben.

Boxen hat auch andere Vorteile, erklärt Dr. Virgets. Korrekt ausgeführt, kann ein Boxtraining (im Gegensatz zu einem richtigen Kampf im Ring) kaum Verletzungen hervorrufen.

Boxen beansprucht (und formt) den Körper in abgerundeter Form; man erleidet keine der Überbeanspruchungsverletzungen, wie sie bei Sportarten mit sich ständig wiederholenden Bewegungen, wie Laufen, auftreten. Es verstärkt auch alle praktischen Fähigkeiten und entwickelt nach Dr. Virgets Ihr Gleichgewicht, die Geschwindigkeit, Kraft und die Hand-Auge-Koordination.

Ziehen Sie alles das in Betracht, erhält Boxen eine eigene sportliche Kategorie.

Der Gedanke vom Boxen als einem Fitneß- und Gewichtsabbau-Mittel wurde jahrelang außer acht gelassen, weil die Öffentlichkeit kein Interesse daran hatte, sich das Gesicht eindrücken zu lassen. Aber es gibt zahlreiche Klubs und Boxhallen, wo man erprobte Geräte findet, wie den schweren Sandsack oder das Springseil.

Und die meisten Klubs bieten nicht nur „Boxen“ an, sondern Trainingsmöglichkeiten, wie Boxübung oder Schattenboxen. Lassen Sie sich von den netten Namen nicht blenden. Wenngleich sie nicht für wirkliches Boxen mit Handschuh-Gesicht-Kontakt stehen, bieten sie doch ein gutes Training. Regelmäßig durchgeführt, bauen sie Schultermuskeln auf und verhärten den Bauch, bearbeiten die Hüften, festigen die Beine und die Rückenmuskeln. Kurzum, sie lassen Sie wie jemand aussehen, dem Sie lieber nicht im Ring gegenüberstehen wollen.

Der Anfang

Boxen ist kein komplexer Sport. Es gibt vier Grundschlagformen – die Gerade, den Stopstoß, den Haken und den Aufwärtshaken.

Die Übungen und Ausrüstungen sind einfach. Anders als bei manchen Trainingsmaschinen, die erst Physikunterricht erfordern, bevor man sie bedienen kann, sind Sandsack und Springseil leicht zu nutzen und bedürfen keiner Pflege.

Auch wenn Sie Boxen als eine Übung aufnehmen, müssen Sie wissen, was Sie tun. Geben Sie dem Sandsack einen schlechten Schlag, und Sie können sich die Schulter verrenken oder die Faust brechen. Noch wichtiger ist es, daran zu denken, was Sie nicht tun werden.

„Dieses Boxtrainingsprogramm lehrt Sie, wie man schlägt und bietet zugleich eine gute sportliche Betätigung, aber Sie werden damit nicht zum professionellen Boxer“, sagt Dr. Virgets. Gegen einen Sandsack zu boxen und Seilspringen hilft, in eine gute Form zu kommen. Es ließe Sie jedoch nicht in einem Ring gegen Mike Tyson bestehen.

In den Ring kommen

Als Sportphysiologe versteht Professor Tom Virgets aus Atlanta den Nutzen, der sich aus dem Fitneß-Boxen ergibt. Aber als Boxcoach, Trainer und früherer Boxer zögert er, den Ring zu empfehlen. „Die Belohnung mag großartig sein, aber die Strafe kann wahnsinnig sein", sagt er. Aber für einige Männer endet die Verlockung des Boxsports nicht beim Seilspringen. Sie wollen in den Ring und kämpfen.

Hierfür müssen Sie zuerst eine Boxhalle finden. Dr. Virgets empfiehlt Ihnen, Kontakt zu einem Boxklub in Ihrer Gegend aufzunehmen.

Sie sollten bei der Wahl Ihres Boxklubs sorgfältig prüfen, fügt Dr. Virgets hinzu. Der Test ist einfach: „Sie wollen einen Klub, der Ihren Interessen entspricht und Sie davor schützt, nur der bewußte Sparringspartner von irgend jemandem zu werden."

In einer guten Boxhalle wird der Trainer sicherstellen, daß Sie ausreichend Training erhalten, bevor Sie erstmals in den Ring steigen. Einige fordern auch eine medizinische Voruntersuchung. Denn wenn Sie nicht in Form sind, werden Sie am Ende dafür zahlen müssen. Man wird Sie unterrichten, wie man einzelne Schläge und Kombinationen setzt. Man wird Sie unterrichten, wie man sich auf und ab bewegt, schlängelt und den Schlägen der anderen Seite ausweicht.

Die meisten Boxhallen verfügen über sämtliche Ausrüstungen; Sie werden aber wahrscheinlich Handbandagen und ein paßgerechtes Mundstück selbst kaufen müssen. Seien Sie sich bewußt, daß Sie, wenn Sie in den Ring steigen, auch von Schlägen getroffen werden können.

Bis zu einem gewissen Grad wird eine gute Kondition dabei helfen, die Schläge abzufedern. Dr. Virgits empfiehlt vor allem Halsübungen, die helfen, daß Ihr Kopf nicht wie ein Brummkreisel herumwirbelt, wenn Sie einen Schlag erhalten. Aber sobald Sie in den Ring steigen, müssen Sie auf Schmerzen gefaßt sein. „Boxen erfordert eine ungeheure Menge Mut, und der einzige Weg, diesen Mut zu entwickeln, ist durch Praxis, und das heißt auch, getroffen zu werden", sagt er. „Das ist nicht für jeden etwas. Es ist im Grunde nur etwas für wenige Menschen."

Die meisten Menschen, die Boxen trainieren, sehen es als einen Teil ihres Cross-Trainingsprogramms an, kommen zwei- oder dreimal pro Woche in die Halle und ergänzen dies mit Laufen oder Gewichtheben. Andere nehmen das Boxen ernster, trainieren fünf- bis sechsmal pro Woche. Virgets empfiehlt mindestens eine Stunde Boxtraining, ein- bis dreimal pro Woche. Wie oft Sie trainieren, ist aber nicht annähernd so wichtig wie die Qualität Ihres Trainings. Um das meiste für sich aus dem Boxen herauszuholen, ohne verletzt zu werden, sollten Sie folgendes wissen.

Werden Sie Mitglied in einem Klub. Mit der richtigen Ausrüstung und etwas Grundwissen können Sie auch in Ihrer Garage ein gutes Training erzielen. Eine Sporthalle bietet jedoch ein paar Dinge, die Ihre Garage nicht hat: qualifiziertes Personal, Ausrüstungen, die Sie nicht kaufen müssen, und die Kameradschaft von Gleichgesinnten. Die meisten meinen, daß die Kosten der Mitgliedschaft von den Vorteilen ausgeglichen werden.

Wenn Sie sich selbst unterrichten wollen, dann sollten Sie sich ein Lehrvideo oder Buch holen. Die gibt es in großer Auswahl. Wenn Sie in Ihrer Nähe nichts finden, schauen Sie doch mal in Boxzeitschriften nach.

Besorgen Sie sich die Ausrüstung. Wenn Sie Mitglied in einer Boxhalle werden, müssen Sie nicht viel in eine Ausrüstung investieren. Was Sie brauchen sind Handbandagen – Baumwollstreifen, die aussehen wie elastische Bandagen und die Sie um Ihre Hände wickeln, damit Sie keine Kratzer davontragen, wenn Sie gegen den Sandsack boxen. Boxer, die in den Ring steigen, tragen Kopfschutz und Mundstücke, aber da niemand mit Schlägen auf Sie zugehen wird, werden Sie diesen Schutz nicht benötigen, es sei denn, der Sack schwingt mal unglücklich aus.

Wenn Sie ein paar Trainingseinheiten zu Hause durchführen wollen, hier eine Liste der Dinge, die Sie dafür benötigen würden:

- **Springseil**
- **Boxhandschuhe. Die wiegen ca. 350 g und bieten beim Boxen gegen den Sandsack eine gute Polsterung und Schutz der Handgelenke.**
- **Sandsack. Ein qualitativ guter Sandsack wiegt ca. 70 Pfund und besteht aus Segeltuch, Nylon oder Leder. Ledersäcke sind die stabilsten und folglich auch die teuersten. Sie können sich das Geld aber auch sparen, da sich Säcke aus Segeltuch oder Nylon genauso gut eignen. Die meisten von ihnen müssen an einem recht stabilen Deckenbalken aufgehängt werden. Oder Sie kaufen einen freistehenden Sandsack, der auf einer runden, beschwerten Grundlage sitzt.**
- **Der kleine Sandsack. Weniger notwendig als der Standard-Sandsack, dient er zur Entwicklung der Handgeschwindigkeit und Koordination.**

Arbeiten Sie sich langsam ein. Boxtraining (und Boxkämpfe) sind aus einem einfachen Grund unbarmherzig effiziente Konditionierer und Kalorienverbrenner: Boxer verbrauchen viel Energie und haben kaum Ruhephasen.

Denken Sie daran, daß eine professionelle Boxrunde über drei Minuten geht, mit jeweils einer Minute Pause zwischen den Runden. Die meisten Boxtrainings gleichen diesem rigorosen Muster. Sie können z. B. mehrere 3-Minuten-Runden am Sandsack absolvieren, mit jeweils einer Minute Pause dazwischen.

„Es ist die kurze Pause, die zählt", so Dr. Virgets. „Sie hält Ihren Puls oben und den Kalorienverbrennungsprozeß aufrecht."

Es ist tatsächlich jenes „Drei-Minuten-Arbeit-eine-Minute-Pause-Muster", an dem Sie sich allmählich aufbauen werden, denn am Anfang werden Sie feststellen, daß 30 Sekunden Faustarbeit am Sandsack Ihre Arme zu Nudeln macht. Beginnen Sie folglich, den Sack nur 30 Sekunden lang zu boxen, gefolgt von einer Minute Ruhe, empfiehlt Dr. Virgets. Mit zunehmender Kraft und Kondition steigern Sie auf 1 Minute, dann 2 Minuten, jeweils gefolgt von 1 Minute Pause.

Überprüfen Sie Ihren Puls. Da wir beim Thema Erholungspause sind, ist es wichtig zu erwähnen, daß nicht für alle Menschen, und insbesondere für alle Anfänger, eine Minute Pause ausreichend sein dürfte, um sich voll zu erholen. Machen Sie keinen Fehler. Sie *brauchen* diese Erholungsphase. Ohne sie werden Ihre Muskeln schnell Milchsäure produzieren, zu schmerzen beginnen und schwer werden. Es ist schwer, Schläge zu setzen, wenn sich die Arme wie Stein anfühlen.

Auf der anderen Seite wollen Sie sicherlich auch nicht zuviel Zeit in die Ruhepause stecken, da es Ihr Training verlangsamt. Und hier kommt der Puls ins Spiel. „Wenn Ihr Puls auf 120 – 130 Schläge pro Minute gesunken ist, dann sollten Sie weitermachen", sagt Dr. Virgets.

Achten Sie auf Ihre Form. Vor allem wenn man müde wird, besteht die Neigung, sich hängen zu lassen und nicht mehr genau auf seine Bewegungen zu achten. Seien Sie vorsichtig. Schludrige Schläge brechen eher das Handgelenk, als eine Delle im Sandsack zu hinterlassen.

Ihr Training planen

Es gibt wohl so viele Trainingsmöglichkeiten beim Boxen, wie es Rechtsanwälte für Personenschäden gibt. Wenn Sie mit dem Boxen erst angefangen haben, auch körperlich bereits recht fit sind, dann empfiehlt Wareing dieses Anfängertraining: Beginnen Sie mit einem Lauf über zwei bis drei Kilometer. Danach springen Sie dreimal drei Minuten Seil, schließen zwei Runden à 30 Rumpfbeuge an, gefolgt von drei Runden à 15 Liegestütze, drei Runden à 8 Klimmzüge und drei Minuten Schattenboxen. Dann folgen zwei 3-Minuten-Runden am Sandsack (langsam schlagen, um Energie zu sparen) und erneut eine (oder mehr) 3-Minuten-Runde Seilspringen. „Am Anfang müssen Sie wirklich selbst das Tempo vorgeben", rät er.

Beanspruchen Sie sich noch etwas stärker. Sobald Sie den Kern des Trainings absolviert haben, ist es Zeit, die Anstrengung zu erhöhen. „Setzen Sie mehr Schläge und erhöhen Sie die Zahl der Runden," sagt Dr. Virgets. „Und wenn Sie es sich wirklich schwer machen wollen, so verringern Sie auch die Ruhezeit".

Während ein Anfänger in 3 Minuten vielleicht 60 Schläge gegen den Sandsack setzt, wird ein erfahrener Boxer dreimal so viele boxen. Versuchen Sie, mit zunehmender Fitneß jeder 3-Minuten-Runde 30 Schläge hinzuzufügen. Beginnen Sie z. B. mit 60 Schlägen, arbeiten sich dann auf 90 hoch, später auf 120 usw. Je schneller und fester Sie schlagen, um so intensiver das Training. Da Boxen so streng ist, würde eine Überbeanspruchung Sie sicherlich schnell auf die Matte zum Auszählen werfen. Es ist gut, die Grenzen zu erweitern, aber Sie wollen bei Trainingsende sicherlich nicht das Gefühl haben, als Sandsack gedient zu haben. „Intensität ist immer gut, aber bleiben Sie bei Ihren Möglichkeiten", äußert Wareing. „Beständigkeit siegt jedes Mal über Intensität, und es ist schwierig, beständig dran zu bleiben, wenn man sich verletzt."

Gymnastik
Ultimativ praktisch

Die meisten von uns haben beim Schulsport einen ersten Geschmack von Gymnastik bekommen, wenn der Trainer sie nutzte, um die Zeit zwischen Ballwerfen und Ringen zu füllen. Danach haben die meisten von uns wohl nichts mehr damit zu tun gehabt.

Leider. Ordentlich ausgeführt ist Gymnastik – Übungen, in denen Ihr Körpergewicht den Widerstand bildet – eine hervorragende Methode, sich in Form zu bringen. „Sie können von Gymnastik profitieren", sagt Harvey Newton. „Sie werden Ihre Kraft und Muskelausdauer verstärken und an Beweglichkeit zunehmen. Und wenn Sie es richtig ausführen, werden Sie nebenbei auch einige Kalorien verbrennen."

Gymnastik bietet einen weiteren Nutzen. In einer Welt voller Ausreden (oder Entschuldigungen) zu unseren sportlichen Ambitionen stellt Gymnastik das perfekte Gegenmittel dar. Sie müssen nicht am Rand des Kraftraums herumschleichen, weil ein paar Typen, die dreimal so groß sind wie Sie, die Geräte an sich gerissen haben, oder sich an einem halbwegs ordentlichen Training im Hotel versuchen, das in seinem Fitneßraum eine einzelne Multistation-Gewichtsmaschine zu stehen hat, der man die „pflegliche" Wartung schon von weitem ansieht. Mit Gymnastik finden Sie überall und jederzeit die Gelegenheit für ein ordentliches Training. „Es ist wirkungsvoll, praktisch und billig", meint Newton. „Sie haben Ihren Körper immer mit dabei."

Die Grundlagen

Am Gymnasium haben Sie Gymnastik ohne einen Gedanken fallenlassen; aber damals hatten Sie auch noch Akne. Die Sache ist die, daß Ihr Körper sich verändert hat. Um den vollen Nutzen aus Gymnastik zu ziehen, ohne dabei Ihren Rücken oder die Knie zu ruinieren, sollten Sie vielleicht ein paar Sachen probieren.

Beginnen Sie immer langsam. Gymnastik klingt zahm, bis Sie sich unter einer Klimmzugstange wiederfinden und versuchen, Ihr Kinn darüber zu heben (Sehen Sie es nicht als peinlich an – manch anderer würde genauso neben Ihnen baumeln). Verschwenden Sie keine Zeit, darauf, möglichst viele Wiederholungen zu machen. Auch wenn nur fünf Klimmzüge oder Liegestütze, Rückenstreckübungen oder anderes Ihr maximales Leistungsvermögen darstellen, dann machen Sie diese fünf.

Lieber weniger und dafür richtig. „Opfern Sie nicht die Qualität für die Anzahl an Wiederholungen", rät Professor W. Keith Prusaczyk, Forschungsphysiologe am Marine-Gesundheitsforschungszentrum in San Diego, der mit der auch auf Gymnastik orientierten Marineeinheit „DIE ROBBEN" trainiert, eine der fittesten Truppen schlechthin. „Eine Übung ist ausgelegt, bestimmte Muskelgruppen anzusprechen. Wenn Sie die Qualität dabei verändern, ändern Sie auch den Belastungsgrad für diese Muskeln und arbeiten am Zweck der Übung vorbei."

Erholen Sie sich. Wenn Sie regelmäßig Gymnastik machen, brauchen Sie mindestens einen freien Tag. Ihre Muskeln brauchen Zeit, um sich zu erholen, und nicht zur Beruhigung: es geschieht in den Ruhephasen, daß sich individuelle Muskelfaserstränge aufbauen, größer und stärker werden.

Ein Programm aufbauen

Es gibt Hunderte von sportgymnastischen Bewegungen, aber die meisten Leute wollen es einfach halten. Nachfolgend zwei Programmvorschläge zu einem abgerundeten Training des ganzen Körpers, mit freundlicher Genehmigung von Harvey Newton.

Programm für Anfänger

Schrittübung. Stehen Sie vor einem Stuhl oder einer Bank. Steigen Sie hoch, dann runter, immer abwechselnd mit dem einen und dann mit dem anderen Bein. Wiederholen Sie die Übung 12–15mal.

Rumpfbeugen. Liegen Sie mit dem Rücken auf dem Boden, die Handflächen hinter den Ohren, die Ellenbogen nach außen, mit den Beinen angewinkelt auf der Bank. Heben Sie Kopf und Schultern vom Boden, und üben Sie mit der Vorstellung, daß sich Rippenbogen und Becken berühren. Wiederholen Sie die Übung 15–20mal.

Streckübung des unteren Rückenbereichs. Liegen Sie mit dem Gesicht nach unten auf dem Boden, die Arme an den Seiten. Heben Sie den Kopf, so daß sich Ihre Schultern ca. 15 cm vom Boden abheben, dann senken Sie sie wieder. Wiederholen Sie die Übung 12–15mal.

Liegestütze. Gehen Sie in die Liegestütz-Position, Ihre Hände sind ca. 60 cm voneinander entfernt. Senken Sie den Oberkörper, bis Sie mit der Brust den Boden berühren. Machen Sie eine Pause, dann drücken Sie sich wieder nach oben. Wiederholen Sie dies 12–15mal.

Klimmzüge. Fassen Sie die Stange im Kammgriff und ziehen Sie sich hoch, bis Ihr Kinn über der Stange ist. Achten Sie darauf, daß Rücken und Beine gerade bleiben. Wiederholen Sie die Übung 12–15mal.

Programm für Fortgeschrittene

Wenn Sie problemlos zwei Runden des gesamten oberen Programms absolvieren können, dann gehen Sie weiter und versuchen Sie, jede der Übungen zu intensivieren. Fügen Sie außerdem zwischen den Übungen 2–3 Minuten Seilspringen hinzu.

Schrittübung. Nutzen Sie einen Stuhl, bei dem Sie höher steigen müssen. Und anstatt die Beine abzuwechseln, trainieren Sie eine Runde lang mit einem Bein, dann mit dem anderen.

Rumpfbeugen. Legen Sie sich eine 5-Pfund Gewichtsscheibe auf die Brust. Halten Sie diese mit gekreuzten Armen fest.

Streckübung des unteren Rückenbereichs. Nutzen Sie die oben beschriebene Form, aber tragen Sie Schuhe, und halten Sie in jeder Hand ein Buch.

Liegestütze. Machen Sie diese langsam: 5 Sekunden nach unten, 5 Sekunden nach oben.

Klimmzüge. Ziehen Sie sich langsam – in 5 Sekunden – nach oben und senken Sie ebenso langsam ab.

Lassen Sie die Muskeln arbeiten

Es stimmt, daß korrekt ausgeführte Gymnastik die Ausdauer der Muskeln und die aerobe Kondition aufbauen kann und Sie gleichzeitig sehr viel Kalorien verbrennen. Es stimmt auch, daß Sie beim Betreiben von Gymnastik in der Form, wie es viele tun, nicht einmal außer Atem kommen werden. 10 Liegestütze, gefolgt von 5 Minuten Bummeln, ist nicht unbedingt ein kalorienverbrennendes Training.

„Sie müssen sich in Bewegung halten. Das ist der Punkt", rät Ed Burke, Professor an der Universität von Colorado in Colorado Springs. „Wieviel Kalorien Sie verbrennen, hängt von der Intensität ab. Wenn Sie den größten Nutzen aus der Gymnastik ziehen wollen, dann müssen die Übungen anspruchsvoll sein, und Sie müssen von einer zur anderen wechseln, um sicherzustellen, daß Ihr Puls oben bleibt."

Denken Sie an das Vielfache. Je mehr Muskeln Sie in die Übung einbeziehen und je größer diese Muskeln sind, um so besser wird Ihr Training sein. Zahlreiche große Muskelpartien zu trainieren, erfordert mehr Energie, und folglich verbrennen Sie auch mehr Kalorien.

Liegestütze und Klimmzüge sind für den oberen Körperbereich gut und beanspruchen viele Muskeln. Für die Beine eignen sich Schrittübungen gut, Sie beanspruchen viele Muskeln und setzen das Herz zusätzlich in Schwung. „Die Beinmuskeln sind große Muskelgruppen, die vom Herzen weit entfernt sind", sagt Newton. „Wenn Sie anfangen, die Beinmuskulatur zu trainieren, muß Ihr Herz wirklich hart arbeiten, und das läßt Kalorien schnell verbrennen."

Bleiben Sie in Bewegung. Niemand verbrennt Kalorien beim Herumstehen. Um viele Kalorien zu verbrennen, müssen Sie Ihren Puls auf 60–80 % Ihrer maximalen Herzfrequenz bringen und dort solange wie möglich halten (für eine etwaige Berechnung dieses Wertes ziehen Sie Ihr Alter von der Zahl 220 ab). Die einzige Möglichkeit hierfür besteht darin, die Ruhephase zwischen zwei Übungen kurz zu halten.

Mark De Lisle, der früher bei den „Marine-ROBBEN" diente, hat ein ausgezeichnetes Gymnastikprogramm entwickelt, mit nicht mehr als 15–30 Sekunden Pause zwischen den Übungen. Manche Übungen sind wirklich brutal, aber das soll hier nicht zur Diskussion stehen. Jedes Gymnastikprogramm wird schwerer und wirkungsvoller, wenn die Ruhezeit verkürzt wird.

Nutzen Sie Ihre eigene Ruhephase. Anstatt herumzustehen, lassen Sie Ihr Herz weiterpumpen, indem Sie etwas Aerobic machen. Zum Beispiel könnten Sie nach jeder Runde Liegestütze machen oder 2–3 Minuten lang seilspringen. Oder joggen Sie auf der Stelle. Oder benutzen Sie den Stepper, das Laufband oder das Rad. Danach lassen Sie eine weitere Runde Gymnastik folgen. „Wenn Sie in Bewegung bleiben, verbrennen Sie mit Sicherheit mehr Kalorien", äußert Dr. Burke.

Erhöhen Sie den Schwierigkeitsgrad. Die Ruhezeit zu minimieren ist eine Methode, das meiste herauszuholen. Die andere besteht in der Erhöhung des Schwierigkeitsgrades. Zum Beispiel:

- **Klimmzüge mit einer Hantel zwischen den Knien oder Fußgelenken.**
- **Tragen Sie während der Klimmzüge einen Tauchgürtel (an den Sie noch kleine Gewichte anbringen können, die wie Ziegel aussehen).**
- **Um Handgriff und Armkraft zu erhöhen, nutzen Sie eine dickere Klimmzugstange. Oder wickeln Sie Klebeband um die Stange, die Ihnen zur Verfügung steht.**
- **Langsame Liegestütze – 5 Sekunden nach unten, 5 Sekunden nach oben – sind deutlich schwerer auszuführen. Das gleiche gilt, wenn Sie Ihre Füße auf eine Stufe, Bank oder einen Stuhl legen, sagt Newton; die Erhöhung der Füße zwingt Ihre Arme, mehr Gewicht zu bewegen.**

Belasten Sie Ihre Muskeln stark. Die meisten Leute betreiben Gymnastik im Schnelldurchlauf. Sie machen ein paar Klimmzüge, bis ihre Muskeln aufschreien. Dann geben sie auf und flüchten sich dankbar in eine andere Übung.

„Das ist genau das, was Sie nicht tun sollten", sagt De Lisle. Zusätzliche Belastung, nicht Ruhe, stärkt die Muskeln. De Lisle empfiehlt „Pyramiden", bei denen Sie allmählich die Belastung eines bereits beanspruchten Muskels erhöhen. Sie machen z. B. zwei Liegestütze, pausieren für 15 Sekunden, machen 4 Liegestütze, wieder 15 Sekunden Ruhe, dann 6 Liegestütze. Dann gehen Sie wieder zurück: 6 Liegestütze, gefolgt von 4 Liegestützen, dann zwei. „Das bietet einen ausgesprochen guten Ansatz und Nutzen", sagt er.

Überraschen Sie Ihre Muskeln. Das Problem mit jeder Art Training – einschließlich Gymnastik – ist, daß man irgendwann ein Plateau erreicht. Dieser Punkt ist erreicht, wenn Ihre Muskeln, die erstaunlich anpassungsfähig sind, sich an die Übungen gewöhnt haben und keine Fortschritte mehr aufweisen. Plateaus sind normal, aus dem einfachen Grund, weil die meisten Leute ihren Trainingsrhythmus sehr oft ändern.

„Vielfalt ist wichtig", sagt Newton. „Ihre Muskeln müssen auch mal geschockt werden, wenn Sie weitere Erfolge sehen wollen."

„Es bedarf keiner großen Veränderungen, um Muskeln aus ihrem Trott zu reißen. Verändern Sie einfach die Reihenfolge Ihres Gymnastikprogramms. Verkürzen (oder gelegentlich verlängern) Sie die Ruhephasen. Binden Sie völlig neue Übungen ein. Nehmen Sie kleine Veränderungen vor (z. B. indem Sie den Griff an der Klimmzugstange ändern). Viele Experten empfehlen, bei jedem Training stets einige kleine Veränderungen einzubringen.

Skilanglauf

Wie macht man das Beste aus dem Winterloch

Die kalten Monate sind oft eine Zeit der Ruhe, vor allem, da es so viele andere Dinge gibt, als zu trainieren – jene kalten Büfetts voller Weihnachtsgänse, Stollen und anderer ähnlich „gesunder" Speisen.

Das ist auch der Grund, weshalb das Zwitschern der ersten Vögel im Frühjahr durch das Keuchen derjenigen unterbrochen wird, die, so sie an sich runterschauen, ihre Füße nicht mehr sehen können.

Das ist eine eher unglückliche und völlig unnötige Angelegenheit, denn auch der Winter bietet Möglichkeiten, sich sportlich zu betätigen, bei einer von allen am wirksamsten Kalorien verbrauchenden Beschäftigung: dem Skilanglauf.

Die Zahlen sprechen für sich. Selbst bei einem angenehmen Tempo lassen sich beim Skilanglauf mit Leichtigkeit 20 Kalorien pro Minute verbrennen. Das entspricht dem Kalorienverbrauch eines Tennisspiels oder einem Spielfeldgetümmel auf dem Fußballplatz. In einer Stunde würde ein 155 Pfund schwerer Mann zwischen 1000 und 1500 Kalorien verbrennen.

Zeit: Das ist ein weiterer positiver Punkt beim Skilanglauf. Selbst wenn Sie nur halbwegs fit sind, können Sie eine Stunde und länger Ski laufen, während ein richtiges Tennis- oder Basketballspiel selbst Athleten, die gut in Form sind, an den Seitenstreifen wechseln läßt. „Beim Skilanglauf verbrennt man mehr Kalorien pro Minute und die höchste Gesamtkalorienanzahl, weil der Körper weniger schnell erschöpft", sagt Jim Stray-Gundersen, Professor für Orthopädie und Physiologie am Medizinischen Zentrum der Universität von Texas Southwestern in Dallas. „Es ist das beste Training, das es gibt."

Der Grund, weshalb Skilanglauf so effizient wirkt, liegt darin, daß er nahezu jeden Muskel beansprucht, den Sie haben. „Es ist eine der wenigen Sportarten, bei denen Ober- und Unterkörper zum Einsatz kommen", meint Gordon Lange aus Park City, Utah und Cheftrainer der amerikanischen Nationalmannschaft im Skilanglauf. „Sie nutzen die Muskeln in Ihrem Brustkorb, in den Armen, im Bauch, im Rücken, in den Hüften und Oberschenkeln. Sie arbeiten alle gleichzeitig. Selbst wenn Sie sich langsam bewegen, werden all diese Muskeln angetrieben und verbrennen dabei Kalorien."

Noch eine Anmerkung von Dr. Stray-Gundersen – und weniger als Physiologe, mehr aus seinen Erfahrungen als Skiläufer: „Es ist ein herrliches Gefühl, mitten im Winter auf einer Schneespur entlang zu gleiten, und es macht unglaublichen Spaß."

Sind Sie bereit

Obgleich Skilanglauf ein recht freundlicher Sport ist – er beansprucht Ihre Gelenke oder Muskeln nicht in der Weise, wie Laufen, Basketball oder Fußball dies tun – kann es doch zu einem zähen Training werden. Wenn Sie völlig außer Form sind, ist es wahrscheinlich, daß Sie am Ende des Tages Schmerzen fühlen.

Einige Wochen, bevor Sie in den Schnee starten, wäre es angebracht, Ihre Muskeln langsam darauf vorzubereiten. Es empfiehlt sich, hierzu ein Gelände

Sommerski

Das Schöne am Skilanglauf ist auch sein größter Nachteil: Man braucht hierfür Schnee. Aber das Bobteam von Jamaica kommt auch ohne aus und Sie können das gegebenenfalls auch.

Skilanglaufmaschinen. Es gibt ihrer zahlreiche auf dem Markt, und Ihr Fitneßklub hat wahrscheinlich auch ein oder zwei davon. Wie wollen hier keine Käuferanleitung geben; nur soviel: Die Kalorien, die Sie auf der Maschine verbrennen, kommen dem Verbrauch in der Natur sehr nahe. Denken Sie jedoch nicht, daß es Sie auf die Spur bringt, ein wenig auf der Maschine zu klappern und dabei die Weihnachtsshows im Fernsehen zu verfolgen. „Die Maschinen dienen gut dem Kalorienabbau, aber Sie können Ihnen nicht beibringen, wie man Ski läuft". sagt Jim Stray-Gundersen, Professor an der Universität von Texas Southwestern in Dallas.

Hier noch ein weiterer Nachteil der Maschinen. Wenn es Ihnen wie den meisten Männern geht, dann werden Sie irgendwann auch durch die besten Fitneßgeräte gelangweilt. „Draußen in der Natur zu sein, erscheint viel lohnender, als bei einer Maschine nach 40 Minuten auf die Uhr zu sehen und zu sagen, ‚Geschafft', sagt Gordon Lange, Cheftrainer der amerikanischen Nationalmannschaft im Skilanglauf.

Rollski. Tauschen Sie den Wald mit der Stadt und den Schnee mit dem Fußweg und Sie sind beim Rollski. Das sind einfach schmale Ski, etwa 1 m lang, mit einer Rolle vorn, einer hinten und einem Skilanglaufschuh oben drauf. Nehmen Sie ein Paar Skistöcke hinzu, um sich vorwärts bewegen zu können, und schon können Sie alle Bewegungen des wahren Skilaufens nachahmen.

Obgleich Sie Rollski auf nahezu jedem Untergrund fahren können, eignet sich hierzu am besten Schwarzdecke. Auf diesem weicheren Untergrund läßt es sich besser rollen und auch mit den Skistöcken hat man einen besseren Halt. Auf Beton dagegen rutschen die Stöcke eher weg.

Rollenski hat den Vorteil, daß es leichter zugänglich ist und viel Spaß macht. Allerdings sei gewarnt: Straßenpflaster ist weniger nachgiebig als Schnee. Der Helm ist deshalb ein Muß.

zu finden, auf dem sich die späteren Skibedingungen nachahmen lassen – z.B. eine hügelige Landschaft. Wandern Sie ein wenig, und unternehmen Sie schnelle Besteigungen eines Hügels. Um den Oberkörper in eine bessere Kondition zu bringen, sollten Sie Skistöcke mitnehmen. Machen Sie lange Schritte, und stoßen Sie mit den Füßen vor, während Sie die Skistöcke in den Boden drücken (um Ihre Ausrüstung zu schützen, sollten Sie hierzu alte Skistöcke verwenden). Auch Radfahren (Mountain Biking) im bergigen Gelände hilft, Ihre Beine sowie Herz und Lunge in Form zu bringen. (Für weitere Informationen, siehe Bergfahren auf Seite 138.)

Ihren Schritt finden

Wenn Sie noch nie zuvor einen Skilanglauf unternommen haben, mag dies sowohl etwas einschüchternd wie verwirrend wirken. Einschüchternd, weil es so scheint, als wären wir die Provinz der gertenschlanken Norweger mit Herzen von der Größe eines Basketballs. Verwirrend, weil es die verschiedensten Skilanglaufvariationen gibt: klassischer Stil, Skating-Stil (Stil der Schlittschuhläufer) u. a. Außerdem hat ein normaler Skiläufer eine so umfangreiche Ausrüstung, daß man kaum weiß, wo man anfangen soll.

„Lassen Sie sich davon nicht überwältigen und geben Sie kein Vermögen für Ausrüstungen aus", rät Lange. „Es ist wirklich ein einfacher Sport, jeder kann ihn betreiben."

Die Ausrüstung. Als Anfänger müssen Sie sich nicht an den Entscheidungen über die Ausrüstung festfahren. Es gibt jedoch ein paar Sachen, die Sie brauchen werden – insbesondere Ski und Skistöcke.

Traditionelle Langlaufski sind schmal und länger als Abfahrtsski. Damit können Sie sich auch in unberührtem Gelände fortbewegen, ohne im Schnee zu versinken. Die Größe hängt von Ihrer Körpergröße ab. Eine alte Faustregel war, daß ein Langlaufski vom Boden bis zum Handgelenk Ihres nach oben gestreckten Armes reichen sollte. Das waren jedoch eher sehr lange und ungelenke Ski, mit denen ein Anfänger ständig dazu neigte, die Spitzen zu überkreuzen und auf die Nase zu fallen. Heute sind die meisten Langlaufski kürzer und handlicher. Bevor Sie sich jedoch in den Kauf stürzen, sollten Sie lieber verschiedene Modelle ausleihen und für sich ausprobieren. Wenn Sie ein Paar finden, mit denen es sich gut laufen läßt, können Sie die Investition tätigen. Wenn Sie sich zum Kauf entschlossen haben, sollten Sie die Handschuhe und Socken, die Sie beim Lauf tragen wollen, mit ins Geschäft nehmen. Damit kann man sicher gehen, daß die Stöcke und Stiefel dann auch richtig passen.

Kleiden Sie sich für das Schlimmste ein. Die richtige Kleidung zu tragen, die warm hält, dürfte eigentlich etwas Selbstverständliches sein. Trotzdem müssen Rettungsteams oft menschlichen Eiszapfen zur Hilfe eilen, die sich in Jeans und Sweatshirt auf die Tour gewagt hatten.

„Winterwetter kann sich schnell dramatisch ändern, und darauf muß man vorbereitet sein", sagt Lange. „Sie sollten immer ausreichend gekleidet sein, um auf das Schlimmste gefaßt zu sein."

Es gibt zwei Möglichkeiten, sich gegen die Kälte zu wappnen. Bei der einen beginnt man mit weniger und fügt mehr Kleidungsschichten hinzu, wenn einem kälter wird. Bei der anderen zieht man sich dick an und legt etwas ab, wenn einem wärmer wird. Beide Ansätze sind gut. Wichtig ist, daß mehrere Schichten Kleidung einem gestatten, sich verändernden Bedingungen anzupassen.

Es gibt zudem ein paar unveränderliche Regeln, wenn man sich gegen Kälte schützen will. Tragen Sie auf der Haut synthetisches Material, das den Schweiß nach außen abgibt. Es wird im Wintersportgeschäft angeboten. Das Schlimmste, was Sie tun können ist, ein T-Shirt zu tragen, das sehr schnell triefend naß sein wird. Egal, wie unangenehm kalt es ist; schlimmer wird es, wenn Sie naß sind.

Wenn Sie nicht ausgerechnet ein erfahrener Skiläufer sind, dürfen Sie davon ausgehen, daß Sie sich viel im Schnee wälzen werden. Ein wollener Pullover oder ein Baumwollpullover saugen Feuchtigkeit auf und halten sie. Mit dem Gedanken an Trockenheit im Hinterkopf sollten Sie darauf achten, daß Ihre äußere Kleidungsschicht aus einem wasserdichten Material besteht. Zum Schluß noch ein Paar gute Handschuhe, da Erfrierungen zuerst an den Extremitäten beginnen. Außerdem sollten Sie eine Mütze tragen. Ohne Mütze werden Sie 25–40 Prozent Ihrer Körperwärme über Ihren Kopf verlieren.

Packen Sie etwas zum Essen ein. Sie werden viele Kalorien verbrennen, und wenn Sie Ihre Energie nicht wieder auffüllen, werden Sie bereits erschöpft sein, bevor Sie wieder am Auto sind. Das Gleiche gilt für Wasser. Sie werden eimerweise schwitzen, und dabei auszutrocknen ist nicht nur unangenehmer als hungrig zu sein, sondern auch gefährlicher.

Gewöhnen Sie sich ans Fallen. Das wird Ihnen mehrfach passieren. Es gibt kaum ein Entrinnen davor, daß man beim Skilaufen über eine rutschige Oberfläche oder wenn man nur wenig Halt finden kann, auch fällt. Aus diesem Grund verbringen Anfänger zuerst viel Zeit auf dem Rücken, mit ihren Ski in der Luft fuchtelnd.

Die gute Nachricht ist, daß Stürze beim Skilanglauf nicht annähernd so gefährlich sind wie beim Abfahrtslauf. Zum einen bewegen Sie sich nicht schnell, da der Langlauf ein Wandersport ist. Zudem sind Ihre Hacken nicht fest am Ski befestigt. Damit lassen sich beim Skilanglauf jene bösen Knöchelbrüche, wie Sie beim Abfahrtslauf auftreten, vermeiden, wo Sie auf den Ski stehen wie mit zwei Eimern im nassen Beton.

Richten Sie sich auf. Es wäre wohl nicht fair, Sie nun im Schnee liegen zu lassen, ohne ein Wort darüber zu verlieren, wie Sie sich wieder aufrichten können. Nachdem es Sie hingeworfen hat und Sie ein oder zwei nachdenkliche Momente damit verbracht haben, zu bewundern, wie kalt der Schnee ist, rollen Sie sich zur Seite. Führen Sie die Ski zusammen, die Spitzen in die Richtung, in die sie schauen. Greifen Sie dann mit beiden Händen nach den Skistöcken. Das bringt Sie nach vorn und in eine gute Position, um auf die Knie zu kommen. Setzen Sie dann einen Stock auf jede Seite und richten sich auf.

Denken Sie mal über Unterricht nach. Der leichteste Weg, sich all die Verwirrung zu ersparen und sich gleich die richtige Technik anzugewöhnen, ist ein guter Unterricht. In den meisten Skigebieten werden Skikurse angeboten, zumeist als Paketangebot, einschließlich Skiausleihe und ein paar Stunden Anleitung.

Skilaufen für die Fitneß

Das Gute beim Skilanglauf ist, daß es ein gutes Training bietet, auch wenn Sie langsam laufen. Wenn Sie in der Lage sind, die Dinge etwas schwerer zu gestalten, dann gibt es hier einige Vorschläge dazu.

Laufen Sie lange und langsam. Selbst bei einem gemächlichen Tempo verbrennt man beim Skilanglauf viel Kalorien. Im Grunde muß man das Training nicht erschweren; das kann auch kontraproduktiv wirken. Denn wenn Sie sich zu stark beanspruchen, werden Sie nicht weit kommen. „Laufen Sie lange und langsam", rät Dr. Stray-Gundersen.

Hier nun die Mathematik. Laufen Sie eine Stunde lang bei leichtem Tempo, verbrennen Sie 15 Kalorien pro Minute und nutzen 900 Kalorien. Wenn Sie schneller laufen, sagen wir die gleiche Strecke in 30 Minuten, verbrennen Sie 20 Kalorien pro Minute und nutzen 600 Kalorien.

Lange trainiert einige der besten Skiläufer des Landes. Trotz ihrer furchteinflößenden Fitneß läßt er sie lange und langsam trainieren, hält ihren Puls unterhalb dem eines Fußgängers von 150 Schlägen pro Minute, um ihre Ausdauer zu entwickeln.

Erhöhen Sie die Intensität. Natürlich kann es sich nicht jeder erlauben, einen ganzen Nachmittag fröhlich Ski zu laufen. Wenn Sie wenig Zeit haben, aber trotzdem ein gutes Training erzielen möchten, haben Sie keine andere Wahl, als die Intensität zu erhöhen.

Hier ein einfaches Beispiel für ein 40minütiges Training: mit einem langsamen, leichten Skilauf 10 Minuten aufwärmen, rät Lange. Dann nehmen Sie den Hügel in Angriff. „Bei jedem Hügel schalten Sie einen höheren Gang ein", sagt Lange. „Den Hügel schnell erklimmen und dann wieder normale Laufgeschwindigkeit bis zum nächsten Hügel." Machen Sie das 20 Minuten lang, kühlen Sie danach für 10 Minuten mit einem langsamen Lauf ab und fertig.

Ändern Sie das Tempo. Wenn Sie beim Anstieg nicht gut sind, dann könnten Sie es mit Intervalltraining versuchen, abwechselnd 3 Minuten schneller Lauf und 1 Minute langsamer, erholsamer Lauf.

In-line Skating
Kann so viel Spass Training sein?

Einmal saß Eddy Matzger – einer der ausgezeichneten In-line Skater – in San Francisco in einem Restaurant und aß einen Meeresfrüchtesalat, eine Lammkeule mit Kartoffeln und grünen Bohnen, Linguine mit Calamari, 1½ Brote, ein Stück Käsekuchen und trank ein Glas Wein sowie eine Tasse Kaffee.

Und wenn Matzger seinen Mund mit der Serviette abtupfte, gestand er gegenüber seinem Begleiter bei diesem Abendessen, daß er schon vor dem Restaurantbesuch gut gegessen hatte. „In-line Skater zu sein", sagte er, „verwandelt den Stoffwechsel in einen Kolibri."

Fachleute stimmen dem zu. In-line Skating strapaziert die Hüften, den Po und sämtliche Beinmuskeln – große Muskelbereiche, die den Körper dazu bringen, viele Kalorien umzusetzen. Und – anders als beim Laufen – sind Ihre Knie nicht dem Verschleiß ausgesetzt; es besteht nahezu kein Belastungsdruck, wenn Sie auf Rollen gleiten.

Natürlich besteht für die meisten Leute der Hauptgrund, weshalb sie In-line skaten, in dem Spaß, den es bereitet. „Der häufigste Grund, weshalb Leute nicht trainieren, ist, weil sie es langweilig finden", sagt Dr. John Porcari, Sportphysiologe und leitender Direktor des La Crosse Sport- und Gesundheitsprogramms an der Universität von Wisconsin in La Crosse. „Mit In-line Skating haben Sie etwas, das Spaß macht und gleichzeitig eine hervorragende körperliche Betätigung bietet."

Am Leben bleiben

Bevor wir weitermachen, ist es wichtig anzumerken, daß In-line Skating nicht die leichteste oder sicherste Sportart ist. Laut der U.S. Konsumprodukt-Sicherheitskomission gab es 1995 ca. 105 000 Verletzungen beim In-line Skating, bei denen schnelle medizinische Hilfe erforderlich wurde. Die meisten Verletzungen sind natürlich kleinerer Art; andere, wie Gehirnerschütterung und Knochenbruch, sind dies nicht.

Wir wollen zukünftige Skater nicht erschrecken, jedoch wollen wir einfach anmerken, daß noch niemand Fitneß erworben hat, indem er im Streckverband lag. Die meisten In-line Skater haben keine Probleme, allerdings skaten sie auf kluge Weise. Wenn Sie Ihren Kopf benutzen, werden Sie wahrscheinlich auch nicht stürzen. Hier ein paar Hinweise, die man beachten sollte.

Überfordern Sie nicht Ihre Talente. „Skaten Sie nur so schnell, daß Sie problemlos anhalten können", sagt Joel Rappelfeld, Gründer der Roll America In-line Skating Schule in New York City und Autor des Buches *The Complete In-Line Skater*. „Bleiben Sie immer im Bereich Ihrer Möglichkeiten."

Tragen Sie eine Schutzausrüstung. Den Körper intakt zu halten ist nicht nur eine mentale Angelegenheit. Das Tragen von Helm, Handgelenk-, Knie- und Ellenbogenschutz ist unentbehrlich. Hier sollte man auch nicht auf den Pfennig sehen. Kaufen Sie einen Helm mit Hinterkopfschutz; viele Verletzungen entstehen, wenn Skater nach hinten fallen. Genauso wichtig sind gute Handgelenkschützer. Wenn Sie die Gewalt verlieren, ist es eine natürliche Reaktion, die Hände nach vorn zu werfen, was auch erklärt, weshalb 28 Prozent der Krankenhausaufenthalte von In-line Skatern Verletzungen der Handgelenke betreffen.

Nehmen Sie Unterricht. Wenn Sie die natürliche Balance eines Olympioniken haben, können Sie diesen Teil auslassen. Wenn Sie sich aber, wie die meisten Sterblichen, etwas wackelig fühlen, wenn Sie das erste Mal auf den Rollen stehen, dann dürfte Ihnen etwas Unterricht einige Stürze ersparen.

Üben Sie auf schlaue Weise. Wenn Sie Ihr erstes Paar In-line Skates erworben haben, werden Sie es sicherlich draußen ausprobieren wollen. Tun Sie es, jedoch sollten Sie sich dazu eine ebene Oberfläche außerhalb des Verkehrs suchen. Leere Parkplätze sind dazu gut geeignet.

Fit werden

Obgleich es an Ihnen liegt, das Tempo zu bestimmen, hier einige Strategien, um jedesmal die meisten Kalorien zu verbrennen.

GEHEN SIE RUNTER. Um energisch zu skaten, müssen Sie tief laufen. Es sind die langen, kraftvollen Schritte, wie jene beim Eisschnellauf, die die Fitneß aufbauen und Kalorien verbrennen. „Die längeren Schritte erfordern viel mehr Arbeit, folglich verbrennt man mehr Kalorien", sagt Rappelfeld. Am Anfang wird es nicht leicht sein, sich tief zu halten, und ein schmerzender Rücken und schmerzende Beine werden es Sie wissen lassen. Fangen Sie deshalb auch hier langsam an. Sie könnten eine Minute lang tiefe, lange Schritte machen, sich dann aufrichten und langsam rollen, bis Sie sich erholt haben. Mit zunehmender Fitneß werden Sie in der Lage sein, länger gebückt zu skaten.

NUTZEN SIE IHREN OBERKÖRPER. Gute Skater lassen nicht allein die Beine alle Arbeit leisten. Sie bewegen ständig die Arme mit – nicht nur der Balance wegen, sondern auch für den Schwung. Gleichzeitig verbrennt das natürlich mehr Kalorien.

SKATEN SIE LANGE UND LANGSAM. Obgleich man viele Kalorien mit einem schnellen Sprint verbrennen könnte, beinhalten einige der besten Trainingsmethoden des In-line Skatings ein relativ langsames Tempo, das über einen langen Zeitraum gehalten wird. Wissenschaftler des Leistungslabors der Universität von Wisconsin in Madison fanden heraus, daß In-line Skater mindestens 20 Minuten lang mit einer Geschwindigkeit von 13 – 20 km pro Stunde skaten müssen, um ein kräftiges Herz-Kreislauf-Training zu erhalten. Versuchen Sie nicht, es zu schnell anzugehen. In-line Skating sieht einfach aus, aber wenn Sie sich auf 60 – 70 Prozent Ihrer maximalen Herzfrequenz bringen, dann halten Sie die Distanz wahrscheinlich nicht aus.

FAHREN SIE SOGAR NOCH LANGSAMER. Ganz langsam. Die besten In-line Skater gleiten manchmal sogar nahezu im Schneckentempo und beugen sich dabei extrem niedrig nach vorn. Super-slow-motion Skating, bei dem Sie sich so langsam bewegen, daß Sie fast den Punkt erreichen, an dem man umfällt, steht für ein intensives Training.

Wenn Sie langsam skaten, konzentrieren Sie sich darauf, eine perfekte Technik beizubehalten. Bleiben Sie tief gebeugt, stoßen Sie sich mit einem langen Schritt vorwärts, gefolgt von einem langen Gleiten. Versuchen Sie nicht, es länger als für einige Minuten zu machen. Aufgrund der großen Muskelspannung werden Ihre Beine wie beim Gewichtstraining belastet. Es ist intensiv. Und es stärkt gute Gewohnheiten.

Spaß – schwer gemacht

Eine Anzahl an Leuten hat verfügt, daß fit zu werden eine Angelegenheit klösterlicher Hingabe und eines strengen Regimes ist. Pech für Sie, wenn Sie es glauben.

Eddy Matzger glaubt dies sicherlich nicht. Matzger, der den Weltrekord im 10 km In-line Skating hält (16 Minuten, 19 Sekunden) ist ein Musterkind des freien Ausdrucks. Er setzt bei seinem Training Beweglichkeit und Innovation in einer Art um, die manche Modeschöpfungen monoton erscheinen lassen. „Warum sollte es nicht Spaß machen?", fragt er.

Hier einige Trainingsvarianten, mit freundlicher Genehmigung von Herrn Matzger.

- **Gesellen Sie sich zu einer Gruppe Radsportler, behalten Sie die Skates jedoch an. „Skaten in einem Tempo mit den Radlern treibt den Puls für einen langen Zeitraum in die Höhe", sagt er.**
- **Skaten Sie mit Rucksack. „Füllen Sie einen Rucksack, vorzugsweise mit ein paar schweren Sachen."**
- **Füllen Sie einen Schlauch mit Sand und tragen Sie ihn um die Taille. „Er wiegt ca. 40 Pfund. Das läßt Sie definitiv mehr schwitzen. Garantiert!", sagt Matzger. „Mit all den Radialreifen heute dürfte es jedoch schwierig sein, einen Schlauch zu finden."**
- **Spielen Sie Möbelträger. Das letzte Mal, als Matzger sich so bewegte, tat er es auf Skates. Er machte etwa 60 Touren über 150 km; eine davon mit einem schweren Eichen-Küchentisch auf seinem Rücken.**

NEHMEN SIE ABKÜRZUNGEN. Natürlich kann sich nicht jeder den Nachmittag zum Skaten freinehmen. Wenn die Zeit knapp ist, lohnt Intensität. Mit einer Trainingstechnik, die Intervall genannt wird – Hochgeschwindigkeitssprints, unterbrochen von kurzen Ruhephasen – haben Sie wirklich ein gutes, schnelles Training. Versuchen Sie, 30 Sekunden lang hart zu skaten, dann eine Minute Ruhe, dann weitere 30 Sekunden. Wiederholen Sie dies drei- bis viermal. Wenn Sie besser in Form gekommen sind, können Sie weitere Intervalle hinzufügen, sie verlängern und die Ruhephase verkürzen.

Eine andere Möglichkeit für Intervalltraining (das ausdrücklich nicht für ein schwaches Herz gedacht ist) besteht an Hügeln. Jagen Sie 30 – 60 Sekunden hügelaufwärts, dann wieder hinunter. Zwei Minuten ruhen Sie aus, bevor es erneut nach oben geht.

Für diejenigen, die nicht mit hoher Geschwindigkeit dahinjagen, dürfte Intervalltraining an einer Anhöhe das Richtige sein. „Es gibt Ihnen ein gutes Training, auch wenn Sie nur mit einem Tempo von 8 km pro Stunde skaten", sagt Rappelfeld.

Mountain Biking
Eine Fahrt in freier Wildbahn

Zweifelsohne läßt sich beim Radfahren Fett verbrennen. Ein 165 Pfund schwerer Mann radelt eine Stunde lang auf der Straße, bei gemächlichen 20 km pro Stunde, und verbrennt in der Stunde ca. 690 Kalorien, in etwa ein halbes Pfund Käsekuchen.

Auch Heimtrainer sind nicht schlechter. Die Radsportler der Tufts Universitätsstudie in Medford, Massachusetts, verloren 19 Pfund Fett und bauten 3 Pfund Muskeln auf, indem Sie drei Monate lang regelmäßig radelten. Aber für viele Männer ist das traditionelle Radfahren, sei es im Fitneßklub oder auf der Straße, in etwa genauso trocken wie diese Statistiken. Das mag erklären, weshalb z. B. heute fast 10 Millionen Amerikaner Mountain Bikes besitzen und weshalb immer mehr hinzukommen. Mountain Bikes stehen für Spaß. Sie haben nicht jene kleinen Sitze, die das Gesäß betäuben. Und sie bieten etwas, das man bei anderen Sportarten nicht hat. „Ein tolles Abenteuer", sagt der dreimalige Olympia-Radsportler John Howard aus San Diego. „Indem man im Gelände fährt, kann man dem Straßenverkehr entfliehen und Dinge sehen, die man sonst nicht zu sehen bekommt."

Selbst wenn Sie weniger an Abenteuern interessiert sind, als daran abzunehmen, bietet Mountain Biking trotzdem eine gute Wahl. Beim traditionellen Radfahren übernehmen die Beine die ganze Arbeit; Ihr Oberkörper sitzt im Grunde nur drauf. Beim Mountain Biking über rauhe Pfade ist auch Ihr Oberkörper ständig gefragt – das Rad über Baumstämme zu lancieren, zum Beispiel, oder sich von einem Sturz in den Abgrund wegzureißen, der sich plötzlich vor einem auftut. Und natürlich verbrennen Sie zunehmend mehr Kalorien, je mehr Muskeln Sie bilden.

Hier noch ein weiterer Faktor. Beim Radeln auf der Straße besteht die Neigung, ein Tempo anzunehmen, das einem lässigen Trott ähnelt, vor allem, wenn die Straße flach ist. Auf Naturpfaden ist die Route kaum glatt. Hier hat man verschiedene Terrains, und das zwingt einen, deutlich mehr Energie aufzuwenden. Abseits der Straßen ist die Wattleistung immer höher.

Und ein höherer Energieverbrauch ist einem höheren Kalorienverbrauch gleichzusetzen.

Regeln beim Radeln abseits der Straßen

Viele Leute, die ein eigenes Mountain Bike besitzen, wagen sich nicht von der Straße weg, und das ist auch o. k. Die Räder machen sich gut auf Asphalt; auf den dicken Reifen läßt es sich gut radeln, und die Räder haben mehr Gänge als traditionelle Straßenräder, was einem erleichtert, Anstiege zu erklimmen. Sie eignen sich auch im Nahverkehr.

Allerdings wurden sie für das Gelände und Naturpfade konzipiert, die auch weit und gepflegt sein können, aber meistens nicht von den Fahrern der Straße frequentiert werden. Das anspruchsvolle Terrain erfordert Geschicklichkeit und technische Fertigkeiten. Für den Anfänger hier einige Tips.

Öffnen Sie Ihr Portemonnaie. Es gibt eine Vielzahl von Mountain Bikes auf dem Markt, zusammen mit einem unaufhörlichen Strom neuer Hochleistungs-Ergänzungsgeräte (Stoßdämpfer, besondere Lenker usw.). Was brauchen Sie tatsächlich, und wieviel sollte man dafür ausgeben?

Wir werden unseren Ausrüstungsratgeber kurz halten: Seien Sie nicht geizig. Wenn Sie eines der billigsten

Räder kaufen, die Sie finden können, werden Sie sich am Ende vielleicht auf dem Boden wiederfinden und Ihr Rad in Einzelteilen neben sich. Heutzutage bekommen Sie ein stabiles, verläßliches Rad für ca. 800 DM. Geben Sie nicht mehr aus als das, wenn Sie gerade erst anfangen. Und nehmen Sie auch nicht zu viel Zubehör hinzu. Mit zunehmenden Fahrten werden Sie merken, welche Gänge Sie wirklich brauchen.

PRÜFEN SIE DEN SATTEL. Bevor Sie Ihr neues Rad zur Jungfernfahrt ausführen, nehmen Sie sich eine Minute Zeit und prüfen oder richten Sie den Sitz gegebenenfalls ein. Eine falsche Sitzhöhe, sei es zu niedrig oder zu hoch, ist nicht gut für die Knie. Bei einer falschen Sitzhöhe hat man zudem weniger Kontrolle über das Rad, und in einem solchen Fall könnten die Sorgen über die Knie noch harmlos sein.

Der leichteste Weg, die Sitzhöhe anzupassen, ist, den Verkäufer zu bitten, Ihnen dabei behilflich zu sein. Bitten Sie ihn, die Stelle zu markieren, damit Sie es in Zukunft selbst wieder einrichten können.

VORSICHT BEI ABFAHRTEN. Es gibt zahlreiche technische Fertigkeiten, die Sie als Mountain Biker entwickeln müssen, aber aufgrund der besonderen Gefahr einer ernsthaften Karambolage ist nichts so wichtig wie der Abstieg. „Die Leute neigen dazu, schnell bergab zu fahren, bevor Sie überhaupt die Fertigkeiten dafür entwickelt haben“, sagt Ned Overend aus Durango, Colorado, sechsmaliger nationaler Meister im Mountain Bike- Geländefahren und Weltmeister im Geländefahren von 1990. „Sie stürzen und verletzen sich. Sie müssen die Abfahrtsfertigkeiten erst entwickeln, bevor Sie mit Geschwindigkeit bergab fahren.“

Gut und sicher den Berg hinunter zu kommen ist nicht kompliziert. Hier ein paar Grundlagen.

- **Bewegen Sie Ihr Gewicht weiter nach hinten auf dem Sitz (oder von ihm runter). Das verlagert Ihr Gewicht über das Hinterrad und gibt eine unschätzbare Bodenhaftung.**
- **Schauen Sie auf den Weg, um zu sehen, was kommt. Konzentrieren Sie sich nicht auf die 15 cm direkt vor Ihnen.**
- **Nutzen Sie die Vorderbremse leicht. Sie hat deutlich mehr Bremskraft als die Bremse am Hinterrad; sie zu stark zu ziehen läßt Sie bei hoher Geschwindigkeit über den Lenker fliegen. Es ist besser, die Bremse am Hinterrad zu nutzen, wenn man mit der Vorderbremse den Halt tariert.**

NEHMEN SIE UNTERRICHT. Obgleich Mountain Biking weder schwierig noch gefährlich ist, erfordert der Umgang mit Naturpfaden etwas mehr Erfahrung als der Spurt um die Ecke zum Lebensmittelgeschäft. Es ist hilfreich, einige Tips zu bekommen, bevor man seine erste Tour unternimmt, z. B. wie man bremst und die Gänge schaltet, um ein Hindernis herum (oder darüber hinweg) kommt und all die anderen Dinge, die das Leben leichter machen oder möglicherweise schmerzloser.

Eine amüsante Art, um dem Mountain Biking auf die Schliche zu kommen, wenngleich nicht die billigste, ist der Besuch eines Schulkurses oder Camps. Annoncen hierzu finden Sie in allen Mountain Bike-Zeitschriften. Oder fragen Sie in Ihrem Fahrradfachgeschäft nach. Die werden aktuell informiert sein und Ihnen einen Rat für eine gute Schulung geben können.

RADELN SIE MIT FREUNDEN. Wenn Sie nicht gleich an einem Camp teilnehmen wollen, das recht teuer sein mag, so wäre der Anschluß an eine Gruppe Mountain Bike-Fahrer eine gute Alternative. Über solche Bike-Klubs können Sie sich sicherlich auch in einem Fachgeschäft informieren. Die meisten Klubs haben Touren mit verschiedenen Schwierigkeitsstufen, und erfahrene Fahrer werden sicherlich gern bei der Weitergabe von Grundfertigkeiten behilflich sein.

Insidertips

Viele Gelände-Lektionen werden über den schmerzhaften Pfad erlernt. Wenn Sie einmal nach 30 km im Nirgendwo gestrandet sind, werden Sie beim nächsten Mal bestimmt nicht vergessen, einen Ersatzreifen mitzunehmen. Aber es wäre doch sinnlos, unnütz zu leiden. Hier einige Tricks, die Sie jederzeit beherzigen sollten, mit freundlicher Unterstützung von Tom Hillard von Morgan Hill, Kalifornien, Abfahrtstrainer des professionellen Spezialisierten Mountain Bike Team.

Nutzen Sie Klammer-Pedale. Das sind Schuhe, die dazu dienen, daß Schuhe und Pedale aneinander klemmen und, gleichfalls wichtig, Ihnen erlauben, die Schuhe auch schnell wieder von den Pedalen abzuziehen. Wenn Ihre Füße nicht an die Pedale geklemmt sind, können Sie keine maximale Kraft oder maximale Kontrolle über Ihr Rad bekommen.

Experimentieren Sie mit dem Reifendruck. Harte Reifen springen zu stark und arbeiten am besten auf Pflasterstraßen oder harten, schmutzigen Straßen. Weiche Reifen haben auf Pfaden mit viel losem Boden und Steinen mehr Spiel.

Überprüfen Sie Ihre Reifenstellung. Die meisten Reifen sind genau für das Vorder- oder Hinterrad zu verwenden, sagt Hillard. Außerdem sollten sie richtig ausgewuchtet sein (prüfen Sie den Pfeil an der Außenseite des Reifens). Da der Hinterreifen ein besseres Haftvermögen beim Klettern und Bremsen zeigt, muß er häufiger ausgetauscht werden als der des Vorderrades.

Die Kleidung

Auf den ersten Blick scheint es so auszusehen, als ob man eine unnötige Anzahl dummer und womöglich peinlicher Aufmachungen benötigt: Handschuhe, enge Lycra-Radlerhosen, passende Trikots. Kleine Meisterradsportler unterscheiden sich kaum von ihrem Rad.

Die meisten dieser Sachen dienen einem gewissen Zweck, obgleich nicht alle notwendig sind, sagt Tom Hillard. Nachfolgend seine Empfehlung zu den gängigen Kleidungsstücken.

- **Lycra-Radlerhosen. Bei den Nähten wurde hier den Besonderheiten des Radfahrens Rechnung getragen. Bei Ihren Trainingshosen können sich auch an den empfindsamsten Stellen Nähte befinden. Und da Lycra-Hosen eng anliegen, reiben Sie auch nicht. Steht ein Mann diesem Aspekt etwas gleichgültig gegenüber, wird er spätestens bei einer längeren Tour über rauhes Gelände erfahren, was es heißt, sich wund zu scheuern.**
  Wenn Sie Hosen mit engem elastischen Bund nicht mögen, können Sie Lycra-Shorts erwerben, die durch Hosenträger gehalten werden.
- **Radfahrer-Handschuhe. Einige Radsportler mögen sie, weil die gepolsterten Flächen etwas von dem Druck zwischen Hände und Lenker wegnehmen. Ohne Handschuhe ist es möglich, daß Ihre Hände einschlafen.**
  Ein hilfreicher Rat: Wenn Sie die Spitze Ihres Sattels etwas nach oben gerichtet einstellen, vermindert das die Gefahr, daß Sie sich zu stark auf den Lenker legen und Ihre Hände damit zunehmend erstarren.
- **Radschuhe. Normale Tennisschuhe eignen sich auch, aber da die Sohlen weicher und flexibler sind als Radschuhe, verlieren Sie mit jedem Tritt in die Pedale etwas Kraft. Das mag nebensächlich erscheinen und das ist es auch, wenn Sie für 30 Minuten oder weniger auf's Rad steigen. Wenn Sie jedoch länger fahren, würden Sie wertvolle Energie vergeuden. Zudem würde die ständige Bewegung der Sohlen dazu führen, daß Ihre Füße zu schmerzen beginnen.**
- **Radtrikot. Die guten bestehen aus einem Material, daß Sie schwitzen läßt, ohne zu durchnässen. Einige von ihnen sind vorn wetterfest, andere lassen sich aufziehen, um bei der Fahrt für etwas Abkühlung zu sorgen. Trikots haben auch Taschen, in denen man zusätzlich etwas Wasser, Reifenzubehör, eine Banane u.a. mit sich führen kann. Wenn Sie darauf verzichten wollen, eignet sich auch ein T-Shirt.**
- **Helm. Absolut wichtig und richtig. Wenn Sie keinen Helm tragen, wäre ein Sturz mit einer schweren Kopfverletzung verbunden.**
  Da es hier keine volle Rüstung gibt, ist der Helm der beste Schutz, den Sie tragen können. Ratsam wäre zudem, einen kleinen Aufkleber mit Namen, Blutgruppe, Allergien und anderen wichtigen medizinischen Informationen einzukleben.
- **Ein Rasierer. Viele Radsportler rasieren ihre Beine, da sie oft Beinmassagen erhalten und diese ohne Haare angenehmer sind. Weiche Beine spielen auch eine Rolle, falls Sie stürzen sollten. Kies und Schmutz von der aufgeriebenen Haut zu entfernen ist schon unangenehm; Körperhaar würde das nur noch schlimmer machen. Die Mehrheit der Radsportler – zumindest der Männer – radelt aber trotzdem nicht mit glatten Beinen. Es ist Ihre Entscheidung.**

Wichtig ist es jedoch, den richtigen Klub zu wählen. Viele Klubs haben Anfängertouren, und wenn Sie Anfänger sind, sollten Sie sich nicht auf eine Tour für Fortgeschrittene begeben. Die Fahrer hämmern dann hart über das rauhe Terrain, Sie keuchend und allein auf der Strecke zurücklassend – oder schlimmer, Sie fliegen über den Lenker. „Mit Experten zu radeln, würde Sie nur frustrieren und auf lange Sicht zurückwerfen", so Howard.

Grundlagen des Trainings

Wie wir zuvor festgestellt haben ist Mountain Biking nicht nur ein großartiger Abenteuersport, sondern läßt auch die Pfunde verschwinden. Um stets ein gutes Training zu erzielen, hier einige weitere Tips.

Lassen Sie die Räder laufen. Radsportanfänger neigen dazu, in hohen Gängen zu fahren, als ob das Herunterschalten den Nutzen mindert. Geben Sie Ihrer Ganghand eine Pause. Sie sollten einen Gang finden, bei dem die Räder 80–90 Umdrehungen pro Minuten leisten. (Sie können die Anzahl der Pedaltritte zählen oder einen Drehzahlmesser kaufen, der dies für Sie erledigt.) Dieses Tempo gibt Herz und Lunge ein hervorragendes Training, maximiert gleichzeitig die Effizienz Ihrer Pedaltritte und vermindert das Risiko einer Knieverletzung.

Schalten Sie den Tempomat ab. Radfahren hypnotisiert. Man neigt dazu, eine angenehme Geschwindigkeit zu erreichen und dabei zu bleiben. Wenn Sie aber zwecks Fitneß radeln, dann sollten Sie hin und wieder ein weniger bequemes Tempo einlegen. „Kalorien zu verbrennen ist eine Funktion der Geschwindigkeit oder Intensität“, sagt Edward F. Coyle, Direktor des Labors für menschliche Leistungen an der Universität von Texas in Austin. Je schneller Sie sind und je stärker Sie sich damit belasten, um so mehr werden Sie verbrennen.

Wählen Sie ein vernünftiges Tempo. Es ist gut, sich hin und wieder anzutreiben, aber nicht, sich die Lungen auszuhusten. „Eine zu starke Anstrengung ist nicht ratsam, da Sie den Körper überstrapazieren“, meint Howard. Die Experten sind sich einig, daß Sie aus einem weniger anstrengenden Training einen höheren Nutzen erzielen, als wenn Sie alles aus sich rausholen – sowohl im Hinblick auf den Gewichtsverlust, wie auch der Gesundheit von Herz und Lungen. Wenn Sie Ihre Fahrten bei einer Belastung zwischen 60 und 90 Prozent Ihrer maximalen Leistungsfähigkeit halten, gibt Ihnen das in bezug auf Kondition und Gewichtsabbau alles Erforderliche, ohne die Gefahr, sich zu stark zu erschöpfen, sagt Dr. Coyle.

Versuchsfahrten

Obgleich Sie ausreichend Kalorien im freien Stil verbrennen werden – und der Reiz des Mountain Biking liegt auch in diesem bewußten Fehlen jeglicher formaler Vorgaben –, dürften Sie gelegentlich den Wunsch verspüren, mehr Kalorien verbrennen zu wollen, indem Sie einem formelleren Trainingsplan folgen. Hier einige Vorschläge zum Probieren.

Die Gruppenherausforderung. Es ist ein Training voller Spaß, wenn Sie in einer Gruppe fahren; sowohl auf dem Pfad wie auf der Straße. Bilden Sie eine Tempolinie, alle Fahrer hintereinander und eng zusammen, mit nur wenigen Zentimetern Abstand zwischen den Rädern. Für ein oder zwei Minuten zieht derjenige an der Spitze das Tempo an. Das ist harte Arbeit, da er für alle folgenden Mitfahrer das Tempo erarbeitet. Sie sollten in einem recht hohen Gang fahren, wodurch Ihre Beinkraft und Ihr Atem gestärkt werden.

Lassen Sie sich nach geleistetem Pensum ans Ende der Schlange zurückfallen. Nun, durch den Sog angezogen – ein windfreies Vakuum, das die Fahrer vor Ihnen schaffen –, fällt das Radeln leichter. An diesem Punkt schalten Sie in einen niedrigeren Gang, wodurch Sie gezwungen werden, schneller zu treten. Dieses Dahinrasen bringt Ihr Herz wirklich zum Arbeiten. Und indem sich jeder Fahrer von der Spitze zurück ans Ende fallen läßt, werden Sie in dieser Linie wieder langsam nach vorn kommen (weiterhin in einem schnellen Gang radelnd), bis Sie wieder die Spitze übernehmen.

Intervall am Berg. Diese Übung ist häßlich, aber sehr wirkungsvoll, und Sie müssen in einer recht guten körperlichen Verfassungen sein, bevor Sie etwas ausprobieren.

Versuchen Sie, einen recht langen Hügel ausfindig zu machen. Nach dem 20minütigen Aufwärmen auf gerader Strecke beginnen Sie mit Ihren Intervallen. Fahren Sie den Hügel hinauf. Zuerst langsam für 3 Minuten, dann das Tempo für weitere 3 Minuten anziehen; danach 5 Minuten langsam, gefolgt von 5 Minuten in hohem Tempo; hiernach erneut 3 Minuten leichtes Tempo und zum Schluß erneut 3 Minuten hohes Tempo. Abschließend kühlen Sie sich mit einer leichten, 10minütigen Fahrt auf gerader Strecke ab.

Da das gesamte Training am Berg erfolgt, sind Sie gezwungen, sich zu erholen, während Sie trotzdem weiter bergauf fahren; das bedeutet ein wirklich hartes Training in einem kurzen Zeitraum.

LAUFEN
DIE MEILEN ZÄHLEN

Viele Menschen haben es bereits mit dem Laufen versucht, und viele haben es gehaßt. Die Wurzeln des Mißvergnügens lassen sich auf den Laufboom der 70er Jahre zurückführen, als Befürworter des Laufens lautstark verkündeten, daß der beste Ansatz zum Laufen „länger, schneller und härter" heißt, und genau das taten sie – bis sie sich aus völliger Entkräftung Verletzungen zuzogen und sich plötzlich beschaulicheren Beschäftigungen wie Rasen-Dart zuwenden mußten.

Wenn Sie es aber richtig anstellen, d.h. mit Mäßigung, dann muß Laufen nicht für Schmerzen, Unbehagen und eine orthopädische Behandlung stehen. Wichtiger ist, daß Laufen ein beeindruckendes Potential zum Abnehmen und für die Fitneß bietet. Bei gemäßigtem Tempo, wenn Sie in 12 Minuten 1,5 km laufen, verbrennen Sie knapp 10 Kalorien pro Minute. Wenn Sie das Tempo auf 8 Minuten je 1,5 km beschleunigen, verbrennen Sie bereits 15 Kalorien pro Minute. Das sind 600 Kalorien bei einem 40minütigen Lauf.

„Das Wichtigste ist, unterhalb der Ermüdungs- und Schmerzgrenze zu bleiben", sagt Jeff Galloway aus Atlanta, früherer Olympiateilnehmer und seit 39 Jahren Läufer. „Laufen ist eine gute Trainingsform, läßt viele Kalorien verbrennen und ist bequem. Aber Sie müssen es klug angehen."

Das Mantra der Mäßigung

Kluges Laufen bedeutet auch, diejenigen zu ignorieren, die meinen, daß Laufen keine Erfolge bietet, wenn man sich nicht die Lunge herausspuckt. Selbst die besten Läufer durchsetzen ihr hartes Training mit ausreichend langsamen Laufelementen, um sich Zeit zur Erholung zu gönnen. Laufen beansprucht den Körper erheblich. Jeder Schritt, den Ihr Fuß auf den Boden setzt, bedeutet ein Schlag mit einer Kraft, die dem Drei- bis Vierfachen Ihres Körpergewichts entspricht. Läufer, die diesen Umstand mißachten und sich ständig selbst bis zur Erschöpfung treiben, tun dies auf eigene Gefahr.

BEGINNEN SIE MIT VORSICHT. Wenn Sie nicht richtig in Form sind und die meisten Ihrer Kalorien noch am Eßtisch verbrennen, dann müssen Sie langsamer beginnen als jemand, der, wenngleich kein Läufer, bereits körperlich aktiv ist.

„Wichtig ist, daß Sie auf Entzündungen achten", schreibt Galloway, Autor des Buches *Galloway's Book on Running*. „Wenn Sie wunde Stellen bekommen, dann tun Sie zu viel und müssen etwas zurückstecken."

Er empfiehlt, daß Läufer, die nicht in Form sind, dreimal pro Woche mit einem 30minütigen Spaziergang beginnen. Wenn man sich dabei wohl fühlt, dann erhöht man das Tempo, beschränkt die Zeit aber weiterhin auf 30 Minuten. Danach hängt man etwas Jogging dran.

GEBEN SIE IHRER LAUFROUTINE ZEIT. Viele von uns laufen bereits, aber nicht sehr viel. Typisch sind die Läufer, die 3–5 Kilometer in 15–30 Minuten absolvieren. Das ist kein schlechtes Training, wenn Sie jedoch wirklich Fett verbrennen wollen, dann müssen Sie Ihre Gesamtlaufzeit auf mindestens 45 Minuten erhöhen.

FOLGEN SIE DER 10-PROZENT-REGEL. Wenn Sie gewöhnlich 20 Minuten laufen und sich eines Tages entschließen, 40 Minuten zu laufen, dann werden Sie sich eher verletzen, als Ihre Fitneß zu steigern. Galloway empfiehlt einen maßvolleren Ansatz. Steigern Sie Ihre Laufzeit jede Woche um 10 Prozent. Indem Sie Ihren

Wie findet man sich im Dschungel der Schuhe zurecht?

Wenn Sie in letzter Zeit die Schuhwerbung verfolgt haben, dann sind Sie vielleicht zu der Schlußfolgerung gekommen, daß es leichter ist, einen Abschluß in Harvard zu bekommen, als die Ansprüche von Hunderten von Schuhsorten auf dem Markt zu entschlüsseln.

Vorbei sind die Tage, als Laufschuhe schlichtweg Turnschuhe hießen. Heute finden Sie Schuhe mit Merkmalen wie Luftsohlen, dynamischen Reaktionsplatten und Hydroflow- Polsterschützern, was immer das sein mag. Es gibt verschiedene Schuhe für Marathonläufer und für Sprinter, und selbst für Geher. Mit zunehmendem Preis werden Sie feststellen, daß Sie mit jeglicher High-Tech ausgestattet sind, wonach Füße nur fragen könnten.

Während all diese „besonderen" Eigenschaften helfen, die Grundposition der Schuhhersteller zu optimieren, dürften sie nicht unbedingt das gleiche für Sie tun. Genauer gesagt, dürften Ihre Füße wahrscheinlich gar nicht in der Lage sein, den Unterschied zwischen einem guten 100 DM Schuh und einem für 300 DM festzustellen.

Vergessen Sie also all das Überflüssige und machen Sie sich das Leben leichter. Wenn Sie Schuhe einkaufen, dann ist der wichtigste Aspekt, daß der Schuh paßt. Sie brauchen einen Schuh, der hinten gut sitzt, am Fußballen flexibel ist und zwischen Ihrem längsten Zeh und dem Schuhende ungefähr 1 cm Platz läßt. Das ist alles.

Zugegeben, Sie können nicht erwarten, daß Sie ein Paar qualitativ guter Schuhe für weniger als 100 DM finden. Wenn Sie im Billigwarengeschäft ein Paar für 25 DM kaufen, werden Sie es spätestens beim ersten längeren Lauf bereuen. Kaufen Sie Ihre jedoch in einem Fachgeschäft, dürfte nahezu alles, was Sie dort kaufen, geeignet sein.

Um sicherzugehen, können Sie auch ein Paar alte Schuhe mitbringen. Der Verkäufer kann an den Sohlen vielleicht Unregelmäßigkeiten bei Ihrer Laufform feststellen (z. B. Einwärtsdrehen) und könnte Ihnen folglich einen Schuh empfehlen, der das ausgleicht.

Ein letzter Rat. Wenn Sie Schuhe anprobieren, wird Ihnen der Platz im Geschäft kaum die Möglichkeit geben zu sehen, wie er wirklich paßt. Fragen Sie danach, ob Sie damit eine kurze Strecke laufen können. Der Fuß reagiert anders, wenn Sie laufen, als wenn gehen. Und die einzige Möglichkeit zu sehen, wie ein Schuh sich anfühlt, besteht darin, ihn im Lauf zu testen.

Beinen (und der Lunge) Zeit geben, sich anzupassen, werden Sie sich nach einem 45minütigen Lauf nicht erschöpfter fühlen als noch Wochen zuvor in der halben Zeit.

Minutenläufe. Es gibt keinen Polizisten, der Sie anhalten wird, weil Sie mit zunehmender Müdigkeit das Tempo geändert haben. Viele Läufer, erfahrene wie Anfänger gleichermaßen, wechseln zwischen 5 Minuten Laufen und 5 Minuten Gehen. Indem Sie sich etwas Zeit geben, sich zu erholen, werden Sie einen 45-Minuten Lauf (oder mehr) weniger anstrengend und angenehmer empfinden.

Einen Lauf mit etwas Gehen zu unterbrechen mag harmlos klingen, aber Sie verlieren wenig und gewinnen viel. Wenn Sie, zum Beispiel, 5 – 8 Minuten Joggen und dann eine Minute gehen, verbrennen Sie 95 Kalorien pro 1,5 km. Joggen Sie durchgehend, werden Sie nur 5 Kalorien zusätzlich verbrennen. „Es mag gemütlich klingen, aber eine Verknüpfung von Gehen und Laufen wird Sie zu schnellem Erfolg bringen, und Sie werden dabei bleiben", sagt Galloway.

Verändern Sie Ihr Lauftempo. Selbst wenn Sie die Gehen/Laufen-Phase überschritten haben, ist es ratsam, in einen schnellen Lauf einige leichte Jogging-Phasen einzubinden. Fortgeschrittene Läufer wechseln oft nach 10 Minuten zu einem leichten Jogging, sagt Galloway.

Lassen Sie die Vorbereitung nicht aus. In einer perfekten Welt würde jeder Lauf mit einem 10minütigen, leichten Jogging beginnen, das die Muskeln erwärmt; gefolgt von 10 Minuten Dehnübungen (Stretching), sagt Ed Burke, Professor an der Universität von Colorado in Colorado Springs. Aber die wirkliche Welt ist nicht so großzügig mit ihrer Zeit, und einen Lauf plus Stretching in eine Mittagspause zu integrieren ist fast unmöglich. Als eine schnelle Methode, seine Muskeln für einen bevorstehenden Lauf vorzubereiten, empfiehlt er, vor dem Lauf ganz langsam für 10 Minuten zu joggen. (Wenn es draußen kalt ist oder Sie sich ungewöhnlich steif fühlen, so gehen Sie 5 – 10 Minuten, bevor Sie mit dem leichten Joggen beginnen.)

Da wir gerade bei den Möglichkeiten sind, mit denen die Muskeln vor unnötigem Schmerz geschützt werden können, sollten Sie auch daran denken, sich nach einem Lauf abzukühlen, rät Dr. Burke. Einen Lauf mit einem starken Sprint und plötzlichem Halt zu beenden, wird Ihre Muskeln in wallender Milchsäure halten (ein Abbauprodukt der Glukose, das bei harter Dehnung auftritt), und Sie werden sich wunder und steifer fühlen als zuvor. Wenn Sie Ihren Lauf mit einem 10minütigen Jogging beenden, kann das Blut die Milchsäure aus Ihren Muskeln spülen.

Gestalten Sie es angenehm

Laufen ist ein harter Sport (wenn dem nicht so wäre, würde man nicht so viele Kalorien verbrennen, und Sie würden nicht diesen Abschnitt lesen), und weshalb sollte man nicht versuchen, es einfacher zu gestalten. Bevor wir dazu kommen, einige Ratschläge.

Denken Sie an weiche Oberflächen. Wie zuvor erwähnt, erzeugen Ihre Füße mit jedem Schritt, den Sie auf den Boden setzen, eine ungeheure Kraft. Um den Schock der Stauchung auf Ihre Gelenke zu verringern, sollten Sie versuchen, einen weichen Laufuntergrund zu finden. Zement und Beton sind am schlimmsten. Asphaltbelag, der leicht nachgibt, ist etwas besser. Noch besser sind Erde oder Gras oder ein Schulsportplatz. Diese haben oft eine Laufstrecke mit einer weichen Gummioberfläche wie Tartan, die den Füßen nachgibt.

Trinken Sie oft. Das ist ein allgemeiner Hinweis, den Läufer zu oft vernachlässigen, sagt Ellen Coleman, staatlich anerkannte Diätberaterin in Riverside, Californien. Oft ist es so, daß Läufer nur 50 Prozent der beim Training verlorenen Flüssigkeit ersetzen, sagt sie. Aus diesem Grund leiden sie auch fortlaufend an Durst, Kopfschmerzen, Schwindelanfällen und selbst an Erbrechen; kurzum an den verschiedenen Stadien der Dehydrierung.

Es ist möglich, daß man bei einem Lauf große Mengen an Flüssigkeiten verliert – bei einem energischen Training und Hitze bis zu 3 Liter pro Stunde.

Trinken Sie 2 Stunden vor dem Lauf einen halben Liter Flüssigkeit, empfiehlt Coleman. Während Sie auf der Straße sind, sollten Sie alle 15–20 Minuten 150 bis 300 ml Flüssigkeit zu sich nehmen. Viele Läufer schwören auf Sportdrinks, wie Gatorade. Obgleich diese Drinks dazu dienen, Kohlenhydrate und Elektrolyte wieder aufzufüllen, ist ihr wichtigster Bestandteil doch Wasser.

Schützen Sie Ihre Lunge. Der Hauptnutzen beim Laufen besteht darin, daß Sie dadurch tief atmen. Wenn Sie aber ein Städter sind, umnebelt von Verkehrsabgasen, dann scheint die Gleichung nicht mehr so günstig zu sein.

Sie können die Verschmutzung nicht gänzlich vermeiden, aber Sie können Ihren Lauf zu einer Zeit planen, in der es weniger schädlich ist. An warmen Tagen, wenn Autoabgase und Sonnenlicht zusammen Ozon bilden, ist es klüger, später am Tag zu laufen, wenn sich das Ozon verringert hat, oder früh am Morgen, bevor es sich bildet. An bewölkten Tagen zu laufen ist gut; das gleiche gilt für den Lauf nach einem Gewitter, da der Regen das Ozon aus der Luft spült.

Spaß haben

Laufen muß keine stumpfsinnige Schinderei sein, obgleich Tausende von Läufern es täglich dazu machen. Wenn Sie beim Laufen bleiben wollen (oder an irgendeinem anderen Programm), dann müssen Sie die Sache hin und wieder etwas auflockern. „Wir entwickeln oft eine verbissene Art, die Zähne zusammenzubeißen", sagt Bob Larsen, Cheftrainer der Männer-Leichtathletik- und Geländelaufmannschaft an der Universität Kalifornien in Los Angeles. „Wir müssen unsere Augen öffnen, uns umsehen und uns daran erinnern, daß wir das Ganze aus Spaß tun."

Verändern Sie die Strecke. Viele von uns laufen die gleiche Strecke, in der gleichen Richtung und jeweils zur gleichen Zeit des Tages – Tag für Tag. Warum sollte man dies nicht einmal ändern?

Zum Beispiel:

- **Wenn Sie jeden Tag die gleiche Schleife laufen, dann versuchen Sie es mal in der entgegengesetzten Richtung, sagt Larsen.**
- **Anstatt in nahezu religiöser Weise stets das gleiche Tempo und die gleiche Entfernung zu laufen, könnten Sie mit den Zahlen spielen, so Larsen. Anstatt 5 Kilometer zu laufen, laufen Sie 3 – aber dafür etwas schneller. Wenn Sie gewöhnlich 3 Kilometer laufen, dann versuchen Sie sich an 5 Kilometern – aber langsamer, um die zusätzliche Belastung aufzufangen.**
- **Eine neue Strecke zu laufen ist eine gute Möglichkeit, Geist und Körper neu zu fordern. Larsen steht manchmal Sonntag früh auf, um an Orten zu laufen, an denen man kaum Läufer trifft. „Wenn Sie früh genug laufen, dann können Sie auch einen größeren Boulevard entlang laufen, ohne auf viel Verkehr zu stoßen", sagt Larsen.**

Laufen mit Freunden. Es macht Spaß, mit jemandem zu laufen. Außerdem haben Sie in einem regelmäßigen Laufbegleiter jemanden, der Sie auch an Tagen, an denen Sie das Training einfach sausen lassen würden, aus dem Bett treibt. „Sie können einen ordentlich antreiben, wenn man mal müde oder einfach zu faul ist", stellt Galloway fest.

Gehen Sie in die freie Natur. Abseits der Straßen zu laufen birgt viele Abenteuer. Es gibt keinen Straßenverkehr, keine spielenden Kinder und wenige Menschen, wenn überhaupt. Zudem sind Erd- und Graspfade nachgiebiger gegenüber den Gelenken, und das Auf und Ab des Geländes bietet ein herausforderndes Training.

Rudern

Ein Gleitsitz kann einem nicht ausreissen

Im Grunde genommen liegt das Problem der meisten Trainingsprogramme für den Mann darin, daß er sie haßt.

Bei Skullern oder Einer-Ruderern wird eines sofort deutlich: Sie lieben es. Und warum nicht? Für sie bedeutet der Rudersport nicht Training – oder zumindest nicht nur. „Im Herbst, wenn Seen und Flüsse voller bunter Blätter sind, ist Rudern eine tolle Sache", seufzt Professor Frederick Hagerman, Ruderer und Leiter des physiologischen Labors der Universität von Ohio in Athens. „Und es ist ruhig. Es gibt keine Geräusche, mit Ausnahme der Vögel und des Windes."

Seit den 60ern forscht Dr. Hagerman über die Vorteile des Ruderns. „Beim Rudern erzielt man einen unglaublichen aeroben Gewinn, Muskelstärke und -kraft sowie Beweglichkeit und Fertigkeiten", sagt er. „Und wenn jemand die Techniken richtig erlernt, dann bietet Rudern auch einen Vorteil gegenüber anderen Sportarten, da es weniger Verschleißerscheinungen an den Gelenken verursacht; im Grunde nahezu keine."

Es ist auch eine gute Methode, den Ballast Ihres mittleren Körperabschnitts abzubauen; ein Grund, weshalb Sie kaum einen dicken Ruderer zu Gesicht bekommen dürften. (Die Tatsache, daß der typische Sitz nur 30 cm breit ist, mag etwas damit zu tun haben.) In einer Stunde Rudern kann man 600 – 800 Kalorien verbrennen.

Die NASA gab eine Untersuchung in Auftrag, bei der festgestellt werden sollte, ob Astronauten im All besser rudern oder radfahren sollten. Dr. Hagerman fand heraus, daß Rudern 15 – 20 Prozent Kalorien mehr verbrennen läßt als Radfahren – und es hat auch noch niemand einen Platten in einem Ruderboot gehabt. Neben dem Skilanglauf ist Rudern wahrscheinlich eine der Sportarten, bei der man die höchste Anzahl an Kalorien verbrennt", sagt Dr. Hagerman. „Diese zwei Sportarten nehmen einander nicht viel."

Ein Wort der Erklärung

Obgleich die Begriffe *rudern* und *paddeln* oft synonym verwendet werden, stehen sie doch für verschiedene Sportarten. Paddeln wie in einem Kanu oder Rudern an der Rudermaschine im Fitneßklub sind zwar ein gutes Training, aber mit Skullen nicht vergleichbar.

Beim Paddeln arbeitet vorrangig der Oberkörper. Skullboote haben dagegen einen gleitenden Sitz. Sie gebrauchen Ihre Beine, um die mit dem Boot beweglich verbundenen Skulls oder rechts und links angebrachten Riemen (gemeinhin als Ruder bezeichnet) durch das Wasser zu bewegen. Skullen beansprucht tatsächlich nahezu jede größere Muskelgruppe.

„Sie nutzen alle großen Muskeln: Ihre Beine, Ihren Po, den Rücken und die Arme. Nahezu jeder Muskel Ihres Körpers fließt in einen Schlag ein", sagt Clay Felker, ein unermütlicher Skuller, der das Ruderprogramm am Lake Austin Spa, Ferienort in Austin, Texas leitet. „Es verbindet die Vorteile des Gewichtstrainings, des aeroben Trainings, der Dehnung und der Konzentration."

Die Ruder ins Wasser bringen

Während die meisten Sportarten leicht allein erlernbar sind, gehört Skullen nicht dazu, es sei denn, Sie sind bereit, in einem Ruderbecken zu üben. Ein durchschnittliches 1-Personen-Skullboot ist ca. 8,20 m lang, 30 cm breit und wiegt 30 bis 50 Pfund. Für Anfänger scheinen sie weniger stabil als zahlreiche Staaten des Nahen Ostens.

Zu Hause rudern

Rudern, wie es in Broschüren dargestellt wird, findet immer auf spiegelglatten Seen statt, umgeben vom Sonnenschein eines Sommerabends. Das wirkliche Leben bietet jedoch oft gewisse Hindernisse – insbesondere miserables Wetter und Bedingungen, die den Jagdszenen in Moby Dick gleichen.

Wenn Sie mehr ein Landei sind, könnte Ihnen eine Rudermaschine helfen. Es gibt zwei Grundtypen: jene mit einem Schwungrad als Widerstand und jene mit hydraulischen Kolben, die wie die Stoßdämpfer in Ihrem Auto aussehen. Die meisten Fitneßklubs haben die Kolbenversion. Sie werden oft von Leuten okkupiert, die wie verzweifelt an den „Rudern" reißen, als ob sich eine Schar Piranhas auf dem Weg über den Teppich befindet.

„Die Kolben-Rudermaschine ist im Grunde ein Gewichtstrainingsgerät, wie eine Nautilus-Maschine", sagt Professor Frederick Hagerman. „Aber Rudern läßt die Beine arbeiten. Wenn Sie Ihre Beine nicht richtig in einer Ruderbewegung nutzen, dann könnten Sie auch irgendetwas anderes tun."

Er empfiehlt die Nutzung der Schwungrad-Maschine (oft auch Ergometer genannt). Da das Ergometer die Beine ins Spiel bringt und einen wirklichen Ruderschlag nachahmt, werden Sie viel mehr Kalorien verbrennen als auf den Kolben-Maschinen. Sie würden wahrscheinlich sogar mehr Kalorien auf dem Ergometer verbrennen als in einem realen Boot.

„Der Energiebedarf ist wahrscheinlich auf dem Ruderergometer ein wenig höher als auf dem Wasser, weil sich das Boot unter Ihnen bewegt, das Ergometer jedoch nicht", sagt Dr. Hagerman.

Versuchen Sie, mit den Händen die Skulls bzw. Riemen zu nutzen, ohne im weiteren Verlauf völlig naß zu werden. Nachfolgend der Expertentip.

Suchen Sie sich einen Klub. Früher hauptsächlich ein Sport der studentischen Oberschicht, hat Skullen in den letzten Jahren ein größeres Publikum bekommen. Die meisten größeren Städte und auch einige kleinere haben Ruderklubs.

Nehmen Sie Unterricht. „Ein Skullboot zu rudern ist nicht allein Instinkt", sagt Shirwin Smith, die das Ruderzentrum Offene Gewässer in Sausalito, Kalifornien, betreibt.

„Die Leute versuchen, eine Schale wie ein Ruderboot zu rudern und wundern sich, weshalb es unbeholfen, unfreundlich und torkelig aussieht. Sie müssen nur wissen, was Sie tun."

Viele Ruderklubs bieten eintägige Kurse an, ohne daß eine Mitgliedschaft gefordert wird. Der Kurs dauert einige Stunden, und die Kosten liegen zwischen 30 und 100 DM. Das mag Ihnen viel erscheinen, aber es ist billiger, als 1000 bis 3000 DM in den Sand zu setzen, der Preis, den Sie für einen billiges Skullboot bezahlen würden. „Ein Anfänger kann sich die Grundlagen in einem 2-Stunden-Kurs annehmen", sagt Felker.

Die richtige Kleidung. Jeder Sport hat seine Outfit-Fanatiker – Leute, die selbst auf das Eigenheim eine Hypothek aufnehmen würden, um den letzten Schrei zu kaufen, und Rudern ist da keine Ausnahme. Sparen Sie Ihr Geld, rät Mark Miller, der den Rio Abajo Ruderklub in Santa Fe, New Mexiko betreibt. „Radlerhosen und ein T-Shirt genügen, und dazu ein Paar Tennisschuhe oder Socken, damit die Fußschlaufen nicht an den Füßen drücken."

Um das Rudern etwas komfortabler zu machen, können Sie sich Multisport-Hosen kaufen. Diese haben den Lycra-dichten Sitz von Radlerhosen (welche schmerzhafte Blasen in empfindlichen Bereichen vermeiden helfen), aber ohne die Polsterung.

Was immer Sie obenherum tragen wollen (Windjacke, Sweatshirt oder T-Shirt), es sollte recht eng anliegen, da alles, was sich um die Taille bauscht, am Ruder hängenbleiben kann. Außerdem wären wasserdichte Schuhe ratsam, die die Füße vor Schnitten und Blasen schützen und warm halten.

Feingefühl, nicht Kraft. Wird Skullen richtig ausgeführt, ist eine natürliche Haltung bei harmonischem Bewegungsablauf gewährleistet: die leichte Federung der Ruder, der kraftvolle Antrieb der Beine, der bemerkenswert leichte Griff an den Rudern. Eine leichte Berührung ist für Männer oft schwer umzusetzen, doch ein Skullboot nur mit Muskeln zu rangieren ist sowohl unmöglich als auch unschön. „Bestenfalls würden Sie etwas schwanken", sagt Smith. „Schlimmstenfalls gehen Sie über Bord. Kraft ist sicherlich ein Teil der Gleichung, aber sparen Sie sie auf, bis die Technik sitzt."

Die Erschöpfung suchen. Für Anfänger ist es bereits ausreichend mentales Training, mit dem Boot auf's Wasser zu kommen und an den Techniken zu arbeiten. Aber sobald die Techniken sitzen, können Sie etwas Kraft einbringen. Felker empfiehlt ein einstündiges Training: 10 – 15 Minuten Erwärmung, 30 Minuten kontinuierliches Rudern bei 70prozentiger Anstrengung und 10 – 15 Minuten Abkühlen.

Um die Sache etwas würziger zu gestalten, hält Felker manchmal in der Mitte des Sees an, bindet die Ruder zusammen und macht einige Rumpfbeugen, während die Füße in den Fußhalterungen verankert bleiben.

Meistens reichen aber die Grundlagen. „Einfach auf's Wasser und bei gleichmäßigem Tempo rudern ist so ziemlich alles, was Sie brauchen", sagt er. „Ich mache es nicht komplizierter, als es ist."

Geschwindigkeits-golf

Einem langsamen Spiel etwas Tempo geben

Wenn Sie an aerobe Fitneß denken, dürfte Golf nicht das erste sein, was Ihnen einfällt. Immerhin besteht die Hauptbeschäftigung bei diesem nachdenklichen, langsamen Sport im Hocken, angestrengten Spähen und Übungsschwüngen. Die Spieler sind oft kaum vom Rasen zu unterscheiden – nur bleibt vom Rasenschmuck all dieser in zumeist waldreichen Gebieten befindlichen Klubs nicht viel übrig, nachdem man einen 60 cm-Putt ausgeführt hat.

Seit einigen Jahren gibt es jedoch eine zunehmende Anzahl von Spielern, die das Tempo des Spiels erhöht haben und es zu Geschwindigkeitsgolf machen. Indem man Geschwindigkeit und Finesse verbindet, sind sie in der Lage, 18 Löcher zu schlagen und gleichzeitig Herz und Lunge zum Pumpen zu bringen. Und wenn die Götter hold sind, erzielt man eine Punktzahl im unteren 70er Bereich und ist nicht später als mit dem ersten warmen Sonnenstrahl fertig.

Viele Morgen schon stand Bob Babbitt, ein 45jähriger Verleger und Sport-Talkshow-Moderator, an der ersten Abschlagstelle des Par-3 Lomas Santa Fee Golf-Course in der Nähe von San Diego. Er trägt Laufschuhe und eine geblümte Hose. Ein Paket mit einem halben Dutzend Golfbälle hängt an der Taille. Er verschwendet keine Zeit, setzt den Schlag an oder prüft den Wind. Er richtet einfach den Schläger auf den Ball aus, holt mit seinem 6er Eisen aus und schlägt ihn ungefähr 140 m weit. Kurz bevor der Ball den Boden berührt, sprintet er den Fairway hinunter, dabei trägt er nur ein 6er und ein 8er Eisen sowie den Schläger zum Einlochen (Putter). Wenn er richtig geschlagen hat, wird er in weniger als 2 Minuten eingelocht haben und dann zum nächsten Loch rasen. An einem guten Tag spielt Babbitt 18 Löcher in ca. 30 Minuten und hat damit ein straffes Training. Die Geschwindigkeit beeinträchtigt sein Spiel nicht im geringsten. Seine Bestpunktzahl liegt bei 66.

„Zeit ist Ihr wertvollstes Gut", sagt Babbitt, Präsident der jüngst gegründeten Vereinigung für Geschwindigkeitsgolf in San Diego. „Gewöhnlich spielt man 3–4 Stunden an 18 Löchern. Ich benötige dafür eine halbe Stunde. Das läßt mir 2½ Stunden für andere Dinge, und ich habe ein gutes Training gehabt."

Neue Verbindungen

Während es wenige Studien (im Grunde keine) zu den Kalorienbrennwerten beim Golf gibt, reichen einige einfache Berechnungen, um zu zeigen, daß es ein gutes Trainingsergebnis in einer erstaunlich kurzen Zeit bieten kann.

Zum Beispiel läuft Babbitt den Course in einem Tempo von knapp 12 km je Stunde ab und verbrennt dabei etwa 17 Kalorien pro Minute. In den 30 Minuten, die er für die 18 Löcher braucht, verbrennt er knapp 510 Kalorien; das entspricht etwa einem 6,5 km-Lauf.

Babbitt ist nicht der Einzige, der Geschwindigkeit in das Spiel einbringt. Thom Hunt, ehemaliger amerikanischer Rekordhalter im 10-km Straßenlauf, ist passionierter Golfspieler. Ebenso Steve Scott, der einst die Meile in 3 Minuten 47 Sekunden lief. Ein anderer ist Sinjin Smith, der mehr Strand-Volleyball Turniere gewonnen hat als irgendein anderer Spieler.

Smith sieht Geschwindigkeitsgolf als einen wahr gewordenen Traum. „Wenn Sie das Spiel spielen wollen, dann müssen Sie es lieben – und dabei haben Sie zugleich Ihr Training und sparen den Rest des Tages – und Geschwindigkeitsgolf eignet sich dazu", ist seine Meinung.

Der Ursprung

Geschwindigkeitsgolf hatte seinen offiziellen Start 1987, als John Bell, Vorsitzender des Rams Hill Country Clubs, 160 km östlich von San Diego begann, Spiele zu veranstalten. Obgleich einige Leute bereits Geschwindigkeitsgolf spielten, achteten sie doch vorrangig auf die Uhr, statt auf die Punktzahl.

„Sicherlich spielten sie schnell Golf", sagt Bell. „Aber sie schleuderten den Ball auch wie einen Hockey-Puck über das Feld und schlugen tausendmal."

Folglich entschied Bell, daß der Punktestand zählte. Die Trefferquote wird der Zeit hinzugerechnet, die man für den Course benötigt, und beide zusammen bilden den Gesamtpunktestand. Wenn Sie z. B. 18 Löcher in 60 Minuten schaffen und dabei 98mal schlagen, dann ist Ihr Gesamtpunktwert 158. Bald nachdem Bell diese anspruchsvollere Version eingeführt hatte, mußte er etwas Sonderbares feststellen. Seine Mitstreiter, junge Männer mit beträchtlicher Kondition, rannten den 7 km-Course der Rams Hill Anlage in 50 Minuten ab und erzielten dabei 80 Punkte, nicht viel weniger als ihre bisherigen Ergebnisse. Als Bell selbst zum zweiten Mal spielte, deckte er 18 Löcher ab und erzielte 73 Punkte.

„Der wahre Ablenker beim Golfspiel ist, daß wir zuviel denken", sagt Bell. „Erhöhte Geschwindigkeit läßt Sie weniger zum Denken kommen. Und je weniger wir denken, um so besser spielen wir."

Tips von oben

Geschwindigkeitsgolf steckt noch in den Kinderschuhen. Folglich ist es nicht einfach, erfahrene Partner zu finden, mit denen man spielen oder von denen man einen Rat erhalten kann. Wenn Sie die geringe mit sich zu führende Ausrüstung und die schnelle Fortbewegung mögen, wobei Sie trotzdem die Möglichkeit haben, den Geruch des Rasens zu genießen, dann folgen für Sie einige Tips für den Anfang.

Starten Sie mit dem Abschlag früh. Golf ist traditionell ein vornehmer Sport. In hoher Geschwindigkeit durch die Anlage eines Klubs zu rasen dürfte Ihnen kaum Freunde bescheren, und Sie könnten eventuell ausgeschlossen werden. „Sie können nicht mitten am Tag spielen, oder Sie werden die Leute umbringen", sagt Babbitt. „Sie müssen der Erste auf dem Course sein."

Rufen Sie zuvor an. Obgleich viele Klubmanager noch nie von Geschwindigkeitsgolf gehört haben, werden Sie Ihren Plänen voraussichtlich stattgeben, insbesondere wenn Sie ihnen erklären, daß Sie die volle Gebühr bezahlen, jedoch nach einem Fünftel der normalen Zeit wieder vom Platz sind. „Ich denke, die wenigsten Klubs dürften darin ein Problem sehen", sagt Babbitt.

Reisen Sie leicht. Da das Ziel des Geschwindigkeitsgolfs in der Schnelligkeit besteht, können Sie keinen aus schwerem Leder bestehenden Caddiwagen mit sich herumschleppen. Wenn er einen Par-72 Course spielt, begrenzt Babbitt sich auf 3 Golfschläger: ein 3er Eisen für den Drive, ein 8er Eisen für den Schlag auf's Grün und einen Schläger zum Einlochen (Putter). Außerdem trägt er ein Päckchen mit extra Bällen bei sich. „Sie können keine Zeit damit verschwenden, nach Bällen zu suchen", erklärt er.

Kleiden Sie sich für den Erfolg. Vergessen Sie die Golfschuhe mit Spikes und die dreiviertellangen Hosen. Vergessen Sie auch die Golfkappe, da Sie Ihnen nur weggeblasen wird. Die meisten Geschwindigkeitsgolfer spielen in Laufschuhen und Shorts.

Vertrauen Sie Ihrem Instinkt. Da Zeit beim Geschwindigkeitsgolf wichtig ist, können Sie den Ball nicht in der gebräuchlich gemächlichen Art und Weise des traditionellen Spiels spielen. „Laufen Sie zum Ball, bringen Sie sich schnell in Position, holen Sie aus, und Schlag", sagt Jay Larson, der bei der PowerBar Geschwindigkeitsgolf-Herausforderung in 39 Minuten 75 Punkte holte. „Verlassen Sie sich auf Ihre Kenntnisse, auf das, was Sie in der Praxis gelernt haben, und vertrauen Sie darauf. Einfach ausholen und Schwung."

Aber hetzen Sie nicht. Zu schnelles Laufen kann sich nachteilig auf Ihre Punktzahl auswirken, welche zu langsam wächst. Ihr Punktestand würde sicherlich darunter leiden, wenn Ihre Lunge am Platzen ist. Hunt empfiehlt eine Schnelligkeit von 75 Prozent Ihrer sonstigen bequemen Laufgeschwindigkeit.

Vergessen Sie den langen Drive. Wenn Sie den ersten Tee schlagen, ist sicherlich ein konservativer akkurater Drive, der auf dem Fairway landet, empfehlenswerter als ein Schlag, der den Rasenansatz der Klubhausterrasse ansengt oder Sie, auf der Suche nach dem Ball, in die Rhododendronbüsche schickt. „Besser ein kurzer Schlag, der den Ball auf dem Fairway behält", rät Hunt. „So müssen Sie nicht Zeit und Energie bei der Suche nach dem Ball verschwenden."

Bleiben Sie ruhig auf dem Grünen. Einlochen ist auch unter besten Bedingungen dafür berüchtigt, schwierig zu sein. Feinmotorische Fertigkeiten zu zeigen wird doppelt schwierig, wenn Ihr Körper Adrenalin spuckt. Sie können sich nicht darum sorgen, wirklich die Klippen des Grünen herauszufinden und all die komplizierten Unterbrechungen. Sie müssen einen allgemeinen Blick darauf werfen, optimal schätzen und dann nahe herankommen.

„Vergessen Sie lange Putts", fügt Hunt hinzu. „Vergessen Sie auch die kurzen. Sie werden die Putts immer vergeben."

Schwimmen
Ein Ganzkörpertraining

Lassen Sie uns unmittelbar zum Thema Abnehmen kommen, weil Sie anderenfalls womöglich eine der bestens dafür geeigneten Sportarten umgehen werden.

Schwimmen bietet, trotz aller Tradition, keine gute Möglichkeit abzunehmen – eine anhaltende Desinformation, die zugegebenermaßen durch Zeitungsbilder eines hünenhaften Marathonschwimmers, der aus irgendeinem eiskalten Ozean gewankt kommt, nicht gerade zerstreut wird.

Es stimmt. Wenn Sie schwimmen wird Ihr Körper vom Wasser unterstützt und weil Sie nicht gegen die Schwerkraft ankämpfen müssen, können auch weniger Kalorien verbrannt werden. Es stimmt auch, daß auch in Zukunft kaum Marathonschwimmer für Unterwäsche Modell stehen werden (tatsächlich dient ein wenig Körperfett Marathonschwimmern als wertvolle Isolierung gegen das kalte Wasser). Und es trifft auch zu, daß ein 150-Pfund schwerer Mann, der in gemütlichem Tempo seine Schwimmrunden dreht, knapp 6 Kalorien pro Minute verbrennt. Er könnte als Fußgänger bei einem Tempo von 10 Minuten für einen Kilometer doppelt soviel verbrennen.

Bevor Sie sich jedoch vom Schwimmbecken abwenden, ziehen Sie folgendes in Betracht. Der 150 Pfund schwere Mann könnte seinen Kalorienabbau verdoppeln, indem er schneller schwimmt. Schmetterling (die Schwierigste der vier Schwimmarten) läßt knapp 14 Kalorien pro Minute verbrennen – ein besserer Wert als beim Tennis, Squash oder Fußball. Der Schwerpunkt liegt hier auf der Intensität und *das* erklärt auch, weshalb Olympia-Schwimmer (anders als Marathonschwimmer) über einen Körper verfügen, mit denen man im Film die Rolle eines Tarzan bekommen kann.

Schwimmen bietet weitere Vorteile, die man nicht ignorieren sollte. Aufgrund der Unterstützung durch das Wasser ist es eine Sportart mit geringen Auswirkungen auf die Belastung des Stützapparates und im Grunde frei von Verletzungen. Aus dem gleichen Grund ist es auch ein gutes Training für Übergewichtige. Es erspart den Gelenken die Wucht, die bei anderen Sportarten mit gegebener Schwerkraft (z.B. Laufen) auftritt. Die verschiedenen Schwimmarten fordern die Gelenke durch unterschiedliche Bewegungen, die einen damit auch flexibler machen. Und wenige Sportarten bieten den Muskeln vom Kopf bis zum Zeh ein solches Training wie Schwimmen.

„Sie nutzen nahezu jede größere Muskelgruppe des Körpers. Die Beine, Hüften, Bauch, Brust, Schultern, obere Rückenpartie – all diese Muskeln arbeiten", betont Dr. Ernest Maglischo, Autor des Buches *Swim for the Health of It* und Cheftrainer des Männer-Schwimmteams der Arizona State University in Tempe. „Es bietet zudem eine enorme Anregung für das Herz-Kreislauf- und Atemsystem. In bezug auf die allgemeine Gesundheit, ist Schwimmen ein ausgezeichnetes Mittel für die Kondition".

Beginn

Nachfolgend eine mögliche Situation: Begeistert über jene Broschüre zu all den Vorteilen des Schwimmens, geht der Mann zur Schwimmhalle. Er zieht die Badehose an, setzt die Schutzbrille auf, springt vom Bekkenrand und macht sich auf zum anderen Ende. Dabei versetzt er sich selbst und dem Rettungsschwimmer einen Schreck.

Schwimmen, das sollte dazu gesagt werden, ist kein Sport, den man ohne Anstrengungen betreiben kann.

Schauen Sie sich die Erholungsbecken an, die im allgemeinen mit Leuten gefüllt sind, die mehr an Selbsterhaltung als an Training interessiert sind. Wir werden Ihnen zeigen, wie Sie den Übergang von einem zappelnden, keuchenden Jemand zu einem anmutigen Schwimmer meistern, und wie man sich verbessert, selbst wenn man sich im Wasser wie zu Hause fühlt.

Fachmännischen Unterricht nehmen. Schwimmenlernen mag sich anhören wie das Freischwimmen für Vorschulkinder. Selbst wenn Sie sich von einem Ende des Beckens zum anderen navigieren können: eine ordentliche Technik können Sie sich nicht selbst beibringen.

Haben Sie Geduld. Wir erwarten stets, daß wir Dinge schnell erlernen. Schwimmen gehört nicht dazu. Die richtigen Schwimmarten zu erlernen braucht Zeit und Geduld. „Die Leute wollen stets sofort Ergebnisse sehen, aber Schwimmen ist extrem technisch, was viele frustriert," sagt Michael Collins, Cheftrainer des Aquatic Masters Team. Anfänger in Collins' Programm müssen zuerst diverse Schwimmtechniken erlernen, bevor sie überhaupt anfangen, an die Kondition zu denken. „Lassen Sie sich davon nicht einschüchtern", meint Collins. „Die vier Schwimmarten – Freistil, Rückenschwimmen, Brustschwimmen und Schmetterling – sind nicht schwierig. Aber es ist wichtig, daß Sie lernen, sie richtig auszuführen, wenn Sie etwas davon haben wollen".

Entspannen Sie sich im Wasser. Wenn Sie mit dem Schwimmen beginnen, dann ist Entspannung das Wichtigste und zugleich das Schwierigste, was Sie tun können. „Wenn Leute mit dem Schwimmen anfangen, werden sie nervös und angespannt. Und wenn sie das tun, müssen sie feststellen, daß sie sinken und damit wird es noch schwerer", erklärt Collins. „Sie müssen entspannen und locker bleiben."

Wenn Sie zu den Leuten gehören, deren Muskeln sich verkrampfen, sobald sie sich einem Schwimmbecken auch nur nähern, dann könnten Sie sich ein Paar Schwimmflossen nehmen. Sie geben jeder Fußbewegung mehr Kraft, d.h. Sie werden auch im angespannten Zustand an der Oberfläche bleiben.

Die richtige Ausrüstung. Da gibt es nicht viel, was Sie kaufen müßten; nur eine Badehose und die Schwimmbrille. Was für eine Badehose Sie wählen, liegt an Ihnen. Sie könnten sich für einen durchgehenden Schwimmanzug entscheiden oder für die standardmäßige Strandbadehose. Möglicherweise finden Sie es peinlich, einen durchgehenden Anzug zu tragen, da er, zugegebenermaßen, Bereiche Ihrer Anatomie betont, die nur engste Vertraute kennen, aber es wäre eine gute Investition. Durchgehende Schwimmanzüge sind leicht und bequem und bieten nahezu keine Angriffsflächen, an denen das Wasser ziehen kann, während sich die Taschen der normalen Strandbadehose mit Wasser füllen und Sie nach unten ziehen.

Die Schwimmbrille ist ein Muß. Damit das Schwimmbecken nicht zu einem Bakterienherd wird, sind zahlreiche Chemikalien erforderlich, die die Augenschleimhäute reizen.

Gelegentlich sehen Sie Schwimmer mit Nasen- oder Ohrstöpseln. Sparen Sie das Geld dafür. Wenn Sie nicht ausgerechnet für das Schwimmerohr (Surferohr) anfällig sind, kann der menschliche Körper sonst jeder Feuchtigkeit in diesen speziellen Körperöffnungen standhalten. Auf jeden Fall können Ohrstöpsel beim Schwimmen herausfallen, und Nasenstöpsel erschweren das Atmen. Wenn Sie schnell schwimmen, wollen Sie jedoch viel Sauerstoff aufnehmen.

Schwimmen für die Fitneß

Schwimmen sieht leicht aus, vor allem wenn man erfahrene Schwimmer durch das Wasser gleiten sieht. Doch Schwimmen ist eine extrem anspruchsvolle Sportart; für Anfänger kann es schon einen Kampf bedeuten, das andere Ende des Schwimmbeckens zu erreichen.

Um eine gute Grundfitneß zu erreichen, empfiehlt Collins, drei- bis viermal pro Woche, jeweils zwischen 2000 bis 3000 m zu schwimmen. Die meisten Schwimmer schaffen das in etwa einer Stunde.

Wenn Sie gut in Form sind, aber mit dem Schwimmen erst anfangen, empfehlen die Experten 500 bis 900 m je Training. Von hier kann man die Strecke dann langsam steigern. Schwimmen ist eine kraftvolle Aktivität. Sie werden neue Muskeln beanspruchen und es ist leicht, sie zu sehr zu strapazieren. Schulterverletzungen treten besonders bei zu ehrgeizigen Neulingen auf.

Beginnen Sie mit einer Erwärmung. Obwohl Schwimmen den Stützapparat wenig belastet, sollten Sie die Muskeln etwas lockern, bevor Sie sich in ein anspruchsvolles Training stürzen. Collins rät Schwimmern, sich über ca. 350 m mit leichtem Schwimmen zu erwärmen – 150 m Freistil, 100 m Rücken- und 100 m Brustschwimmen. Mit dieser Mischung werden alle Muskelpartien angesprochen.

Intervalle. Obgleich Sie auch mit einer Schwimmart ein ausgezeichnetes Trainingsergebnis erhalten, würden Sie mit abwechselnden Schwimmstilen im Intervallrhythmus deutlich mehr Kalorien verbrennen. Es steht für nichts anderes, als eine Reihe Bahnen in unterschiedlichem Stil zu schwimmen und zwischen jedem eine gewisse Ruhephase (das Intervall) einzulegen.

Sie können z.B. zehn 50 m-Bahnen Freistil schwimmen mit jeweils 1 Minute Pause am Beckenrand. Oder Sie schwimmen 100 m Freistil mit 2minütiger Pause.

Wichtig ist, daß Sie sich nicht zuviel Pausen zwischen den Intervallgruppen einräumen; Sie sollen sich nicht vollständig vom Schwimmen erholen.

Ein Trainingsmuster

Es gibt unzählige Möglichkeiten für den Entwurf eines Schwimmtrainingsplans. Sie wollen bestimmt Intervalle eingebaut wissen, aber abgesehen davon, können Sie so kreativ wie möglich sein.

Nachfolgend ein 1-stündiges Training für Schwimmer aller Leistungsstufen, mit freundlicher Unterstützung von Michael Collins.

Wählen Sie Ihr Fitneßniveau: Anfänger (A), fortgeschrittene Anfänger (I), Erfahrene (E) und Fortgeschrittene (F).

Wenn Sie den Zielvorgaben folgen, dann sollten Sie diese Entfernungen schwimmen:

- **Fortgeschrittene: 3000 m**
- **Erfahrene: 2730 m**
- **fortgeschrittene Anfänger: 2600 m**
- **Anfänger: 1900 m**

Erwärmung

(F,E) Schwimmen Sie 200 m Freistil, 100 m Rücken und 100 m Brust
(I) Schwimmen Sie 200 m Freistil, 75 m Rücken und 75 m Brust
(A) Schwimmen Sie 100 m Freistil, 50 m Rücken und 50 m Brust

Intervallgruppe 1

Pausieren Sie für jeweils 15 Sekunden zwischen jeder Gruppe.

(F,E,I,A) 5x100 m Freistil; der erste Teil im klassischen Stil, der zweite Teil mit frei gewählter Beinform.
1. Schwimmen Sie 100 m Freistil.
2. Schwimmen Sie 75 m Freistil, 25 m verändert.
3. Schwimmen Sie 50 m Freistil, 50 m verändert.
4. Schwimmen Sie 25 m Freistil, 75 m verändert.
5. Schwimmen Sie 100 m im veränderten Stil.
Pausieren Sie für 2–3 Minuten.

Intervallgruppe 2

Ruhen Sie jeweils 40 Sekunden. Jede Runde beinhaltet 200 m Freistil, danach 100 m Rücken oder 100 m Brust.
(F) Schwimmen Sie 7 x 300 m.
(E,I) Schwimmen Sie 6 x 300 m.
(A) Schwimmen Sie 4 x 300 m.
Pausieren Sie für 2–3 Minuten.

Intervallgruppe 3

Das ist eine Sprintgruppe mit jeweils 15 Sekunden Pause zwischen jedem Sprint. Schwimmen Sie alle vier Schwimmarten. Die erste sollte Schmetterling sein, die zweite Rücken, dann Brustschwimmen und zum Schluß Freistil. Wiederholen Sie gegebenenfalls die gleiche Reihenfolge.
(F) Sprint 12 x 25 m.
(E) Sprint 8 x 25 m.
(I,A) Sprint 4 x 25 m.

Mischen Sie unterschiedliche Geschwindigkeiten. „Viele Leute schwimmen stets nur in ein und demselben Tempo. „Wenn Sie sich verbessern wollen, müssen Sie jedoch lernen, schnell zu schwimmen", rät Collins.

Das heißt nicht, daß Sie ständig unter Anspannung aller Kräfte schwimmen sollen. Prinzip ist vielmehr das Mischen unterschiedlicher Geschwindigkeiten. Anstatt jeden Tag eine halbe Meile im Fußgängertempo zu schwimmen, sollten Sie es mit Intervallen versuchen. Und mindestens eine Gruppe sollte schnelles Schwimmen beinhalten. Wenn man schnell schwimmt, werden mehr Muskelfasern einbezogen, Herz und Lunge stärker strapaziert, und – die Überraschung – mehr als doppelt so viele Kalorien verbrannt.

Wenn Sie schnell schwimmen, brauchen Sie natürlich eine längere Ruhepause zwischen den einzelnen Bahnen, um wirklich eine qualitative Leistung zu bringen. Wenn Sie z. B. 50 m-Bahnen schwimmen, könnten Sie am Beckenende jeweils 2 Minuten statt eine, wie beim langsamen Tempo, pausieren. „Sie haben längere Erholungsphasen, aber ich garantiere Ihnen, Sie werden fix und fertig sein", sagt Collins.

Ein weitere Anmerkung: Es ist immer ratsam, Sprints in die Anfangsphase des Trainings zu integrieren, während man sich frisch fühlt.

Mischen Sie die Schwimmarten. Viele Schwimmer schwimmen ausschließlich Freistil. Wenn Sie dazu gehören, dann verpassen Sie etwas. Indem Sie andere Schwimmarten einbeziehen, kommen verschiedene Bewegungsformen ins Spiel. Dabei werden mehr Muskeln angesprochen und Ihre Beweglichkeit verbessert sich.

Lassen Sie Ihre Arme und Beine arbeiten. Ziehen (nur mit den Armen schwimmen) und Stoßen (nur mit den Beinen) bieten eine gute Ergänzung zu jedem Training. Ziehen fördert besonders die Kondition des Oberkörpers, Stoßen die der Beine. Ziehen Sie ein Paar Flossen über und Sie verstärken die Beweglichkeit der Fußknöchel und lassen die Beine

Im Freien schwimmen

Es gibt nichts Schlechtes über Schwimmbäder zu sagen. Sie sind bequem zu erreichen, das Wasser ist warm, und während man sich bräunen läßt, kann man auch ein paar alkoholfreie Getränke und Snacks zu sich nehmen.

Aber wenn Sie irgendwann des Chlorgeruchs und derselben Schwimmzüge in den gleichen engen Bahnen überdrüssig sind, dann ist es Zeit für ein offenes Gewässer. Das Schwimmen in Seen oder im Meer läßt Sie gegen Wellen und Strömung ankämpfen. Außerdem kann eine Auszeit für das Schwimmbad zu einem tollen Erlebnis werden.

„Sie merken, wie die warme Sonne über Ihren Rücken streicht, hören die Rufe der Seevögel. Sie beobachten die Bewegungen der kleinen Silberfische unter Ihren Fingerspitzen," sagt Lynne Cox aus Los Alamitos, Kalifornien, ein Veteran des Schwimmens in offenen Gewässern, der in einigen der tückischsten Gewässer geschwommen ist, einschließlich der Beringstraße (durchschnittliche Wassertemperatur bei dieser Tour 6 °C).

Bevor Sie jedoch wunderlich werden, müssen Sie praktisch denken, rät Cox. Sie müssen mit den Rettungsschwimmern oder anderen Personen sprechen, die mit den örtlichen Bedingungen gut vertraut sind. Benutzen Sie Sonnencreme und eine getönte Schwimmbrille, um die Wirkung der Sonnenstrahlung zu mindern. Sie sollten zudem, aus zweierlei Gründen, eine leuchtend farbige Schwimmkappe tragen. Erstens können Sie bis zu 80 Prozent Ihrer Körperwärme durch den Kopf verlieren und die Kappe wird Sie warm halten. Zweitens machen die leuchtenden Farben Sie besser sichtbar für Boote, Jetski-Fahrer und Windsurfer, die anderenfalls geradewegs über Sie hinweg fahren könnten. Tragen Sie Vaselinsalbe um Ihren Hals und unter den Armen auf, um ein Aufreiben zu verhindern. Sie können auch einen Naßanzug tragen, wenn Sie möchten.

Schwimmen im Freien verläuft weniger kontrolliert als in der Halle; deshalb empfiehlt es sich, auf kluge Weise zu schwimmen. Sie sollten mindestens fit genug sein, um in der Schwimmhalle 1 Meile bequem zu schwimmen, bevor Sie sich in offene Gewässer wagen, sagt Cox. Beim ersten Schwimmen im Freien, sollten Sie die Strecke sicherheitshalber auf die Hälfte beschränken. Wenn Sie allein schwimmen, so sollten Sie parallel (und nahe) zur Küste schwimmen. Besser wäre es, einen Mitschwimmer zu finden.

noch härter arbeiten. Und da sie große Muskelbereiche einbeziehen, wird Ihre Herzfrequenz hierdurch nahezu auf die gleiche Stufe gehoben, als wenn Sie einen vollständigen Schwimmzug ausführen.

Beim Stoßen sollten Sie nach Collins kein Brett verwenden. Indem Sie sich an einem Plastikschaumbrett festhalten, wird Ihr Oberkörper angehoben und die Hüften und Beine senken sich. Gutes Schwimmen bedeutet eine möglichst gestreckte Lage parallel zur Wasseroberfläche. Hängen die Füße wie Anker im Wasser, schaffen Sie das nicht.

Schnell Kalorien verbrennen. Wenn Sie nach einem zähen Training in minimaler Zeit suchen, dann bieten wir die folgende Herausforderung, mit freundlicher Unterstützung von John Flanagan, Cheftrainer der Washington D.C. Masters. Der Schlüssel zu diesem Training liegt nicht in der Geschwindigkeit an sich, sondern in einer Verringerung der Ruhephase auf das absolute Minimum.

Wählen Sie eine Schwimmart aus und schwimmen Sie einem recht leichten Tempo – sagen wir, bei 60 Prozent Ihrer maximalen Herzfrequenz. Halten Sie jedoch die Pausen zwischen den Bahnen sehr kurz, nicht länger als 7–15 Sekunden, in Abhängigkeit von der Entfernung, die Sie schwimmen. Beispiel: Wenn Sie eine Reihe kurzer Bahnen schwimmen, sagen wir 50 m, sollten Sie 7 Sekunden ruhen. Bei längeren Bahnen über 200 m z. B., ruhen Sie 15 Sekunden.

Die kurzen Ruhephasen gestatten nahezu keine Erholungszeit, erklärt Flanagan. Sie halten die Herzfrequenz oben und geben dem Schwimmer in kürzester Zeit ein enormes Training.

„Mit diesem Training wird Ihr Herz deutlich effizienter", sagt Flanagan. „Und es bedeutet für Sie keinen höheren Zeitaufwand im Schwimmbecken. Sie schwimmen in der gleichen Zeit mehr Runden. So können Sie in einer Stunde Mittagspause ein hervorragendes Training absolvieren".

GEHEN

EIN ANGENEHMER FITNESSANSATZ

Dem Gehen wurde noch nie viel Respekt gezollt. Traditionell wurde es als eine nützliche Fortbewegungsform gesehen, jedoch nicht als ein wirkungsvolles Training.

„Das war auch meine Einstellung", gibt John Duncan, Professor in Denton, Texas, zu. Seine Meinung änderte sich, nachdem er mit einer Studie zum Vergleich von Gehern und Joggern betraut wurde. Seine Ergebnisse zeigten, daß Menschen, die 5 Tage pro Woche täglich 5 Kilometer gehen, bei einem Tempo von 8 km/h die gleichen Herz-Kreislauf-Ergebnisse erzielen wie Jogger bei einem Tempo von 13 km/h. Gemäßigtes Jogging läßt 400 Kalorien pro Stunde verbrennen, Wettkampf-Gehen etwa 600.

„Tatsache ist, daß zügiges Gehen ein viel besseres Training ist, als wir immer angenommen hatten", sagt Dr. Duncan.

Das Tempo erhöhen

Gehen ist prinzipiell eine annehmbare sportliche Betätigung, und es steht außer Frage, daß ein 20minütiger Spaziergang ein- oder zweimal am Tag Herz und Lungen erhebliche Vorteile bietet. Wenn Sie aber versuchen abzunehmen, dann wollen Sie wirklich Kalorien verbrennen. Das bedeutet: länger gehen oder schneller gehen.

„Ein 20 – 30minütiger Spaziergang bei gemäßigtem Tempo kräftigt die Muskeln und entspannt. Er verbrennt einige Kalorien, jedoch nicht genug, um deutlich abzunehmen", sagt Viisha Sedlak, Leiterin der Amerikanischen Geher-Vereinigung in Paonia, Colorado. „Wenn Sie wirklich Fett abbauen wollen, dann müssen Sie 45 Minuten und länger gehen."

Diese Aussage mag wenig Glanz und Zauber haben, aber es zahlt sich aus. Angenommen, daß sich Ihre Ernährung nicht ändert, dann bietet ein 45minütiges Gehen am Tag, 4 Tage pro Woche, auf ein Jahr gerechnet, einen Gewichtsverlust von 18 Pfund.

Es ist möglich, die gleichen Vorteile in der Hälfte der Zeit zu erzielen, indem Sie das Tempo erhöhen. „Wenn Sie ein wenig schneller gehen, dann können Sie aus dem Gehen die gleichen Vorteile ziehen, wie aus Radfahren, Schwimmen oder Laufen", schreibt Casey Meyers aus St. Joseph, Missouri, in seinem Buch *Walking: A Complete Guide to the Complete Exercise.*

Wir haben über das Gehen gesprochen, als sei es ein vollständiges Trainingsprogramm in sich selbst. Für viele Menschen ist es tatsächlich ihre einzige sportliche Betätigung. Aber es kann auch eine hervorragende Ergänzung zu einem Gesamtfitneßplan sein. Zum Beispiel gehen Läufer oft an ihren Erholungstagen, um Muskeln und Gelenken eine Erholung zu bieten.

Der Anfang

Anders als jede andere Sportart oder Übung ist Gehen (abgesehen von der olympischen Disziplin) etwas, das jeder tun kann. Sie brauchen keinen Unterricht, müssen nicht in einer guten Form sein und benötigen keine spezielle Kleidung. Sie müssen nur die Schnürsenkel Ihrer Turnschuhe zubinden und nach draußen gehen.

Wo wir gerade über Turnschuhe reden ...

Nehmen Sie die richtigen Schuhe. Ungeachtet dessen, was gewisse Verkäufer Ihnen erzählen werden, Gehen ist keine Raketenwissenschaft und erfordert auch keine Weltraumzeitalter-Schuhe. Trotzdem kann das richtige Schuhwerk Ihren Füßen unnötige Schmerzen

Race-Walking: Eine schnellere Straße zur Fitneß

Wenn Sie bislang nur über das Wettkampf-Gehen gehört haben, dann stellen Sie sich vielleicht übergewichtige „Athleten" vor, die wie die Enten daherwatscheln, winzig kleine Schritte tun und nicht viele Fortschritte machen.

Sie irren sich. Für den Anfänger sei gesagt: Wettkampfgeher watscheln nicht. Die Hüften bewegen sich vor und zurück, nicht von Seite zu Seite. Zweitens bietet es eine hervorragende Trainingsart. Wenn Sie es mit dem Gehen, der Fitneß und dem Verbrennen von Kalorien ernst meinen, dann ist Wettkampf-Gehen ein Ziel für Sie.

Race-Walking bei moderatem Tempo kann 600 Kalorien pro Stunde verbrennen. Beim Jogging verbrennt man im Vergleich nur ca. 400 Kalorien bei moderatem Tempo. Weshalb verbrennt man beim Race-Walking mehr? Anders als beim Laufen, wo der Oberkörper relativ wenig einbezogen wird, nimmt Race-Walking fast den gesamten Oberkörper in Anspruch – die Arme, den Rücken und die Schultern. „Es kann sehr anstrengend sein", sagt Viisha Sedlak, bei den Masters die weltbeste weibliche Geherin. Sie ist außerdem Leiterin der Amerikanischen Geher-Vereinigung in Paonia, Colorado.

„Wenn Sie aber das Meiste aus dem Race-Walking herausholen wollen," fügt Sedlak hinzu, „dann müssen Sie es richtig tun".

Und so geht es.

Halten Sie den Rücken gerade. Mit einem gebeugten oder sich hin und her bewegenden Rücken schnell zu gehen, kann Verletzungen verursachen, da der Druck nur durch eine koordinierte Ausrichtung der Körperteile aufgefangen wird. Übersetzt heißt das: Sie würden sich den Rücken oder die Knie kaputt machen. Also halten Sie stets den Rücken gerade.

Bleiben Sie locker. Es ist gut, die Arme beim Gehen neben dem Körper zu schwingen, aber achten Sie darauf, daß sie locker bleiben. Bei diesem Training geht es um Effizienz und eine Verspannung der Arme würde Energie verschwenden.

Kontrollieren Sie Ihre Hüften. Sie sollen sich mit jedem Schritt vor und zurück bewegen, nicht seitwärts. Der Grund hierfür ist einfach: Sie wollen, daß sich jeder Teil Ihres Körpers nach vorn bewegt; seitliche Bewegungen nehmen den Schwung.

ersparen. „Gehen ist ein Sport mit einer derart geringen Aufprallwirkung, daß Sie wirklich nichts Umwerfendes brauchen", sagt Sedlak. Sie rät zu Schuhen, die über eine stabile Fersenstütze und eine gute Polsterung verfügen und mindestens 80 DM kosten.

Nehmen Sie einige Klänge mit. Wir alle erleben Tage (eigentlich nicht wenige), an denen wir unsere Füße lieber auf die Couch legen als sie auf eine Laufstrecke zu schicken. Hier eine einfache Methode, Vergnügen und Training zu verbinden: Nehmen Sie Ihren Walkman und schalten Sie auf Nachrichten oder legen Sie eine Musikkassette ein. „Schnelle Rhythmen geben dem Training nicht nur mehr Spaß, sondern erleichtern es, schneller zu gehen", sagt Meyers.

Schaffen Sie sich ein Trainingstempo. Obgleich schnelles Gehen gut für die Fitneß ist, werden es Ihre Muskeln kaum danken, wenn Sie ohne Vorwarnung mit einem Tempo von 10 km/h beginnen. Meyers empfiehlt den ersten halben Kilometer zur Erwärmung. Beschleunigen Sie langsam, bis Sie sich erwärmt und locker fühlen. Erhöhen Sie im mittleren Bereich auf Ihr maximales Tempo, und kühlen Sie auf dem letzten halben Kilometer wieder ab.

Spielen Sie mit der Geschwindigkeit. Gehen kann schnell monoton werden; ein Grund, weshalb viele Fitneß-Geher ihren eigenen Trainingsablauf entwickeln. Zum Beispiel könnten Sie einen zügigen Gang in einen plötzlichen 60 m-Sprint zum Briefkasten am Ende der Straße wandeln. Oder gehen Sie „in Pyramiden", d.h. 1 Minute lang schnell, dann 1 Minute leicht, dann 2 Minuten schnelles, hartes Gehen, dann 2 Minuten angenehmes, leichtes Gehen, dann dasselbe jeweils über 3 Minuten usw., soweit wie Sie mögen und dann stetig bis zum Beginn der Übung zurück.

Strassen bergauf. Natürlich erfordert das Gehen an einem Anstieg mehr Anstrengung als auf einer geraden Strecke. Aus diesem Grund hat man auch noch keine dicken Sherpa gesehen. In Abhängigkeit davon, wie schnell Sie gehen, läßt ein gemäßigtes Tempo bergauf zwischen 8 und 15 Kalorien pro Minute verbrennen.

Abseits der Strassen. Gemessen an jenen Anstiegen sind Wanderpfade auch eine hervorragende Alternative. „Sie werden auf unterschiedlichem Terrain ein besseres Trainingsergebnis erhalten", sagt Sedlak. Beim Wandern haben Sie sicher auch etwas Proviant mit; das kann die Kalorienzahl, die verbrannt wird, erhöhen.

Nutzen Sie den Winter. Was für Ihre Heizungskosten schlecht sein mag, kann für die Gesundheit gut sein. Das Laufen im weichen Schnee läßt 20 Kalorien pro Minute verbrennen. Um einen äquivalenten Kalorienverbrauch im Sommer zu erzielen, müßten Sie den Kilometer in 4 Minuten laufen. Rauhes Wetter hat auch den Vorteil, daß der Straßenverkehr geringer ist.

Teil V

Ein Programm erstellen

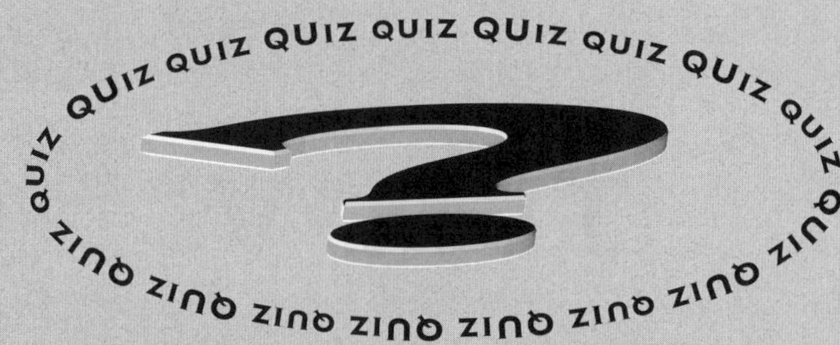

Reicht mein Trainingsprogramm?

Gewichtheben zeigt hierbei eine kompromißlose Direktheit, die sowohl elegant als auch brutal ist. Nehmen Sie ein Paar Gewichte und heben Sie diese. Je stärker Sie sind, um so mehr können Sie heben. In einer wirren Welt voller mehrdeutiger Motive und versteckter Anmerkungen, fällt es schwer, ein klareres Beispiel heranzuziehen.

Trotzdem kann Gewichtheben auch ein langwieriger Prozeß sein und der Nutzen ist nicht immer sofort sichtbar. Ob Sie nun ein Klavier heben wollen oder sich einfach am Ende des Tages weniger müde fühlen, Sie benötigen Richtwerte, die Ihnen helfen festzustellen, ob Ihr Training das leistet, was es sollte. Nachfolgend einige Punkte, die dabei beachtet werden sollten.

1. Zeigt mein Training Fortschritte?

Beim Gewichtheben gibt es eine einfache Grundregel: Wenn Sie keine Anzeichen für einen Kraftzuwachs oder eine verbesserte Ausdauer feststellen können, dann machen Sie wahrscheinlich irgend etwas falsch. „Der beste Test, ob ein Training das leistet, was erwartet wird, ist der ausbleibende Fortschritt", sagt Art Drechsler, ehemaliges Vorstandsmitglied der Amerikanischen Gewichtheberföderation.

Es gibt zahlreiche Methoden, Fortschritte zu messen. Schaffen Sie in diesem Monat bereits mehr beim Bankdrücken als im vorangegangenen? Hat Ihr Bizeps zugenommen? Pausieren Sie jetzt nur noch 30 Sekunden zwischen den Übungsgruppen statt wie früher 60 Sekunden.

Die beste Möglichkeit, Ihre Entwicklung zu verfolgen, ist ein Trainingstagebuch. Verfolgen Sie die Anzahl der Hebeübungen und die damit verbundenen Gewichte, die Wiederholungen und wie lange Sie zwischen den Trainingseinheiten pausieren.

Sie sollten auch notieren, wie Sie sich während und nach dem Training fühlen, ob Ihnen eine bestimmte Trainingseinheit als besonders wertvoll oder wertlos erschien, ob Sie sich kräftiger und belebt fühlen oder erschöpft, gut drauf sind oder einen Beinkrampf bekamen.

„Im Laufe der Zeit werden Sie anfangen, gewisse Muster zu entwickeln", sagt Drechsler. „Sie fügen vielleicht eine Übung hinzu und können einen Monat später feststellen, daß Ihr Brustumfang zugenommen hat. Sie können Ihr bester eigener Trainer werden, da Sie Ihren Fortschritt hautnah verfolgen".

Damit das funktioniert, müssen Sie ein beständiges Vergleichspunktesystem entwickeln. Messen Sie z. B. den Bizeps immer an derselben Stelle. Wenn Sie die Liegestütze zählen, müssen Sie es so einrichten, daß sich Ihre Befindlichkeit oder der Grad Ihrer Erschöpfung immer etwas ähneln.

2. Wie fühle ich mich montags?

Niemand erhält über Nacht Schwarzenegger-Proportionen, aber Sie sollten trotzdem recht schnell Verbesserungen bemerken können, sagt Dr. Wayne Westcott von der Nationalen Akademie für Sportmedizin. Jeden Montag sollten Sie sich besser fühlen als am Montag zuvor – entweder in bezug auf die Anzahl der Gewichte oder der Wiederholungen, die Sie pro Trainingseinheit schaffen, sagt er. „Ich bin versucht zu sagen, daß Sie mit jedem Training eine Verbesserung bemerken sollten, aber im wirklichen Leben gibt es zu viele Aspekte, die eine solche Beständigkeit nicht ermöglichen. Aber nach jeder Woche sollten Sie in der

Lage sein, eine kleine, aber doch meßbare Verbesserung festzustellen".

3. Wie sehe ich aus?

Für viele von uns haben die unwissenschaftlichen Standards oft Vorrang gegenüber den objektiveren Meßwerten. Dr. Westcott empfiehlt den stets verläßlichen Spiegeltest. Wenn Ihre Muskeln heute besser aussehen als noch vor einem Monat, dann erfüllt Ihr Training die Erwartungen.

Ein weiterer traditioneller, wenngleich alles andere als wissenschaftlicher Fitneßtest, ist der Sitz der Kleidung. Wenn Sie hart trainiert haben, dann sollte Ihnen die Jeans nach zwei Monaten bequemer passen. Wenn Sie Brustkorb und Arme trainiert haben, sollten die Hemden ein wenig besser sitzen.

Natürlich müssen Sie realistisch sein. Ein deutliches Muskelwachstum stellt sich erst nach mindestens 5 bis 6 Wochen ein, während sich ein bedeutender Gewichtsverlust erst nach 1 bis 3 Monaten einstellt, sagt Gary Hunter, Professor an der Universität von Alabama in Birmingham. Auf der anderen Seite können Sie davon ausgehen, sich nahezu sofort nach Beginn des Gewichtstrainings kräftiger zu fühlen und besser auszusehen, wenn Sie nicht irgend etwas falsch machen.

4. Bin ich richtig gebaut?

Prüfen Sie Ihre Proportionen, während Sie sich im Spiegel betrachten. Bilden Ihre verschiedenen Körperteile ein halbwegs harmonisches Ganzes oder fühlen Sie sich, wie aus verschiedenen Ersatzteilen zusammengesetzt? Ein abgerundetes Training sollte alle größeren Muskelpartien einbeziehen und Ihrem Körper damit ein insgesamt gutproportioniertes Aussehen geben. Männer, die diese Regel ignorieren, enden oft mit einer Brust wie ein Faß und toffeeweichen Beinen, oder umgedreht, mit Hürdenläufer-Beinen und Zahnstocher-Armen.

5. Wie fühle ich mich?

Hauptmaß der Wirksamkeit Ihres Trainings ist seine Auswirkung auf Ihren Energiespiegel. Wenn es erfüllt, was es soll, dann sollten Sie sich stärker und energiegeladener fühlen. Wenn Sie andererseits feststellen, daß Sie sich tagelang schlapp fühlen, dann scheinen Sie sich zu stark zu belasten.

„Jeder hat mal einen schlechten Tag, aber wenn man zuviel trainiert, erhält man dieses Gefühl für ein bis zwei Wochen oder auch länger", meint Frank Eksten von der Universität von Indiana in Bloomington. „Ihr Körper versucht auf diese Weise, Ihnen etwas zu sagen".

6. Werde ich mich verletzen?

Das Training sollte Sie stärker und beweglicher werden lassen, und daher auch weniger anfällig gegenüber Verletzungen. Wenn Sie sich regelmäßig dabei verletzen, dann erfüllt Ihr Training nicht das, was es sollte.

Sich beim Heben zu verletzen, ist ein sichtbares Zeichen dafür, daß etwas falsch läuft, warnt Dr. Westcott. Entweder haben Sie nicht die richtige Technik oder Sie schätzen Ihr Leistungsvermögen falsch ein. Wie auch immer, achten Sie auf ständige Entzündungen an den Ellenbogen, Schultern oder anderen Gelenken. Es sind Warnzeichen und Sie sollten Ihren Trainingsrhythmus neu einschätzen.

7. Macht es mir Spaß?

Der einzig erfolgreiche Trainingsplan ist der, bei dem Sie bleiben; und Sie werden nur bei etwas bleiben, wenn es Ihnen Spaß macht. Im Idealfall sollte Ihr Sport sich gut in Ihr Leben einfügen. Wenn der Fitneßklub am anderen Ende der Stadt liegt, werden Sie ihn kaum nutzen. Ihr Training sollte regelmäßige Verbesserungen aufzeigen und es sollte oft genug verändert werden, um interessant zu bleiben. Ansonsten neigt die menschliche Natur doch dazu, ausreichend Ausflüchte zu finden, es zu umgehen.

„Das Training sollte angenehm sein und Spaß machen; keine stressenden Ich-muß-das-jetzt-tun-Aktivitäten", sagt Dragomir Cioroslan. „Wenn Ihre sportliche Betätigung nur zusätzlichen Streß in Ihren Tagesablauf bringt, dann sollten Sie versuchen, eine bessere Möglichkeit der Integration zu finden".

Wie hebt man Gewichte?

Eine vollständige Anleitung für den Beginn

Lange Zeit brauchten die Gewichtheber viel Hilfe in PR-Angelegenheiten. Körperlich waren sie in Form, aber ihr Image war angeschlagen. Die meisten hielten sie für „grobe Klotze", die in stickigen, lauten Räumen trainierten, die zivilisierte Leute sich fürchteten zu betreten.

„Mein Vater meinte, daß es nichts in den Kopf bringt, viel Zeit in der Sporthalle zu verbringen", sagte Todd Edelson, Physiotherapeut in Montclair, New Jersey und Gewinner der Gewichthebermeisterschaft der Nationalen College-Sportvereinigung 1978. „Aber dieses Bild hat sich deutlich gewandelt."

Das stimmt. Statt jenem alten Bild einer Folterkammer, weisen moderne Trainingsanlagen für Gewichtheber schnittige Maschinen und ideenreiche Ausstattungen auf. In einigen könnten Sie genauso gut auf ein Supermodel oder einen Fernsehstar treffen wie auf den unglaublichen Hulk.

Diese Imageveränderung ist nicht nur kosmetischer Natur. Sportphysiologen haben unzählige Untersuchungen zu den gesundheitlichen Vorteilen des Krafttrainings unternommen. Diese Vorteile umfassen die Senkung des Blutdrucks, eine Reduzierung des schlechten Lipoprotein-Cholesterins niedriger Dichte (LDL) und eine gleichzeitige Erhöhung des Lipoprotein-Cholesterinanteils hoher Dichte (HDL), es hält den Blutzuckerspiegel unter Kontrolle und stärkt Bänder, Sehnen und Knochen.

Die Forschung hat auch gezeigt, daß jene dauerhafte Falschmeldung, daß Gewichtheben ausschließlich muskelorientiert ist, keine Berechtigung hat. „Gewichtheben macht Sie mehr, nicht weniger beweglich", sagt Harvey Newton. „Sie können durch's Gewichtheben steifer werden, aber Sie können auch beim Laufen steifer werden, wenn Sie nicht richtig laufen."

In den vorangegangenen Kapiteln haben wir über die Bedeutung der sportlichen Betätigung für das Abnehmen gesprochen, mit der Fett abgebaut wird und keine Muskeln, und wir haben festgestellt, daß Muskelgewebe schneller Kalorien verbrennt als dies Fett tut. (Für weitere Informationen zur Muskel/Fett-Verbindung, siehe Gewichttraining auf S. 29.) Es gibt einen weiteren guten Grund, mit dem Krafttraining zu beginnen. Nach Aussage von Dr. Wayne Westcott von der Nationalen Akademie für Sportmedizin, verlieren Männer, die nicht regelmäßig Krafttraining betreiben, in einem Jahrzehnt ungefähr 5 Pfund Muskeln. Die wirksamste Methode, gegen diese fortschreitende Umwandlung in „Pudding" anzugehen, ist Gewichtheben.

Glänzendster Aspekt des Gewichthebens sind die schnellen Ergebnisse. „Wenn Sie einmal Gewichttraining gemacht haben, dann wissen Sie, daß man bereit in kurzer Zeit jenes Gefühl der Kräftigung erhält", sagt Thomas R. Baechle, Professor und Vorsitzender für Sportwissenschaft an der Creghton Universität in Omaha, Nebraska, und Mitautor von *Weight Training: Steps to Success*. „5 Minuten im Kraftraum, und ich kann meine Muskeln spüren. Das ist das Tolle am Gewichtheben."

Wir erheben nicht den Anspruch, daß Ihr Bauch über Nacht verschwinden wird, aber handfeste, meßbare Ergebnisse werden sich schneller einstellen, als Sie es erwarten würden. Dr. Baechle meint, daß Gewichtheber-Neulinge bereits in den ersten zwei Wochen eine Verstärkung schlaffer Muskeln feststellen werden. Das ist schnell. Bei eine Studie der Universität Maryland hatten 13 männliche Testpersonen nach einem vierwöchigen Training 4 Pfund Fett verloren und 4 Pfund Muskeln zugenommen. Noch besser war, daß fast die Hälfte des abgenommenen Fettes Bauchfett gewesen ist.

Wenn es Ihr Ziel ist, konsequent abzunehmen, dann gibt es nichts besseres als aerobes Training, fügt Professor Alan Mikesky vom Leistungs- und Biomechaniklabor der Indiana Universität – Purdue Universität in Indianapolis hinzu. Aber beim Aufbau der Körperkraft ist Gewichtheben nicht zu schlagen, und die beste Strategie zum Abbau des „Bierbauches" besteht in einem dualen Angriff: aerobes Training und Krafttraining.

Nachfolgend einige Hinweise, wie man bei Muskeln anfängt.

Die Trainingsethik

Wenn Sie für Ihren Lebensunterhalt nicht körperlich schwer arbeiten müßten, dann würden Sie es wahrscheinlich auch nicht tun. Ihre Muskeln tun dasselbe. Sie müssen angetrieben werden. Sie werden stärker, wenn Sie herausgefordert werden.

Sportphysiologen nennen das Überlastungsprinzip. Es bildet die Grundlage dafür, daß Gewichtheben funktioniert. Um einen Muskel anzustrengen, müssen Sie ihn stärker herausfordern, als er es gewohnt ist.

Das ist nicht ganz dasselbe wie „kein Schmerz, kein Erfolg". Schmerzen deuten auf eine Verletzung hin, und das ist nicht die Absicht irgendeines Trainingsprogramms. „ Bei der Übung tritt durch die Belastung eher ein Unbehagen als ein Schmerz auf", sagt Dr. Mikesky. „Aber lassen Sie uns ehrlich sein: Es gibt gewisse Dinge, die Sie einfach anstreben sollten, und die Verbesserung der Kraft ist ein Teil davon."

Engagement ist die erste Anforderung an ein erfolgreiches Trainingsprogramm, einschließlich Krafttraining. Wenn Sie bereit sind, dafür den Preis zu zahlen, dann ist die Belohnung enorm, nicht nur im Hinblick auf physische Verbesserungen, sondern auch hinsichtlich des Selbstbewußtseins.

Die Grundlagen erlernen

Beim Gewichttraining gibt es keine Unmengen an Fachbegriffen, die man vorab erlernen muß. Jedoch gibt es einige Grundkonzepte, die Sie verstehen müssen.

Stellen Sie sich den Erfolg vor

Während einer Trainingseinheit fünf Wochen vor den Olympischen Spielen in Los Angeles brach ein junger Rumäne unter einer 600 Pfund schweren Hantel zusammen. Er konnte sich kaum bewegen, und die 15 Jahre, die er sich auf die Spiele vorbereitet hatte, schienen verloren. Ein Mannschaftberater sagte dem jungen Dragomir Cioroslan, er solle in Gedanken weiter trainieren.

Über die folgenden 10 Tage arbeitete Cioroslan sieben Stunden pro Tag gedanklich weiter sein Trainingsprogramm ab. Er konnte nicht aufstehen, sich die Details jedoch bildlich vorstellen – wie er zur Hantel geht, Umfassen, Fixieren des Gewichts, Heben –, so als ob er die Übung tatsächlich ausführt.

Es zahlte sich aus. Er war schneller wieder auf den Beinen als erwartet und konnte bei den Spielen die Bronzemedaille gewinnen. „Sie denken vielleicht, daß der Kopf hier nicht wichtig ist?" fragt Cioroslan heute. „Falsch. Er ist absolut wichtig."

Als Trainer nutzt Cioroslan diese Art mentalen Trainings, um die Athleten an ihre Leistungsfähigkeit heranzuführen. Die gleichen Techniken, die einem Leistungssportler dienen, werden auch bei Ihnen funktionieren.

Stellen Sie sich während jeder Hebeübung vor, wie jeder Muskel arbeitet, um die Bewegung auszuführen. „Es ist wichtig, sich darauf zu konzentrieren, was innerhalb der Muskeln geschieht, um es zu verstehen", sagt Ciroroslan. „Seien Sie Beobachter und Kontrolleur der Bewegung. Ist es richtig? Ist es eine qualitative Bewegung? Achten Sie darauf. Indem Sie sich mental darauf konzentrieren, unterstützen Sie Ihr Gehirn, die richtigen Impulse an die neuromuskulären Einheiten auszusenden, die die Muskelkontraktion bewirken. Es steht außer Frage, daß die mentale Konzentration hilft, die physische Wirkung zu maximieren."

Für Anfänger besteht jedes Krafttraining aus Wiederholungen und Sätzen. Eine Wiederholung ist einfach die einmalige Ausführung einer Übung: einmal Bankdrücken ist eine Wiederholung. Ein Satz bedeutet, daß diese Übung mehrfach, z.B. zehnmal Bankdrükken, ausgeführt wird. Kurz gesagt, ein „10er Wiederholungssatz".

Eine schöne Sache beim Krafttraining ist, daß man die Anzahl der Sätze und Wiederholungen nutzen kann, um bestimmte Ziele zu erreichen. Läufer, die ihre Ausdauer stärken wollen, könnten so Beinübungen in hoher Satz- und Wiederholungszahl, jedoch bei mittlerem Gewicht ansetzen. Ein Boxer will hingegen seine

Fachjargon

Wie jeder Sport hat Gewichtheben seine eigene Sprache. Nachfolgend ein kurzes Glossar an Begriffen, die beim Gewichtestemmen vorkommen.

Widerstandstraining (Gewichttraining). Training, bei dem ein Muskel gegen irgendeine Form von Widerstand antritt, mit ausreichender Intensität, um das Kraftniveau zu erhalten oder zu verstärken. Gewichte zu heben ist die bekannteste Form, aber Liegestütze und auch das Drücken beider Hände gegen einander sind Formen des Widerstandstrainings.

Gewichtheben. Die meisten von uns verbinden das Heben von Lang- oder Kurzhanteln mit dem Ziel, die Muskeln zu stärken. Aber der Begriff Gewichtheben hat in der Wettkampfwelt eine spezifischere Bedeutung: das höchstmögliche Gewicht über seinen Kopf zu heben. Gewichtheberwettkämpfe umfassen das Reißen, bei dem die Langhantel mit einer Bewegung vom Boden über den Kopf gehoben wird, und das Stoßen, bei dem die Hantel zuerst auf Schulterhöhe gehoben wird und dann über den Kopf.

Kraftheben. Eine weitere Form des Wettkampfhebens; sie umfaßt Kniebeuge, Bankdrücken und Kreuzheben.

Krafttraining. Heben, das auf die Entwicklung von Kraft in bestimmten Körperpartien gerichtet ist. Oft werden die Begriffe Widerstandstraining, Gewichtheben und Krafttraining miteinander ausgetauscht, obgleich sie verschiedene Bedeutungen tragen.

Bodybuilding. Der Schwerpunkt liegt hier nicht auf der Entwicklung von Kraft, sondern auf der Ausbildung von Größe und Erscheinung der Muskeln.

Kreistraining. Es umfaßt das schnelle Wechseln von einer Widerstandsübung (und einer Muskelgruppe) zur anderen. Es ist eine Möglichkeit, Herz-Kreislauf-Übungen und Krafttraining miteinander zu verbinden.

Pyramidenbildung. Eine Form der Intensivierung des Einflusses einer Übung, bei der man mit einem leichten Gewicht beginnt und in aufeinanderfolgenden Sätzen zunehmend das Gewicht erhöht. Nachdem man die Spitze der „Pyramide" erreicht hat, senkt man wieder allmählich die Gewichtslast.

Aufgeteiltes Training. Eine Trainingsroutine, die sich an einem Tag auf einen Teil des Körpers konzentriert und am nächsten Tag auf einen anderen. Zum Beispiel trainieren Gewichtheber oft an einem Tag Rücken und Bizeps und konzentrieren sich am nächsten auf Brust und Trizeps.

Supersatz. Zwei oder mehr Trainingseinheiten in Folge, die sich auf einen bestimmten Muskel oder eine Muskelgruppe beziehen.

Plateaustufe. Eine Frustrationsphase bei der sich kein Fortschritt mehr einstellt. Plateauphasen treten gewöhnlich auf, weil Muskeln sich an einen bestimmten Trainingsablauf gewöhnt haben und neue Herausforderungen brauchen.

Rotation. Ein intensives Trainingsprogramm mit weniger intensiven mischen. Gewichtheber, die bereits eine oder mehrere Plateauphasen erlebt haben, nutzen diese Technik, um den Muskeln eine Möglichkeit der Erholung zu bieten.

Spannungspunkt. Der Punkt beim Heben, bei dem die Muskeln am stärksten angespannt sind.

Schlagkraft verbessern und mag über kurze Zeit mit ziemlich schweren Gewichten beim Bankdrücken arbeiten.

Wir werden uns die Prinzipien der Wiederholungen und Sätze im nächsten Kapitel näher ansehen. Zum jetzigen Zeitpunkt planen Sie erst einmal 8 – 12 Wiederholungen pro Satz, empfiehlt Trainer Dragomir Cioroslan.

Wiederholungen und Sätze sind ein Teil der Gleichung. Hinzu kommt das Gewicht, das Sie heben. Das wird natürlich bei jedem anderes aussehen, ein vernünftiges Ziel wäre die Nutzung von 65 – 70 Prozent Ihrer Energie pro Satz. In der Praxis bedeutet das die Verwendung eines ausreichend hohen Gewichts, so daß Sie den Satz kaum zu Ende schaffen, aber nicht soviel, daß Sie sich nicht erholen und einen neuen Satz beginnen und auch beenden können.

Ein ordentliches Training umfaßt zwei bis drei Sätze mit jeweils 8 – 12 Wiederholungen. Diese Zahl wird sich aber bei jedem verschieben. Achten Sie darauf, inwieweit Sie sich belasten können; das wäre dann die richtige Anzahl für Sie. Viele erzielen bereits mit nur einem Satz gute Ergebnisse.

Wählen Sie Ihre Waffen. Es gibt zwei Grundtypen an Hebeausrüstungen: Hanteln (die altmodischen Lang- und Kurzhanteln) und die Maschinen. Maschinen werden Anfängern oft empfohlen, weil es sich auf ihnen leichter lernen läßt (sie bewegen sich nur in der Form, in der sie sollen), sie sind sicherer, und sie erfordern keinen Helfer (jemand, der hilft, wenn Sie ungeschickt oder zu schwere Gewichte heben). Maschinen sind zudem schnell und bequem (Sie verschwenden keine Zeit, Gewichte aufzulegen), und sie machen es leicht, sich auf eine spezielle Muskelgruppe zu konzentrieren.

Befürworter der Hanteln argumentieren auf der anderen Seite, daß Lang- und Kurzhanteln die bessere Methode zur Erzielung einer insgesamt guten Kondition bieten, weil Sie neben Ihren Muskeln auch Ihre Beweglichkeit, Koordinationsfähigkeit, Schnelligkeit und Ihr Gleichgewicht trainieren.

Der Heimfitneßbereich

Das erste was Sie brauchen, um mit dem Gewichtheben zu beginnen, sind einige Gewichte. Es gibt zwei grundsätzliche Möglichkeiten, sie zu bekommen. Treten Sie einem Fitneßklub bei oder kaufen Sie Gewichte, die Sie zu Hause nutzen können. Obgleich viele Männer die sozialen Kontakte, die sich in einem Fitneßklub bieten, genießen, ziehen andere die Privatsphäre vor, haben immer wenig Zeit oder wollen sich einfach das Geld für den Fitneßklub sparen.

Sie müssen kein Vermögen ausgeben, um sich einen guten Heimfitneßbereich zu schaffen, sagt Trainer Dragomir Cioroslan. Hier seine Einkaufsliste:

- **Eine Stange. Eine Olympische Wettkampfhantelstange ist 2,10 m lang, wiegt 20 kg und kostet ca. 50 DM. Wenn Sie sich eine 1,80 m lange Standardstange holen, können Sie ein paar Mark sparen und sie dient genauso gut.**
- **Ein Satz Gewichte. Gewichtsscheiben erhalten Sie in den Zuwächsen 2½, 5, 10, 25, 35 und 45 Pfund. Beginnen Sie mit zwei 5ern, vier 10ern und zwei 25ern. Gußeiserne Scheiben sind am besten, da sie über ein großes Mittelloch verfügen und so besser für die modernen Stangen geeignet sind. Die Preise beginnen bei 68 Pfennig pro Pfund.**
- **Zwei Schellen. Diese verankern die Scheiben auf der Stange. Bei alten Schellen werden Schrauben verwendet, die jedesmal neu angezogen werden müssen, wenn Sie die Stange be- oder entladen. Sie können mit Preisen zwischen 11 und 38 DM pro Paar rechnen.**
- **Vier Paar Kurzhanteln. Nehmen Sie die 12 Pfund-, 15 Pfund-, 25 Pfund- und 30-Pfund-Sätze. Einfache, sechseckige Kurzhanteln kosten ungefähr 70 Pfennige pro Pfund.**
- **Eine Übungsbank. Nehmen Sie eine mit Ständer für die Gewichte beim Bankdrücken. Sie muß stabil sein und darf nicht umkippen. Die Standardgröße mißt in der Höhe ca. 64 – 76 cm (sie sollte hoch genug sein, damit Ihre Arme nicht auf dem Boden schleifen) und ist 1,22 m lang. Der Kostenpunkt liegt bei 160 bis 240 DM.**
- **Ein Satz Kniebeugeständer. Diese halten die Langhantel ungefähr auf Schulterhöhe und sind für jeden, der keinen Helfer hat unverzichtbar. Die Träger sollten auf Ihre Höhe einstellbar sein. Sie kosten ca. 95 DM das Paar.**
- **Eine Hyperextensionsmaschine. Sie trainiert den unteren Rückenbereich, die Bauchmuskulatur und die Beine. Obgleich sie nicht absolut notwendig ist, ist sie doch zu empfehlen. Preis: 240 bis 560 DM.**
- **Ein Ganzkörper-Spiegel. Ein wichtiges Accessoire, um ein Auge auf der Form zu behalten. Kostet ca. 20 DM.**

Sobald Sie wissen, wie Sie sie nutzen können, bieten sie zudem eine breite Vielfalt an Übungsmöglichkeiten. Newton, der wettkampfmäßiger Gewichtheber war, bevor die neuen Maschinen entwickelt wurden, hält nicht sehr viel von der neuen Technologie. Trotzdem stimmt er zu, daß sie ihrem Zweck dienen. Den besten Rat für Anfänger? Nehmen Sie sich die Zeit, ein gewisses Gefühl für die Maschinen und die Hanteln zu entwickeln und nutzen Sie sie, wie es Ihnen am besten erscheint.

Gönnen Sie Ihren Muskeln eine Pause. Nachdem Sie einen Satz beendet haben, brauchen Ihre Muskeln Zeit zur Erholung, bevor sie erneut beansprucht werden. Wieviel Zeit Sie sich zwischen den Sätzen nehmen, hängt nach Cioroslan von Ihren Zielen ab. Basketballspieler, zum Beispiel, machen Beintraining, bei dem sie nur 30 Sekunden Pause zwischen den Sätzen einlegen. Es trainiert die Muskeln, mit nur einer geringen Pause erneut aktiv zu sein, damit sie am Ende eines hart erkämpften vierten Viertels noch in den letzten Minuten in die entscheidenden Rebounds gehen können.

Für die Gesamtkondition gilt nach Cioroslan die allgemeine Regel von 2 – 3 Minuten Pause zwischen den Sätzen. Wenn Sie aber das Gefühl haben, daß Sie eine längere Pause benötigen, dann nehmen Sie sich diese. Einen Muskel zu belasten, der sich nicht in geeigneter Form erholt hat, wird ihn eher verletzen als kräftiger werden lassen.

Bleiben Sie konzentriert. Es gibt nicht wenige Ablenkungen in einer Fitneßhalle; angefangen bei den neuesten Zeitschriften in der Lobby bis zu den Aerobic-Klassen im Raum nebenan. Konzentrieren Sie sich auf Ihr Training. Das hilft Ihnen nicht nur, ein bestmögliches Ergebnis zu erzielen, sondern verhindert auch Verletzungen, die gewöhnlich auftreten, wenn man unaufmerksam ist.

Streben Sie Drei an. Die Forschung zeigt, daß, obgleich Gewichtheber-Neulinge an Kraft zugewinnen können, wenn sie mindestens 2 Trainingstage pro Woche absolvieren, doch Drei die Zahl ist, die ein optimales Ergebnis bietet. Es muß nicht zeitlich aufwendig sein. Sobald Sie mit Ihrem Trainingsablauf vertraut sind, können Sie das Ganze wahrscheinlich in 20 – 30 Minuten absolvieren.

Geben Sie Ihren Fasern eine Pause. Es ist wichtig, mindestens eine 48stündige Pause zwischen den Trainingstagen einzulegen. Die Forschung zeigt, daß sich gezerrte Muskelfasern erholen, neu aufbauen und sich schneller verbessern. Das bedeutet nicht, daß Sie einen Tag aussetzen sollen. Sie können an einem Tag Ihre Beine trainieren und am anderen Tag die Arme. Am dritten Tag werden Ihre Beine wieder für ein Training bereit sein.

Arbeiten Sie sich durch den Schmerz. Obgleich Gewichtheben keine langanhaltenden Schmerzen verursachen sollte, so seien Sie doch vorgewarnt, daß Sie sich anfangs mit Muskelkater herumschlagen müssen, wenn Sie zum ersten Mal Gewichte heben. Dieses Gefühl wird nach einigen Trainingstagen verschwinden, wenn Sie dabeibleiben. „Muskelkater ist ein Anfänger-Syndrom", sagt Cioroslan. „Es ist kein Hindernis. Wenn Sie Ihren Trainingablauf unterbrechen, wird dieses Gefühl beim nächsten Mal wieder auftreten. Sie müssen da einfach durch."

Zielen Sie direkt auf die Hauptmuskeln. Gewichtheber haben eine erstaunliche Anzahl an Methoden zum Aufbau selbst kleinster Körperbezirke. „Viele machen diese ausgedehnten Trainingseinheiten, die 20–30 Übungen umfassen und Hunderte von Wiederholungen", sagt Dr. Baechle. „Ihr Training dauert so lange, daß sie Mittagessen und eine Taschenlampe zum Training mitbringen. Das ist nicht notwendig."

Eine bessere Strategie, um in Form zu kommen, ist die Entwicklung eines Grundprogramms, das sich auf die Hauptmuskelbereiche konzentriert. (Später können Sie auch Trainingseinheiten integrieren, die bestimmte Problembereiche ansprechen.) Die Hauptmuskeln umfassen den Quadriceps (die vorderen Oberschenkelmuskeln), die Muskeln der Oberschenkelrückseite, die Gesäßmuskeln, die trapezförmigen Kappenmuskeln im oberen Rücken, die Erectormuskeln (Rückenstrecker) sowie die Bauch-, Schulter- und Armmuskeln.

Erstellen Sie sich ein Trainingsprogramm aus zusammengesetzten Übungen, bei dem mehrere große Muskeln oder Muskelbereiche gleichzeitig angesprochen werden, empfiehlt Cioroslan. Kniebeuge zum Beispiel beansprucht die Schultern, die untere Rückenpartie, Bauch, Arme und Beine. Das ist viel für eine Übung.

Bauen Sie sich auf sanfte Weise auf. Mit zunehmender Kraft werden Sie beginnen, mehr Gewichte zu heben. Die Last, die Sie dann bewältigen können, mündet anfangs in deutlich größere Leistungssprünge als später. Setzen Sie trotzdem keine zu große Eile an. Um sicherzugehen, sagt Newton, sollten Sie sich gleichmäßig aufbauen. Bleiben Sie vorerst bei 8–12 Wiederholungen pro Satz. Wenn Sie in der Lage sind, ein höheres Gewicht zu heben, erhöhen Sie um 2–3 Prozent. Wenn Sie das Gewicht zu stark und zu schnell erhöhen, werden Sie sich eher verletzen.

Obgleich es leicht ist, bei den Hanteln auch kleine Gewichtsmengen zu variieren, können viele Gewichtsmaschinen nicht so fein eingestellt werden. Das ist aber nicht schlimm. Erhöhen Sie das Gewicht auf die nächste Stufe. Wenn das mehr ist als die empfohlenen 2–3 Prozent, dann reduzieren Sie zeitweilig die Anzahl an Wiederholungen, oder Sie bleiben bei dem vorherigen Gewicht und erhöhen die Wiederholungen.

Bringen Sie das Blut in Wallung. Bevor Sie Ihre Muskelfasern über deren gewohnten Leistungsbereich hinaus beanspruchen, sollten Sie ihnen vorab eine Warnung geben. Frank Eksten empfiehlt, mit einer 5minütigen leichten aeroben Übung zu beginnen, z.B. auf dem Heimtrainer, Gehen oder auf der Stelle Joggen. Danach sollten Sie weitere 5 Minuten in eine sanfte Dehnübung investieren. Und bitte kein Springen!

Dehnübungen sind auch am Ende des Trainings wichtig. „Es kühlt Sie ab und hilft, beim Krafttraining die Beweglichkeit zu erhalten und zu verbessern", sagt er. (Für weitere Informationen zu richtigen Dehnungstechniken, siehe Beugen und Dehnen auf Seite 338.)

Holen Sie sich professionelle Hilfe. Sie benötigen nicht viel mehr als ein oder zwei gute Bücher und vielleicht ein Video zu den Grundlagen des Krafttrainings, meint Art Drechsler, früher Mitglied der Amerikanischen Gewichtheberföderation. Wenn Sie aber eine persönliche Anleitung möchten, dann könnten Sie einem Klub beitreten, in dem zur Mitgliedschaft auch ein Trainer gestellt wird. Viele Sportklubs bieten das an.

Wenn Ihr Klub keine Trainer zur Verfügung stellt, dann könnten Sie sich zumindest für einige Trainingsperioden einen Trainer bestellen. Für die Dienstleistung müssen Sie mit einem Stundenpreis von mindestens 40 DM rechnen. Mit ein oder zwei derartigen Trainingsperioden erhalten Sie eine unmittelbare Einführung in die Ausrüstungen und einige Vorschläge für ein eigenes Trainingsprogramm.

Konzentrieren Sie sich auf die Haltung

Beim Gewichtheben ist die Haltung ein wesentliches Element, vor allem für Anfänger. Nach Aussage von Dr. Mikesky ist eine unkoordinierte Technik im Kraftraum die Ursache für viele Verletzungen. Bevor Sie sich mit Gewichten beladen, sollten Sie, so sein Rat, jede Übung ein paarmal geübt haben und sich auf Gleichgewicht und Kontrolle konzentrieren. Es zahlt sich aus, zu wissen, welches Gefühl Sie bei einer Übung haben sollten, denn eine schlechte Haltung macht einen anfälliger gegenüber Verletzungen. Es lohnt sich, dem von Anfang an vorzubeugen.

Dr. Baechle empfiehlt, mit leichten Gewichten zu

beginnen. Auch ein Besenstiel eignet sich anstelle der Hantel, um sich mit den erforderlichen Bewegungen vertraut zu machen.

Im nächsten Kapitel werden wir detailliert auf die Entwicklung einer guten Haltung bei verschiedenen Übungen eingehen. Hier noch einige Hinweise für den Anfang.

Sitzen Sie still. Wenn Sie eine Übung ausführen, bei der Sie auf der Bank oder auf einem Stuhl sitzen, sollten Sie Ihren Körper in zweierlei Hinsicht so ruhig und ausgeglichen wie möglich halten. Indem Sie den Rest Ihres Körpers ruhig halten, können Sie die mit der Übung verbundene Belastung ganz auf die betreffenden Muskeln konzentrieren. Beugen und Federn hat die Tendenz, Sie aus dem Gleichgewicht zu werfen; d. h. Sie und jenes schwere Metall, das Sie mit sich herumschleppen, könnten zu Boden stürzen.

Bevor Sie eine Maschine nutzen, die einen verstellbaren Sitz hat, sollten Sie diesen auch richtig einstellen. Wenn die Maschine über einen Gürtel verfügt, gibt es dafür sicherlich einen Grund, und Sie sollten ihn nutzen.

Heben Sie langsam an. Die Hebebewegungen sollten immer langsam, geschmeidig und kontrolliert erfolgen, sagt Dr. Mikesky. Es verringert die Verletzungsgefahr und bietet den Muskeln ein besseres Training. Bei einer Studie wurde festgestellt, daß Männer, die ein Gewicht über 10 Sekunden anhoben und über 5 Sekunden wieder senkten, einen schnelleren Kraftzuwachs aufwiesen als jene, die bei einem schnellen Tempo hoben.

Vermeiden Sie das Federn. Sie haben wahrscheinlich schon einmal einige Bankdrücker gesehen, die die Stangen von der Brust abfedern und so einen extra Auftrieb bekommen. Sie nutzen den Schwung, der ihnen erlaubt, ein höheres Gewicht zu heben und „betrügen" ihre Muskeln bezüglich der Last. Damit verringert sich auch der Nutzen und das Risiko einer Verletzung erhöht sich, warnt Dr. Mikelsky. Ein langsames Heben mit kontrollierter Beanspruchung der Muskeln bis zum äußersten; das ist es, was Sie zu erreichen versuchen sollten.

Gehen Sie an die Grenzen. Um das meiste aus jeder Übung heraus zu holen, sollten Sie den Hebevorgang durch alle Bewegungsabschnitte führen. Drükken Sie Ihre Arme am Ende des Hebevorgangs nicht durch. Das würde die Belastung von den Muskeln zu den Gelenken und Knochen verschieben. „Behalten Sie eine leichte Beuge in den Gelenken, die Sie gerade belasten; wenn Sie die Gelenke durchdrücken, werden die Muskeln entlastet."

Atmen Sie leicht. Es besteht die Neigung, beim Heben den Atem anzuhalten. Tun Sie das nicht. Atmen Sie jeweils aus, wenn Sie die Anstrengung herausstoßen, und atmen Sie ein, wenn Sie zur Ausgangsposition zurückgehen.

Achten Sie auf den richtigen Halt. Es mag für Sie offensichtlich erscheinen; trotzdem möchten wir darauf hinweisen, wie wichtig es ist, Finger und Daumen richtig um die Langhantel zu legen, um eine Blasenbildung zu vermeiden. Sie müssen kein Pulver verwenden, aber der Griff soll fest und sicher sein.

Wie entwickelt man einen Trainingsplan?

Die Ziele im Kopf behalten

Einer der ersten bekannten Fitneß-Experten im alten Griechenland war Milo von Crotona.

Milo entwickelte eine eher weniger elegante Methode zur Vorbereitung auf die Olympischen Spiele. Er nahm ein neugeborenes Kalb und hob es über seine Schultern. Er tat dasselbe am nächsten Tag und am Tag darauf. Das Kalb wurde zunehmend größer und Milo zunehmend kräftiger. Mit Beginn der Olympischen Spiele erstaunte er die versammelten Massen, indem er einen ausgewachsenen Bullen auf seinen Schultern durch das Olympiastadion trug.

Es wird deutlich, daß Milo instinktiv eines der grundlegenden Prinzipien des Gewichthebens verstanden hatte: daß man seine Kraft allmählich erhöht, indem man zunehmend den Widerstand erhöht. Er entwickelte damit einen Trainingsplan, der seinem spezifischen Fitneßziel entsprach.

In jedem Trainingsplan lautet der erste Schritt, sämtliche Ziele auf Null einzustellen. Experten nennen es Spezifitätsprinzip. Es steht für einen Trainingsplan, der sowohl Ihre spezifischen Ziele als auch Ihre Stärken, Schwächen und Ihren Zeitplan berücksichtigt. Natürlich kann man das Spezifitätsprinzip auch übertreiben. Sie wollen sich sicherlich nicht ausschließlich auf einen Muskelbereich ausrichten und dabei das allgemeine Konditionstraining außer acht lassen. Ein persönliches Trainingsprogramm bedeutet aber, daß *Ihre* Ziele immer im Vordergrund und Mittelpunkt stehen. Es bedeutet auch, daß Sie eher motiviert sein werden, über einen längeren Zeitraum dranzubleiben, sagt Professor Frank Eksten.

Welche Ziele Sie auch verfolgen – Aufbau der Bein-Ausdauerleistung für das Radfahren, Kraft wiederzugewinnen, um Verletzungen zu vermeiden, oder ein paar Zentimeter mehr Bizeps, um die Kinder zu beeindrucken – Sie können einen Trainingsplan entwickeln, der dies erfüllt. Mit Hilfe unserer Experten haben wir einen 5-Stufen-Plan zusammengestellt.

1. Schritt: Setzen Sie Ihre Ziele

Gewichtstraining ist ausgesprochen vielseitig und es liegt an Ihnen, ein Programm anzuwenden, das diese Ziele erfüllt. Sind Sie besonders daran interessiert, wie Ihr Körper funktioniert und wie er aussieht? Wenn die Funktion am wichtigsten ist, dann sollten Sie Aktivitäten in Betracht ziehen, deren Bewegungsabläufe Sie mögen. Beim Basketball benötigen Sie z. B. starke Hüften und Beine, während ein kräftiger Mittelbereich und kräftige Schultern beim Tennis gebraucht werden. Sie können auch Gewichtheben, um Ihr Aussehen zu verbessern, indem Sie Muskelspannung und -größe erhöhen.

Kraft. Krafttraining erhöht Ihre Fähigkeit, ein hohes Gewicht mit Schwungkraft zu heben, zu stoßen – die Art Kraft, die Milo brauchte, um jene „schwerfällige Hantel" zu heben. Heute ist Krafttraining auch hilfreich, wenn Sie Ihren Beinen die Kraft geben wollen, um hoch zu springen oder um Ihrer Vorderhand beim Tennis mehr Kraft zu verleihen.

AUSDAUER. Selbst wenn Sie ausgesprochen kräftig sind, benötigen Ihre Muskeln ein Training zum langjährigen Erhalt ihrer Kraft. Ausdauertraining hat Priorität, und das nicht nur für Athleten.

GRÖSSE. Die Betonung liegt hier auf der Ausbildung beeindruckender Muskeln. Es ist die Art Training, die Sylvester Stallons Bizeps schuf.

Große Muskeln sind im übrigen nicht notwendigerweise starke Muskeln. Wenn dem so wäre, würden Bodybuilder auch die besten Gewichtheber sein und das sind sie nicht.

Obgleich wir einige spezifische, hoch angesetzte Ziele dargestellt haben, sollte man erwähnen, daß die meisten Männer sich für eine Mischung aus allem entscheiden: größere Muskeln plus mehr Kraft plus mehr Ausdauer. Wenn Sie auf der Suche nach einem abgerundeten Konditionstrainingsprogramm sind, sagt Eksten, ist das genau das Richtige.

2. Schritt: Die Bausteine zusammensetzen

Sobald Sie sich über Ihre Ziele im klaren sind, können Sie fortfahren und festlegen, womit Sie diese Ziele erreichen wollen. Obgleich es immer einige Überlappungen gibt – Hebeübungen zur Kraftbildung haben z. B. immer auch Einfluß auf die Größe und Ausdauer – ergänzen sich doch die verschiedenen Techniken nicht. Aus diesem Grund müssen Sie Ihre Ziele auch vorab bestimmen, müssen wissen was größer, stärker oder dauerhafter werden soll. Dann kann man das richtige Training dazu aussuchen. Die Grundbausteine eines Gewichtstrainings sind denkbar einfach und bestehen nur aus vier Elementen: dem zu hebenden Gewicht, wie oft man es hebt, der Anzahl an Übungssätzen und der Dauer der Erholungsphase zwischen den einzelnen Übungssätzen. Durch Veränderungen bei jeder dieser Variablen lassen sich nach Professor Thomas R. Baechle nahezu alle Fitneßziele erreichen.

TRAINING FÜR DIE KRAFT. Wenn Sie auf eine größere Stärke abzielen, dann müssen Sie Gewichte heben, die Ihre Muskeln bis an die Grenzen strapazieren. Dr. Baechle rät, zwischen 80–100 Prozent dessen zu heben, was Sie zu heben in der Lage sind. Er empfiehlt, die Wiederholungen gering zu halten (von eins bis acht) und dafür eine hohe Zahl an Übungssätzen zu trainieren (drei bis fünf oder auch mehr). Da Ihre Muskeln bis an ihre Grenzen arbeiten werden, benötigen Sie eine ziemliche lange Erholungsphase zwischen den Sätzen. Bei den meisten Männern bieten 2 bis 5 Minuten Ruhe den Muskeln ausreichend Zeit zur Erholung.

Was macht die Muskeln stärker?

Wenn Sie das nächste Mal im Fitneßklub sind, dann sollten Sie sich einmal die verschiedenen Körper anschauen und die Gewichte, die sie heben können.

Beim Bankdrücken z. B. können Sie einen riesigen Kerl sehen mit einem Faß von einer Brust und einem Bizeps so groß wie der Kopf. Er drückt ca. 230 Pfund. Wechseln Sie zum nächsten. Er ist groß, ein schlanker Schluck Wasser mit dünnen Armen und schmaler Brust. Nun raten Sie? Auch er drückt 230 Pfund.

Wie können zwei Männer von so unterschiedlicher Statur das gleiche Gewicht heben? Zum Teil spielt hier die Genetik eine Rolle. Einige Männer werden damit geboren, einen starken Körperbau zu bekommen, andere neigen eher dazu, schlank zu bleiben, sagt Frank Eksten von der Universität von Indiana. Zudem ist Masse nur ein Aspekt von Kraft. Ein wichtigerer Aspekt ist das Nervensystem.

Eine Methode, die Muskelkraft zu erhöhen, besteht in der Erhöhung der Muskelfasergröße. Wenn Sie einen Muskel beim Heben einer erhöhten Anspannung unterwerfen, dann setzt Ihr Körper Eiweiße frei, welche die Dicke der einzelnen Muskelfasern erhöhen und ihnen gestatten, mehr Kraft anzunehmen. Außerdem bilden sich zusätzliche Kapillaren, um den angestiegenen Bedarf des Muskels an Blut und Nährstoffen zu bedienen und macht ihn so noch dicker und größer.

Das ist ein Aspekt des Muskeltrainings. Der andere betrifft das Nervensystem. Indem Sie bestimmte Hebebewegungen wiederholen, trainieren Sie nicht nur die Muskeln, sondern auch die Nerven, die den Muskel anfeuern. Sie arbeiten zudem an Ihrem Herz-Kreislauf-System, das den Muskel mit Brennstoff versorgt.

Diese Verbindung – mehr und größere Muskelfasern arbeiten in Synthese mit einem trainierten Nerven- und Herz-Kreislauf-System – macht einen Muskel stark. Es erklärt, wie Sie stark sein können ohne groß zu sein.

TRAINING FÜR DIE AUSDAUER. Es umfaßt die Verwendung relativ leichter Gewichte (ungefähr 70 Prozent Ihrer maximalen Hebeleistung) sowie eine Vielzahl an Wiederholungen (12 bis 20 oder mehr) über zwei bis drei Sätze. Und im Gegensatz zum Training für die Kraft, geben Sie sich wenig Pausen. Dr. Baechle rät Ihnen, nur für 20–30 Sekunden zu ruhen. Das bereitet Ihre Muskeln nicht nur auf eine verlängerte Beanspruchung vor, sondern hält Herz und Lunge in Schwung – ein grundlegender Aspekt des Ausdauertrainings.

Training für die Grösse. Es erfordert einen Mittelweg zwischen Kraft- und Ausdauertraining. Dr. Baechle empfiehlt ein mittelschweres Gewicht (70 bis 80 Prozent Ihrer maximalen Hebeleistung), eine mittlere Anzahl von Wiederholungen (8 bis 12) und zwischen drei bis sechs Übungssätze sowie eine mittlere Ruhephase von 30 – 90 Sekunden zwischen den Sätzen.

Welche Trainingsziele Sie auch haben, denken Sie daran, daß ein unausgeglichener Trainingsplan ein Risiko für Verletzungen birgt. Ob Sie nun an der Kraft, Ausdauer oder Größe arbeiten, Sie sollten sich nicht zu Lasten anderer auf ganz spezifische Muskelgruppen konzentrieren. Zum Beispiel an der Bank arbeiten, um einen kräftigen Oberkörper zu bekommen, und dabei die Beinarbeit vernachlässigen.

In der Tat sollte die Arbeit an spezifischen Muskeln immer ein zweitrangiges Ziel sein. Statt dessen sollten Sie sich auf Hebeübungen konzentrieren, die verschiedene Muskeln gleichzeitig herausfordern – zusammengesetzte Übungen wie Bankdrücken und Beindrücken. Gary Hunter, Professor an der Universität von Alabama in Birmingham, empfiehlt, nach dem Beginn eines Gewichthebetrainingsprogramms mindestens 10 Wochen zu warten, bevor man weiter auf gezielte Hebungen eingeht. Und selbst dann sollten Sie ein bestimmtes Regime grundlegender Konditionsübungen für den ganzen Körper beibehalten.

3. Schritt: Zusammenfügen

Ein Trainingsprogramm zu entwickeln ist ein wenig wie das Komponieren einer Sinfonie. Sobald man das Thema hat, sagen wir, Kraftaufbau, beginnen Sie, die hierzu erforderlichen Instrumente auszuwählen. Ganz gleich, für welches Training Sie sich entscheiden, die folgenden Hinweise werden Ihnen helfen, aus jeder Übung den größten Nutzen zu ziehen.

Bearbeiten Sie zuerst grosse Muskelgruppen. Man braucht mehr Energie, große Muskeln zu bearbeiten als kleine. Natürlich haben Sie am Anfang des Trainings mehr Energie als am Schluß. Aus diesem Grund sollten Sie jedes Training mit Übungen für die großen Muskeln und Muskelgruppen beginnen und dann kontinuierlich zu den kleineren übergehen, sagt Dragomir Cioroslan.

Da die Beine die größte einzelne Muskelgruppe des Körpers darstellen, beginnen viele Trainingsprogramme damit. Cioroslan empfiehlt häufig, mit Beindrücken zu beginnen, da es eine zusammengesetzte Übung ist, die gleichzeitig die vorderen und hinteren Oberschenkelmuskeln sowie Gesäß und Waden trainiert.

Von dort aus können Sie zu einer zusammengesetzten Übung für den Oberkörper übergehen, z. B. Bankdrücken. Wenn dann die meisten größeren Muskeln trainiert wurden, können Sie mit Übungen fortfahren, die sich auf kleinere, spezifische Muskeln ausrichten, wie den Bizeps, die Waden oder die Unterarme.

Fordern Sie sich. Damit das Training wirkungsvoll ist, sollten Sie kontinuierlich fortfahren, die Muskeln zu beanspruchen und zu fordern. Wayne Westcott empfiehlt das *Doppel-Progressions*-Trainingssystem, bei dem Sie abwechselnd die Anzahl der Wiederholungen und der Gewichte erhöhen.

Angenommen, Sie schaffen 8 Langhantelcurls mit 50 Pfund auf der Hantel. Dr. Westcott empfiehlt, so lange zu trainieren, bis Sie 12 Curls schaffen. Dann können Sie den Gewichtswiderstand auf 52,5 Pfund erhöhen. Bei diesem Gewicht schaffen Sie vielleicht nur 10 Wiederholungen. Trainieren Sie das schwerere Gewicht, bis Sie erneut 12 Wiederholungen schaffen. Danach erhöhen Sie das Gewicht auf 55 Pfund und beginnen erneut.

Bewegen Sie sich von weniger zu mehr. Wenn Sie den Gewichtswiderstand mit jedem Satz schrittweise erhöhen, fügen Sie Ihrem Training Intensität zu, indem Sie Ihren Muskeln eine stetig größere Anstrengung abverlangen. Sie könnten beim Bankdrükken z. B. mit 50 Pfund beginnen, dann für den zweiten Satz auf 60 erhöhen und beim dritten auf 70.

Welchen Gewichtswiderstand Sie auch nutzen; Sie sollten immer vom geringeren zum höheren gehen. Eine stufenweise zunehmende Beanspruchung ist die wirksamste Methode, den Muskel zu konditionieren, sagt Cioroslan. Der allmähliche Aufbau einer Pyramide ermöglicht außerdem dem Muskel, sich auf anwachsende Belastungen vorzubereiten.

Arbeiten Sie vor und zurück. Jeder Muskel hat seinen Gegenspieler. Der Bizeps zum Beispiel beugt Ihren Arm, während der Trizeps ihn streckt. Um ein ausgeglichenes Trainingsergebnis zu erhalten, ist es wichtig, an einander entgegengesetzten Muskelgruppen zu arbeiten.

„Wenn Sie eine Muskelgruppe trainieren und die andere nicht, laufen Sie Gefahr, sich zu verletzen", sagt Dr. Westcott. „Das sind die unvermeidbaren Strafen aller sportspezifischen Trainingsprogramme: Schwimmer bekommen die Schwimmerschulter und Läufer das Läuferknie. Wenn Sie den vorderen Oberschenkelmuskel trainieren, sollten Sie auch darauf achten, die hinteren Muskel zu fordern. Wenn Sie die Bauchmuskeln bearbeiten, denken Sie auch an die Muskeln des unteren Rückenbereichs. Wenn Sie den Bizeps trainieren, sollten Sie den Trizeps nicht vergessen usw."

Eine andere Möglichkeit, das Training ausgewogen zu gestalten, ist die *Drück-Zieh*-Methode. Dabei sollen sich Hebeübungen, bei denen Sie das Gewicht vom Körper wegdrücken (wie Trizeps- oder Kniestreckübungen), mit anderen, in denen das Gewicht gezogen wird (z. B. Langhantelcurls und Beincurls), abwechseln. „Mit dieser Strategie wird verhindert, daß Sie die gleiche Muskelgruppe zweimal hintereinander belasten, und gleichzeitig die gleichmäßige Beanspruchung entgegengesetzter Muskelgruppen gewährleistet“, so Dr. Westcott.

4. Schritt: Vermeiden Sie Plateauphasen

Wir haben bereits erklärt, wie wichtig es ist, die Muskeln immer wieder zu fordern. Das gilt bis hin zum Zellbereich. Wenn Sie Ihre Muskeln im gleichen Tempo immer und immer wieder belasten, werden sich Ihre Muskelfasern anpassen. Damit bietet sich keine Herausforderung mehr. Der Fortschritt verlangsamt sich und hört dann auf. Sie haben damit ein Plateau erreicht.

Nach Dr. Hunter können Sie damit rechnen, ungefähr 12 bis 20 Wochen nach Beginn Ihres Gewichtstrainings ein Plateau zu erreichen. Dieses erste Plateau kann besonders deprimierend sein, da sich der anfängliche Fortschritt, sowohl in sportlicher Hinsicht als auch beim Abnehmen, so deutlich gezeigt hatte. Aber Plateauphasen sind eine natürliche Reaktion auf Gewohnheitstraining, und sie können nach drei Jahren genauso auftreten wie nach drei Monaten.

Einige Plateaus dauern eine Woche, andere einen Monat. Die Länge hängt davon ab, was Sie tun, wenn Sie überhaupt etwas tun. Einige Gewichtheber haben nichts gegen ein Fitneßplateau, sagt Eksten. „Ich habe bereits Leute gesehen, die seit Jahren das gleiche Training bestreiten. Das ist auch okay, denn ihr Ziel besteht nur im Erhalt ihrer bestehenden Kondition.“

Obgleich es nichts gibt, um Plateauphasen gänzlich zu vermeiden, bestehen doch Möglichkeiten, die Dauer zu minimieren. Alles läuft darauf hinaus, wie man die Muskeln fordert. Zum einen könnte man ungefähr alle fünf Wochen das Trainingsprogramm verändern, meint Dr. Westcott. Hierzu bedarf es keiner radikalen Veränderungen. Sie verändern die Grundelemente, mischen die Übungen anders, ändern die Gewichte und Wiederholungen, bauen mehr oder weniger lange Ruhephasen ein. Das genügt bereits.

Wenn Ihr Programm zuvor viel Bankdrücken beinhaltete, könnten Sie für einen bestimmten Zeitraum zum Bankdrücken auf der Schrägbank wechseln. Obgleich beide Übungsformen den Brust-, Schulter- und Trizepsbereich trainieren, werden durch die leicht verschiedenen Bewegungen zusätzliche Muskelfasern aktiviert. Oder nehmen wir an, daß Sie mit Ihren bisherigen drei Sätzen je Übung keine weitere Steigerung erzielen können. Versuchen Sie, auf einen Satz zu wechseln, wobei Sie ein höheres Gewicht wählen und verstärkt auf eine bessere Technik achten.

Wenn Sie versuchen, die Plateauphase zu überwinden, ist nahezu jeder Wechsel hilfreich. Nachfolgend noch einige weitere Strategien, die Sie ausprobieren können.

Versuchen Sie ein Intervalltraining. Wie beim Kreistraining oder Periodisierungsprogramm werden beim Intervalltraining starke Trainingsanstrengungen mit geplanten Zeitabschnitten aktiver Ruhe verbunden. Nehmen wir an, Sie wollen drei Sätze Bankdrücken mit 200 Pfund Gewicht ausüben. Belassen Sie es für eine Woche bei 150 Pfund. Das wäre der Anfang der aktiven Ruhephase. Eine Woche später bauen Sie es zunehmend auf: 3 Sätze mit 170 Pfund am ersten Trainingstag, 180 Pfund am zweiten Trainingstag und 190 Pfund am dritten Trainingstag auf. Danach sind Sie in der Lage, zum Anfangspunkt zurückzukehren und von dort auf einer nächsthöheren Stufe zu trainieren.

Die Ruhephasen bieten den Muskeln die Möglichkeit, sich vollständig von der Anfangsbelastung zu erholen, was oft mit enormen Ergebnissen verbunden ist. Viele Gewichtheber werden nach dieser selbst auferlegten Ruhepause einen deutlichen Fortschritt erleben.

In einem kleineren Maßstab können Sie das Intervalltraining innerhalb eines einwöchigen Trainings anwenden, rät Dr. Hunter. Trainieren Sie z. B. am Montag drei Sätze jeder Übung mit je 6 – 8 Wiederholungen, unter Verwendung der schwersten Gewichte, die sie hierbei heben können. Trainieren Sie am Mittwoch die gleiche Anzahl an Wiederholungen und Sätzen, reduzieren Sie jedoch das Gewicht auf 70 Prozent dessen vom Montag. Am Freitag trainieren Sie dann mittelschwere Sätze bei einem Tempo, das 75 – 80 Prozent dessen vom Montag entspricht. Wenn Sie dann am kommenden Montag wieder in den Fitneßklub kommen, werden Sie die Entwicklung spüren.

Verlangsamen Sie das Tempo. Wenn Sie das Hebetempo verlangsamen, kann dies zu einem erheblichen Zugewinn beitragen, da die Muskelfasern hierdurch länger beansprucht werden und damit die Intensität der Hebeübung deutlich erhöht wird. In einer Studie verglich Dr. Westcott Gewichtheber, die eine Wiederholung in 7 Sekunden absolvierten (2 Sekunden hoch, 1 Sekunde Pause, 4 Sekunden nach unten) mit denjenigen, die die gleiche Wiederholung in 14 Sekunden ausführten (10 Sekunden hoch, und 4 Sekunden nach unten). Nach zwei Monaten war die sich langsamer bewegende Gruppe kräftiger.

Erhöhen Sie die Intensität. Ein wirksamer Weg, ein Trainingsplateau zu überwinden, besteht darin, Ihrem Grundtraining das, was Dr. Westcott „Nach-Müdigkeits-Wiederholungen“ nennt, hinzuzufügen. Trainieren Sie einen Satz irgendeiner Übung mit einer Gewichtsbelastung, bei der Sie 10 Wiederholungen ausführen können. Verringern Sie danach das Gewicht um 10 – 20 Prozent und machen Sie einige weitere Wiederholungen. Da diese anspruchsvolle Technik keine Pausen zwischen den Sätzen erfordert, werden Sie davon nicht weniger profitieren, obgleich Sie das Gewicht verringern.

Bauen Sie eine Pyramide. Diese anstrengende Technik bildet einen weiteren Ansatz, Ihre Muskeln zu einer Erhöhung ihrer gewohnten Leistungen zu bringen. Indem Sie progressiv zunehmend schwerere Gewichte heben, bringen Sie Ihre Muskeln dazu, über jenen Punkt, an dem Sie gewöhnlich aufhören würden, hinauszugehen und mit jedem Satz eine etwas höhere Belastung zu akzeptieren.

Hier ein Beispiel. Wenn Sie Armcurls durchführen, beginnen Sie mit einem Paar Kurzhanteln, das leichter ist als die, mit denen Sie gewöhnlich zehn Wiederholungen machen. Ziehen Sie die mit Kammgriff gehaltene Hantel zur Brust und senken Sie sie dann fünfmal zu den Oberschenkeln. Nach einer kurzen Pause nehmen Sie den nächstschwereren Satz Kurzhanteln und machen fünf Wiederholungen. Setzen Sie mit dem jeweils nächstschwereren Satz fort, bis Sie bei einem Gewicht angelangt sind, mit dem Sie keine fünf Wiederholungen schaffen. Beginnen Sie hier, sich mit zunehmend leichter werdenden Gewichten vom Pyramidenzenit wieder herunter zu bewegen, rät Dr. Westcott.

5. Schritt: Zeit gewinnen

Der vielleicht größte Feind Ihrer Muskeln ist die Zeit. Wir reden dabei nicht über das Altern; wir reden über Zeitpläne. Einfach gesagt: wer hat Zeit für ein extensives Training? Tatsächlich brauchen Sie aber nicht viel Zeit! Nachfolgend einige Ideen, wie man in kürzester Zeit ein optimales Ergebnis aus seinem Training herausholt.

Zusammengesetzte Übungen. Wie zuvor erwähnt, ist es ratsam, das Training mit zusammengesetzten Übungen zu beginnen, bei denen verschiedene große Muskelpartien gleichzeitig angesprochen werden. Zusammengesetzte Übungen sind auch das Wesentliche bei der Zeiteffizienz. Beim Beindrücken trainieren Sie gleichzeitig die vorderen und hinteren Oberschenkelmuskeln, das Gesäß und die Waden. „Im Grunde führen Sie vier Übungen zugleich aus", sagt Dr. Westcott.

Vielbeschäftigte Menschen stehen ungern untätig herum, jedoch sind Ruhepausen zwischen den Sätzen wichtig, oder? Nicht notwendigerweise. Sie können die Pausenanforderung auch umgehen, indem Sie Übungen des Oberkörpers mit denen für den Unterkörper abwechseln. Indem Sie vom Bankdrücken zur Beinstreckübung übergehen, räumen Sie Ihrer Brustmuskulatur eine Pause ein, während die Beine arbeiten.

Teilen Sie Ihr Training auf. Erfahrene Gewichtheber praktizieren manchmal das Trainingsaufteilungskonzept bis ins Extrem, indem sie sämtliche Ruhephasen weglassen. Statt dessen gehen sie von einem Satz zum nächsten über und arbeiten ohne Ruhepause an verschiedenen Muskelgruppen. Diese Technik wird Kreistraining genannt und füllt einen kurzen Zeitraum mit allen nur möglichen Übungen. Hinzu kommt, daß sich dadurch sowohl die kardiovaskuläre Ausdauer als auch die Muskelkraft erhöhen.

Teilen Sie die Woche. Wenn Sie wirklich ehrgeizige Fitneßziele verfolgen, dann haben Sie vielleicht Interesse, das Aufteilungskonzept auf den wöchentlichen Trainingsplan auszuweiten. Widmen Sie sich z. B. montags und donnerstags dem unteren Körperbereich und dienstags und freitags der Oberkörperarbeit. Fügen Sie an allen vier Tagen etwas Bauchtraining ein, abwechselnd die vorderen und die seitlichen Bauchmuskeln. Ein geteilter Zeitplan steht für häufigeres Training, aber dafür ist das Training kürzer. Und Sie müssen nicht die gewöhnlichen 48 Stunden zwischen zwei gleichen Trainingseinheiten einhalten, meint Dr. Westcott.

Verringern Sie die Belastung. Obgleich viele Gewichtheber vor jeder Übung mehrere Sätze absolvieren, ist Dr. Westcott der Meinung, daß mehr nicht unbedingt für besser steht, zumindest nicht für den durchschnittlichen Mann, der eher eine allgemein gute Form erzielen will, als sich auf den nächsten Wettkampf vorzubereiten. Wenn sich auch bei Ihnen oft die Zeitfrage stellt, empfiehlt er nicht mehr als zwei Übungen pro Muskelgruppe und einen Satz pro Übung zu machen. Das beschränkt Ihre Gesamttrainingszeit auf 30 Minuten.

SZENARIO 1: Schnell abnehmen

ALTER: 38 Jahre
GEWICHT: 104 kg
GESUNDHEIT: Er ist allgemein in einer guten Form. Bereits bei geringer Beanspruchung, wie Treppensteigen, jedoch schnell außer Atem. Blutdruck ist in Ordnung, obgleich der Cholesterinspiegel bei 210 liegt und damit an der kritischen Grenze. Keine bedeutenden Probleme mit Krankheiten oder Verletzungen.
TRAININGSROUTINE: Ein Gut-Wetter-Sportler, der gern ein- bis zweimal pro Woche für 30 – 45 Minuten geht. Während der warmen Monate fährt er an den Wochenenden zum Bogenschießen; zwischen November und März geht er jedoch nicht viel raus.
LEBENSSTIL: Er hat einen Schreibtisch-Job und er ist passionierter Leser, d. h. er liest jeden Abend für 1 oder 2 Stunden ein Buch.
GEWICHTSZIEL: Will bis zu seinem 10. Hochzeitstag in zwei Monaten 50 Pfund abnehmen.
FITNESSZIEL: Will sich nicht der Fitneß verschreiben, sondern nur abnehmen und seine Atmung sowie Ausdauer verbessern, damit er sich besser bewegen kann. Würde gern seinen Cholesterinspiegel senken, aber das hat nicht oberste Priorität.

Die meisten von uns können sich an die Zeit erinnern, in der uns jemand zur Seite nahm, um uns zu sagen, daß wir uns deutlich zuviel zumuten. Diesem Herrn sollte gesagt werden, daß er sich *zuwenig* zutraut.

Zweifellos muß die beschriebene Person abnehmen. Zweifellos muß sie deutlich aktiver werden, um abzunehmen. Aber 50 Pfund in zwei Monaten verlieren zu wollen, ist keine gute Idee. „In der Hinsicht muß er seine Erwartung auf jeden Fall ändern", sagt Professor John Duncan. Schnelle, unrealistische Ergebnisse erzielen zu wollen ist eines der großen Mißverständnisse, die wir gegenüber dem Konditionstraining haben.

Erforderlich ist ein Wandel vom kurzfristigen zum langfristigen Denken. „Das hat nichts mit einer zweimonatigen Crash-Diät zu tun", sagt Marjorie Albohm, Sporttrainerin und Leiterin der Sportmedizin am Kendrick Memorial Krankenhaus in Mooresville, Indiana. „Es geht darum, Ihr Leben zu verändern".

Der menschliche Körper ist nicht darauf ausgelegt, schnell große Mengen an Gewicht zu verlieren. Bei den meisten Männern liegt der Verlust von einem halben bis einem Pfund pro Woche im Rahmen, sagt Dr. Duncan. Ob anstehender Hochzeitstag oder nicht, die einzige Möglichkeit, die der Mann hat, um Erfolg zu haben, besteht in zwei Punkten: erstens die Verringerung der Kalorienzahl, die er täglich zu sich nimmt, und zweitens intensives Training.

„Bogenschießen ist ein herrlicher Sport, aber er leistet nicht viel für Ihr Herz-Kreislauf-System", sagt Eric Durak, ein Sportphysiologe am Zentrum für Medizinische Gesundheit und Fitneß in Santa Barbara, Kalifornien.

„Dieser Mann muß mit einem langsamen aber bestimmten Trainingsprogramm beginnen. Die Idee hierbei besteht darin, soviel zu tun, daß sich Verbesserungen einstellen, um ihn zu motivieren, es jedoch nicht zu übertreiben (da er sonst aufgeben würde). Anfänglich sollte er sich auf ein aerobes Konditionstraining konzentrieren". In Anbetracht seines Desinteresses an herkömmlichen Trainingsformen, sagt Dr. Duncan, sollte er nach Möglichkeiten suchen, sportliche Betätigung in seine täglichen Routinehandlungen einzubringen: z. B. Treppen zu steigen, statt den Aufzug zu nehmen, oder das Auto etwas weiter weg zu parken und den Rest der Strecke zu Fuß zu gehen.

„Er muß *aktiv* denken", so Dr. Duncan. „Indem er viele kleine Dinge zusammenstellt, kann er sich eine tägliche 30-minütige sportliche Betätigung erarbeiten".

Für einen direkteren Ansatz kann er seine Spaziergänge von ein oder zwei Tagen wöchentlich auf sechs oder sieben erhöhen, zumindest 15 Minuten am Morgen und 15 Minuten abends. Beim Gehen, so fügt Dr. Durak hinzu, sollte er versuchen, sich darauf zu konzentrieren, so tief wie möglich zu atmen. Indem er lernt, seine Sauerstoffzufuhr zu verbessern, wird sich auch seine Einstellung zum Training verbessern. Da er Bücher mag, verbringt er offensichtlich viel Zeit im Sitzen. Das bedeutet: Er muß seine Beweglichkeit verbessern. Durak empfiehlt, einige Dehnübungen in seinen Tagesablauf zu integrieren, vor allem jene, die den Schulterbereich beweglicher werden lassen, was sich auch beim Bogenschießen auszahlen dürfte. (Für Tips zu Dehnungsübungen, siehe Kapitel zum Beugen und Dehnen, S. 338.)

Das Training

Nachdem er über ein oder zwei Wochen sein Geher-Pensum erhöht hat, kann er sich an ein energischeres Training wagen. Sein erstes Ziel sollte eine allgemeine Stärkung der Kondition sein. Hierzu empfiehlt Dragomir Cioroslan, eine ungefähr gleiche Anzahl an Übungen für den Oberkörper, den Unterkörper und den Mittelbereich anzustreben. Sein zweites Ziel sollte dann in der Zunahme seiner Ausdauerkraft bestehen. Hierbei empfiehlt Cioroslan eine hohe Anzahl an Wiederholungsübungen je Satz und eine hohe Anzahl an Sätzen pro Trainingseinheit.

Ein drittes Ziel dieses Trainings wäre die Stärkung seines Selbstbewußtseins. Hierzu muß er wieder ein Gespür von Kontrolle über seinen Körper bekommen, um sich daran zu erinnern, was es heißt, sich mit Leichtigkeit und Sicherheit zu bewegen. Wenn man sich in Form bringt, dann baut man neben den Fettablagerungen im Bauch und in den Arterien auch die im Gehirn ab.

Er sollte ungefähr drei Trainingstage pro Woche einplanen. Am Anfang sollte er zwischen den einzelnen Sätzen 1 Minute pausieren. Bei diesem Tempo dürfte das Training ca. 45 Minuten bis 1 Stunde dauern. „Einen neuen, gesünderen Lebensstil und ein Fitneßprogramm anzunehmen, ist das beste Geschenk, das er sich und seiner Frau zum Hochzeitstag machen kann", sagt Cirosolan. „Er muß nur die Willenskraft finden, dabei zu bleiben."

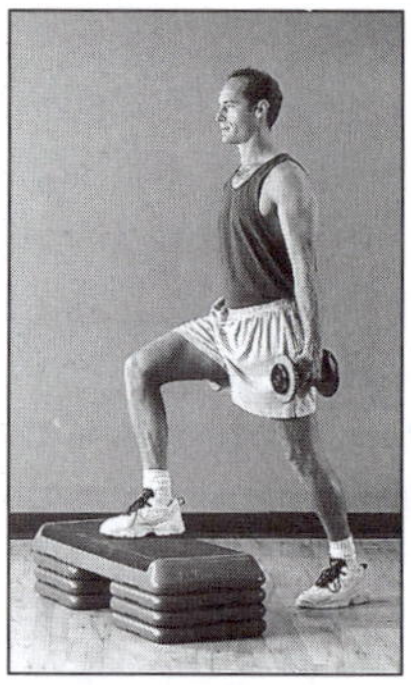

1. Schrittübungen (Seite 322) helfen, verschiedene wichtige Muskelgruppen im oberen Beinbereich zu stärken, vor allen die vorderen und hinteren Oberschenkelmuskeln sowie die Gesäßmuskeln. Der Aufbau dieser Muskeln verbessert Ihre Beweglichkeit. Versuchen Sie mit jedem Bein 15 Wiederholungen.

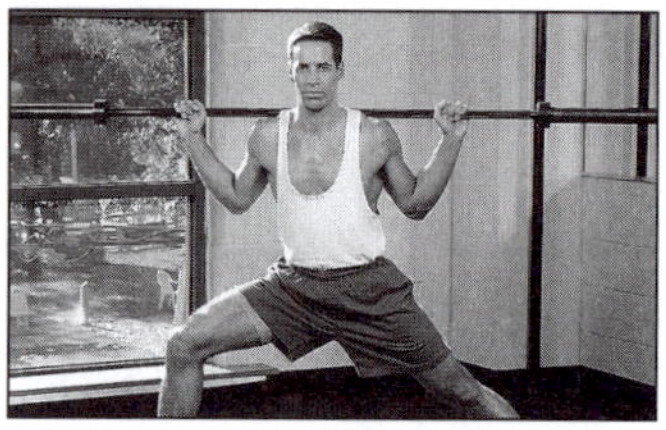

2. Der seitliche Ausfallschritt (Seite 236) dient zwei Zielen: Er stärkt und verbessert die Kondition der inneren Beinschenkelmuskeln und verbessert die Beweglichkeit der Sehnen und Bänder im Hüftbereich. Versuchen Sie 8–12 Wiederholungen.

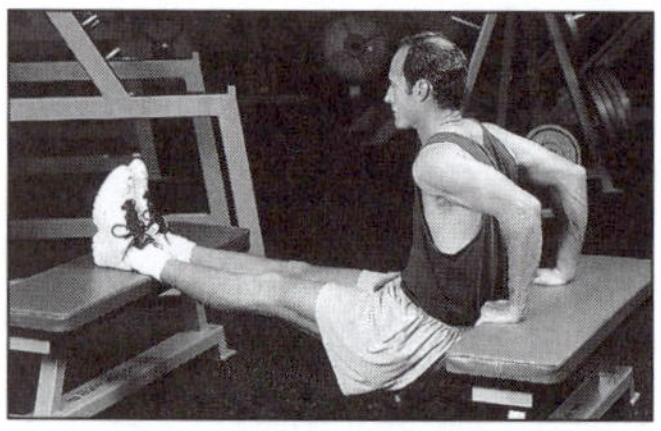

3. Parallele Armbeugen (Seite 272) zielen auf zwei wichtige Muskelgruppen: den Trizeps (hinterer Oberarm) und den breiten Rückenmuskel (mittlerer und unterer Rückenbereich). Die Beweglichkeit und Kraft von Rumpf und Oberkörper werden erhöht. Versuchen Sie 8–12 Wiederholungen.

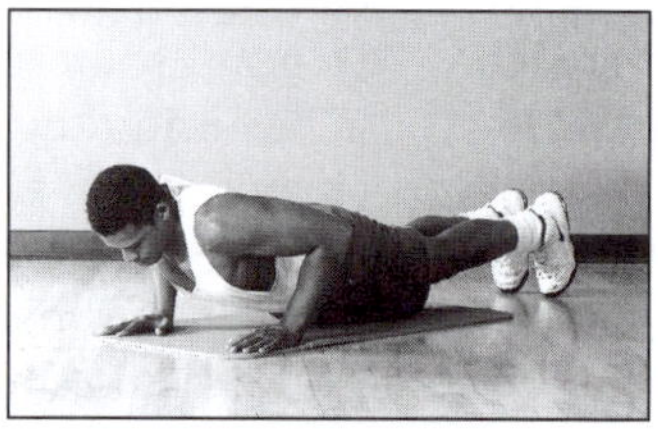

4. Liegestütze (Seite 286) sind eine klassische Übung zur Stärkung von Armen und Schultern, die zu einer allgemein besseren Kondition und Beweglichkeit beiträgt. Versuchen Sie 8–12 Wiederholungen.

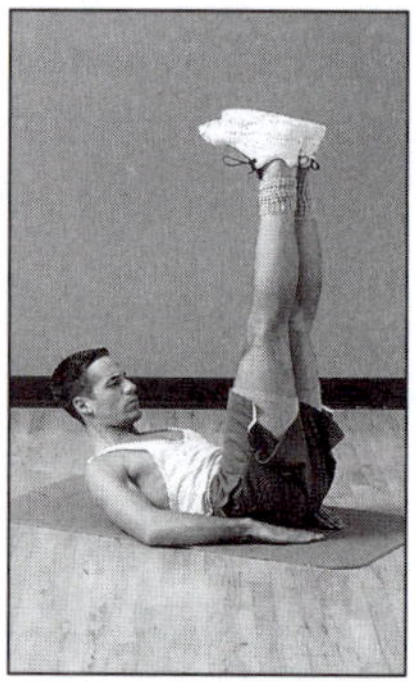

5. Heben der gestreckten Beine (Seite 202) zielt direkt auf den Unterleib ab. Es stärkt den Bauch und hilft, die Beweglichkeit zu verbessern, indem es die Gesamtstabilität des Körpers erhöht. Versuchen Sie 15 bis 20 Wiederholungen.

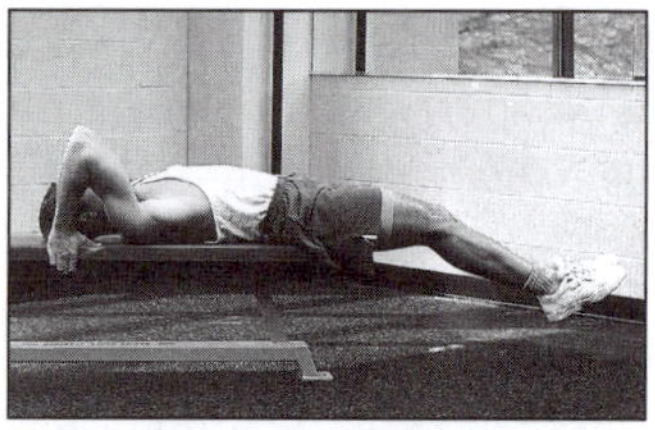

6. Beinheben auf der Bank (Seite 215) fordert die Bauchmuskeln noch mehr, wenn die gestreckten Beine gehoben werden. Ein höherer Schwierigkeitsgrad hilft, die Muskeln des Mittelkörpers stärker zu betonen. Versuchen Sie 15 bis 20 Wiederholungen.

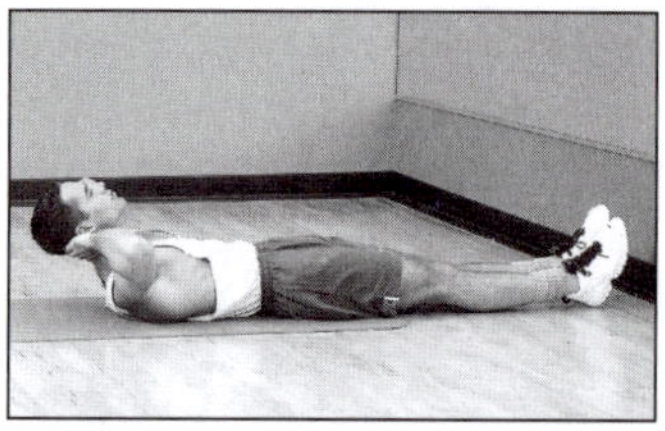

7. Crunchs (die moderne Rumpfbeuge; Seite 198) bilden die Grundlage für nahezu jedes Bauchkonditionstraining. Sie isolieren die oberen Bauchmuskeln und schützen den unteren Rückenbereich. Versuchen Sie bis zu 20 Wiederholungen.

SZENARIO 2: Die Zeit einteilen

ALTER: 35 Jahre
GEWICHT: 84 kg
GESUNDHEIT: Er raucht etwas, hat aber keine Gesundheitsprobleme.
TRAININGSROUTINE: Er spielt dreimal pro Woche Hallenfußball. Von Zeit zu Zeit hebt er Gewichte, wenn Freunde ihn einladen, mit ins Fitneßstudio zu kommen.
LEBENSSTIL: Er arbeitet freiberuflich beim Bau, hauptsächlich als Zimmermann. An den Wochenenden arbeitet er viel im Garten oder in der Garage. Das Mittagessen nimmt er sich gewöhnlich mit. Nach der Arbeit trinkt er meistens gern ein paar Bier.
GEWICHTSZIEL: Will in 20 Wochen 20 Pfund abnehmen (aufgrund einer Wette).
FITNESSZIEL: Seine Arme und Beine sind sehr kräftig ausgebildet, obgleich er festgestellt hat, daß er den Hammer nicht mehr wie früher schwingen kann. Außerdem würde er für's Fußballspielen gern etwas an Beinkraft zulegen.

Hier haben wir jemanden, der recht gut auf sich zu achten scheint, und der seine Gesundheit als eine ziemliche Selbstverständlichkeit betrachtet. Trotzdem ist er mittlerweile 35, und die kleinen Freuden des Lebens beginnen, einige Verschleißerscheinungen zu entwickeln. Zeit, darüber nachzudenken, wie sich einige schlechte Angewohnheiten verändern lassen. Heute lassen sie sich noch leichter abschütteln, als wenn er erst die 50 erreicht hat.

Da er bereits in einer guten Verfassung ist, ist es möglich, 20 Pfund in 20 Wochen abzunehmen, glaubt Marjorie Albohm. Die Wette ist eine gute Gelegenheit, um mit einem Fitneßprogramm zu beginnen, obwohl nur ein bißchen Geld zur Motivation auf dem Spiel steht. Aber Fitneßziele sollten immer langfristiger sein, als nur für die nächsten fünf Wochen, fügt sie hinzu.

Weiterhin gilt, daß Gewichtheben zwar gut ist, aber nur regelmäßiges Training bietet auch Ergebnisse. „Fußball ist eine ausgezeichnete aerobe Aktivität", sagt sie.

Es ist sicherlich nicht überraschend, daß alle Fachleute, die wir zu diesem Mann befragt haben, zuerst darauf hinwiesen, möglichst mit dem Rauchen aufzuhören. „Es gibt keinen Platz für das Rauchen in einem gesunden Leben", sagt Dragomir Ciorolan. Und im Hinblick auf die häufigen Biere nach der Arbeit meint Prof. Duncan „Mehrere Bier am Tag lassen sich nicht mit dem Ziel vereinbaren, Gewicht abzubauen."

Obgleich sein Problem nicht in einer Übergewichtigkeit besteht, sollte er auf seine Ernährung achten, sagt Cioroslan. „Er arbeitet wahrscheinlich körperlich sehr hart und nimmt wegen des Bierkonsums zu viele Kalorien auf. Das ist im Hinblick auf die Ernährung nicht ausreichend für jemanden mit seinem Energieverbrauch."

Das Training

Cioroslan entwickelte dieses Trainingsprogramm, um die wöchentlichen Fußballspiele des Mannes zu ergänzen und gleichzeitig die Kraft seines Hammerarms zu stärken. Die Hauptziele der ersten drei Übungen richten sich auf eine Erhöhung der Geschwindigkeit, der Wendigkeit und Ausdauer in den Beinen. Die Schrittübungen dienen ausschließlich der Erhöhung der Beinkraft. Die Armübungen werden seine Armkraft erheblich beeinflussen.

Das Training sollte zweimal pro Woche über jeweils 45–50 Minuten erfolgen. Cioroslan empfiehlt, daß er jeweils 1–2 Minuten zwischen den Sätzen pausiert, ausgenommen bei den Schrittübungen. Hier sollte er eine Pause von 3 Minuten zwischen den Sätzen einlegen. Eine längere Ruhephase wird bei Übungen empfohlen, die ausschließlich der reinen Kraftentwicklung dienen; kürzere Ruhephasen dienen der Ausdauerentwicklung.

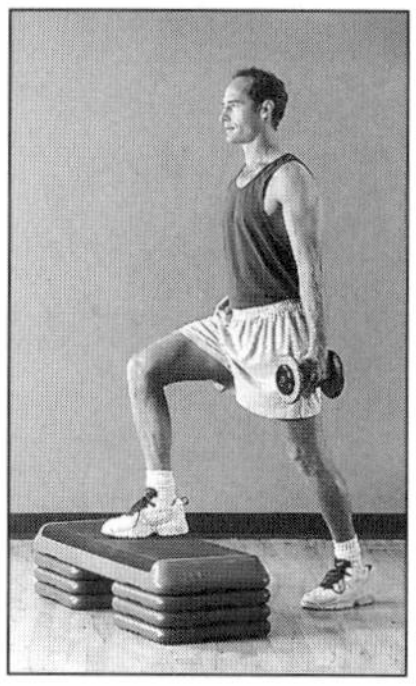

1. Schrittübungen mit Kurzhanteln (Seite 322) sind eine hervorragende Übung zur Kräftigung der Oberschenkelmuskeln. Sie bauen nicht nur Kraft und Stehvermögen der Beine auf, sondern bringen auch andere Muskeln ins Spiel, da Sie darauf achten müssen, das Gleichgewicht zu halten. Versuchen Sie mit jedem Bein 20 Wiederholungen.

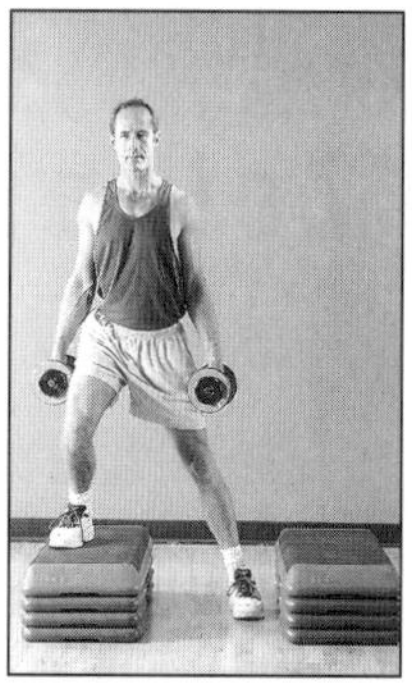

2. Seitliche Schrittübungen (Seite 237) stärken Kraft und Koordinationsvermögen der Beine. Diese Übung zielt insbesondere auf die inneren und äußeren Oberschenkel, den Beugemuskel des vorderen Hüftbereichs und die hinteren Oberschenkel ab, welche alle beim Laufen zum Tragen kommen. Versuchen Sie mit jedem Bein 20 Wiederholungen.

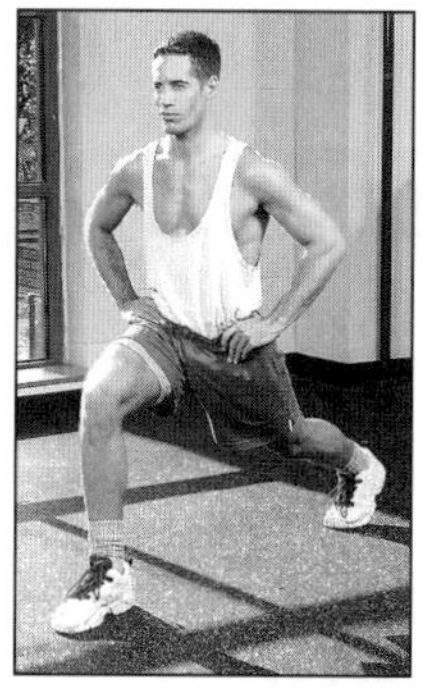

3. Der abwechselnde Ausfallschritt (Seite 235) ist eine weitere kraftbildende Übung für das wichtigste Körperteil eines Fußballspielers – die Beine. Diese Übung fordert die Beinmuskulatur in einer etwas anderen Weise als der seitliche Ausfallschritt. Versuchen Sie mit jedem Bein 20–25 Wiederholungen.

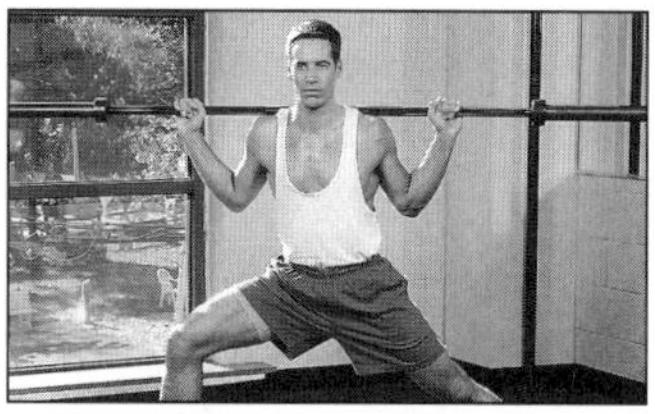

4. Seitliche Ausfallschritte (Seite 236) dienen ausgezeichnet der Entwicklung von Beinmuskeln, wie sie sowohl für die Geschwindigkeit wie die Wendigkeit benötigt werden. Versuchen Sie mit jedem Bein 15–20 Wiederholungen.

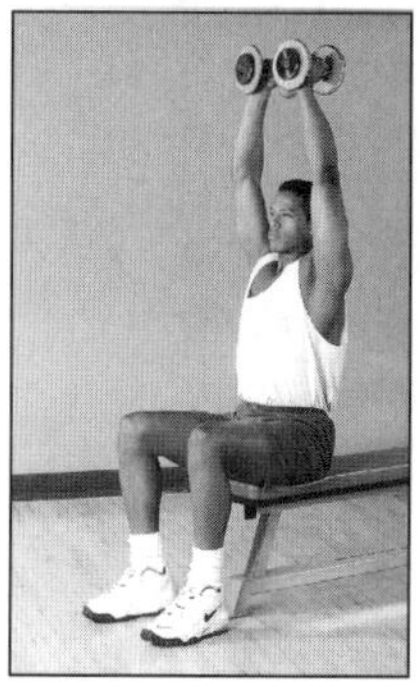

5. Über-Kopf-Drücken mit der Kurzhantel von der Brust zur Hochstrecke (Seite 294) trainiert die drei Muskelgruppen, die bei der Arbeit mit dem Hammer beansprucht werden: den Trizeps (hinterer Oberarm), den vorderen Deltamuskel (vordere Schulter) und den mittleren Deltamuskel (Außenseite der Schulter). Versuchen Sie 6–8 Wiederholungen.

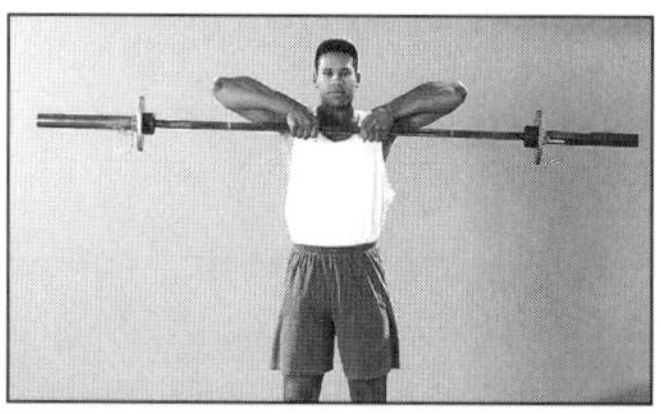

6. Das aufrechte Rudern (Seite 296) ist eine anspruchsvolle Übung, bei der die Kraft in den Unterarmen und in der Brust sowie in den Schultern gefördert wird. Versuchen Sie 8–12 Wiederholungen.

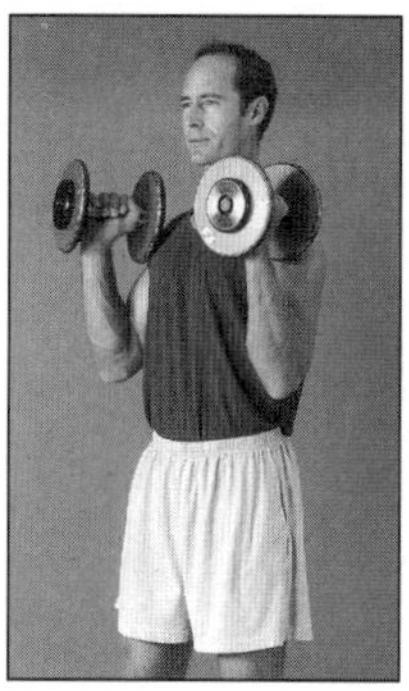

7. Wie der Name vermuten läßt, zielen die **Hammer-Curls** (Seite 262) auf die Muskeln, die beim Nägel einschlagen gefordert werden. Trainiert werden vor allem der Bizeps (vorderer Oberarm) und der Brachialismuskel (Vorderarmbeugemuskel). Versuchen Sie 8–12 Wiederholungen.

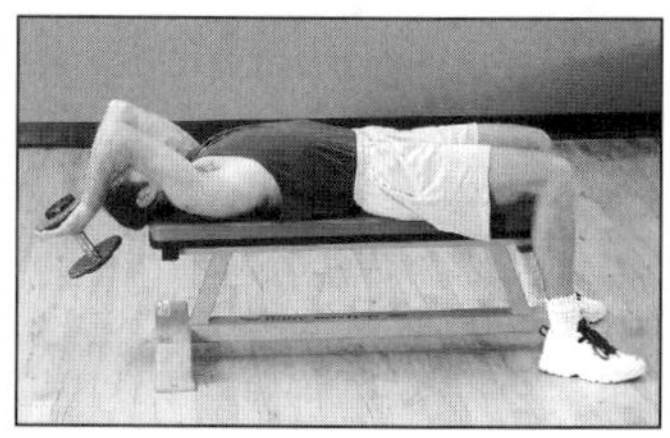

8. Trizeps-Streckübung im Liegen (Seite 267) bringen die gleichen Muskeln ins Spiel, wie sie beim Schwingen eines Hammers zur Anwendung kommen. Diese Übung hilft, den Trizeps (hinterer Oberarm) zu kräftigen. Versuchen Sie 15–20 Wiederholungen.

SZENARIO 3: Körperliche Erneuerung

ALTER: 50 Jahre
GEWICHT: 100 kg
GESUNDHEIT: Sein Blutdruck hat den Punkt einer mittleren Hypertension erreicht und steigt. Er fühlt sich häufig müde, wahrscheinlich aufgrund einer sich im Anfangsstadium befindlichen Diabetes, der nach Meinung seiner Ärzte vom Übergewicht herrührt.
TRAININGSROUTINE: Treibt weder Sport noch irgendeine sportliche Betätigung.
LEBENSSTIL: Er ist Pharma-Vertreter und verbringt 8 Stunden des Tages im Auto. Kochen ist sein Hobby, wodurch er am Abend mehrere Stunden auf den Füßen zubringt. Trifft sich einmal in der Woche mit befreundeten Gourmets zum Abendessen und Trinken.
GEWICHTSZIEL: Sein Arzt rät ihm, im Laufe des nächsten Jahres 30 Pfund abzunehmen.
FITNESSZIEL: Hofft darauf, eine gewisse Fitneß zu erzielen. Würde gern den Blutdruck und den Diabetes unter Kontrolle bekommen, sowie einige Muskeln kräftigen, die beim Stehen beansprucht werden, damit er bei der Küchenarbeit nicht so schnell ermüdet.

Dieser Mann hat wahrscheinlich die gleiche Einstellung bezüglich seines Körpers, wie manche Städte hinsichtlich ihrer U-Bahnen, Straßen und Parks hatten: hinausgeschobene Wartung. Die Ergebnisse sind offensichtlich und schmerzlich; dieser Mann wäre weise, ein ähnliches Schicksal für sich zu vermeiden.

Sein Ziel, 30 Pfund in einem Jahr abzunehmen, ist vernünftig. Das könnte er sogar erreichen, ohne seine wöchentlichen Gourmet-Abende mit Freunden aufzugeben. Dragomir Cioroslan schlägt jedoch vor, daß die Gruppe nicht später als 19.30 Uhr mit dem Essen beginnt, da Kalorien, die später aufgenommen werden, wenig Aussicht haben, noch verbrannt zu werden. Der Mann sollte auch den Chardonnay auf ein oder maximal zwei Gläser beschränken. Feiner Wein mag zwar der Nektar der Götter sein, aber die Götter müssen auch nicht auf ihr Gewicht achten.

Der nächste Schwerpunkt besteht darin, seinen Körper in Bewegung zu bringen. Ein 50jähriger übergewichtiger Mann mit erhöhtem Blutdruck und Diabetes muß sich darüber klar werden, daß das Risiko eines Herzanfalls nicht auszuschließen ist, sagt Frank Eksten. Aus diesem Grund sollte er auch seinen Arzt konsultieren, bevor er mit einem Fitneßtraining beginnt.

Eksten schlägt vor, daß er mit einfachen Spaziergängen beginnt, entweder draußen oder auf dem Laufband; anfänglich 15 Minuten, bis er sich auf eine halbe Stunde pro Tag hochgearbeitet hat.

Er könnte sich am Anfang auf nur zweimal pro Woche beschränken, sollte aber möglichst versuchen, an sechs Tagen zu gehen.

Gehen schafft mehr als nur eine Verbesserung des Herz-Kreislauf-System (kardiovaskuläre Fitneß). Es ist auch eine gute Methode, seine Beweglichkeit zu verbessern. Fügt er am Ende noch 5 Minuten Dehnungsübungen hinzu, fördert dies seine Gelenkigkeit noch etwas mehr. „Es wird ihm ein besseres Gefühl geben, sich zu bewegen und es wird ihm helfen, Verletzungen zu vermeiden", meint Eksten.

Zum Schluß sollte er sobald als möglich seinem aeroben Training noch etwas Krafttraining hinzufügen; hauptsächlich, weil er so viel Zeit hinter dem Lenkrad verbringt. Chip Harrison, Kraft- und Konditionstrainer an der Bundesstattlichen Universität von Pennsylvania in University Park, äußerte, daß ein energisches Gewichtstraining seine Stoffwechselrate erheblich heben würde und über 36 Stunden auf diesem Niveau beläßt – deutlich länger als ein aerobes Training. Durch diese Verlängerung werden zusätzliche Kalorien verbraucht, selbst wenn man ruht. Bei einem Krafttraining werden Muskeln aufgebaut, die mehr Kalorien für den Körper fordern als Fett dies tut. Der Mann kann also den Gedanken genießen, Fettzellen zu verbrennen, während er noch im Stadtverkehr oder auf der Autobahn ist.

Das Training

In Anbetracht, daß er nahezu bei Null beginnt, gestaltet sich sein Trainingsplan in zwei Phasen. Die erste ist ein leichtes Programm ohne Gewichte zum Eingewöhnen; die zweite ist zäher und wird ihn weiterbringen. Beide Trainingsphasen, sagt Cioroslan, sind darauf ausgelegt, daß sie Spaß machen und ihn ermutigen.

Phase eins, mit der zur gleichen Zeit wie mit den Spaziergängen begonnen werden sollte, dauert ungefähr 20–25 Minuten und wird zweimal pro Woche wiederholt.

Um sich auf die Haltung zu konzentrieren, empfiehlt Cioroslan, daß er alle Sätze einer Übung beendet, bevor er zur nächsten übergeht. Die zwei Trainingstage sollten von einer Ruhephase von 48–72 Stunden unterbrochen werden (zum Beispiel dienstags und freitags), damit sich seine völlig außer Form befindlichen Muskeln erholen können. Zwischen den Sätzen sollte er sich 2–3 Minuten Pause gönnen.

Phase zwei des Konditionsplans setzt an dem 2-Tage-Zeitplan an. Das Training wird intensiver, mit Übungen, die gleichermaßen auf den mittleren Bereich, den Ober- und den Unterkörper zielen. Einige der Übungen erfordern Lang- oder Kurzhanteln, er müßte also Mitglied in einem Klub werden oder sich die benötigte Ausrüstung für daheim kaufen. Die Pausen zwischen den Sätzen liegen hier bei 2–3 Minuten, so daß das gesamte Training 50 Minuten bis 1 Stunde dauern wird. Sobald er die Phase zwei geschafft hat, kann er sich dafür entscheiden, sein Training zu erweitern und z.B. die Phase eins mit einzubeziehen, indem er einige zusätzliche Trainingstage pro Woche einplant.

Phase Eins

Dieses Training stellt ein grundlegendes Anfängerprogramm dar, für jemanden, der deutlich außer Form ist. Die meisten Übungen erfordern keine Gewichte; trotzdem führt das Training den Körper durch eine Reihe an Bewegungsformen.

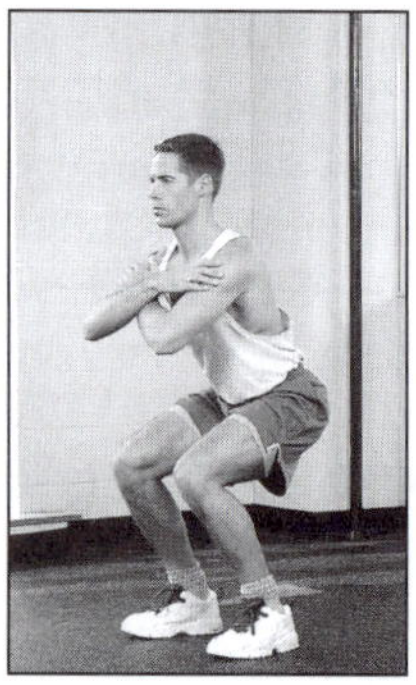

1. Freihand-Kniebeuge (Seite 317) ist eine grundlegende Beinübung, bei der die Muskeln des oberen Beinbereichs und des Gesäßes beansprucht werden. Sie hilft beim Aufbau einer grundlegenden Beweglichkeit. Versuchen Sie 15 bis 20 Wiederholungen.

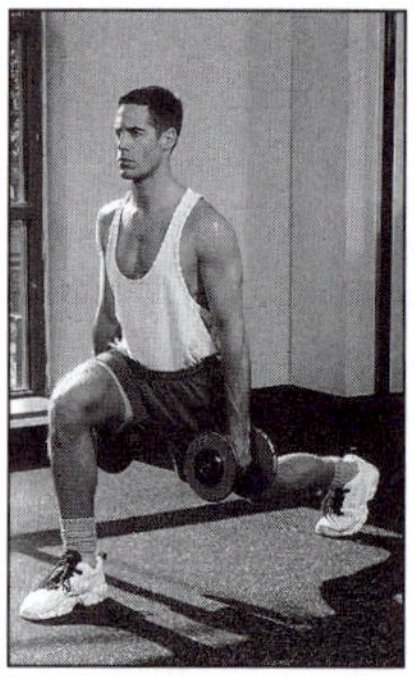

2. Ausfallschritt aus dem Stand (Seite 234) dient hervorragend zur Verbesserung der Hüftbeweglichkeit und zur Kräftigung der inneren Schenkel- und Gesäßmuskeln. Versuchen Sie 8–10 Wiederholungen.

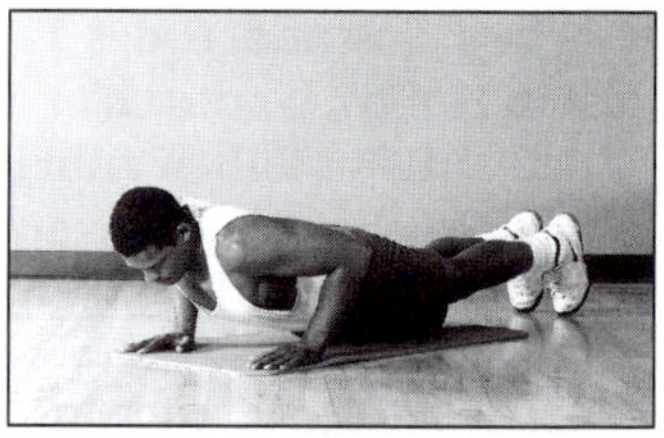

3. Liegestütze (Seite 286) sind die grundlegendste Übung zur Stärkung von Armen, Schultern und Brust. Versuchen Sie 5–10 Wiederholungen.

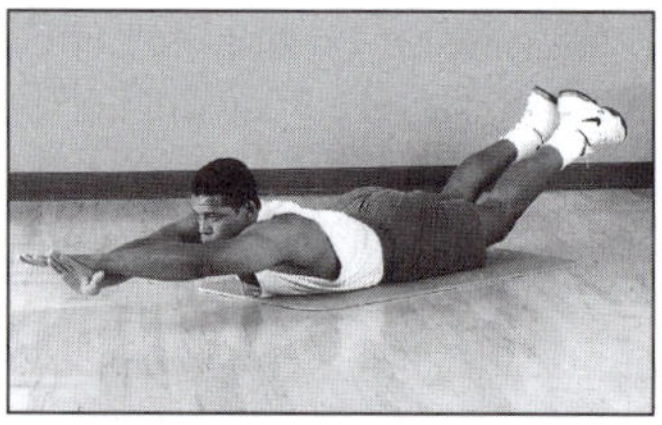

4. Heben der Beine und des Oberkörpers aus der Bauchlage (Seite 230) beansprucht eine Vielzahl von Muskeln auf der Rückseite des Körpers – von den hinteren Oberschenkelmuskel bis zum Gesäßmuskel und den Muskeln des oberen und unteren Rückens. Versuchen Sie 8 bis 15 Wiederholungen.

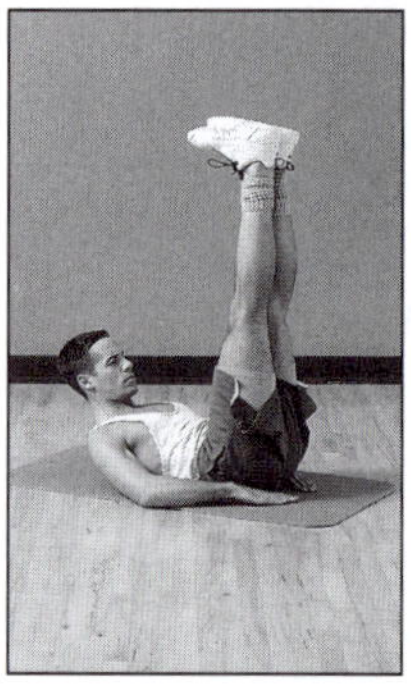

5. Heben der gestreckten Beine (Seite 202) kräftigt sanft den Mittelbereich, indem es die unteren Bauchmuskeln und den Beugemuskel des vorderen Hüftbereichs beansprucht. Versuchen Sie 10 Wiederholungen.

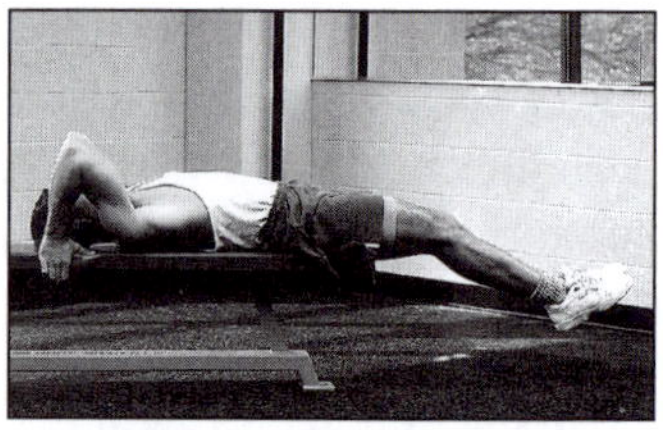

6. Beinheben auf der Bank (Seite 215) spricht die unteren Bauchmuskeln und die Hüften an und stärkt die untere Rückenpartie. Versuchen Sie 10 Wiederholungen.

PHASE ZWEI

Bei diesem Trainingsteil kommen die Gewichte hinzu und die Konzentration liegt auf zusammengesetzten Hebeübungen, bei denen verschiedene Gelenke und große Muskelgruppen gleichzeitig trainiert werden. Mit Hilfe zusammengesetzter Übungen kann er seinen ganzen Körper in recht kurzer Zeit trainieren. Nach drei oder vier Wochen Trainingsroutine sollte er beginnen, die Übungen zu mischen oder zu verändern. Wenn er einen Punkt erreicht hat, an dem er meint, für weitere Herausforderungen bereit zu sein, sollte er allmählich die Gewichte oder die Anzahl an Wiederholungen erhöhen, um seine Muskeln weiter zu fordern.

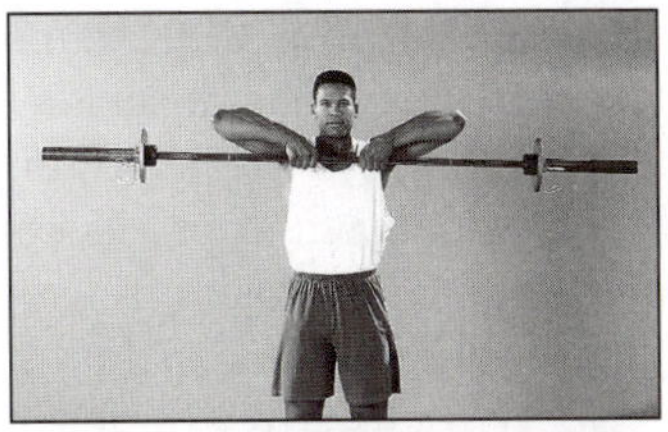

1. Das aufrechte Rudern (Seite 296) ist eine gute Übung für die Unterarmmuskeln, den Bizeps (vorderer Oberarm) und die Schultern. Es schadet auch dem oberen Rückenbereich nicht. Versuchen Sie 10–12 Wiederholungen.

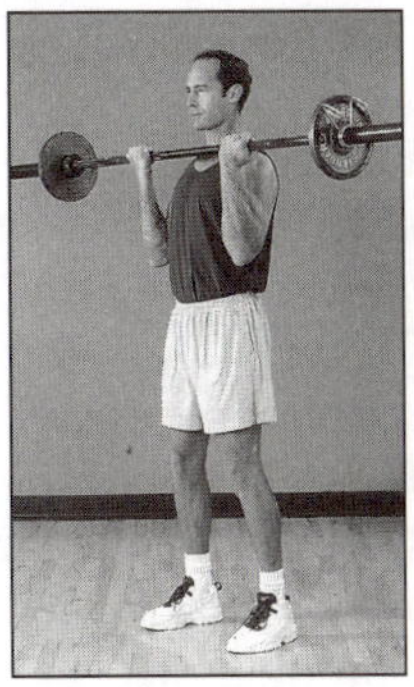

2. Langhantel-Curls (Seite 257) richtet sich direkt auf den Bizeps und kann auch leicht zu Hause ausgeführt werden. Versuchen Sie 8–12 Wiederholungen.

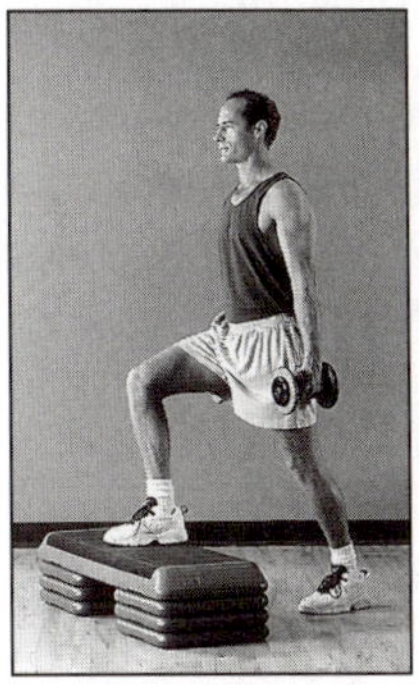

3. Die Schrittübungen mit Kurzhanteln (Seite 322) zielen auf zwei große Muskelgruppen: die Oberschenkelmuskeln und die Gesäßmuskeln. Auch die kardiovaskuläre Kondition wird verbessert. Versuchen Sie 10 Wiederholungen.

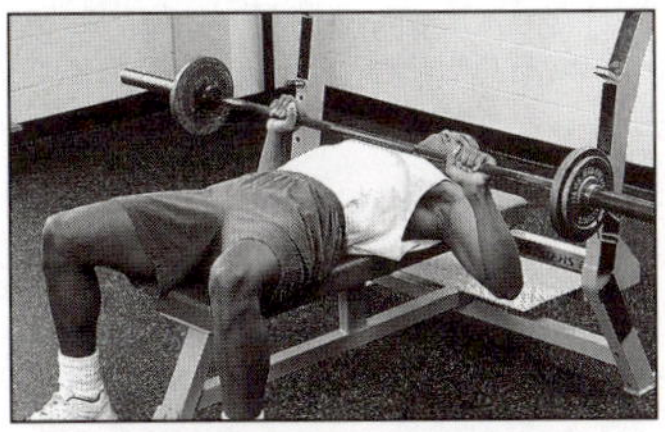

4. Bankdrücken (Seite 277) ist eine weitere klassische Übung, die den gesamten Oberkörper kräftigt. Versuchen Sie 6–10 Wiederholungen.

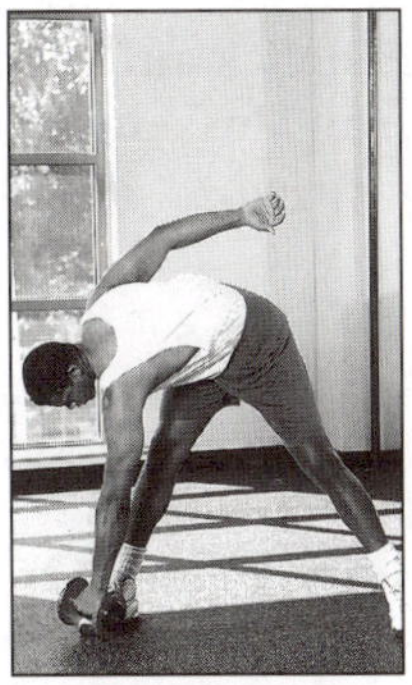

5. Dreieckshaltung oder Zehberühren (Seite 231) bietet eine Konditionsübung für den ganzen Körper, von den hinteren Oberschenkelmuskeln bis zum unteren Rückenbereich. Versuchen Sie mit jeder Seite 8 bis 10 Wiederholungen.

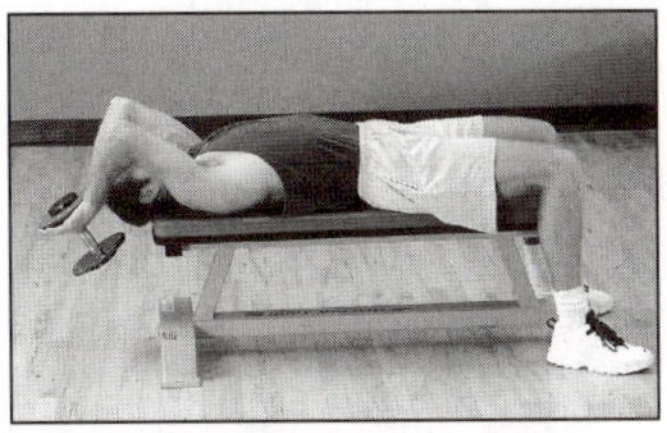

6. Trizeps-Streckübung im Liegen (Seite 267) richten sich an den Gegenspieler des Bizeps – den Trizeps (hinterer Oberarm). Versuchen Sie 8 bis 10 Wiederholungen.

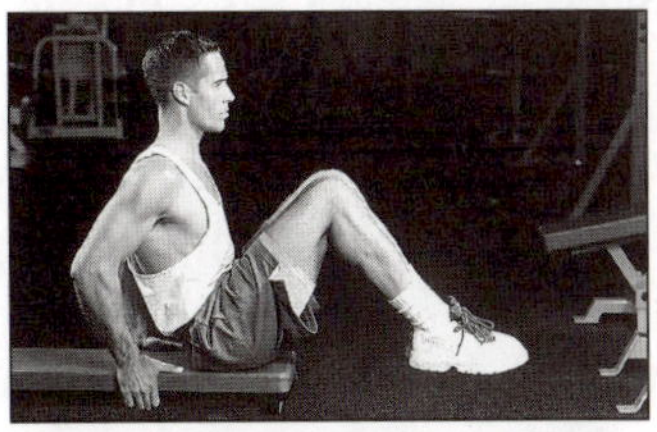

7. Ruder-Crunches (Seite 206) richten sich vorrangig an die oberen Bauchmuskeln sowie die äußeren schrägen Bauchmuskeln und die unteren Bauchmuskeln. Versuchen Sie 15 bis 20 Wiederholungen.

SZENARIO 4: Von hart zu härter

ALTER: 26 Jahre
GEWICHT: 77 kg
GESUNDHEIT: Absolut keine Probleme.
TRAININGSROUTINE: Er spielt täglich Basketball, hebt viermal wöchentlich Hanteln im Fitneßstudio und arbeitet daheim gelegentlich mit Kurzhanteln. Außerdem schwimmt und läuft er.
LEBENSSTIL: Arbeitet als Türsteher in einem renommierten Klub, verbringt die Abende und Nächte vorrangig auf den Beinen.
GEWICHTSZIEL: Möchte so bleiben wie er ist und vielleicht einige Pfund zunehmen.
FITNESSZIELE: Dank seines regelmäßigen Sports und Gewichthebens ist er wirklich schlank und gut gebaut. Im Hinblick auf seinen Job würde er gern ein bißchen an Muskeln zunehmen und den Mittelbereich kräftigen.

Anscheinend ist dem Mann gar nicht bewußt, wie fit er bereits ist. Basketball, Hanteln, Schwimmen, Laufen, ein Vollzeitjob, der viel Stehen erfordert. Was will er mehr?

Er muß wirklich aufpassen, daß er nicht zu intensiv herangeht. Mit 26 Jahren geht das, aber wenn er dabei bleibt, könnten eines Tages Verletzungsprobleme auftreten oder jener Moment des psychologischen Ausgebranntseins. „Sportler, die sich zu stark antreiben, können tatsächlich ein Übertrainings-Syndrom erfahren, bei dem Überbeanspruchung des Körpers sie zusammenbrechen läßt", sagt Marjorie Albohm. Der Tennis-Ellenbogen oder die Schwimmerschulter sind typische Beispiele hierfür.

Harvey Newton führt eine weitere Möglichkeit an. Dieser Mann nimmt seinem Körper zusätzliche Gewinne, indem er seinen Muskeln keine ausreichende Erholungsphase zwischen den Trainingstagen läßt.

Nach Dragomir Cioroslan sollte er zuerst ganz ehrlich seinen Zeitplan anschauen und darüber nachdenken, seine sportliche Betätigung zu verringern. Er sollte 7–8 Stunden Schlaf pro Nacht haben und nach einem intensiven Gewichtstraining 48 Stunden warten, bevor er erneut Gewichte drückt.

Der typischste Weg für jemanden, der bereits in solch guter Verfassung ist, seinen Bauchbereich besser aussehen zu lassen, wäre, Körperfett abzubauen und mehr Muskeln zu entwickeln. Er ist bereits schlank, aber wenn er weniger Cheeseburger zu sich nehmen würde, die wahrscheinlich seine hauptsächliche Speise an seinem Arbeitsplatz darstellen, könnte er noch schlanker werden. Das würde auch seinen bereits vorhandenen Muskeln ermöglichen, sich besser abzuzeichnen.

Gleichzeitig muß er aus seinem gegenwärtigen Training einen optimal muskelbildenden Vorteil ziehen, indem er darauf achtet, ausreichend Eiweiße zu sich zu nehmen. Cioroslan empfiehlt, daß er 20–25 Prozent seiner täglichen Kalorienmenge aus Eiweißen bestreitet. Viele Bodybuilder erreichen dieses Ziel, indem sie in Reformhäusern Eiweißpulver kaufen. Ein gesünderer Weg wäre, einfach etwas mehr eiweißhaltige Nahrung zu seinem Ernährungsplan hinzuzufügen, z. B. mageres Fleisch, Fisch oder fettarme Milchprodukte, sagt Professor Peter W.R. Lemon, Leiter des Labors für Angewandte Physiologische Forschung an der Kent State Universität in Kent, Ohio.

In Anbetracht seines hohen Niveaus an sportlicher Betätigung, sollte der junge Mann vor allem auf eine eventuelle Dehydrierung, d. h. einen physiologischen Wasserentzug bei den Stoffwechselvorgängen, und auf Vitaminmangel achten. Cioroslan empfiehlt, mindestens 8–10 Glas Wasser am Tag zu trinken. Auch die tägliche Einnahme einer ergänzenden Multivitamin/Mineralien-Tablette wäre gut.

Das Training

Da bereits in einer hervorragenden Form, ist dieser Mann in der günstigen Lage, auf Feinheiten seines Körpers eingehen zu können. Cioroslan entwickelte für ihn ein Trainingsprogramm, das sich auf Bauchübungen mit starkem Widerstand konzentriert. Bei höchstmöglicher Gewichtsbelastung sollten trotzdem noch einige Wiederholungen durchgeführt werden. Die intensiven, verlängerten Anstrengungen werden Fett verbrennen und darunterliegende Muskeln neu formen.

Da der Mann bereits Gefahr läuft, sich überzutrainieren, sollte er dieses Training nur zweimal pro Woche in sein regelmäßiges Gewichtstraining einbinden.

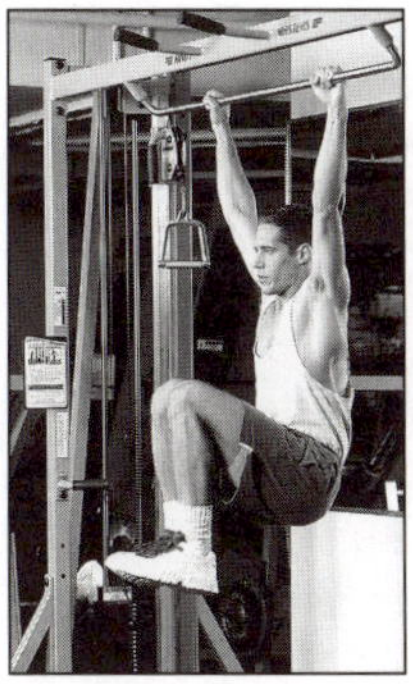

1. Hängende Kniehebungen (Seite 205) geben den unteren Bauchmuskeln ein hartes Training, und auch die oberen und seitlichen Bauchmuskeln werden die Intensität spüren. Ein starker Mann sollte in der Lage sein, bis zu 20 Wiederholungen vorzunehmen.

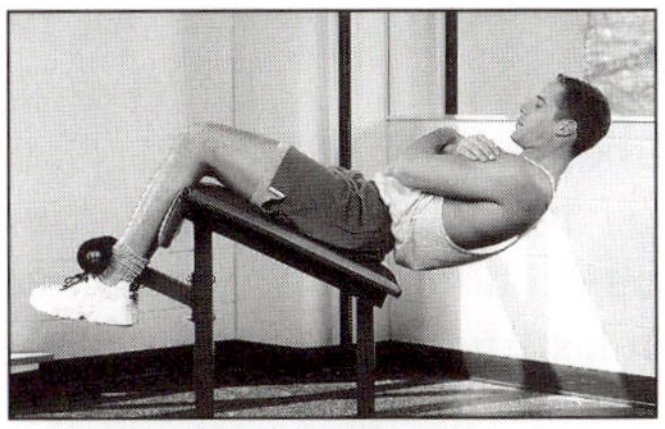

2. Rumpfbeugen im Römischen Sitz (Seite 204) zielen auf alle Bauchmuskeln. Fangen Sie mit 20 – 30 Wiederholungen an und arbeiten Sie sich gegebenenfalls auf 40 hoch.

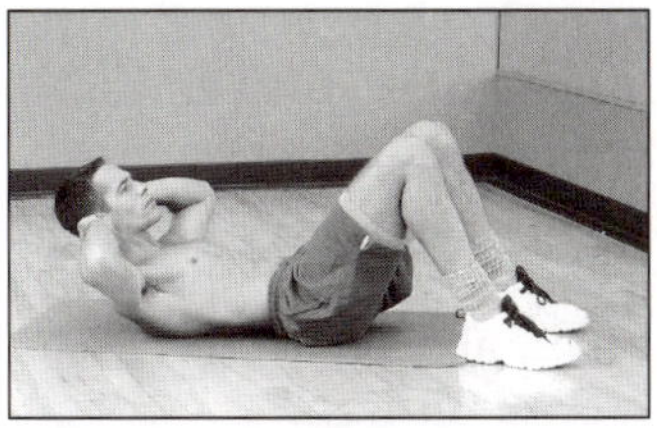

3. Rumpfbeugen mit angestellten Beinen (Seite 199) ist eine fortgeschrittenere Version der Standard-Rumpfbeuge. Es zielt auf die oberen, unteren und seitlichen Bauchmuskeln und verleiht ein härteres, ausgeglicheneres Aussehen. Versuchen Sie 20 – 25 Wiederholungen.

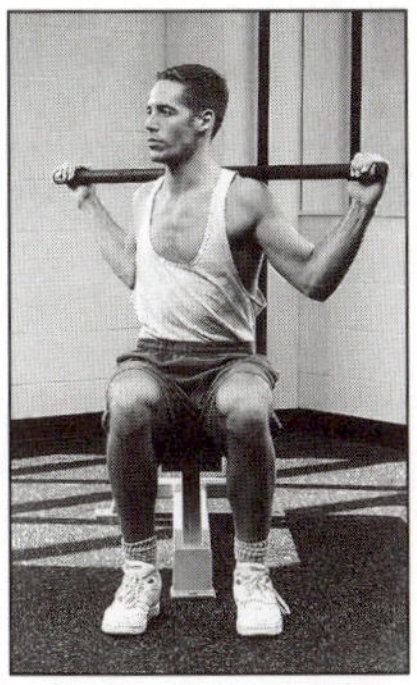

4. Drehungen im Sitzen (Seite 210) beanspruchen die äußeren schrägen Bauchmuskeln, wodurch die Taille in Form gebracht wird. Außerdem hilft es, den ultimativen „Waschbrett"-Bauch zu bekommen Versuchen Sie 25 – 30 Wiederholungen.

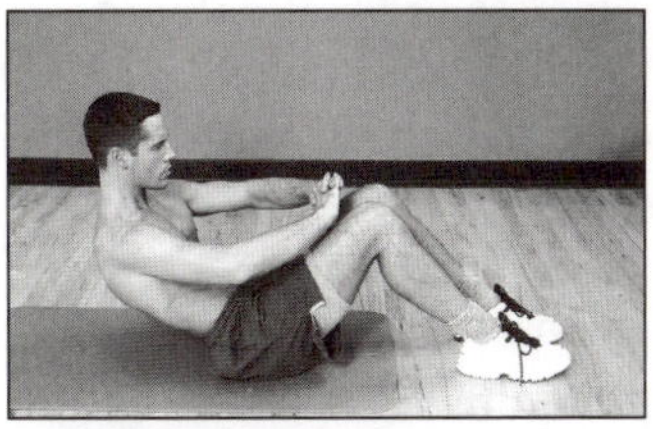

5. Exzentrische Rumpfbeugen (Seite 214) bilden eine hervorragende Ausdauer- sowie Kraftübung. Versuchen Sie 20 Wiederholungen.

SZENARIO 5: Gemischte Nachrichten

ALTER: 30 Jahre
GEWICHT: 68 kg
GESUNDHEIT: Er hat eine leichte Schleimbeutelentzündung in jeder Schulter. Das linke Bein ist nach einer Bänderverletzung, die er sich vor 10 Jahre zuzog, etwas empfindlich; gewöhnlich kein Problem, aber es kann bei starker Belastung zu Schmerzen führen.
TRAININGSROUTINE: Läuft an vier bis fünf Tagen pro Woche morgens 3 – 8 Kilometer. Am Wochenende arbeitet er als Trainer der Kinderfußballmannschaft, so daß noch einige Kilometer hinzu kommen.
LEBENSSTIL: Er arbeitet als Wachmann. Als Alleinerziehender von zwei Kindern, 7 und 9 Jahre alt, verbringt er die meiste Freizeit daheim.
GEWICHTSZIELE: Er ist sich immer darüber bewußt gewesen, dünn zu sein und würde gern etwas an Gewicht zulegen, um auf 75 – 77 kg zu kommen.
FITNESSZIELE: Er würde gern einmal einen Marathon laufen; folglich möchte er seine Beinkraft und Ausdauer verbessern und vielleicht die Unannehmlichkeit in seinem linken Bein mindern. Mit ein paar Zentimetern mehr auf Schultern, Armen und Beinen hofft er auch, ein etwas kräftigeres Aussehen zu bekommen.

Haben Sie schon einmal festgestellt, wieviele Dinge, die Sie in Ihrem Leben tun möchten, mit anderen Dingen, die Sie auch wollen, unvereinbar sind? Wollen Sie die Karriere oder ein glückliches Familienleben? Sie wollen die Fußball-Spezialsendung sehen und gleichzeitig läuft ein guter Film auf einem anderen Kanal. Sie wollen schlank bleiben und einen Marathon laufen oder etwas an Körperform zulegen und gleichzeitig kürzer treten?

„Viele dieser Ziele vertragen sich nicht miteinander", sagt Frank Eksten. „Einen Marathon zu laufen ist ein gutes Ziel, aber am Oberkörper 15 Pfund zuzunehmen, würde dieses Ziel nicht leichter machen. Sie werden auch nicht viele kräftiggebaute Marathonläufer finden."

Eksten weißt auch darauf hin, daß ein Marathontraining nicht helfen dürfte, jene 15 Pfund hinzu zu gewinnen, auf die der Mann hofft. Statt dessen könnte die Belastung der vielen zusätzlichen Trainingsläufe den Zustand seiner infolge der einstigen Beinverletzung ohnehin angegriffenen Gelenke verschlimmern.

Das Gleiche gilt auch bezüglich der Kräftigung von Schultern und Armen. Auch hier muß er sorgfältig darauf achten, daß sich die Schleimbeutelentzündung nicht verschlimmert.

Quintessenz ist, daß er eine Wahl treffen muß. „Er muß sich überlegen, welches seiner Ziele Priorität erhalten soll", meint Eksten. „Wenn er versucht, alles zu erreichen, würde er beginnen, gegen sich selbst zu arbeiten."

In erster Linie ist sein geschädigtes Bein zu berücksichtigen. Das ist die schwache Stelle, die alle seine anderen Ziele sabotieren könnte, sagt Dragomir Cioroslan. Indem er unbewußt seinem geschädigten Bein Vorrang gäbe, würde er es zweifellos weiter schwächen, allmählich die natürliche Balance seines Körpers zum Kippen bringen und damit eine Grundlage für weitere Verletzungen bieten.

Außerdem sollte er mit Dehnübungen vorsichtig sein, die das Knie einbeziehen.

Wenn er sich ernsthaft auf das Krafttraining zur Stärkung seines Oberkörpers einlassen will, vielleicht ein Jahr; nachdem er den Marathon aus seinem Trainingssystem ausgeschlossen hat, sollte er sich auf die Schleimbeutelentzündung konzentrieren. Das nachfolgend beschriebene Konditionstraining sollte helfen, die Schulterschmerzen zu mildern, indem es die Muskeln, Gelenke und Sehnen stärkt sowie die Blutzirkulation verbessert.

20 Pfund zuzulegen ist nichts Abwegiges. Zum Teil wird das Gewicht von den Muskeln kommen, die durch das Gewichtheben aufgebaut werden, aber vorwiegend nimmt man auf die traditionelle Weise zu: durch Essen.

„Das Hauptproblem bei Leuten, die zunehmen wollen, ist, daß sie glauben, mehr Eiweiß zu benötigen, obgleich ihr Eiweißhaushalt okay ist. Was sie benötigen sind mehr Kalorien", erklärt Ann C. Grandjean, Professorin im Bereich Sportmedizin-Programme der medizinischen Fakultät an der Universität von Nebraska und Leiterin des Internationalen Zentrums für Sporternährung, beide in Omaha. Die Hauptsache bei der Gewichtszunahme ist Geduld. 20 Pfund zuzunehmen kann ohne weiteres ein Jahr und länger dauern.

Das Training

Das nachfolgend beschriebene Training wurde von Cioroslan entworfen und richtet sich auf die von unserem Mann genannten zwei Schwerpunkte. Die ersten vier Übungen helfen, seine Knie- und Beinkraft zu verstärken, während die anderen Übungen dazu dienen, Schultern und Arme aufzubauen.

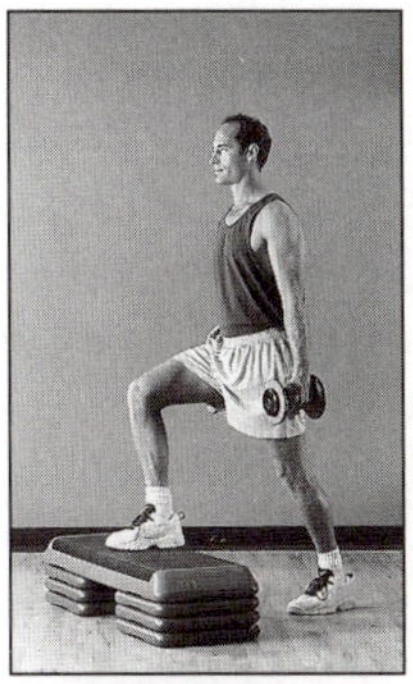

1. Schrittübungen mit Kurzhanteln (Seite 322) bieten ein energisches Training für die Oberschenkel- und Gesäßmuskeln. Diese Übung verbessert auch die Stabilität der Knie. Versuchen Sie 15 Wiederholungen.

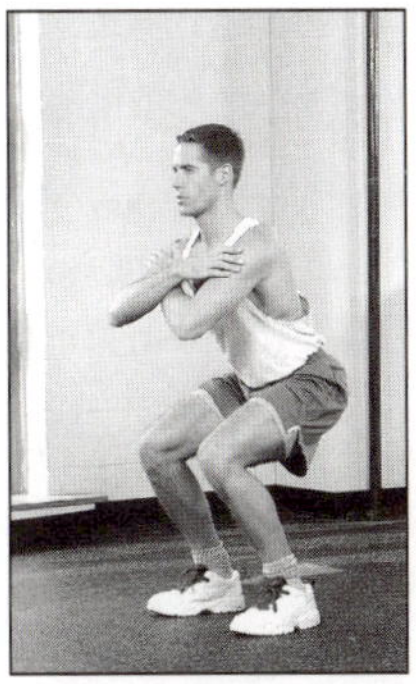

2. Freihand-Kniebeuge (Seite 317) baut die für Läufer wichtige Beinkraft auf, indem sie die vorderen und hinteren Oberschenkelmuskeln sowie die Gesäßmuskeln beansprucht. Eine stärkere Beinmuskulatur ermöglicht nicht nur ein schnelleres Laufen, sondern hilft auch, Verletzungen zu vermeiden. Versuchen Sie 15 – 25 Wiederholungen.

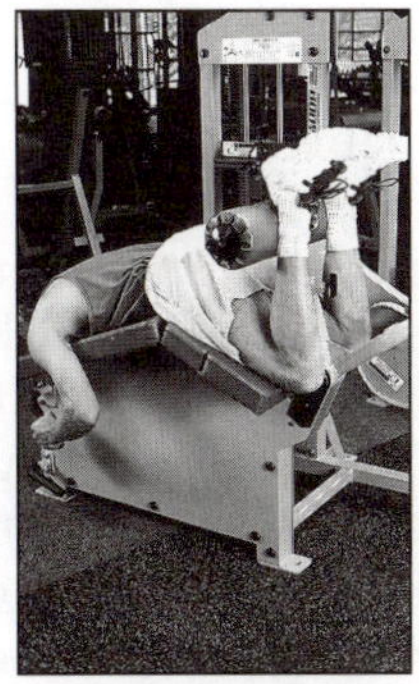

3. Bein-Curls (Seite 320) helfen, die hinteren Oberschenkelmuskeln und den Kniegelenkbeuger zu stärken. Diese Übung ist besonders wichtig, da beide Muskeln besonders anfällig gegenüber Laufverletzungen sind. Versuchen Sie 12 – 15 Wiederholungen.

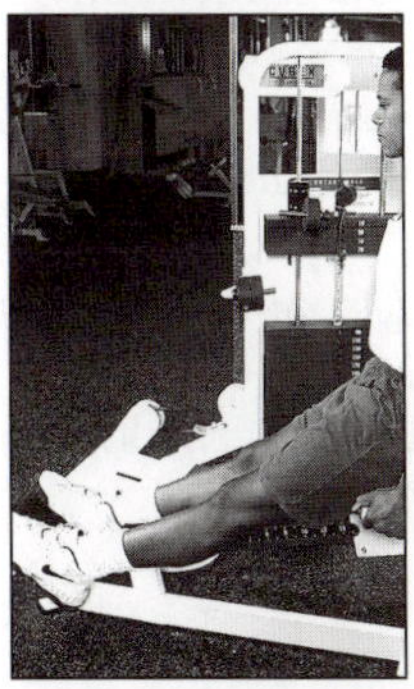

4. Zehen-Drücken (Seite 326) trainiert die Wadenmuskeln im unteren Beinbereich. Diese Übung ist besonders wichtig, weil die Wadenmuskeln den Läufer vorantreiben und viel von der Wucht jedes Schrittes abfangen. Versuchen Sie 15 – 20 Wiederholungen.

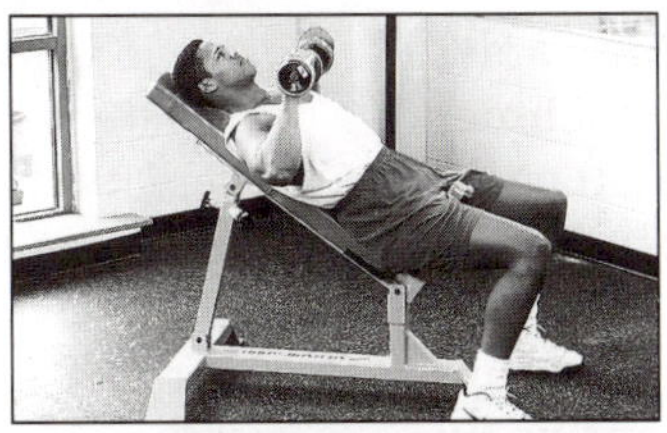

5. Kurzhantel-Drücken aus der Schräge (Seite 280) richtet sich auf zahlreiche Körperpartien. Es trainiert den oberen Brustkorb und die vorderen Schulterpartien sowie den Trizeps (hinterer Oberarm). Versuchen Sie 8 – 12 Wiederholungen.

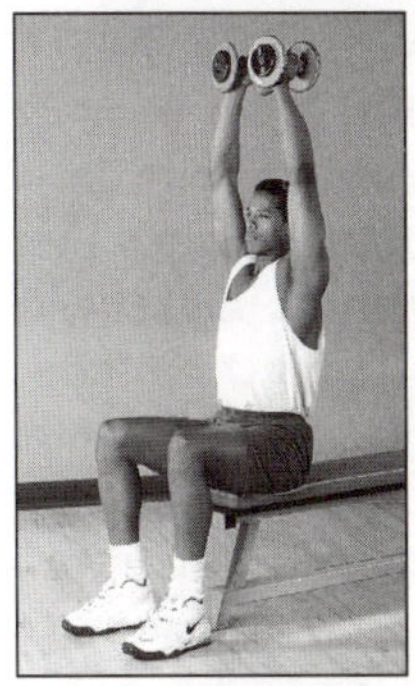

6. Über-Kopf-Drücken mit der Kurzhantel von der Brust zur Hochstrecke (Seite 294) ist eine klassisches Mittel zur Kräftigung des Oberkörpers, gibt ihm mehr Masse und kräftigt sowohl die Arme wie die Schultern. Versuchen Sie 8 – 12 Wiederholungen.

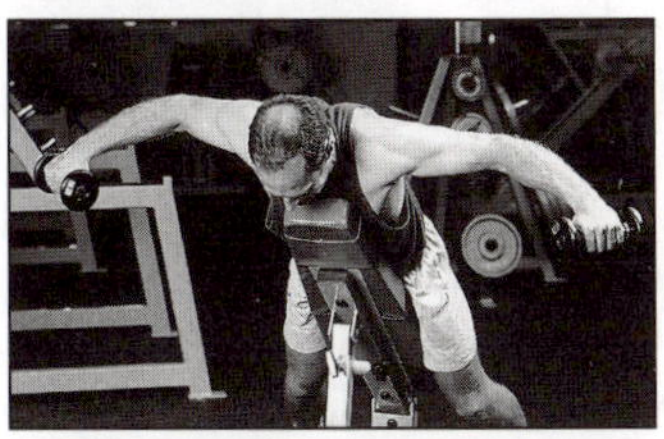

7. Heben seitwärts, liegend (Seite 301) bearbeitet die Muskeln des oberen Rückenbereichs und gibt der gesamten Schulter mehr Kraft und Stabilität. Diese Übung wird auch dem Rumpf ein besseres Gleichgewicht geben. Versuchen Sie 10 – 12 Wiederholungen.

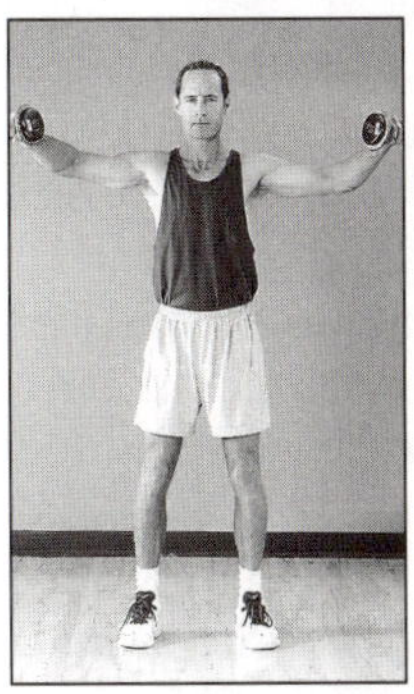

8. Heben seitwärts im Stand (Seite 298) bietet eine hervorragende Übung zum Aufbau von Kraft und Muskelmasse in den Schultern. Versuchen Sie 8 – 12 Wiederholungen.

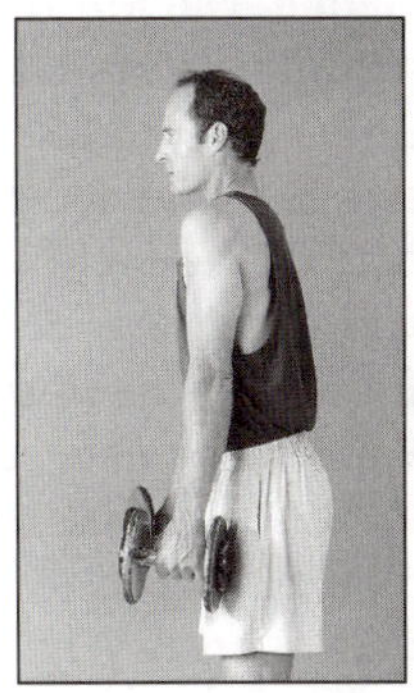

9. Schulterkreisen (Seite 305) pumpt Blut in alle Schultergelenke, einschließlich Sehnen, Bänder und Muskeln. Mehr Blut bedeutet, daß mehr Sauerstoff und Nährstoffe die Bereiche erreichen und somit helfen, Schmerzen zu verhindern. Versuchen Sie 12 – 20 Wiederholungen.

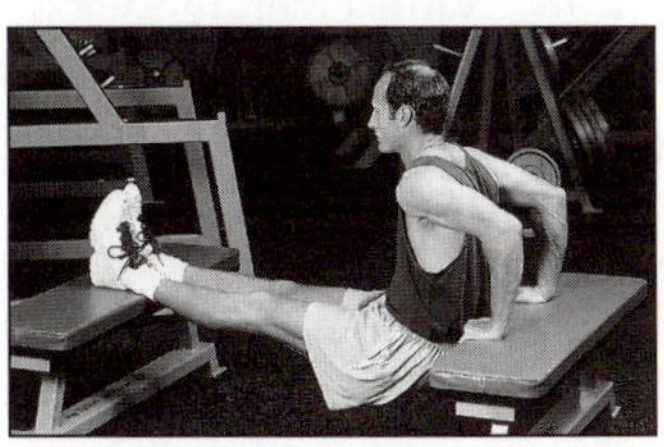

10. Parallele Armbeugen (Seite 272) trainieren alle drei Trizepsmuskelköpfe (hinterer Oberarm), während sie die Spannung im Latissimus dorsi (dem breiten Rückenmuskel im mittleren und unteren Rückenbereich) erhalten. Versuchen Sie 8 – 10 Wiederholungen.

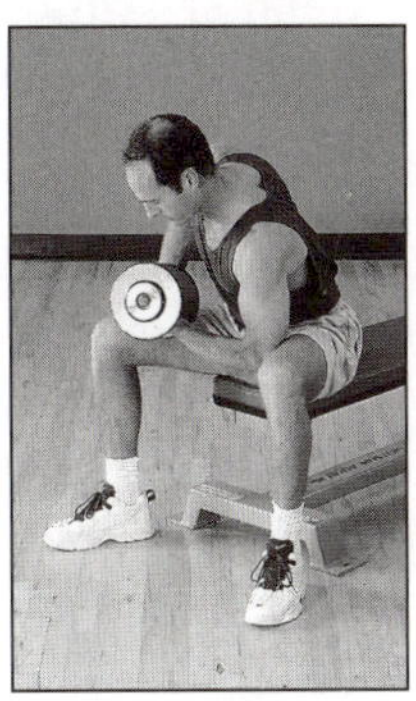

11. Konzentrations-Curls (Seite 264) bieten ein hervorragendes Training für den Bizeps (vorderer Oberarm). Da weniger Muskeln einbezogen werden, konzentriert sich diese Übung nur auf den Bizeps und Sie sollten deshalb mit leichteren Gewichten beginnen. Versuchen Sie 12 – 15 Wiederholungen.

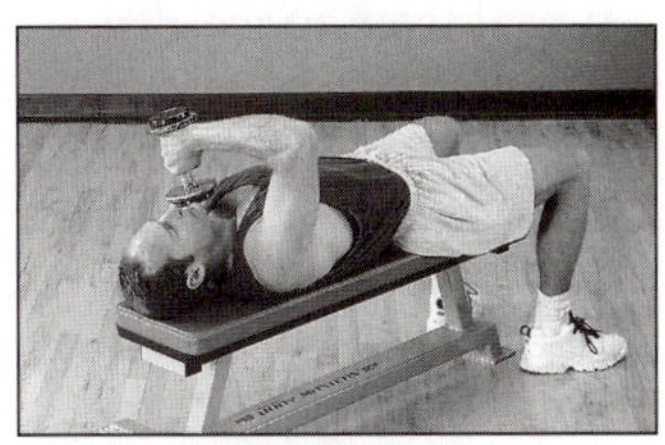

12. Trizeps-Streckübung quer zur Schulter (Seite 268) helfen, ein vollständiges Armtraining auszuführen, indem der Trizeps (hinterer Oberarm) an Kraft und Größe gewinnt. Versuchen Sie 8 – 12 Wiederholungen.

SZENARIO 6: Vom Punkt Null

ALTER: 42 Jahre
GEWICHT: 159 kg
GESUNDHEIT: Seit 25 Jahren ist er übergewichtig, manchmal auch sehr stark. Er nimmt Medikamente gegen hohen Blutdruck und Arthritis, welche beide aus der Fettleibigkeit resultieren. Er hat Probleme selbst kurze Entfernungen zu laufen. Meistens holt seine Frau die Post; er versucht, nicht mehr als ein- bis zweimal am Tag Treppen zu steigen.
TRAININGSROUTINE: Am Gymnasium spielte er früher Fußball, bis sein Gewicht zunehmend zu einem Problem wurde. Auch Gartenarbeit machte ihm früher Spaß, aber jetzt kann er sich kaum tief genug bücken, um den Boden zu berühren. In den letzten Jahren ist er ausgesprochen seßhaft geworden und an das Haus gebunden.
LEBENSSTIL: Journalistikprofessor, gibt aber in den letzten Jahren, aufgrund von Gesundheitsproblemen, weniger Kurse. Schläft 10 Stunden pro Tag und hält jeden Nachmittag sein Mittagsschläfchen. Auch um sein Sexualleben ist es ruhig bestellt, mangels Energie und Beweglichkeit.
GEWICHTSZIEL: Es ist ausgesprochen wichtig, daß er abnimmt, damit sich seine Gesundheit nicht weiter verschlechtert. Sein Arzt rät ihm, 45 – 50 kg abzunehmen; er selbst würde gern auf 90 kg kommen, aber da er nahezu sein Leben lang übergewichtig gewesen ist, ist sein Vertrauen bezüglich Abnehmen gering.
FITNESSZIEL: Er würde gern seine medizinischen Probleme besser unter Kontrolle bekommen und seine Beweglichkeit verbessern, um etwas aktiver zu werden.

Vor diesem Mann liegt ein hartes Stück Arbeit. Er ist derartig außer Form, daß er sich erst einmal in einen besseren Zustand bringen muß, um überhaupt an seiner Form arbeiten zu können. Das bedeutet viel Arbeit für ihn, aber sein Fall ist nicht hoffnungslos. Natürlich muß er seinen Arzt konsultieren, bevor er mit einem Trainingsplan beginnt, sagt Professor John Duncan. Abgesehen davon, daß sein Arzt einem bestimmten Trainingsplan zustimmen sollte – eine Notwendigkeit für Menschen mit hohem Blutdruck – sollte er sowohl einen Trainer als auch einen Ernährungsberater hinzuziehen, wenn er es sich leisten kann.

Paradoxerweise muß er soviel schaffen, daß seine Fitneßstrategie äußerst einfach aussieht und nur aus zwei Teilen besteht: Abnehmen und an Beweglichkeit zunehmen. Dragomir Cioroslan stellte die Beweglichkeit voran. Er kann nicht abnehmen, wenn er sich nicht bewegen kann. Die vielleicht größte Herausforderung wird darin bestehen, am Anfang in Schwung zu kommen. Chip Harrison von der Universität von Pennsylvania in University Park, empfiehlt ein Wassertrainingsprogramm, das sich am besten eignen könnte, ihn bei einem minimalen Widerstand wieder daran zu gewöhnen, seinen Körper zu nutzen.

Das zweite und ergänzende Ziel besteht darin, nicht mehr als 8 Stunden pro Nacht zu schlafen. Ganz offensichtlich braucht man zum Schlafen weniger Kalorien, als wenn man wach ist und sich bewegt.

Das Training

Jeder Tag sollte nach Cioroslan mit einem 10 – 20minütigem Spaziergang beginnen. Gegebenenfalls kann er beim Gehen einige leichte Dehnübungen einfügen: die Arme über seinen Kopf heben oder den Oberkörper nach links und rechts drehen. Er kann auch mit dem Kopf rollen oder sich ein- oder zweimal beugen, um einen Kieselstein oder Zweig aufzuheben. Die Häufigkeit dieser Dehnungen sollte im Lauf der Zeit zunehmen, bis sie zu einer Routine werden, die man während eines Spazierganges vier- bis fünfmal wiederholt.

Er könnte gelegentlich auch versuchen, 25 bis 30 Schritte rückwärts zu laufen, wodurch sein Gleichgewichtsgefühl und die Beweglichkeit verbessert werden. Wenn er sich dabei wohlfühlt, kann er einige leichte Ausfallschritte hinzunehmen, und so langsam beginnen, die Beweglichkeit der Muskeln in der Leistengegend und im Oberschenkel aufzubauen. Cioroslan empfiehlt 5 – 10 Ausfallschritte mit jedem Bein, jeden Morgen.

Wenn er damit zurechtkommt, kann er versuchen, seitliche Ausfallschritte (5 – 10 je Seite) zu machen, die sein Koordinationsvermögen und die Wendigkeit verbessern. Ziel ist es, seinen Körper wieder mit etwas seit langem Vergessenen vertraut zu machen: Beweglichkeit.

Schließlich sollte er beginnen, am Ende jedes Spaziergangs einige Dehnungsübungen im Stehen auszuführen. Damit werden die Muskeln, Bänder und Sehnen gelockert, die aufgrund des Bewegungsmangels steif und fest geworden sind. Gleichzeitig fördern sie auch die Beweglichkeit. Sobald ihm diese Übungen keine Schwierigkeiten mehr bereiten, sollte er zu einer strengeren Trainingsphase wechseln. Dieser viertägige Wochenplan gestaltet sich zunehmend intensiver. Das Training gilt zugleich als Ergänzung zu den täglichen Spaziergängen, die weiter fortgesetzt werden sollten.

Die ersten zwei Übungen konzentrieren sich auf den Unterkörper und werden dessen Beweglichkeit deutlich verbessern. Weitere Übungen konzentrieren sich auf die Bauchmuskulatur, ein Schwerpunkt bei jemanden, der fast 160 kg mit sich herumträgt.

MONTAG

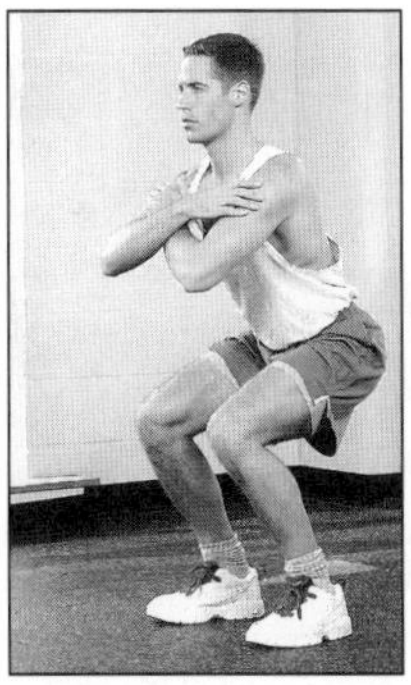

1. Freihand-Kniebeuge (Seite 317) ist eine grundlegende Übung ohne den untrainierten Körper zu stark zu beanspruchen. Diese Übung richtet sich an die vorderen und hinteren Oberschenkelmuskeln und die Gesäßmuskeln. Versuchen Sie 15 – 20 Wiederholungen.

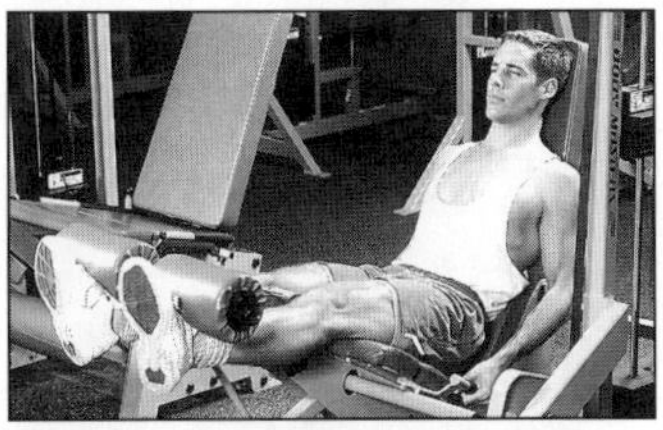

2. Beinstreckübungen (Seite 319) unter Verwendung leichter Gewichte bieten ein intensives Training für den Oberschenkel sowie die Sehnen und Bänder um die Kniegelenke. Außerdem wird die Beweglichkeit und Flexibilität erhöht. Versuchen Sie 15 – 20 Wiederholungen.

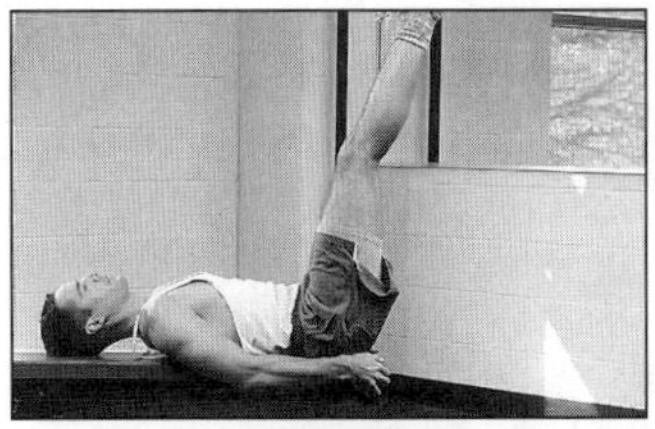

3. Beinheben (Seite 207) beansprucht die unteren Bauchmuskeln. Diese Übung hilft, den mittleren Körperbereich zu stärken und beweglicher zu machen. Versuchen Sie 8 – 10 Wiederholungen.

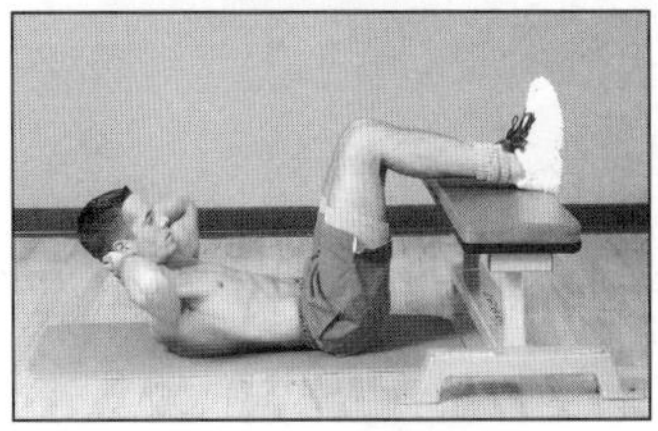

4. Rumpfbeugen mit den Beinen auf einer Bank (Seite 200) hilft, den Bauch zu kräftigen, während es gleichzeitig den unteren Rückenbereich unterstützt. Versuchen Sie 15 – 20 Wiederholungen.

Nachfolgend wird ein abgerundetes Hebetraining beschrieben, das mit Übungen für die Brust und die Arme beginnt und dann die Hüften und die Beine einbezieht.

DIENSTAG

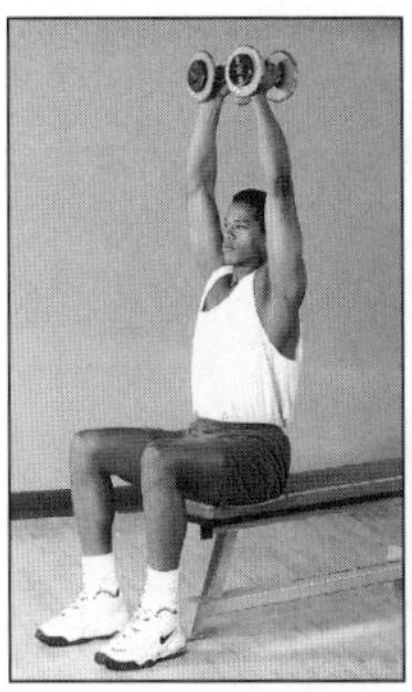

1. Über-Kopf-Drücken mit der Kurzhantel von der Brust zur Hochstrecke (Seite 294) bildet eine gute zusammengesetzte Hebeübung, bei der die Brust-, Schulter-, die trapezförmigen Kappenmuskeln (oberer Rückenbereich und Nacken) und die Trizepsmuskeln (hinterer Oberarm) beansprucht werden. Versuchen Sie 10 – 12 Wiederholungen.

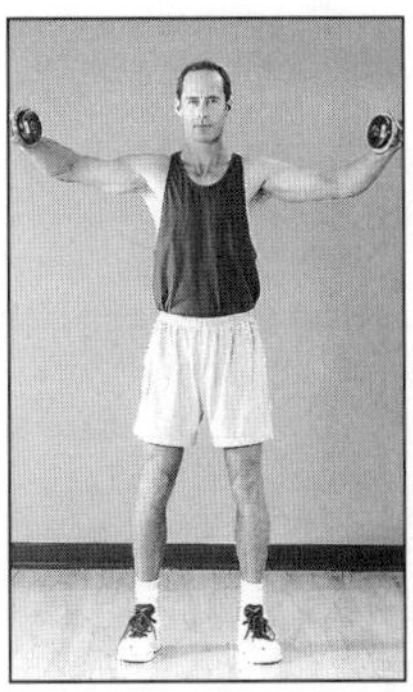

2. Heben seitwärts im Stand (Seite 298) konzentriert sich auf die Schultern und gibt Ihnen Kraft und Beweglichkeit für die noch folgenden Übungen. Versuchen Sie 10 – 12 Wiederholungen.

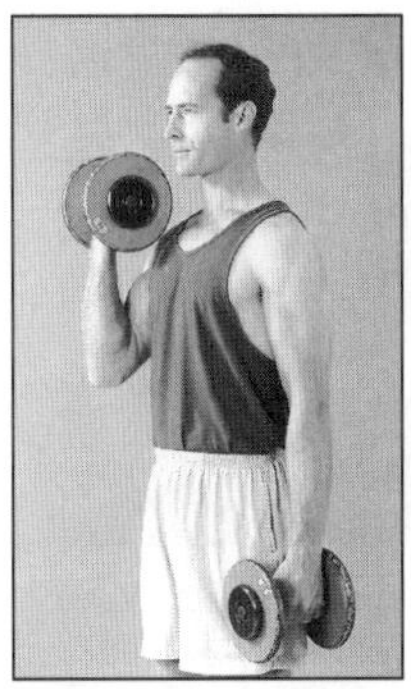

3. Abwechselnde Bizeps-Curls (Seite 261) bieten eine großartige Übung zur Entwicklung des Oberkörpers. Genauer gesagt zielen sie auf den Bizeps (vorderer Oberarm) und den Brachialismuskel (Vorderarmbeugemuskel). Versuchen Sie 15 Wiederholungen je Arm.

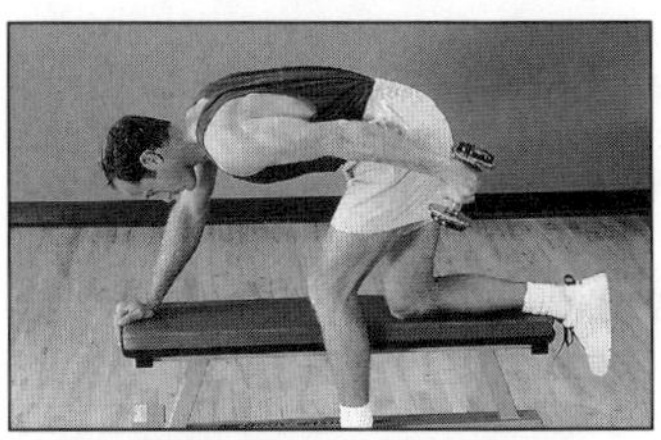

4. Kurzhantel-Rücktritte (Seite 271) helfen, den Oberkörper im Gleichgewicht zu halten und dabei oft vernachlässigte Muskeln zu trainieren. Beansprucht werden nicht nur der Trizeps (hinterer Oberarm), sondern auch die Schultern. Versuchen Sie mit jedem Arm 10 Wiederholungen.

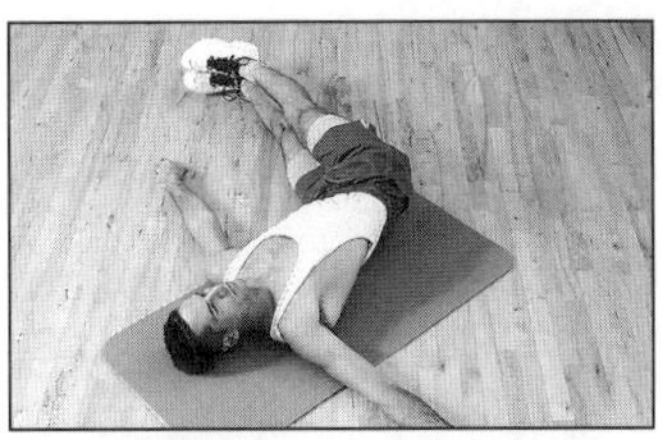

5. Hüftrollen (Seite 218) sind unentbehrlich bei Menschen, die viel sitzen. Diese Übung hilft, die Beweglichkeit in den Hüftgelenken aufzubauen und stärkt die schrägen Bauchmuskeln. Versuchen Sie 10 Wiederholungen zu jeder Seite.

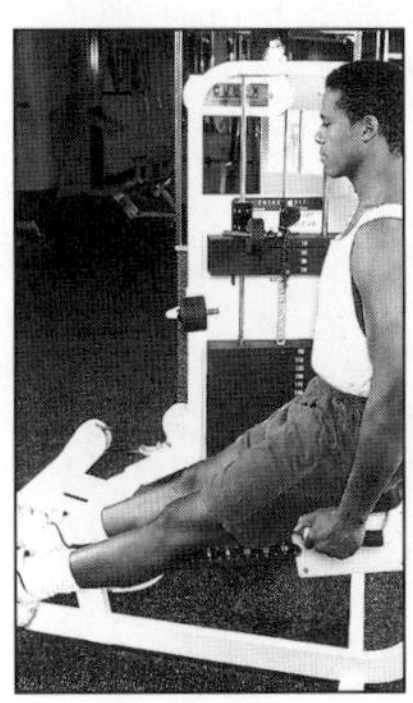

6. Zehen-Drücken (Seite 326) gibt den Wadenmuskeln sowie den Sehnen und Bändern der Fußknöchel Kraft und Flexibilität; ein wichtiger Punkt, um Verletzungen durch Laufen oder Gehen zu vermeiden, vor allem, wenn derjenige nicht in Form ist. Versuchen Sie 20 – 25 Wiederholungen.

Das folgende Training wird seine Beweglichkeit und das Gleichgewicht verbessern und Muskelmasse aufbauen.

DONNERSTAG

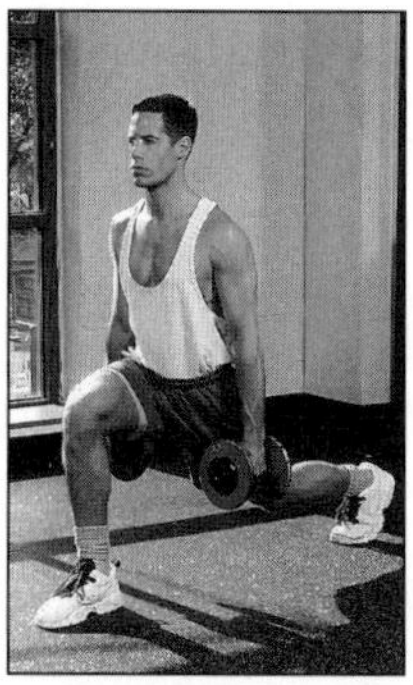

1. Ausfallschritte aus dem Stand mit Kurzhanteln (Seite 234) sind ein intensives Training aller oberen Beinmuskeln. Beginnen Sie mit einer 25 Pfund Hantel in jeder Hand, und erhöhen Sie das Gewicht, wenn die Übung leichter wird. Versuchen Sie mit jedem Bein 5 – 8 Wiederholungen.

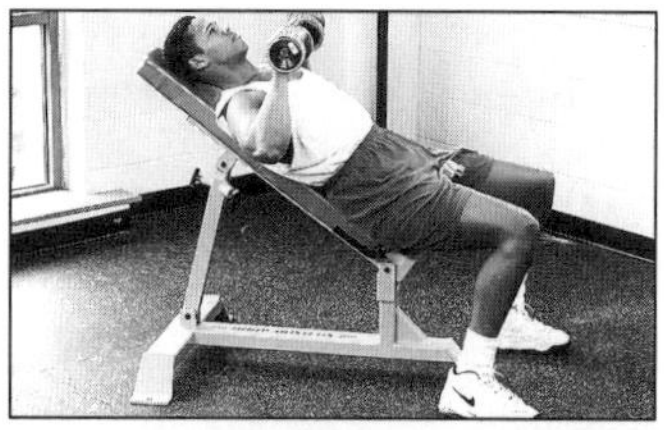

2. Kurzhantel-Drücken aus der Schräge (Seite 280) richtet sich auf zahlreiche Körperpartien. Es trainiert den oberen Brustkorb und die vorderen Schulterpartien sowie den Trizeps (hinterer Oberarm). Versuchen Sie 8 – 12 Wiederholungen.

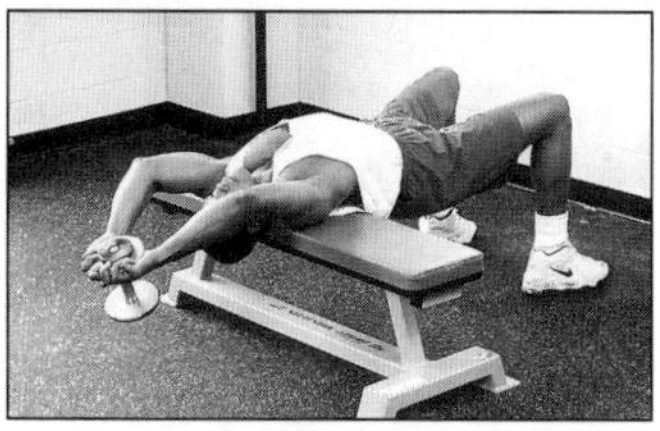

3. Überzug mit gebeugtem Arm (Seite 284) beansprucht den Trizeps (hinterer Oberarm), die Schultern und den oberen Brustbereich. Eine der besten Übungen zur Ausbildung von Kraft und Beweglichkeit im Oberkörper. Versuchen Sie 8 – 10 Wiederholungen.

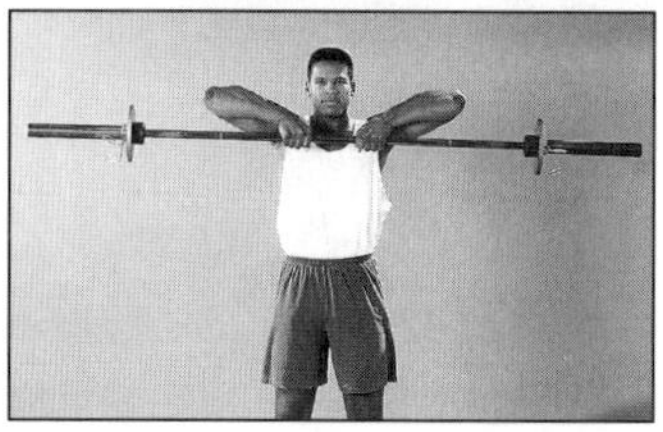

4. Eine zusammengesetzte Übung ist das **aufrechte Rudern** (Seite 296), bei dem die trapezförmigen Kappenmuskeln (oberer Rücken und Hals), Schultern, Unter- und Oberarme beansprucht werden. Beginnen Sie mit einer leeren Langhantel und belasten Sie zunehmend mit Gewichten, wenn die Übung leichter fällt. Versuchen Sie 8 – 10 Wiederholungen.

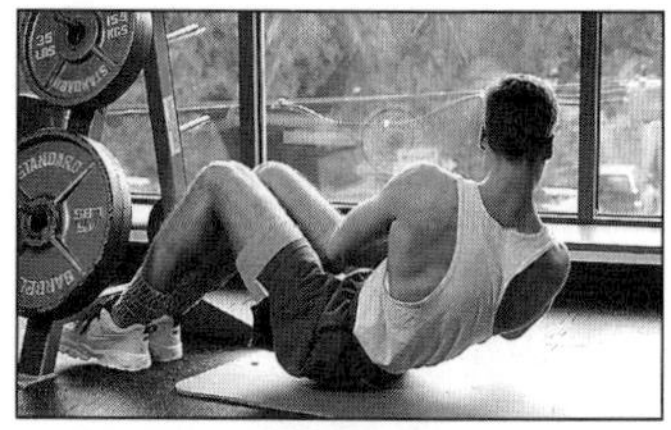

5. Seitliche Rumpfdrehung (Seite 209) beansprucht die schrägen Bauchmuskeln und entwickelt die wichtige Beweglichkeit des Mittelbereichs. Das ist der Teil des Körpers, der sich im Laufe eines Tages (ganz abgesehen vom Training) viel dreht und wendet. Versuchen Sie 20 – 25 Wiederholungen.

Am Freitag beendet er die Woche mit dem schwierigsten Training, das auf die Körpermitte, den Rücken und die Beine zielt. Schwerpunkt bleibt für Cioroslan weiterhin die Beweglichkeit, um eine feste Grundlage für das weitere Training zu legen.

FREITAG

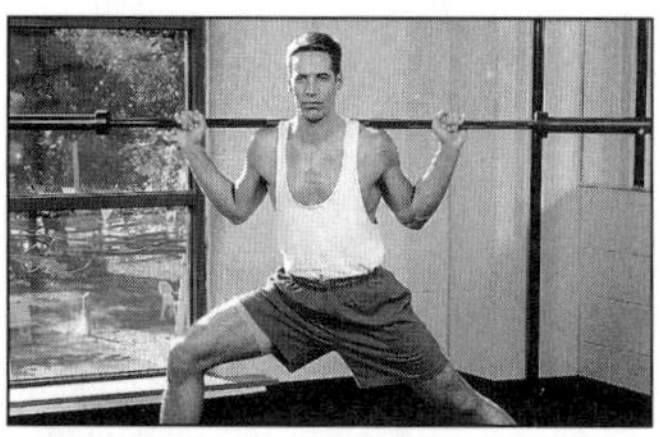

1. Seitliche Ausfallschritte (Seite 236) beanspruchen die Oberschenkel- und inneren Beinschenkelmuskeln. Diese Übung dient sowohl der Kräftigung der Beine wie einer besseren Beweglichkeit – Schlüsselelemente für die Mobilität. Versuchen Sie 4 – 6 Wiederholungen.

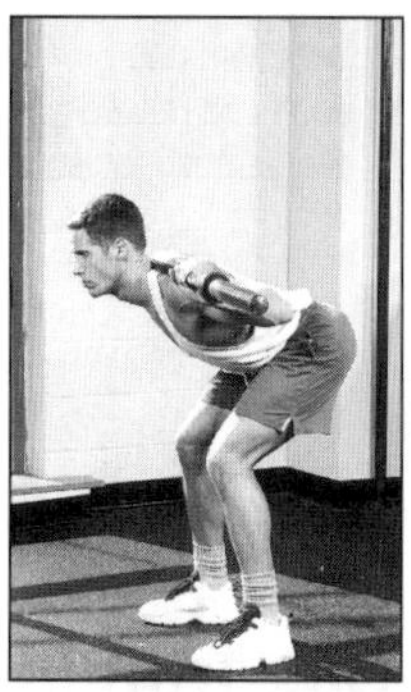

2. Die Hockstellung (Seite 222) wird für den unteren Rückenbereich und die Beine empfohlen. Wenn jemand stark übergewichtig ist, dürfte er voraussichtlich in beiden Bereich recht schwach sein. Versuchen Sie 8 – 10 Wiederholungen.

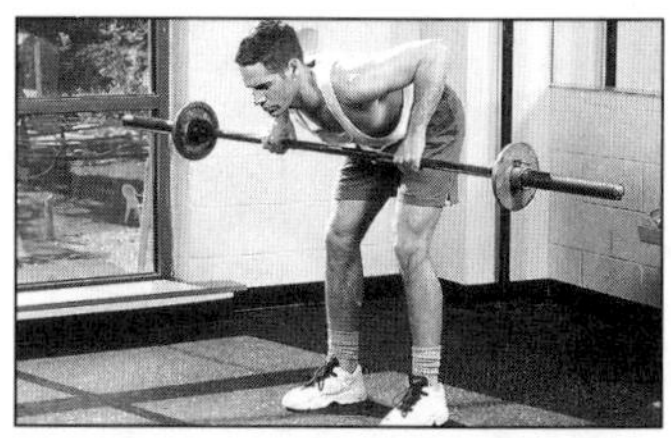

3. Rudern in breiter Griffweise (Seite 220) beansprucht verschiedene große Muskelgruppen, einschließlich Schultern, Ober- und Unterarme und breite Rückenmuskeln. Beginnen Sie mit einem mittelschweren Gewicht – vielleicht 45 – 50 Pfund – und steigern Sie dann allmählich. Versuchen Sie 8 – 10 Wiederholungen.

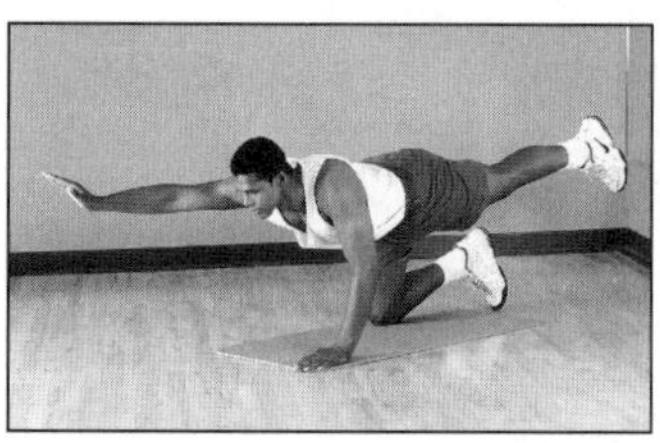

4. Diagonales Arm- und Beinheben (Seite 229) dient der Kräftigung der Rückenmuskeln sowie der Oberschenkel und Hüften. Es ist eine gute Form, die allgemeine Stabilität des Körpers zu fördern. Versuchen Sie 15 Wiederholungen.

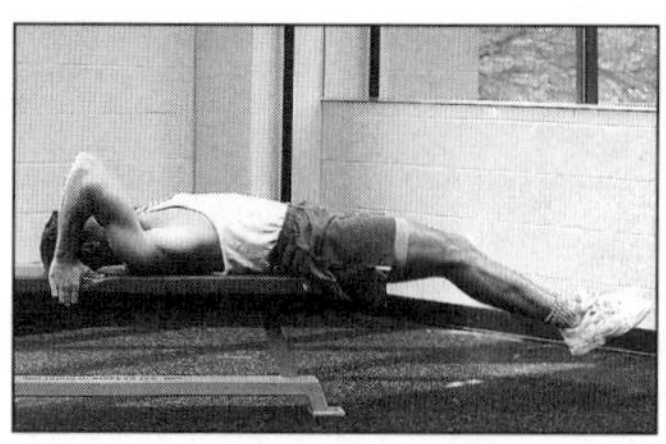

5. Beinheben auf der Bank (Seite 215) hilft, Kraft und Kondition des unteren Rückenbereiches und der unteren schrägen Bauchmuskeln zu erhöhen. Obgleich man diese Übung auf dem Fußboden machen kann, bietet eine Bank einen höheren Schwierigkeitsgrad. Versuchen Sie 15 – 20 Wiederholungen.

SZENARIO 7: Den Schmerz überwinden

ALTER: 39 Jahre
GEWICHT: 75 kg
GESUNDHEIT: Er ist schon immer ein Athlet gewesen, aber mit zunehmendem Alter haben sich leichte Gelenkversteifungen im Hals, an den Knien, im Rücken- und Schulterbereich eingestellt. Das macht es ihm nahezu unmöglich, sich beim Training oder einem Spiel wirklich stark zu fühlen.
TRAININGSROUTINE: Spielt ein- oder zweimal pro Woche Basketball während der Mittagspause. Nimmt an drei Abenden Judo-Unterricht und arbeitet hier in Richtung auf den braunen Gürtel.
LEBENSSTIL: Englischlehrer und Single, hat ausreichend Zeit für sich und würde auch noch eine oder zwei weitere Stunden pro Woche in ein Training investieren.
GEWICHTSZIEL: Möchte sein gegenwärtiges Gewicht erhalten.
FITNESSZIELE: Etwas mehr Flexibilität, um die Gelenkprobleme zu verringern und seine Bewegungsmöglichkeiten in den asiatischen Kampfsportarten zu verbessern. Würde auch gern etwas an Geschwindigkeit und Ausdauer zulegen, aber ohne Muskelmasse dafür aufzubauen.

Es gibt ein Grundprinzip bei der Kondition, das sich Spezialisierung nennt.

„Sie müssen spezifisch an einem Ziel arbeiten", sagt Professor Ben F. Hurley, Leiter des Sportwissenschaftlichen Labors an der Hochschule für Gesundheit und menschliche Leistungen an der Universität von Maryland in College Park. „Dieser Mann hat einige spezielle Ziele, die sich auf gegebene Aktivitäten beziehen. Er muß jedoch nicht nur an den Muskelgruppen arbeiten, die in jenen Aktivitäten gefordert werden, sondern auch an spezifischen Bewegungen, die hierbei von den Muskeln abgefordert werden."

Er kann es sich leisten, sich auf diese speziellen Ziele zu konzentrieren, da er sich bereits in einer guten körperlichen Verfassung befindet. Er ist der Typ Mann, den Dragomir Cioroslan gern in seinen Sportklub kommen sieht. Je klarer das Ziel, um so deutlicher der Weg dahin, und um so leichter ist es, die Ergebnisse zu messen. Die Steifheit der Gelenke mag darauf hinweisen, daß er an seiner Beweglichkeit arbeiten muß, und ein Dehnungsprogramm könnte hier von Nutzen sein. Todd Edelson, ein Physiotherapeut aus Montclair, New Jersey, und früherer Meister im Gewichtheben, äußerte, daß viele Männer den Fehler machen, zu denken, daß Dehnungsübungen eine Plage sind – eine zeitraubende Aktivität, die sie davon abhält, sich direkt auf die Sportart ihrer Wahl zu werfen. „Dehnungsübungen im Alter von 39 werden als ein Mittel zur Verhinderung von Verletzungen betrachtet und nicht zur Leistungsförderung", sagt er, „Die meisten Männer interessieren sich für die Leistung. Indirekt jedoch sind auch Dehnungsübungen leistungsfördernd, weil Sie im Fall einer Verletzung nicht trainieren können und das setzt Ihre Leistung herab."

Dieser Mann muß vor jedem Training, einschließlich seiner Basketballspiele, 15 Minuten Dehnübungen einplanen und zum Abkühlen fünf weitere Minuten am Ende jedes Trainings, meint Edelson. Da die Dehnung kalter Muskeln diese verletzen kann, muß er sich zuvor über 5–10 Minuten mit leichten aeroben Übungen, wie Radfahren auf dem Heimtrainer, Seilspringen oder auf der Stelle Joggen, erwärmen.

Cioroslan weist darauf hin, daß auch Gewichtstraining, durch die Stärkung und Anregung der Muskeln, Sehnen und Bänder um die Gelenke, helfen kann, die Steifheit zu mindern. Das wird eines der Ergebnisse des von ihm entworfenen Trainingsprogramms zur Entwicklung des anderen Ziels sein: Geschwindigkeit und Ausdauer.

Das Training

Spezifische Ziele bedeuten nicht unbedingt, daß diese mit anderen Zielen perfekt harmonieren. Es ist möglich, sowohl Geschwindigkeit als Ausdauer erfolgreich zu trainieren, obgleich beides nicht gleichzeitig erfolgen kann. Aus diesem Grund hat Cioroslan zwei verschiedene Trainingsprogramme entworfen, eines für jedes Ziel. Er sollte jedes Programm einmal pro Woche absolvieren, mit jeweils einem oder mehreren Tagen Pause zwischen beiden. Ein drittes Programm, das Übungen aus beiden miteinander verbindet, ließe sich hinzufügen.

Das Geschwindigkeitstraining

Die Grundtechnik bei der Entwicklung der Geschwindigkeit besteht darin, ein mittelschweres Gewicht sehr schnell zu heben. Cioroslan definiert mittelschwer als ein Gewicht, das nur ungefähr 50–55 Prozent der maximalen Hebeleistung entspricht, um die geforderte Anzahl an Wiederholungen auszuführen. Da Geschwindigkeit das Ziel ist – statt Ausdauer über einen einzuhaltenden Zeitraum – kann der Mann gemütliche 2–3 Minuten Pause zwischen den Sätzen einlegen, sagt Cioroslan. Das gibt seinen Muskeln ausreichend Zeit, sich zu erholen und auf eine neue, mit dem nächsten Satz geforderte Energiefreisetzung vorzubereiten.

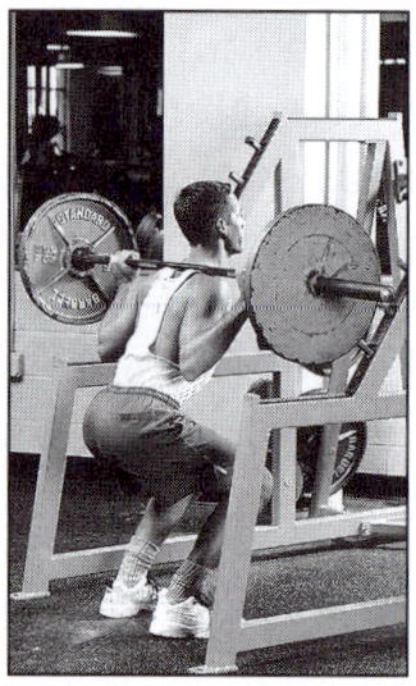

1. Kniebeuge mit der Langhantel hinter dem Rücken (Seite 313) zwingt Ihre Beine, sich schnell zu bewegen. Und indem die Sehnen und Bänder um die Knie herum gefordert werden, wird es helfen, den Schmerz zu mindern. Versuchen Sie in 10 Sekunden so viele Wiederholungen wie möglich.

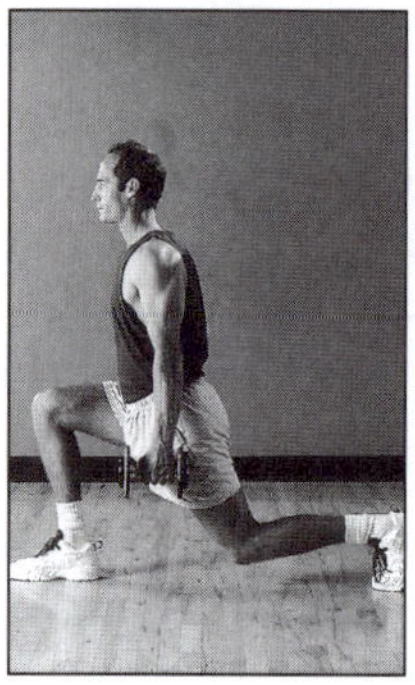

2. Ausfallschritte im Gehen (Seite 321) sind eine großartige Form, Kraft und Beweglichkeit im Unterkörper und den Beinen zu entwickeln. Wenn man diese Übung oft macht, verbessert sich vor allem die Reaktionsgeschwindigkeit. Trainieren Sie ein Minimum von 10 Wiederholungen mit jedem Bein, wobei Sie sich so schnell wie möglich bewegen.

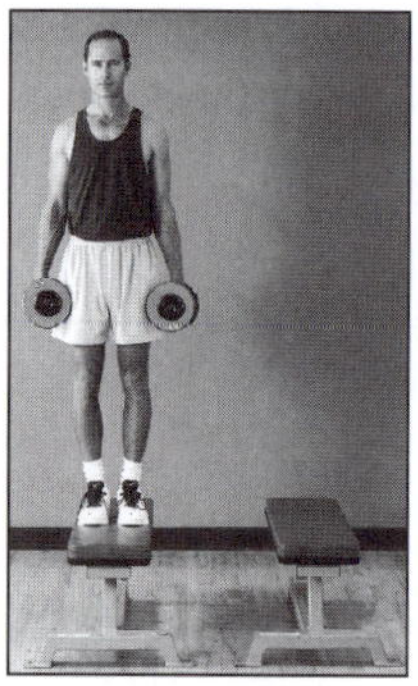

3. Schrittübung zur Seite zur Bank (Seite 323) richten sich auch auf die Beinkraft und Wendigkeit. Eine gute Übung, um seine Wendigkeit auf dem Spielfeld zu steigern.

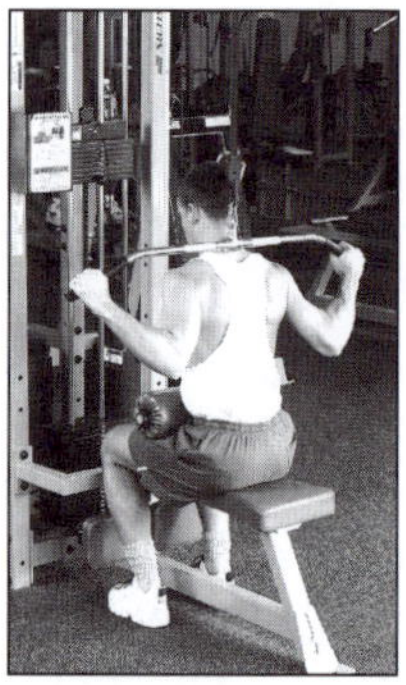

4. Latissimusziehen (Seite 219) ist eine gute Übung, um die breiten Rückenmuskeln zu kräftigen, welche bei den asiatischen Kampfsportarten besonders wichtig sind, um den Gegner zu werfen. Versuchen Sie 15–20 Wiederholungen.

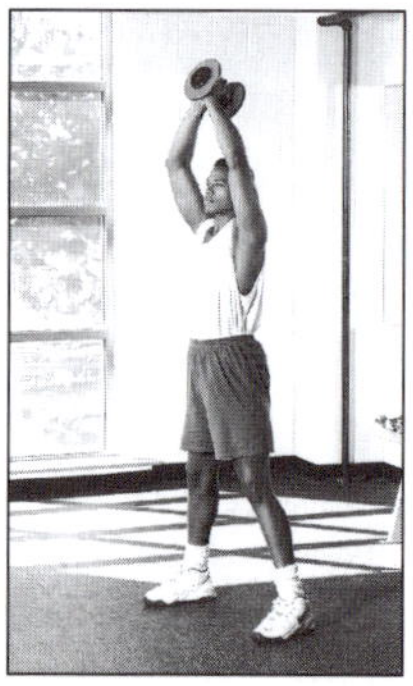

5. Kurzhantelschwingen (Seite 227) beansprucht die hinteren Oberschenkel-, Gesäß- und Rückgrataufrichtermuskeln (untere Rükkenmuskeln). Diese Muskeln spielen nahezu jedesmal eine Rolle, wenn Sie etwas heben, sich beugen oder laufen. Versuchen Sie 15–20 Wiederholungen.

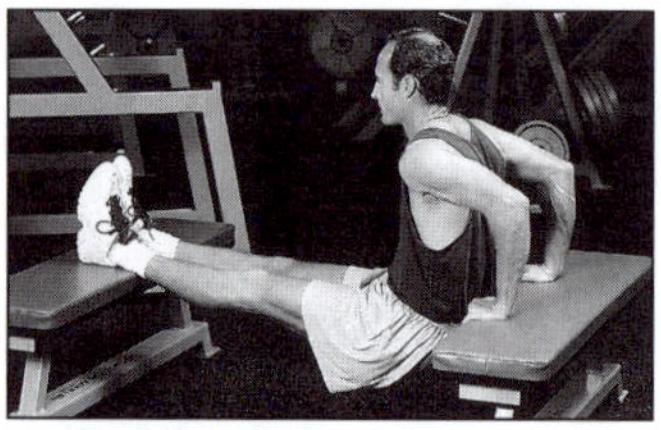

6. Parallele Armbeugen (Seite 272) sind ein anderer Weg, die Kraft des Oberkörpers zu fördern. Sie trainieren den Trizeps (hinterer Oberarm) und den oberen Rückenbereich und stabilisieren die Schultergelenke, wodurch die Schmerzen gelindert werden. Versuchen Sie 15–20 Wiederholungen.

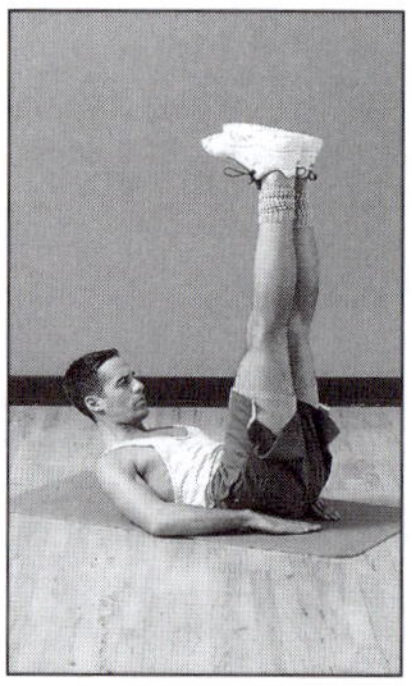

7. Heben der gestreckten Beine (Seite 202) fordert die Bauchmuskeln und erfordert, daß der Kopf beim Heben und Senken der Beine angehoben wird. Dient hervorragend zur Kraft- und Ausdauerbildung in den Bauchmuskeln und ist unentbehrlich bei asiatischen Kampfsportarten. Versuchen Sie 10–15 Wiederholungen.

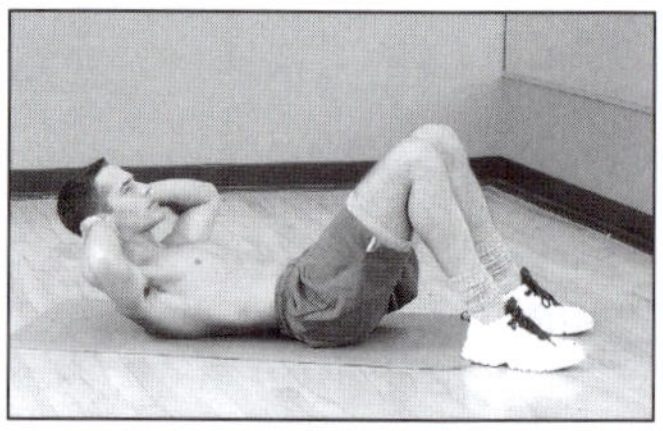

8. Rumpfbeugen mit angestellten Beinen (Seite 199) ist eine fortgeschrittene Version der klassischen Rumpfbeuge und richtet sich vorrangig auf die oberen Bauchmuskeln. Versuchen Sie 25–30 Wiederholungen.

DAS AUSDAUERTRAINING

Das Grundprinzip beim Ausdauertraining besteht darin, ein etwas schwereres Gewicht – ungefähr 60 – 70 Prozent der maximalen Leistung – so oft als möglich zu heben, erklärt Cioroslan. Ruhen Sie zwischen den Sätzen etwa die Hälfte der Zeit wie beim Geschwindigkeitstraining aus, nur 1 – 2 Minuten. Das Gleiche gilt für die Zeit zwischen den Trainingseinheiten. Anliegen ist es, die Muskeln daran zu gewöhnen, mit einem Minimum an Erholung über einen längeren Zeitraum auf die Belastung zu reagieren. Ein ziemlich einfaches Konzept, aber es funktioniert.

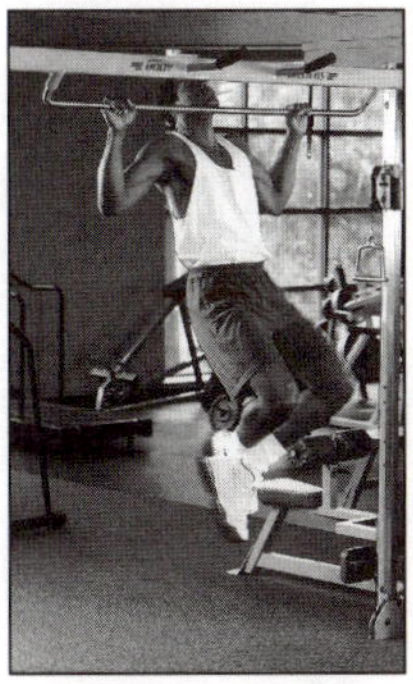

1. Klimmzüge (Seite 225) sind einfach und doch anspruchsvoll. Diese klassische Übung baut die Stärke im oberen Rückenbereich und im Bizeps (vorderer Oberarm) auf. Versuchen Sie 10 – 15 Wiederholungen.

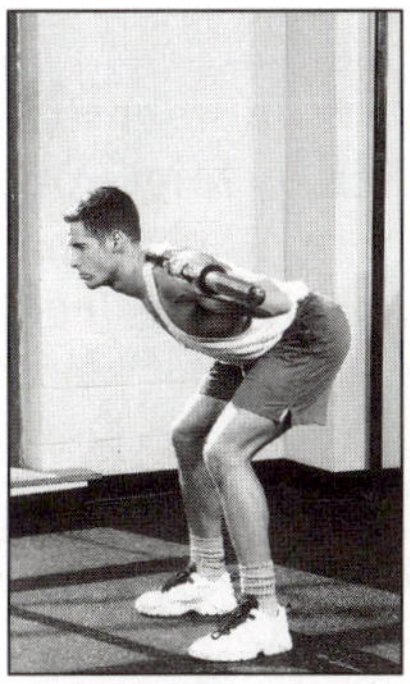

2. Die **Hockstellung** (Seite 222) beansprucht den unteren und mittleren Rückenbereich und hilft, unter anderem die Stabilität und Leistung beim Basketball und in den Kampfsportarten zu verbessern. Versuchen Sie 6 – 12 Wiederholungen.

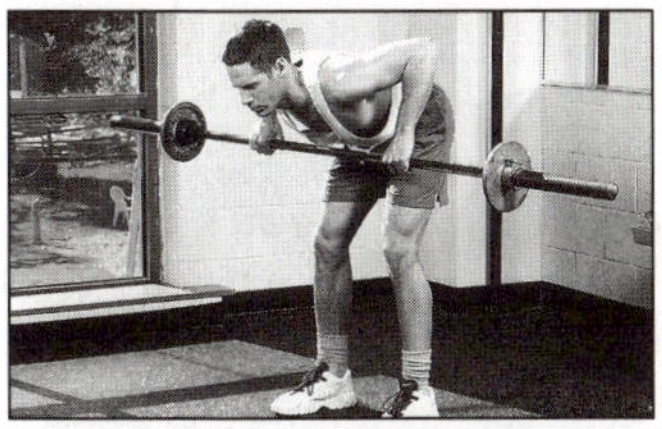

3. Rudern (Seite 220) baut die Stärke und Ausdauer im Rücken, in den Schultern und den Unter- und Oberarmen auf und dehnt außerdem die hinteren Oberschenkel- und Gesäßmuskeln. Es verbessert auch den Blutfluß zu den Schultern, wodurch es die Schmerzen in diesem Bereich vermindern hilft. Versuchen Sie 15 – 20 Wiederholungen.

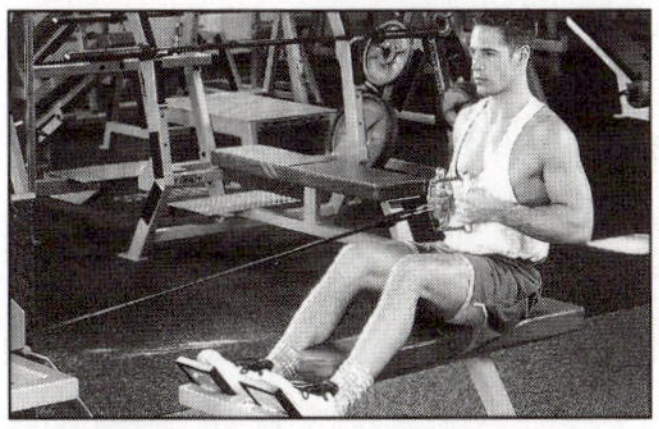

4. Rudern im Sitzen (Seite 223) kräftigt die Muskeln an beiden Seiten des oberen Rückens und den Bizeps (vorderer Oberarm). Außerdem bietet die Bewegung eine gute Übung für das Greifen und Werfen des Gegners beim Judo. Versuchen Sie 20 – 30 Wiederholungen.

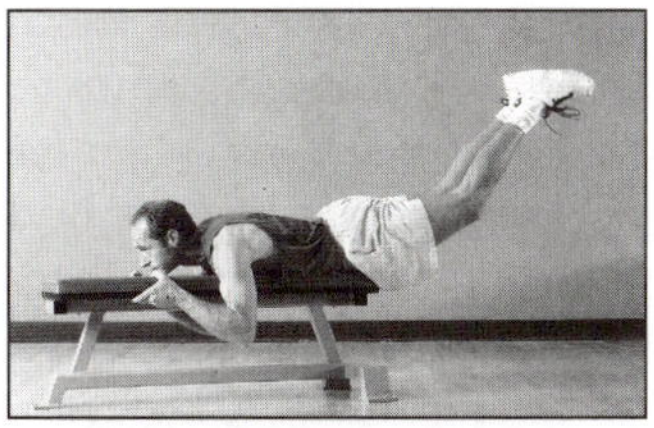

5. Beinstrecküubung in Bauchlage (Seite 241) beansprucht drei große Muskelgruppen, die Schwerpunkte in der Unterstützung des unteren Rückenbereichs bilden: die hinteren Oberschenkelmuskeln, die Gesäßmuskeln und die Rückgrataufrichtemuskeln (unterer Rückenbereich). Sie alle sind für Bewegungen wie Springen, Laufen und Heben wichtig. Versuchen Sie 25 – 30 Wiederholungen.

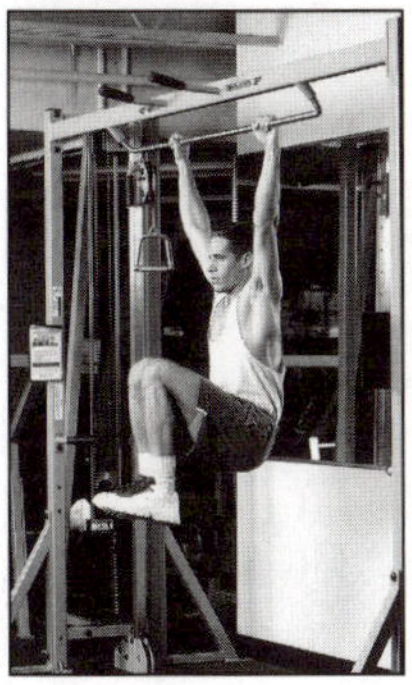

6. Hängende Kniehebungen (Seite 205) dienen hervorragend zur Bildung von Kraft und Ausdauer in den unteren Bauchmuskeln und den Hüften. Versuchen Sie 10 – 15 Wiederholungen.

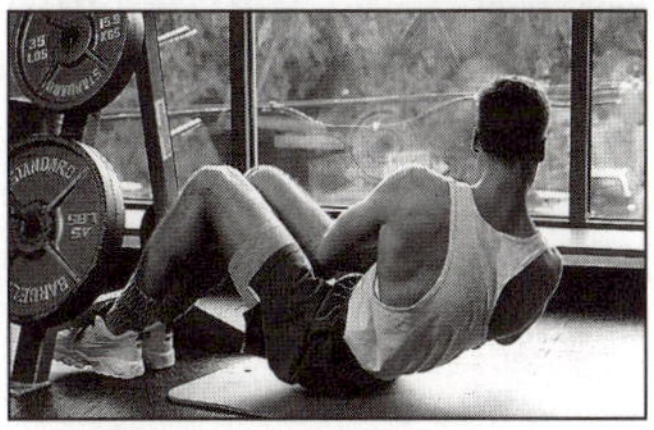

7. Seitliche Rumpfdrehungen (Seite 209) in hoher Anzahl werden den Bereich der seitlichen Bauchmuskeln in bezug auf Ausdauer und Kondition verbessern. Basketball, asiatische Kampfsportarten und andere Sportarten, beinhalten viele Drehungen und Wendungen; Bewegungen, die von der schrägen Bauchmuskulatur abhängen. Versuchen Sie 40 – 50 Wiederholungen.

SZENARIO 8: Den Rücken kräftigen

ALTER: 45 Jahre
GEWICHT: 86 kg
GESUNDHEIT: Mit Anfang 30 mußte er sich einer Rückenoperation unterziehen, gefolgt von einer zweiten 10 Jahre später. Sein Rücken hat sich im Grunde wieder erholt, obgleich gelegentlich Schmerzen im Bereich der Ischiasnerven auftreten, wenn er mal zu plötzlich hebt, sich beugt oder läuft.
TRAININGSROUTINE: Spielt am Wochenende 18-Loch-Golf und gelegentlich (zwei- oder dreimal im Monat) eine Runde Tennis. Trainiert regelmäßig im Fitneßklub der Firma, meistens aerobe Übungen und ein wenig Gewichtheben, um die Brust- und Bizepsmuskeln zu kräftigen.
LEBENSSTIL: Ist leitender Angestellter in einer Versicherungsfirma und arbeitet viele Stunden. Die meiste Zeit des Tages verbringt er hinter dem Schreibtisch, obgleich er wahrscheinlich seine 3 – 4 km pro Tag läuft, um auf verschiedenen Etagen mit Mitarbeitern zu reden und Dinge zu prüfen.
GEWICHTSZIEL: Nach seiner ersten Operation begann er einen Bierbauch zu entwickeln und ist ihn seither nicht wieder losgeworden. Würde gern 20 – 30 Pfund abnehmen oder zumindest 10 cm Taillenumfang.
FITNESSZIELE: Er möchte auf jeden Fall seinen Rücken stärken und stabilisieren, um mehr Kraft und Beweglichkeit zu erzielen, und den mittleren Körperbereich zur Unterstützung des Rückens verringern und festigen.

Dieser Mann hat einen Schreibtisch-Job, ein Rückenproblem, einen Bauch und Streß. Wie ungewöhnlich.

Tatsache ist, daß dies wohl eines der häufigsten Profile in den Industrienationen sein dürfte. Es wird geschätzt, daß zwischen 15 – 20 Prozent der Erwachsenen an Rückenproblemen leiden. Ein beachtlicher Anteil dieser schmerzgeplagten Millionen hat einen Schreibtisch-Job und viele davon sind übergewichtig. Und wenn Sie glauben, daß wir in diesem Land kein Streßproblem haben, dann sollten Sie sich einmal bewußt machen, wie sich viele im Straßenverkehr benehmen. Dieser Mann versucht dabei, mit seinem Rückenproblem deutlich besser umzugehen, als die meisten. „Er sollte stolz auf sich sein, daß er sich zwei Operationen unterzogen hat und trotzdem weiterhin Sport treibt", sagt Tedd Wernimont, Leiter der Rehabilitationsabteilung am Zentrum für Wirbelsäulenerkrankungen der Universität von Iowa in Iowa City. „Er beweist, daß man nicht zulassen sollte, daß Rückenprobleme beginnen, das Leben zu bestimmen".

Tatsächlich ist es wahrscheinlich seine sportliche Betätigung, die das gelegentliche Aufflammen der Rückenschmerzen reduzieren konnte. Ein guter körperlicher Zustand ist eine der besten Vorbeugemaßnahmen zur Vermeidung von Rückenschmerzen. Die Forschung belegt, daß man nicht länger als vier Tage mit Rückenschmerzen im Bett liegen sollte, da es sonst nur schlimmer und nicht besser wird. Sein vielbeschäftigter Lebensstil läßt auch vermuten, daß er eine sehr energische Einstellung zu den Dingen hat und einfach nicht tolerieren würde, durch Rückenschmerzen in seinen Plänen zurückgeworfen zu werden.

Er unternimmt bereits viele richtige Dinge, was nicht heißen soll, daß es keinen Platz für Verbesserungen gibt. Erinnern Sie sich an die alte Fußballregel, daß Angriff die beste Verteidigung ist. Dieser Mann muß darüber nachdenken. Es reicht nicht, sich gegen die immer wieder auftretenden Rückenschmerzen zu verteidigen, obgleich er dabei bisher recht erfolgreich gewesen ist. „Zuerst würde ich den Mann auf ein Vorbeugeprogramm setzen", sagt Physiotherapeut Todd Edelson aus Montclair, New Jersey.

Er verbringt soviel Zeit damit, mit einem gebeugten unteren Rücken zu sitzen, daß er dies mit Bewegungen ausgleichen muß, die seinen unteren Rückenbereich stärker dehnen und strecken, erklärt Edelson. Mindestens einmal pro Stunde sollte er aufstehen und umherlaufen. Er sollte seine Brust herausdrücken, die Schulter zurückziehen und – am wichtigsten – die natürliche Krümmung seiner Wirbelsäule beibehalten, also nicht ins Hohlkreuz gehen. Während er steht, kann er seine Hände auf den unteren Rückenbereich und die Gesäßmuskeln legen und sich ab der Taille nach unter beugen, schlägt Edelson vor.

Ein solches Programm würde ihm eine höhere Beweglichkeit verleihen, wodurch wiederum das Risiko einer Verletzung beim Golf oder Tennis vermindert wird und zudem den Auswirkungen der überwiegend sitzenden Tätigkeit während des Tages ein Gegengewicht geboten wird. Möglich ist, daß er es ablehnt, wenn er im Streß steht. „Er muß zuerst erkennen, daß ein Streßproblem besteht und dann Maßnahmen ergreifen, um damit fertig zu werden", meint Wernimont. „Es ist bekannt, daß Streß und Schmerz zusammenlaufen".

Das Training

Zuerst sollte er sein aerobes Training im Fitneßklub der Firma beibehalten, empfiehlt Dragomir Cioroslan. Das folgende Trainingsprogramm wäre eine Ergänzung zu seinem bisherigen aerobischen Training und zielt vor allem auf den mittleren Körperbereich.

Übungen, die eine hohe Anzahl an Wiederholungen mit Gewichtswiderstand verbinden, wie diese, helfen Muskeln aufzubauen und gleichzeitig wird Fett reduziert. Cioroslan hat für den Anfang des Trainings vier Übungen hinzugenommen, die helfen, die von unserem Mann bislang angestrebte Kräftigung von Brust und Bizeps beizubehalten. Da das Ziel dieser Übungen vorrangig in der Entwicklung von Muskeln (statt Ausdauer) besteht, kann er jeweils 2 – 3 Minuten zwischen den Sätzen ruhen. In diesen Ruhephasen sollte er darauf achten, daß sich die Muskeln so gut wie möglich entspannen, und er sollte tief atmen. Einen meditativen Ansatz zum Training anzunehmen, würde sich außerhalb wie innerhalb des Sportklubs auszahlen. Seine Krankheitsgeschichte zeigt, daß er vor allem darauf achten muß, sich langsam und gründlich zu erwärmen.

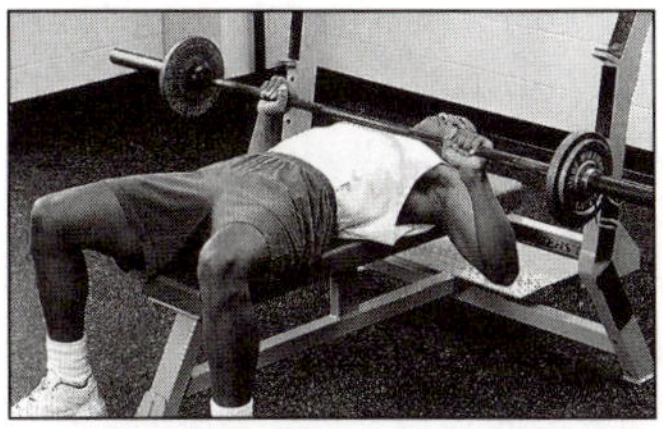

1. Bankdrücken (Seite 277) stärkt den Oberkörper, indem es Brust, Schultern und Armmuskulatur kräftigt. Die Kraft des Oberkörpers zu erhalten, bietet ein ausgleichendes, konditionierendes Körpertraining, wie es zur Vermeidung von Rückenproblemen erforderlich ist. Versuchen Sie 8 – 12 Wiederholungen.

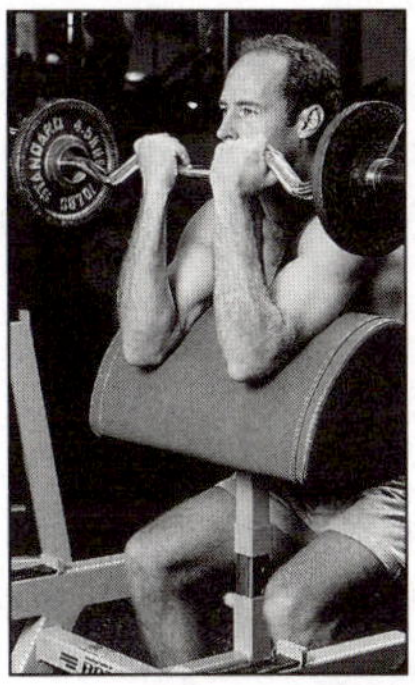

2. Scott-Curls (Seite 258) bieten ein extrem strenges Training, vor allem für den Bizeps (vorderer Oberarm). Versuchen Sie 8 – 12 Wiederholungen.

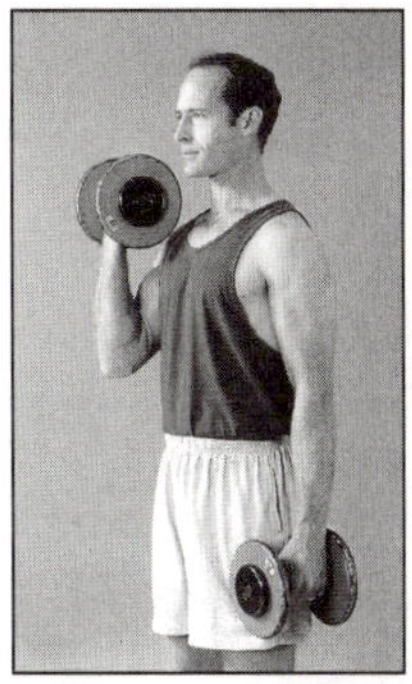

3. Abwechselnde Bizeps-Curls (Seite 261) isolieren den Bizeps (vorderer Oberarm). Indem der Druck fokussiert wird, ergibt sich eine Zunahme von Größe und Kraft. Versuchen Sie 10 – 15 Wiederholungen.

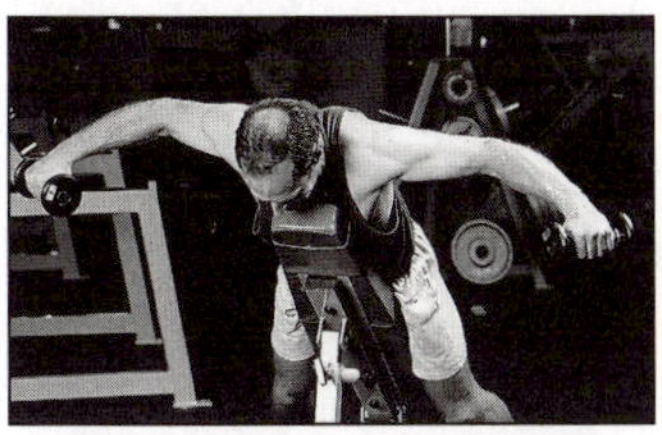

4. Heben seitwärts, liegend (Seite 301) zielen auf die Schultermuskeln. Eine Kräftigung der Schultern unterstützt beim Heben und schützt zudem den unteren Rückenbereich. Versuchen Sie 8 – 10 Wiederholungen.

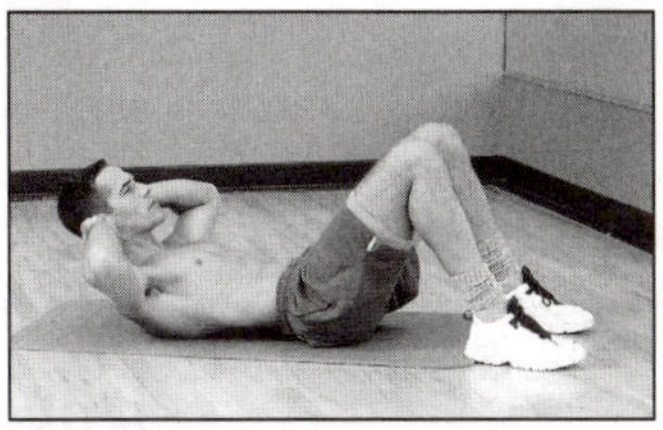

5. Die Rumpfbeuge mit angestellten Beinen (Seite 199) ist etwas herausfordernder als die Standard-Rumpfbeuge und trainiert wirkungsvoll die oberen und mittleren Bauchmuskeln sowie den vorderen Hüftbeuger. Indem man den mittleren Körperbereich trainiert, verhindert man Rückenprobleme vielleicht auf die beste Weise. Versuchen Sie 15 – 20 Wiederholungen.

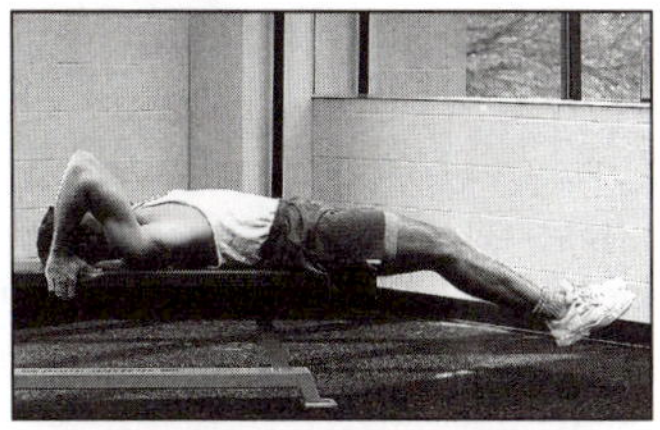

6. Beinheben auf der Bank (Seite 215) ist etwas schwieriger als Curls, fordert aber auch die unteren Bauchmuskeln und den vorderen Hüftbeuger. Versuchen Sie 15 bis 20 Wiederholungen.

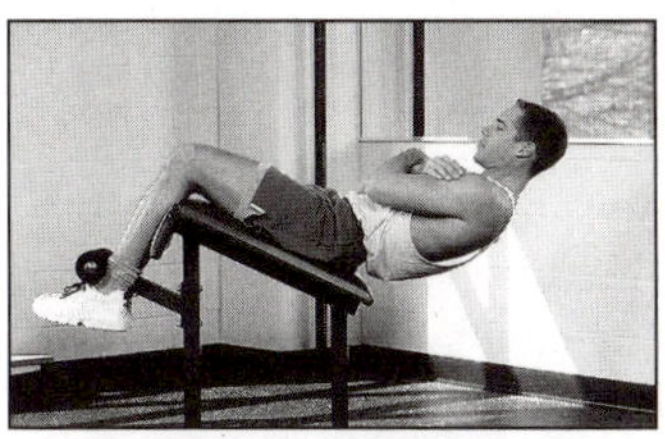

7. Rumpfbeugen im Römischen Sitz (Seite 204) fügen dem Bauchtraining eine weitere Intensivierung hinzu. Diese Übung richtet sich auf die mittleren und unteren Bauchmuskeln. Versuchen Sie 20 Wiederholungen.

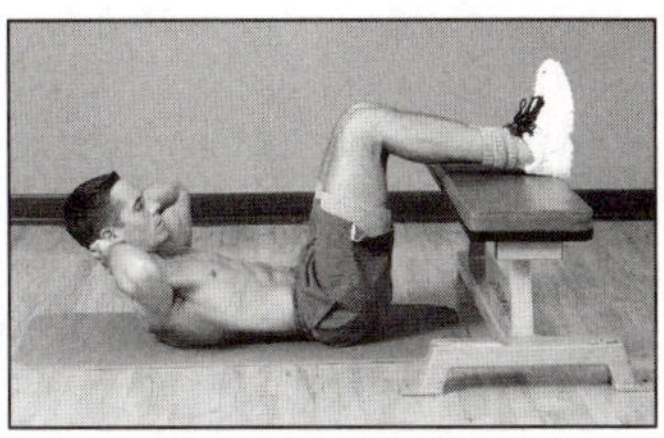

8. Rumpfbeugen mit den Beinen auf einer Bank (Seite 200) ist eine hervorragende Übung für die Bauchmuskeln. Ziel ist, den Rücken weniger zu belasten, indem die Vorderseite gestärkt wird. Versuchen Sie 20 – 25 Wiederholungen.

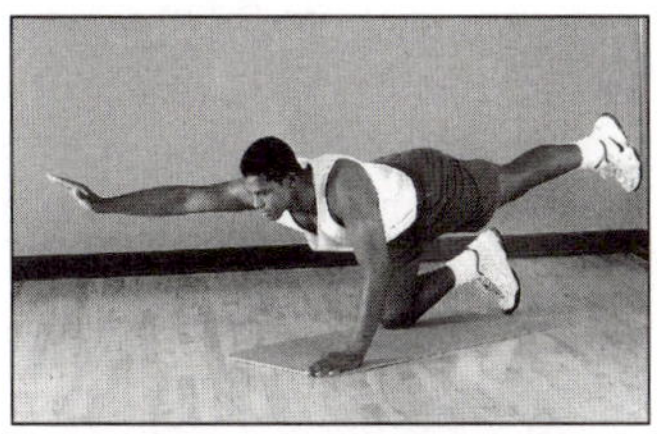

9. Diagonales Arm- und Beinheben (Seite 229) erhöht die Kraft in den Rückenmuskeln sowie im Rumpf, Bauch und in den Oberschenkeln. Es ist eine relativ leichte Übung, die schwieriger wird, wenn die Anzahl an Wiederholungen erhöht wird. Versuchen Sie 15 – 20 Wiederholungen.

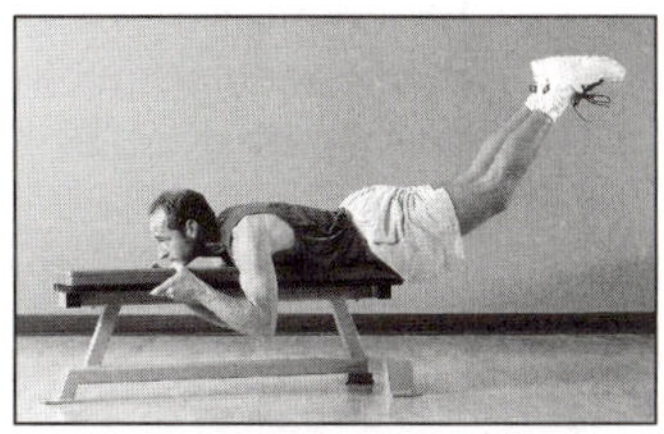

10. Beinstreckübung in Bauchlage (Seite 241) beansprucht und stabilisiert die Unterschenkel-, die Gesäß- und die unteren Rückenmuskeln. Eine Kräftigung dieser Muskeln hilft, den unteren Rückenbereich zu stabilisieren und schmerzfrei zu gestalten. Versuchen Sie 15 – 20 Wiederholungen.

SZENARIO 9: Bedenken beim Autofahren

ALTER: 32 Jahre
GEWICHT: 90 kg
GESUNDHEIT: Er ist Raucher, hat einen sich verstärkenden Husten und erkältet sich häufig. Ansonsten ist er gut in Form.
TRAININGSROUTINE: Im Laufe des vergangenen Jahres hat er dreimal pro Woche trainiert. Sein Training besteht hauptsächlich aus Gewichtheben zur Stärkung von Brust und Armen.
LEBENSSTIL: Er hat vor kurzem seinen Job als Taxifahrer verloren. Da er über Jahre hindurch Nachtschichten fuhr, beginnt sein „Morgen" nicht vor dem Nachmittag und vor ca. 4.00 Uhr in der Frühe kommt er nicht zum Schlafen.
GEWICHTSZIELE: Er hat ungefähr 15 Pfund zugenommen, seit er arbeitslos geworden ist und würde gern diese zusätzlichen Fettpolster los werden und auf 82–84 kg herunterkommen.
FITNESSZIELE: Er kann sich eine Mitgliedschaft in einem Fitneßzentrum nicht leisten und bräuchte deshalb ein Fitneßprogramm, das er zu Hause machen kann. Neben dem Abnehmen würde er gern seine Arme und den Brustkorb stärker trainieren.

Auf wahrscheinlich jeder Liste der ungesündesten Berufe auf der Welt, würde auch der Job des Taxifahrers stehen. Vor allem des Taxifahrers, der Nachtschichten fährt und zwei Päckchen Zigaretten pro Tag raucht. Aber ungeachtet dieser zwei negativen Aspekte, zeigt er noch nicht die schlimmsten Verschleißerscheinungen. Er sorgt sich mehr um sein Portemonnaie als um seine Gesundheit. Und wer kann ihm das auf dem heutigen Arbeitsmarkt auch verübeln?

Auf jeden Fall müßte er mit dem Rauchen aufhören. Es gibt einfach keine Möglichkeit, in Form zu kommen und gleichzeitig seine gewohnten 2 Päckchen Zigaretten am Tag zu rauchen. Sobald er diese Sucht überwunden hat, kann er ernsthaft mit einem Gesamtfitneßplan beginnen.

Acht Stunden am Tag hinter dem Lenkrad fördern nicht unbedingt die Beweglichkeit; ein Grund, weshalb Physiotherapeut Todd Edelson ihm rät, mit einem Stretching-Programm zu beginnen, um seine ungeübten Gelenke beweglicher zu machen.

Jogging oder ein anderer atmungsaktiver Sport wären auch eine ausgezeichnete Möglichkeit, fügt Edelson hinzu. Da dieser Mann außer Form ist, empfiehlt er, daß er täglich mit einem 20minütigem Spaziergang beginnt und hierbei versucht, seinen Herzschlag auf ungefähr 60 Prozent seiner Leistungsfähigkeit zu bringen. Auf dieser Stufe sollte er die Beanspruchung fühlen, aber nicht so stark, daß er mangels Puste kaum reden kann. Ehemalige Taxifahrer – oder auch jeder andere mit einer überwiegend sitzenden Tätigkeit sowie langjährige Raucher – die mit einem Trainingsprogramm beginnen, müssen ihr Herz über einen gewissen Zeitraum sehr vorsichtig behandeln.

Gegebenenfalls sollte er natürlich die Zeit für sein aerobes Training verlängern, wenn er etwas abnehmen will. Professor Ben F. Hurley meint, daß er die Zeit seines Spaziergangs allmählich erhöhen sollte; von anfänglich 20 Minuten auf, sagen wir, 45 Minuten.

Das Training

Da dieser Mann 15 Pfund abnehmen und das Rauchen aufgeben will, sollte das aerobe Konditionstraining an erster Stelle stehen. Das dürfte auch seinen finanziellen Einschränkungen entgegenkommen, da für Joggen oder für den Spaziergang um den Block keine Mitgliedsgebühr zu bezahlen ist.

Auch Armen und Brust mehr Kraft zu verleihen, während er abnimmt, sollte einfach sein, vor allem, da er bereits mit etwas Oberkörpertraining vertraut ist, denkt Dragomir Cioroslan. Er muß nicht einmal einem Sportklub beitreten, fügt er hinzu. Er benötigt nur eine Klimmzugstange, die sich im Türrahmen anbringen läßt, ein paar stabile Stühle und ein Paar 15 Pfund schwere Kurzhanteln. Wenn seine Finanzdecke so schmal ist, daß er sich die Hanteln nicht leisten kann, kann er sie auch durch einige Lexikonbände ersetzen.

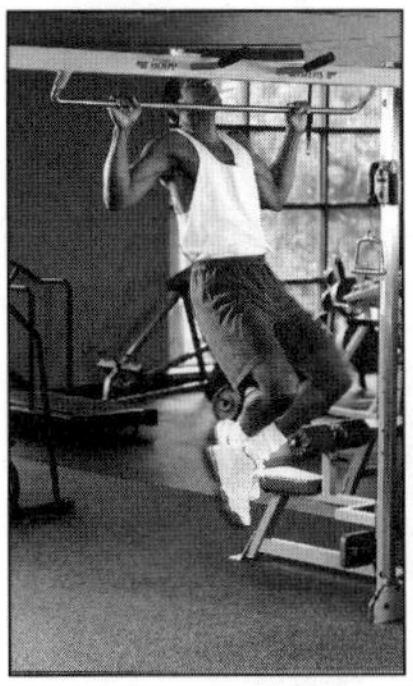

1. Klimmzüge (Seite 225) richten den Schwerpunkt auf die Muskelgegenseite des Trizeps, den Bizeps (vorderer Oberarm) . Das ist eine schwierige Übung; beginnen Sie deshalb mit einer geringen Anzahl an Wiederholungen und steigern Sie sich allmählich. Versuchen Sie 6 – 10 Wiederholungen.

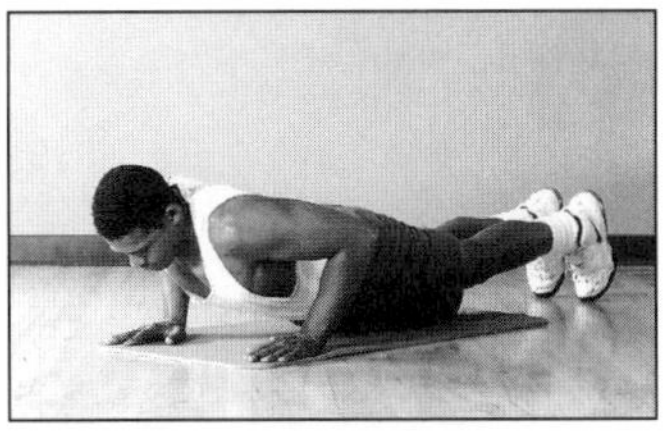

2. Liegestütze (Seite 286) sind vielleicht die einfachste Übung zur Kräftigung von Armen und Brust und zugleich eine der wirkungsvollsten.

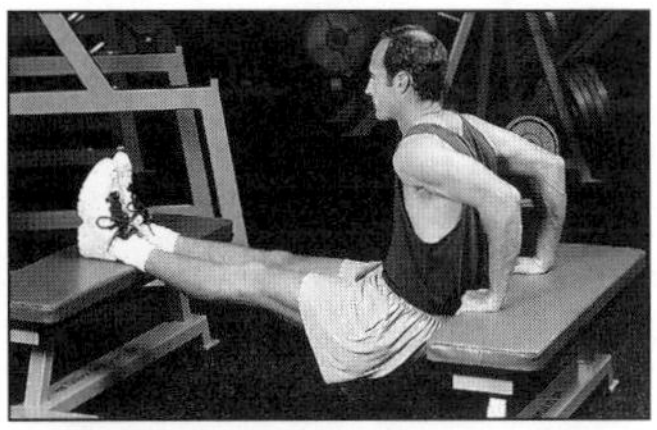

3. Parallele Armbeugen (Seite 272) sind schwierig aber wirkungsvoll. Sie beanspruchen den Trizeps (hinterer Oberarm) und halten den Latissimus dorsi (breiten Rückenmuskel) unter ständiger Anspannung. Beginnen Sie mit 8 – 10 Wiederholungen, später 25.

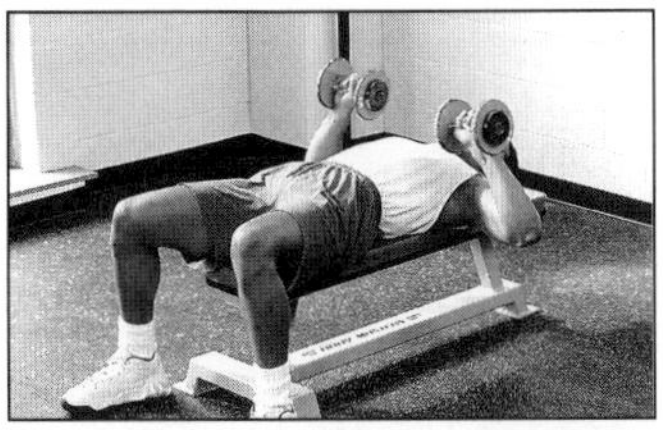

4. Kurzhantel-Bankdrücken (Seite 278) beansprucht sowohl den Trizeps (hinterer Oberarm) als auch den oberen Brustkorb. Versuchen Sie 15 – 20 Wiederholungen.

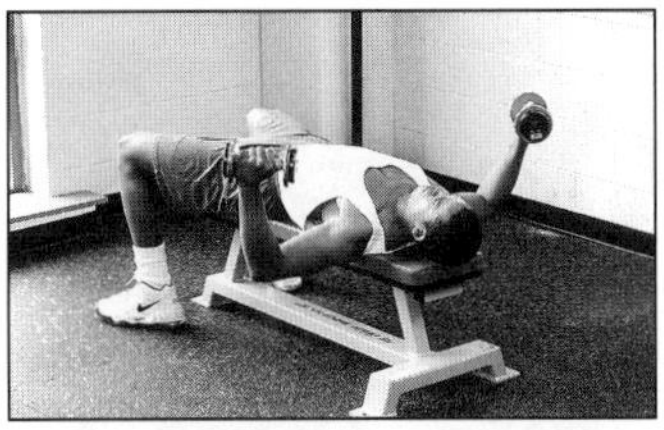

5. Kurzhantel-Butterfly (Schmetterling) (Seite 282) spricht die Brustmuskeln an, vor allem den größeren und kleineren Brustmuskel. Es ist eine hervorragende Übung, um Größe und Kraft des Brustkorbes zu erhöhen. Versuchen Sie 15 – 20 Wiederholungen.

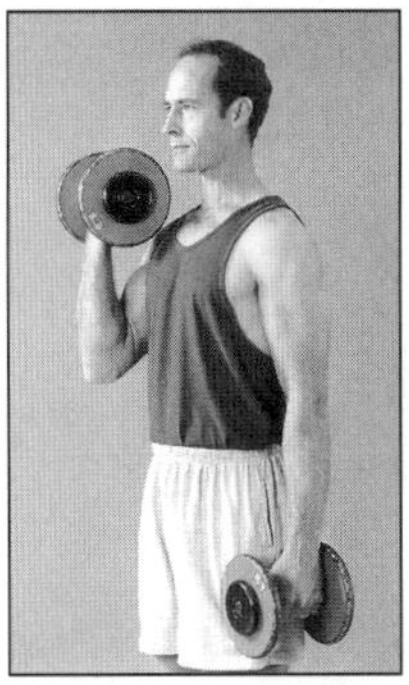

6. Abwechselnde Bizeps-Curls (Seite 261) wirken wie ein Laserstrahl und konzentrieren den Druck insgesamt und intensiv auf den Bizeps (vorderer Oberarm). Versuchen Sie 15 Wiederholungen.

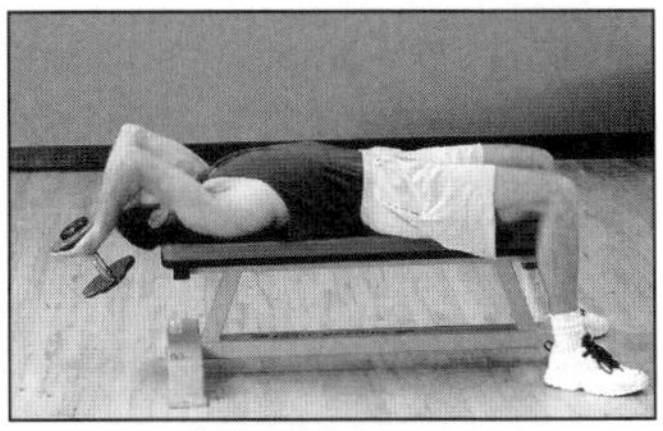

7. Trizeps-Streckübungen im Liegen (Seite 267) sind wahrscheinlich die effektivste Einzelübung für die Trizepsmuskeln (hinterer Oberarm). Wenn Sie diese regelmäßig machen, erhöhen Sie schnell Kraft und Masse in den Oberarmen. Versuchen Sie 10 – 15 Wiederholungen.

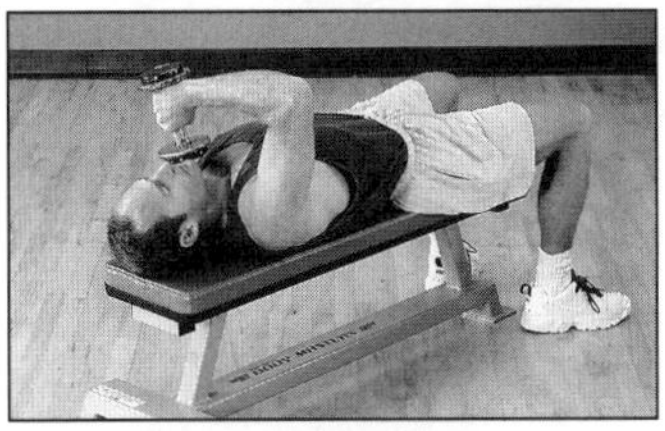

8. Trizeps-Streckübungen quer zur Schulter (Seite 268) helfen, den Muskel aus verschiedenen Winkeln zu treffen, anstatt beide Arme gleichzeitig zu bewegen, wie bei den liegenden Trizeps-Streckübungen. Beide Trizeps-Übungen helfen, das Erreichen einer Plateauphase zu verhindern. Versuchen Sie 10 – 15 Wiederholungen.

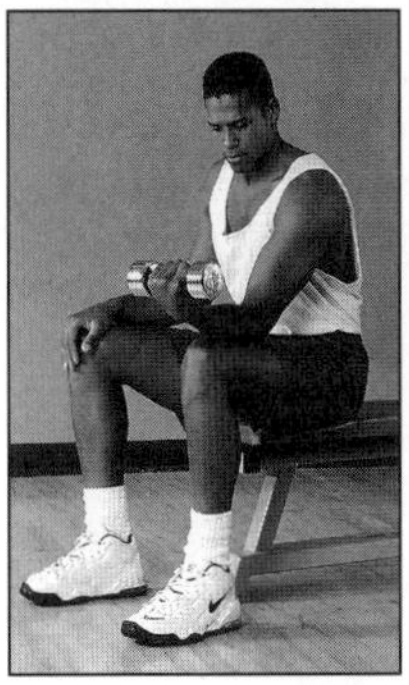

9. Unterarm-Curls (Seite 273) sind eine gute Übung, die Innen- und Außenseiten des Unterarms zu beanspruchen. Versuchen Sie 15 – 20 Wiederholungen.

TEIL VI

RUMPF-TRAINING

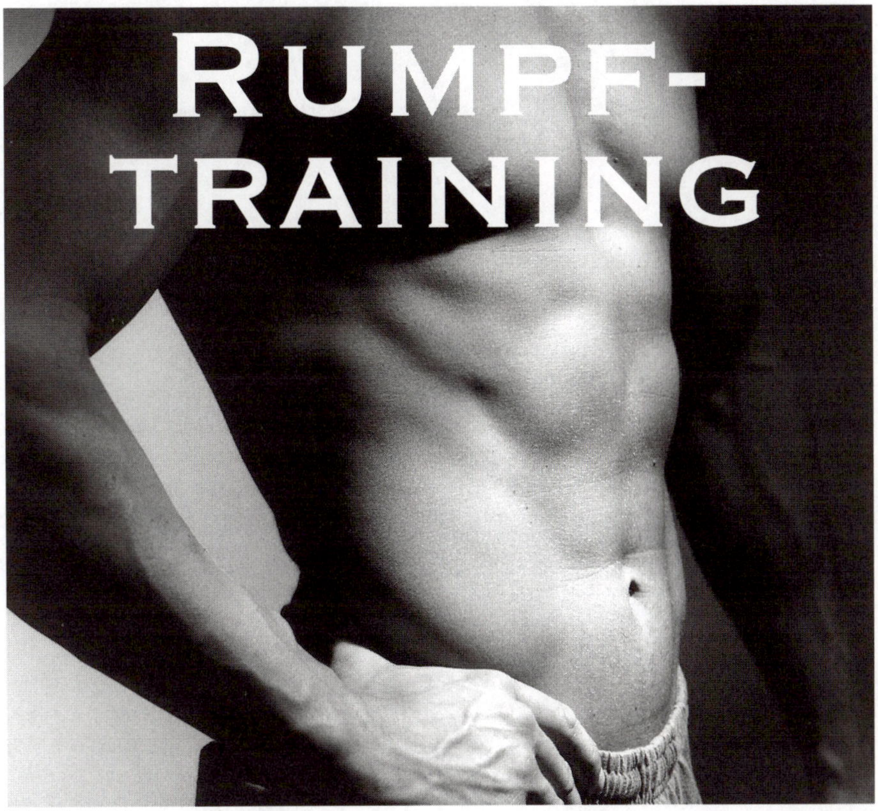

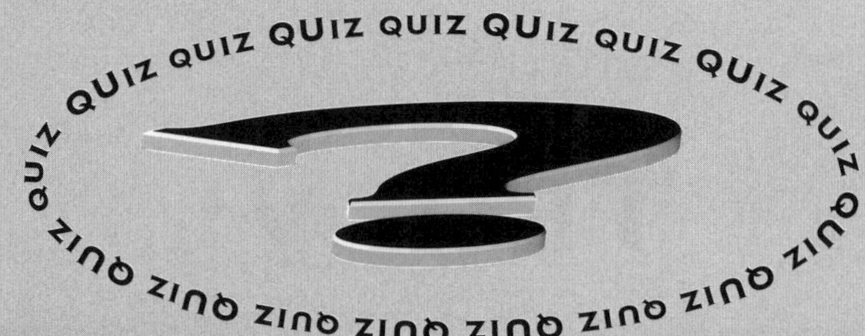

Ist mein Bauch stark?

Harry Houdini, der große Entfesslungskünstler, war stolz auf seine Bauchmuskeln und demonstrierte regelmäßig ihre Fähigkeit, ohne Schaden direkten Schlägen widerstehen zu können. Eines Tages, es war das Jahr 1926, demonstrierte er dieses Experiment einmal zuviel.

Laut einem Bericht der *Jeruslaem Post*, wollte ein Student die vermeintliche Bauchstärke Houdinis testen – sofort und ohne Vorwarnung. Houdini befand sich gerade auf dem Weg der Besserung von einem gebrochenen Fußknöchel. Es wird davon ausgegangen, daß der Schlag seinen Blinddarm zerriß. Er starb kurz nach Allerheiligen.

Natürlich kann es eher die Überraschung über den unerwarteten Schlag gewesen sein als der Mangel an Kondition, die Houdini niederwarf. Er wußte sehr gut, wie stark seine Muskeln waren; das war schließlich Teil seines Berufes.

Die meisten von uns verfügen nicht über Houdinis berufliche Motivation, aber wir sehen im Badezimmerspiegel ein schlaffes Spiegelbild, das uns daran erinnert, daß wir für unsere Figur etwas tun müssen.

Wie groß ist der Unterschied zwischen Houdinis Bauchmuskeln und Ihren Bauchmuskeln? Beantworten Sie unser Quiz.

1. Wieviele Rumpfbeugen schaffe ich?
Das ist die Trickfrage. Sie sollten wahrscheinlich keine Rumpfbeuge machen. Das kann sich auch auf Rücken und Hals negativ auswirken. Sie haben ohnehin kaum Einfluß auf den Bauch. „Es gibt zu viele Leute, die Rumpfbeuge noch genauso machen, wie einst in der Schule", so Harvey Newton.

Der Punkt ist, daß auch zahlreiche Rumpfbeugen nicht gleichzeitig Crunchs (Bauchpressen) sind, was heißt, daß Ihr Bauch nicht so stark ist wie er es sein sollte.

„Wenn Sie Ihren Oberkörper mit einer Rumpfbeuge heben, trainieren Sie Ihre Bauchmuskeln, aber ein Hauptteil der Bewegung wird vom Hüftbeuger (Muskulus flexor, in der vorderen Hüfte) ausgeführt", meint Newton. Obgleich die Hüftbeugemuskeln für das Gehen und Drehen wichtig sind, bilden Sie hierbei nicht die Muskeln, die Sie am Strand zeigen wollen. Crunchs sind andererseits wirkungsvoller, weil sie den Rücken weniger belasten und zugleich die Bauchmuskeln vollständig isolieren.

2. Wieviele Crunchs schaffe ich?
Bauchpressen sind *die* Übung schlechthin, um die Bauchmuskeln zu trainieren. Wieviele schaffen Sie in einer Minute als ein gutes Maß der muskularen Ausdauer Ihrer Bauchmuskeln?

Wenn Sie zwischen 26 und 35 Jahren alt sind und mehr als 45 Crunchs pro Minute schaffen, befinden Sie sich in einer ausgezeichneten Form, äußert Dr. Wayne Westcott.

In der Altersgruppe 36 – 45 Jahre wäre alles im Bereich von 40 pro Minute sehr gut. Wenn Sie zwischen 46 und 55 Jahren sind, sollten Sie in der Lage sein, mehr als 35 Crunchs pro Minute zu schaffen. Jeder über 56, der mehr als 30 Crunchs pro Minute schafft, ist in exzellenter Verfassung. Weniger als 15 wäre wiederum ein Zeichen, daß Sie sich auf Ihren Lorbeeren ausruhen.

3. Wie schaut es mit meinem Rücken aus?
Nahezu jeder Mann wird im Verlaufe seines Lebens Schmerzen im unteren Rückenbereich erleben. Dafür

gibt es verschiedene Gründe. Eine schwach entwikkelte Bauchmuskulatur ist ein Grund. „Wenn Ihre Bauch- und unteren Rückenmuskeln gut in Form sind, verringern Sie nicht nur das Risiko, Schmerzen im unteren Bauchbereich zu entwickeln, sondern Sie verbessern auch Ihre Genesungszeit, wenn Sie von Rückenschmerzen betroffen werden sollten", sagt Gary Hunter von der Universität von Alabama in Birmingham.

4. Hatte ich schon einmal einen Leistenbruch?

Wie bei den oben erwähnten Rückenschmerzen, lassen schwache Bauchmuskeln Sie anfälliger für einen Leistenbruch werden. Wenn Sie einmal einen Leistenbruch hatten, wollen Sie nie wieder einen weiteren erleben.

5. Wieviele Beinhebungen schaffe ich?

Es gibt einen einfachen Test zur Bestimmung der Bauchmuskelkraft, vor allem der oberen Bauchmuskeln, sagt Cheftrainer Dragomir Cioroslan.

Legen Sie sich mit dem Rücken auf eine Bank, halten Sie sich auf Hüfthöhe an der Bank fest. Halten Sie die Beine gerade und parallel zum Boden. Heben Sie langsam die Beine im 45°-Winkel. Halten Sie sie für einen Moment und senken Sie die Beine dann wieder langsam ab, bis sie parallel zum Boden liegen. „Wenn Sie Ihre Beine in dieser Art zehn- bis zwölfmal heben können, sind Ihre Bauchmuskeln in einer relativ guten Verfassung, meint Cioroslan. Um wirklich gut in Form zu sein, sollten Sie die Übung bis zu zwanzigmal und mehr wiederholen können.

6. Wieviel Mal kann ich die Beine ohne Bodenkontakt heben?

Hier eine weitere Lieblingsübung von Cioroslan, mit der die Kraft in den unteren Bauchmuskeln gemessen wird. Stellen Sie zwei stabile Stühle mit den Rücken auf Schulterbreite zueinander und drücken Sie sich, mit je einer Hand auf jedem Stuhl, die Arme gestreckt, vom Boden ab. Halten Sie die Beine gerade und heben Sie sie langsam vor sich hoch, bis sie sich parallel zum Boden befinden und dann wieder nach unten. „Wenn Sie Ihre Beine zwischen acht- und zehnmal heben und senken können, sind Ihre unteren Bauchmuskeln in einer recht guten Verfassung. Können Sie die Beine fünfzehn- bis zwanzigmal heben, sind Sie sogar in sehr guter Form", meint Cioroslan.

7. Kann ich einen Dough-Test bestehen?

Dieser vierteilige Bauchtest wurde von Dough Lentz entwickelt, Spezialist für Kraft- und Konditionstraining und Leiter der Nationalen Kraft- und Konditionsvereinigung des Bundesstaates Pennsylvania. Alle vier Teile des Tests beginnen damit, daß Sie mit dem Rücken auf einer Matte liegen, die Beine an die Brust gezogen, den Rücken flach lassen – keinen Buckel machen.

- **Senken Sie ein Bein langsam zum Boden, halten Sie es leicht gebeugt, bis die Ferse die Matte berührt. Führen Sie dann das Bein zurück zur Brust und wiederholen Sie die Übung mit dem anderen Bein. Wenn Sie das nicht mit jedem Bein ohne Probleme zehnmal wiederholen können, dann benötigt Ihr Bauch etwas Training. Wenn Sie die Übung aber problemlos ausführen, dann können Sie zum nächsten Teil wechseln.**

- **Senken Sie ein Bein langsam zum Boden und halten Sie es leicht gebeugt. Halten Sie inne, bevor die Ferse die Matte berührt, und strecken Sie langsam das Bein, bis Sie es parallel zum (und über dem) Boden halten. Halten Sie es ungefähr eine Sekunde lang in dieser Stellung, beugen Sie das Bein danach erneut und führen Sie es zurück zur Brust. Wenn Sie drei Sätze mit jeweils 10 Wiederholungen schaffen, sind Sie gut in Form.**

- **Dieser Teil ist mit dem ersten identisch, mit der Ausnahme, daß Sie beide Beine gleichzeitig senken und sie leicht gebeugt halten bis die Ferse die Matte berührt. Führen Sie dann beide Beine zurück zur Brust. Auch hier gilt: wenn Sie drei Sätze mit jeweils 10 Wiederholungen schaffen, sind Sie gut in Form.**

- **Der letzte Teil ähnelt dem zweiten, jedoch senken Sie beide Beine zur Matte, halten inne, bevor die Fersen die Matte berühren, und strecken die Beine, bis sie sich parallel zur Matte befinden. Halten Sie diese Stellung eine Sekunde lang und führen Sie die Knie dann zurück zur Brust. Wenn Sie drei Sätze zu je 10 Wiederholungen schaffen, ohne dabei einen Buckel zu machen, befinden sich Ihre Bauchmuskeln in einer hervorragenden Form.**

Crunchs und Rumpfbeugen

Die einfachste Übung ist oft die beste

Mit Sicherheit sind alle Männer verschieden, aber es gibt einige Wünsche, die viele von uns gemeinsam haben – viel Geld oder die Liebe einer schönen Frau. Auf der Wunschliste nahezu jeden Mannes steht ein Schatz, der viel schwerer zu erfassen ist als Liquidität und Liebe zusammen: der „Waschbrett"-Bauch.

Wir reden über den Traumbauch – einen Rumpf in einer so unglaublichen Kondition, daß er aussieht wie ein Waschbrett oder eine Sechserpackung Bierdosen unter Ihrer Haut.

„Der Sechserpack-Look ist hauptsächlich ein Ausdruck von zwei Dingen: der Kondition des Bauches und der Menge an Bauchfett, die Sie haben", empfiehlt Frank Eksten. Sie müssen Ihren Körperfettanteil ziemlich stark drücken, um ein solches Aussehen zu bekommen. Je älter Sie sind, um so schwieriger wird es, weil wir dazu neigen, mit zunehmendem Alter mehr Fett zu speichern. Zudem wird es aufgrund der genetischen Ausstattung einigen Menschen auch schwerer fallen als anderen, dieses Ziel zu erreichen. Aber alles ist möglich. Es hängt davon ab, wie hart Sie hierfür an sich arbeiten wollen.

Das Fett muß weg

Wenn Sie einen Waschbrettbauch erzielen wollen, dann müssen Sie die dort gelagerten zusätzlichen Pfunde verlieren. Aber machen Sie sich nichts vor. Es genügt nicht, nur das Gewicht rund um die Körpermitte abzubauen. Weshalb? Weil es nicht geht. Wenn Sie trainieren, wird Fett allgemein, nicht nur an einzelnen Stellen verbrannt. Aus diesem Grund funktioniert eine stellenweise Reduzierung des Fettgehalts, d.h. der Versuch, durch intensives Training an bestimmten, einzelnen Körperteilen abzunehmen, nicht. Wenn dem so wäre, hätte jeder, der Kaugummi kaut, ein schlankes Gesicht.

„Die Leute machen mitunter alle möglichen Verrenkungen und denken, daß sie damit stellenweise Fett abbauen können, aber das ist nicht möglich", weiß Harvey Newton. „Es wird Ihre Bauchmuskulatur kräftigen, aber nicht das Fett entfernen".

Das soll nicht heißen, daß Sie Ihre Bauchmuskeln nicht trainieren sollen. Sie sollen. Die Bauchmuskeln sind darauf ausgelegt, innere Organe wie mit einem geflochtenen Korb zu umgeben. Je fester die Muskeln sind, um so wirksamer schützen sie das Innere vor einem „Ausbauchen", meint Willibald Nagler, leitender Physiologe am Cornell Medizinzentrum des New York Krankenhauses in New York City.

Doch die „Korsett-Wirkung", die durch feste Bauchmuskeln hervorgerufen wird, bremst nur das viszerale Fett, jenes Fett, daß sich zwischen Ihren Muskeln und den darunter befindlichen Organen befindet. Es leistet wenig für das subkutane Fett, jenes oberhalb der Muskeln und unterhalb der Haut.

Es gibt nur eine Möglichkeit, Bauchfett zu verbrennen. Sie müssen mehr Kalorien verbrennen, als Sie aufnehmen. Die zwei wirkungsvollsten Methoden hierzu bestehen in einer Diät – weniger Fett und mehr Früchte, Bohnen und ganze Körner essen – und in aerobem Training.

Gleichzeitig sollten Sie jedoch Ihre Bauchmuskeln trainieren. Je kräftiger sie sind, um so auffallender werden sie. Und sobald Sie begonnen haben, Fett von Ihrem Mittelkörper abzubauen, wird die Größe und Form der Muskeln erfreulicherweise hervortreten.

Requiem für die Rumpfbeuge

Wenn Sie ein gewisses Alter erreicht haben, dann haben Sie wahrscheinlich Ihren Teil an Rumpfbeugen hinter sich. Trainer haben sie gern angewendet. Sie waren schmerzvoll, also mußten sie gut sein. Sie waren auch ermüdend und boten sich so als ein hervorragendes Mittel zur Kontrolle von Schülermassen an.

Es gibt jedoch zwei Probleme mit den Rumpfbeugen. Zum einen wirken sie hart auf Nacken und Rükken. Zum anderen beanspruchen sie den vorderen Hüftbeuger (Muskulus flexor) genauso wie die Bauchmuskeln. Mit anderen Worten, wenn Ihr Ziel darin besteht, mit maximaler Wirksamkeit einen festen Bauch zu entwickeln, dann reichen Rumpfbeugen hierzu nicht.

Deutlich besser sind Crunchs. Crunchs sind für das Bauchtraining, was die Gitarre für den Rock 'n' Roll ist. Es ist *die* Übung, um einen festen Bauch zu entwickeln; alles andere dient nur zur Ergänzung. Anders als Rumpfbeugen wirken Crunchs direkt auf den geraden Bauchmuskel (Rectus abdominis), den Hauptbauchmuskel, der den vorderen Magenbereich abdeckt. Genauer gesagt beanspruchen Crunchs drei Abschnitte dieses großen Muskels und schaffen damit die drei quer verlaufenden Wülste, die den Eindruck des Waschbretts vermitteln. Fachleute meinen, daß einige Crunchs so viel wert sind wie zahlreiche Rumpfbeugen. Und so machen Sie sie richtig.

Konzentrieren Sie sich auf die Haltung. Es ist leicht, einen schlampigen Crunch zu machen, wie auch eine schlampige Rumpfbeuge – mit demselben abgeschwächten Ergebnis. Um das meiste aus jedem Crunch herauszuholen, bedarf es einer perfekten Haltung. (Um Crunch-Übungen in Aktion zu sehen, blättern Sie auf die Seite 198.) Der Schwerpunkt liegt darin, daß Ihre Schulterblätter sich nie mehr als 10–15 cm über den Boden erheben. Alles darüber hinaus verringert den Nutzen. Und krümmen Sie Ihren unteren Rückenbereich nicht, da das die Spannung aus dem Rumpfbereich nimmt, rät Eksten.

Atmen Sie leicht. Crunchs üben einen hohen Druck auf ihren Rumpfbereich aus – nicht nur auf die Muskeln, sondern auch auf Ihren Rumpf. Indem Sie beim Crunch die Luft anhalten, erfolgt ein zusätzlicher Druck auf den Bauch, der zu einem Bruch führen kann. Um sicherzugehen und eine bessere Kontrolle zu bewahren, sollten Sie auf dem Weg nach unten einatmen und auf dem Weg nach oben ausatmen, meint Dr. Nagler.

Behalten Sie die Kontrolle. Sich hochzuschwingen macht den Crunch einfacher, aber auch weniger wirksam. Je weniger Sie den Schwung nutzen, um so stärker ist die Anspannung für Ihre Muskeln. Heben Sie die Schultern langsam und gleichmäßig. Versuchen Sie, sich über 10 Sekunden zu heben und über weitere 10 Minuten zu senken, empfiehlt Eksten. Fachleute sprechen von „versuchen", weil Crunchs hart sind, und sie langsam auszuführen bedeutet, daß Sie mehr Fett verbrennen. Genießen Sie es. Jenes Verbrennen ist es, das Ihnen sagt, daß Ihr Bauch beginnt, fit zu werden.

Gehen Sie es vorsichtig an. Crunchs sind harte Arbeit. Wenn Sie versuchen, zu viele zu machen, wird Ihnen am Ende alles weh tun. Marjorie Albohm empfiehlt, mit drei Sätzen à zehn Crunchs zu beginnen und zwischen jedem Satz 15–30 Sekunden zu pausieren. Wenn Sie das an drei aufeinanderfolgenden Trainingstagen durchführen können, läßt sich allmählich die Anzahl erhöhen.

Wie jede Muskelgruppe muß der Bauch ständig gefordert werden, um sich zu verbessern. Mehr Crunchs hinzuzufügen ist nicht immer die Lösung. Wenn Sie beabsichtigen, Ihren Mittelkörper zu kräftigen, dann erreichen Sie irgendwann einen Punkt – z.B. bei mehr als 50 Crunchs – wo sich das Ergebnis verringert, weiß Albohm. Hier müssen Sie den Crunch schwerer gestalten, anstatt die Anzahl zu erhöhen.

Wenig Wirkung für's Geld

Es gibt keine Werbeeinblendungen im Fernsehen, die Ihnen nicht eine Vielzahl von Bauch-Trimmern und sonstigen Fitneßgeräten vorstellt.

Jedes dieser Geräte verspricht Ihnen den Waschbrettbauch Ihrer Träume und, hey, die Leute kaufen es. Im letzten Jahr wurden z. B. in den USA 2,75 Millionen Bauchtrainer verkauft, laut Angaben der New York Times ein Verkaufssumsatz von 145 Mio. Dollar.

Und sind sie ihr Geld wert?

Nicht wirklich, sagt Marjorie Albohm. „Die Werbung ist tatsächlich überzeugend. Sie läßt die Menschen glauben, daß das Training mit diesen Geräten leichter wird, aber das stimmt nicht".

Die Geräte sind nicht wirklich wertlos, fügt sie hinzu. Einige leiten Ihren Körper durch dieselben Bewegungen wie ein Bauch-Crunch, doch viele Leute kennen die richtigen Bewegungen nicht. Man kann den Crunch auch erlernen, ohne viel Geld ausgeben zu müssen.

Eine Möglichkeit, Crunchs intensiver zu gestalten, wäre damit gegeben, daß Sie eine Hantelscheibe oder Kurzhantel auf Ihrer Brust halten. Albohm empfiehlt, mit einer 3-Pfund schweren Hantel zu beginnen und sich allmählich zu steigern. Oder Sie können die Crunchs auch auf einer negativ geneigten Bank ausführen, wobei die Schwerkraft, statt der Gewichte, den Widerstand bilden würde.

Seitliche Beobachtungen

Während Sie die Bauchmuskeln bearbeiten müssen, damit Ihr Bauch sich abhebt, sollten Sie die äußeren schrägen Bauchmuskeln (M. obliquus), die beidseitig entlang des Rumpfes verlaufen, nicht vernachlässigen.

Erneut sei gesagt, daß Sie trotz der zahlreichen Übungen (einschließlich Crunchs) zur Kräftigung dieser Muskeln einen allgemeinen Ansatz suchen müssen.

„Fett an den Seiten zu verlieren ist nicht anders als das Fett an anderen Körperstellen", sagt Wayne Westcott. „Sie benötigen ein aerobes Work-out, das Fett verbrennen läßt, und einige Kraftübungen, um die darunterliegenden Muskeln zu kräftigen und zu formen", so Wayne Westcotts Ansicht.

Es sollte beachtet werden, daß jedes Muskeltraining einen Muskel größer, nicht kleiner werden läßt. Wenn Sie Ihre schrägen Bauchmuskeln trainieren wollen, sollten Sie sich nicht wundern, wenn Ihre Taille etwas breiter wird. Natürlich wird es sich hier um eine breitere Taille in einer besseren Kondition handeln, und das ist gut so. Sie wollen Fett abbauen und das Training der schrägen Bauchmuskulatur wird dabei helfen.

Worauf Sie achten sollten

Bauchmuskeln sind zäh, aber nicht unbesiegbar

Bauchtrainingsübungen sind so sicher und einfach, wie es nur geht. Das heißt jedoch nicht, daß sie völlig risikofrei sind. Selbst wenn Sie Ihren Bauch nicht belasten, können Sie ein anderes Körperteil verletzen. In Anbetracht der Tatsache, daß der Bauch aus sechs separaten Muskeln besteht, ist es zudem wichtig, jeden dieser Muskeln gleichmäßig zu trainieren. Sonst werden Sie weder die von Ihnen angestrebte Stärke, noch den Waschbrettbauch erhalten.

Nachfolgend die Ratschläge von Fachleuten für ein ausgeglichenes Work-out, ohne sich zu verletzen.

Achten Sie auf Ihren Rücken. Der untere Rückenbereich ist auf jeden Fall die schwache Verbindung zum Mittelkörper. Selbst wenn Sie Crunchs statt der altmodischen (und den Rücken verrenkenden) Rumpfbeugen machen, bleibt Ihr unterer Rükkenbereich vor allem in der Anfangsphase anfällig.

„Anfänger ohne viel Kraft in den Bauchmuskeln werden automatisch ihren Rücken zu Hilfe nehmen, um Crunchs auszuführen", sagt Marjorie Albohm. Das Einbeziehen des Rückens macht die Crunch-Übung nicht nur wirkungsloser, sondern beansprucht auch Bereiche, die Sie am allerwenigsten beanspruchen wollten. Das trifft auch zu, wenn Sie sich an schwereren Crunch-Versionen versuchen, z. B. mit einer geneigten Bank oder mit einer Hantel auf der Brust.

Der Schlüssel, so Albohm, liegt darin, daß Sie darauf achten müssen, keinen Buckel zu machen. „Indem Sie während der Übung einen flachen Rücken beibehalten, stabilisieren Sie die Rückenmuskeln", empfiehlt sie. Legen Sie beim nächsten Mal die Beine auf die Couch. Das wird auf jeden Fall Ihren unteren Rückenbereich flach nach unten drücken, genau dorthin, wo Sie ihn haben wollen. Ungeachtet des Ortes an dem Sie in Zukunft Ihre Crunchs machen – ob am Boden oder auf einer geneigten Bank – nehmen Sie den Untergrund als Bezugspunkt wahr, empfiehlt Albohm.

Mischen Sie Übungen. Obgleich der Crunch eine ausgezeichnete Übung für die Bauchmuskulatur ist, richtet er sich doch hauptsächlich an die obere Bauchregion. „Sie müssen sich an verschiedenen Crunch-Varianten versuchen, die andere Bereiche des Mittelkörpers einschließen", rät Albohm.

Um z. B. den unteren Bauchmuskel zu trainieren, sollten Sie hängende Kniehebungen (siehe Seite 205) sowie einfache Crunchs machen. Um die schrägen Bauchmuskeln zu trainieren, dienen gedrehte Crunchs (siehe Seite 208).

Die Vielzahl an Crunchs bietet mehr als ein abgerundetes Work-out. Sie trainieren die Bauchmuskeln auch aus verschiedenen Winkeln, wodurch Plateauphasen verhindert werden. Jene frustrierenden Zeitabschnitte ohne jeden Trainingsfortschritt hören damit im Grunde auf.

Pausieren Sie. Sie haben vielleicht gehört, daß Bauchmuskeln keine Zeit brauchen, um sich wie andere Muskeln zu erholen. Einige Trainer raten sogar, mehrere anstrengende Bauchübungen in das Trainingsprogramm eines Tages aufzunehmen. Nehmen Sie es nicht für bare Münze.

„Die Bauchmuskeln benötigen genauso viel Erholungszeit wie andere Muskeln", sagt Mike Stone, Professor für Sportwissenschaft an der Bundesstattlichen Appalachen Universität in Boone, North Carolina.

Crunch mit gestreckten Beinen

EINSTUFUNG: MITTELSCHWER

Der Crunch hat die Rumpfbeuge, als die am meisten empfohlene Übung für den Bauch, verdrängt. Der Grund: Crunchs beanspruchen weniger Ihren Rücken als Rumpfbeugen und gleichzeitig dienen sie einer guten Isolierung der oberen und unteren Bauchmuskeln.

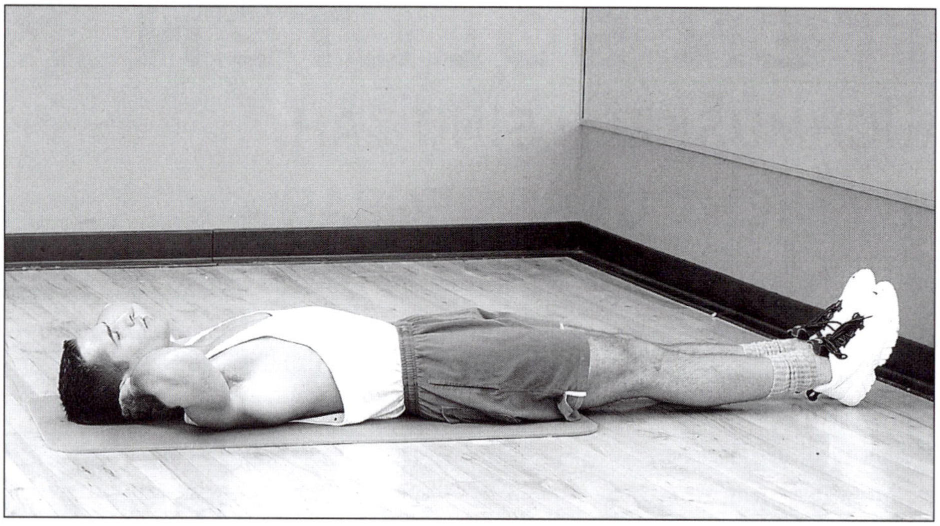

Legen Sie sich flach auf den Rücken, die Beine ausgestreckt, die Knie jedoch nicht durchgedrückt. Legen Sie die Hände hinter die Ohren und stellen Sie die Ellenbogen nach außen.

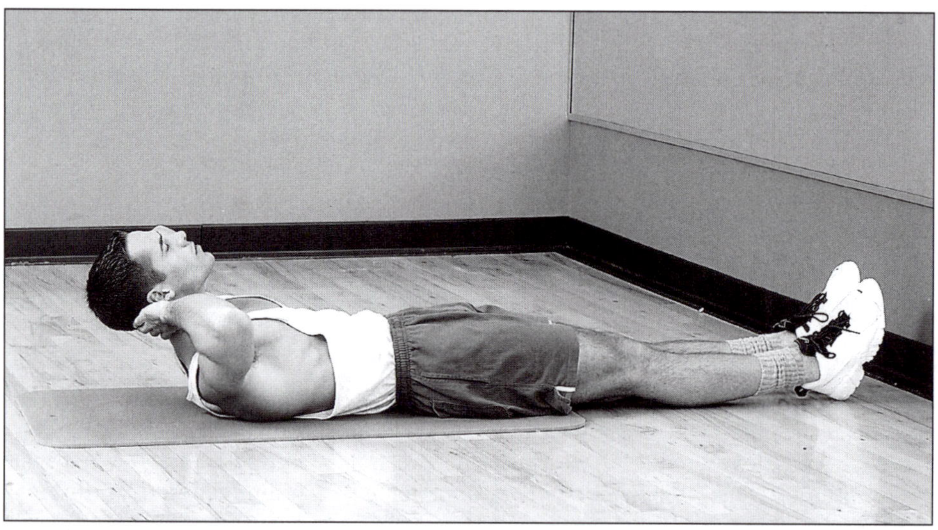

Während Ihr unterer Rückenbereich auf dem Boden bleibt, heben Sie Ihren Rumpf einige Zentimeter vom Boden ab. Schauen Sie nach oben, wenn Sie Ihren Kopf, den Hals und die Schultern vom Boden heben. Halten Sie diese Stellung für eine Sekunde und senken Sie dann wieder in die Ausgangsposition zurück. Beginnen Sie ohne Pause sofort mit dem nächsten Crunch.

MACHEN SIE ES BESSER

- Vermeiden Sie es, Ihren Kopf mit den Händen zu ziehen, da dies zu Verletzungen im Nacken und oberen Rückenbereich führen kann.
- Atmen Sie vollständig aus, wenn Sie einen Crunch machen. Das hilft den Bauchmuskeln, sich vollständig zusammenzuziehen.
- Machen Sie Crunchs auf einer Matte oder auf dem Teppich, damit es für die Wirbelsäule und für den unteren Rückenbereich weicher ist.
- Drücken Sie die Knie nicht durch, damit auf die Gelenke und Bänder keine unnötige Spannung ausgeübt wird.
- Verschränken Sie die Hände über der Brust, wenn Sie die Schwierigkeit etwas verringern wollen.
- Halten Sie die zusammengezogene Haltung für 2–4 Sekunden, bevor Sie zur Ausgangsposition zurückkehren, um eine verstärkte Verbrennung zu erzeugen.

Rumpfbeugen mit angestellten Beinen

EINSTUFUNG: MITTELSCHWER

Etwas schwieriger als ein Crunch, aber sicherer als eine gewöhnliche Rumpfbeuge, beinhaltet diese Übung eine Beuge Ihres Rumpfes zum Körper (im Gegensatz zum Crunch, bei dem Sie Ihren Oberkörper gerade nach oben strecken). Sie werden diese Version mit gebeugten Knien leichter finden, als die mit gestreckten Beinen, da die angestellten Beine die untere Rückenpartie automatisch nach unten drücken. Ihre Bauchmuskeln – die oberen, unteren und seitlichen – spielen alle beim Rumpfbeugen eine Rolle.

MACHEN SIE ES BESSER

- Halten Sie Ihre aufgestellten Beine hüftbreit parallel, um eine unnötige Beanspruchung der Oberschenkel- und inneren Schenkelmuskeln zu vermeiden.
- Ziehen Sie die seitlichen Bauchmuskeln zusammen, wenn Sie fast oben sind. Die schrägen Bauchmuskeln erlauben Ihnen, Ihren Rumpf zu drehen, statt einfach nur den Oberkörper zu heben.
- Vermeiden Sie es, Ihren Kopf mit den Händen zu ziehen, da dies zu Verletzungen im Nacken und oberen Rükkenbereich führen kann.
- Atmen Sie beim Anheben vollständig aus. Das hilft den Bauchmuskeln, sich vollständig zusammenzuziehen.
- Halten Sie den unteren Rückenbereich am Boden, um das Risiko einer Muskelzerrung zu vermeiden.
- Verschränken Sie die Hände über der Brust, wenn Sie die Schwierigkeit etwas verringern wollen.
- Um die Schwierigkeit zu erhöhen, können Sie jede Beuge für ein oder zwei Sekunden halten.

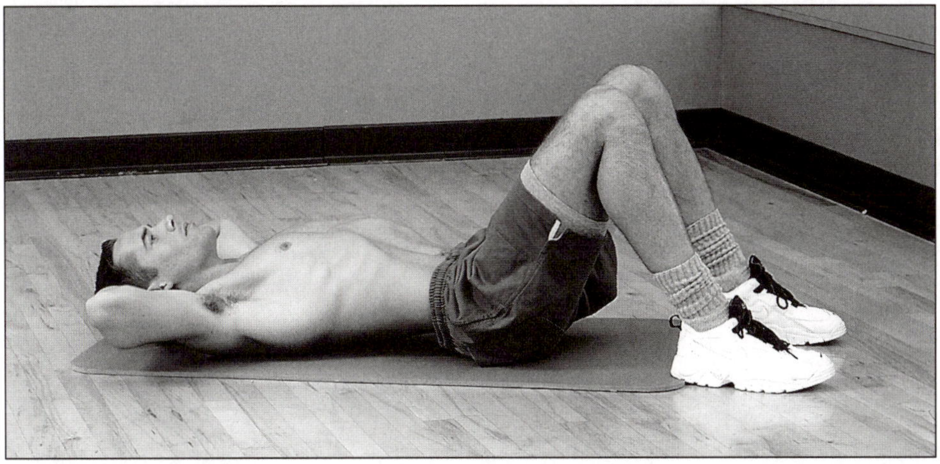

Liegen Sie flach auf dem Rücken mit den Händen hinter Ihren Ohren. Beugen Sie die Knie in einem Winkel von ungefähr 45 Grad. Stellen Sie Ihre Füße auf Schulterbreite und etwa 15 cm vom Gesäß entfernt auf.

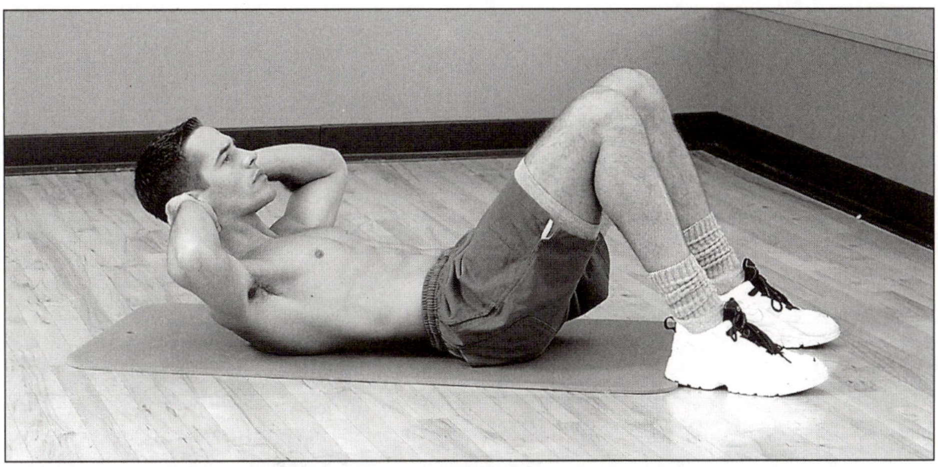

Während Ihr unterer Unterkörper stabil bleibt, heben Sie Ihren Rumpf in Richtung Knie, wobei Sie Ihre Schulterblätter so weit wie möglich vom Boden abheben. Bewegen Sie den Rumpf auf zwei Zähler hoch. Konzentrieren Sie sich auf die Anspannung der Bauchmuskeln. Zählen Sie erneut bis zwei und kehren Sie zur Ausgangsposition zurück. Beenden Sie Ihren Satz ohne Pause zwischen den Wiederholungen.

Rumpfbeugen mit den Beinen auf einer Bank

EINSTUFUNG: MITTELSCHWER

Sind die Bauchmuskeln außergewöhnlich ausgeprägt, spricht man vom „Sechserpack" oder vom „Waschbrett", da es sich um sechs verschiedene Bauchmuskeln handelt. Um ein solches „Waschbrett" zu erhalten, sollten Sie mit den oberen Bauchmuskeln beginnen, die sich im allgemeinen als erstes voll entwickeln. Bei dieser Übung werden die oberen Bauchmuskeln – die vier Hauptmuskeln – beim Training isoliert.

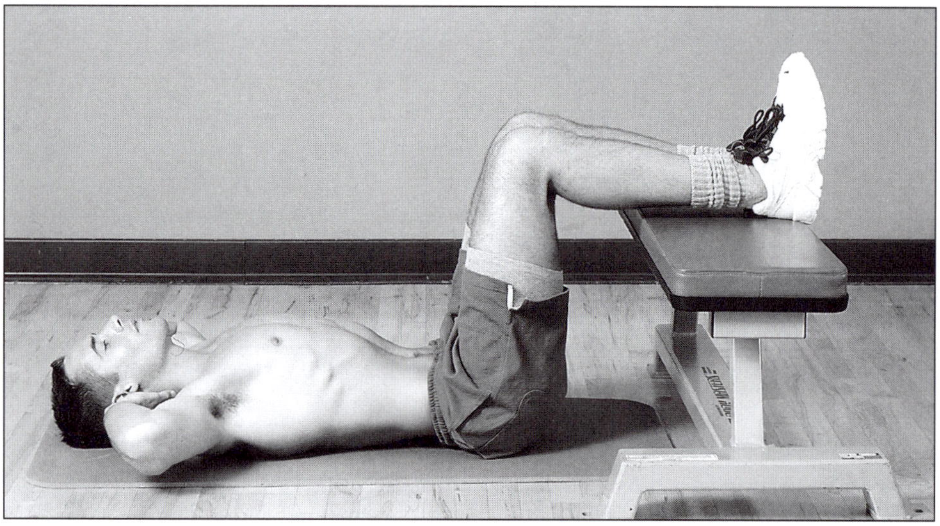

Legen Sie sich auf den Rücken, die Knie angewinkelt, mit den Füßen auf einer Bank oder einem Stuhl. Ihre Schenkel sollten senkrecht zum Boden gerichtet sein, Ihre Hände liegen hinter den Ohren, die Ellenbogen sind nach außen gedreht.

MACHEN SIE ES BESSER

- Halten Sie Ihre Beine im 90°-Winkel; eine Veränderung des Winkels mindert die Wirkung der Übung.
- Ruhen Sie sich am Ende der Übung nicht aus.
- Der Schwierigkeitsgrad läßt sich erhöhen, indem Sie die Hände über der Brust verschränken.
- Der Schwierigkeitsgrad läßt sich auch erhöhen, indem Sie die Anspannung am Höhepunkt der Übung für ein bis zwei Sekunden halten und dann langsam in die Ausgangsposition zurückgehen.
- Für eine weitere Erhöhung der Schwierigkeit halten Sie die Beine gerade nach oben und dabei senkrecht zum Boden.

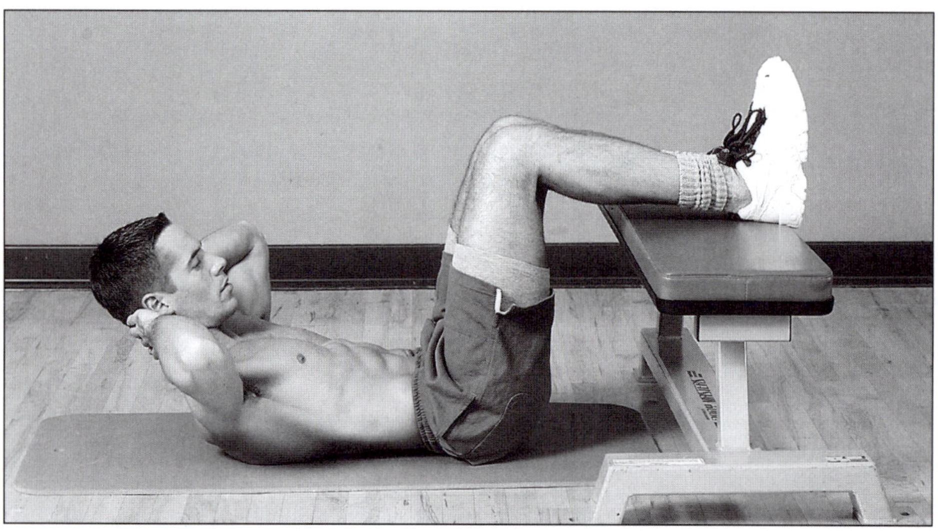

Ziehen Sie Ihren Rumpf nach oben und in Richtung der Knie; heben Sie Ihre Schulterblätter für eine Sekunde vom Boden. Dann senken Sie sich wieder zur Ausgangsposition und wiederholen die Bewegung.

Seiten-Crunchs

EINSTUFUNG: MITTELSCHWER

Auch bekannt als Obliquus-Crunch. Hierbei werden die äußeren und inneren schrägen Bauchmuskeln beansprucht, die seitlich der oberen und unteren Bauchmuskeln verlaufen. Starke Schrägmuskeln bieten mehr als nur ein gutes Aussehen; sie geben auch Ihrem Golfschlag mehr Power.

MACHEN SIE ES BESSER

- Der Schwierigkeitsgrad läßt sich erhöhen, indem Sie die Anspannung am Höhepunkt der Übung für ein bis zwei Sekunden halten.
- Konzentrieren Sie sich auf die, durch die gesamte Bewegung des Körpers erzeugte Spannung der schrägen Bauchmuskulatur, um so die Wirkung der Übung zu erhöhen.
- Vermeiden Sie es, Ihren Kopf mit den Händen zu ziehen, da dies zu Verletzungen im Nacken und oberen Rückenbereich führen kann
- Für eine sehr schwierige Trainingsvariante führen Sie die Übung an einer negativ geneigten Rumpfbeugebank aus.

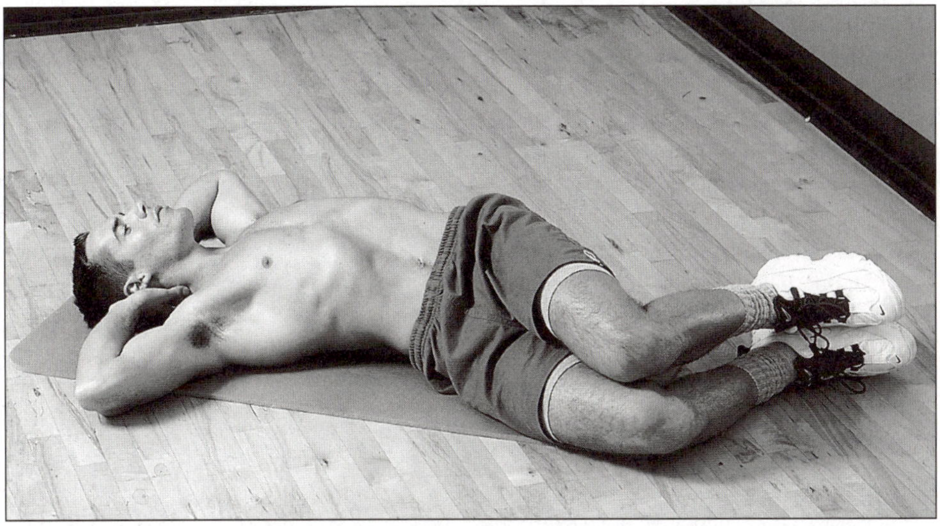

Legen Sie sich flach auf den Rücken mit den Händen hinter den Ohren, die Ellenbogen nach außen gestellt. Mit im 45°-Winkel gebeugten Knien lassen Sie Ihre Beine so weit wie möglich zur Seite fallen. Ihr Oberkörper sollte flach auf dem Boden verbleiben.

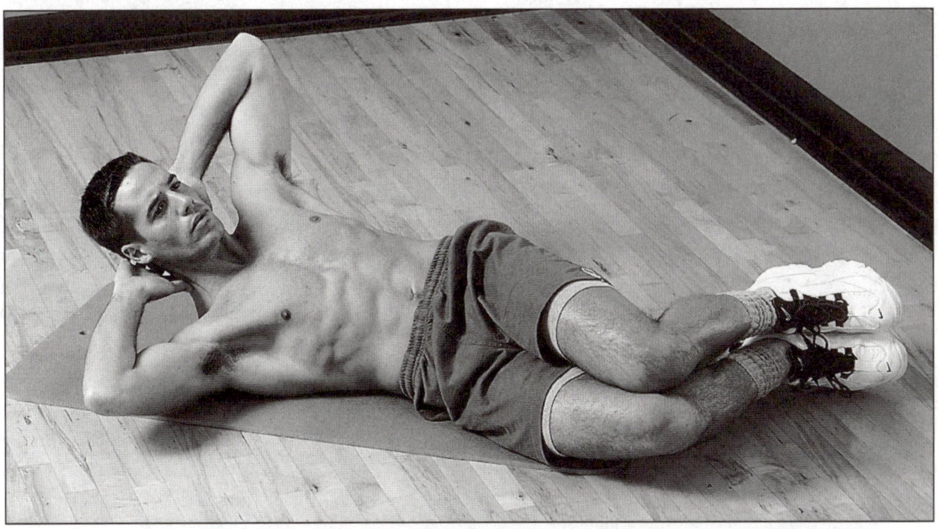

Während die Schultern parallel zum Boden bleiben, heben Sie Ihren Oberkörper, bis die Schulterblätter sich klar vom Boden abgehoben haben. Halten Sie den Crunch für eine Sekunde, dann kehren Sie zur Ausgangsposition zurück. Führen Sie je einen Satz zur rechten und linken Seite aus.

Heben der gestreckten Beine

EINSTUFUNG: SCHWIERIG

Ein Anheben Ihrer Beine bewirkt, daß die Bauchmuskeln sich zusammenziehen, d. h. sich verkürzen, und eine Muskelspannung erzeugt wird. Ein Senken der Beine schafft eine exzentrische Reaktion, das heißt, es ermöglicht den Muskeln, sich zu verlängern, während sie gespannt bleiben. Für ein intensives Work-out der unteren Bauchmuskeln im Beckenbereich ist das Aufrechterhalten der Spannung im Verlauf der Übung von großer Bedeutung.

Legen Sie sich mit den Händen unter den Hüften auf den Rücken; die Handflächen nach unten. Drücken Sie den unteren Rückenbereich zum Boden. Halten Sie den Kopf hoch, und führen Sie Ihr Kinn zur Brust, während sich die Schulterblätter oberhalb des Bodens befinden. Strecken Sie die Beine, die Knie nicht durchgedrückt und die Füße gebeugt. Die Fersen befinden sich dabei oberhalb des Bodens.

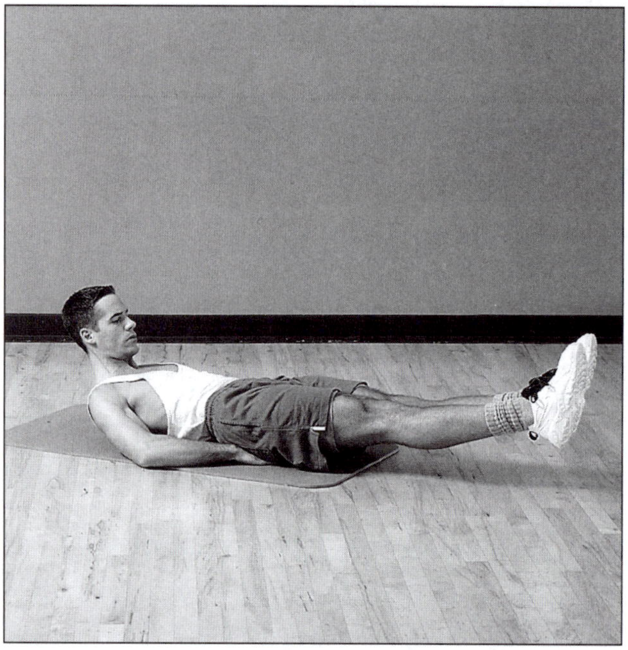

Heben Sie die Beine, bis sie senkrecht zum Körper stehen, oder so weit senkrecht, wie Sie können.
Senken Sie sie langsam, bis zwei zählend, und achten Sie auf die Abwärtsbewegung. Wiederholen Sie die Übung.

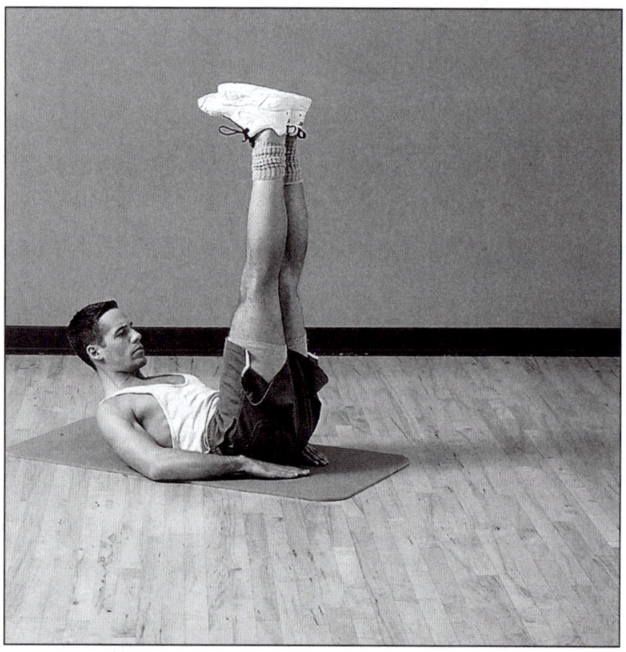

MACHEN SIE ES BESSER

- Indem Sie Ihren unteren Rückenbereich auf dem Boden belassen, verringern Sie das Risiko einer Verletzung in diesem Bereich.
- Halten Sie die Knie leicht gebeugt, um eine Verletzung der Bänder und Gelenke zu verhindern.
- Achten Sie darauf, daß Sie bis zum Ende der Übung den Boden nicht mit Ihren Fersen berühren.
- Für eine Verringerung des Schwierigkeitsgrades können Sie jedes Bein einzeln heben, statt beide Beine zusammen.
- Eine Erhöhung des Schwierigkeitsgrades läßt sich erzielen, indem Sie die Übung an einer negativ geneigten Rumpfbeugebank ausführen.
- Für eine weitere, noch schwierigere Trainingsvariante, sollten Sie während der Übung einen Basketball zwischen Ihren Füßen halten.

Hüftheben

EINSTUFUNG: SEHR SCHWIERIG

Hüftheben bildet vor allem für Läufer eine ideale Übung, da sie dazu beiträgt, den Bewegungsbereich zu erweitern und die langen Schritte fördert. Diese Übung beansprucht die unteren Bauchmuskeln, die Gesäßmuskeln und den Hüftbeugemuskel.

MACHEN SIE ES BESSER

- Lassen Sie die Bauchmuskeln die Arbeit tun. Wenn Sie versuchen, mit den Beinen Schwung zu holen, wird die Wirksamkeit der Übung herabgesetzt.
- Nutzen Sie Ihre Hände für das Gleichgewicht und nicht um Ihre Hüften hoch zu drücken.
- Für eine Verringerung des Schwierigkeitsgrades können Sie die Übung auch mit gebeugten Beinen ausführen. Halten Sie aber trotzdem die Füße im rechten Winkel zum Boden.

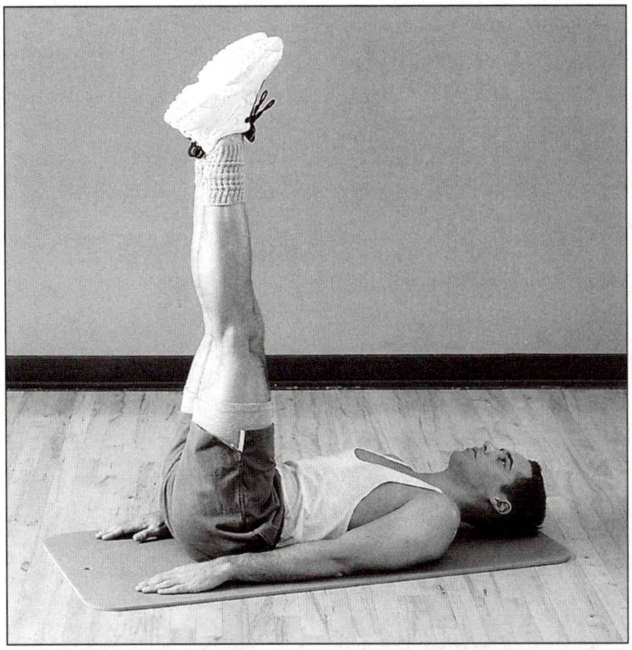

Legen Sie sich flach auf den Rücken, mit den Beinen nach oben. Ihre Knie sollten leicht gebeugt sein und Ihre Zehen gestreckt. Legen Sie die Hände an die Seiten, mit den Handflächen nach unten.

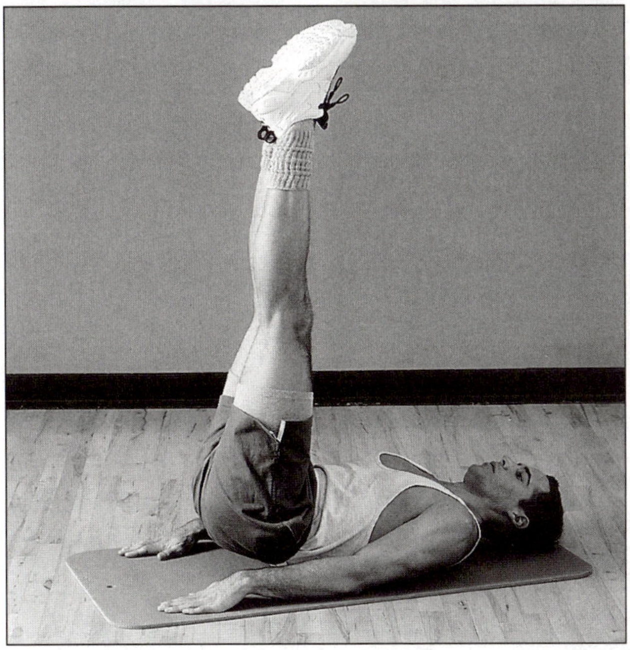

Heben Sie Ihre Hüften, unter Nutzung der unteren Bauchmuskeln und der Verschiebung des Gewichts in Richtung Schultern, vom Boden ab. Halten Sie die Beine während der ganzen Übung in senkrechter Position. Halten Sie diese Stellung für eine Sekunde und kehren Sie dann zur Ausgangsposition zurück.

Rumpfbeugen im Römischen Sitz

EINSTUFUNG: SCHWIERIG

Der Römische Sitz bietet ein ausgezeichnetes, den gesamten Mittelkörper umfassendes Workout. Rumpfbeugen auf dem Römischen Sitz dienen ideal zur Stärkung und Formung der oberen, unteren und seitlichen Bauchmuskeln sowie der unteren Rückenmuskeln.

Nehmen Sie auf einem Römischen Sitz Platz (eine schräge Bank mit Fußstützen geht hierfür auch). Sichern Sie die Füße unter den Stützen und sitzen Sie so, daß sich Ihr Rumpf in einem Winkel von 90° zu den Oberschenkeln befindet. Verschränken Sie die Hände über der Brust.

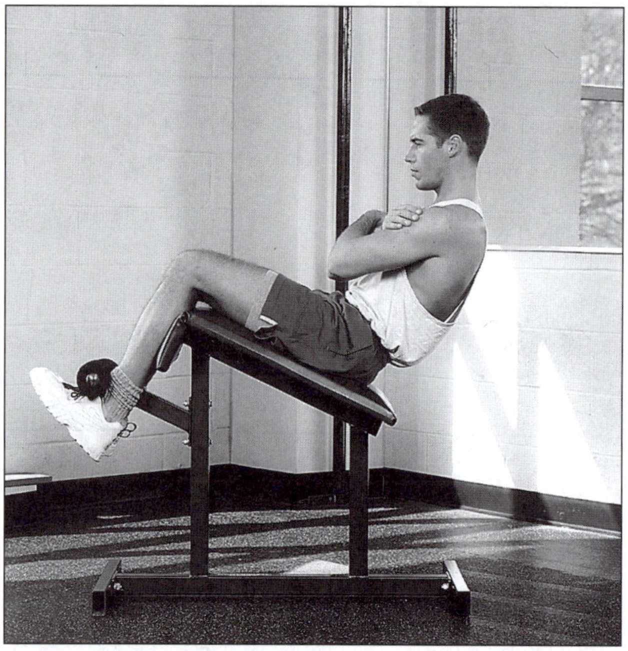

MACHEN SIE ES BESSER

- Eine maximale Wirksamkeit erzielen Sie, wenn Sie zwischen den einzelnen Wiederholungen nicht ganz in die aufrechte Grundhaltung zurückkehren, sondern kurz zuvor anhalten; wodurch die Muskeln angespannt bleiben und fortlaufend arbeiten können.
- Führen Sie die Übung flüssig und kontrolliert aus. Ein Rückfedern beim Absenken könnte zu einer Verletzung führen.
- Senken Sie Ihren Rumpf nicht unter Hüfthöhe, um eine Verletzung des unteren Rücken- und des Bauchbereiches zu vermeiden.

▼

Halten Sie den Rücken gerade und senken Sie Ihren Rumpf, bis Sie die Spannung in den Bauchmuskeln spüren. Heben Sie den Körper zurück in die Ausgangsposition und beginnen Sie sofort mit der nächsten Wiederholung.

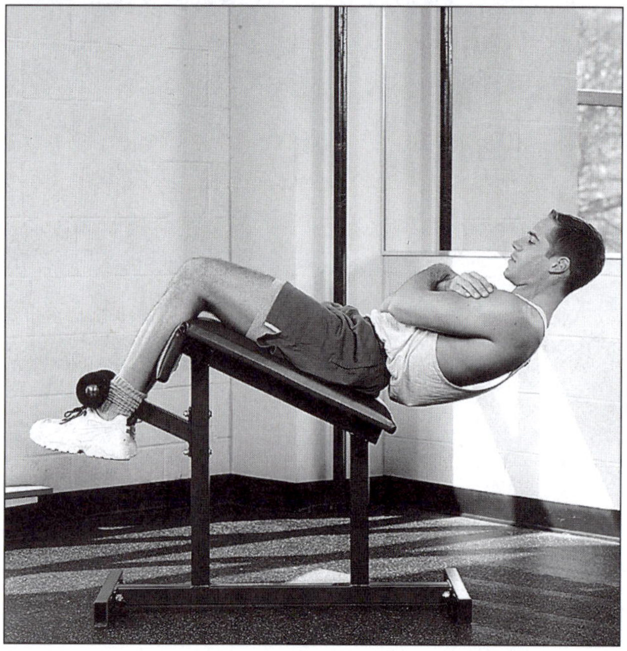

Hängende Kniehebungen

EINSTUFUNG: SCHWIERIG

Diese Mehrzweckübung stärkt die oberen, unteren und seitlichen Bauchmuskeln sowie den Hüftbeuger. Außerdem bietet sie eine gute Dehnung für Rücken und Schultern. Sie benötigen einen festen Griff – oder zumindest ein Paar Hebehandschuhe oder eine Handgelenkschlaufe – um die Zeit des Hängens zu verlängern.

MACHEN SIE ES BESSER

- Eine maximale Wirksamkeit erzielen Sie, wenn Sie die Beine am Ende der Übung nicht hängen lassen, sondern sofort zur Wiederholung übergehen.
- Für eine Erhöhung des Schwierigkeitsgrades sollten Sie die Anspannung beim Höhepunkt der Übung für ein bis zwei Sekunden halten.
- Wenn Sie die Beine gerade, ohne die Beugung der Knie heben, erfüllen Sie einen äußerst hohen Schwierigkeitsgrad. Es erhöht nicht nur die Belastung der Bauchmuskeln, sondern auch die des Hüftbeugemuskels.
- Sollten Sie nach einer wirklichen Anspannung suchen, heben Sie die gestreckten Beinen, wie zuvor beschrieben, mit Gewichten am Fußgelenk.

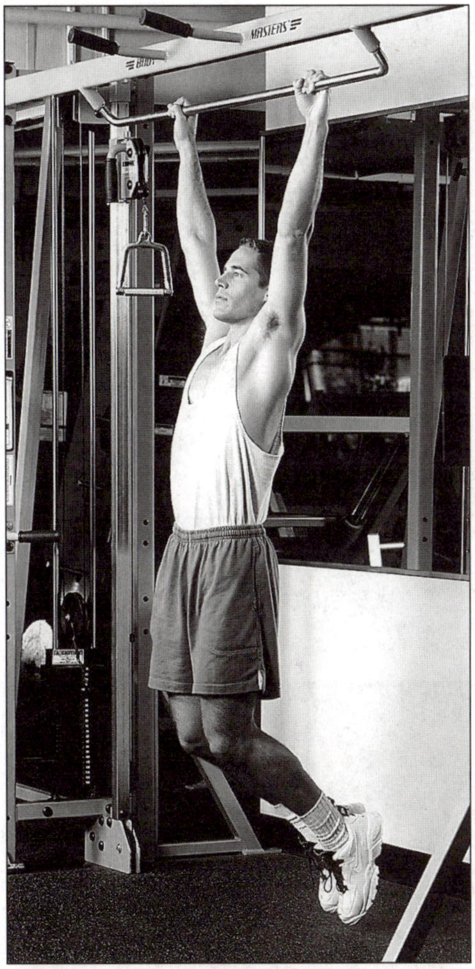

Hängen Sie an der Stange mit ausgestreckten Beinen.

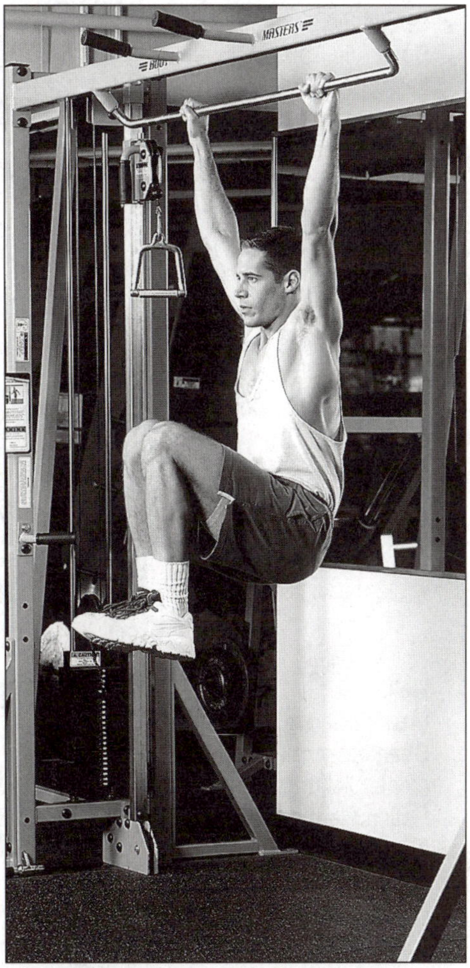

Beugen Sie unter Anspannung Ihrer unteren Bauchmuskeln die Knie und heben Sie diese so hoch, wie Sie es Ihnen in einer gleichmäßigen, kontrollierten Bewegung möglich ist. Ihre Hüften werden sich leicht nach vorn schieben, lassen Sie jedoch keinen Schwung aufkommen, um den Körper zu bewegen.

Ruder-Crunch

EINSTUFUNG: MITTELSCHWER

Obgleich die Bewegungen in dieser Übung denen beim Rudern ähneln, haben sie nur geringen Einfluß auf den Rücken, die Arme oder die Beine. Diese Übung beansprucht nur die Bauchmuskeln – die oberen, unteren und seitlichen.

Setzen Sie sich auf eine Bank, die Knie angewinkelt und die Füße flach auf dem Boden. Halten Sie sich an den Seiten der Bank zur Unterstützung fest und lehnen Sie sich im 45°-Winkel zurück. Halten Sie die Knie leicht gebeugt, strecken Sie dann die Beine und heben Sie sie einige Zentimeter vom Boden ab.

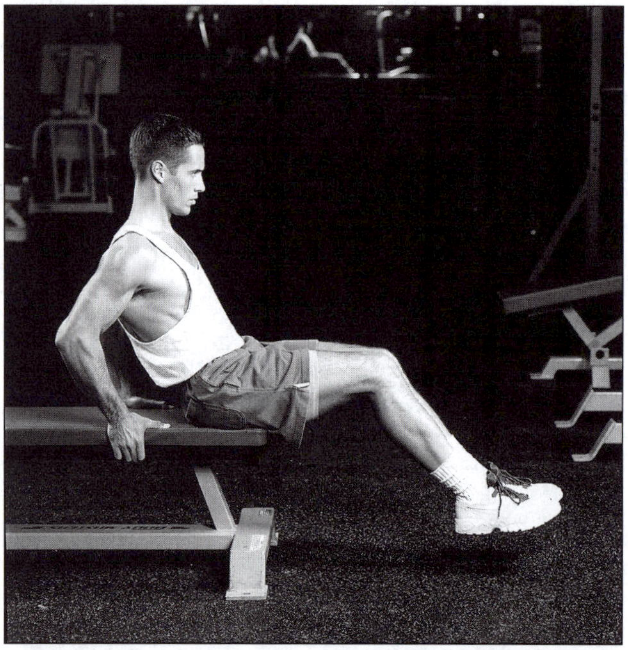

MACHEN SIE ES BESSER

- Um eine optimale Wirkung aus dieser Übung zu ziehen, halten Sie die Spannung in Ihren Bauchmuskeln bis zum Ende des Satzes.
- Halten Sie bei der Rückkehr in die Ausgangsposition den Rücken gerade, um eine Verletzung zu vermeiden.
- Wenn Sie die schrägen Bauchmuskeln stärker einbeziehen wollen, sollten Sie den Crunch in einer Form ausführen, bei der Ihr hauptsächliches Körpergewicht auf einer Hüfte und dem Gesäß liegt.

Ziehen Sie Ihre Knie zur Brust, während Sie Ihren Oberkörper in eine aufrechte Stellung bringen. Halten Sie diese Stellung für eine Sekunde und senken Sie dann Oberkörper und Beine gleichzeitig in die Ausgangsposition zurück.

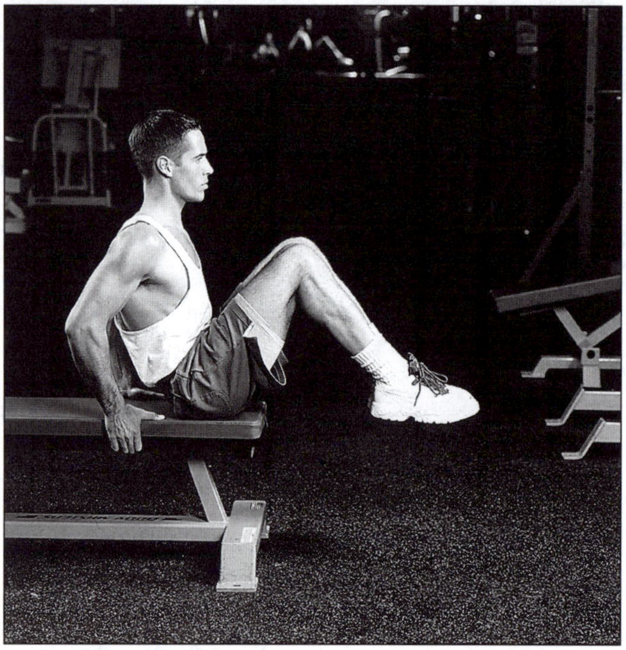

Beinheben

EINSTUFUNG: MITTELSCHWER

Bei dieser intensiven Übung werden die oberen, unteren und seitlichen Bauchmuskeln beansprucht. Beginnen Sie diese Übung mit Ihrem unteren Rückenbereich auf der Bank liegend, dabei leicht gewölbt. Indem Sie Ihre Beine heben, drückt sich Ihr unterer Rückenbereich auf die Bank.

MACHEN SIE ES BESSER

- Wenn Sie sich an der Bank statt bei den Hüften über dem Kopf festhalten, können Sie die Übung erleichtern.
- Eine Erhöhung des Schwierigkeitsgrades läßt sich erzielen, indem Sie einfach den Bewegungsablauf verlängern.
- Wenn Sie Ihre Bauchmuskeln während der gesamten Übung anspannen, erhöht sich die Wirksamkeit.
- Drücken Sie beim Heben der Beine den unteren Rückenbereich gegen die Bank, um eine Verletzung zu vermeiden.

▼

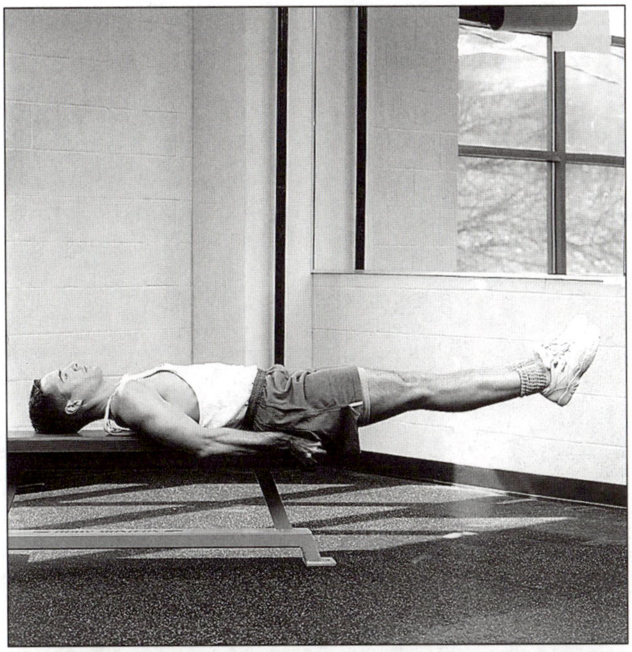

Legen Sie sich mit dem Rücken auf die Bank, wobei sich die Hüften nahe am Ende der Bank befinden sollten. Strecken Sie die Beine geradeaus und ziehen Sie die Zehen an.

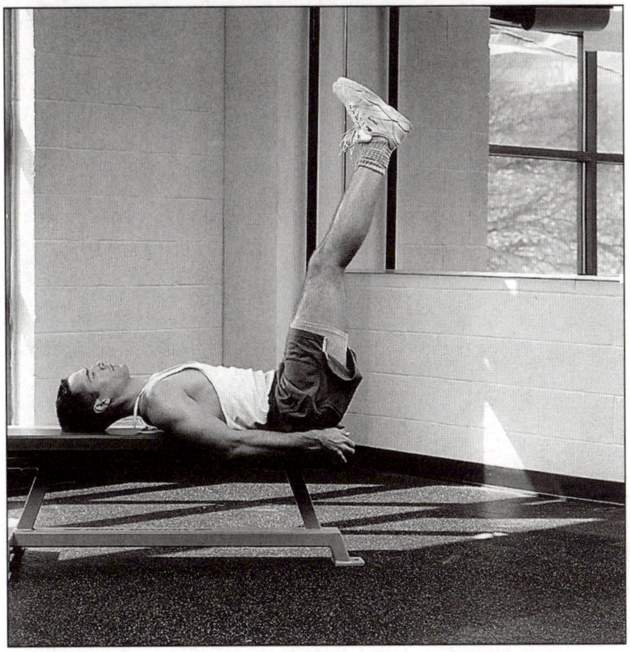

Halten Sie die Beine zusammen, ohne die Knie durchzudrücken, und heben Sie die Beine bis in die Senkrechte. Senken Sie die Beine allmählich, bis sich der Körper wieder in der horizontalen Lage befindet. Wiederholen Sie die Bewegung ohne Ruhephase.

Gedrehte Crunchs

EINSTUFUNG: MITTELSCHWER

Diese Crunch-Übung beansprucht intensiv die schrägen, sowie die oberen und unteren Bauchmuskeln. Regelmäßig angewendet, tragen Sie dazu bei, daß Ihre Taille schmaler wird, was wiederum Ihren Oberkörper größer erscheinen läßt.

Legen Sie sich flach auf den Rücken, die Hände hinter den Ohren, die Ellenbogen nach außen. Überkreuzen Sie die Fußgelenke, beugen Sie leicht die Knie, und heben Sie die Beine, bis sie sich in einer Lage senkrecht zu Ihrem Körper befinden.

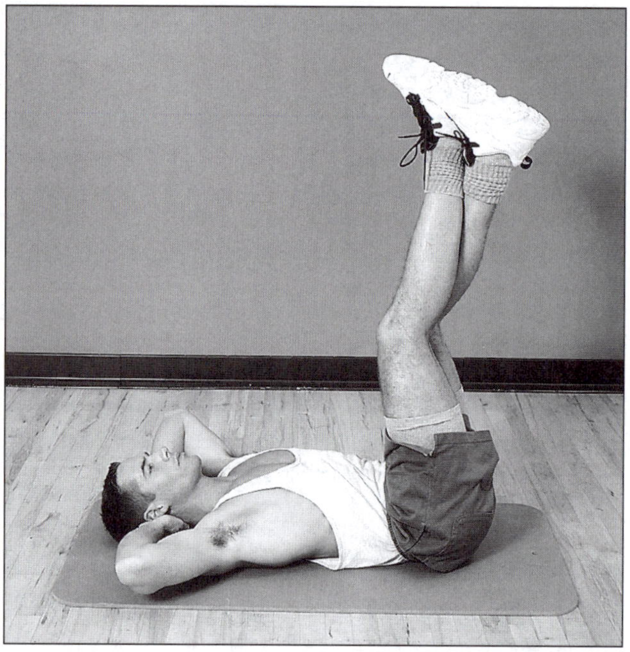

Heben Sie die linke Schulter vom Boden, wobei Sie Ihren linken Ellenbogen zum rechten Knie hinüber schieben. Kehren Sie in die Ausgangsposition zurück und wiederholen Sie die Übung mit der rechten Schulter, den rechten Ellenbogen zum linken Knie hinüberführend. Fahren Sie abwechselnd fort, bis Sie einen Satz vollständig ausgeführt haben.

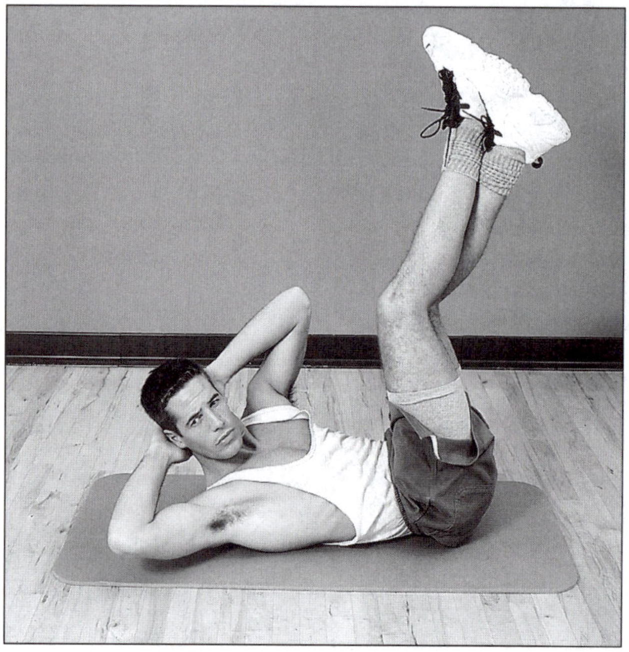

MACHEN SIE ES BESSER

- Um eine maximale Muskelbelastung zu erhalten, sollten Sie jede Anspannung für ein bis zwei Sekunden halten.
- Vermeiden Sie es, Ihren Kopf mit den Händen zu ziehen, da dies zu Verletzungen im Nacken und oberen Rükkenbereich führen kann.
- Kreuzen Sie die Hände über der Brust, wenn Sie die Schwierigkeit etwas verringern wollen. Sie können die Übung auch mit angewinkelten Knien und mit den Füßen auf dem Boden, in schulterbreitem Abstand, vornehmen.

Seitliche Rumpfdrehungen

EINSTUFUNG: SCHWIERIG

Viele „drehungsreiche“ Sportarten wie Golf, Basketball und Tennis erfordern intensive Drehungen des Rumpfes. Muskeln, die bei Drehbewegungen besonders gefordert werden, sind die seitlichen schrägen, sowie die oberen und unteren Bauchmuskeln. Wenn Sie diese Übung machen, sollten Sie die Spannung in diesen Muskeln im Verlauf der gesamten Übung spüren.

MACHEN SIE ES BESSER

- Um die Belastung auf den unteren Rückenbereich zu verringern, können Sie auf die volle Drehung auch verzichten. Beginnen Sie aus der gleichen Position, heben Sie Ihren Rumpf zur Rechten, führen Sie ihn dann zurück und heben Sie ihn anschließend zur Linken. Betrachten Sie diesen gesamten Bewegungsablauf als eine Wiederholung.
- Eine Erhöhung des Schwierigkeitsgrades läßt sich erzielen, indem Sie während der ganzen Übung Ihre Hände hinter die Ohren nehmen und die Ellenbogen nach außen drücken.
- Für eine weitere Erhöhung des Schwierigkeitsgrades können Sie eine Hantelscheibe auf der Mitte Ihres Oberkörpers halten.

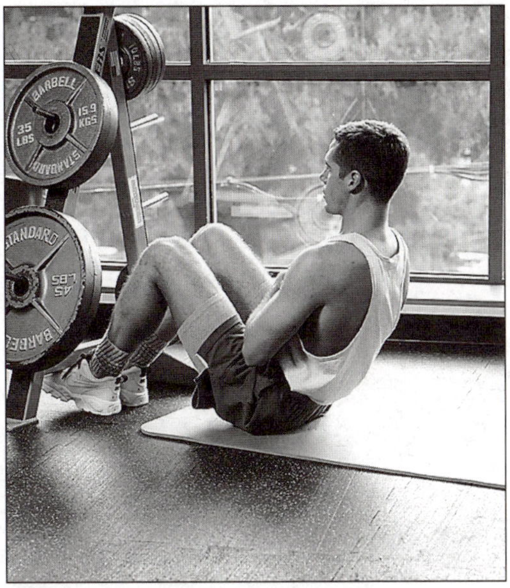

Setzen Sie sich auf den Boden, die Hände über der Brust verschränkt, die Beine angewinkelt. Stellen Sie die Füße unter eine Stütze, z.B. den unteren Rahmen einer Gewichthebemaschine oder auch unter Ihre Couch, um den Unterkörper zu schützen. Halten Sie Ihren Rumpf im Winkel von 45° zum Boden.

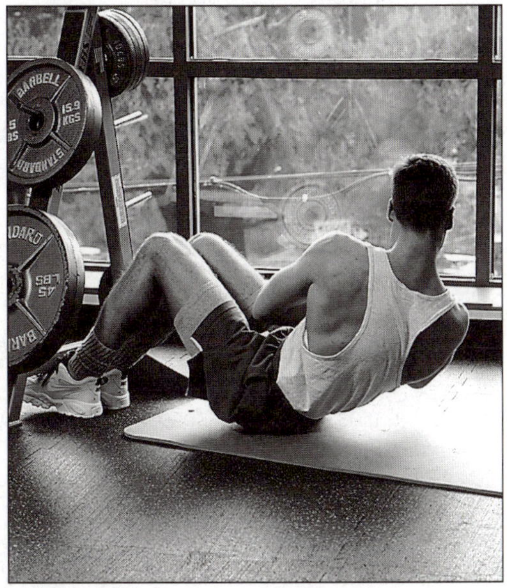

Beginnen Sie, indem Sie Ihren Rumpf nach rechts drehen und bleiben Sie in dieser Haltung, während Sie den Rücken senken.

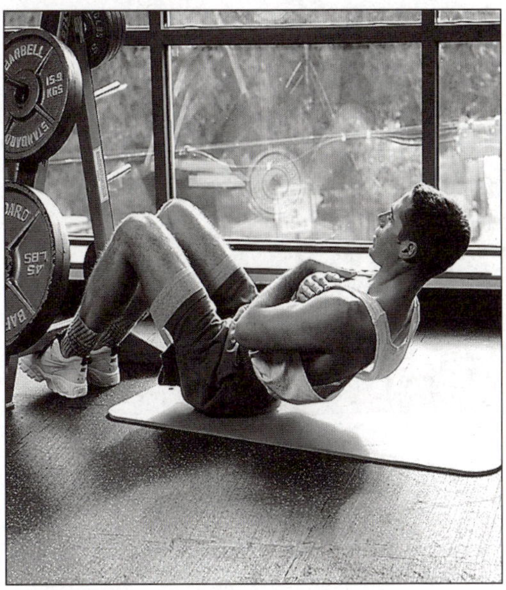

Vervollständigen Sie die Übung, indem Sie sich zur Mitte drehen und wieder aufrichten.

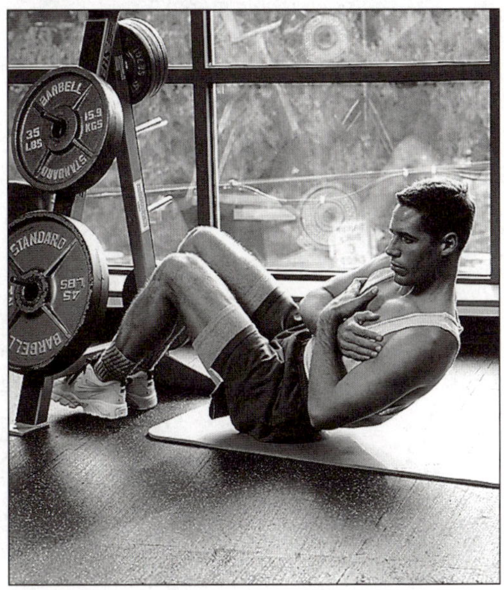

Wiederholen Sie die Übung. Beginnen Sie dieses Mal zur linken Seite und richten Sie sich dann wieder auf, um mit der Drehung nach rechts fortzufahren.

Drehungen im Sitzen

Einstufung: Leicht

Diese Übungen machen Spaß, sind sicher und wirkungsvoll. Drehungen im Sitzen gehören wahrscheinlich zu den ältesten Übungen. Sie eignen sich hervorragend für die seitlichen schrägen Bauchmuskeln.

Nehmen Sie sich einen Stab oder eine leichte Stange, ungefähr von der Länge eines Besenstiels. Setzen Sie sich an das Ende einer Bank, die Füße hüftbreit auf dem Boden.
Nehmen Sie den Stab oder die Stange hinter den Kopf und legen Sie sie auf den Schultern ab. Ihre Hände sollten den Stab mit möglichst weit ausgestreckten Armen umfassen. Ihre Ellenbogen sollten jedoch leicht gebeugt bleiben.

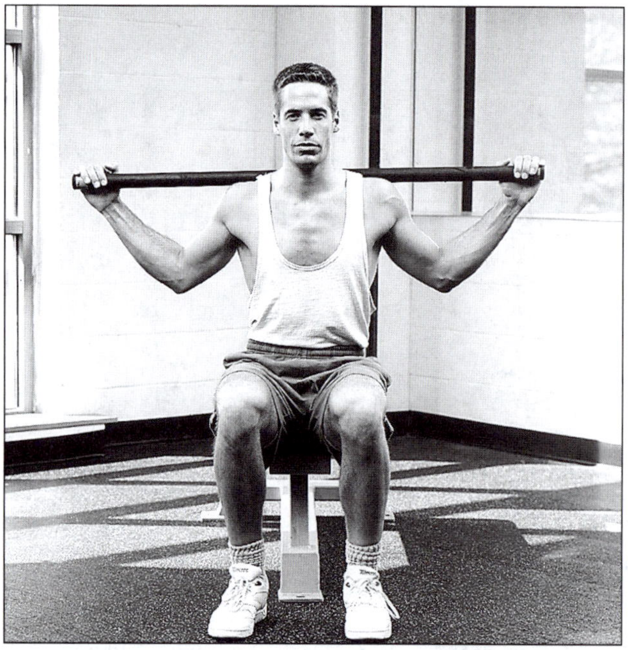

Machen Sie es besser

- Wenn Sie der Drehung mit dem Kopf folgen, hilft dies, eine Verletzung des Nackens oder oberen Rückens zu vermeiden.
- Eine Erhöhung des Schwierigkeitsgrades läßt sich erzielen, indem Sie eine Langhantel mit Gewichten zwischen 10 und 45 Pfund auf die Schultern nehmen.
- Die Drehungen sollten nicht ruckartig, sondern sanft und gleichmäßig erfolgen, um eine Verletzung zu vermeiden.

Nutzen Sie Ihre schrägen Bauchmuskeln, um Ihren Rumpf soweit wie möglich nach rechts zu drehen, während Ihre Hüften fixiert bleiben. Wiederholen Sie die gleiche Bewegung nach links. Fahren Sie fort, sich ohne Zwischenpause jeweils nach rechts und links zu drehen, bis Sie einen Satz beendet haben.

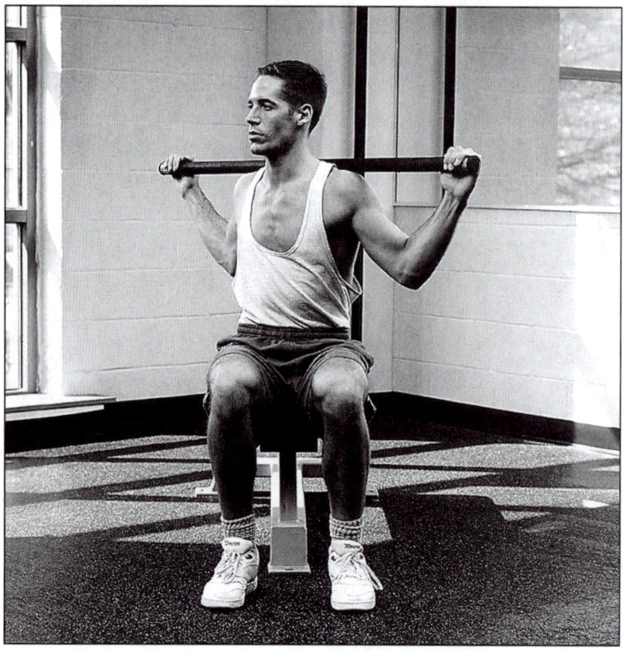

Kurzhantel-Rumpfdrehungen

EINSTUFUNG: MITTELSCHWER

Da diese Übung die inneren und äußeren schrägen Bauchmuskeln beansprucht, wird sie oft Männern empfohlen, deren sportliche Aktivitäten häufige Drehungen des Rumpfes erfordern, wie Tennis, Kanu und Golf. Und da sich die Arme unter einer ständigen Anspannung befinden, werden zudem der Bizeps (vorderer Oberarm) und die Unterarmmuskeln gefördert. Das Armtraining ist wirklich intensiv. Seien Sie deshalb nicht erstaunt, wenn Ihre Arme eher ermüden als Ihre Bauchmuskeln.

MACHEN SIE ES BESSER

- Halten Sie Ober- und Unterarme während der ganzen Zeit in einem Winkel von 90°, um eine maximale Wirksamkeit zu erzielen.
- Indem Sie einen fließenden Rhythmus einhalten, verhindern Sie auftretendes Unbehagen.
- Für eine Verringerung der Armbelastung können Sie versuchen, statt der Kurzhantel zwei einzelne Hantelscheiben zu halten.

▼

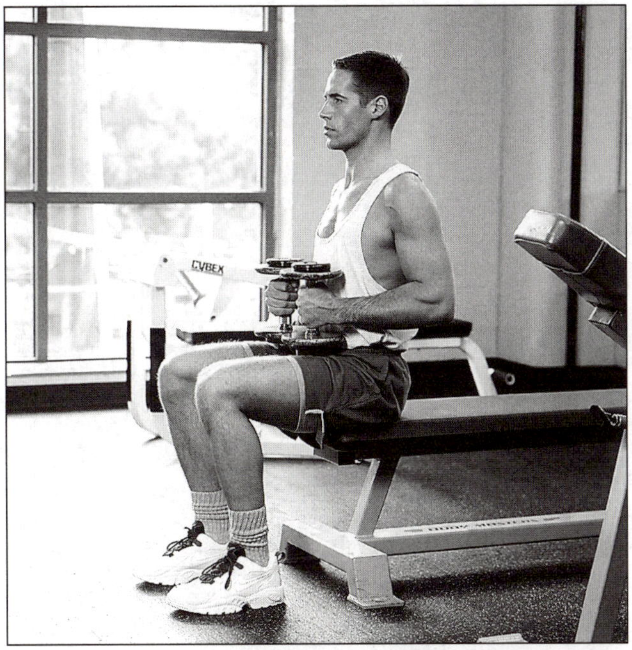

Setzen Sie sich auf das Ende einer Bank, die Füße hüftbreit auf dem Boden. Strecken Sie die Brust heraus und halten Sie Ihren Kopf und Ihren Körper aufrecht. Nehmen Sie eine Hantel in jede Hand, die Handflächen sind zum Körper gerichtet. Beugen Sie die Arme und führen Sie sie eng an den Bauch heran.

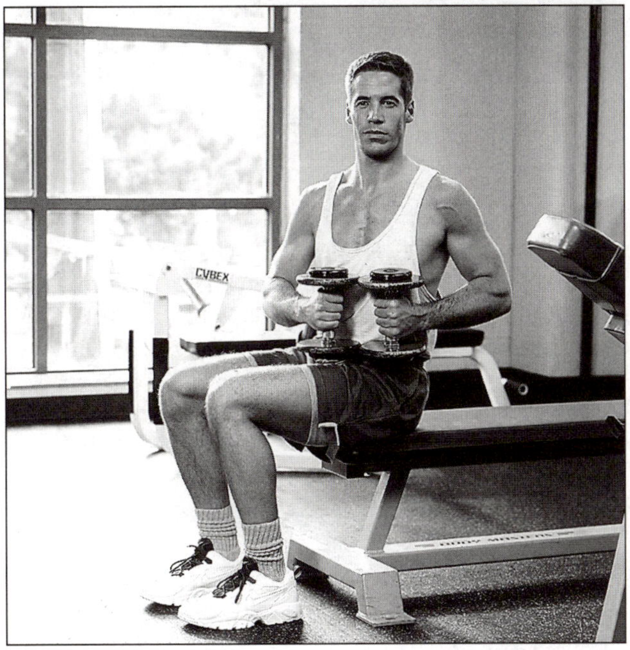

Drehen Sie Ihren Rumpf soweit wie möglich nach links. Wenn Sie den äußersten Drehpunkt erreicht haben, halten Sie diesen für eine Sekunde und kehren dann langsam in die Ausgangsposition zurück. Wiederholen Sie die Übung zur rechten Seite, und danach fortlaufend nach links und rechts, bis Ihre Muskeln ermüden.

Kabelzug-Crunch

EINSTUFUNG: SCHWIERIG

Diese Übung beansprucht alle Bauchmuskeln – die oberen, unteren und seitlichen. Die Übung kann auch an einer Maschine ausgeführt werden; die hier abgebildete Variante erfordert jedoch die Hilfe eines Trainingspartners.

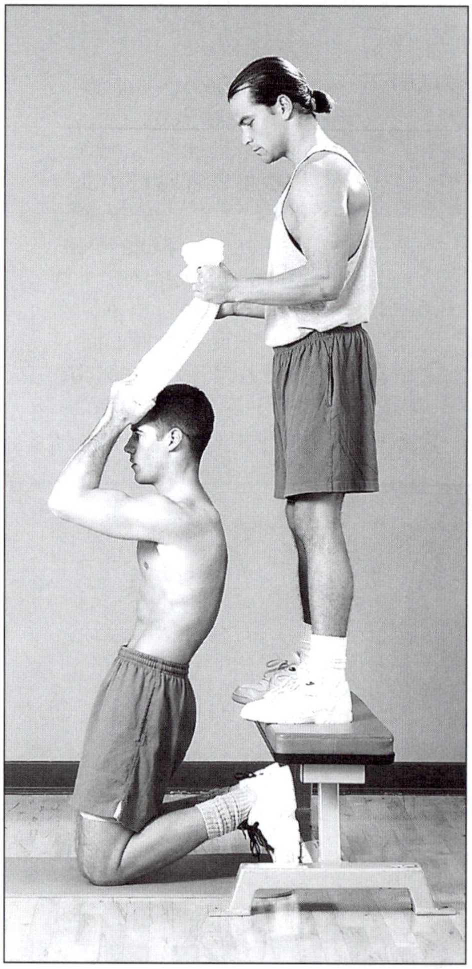

Lassen Sie Ihren Partner auf einer Bank oder einem Stuhl stehen und in jeder Hand ein Handtuchende halten. Knien Sie auf dem Boden, mit dem Gesicht vom Partner abgewandt. Beugen Sie Ihre Beine im 45°-Winkel. Ergreifen Sie die Mitte des Handtuchs mit beiden Händen und ziehen Sie es bis vor die Stirn.

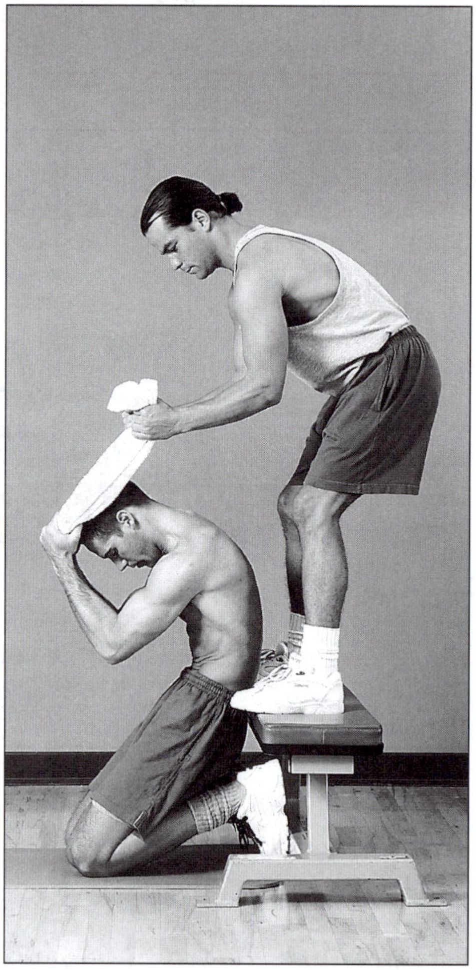

Spannen Sie die Bauchmuskeln an, wenn Sie Ihren Rumpf beugen und ziehen Sie langsam am Handtuch. (Nutzen Sie nur die Bauchmuskeln, nicht die Kraft des Oberkörpers.) Beugen Sie den Körper so weit wie Sie können, ohne das Handtuch von der Stirn wegzuziehen oder Ihren Partner von der Bank zu ziehen.

MACHEN SIE ES BESSER

- Für eine maximale Wirksamkeit kann der Partner während der Beuge entgegen Ihres Gewichts ziehen.
- Machen Sie die Übung allein. Binden Sie ein Thera-band (in Sportgeschäften erhältlich) um einen festen Gegenstand, z.B. die Türklinke.
- Eine Erhöhung des Schwierigkeitsgrades läßt sich erzielen, indem Sie das Handtuch durch eine Kurzhantel ersetzen. Halten Sie mit beiden Händen das Ende einer kurzen Hantel hinter Ihrem Kopf im Nacken. Bringen Sie die Bauchmuskeln auf gleiche Weise zur Anspannung wie bei der Übung mit dem Handtuch.
- Die Schwierigkeit läßt sich auch erhöhen, indem Sie eine Seilzugmaschine benutzen.
- Für ein Training der schrägen seitlichen Bauchmuskeln, drehen Sie sich am Ende des Crunch nach rechts. Drehen Sie sich mit der nächsten Wiederholung dann nach links.

▼

Springbeugen und Streckung der Hüfte

EINSTUFUNG: SCHWIERIG

Es gibt Muskeln, die erlauben es Ihnen, sich nach unten zu beugen, um die Schuhe zuzuschnüren. Andere Muskeln ermöglichen dann, daß Sie sich wieder erheben können. Nachfolgend wird eine Übung beschrieben, die spezifisch zur Kräftigung und Ausbildung jener Muskeln ausgelegt ist: den Hüftbeuger, die hinteren Oberschenkelmuskeln, die Gesäßmuskeln, die Bauchmuskeln sowie den Rückgrataufrichtemuskel.

MACHEN SIE ES BESSER

- Für eine maximale Wirksamkeit sollten Sie die Beine beim Sprung zurück in die Ausgangsposition ganz strecken und die Ausrichtung von Kopf und Rumpf beibehalten.
- Da diese Übung eine bestimmte Dynamik einbezieht, sollten Sie sich vorher erwärmen, um eine eventuelle Verletzung zu verhindern.
- Um eine Verletzung der Zehen oder Fußgelenke zu vermeiden, heben Sie die Beine beim Sprung zurück in die Ausgangsposition nicht höher als Schulterhöhe.
- Eine Erhöhung des Schwierigkeitsgrades läßt sich erzielen, indem Sie in der gebeugten Haltung keine Pause machen.

▼

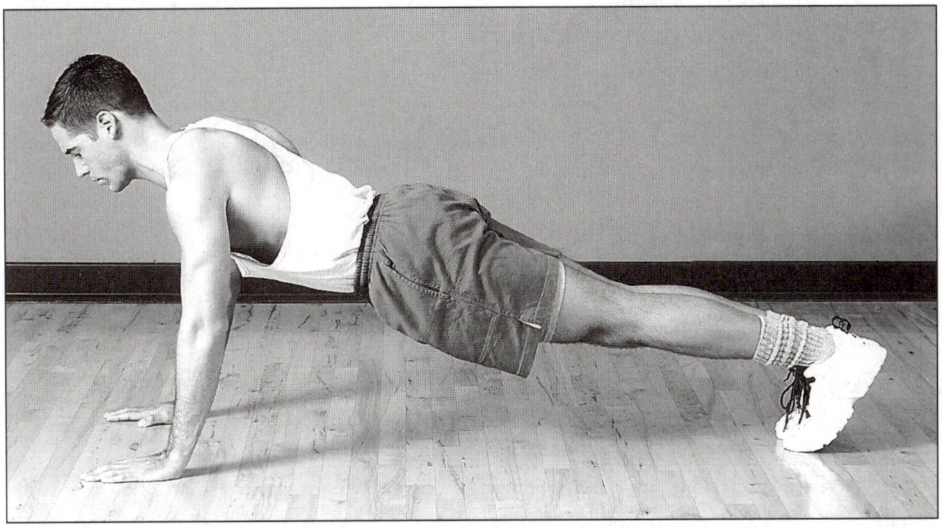

Beginnen Sie in einer Liegestützposition. Setzen Sie die Hände etwas breiter als in Schulterbreite auf. Ihr Gewicht sollte zwischen Ihren Händen und Zehen gleichmäßig verteilt sein, und Ihr Kopf sollte sich in einer Linie mit Ihrem Rumpf befinden.

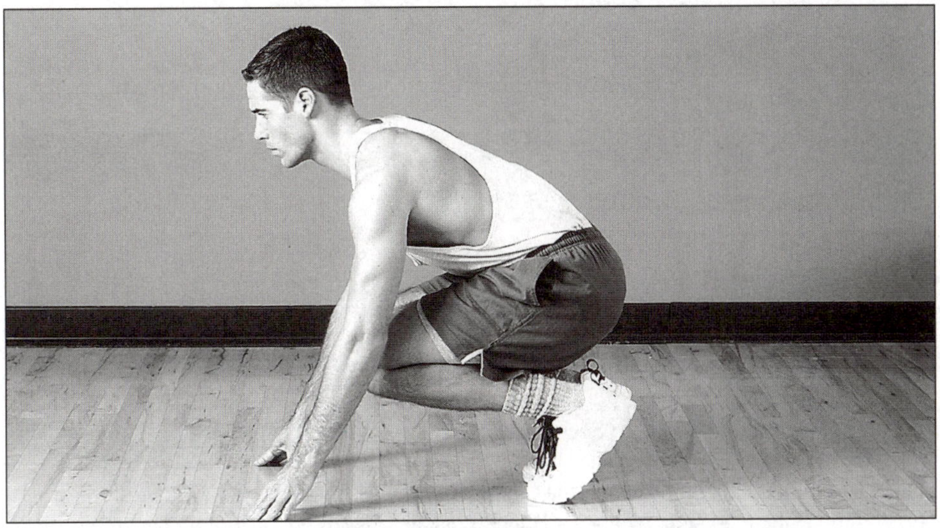

Während Sie die Hände auf der Stelle halten, beugen Sie Ihren unteren Rücken und springen mit beiden Beinen nach vorn, wobei Sie die Knie zwischen die Hände bringen. Halten Sie diese Stellung eine Sekunde lang, kehren Sie dann in die Ausgangsposition zurück und wiederholen die Übung.

Exzentrische Rumpfbeugen

EINSTUFUNG: MITTELSCHWER

Bei der Arbeit der Skelettmuskeln unterscheidet man zwei Arten der Muskelkontraktion: eine Erhöhung der Muskelspannung und eine Veränderung der Muskellänge. Bei der exzentrischen (oder negativen) Kontraktion verändert der Muskel seine Spannung, ohne daß eine Bewegung im Gelenk stattfindet und ohne daß seine Länge sich verändert. Anliegen der exzentrischen Rumpfbeuge ist, in jenem Negativbereich zu bleiben, bis die Muskeln ermüden. Im Gegensatz zu traditionellen Rumpfbeugen läßt diese Übung die Muskeln sowohl länger als auch massiger werden.

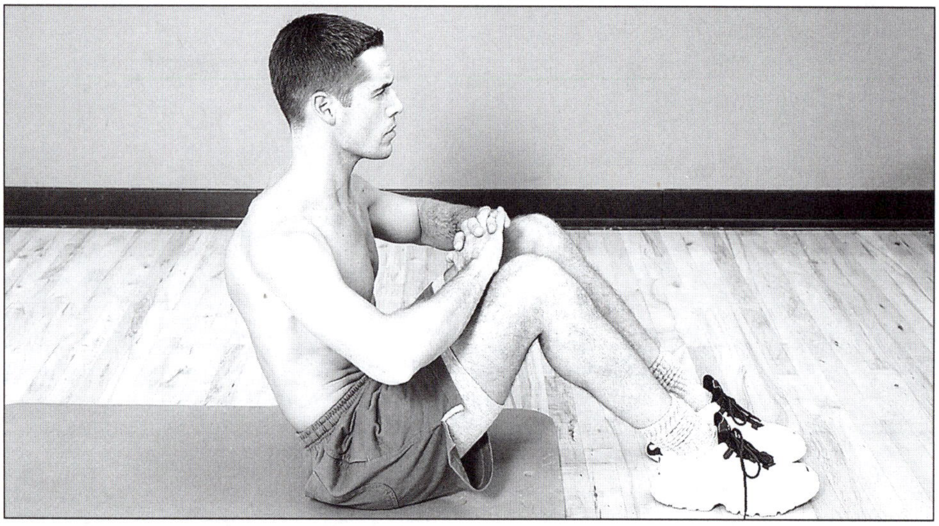

Setzen Sie sich auf den Boden, die Knie gebeugt, die Füße schulterbreit flach auf dem Boden. Strecken Sie Ihre Arme mit ineinander gefalteten Fingern, die Handflächen sind zu den Knien gerichtet. Beginnen Sie mit nahezu aufgerichtetem Oberkörper.

MACHEN SIE ES BESSER

- Um eine höhere Beanspruchung der unteren Bauchmuskeln zu erreichen, können Sie Ihre Füße weiter vom Gesäß entfernen.
- Indem Sie den Rücken beim Senken Ihres Rumpfes krümmen, verhindern Sie die Verletzung dieses Bereichs.
- Wenn Sie Ihren Rumpf höher als 90° heben, werden die Bauchmuskeln entspannt und der Übungseffekt verringert sich.
- Wenn Sie sich mehr als 45° absenken, verschiebt sich die Belastung von den Bauchmuskeln zum unteren Rücken.

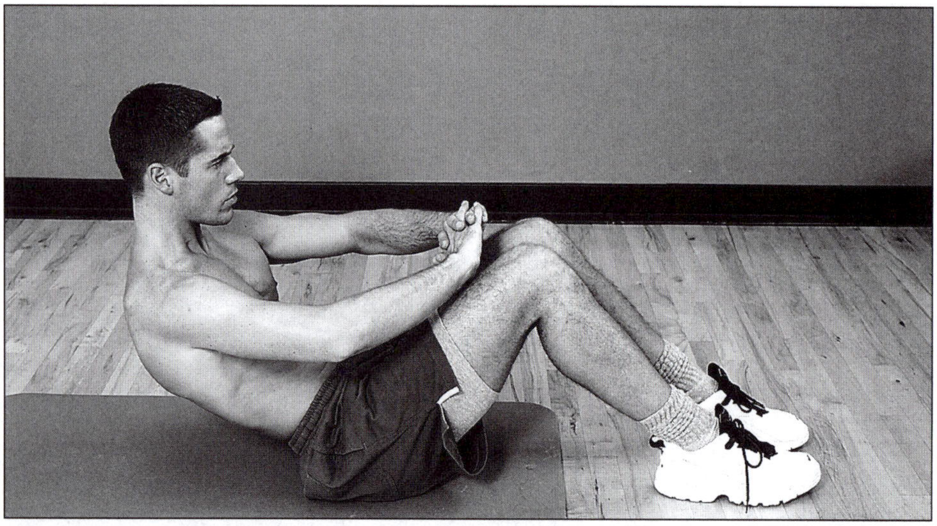

Sie senken Ihren Oberkörper zum Boden, beugen Ihren Rumpf nach vorn und krümmen den unteren Rückenbereich, wobei die Bauchmuskeln zusammengezogen bleiben. Wenn Ihr Körper einen 45°-Winkel zum Boden erreicht hat, kehren Sie in die Ausgangsposition zurück und beginnen erneut.

Beinheben auf der Bank

EINSTUFUNG: SCHWIERIG

Häufig bei der Therapie von Verletzungen des unteren Rückenbereichs angewendet, bietet diese Übung auch ein gutes Konditionstraining für den Mittelkörper. Sie beansprucht die unteren Bauchmuskeln, den Hüftbeugemuskel und die schrägen, seitlichen Bauchmuskeln. Sie kann unter Verwendung einer Bank, eines Stuhls oder auf dem Boden ausgeführt werden.

MACHEN SIE ES BESSER

- Führen Sie die Übung im Sitzen aus. Plazieren Sie Ihre Hüfte am Stuhlrand und drükken Sie Ihre Schulterblätter gegen die Rückenlehne.
- Der untere Rücken wird weniger beansprucht, wenn Sie die Übung auf dem Boden ausführen, mit den Armen an der Seite und den Handflächen nach unten zeigend.
- Sehr wirksam ist, wenn Rumpf und unterer Rückenbereich mit der Bank in Berührung bleiben.
- Mit an den Fußgelenken befestigten Gewichten erhöht sich die Schwierigkeit.

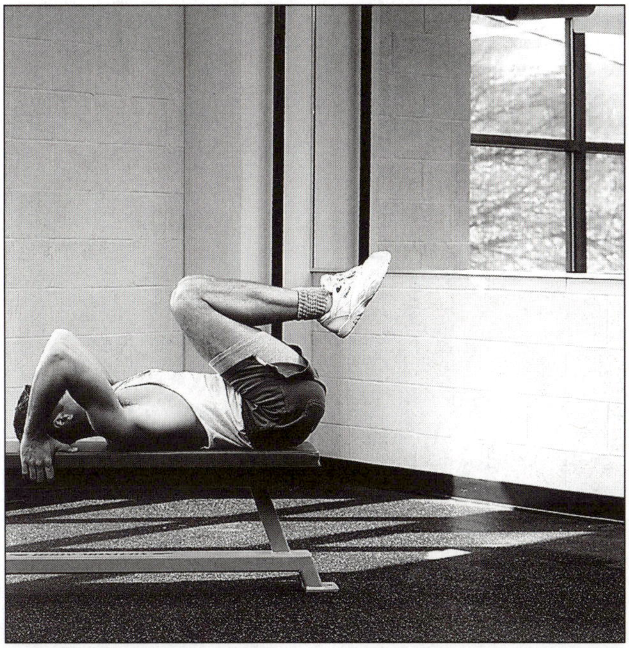

Legen Sie sich mit dem Rücken auf eine Bank, mit den Hüften an deren Ende, die Beine im Winkel von 90° gebeugt. Halten Sie sich oberhalb Ihrer Schultern an der Bank fest. Heben Sie Ihre Beine und führen Sie die Knie zum Rumpf.

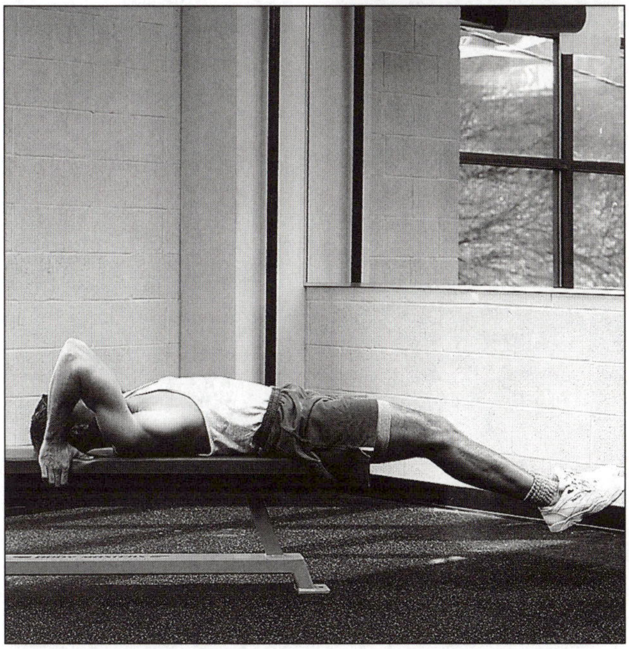

Strecken Sie die Beine langsam in einer Schaufelbewegung nach unten, bis sie ganz gestreckt sind.

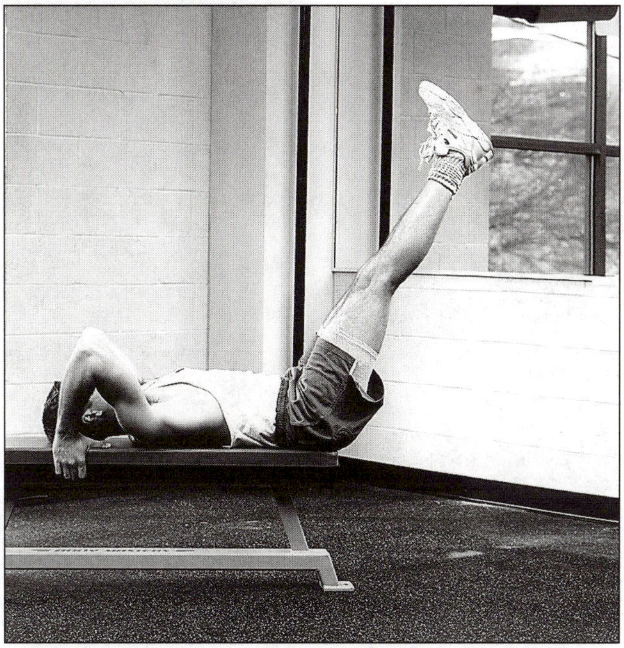

Heben Sie Ihre Beine unmittelbar danach so hoch Sie können, während sie gestreckt bleiben. Beugen Sie dann die Beine und führen Sie die Knie, zum Abschluß dieser kreisförmigen Übungsbewegung zum Rumpf zurück.

Gerade Beindrehungen

EINSTUFUNG: MITTELSCHWER

Ideal für olympisches Gewichtheben, Stabhochsprung und Hochsprung, helfen die geraden Beindrehungen, den Hüftbeugemuskel und die schrägen seitlichen Bauchmuskeln zu kräftigen und zu entwickeln. Die bei dieser Übung zu trainierenden Muskeln sind dieselben, welche bei nahezu jeder Hebung beansprucht werden.

Legen Sie sich mit dem Rücken auf eine Bank, mit den Hüften an deren Ende. Halten Sie sich oberhalb Ihrer Schultern an der Bank fest. Strecken Sie die Beine, die Knie werden aber nicht durchgedrückt.

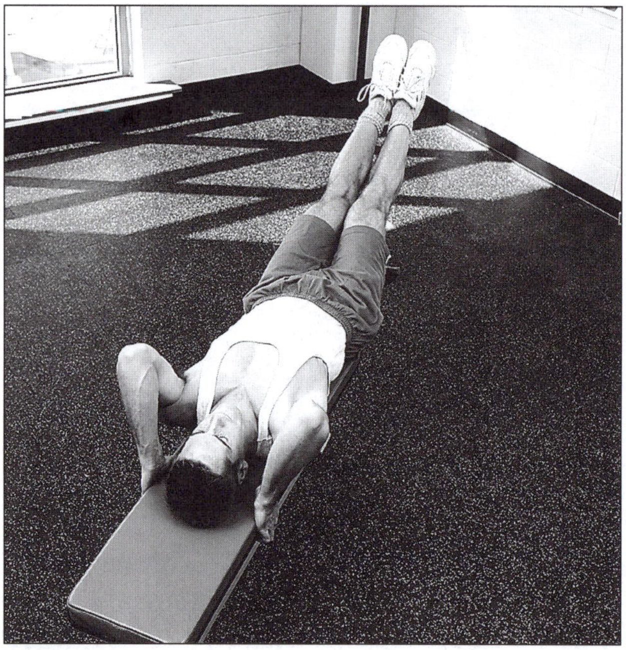

MACHEN SIE ES BESSER

- Wenn Sie die Beine während der gesamten Übung gerade gestreckt halten, werden Sie eine maximale Wirkung erzielen.
- Halten Sie die Bewegungen weich, flüssig und kontrolliert, um eine Verletzung des unteren Rückenbereiches zu verhindern.
- Sie können den Schwierigkeitsgrad erhöhen, wenn Sie die Übung mit Gewichten am Fußgelenk ausführen.
- Eine Erhöhung des Schwierigkeitsgrades läßt sich auch erzielen, indem Sie die Übung aus einer hängenden Position ausführen.

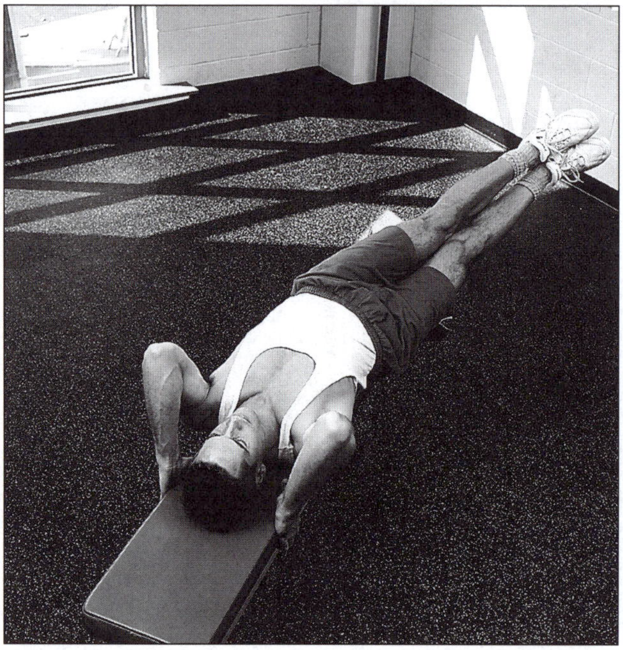

Schwenken Sie die Beine langsam nach rechts, den gesamten Bewegungsradius nutzend.

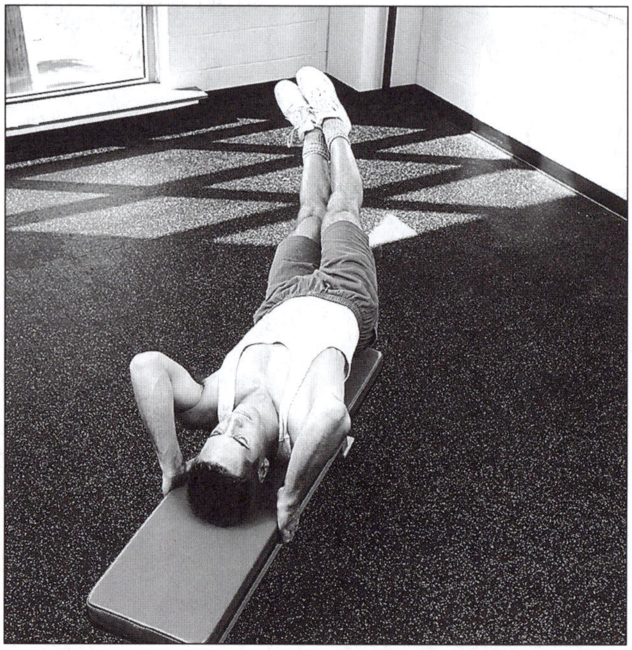

Wiederholen Sie die Übung danach zur anderen Seite.

Beinüberschlag

Einstufung: Leicht

Bei dieser Übung werden die seitlichen schrägen Bauchmuskeln trainiert, sie ist zugleich eine hervorragende Dehnübung für den unteren Rücken und die Hüften. Sie können den Beinüberschlag auch bei jeder Sportart zum Aufwärmen oder Abkühlen nutzen.

Machen Sie es besser

- Lassen Sie beim Überkreuzen des Beines Ihre Hüfte mitgehen. Das gibt eine gute Dehnung in der Hüfte und trägt dazu bei, Verletzungen im unteren Rückenbereich zu verhindern.
- Halten Sie während der gesamten Übung beide Schultern am Boden, um eine maximale Wirksamkeit zu erzielen.

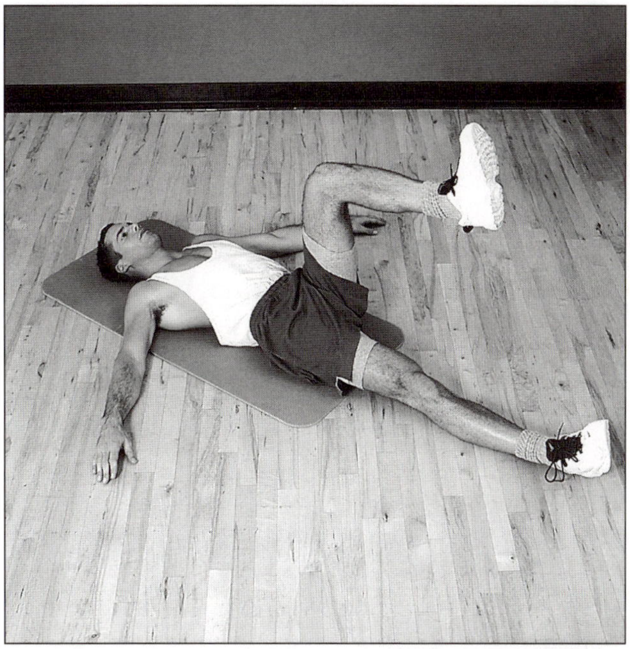

Legen Sie sich flach auf den Boden, die Arme an den Seiten, die Handflächen zum Boden zeigend.
Während Sie das rechte Bein gestreckt lassen, beugen Sie Ihr linkes Knie im 90°-Winkel.

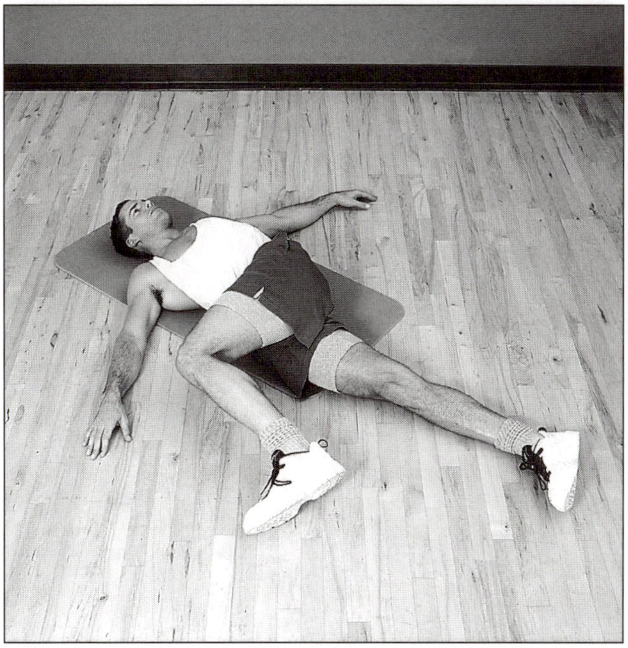

Kreuzen Sie Ihr linkes Knie über den Körper und berühren Sie leicht den Boden auf der anderen Seite. Kehren Sie in die Ausgangslage zurück und wiederholen Sie die Übung. Wechseln Sie nach Beendigung eines Satzes zum rechten Bein.

Hüftrollen

EINSTUFUNG: SCHWIERIG

Wenn Skifahren und Fußball zu den Sportarten Ihrer Wahl gehören, dann dürfte dieses Dreh-übung etwas für Sie sein. Indem Sie von einer Seite zur anderen rollen, beanspruchen Sie die seitlichen schrägen Bauchmuskeln. Gleichzeitig werden Ihr unterer Rückenbereich und die Hüfte in die Dehnung einbezogen.

Legen Sie sich auf den Rücken, die Arme seitlich mit den Handflächen zum Boden gerichtet. Strecken Sie die Beine gerade in die Höhe. Halten Sie die Beine zusammen, die Knie sind nicht durchgedrückt.

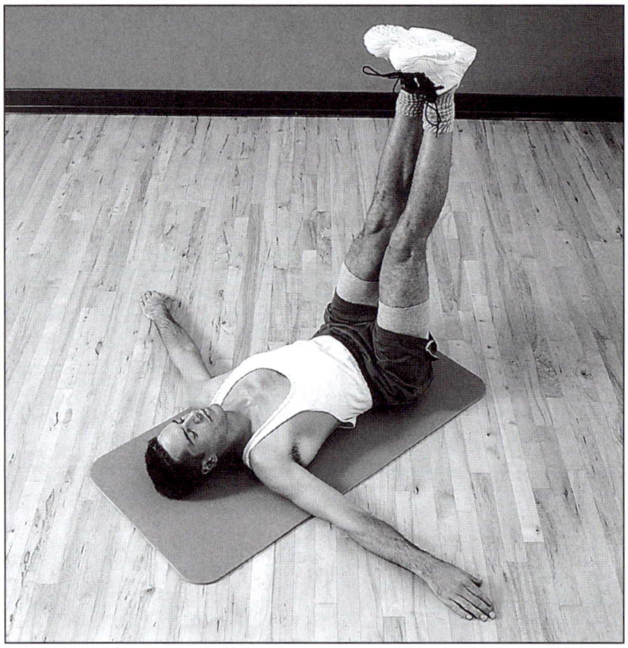

MACHEN SIE ES BESSER

- Der Schwierigkeitsgrad läßt sich verringern, indem Sie die Beine gebeugt statt gestreckt halten.
- Eine Erhöhung des Schwierigkeitsgrades läßt sich erzielen, indem Sie die Beine, bis vier zählend, langsam senken und danach auf die gleiche Weise wieder heben.
- Für eine weitere Erhöhung der Belastung wären bei dieser Übung Gewichte an den Gelenken zu empfehlen.

▼

Senken Sie die Beine langsam zur linken Seite und berühren Sie den Boden mit der Außenseite des unteren Beines und Fußes. Heben Sie die Beine ohne Ruhepause zurück in die Ausgangsposition und senken Sie sie zur anderen Seite, dabei erneut den Boden mit der Außenseite berührend. Fahren Sie auf diese Weise abwechselnd fort, bis Sie einen Satz beendet haben.

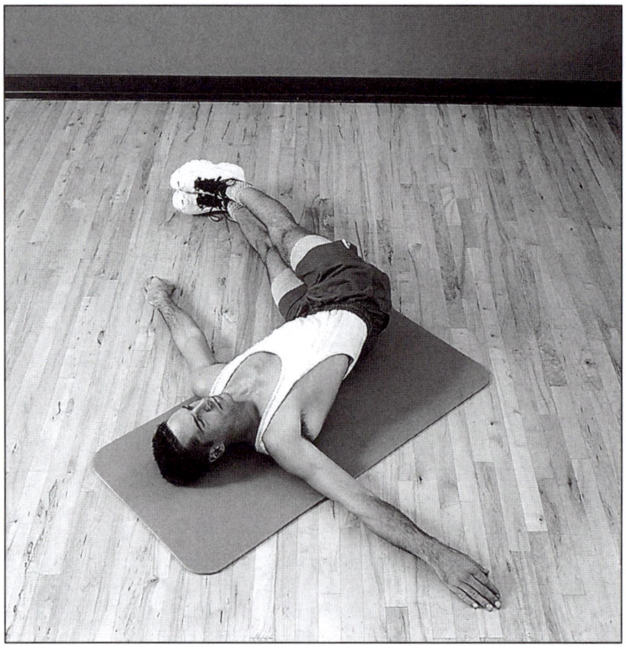

Latissimusziehen

Einstufung: Mittelschwer

Wenn Sie nach einer Übung für den gesamten Rücken suchen, dann bietet diese einen guten Anfang. Sie konzentriert sich vorrangig auf den breiten Rückenmuskel (M. latissimus dorsi), den großen Rundmuskel (M. teres major; unterhalb des Schulterblattes) und den Rautenmuskel (oberer Rücken). Da sie an einer Maschine ausgeführt wird, lassen sich die Bewegungen leicht kontrollieren.

Machen Sie es besser

- Konzentrieren Sie sich beim Ziehen auf den Rückenmuskel; drücken Sie nicht die Schulterblätter zusammen.
- Achten Sie darauf, daß sich Ihr Oberkörper beim Ziehen der Stange nicht nach vorn bewegt, da dies eine Rücken- oder Halsverletzung verursachen kann.
- Die Übung läßt sich auch in der Weise ausführen, daß Sie die Stange zur Mitte des Brustkorbes ziehen. Einige finden diese Variante angenehmer und leichter zu beherrschen.

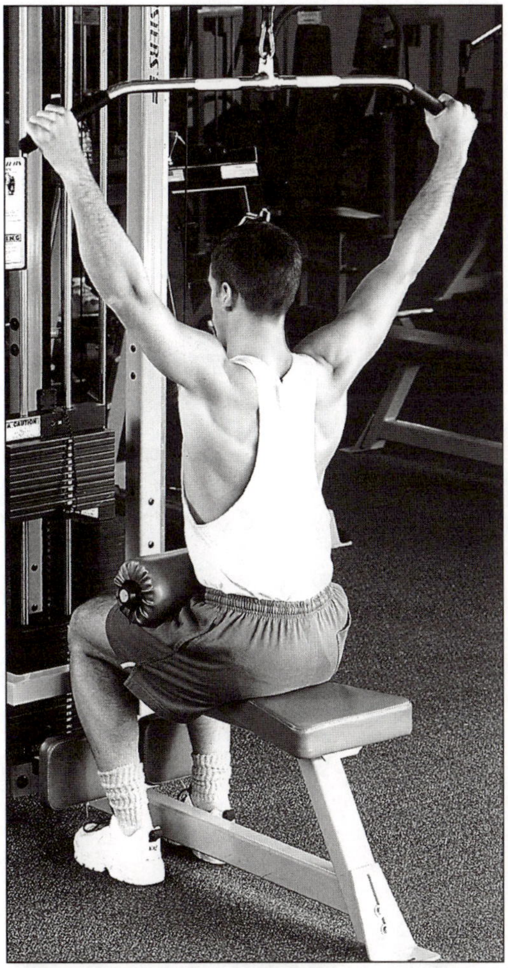

Setzen Sie sich auf eine Latissimus-Maschine (oder knien Sie, wenn kein Sitz vorhanden ist). Ergreifen Sie die über dem Kopf befindliche Stange, die Hände über schulterbreit voneinander entfernt; das Ellenbogengelenk leicht gebeugt, die Handflächen sollten vom Körper weg zeigen. Halten Sie den Oberkörper gerade und die Augen geradeaus gerichtet.

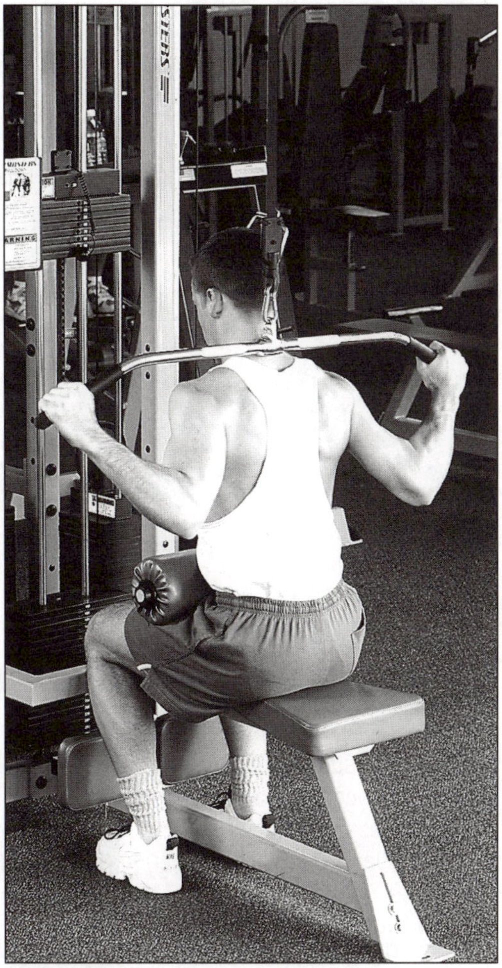

Ziehen Sie die Stange senkrecht hinter Ihrem Kopf hinunter, bis sie Ihre Schulter erreicht hat. Halten Sie den Oberkörper während der gesamten Bewegung gerade. Führen Sie die Arme in die Ausgangsposition zurück und wiederholen Sie die Übung.

Rudern

EINSTUFUNG: SCHWIERIG

Hier handelt es sich um eine extrem vielseitige Übung, die nicht nur die Rückenmuskeln, sondern auch die hinteren Deltamuskeln (Schulter) beansprucht. Außerdem bietet die gebeugte Übungshaltung eine ausgezeichnete Dehnung der hinteren Oberschenkel- und der Gesäßmuskeln. Da diese Übung einen angespannten Bauch und flachen Rücken erfordert, werden zugleich die Bauchmuskeln und die unteren Rückenmuskeln trainiert.

Stehen Sie aufrecht, die Füße schulterbreit, die Knie leicht gebeugt. Beugen Sie den Oberkörper nach vorn, gerade und parallel zum Boden. Fassen Sie die Langhantel schulterbreit an. Handflächen zeigen zum Körper.

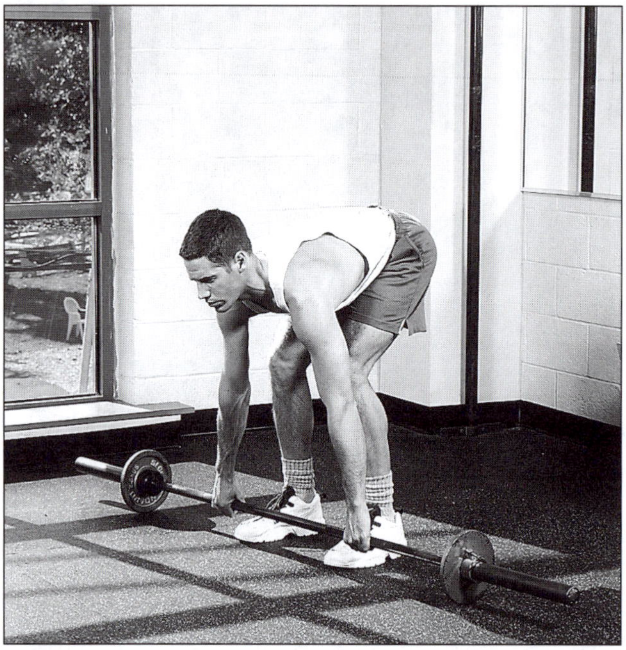

MACHEN SIE ES BESSER

- Damit sich die Beanspruchung auf den breiten Rückenmuskel konzentriert, sollten Sie eine weite Griffweise wählen.
- Die Ausbildung der Kappen- und Rautenmuskeln, welche in der Rückenmitte nach unten verlaufen, lassen sich betonen, indem Sie eine engere Griffweise wählen.
- Für eine maximale Wirkungsweise kann die Stange schnell, auf nur einen Zähler statt der sonst empfohlenen zwei, gehoben werden. Reißen Sie die Stange jedoch nicht, sondern behalten Sie die Kontrolle, um eine Verletzung zu verhindern.

▼

Ziehen Sie die Hantel langsam, bis zwei zählend, zur Brust hinauf, diese berührend. Ihre Ellenbogen sollten höher sein als Ihr gerader Rücken. Senken Sie die Hantel langsam wieder bis zur Mitte des Schienbeins und wiederholen Sie die Übung.

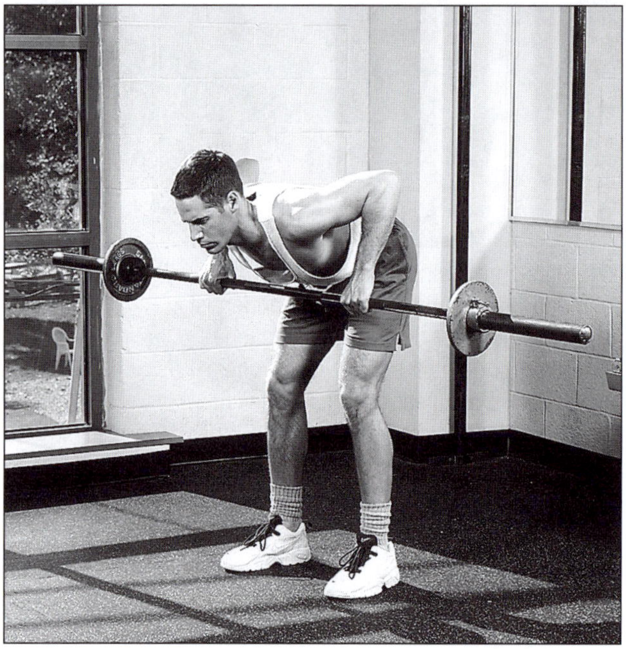

T-Hantel

Einstufung: Schwierig

Diese Übung dient der Stärkung des Rückens und der Ausbildung einer guten Haltung und Form, was insbesondere wichtig ist, wenn Sie Sportarten betreiben, die vorwiegend den unteren Rückenbereich stark beanspruchen, wie z.B. Bowling. Sie fordert vor allem die Rückenmuskulatur und das hintere Faserbündel des Deltamuskels. Obgleich die meisten Fitneßstudios über T-Stangen verfügen, können Sie diese Übung auch mit einer, an einem Ende verkeilten oder festgeklemmten Langhantel durchführen. Aufgrund der Verletzungsgefahr ist es wichtig, eine gute Haltung zu beachten. Sie sollten den unteren Rücken unbedingt gerade halten.

MACHEN SIE ES BESSER

- Stellen Sie sich auf einen 15 cm hohen Reebok-Step; die Hantel bleibt zwischen Ihren Beinen. Diese Erhöhung erweitert den Bewegungskreis und verstärkt die Ausbildung der Rückenmuskeln.
- Wenn Sie eine T-Hantelmaschine nutzen, ließe sich die Beanspruchung des breiten Rückenmuskels maximieren, indem Sie über schulterbreit fassen.
- Diese Übung läßt sich auch nur mit der Hand durchführen, ohne Zusatzgeräte, Bänder oder Seile. Hierdurch richtet sich die Belastung konzentriert auf die Muskeln des Rückens.

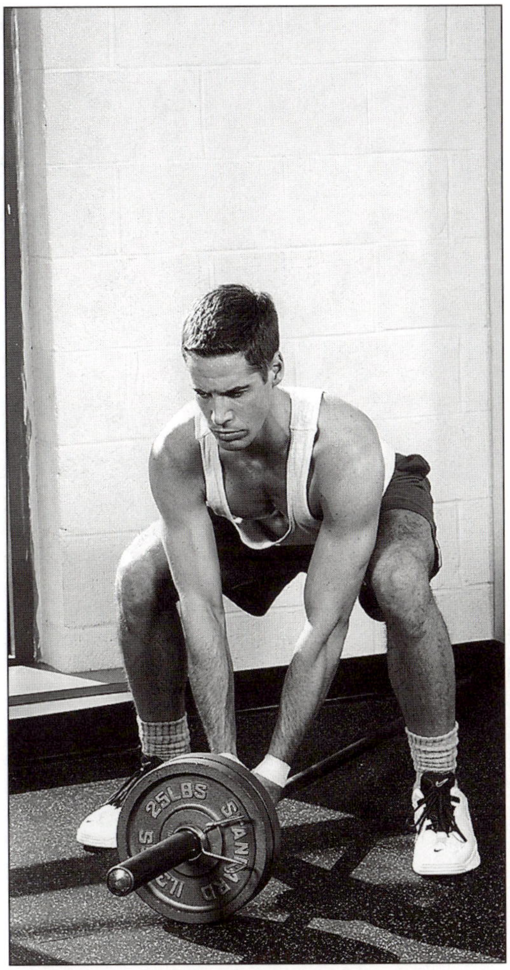

Nutzen Sie eine wettkampfgerechte Hantel (45 Pfund), an einem Ende verkeilt und am anderen Ende mit einer Gewichtsplatte bestückt. Wickeln Sie unterhalb des Gewichts zwei Handgelenkbänder um die Hantel und umfassen Sie die Hantel an diesen Stellen. Sie könnten auch Gewichtheberhandschuhe oder die bloßen Hände nehmen. Bringen Sie sich mit gespreizten Beinen in Stellung, die Knie bleiben leicht angewinkelt. Ihr Kinn sollte nach vorn zeigen, die Brust etwas herausgedrückt werden, der Bauch fest nach innen, die Schultern zurück und der Rücken gerade gehalten werden.

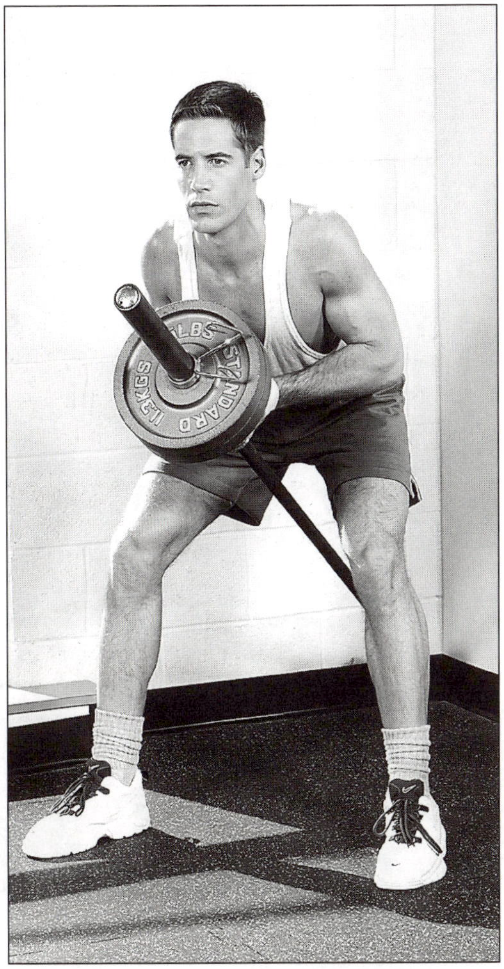

Ziehen Sie die Hantel zur Brust, wölben Sie dabei leicht den Rücken und heben Sie die Ellenbogen über die Höhe der Brust. Senken Sie die Hantel auf Armlänge und fahren Sie mit der nächsten Wiederholung fort.

Hockstellung

EINSTUFUNG: SCHWIERIG

Diese Übung sei Anfängern nicht empfohlen, erfordert sie doch einige Anstrengungen, für die Sie gerüstet sein müssen, sprich, Sie benötigen einen kräftigen unteren Rückenbereich. Sie bietet ein extensives Work-out des Mittelkörpers, einschließlich der hinteren Oberschenkelmuskeln, der Gesäßmuskeln, der Bauch- und aller Rückenmuskeln, insbesondere des Rückgrataufrichtermuskels (erector spinae).

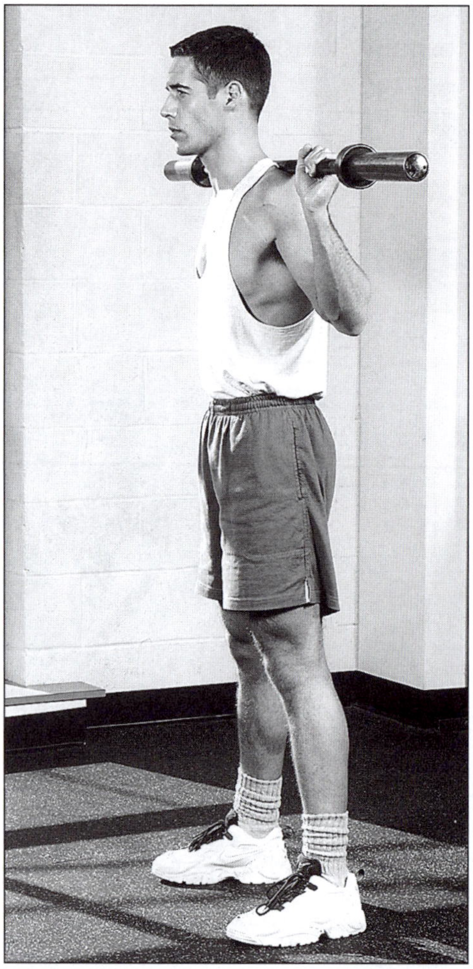

Stellen Sie sich mit den Beinen in Schulterbreite auf, die Knie werden nicht voll durchgedrückt. Halten Sie eine Langhantel über Ihre Schultern, die Hände umfassen die Stange über schulterbreit. Halten Sie den Oberkörper gerade, nehmen Sie die Schultern zurück und drücken Sie die Brust heraus. Beugen Sie sich in der Körpermitte leicht nach vorn.

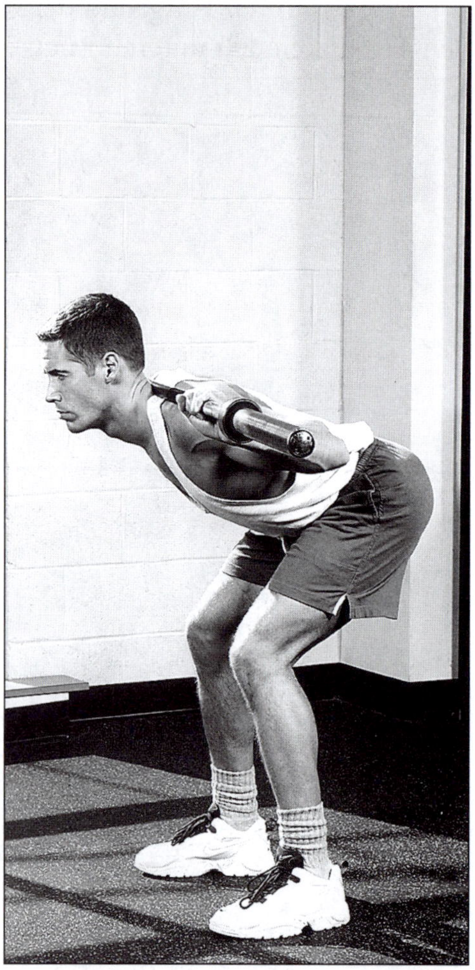

Beugen Sie sich langsam, den Rücken gerade haltend, bis sich der Oberkörper parallel zum Boden befindet. Ihre Augen sollten nach vorn sehen, nicht nach unten. Gehen Sie langsam in die Ausgangsposition zurück und wiederholen Sie die Übung.

MACHEN SIE ES BESSER

- Indem sich Ihre Bauchmuskeln im Verlauf der gesamten Übung zusammenziehen, stabilisieren Sie Ihren Körper zusätzlich.
- Da es sich um eine extrem schwere Übung handelt, wäre es empfehlenswert, mit einer leeren Hantelstange zu beginnen, bis Sie Ihre Körperhaltung perfektioniert haben.
- Der Schwierigkeitsgrad läßt sich erhöhen, indem ein Partner einen zusätzlichen Widerstand bietet und sich gegen Ihren oberen Rücken stemmt, wenn Sie sich wieder in die Ausgangsposition erheben wollen.

Rudern im Sitzen

EINSTUFUNG: MITTELSCHWER

Diese Übung eignet sich hervorragend zur Ausbildung der Muskulatur des gesamten Rückens, vor allem des oberen Mittelabschnitts. Die Ruderübung trainiert den breiten Rückenmuskel (M. latissimus dorsi), die mittleren und hinteren Faserbündel des Deltamuskels (Schulter) sowie den großen Rundmuskel (M. teres major; Außenseite des Schulterblattes), den Untergrätenmuskel (M. infraspinatus; Schulterblatt) und die Bizepsmuskeln.

MACHEN SIE ES BESSER

- Eine weite Griffweise würde eine höhere Spannung auf die breiten Rückenmuskeln ausüben. Ein enger Griff konzentriert die Anspannung wiederum stärker auf den mittleren Rückenbereich – die Kappen- und Rautenmuskeln.
- Um jeden Bereich des breiten Rückenmuskels einzeln anzusprechen, statten Sie die Maschine mit einer Ein-Arm-Zugvorrichtung aus. Vermindern Sie das Gewicht und ziehen Sie jeweils mit einem Arm.
- Indem Sie Ihren Rücken gerade halten, erhöhen Sie die maximale Belastung auf die zu trainierenden Muskeln.

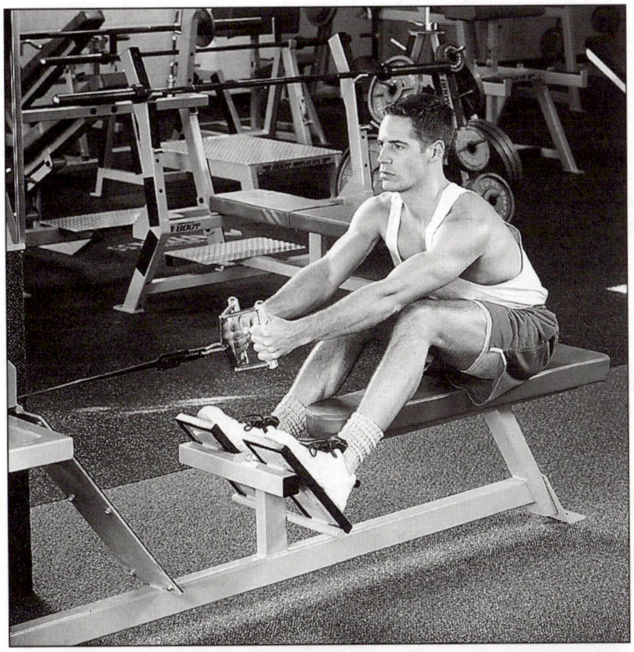

Setzen Sie sich auf eine Zug-Rudermaschine. Verankern Sie die Füße auf der Fußablage, die Knie bleiben leicht gebeugt. Halten Sie den Rücken gerade, wenn Sie sich nach vorn beugen. Nehmen Sie die Griffe fest in die Hand und ziehen Sie zurück. Ihre Arme sollten ganz ausgestreckt sein und der Oberkörper leicht nach vorn gebeugt.

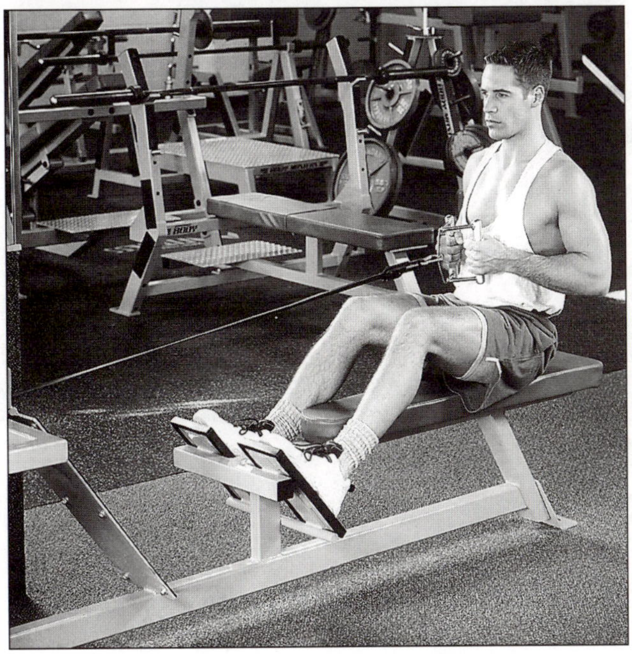

Ziehen Sie die Griffe soweit zu sich heran, bis sie Ihre Brust berühren und richten Sie Ihren Oberkörper auf. Die Ellenbogen sollten nach hinten zeigen, die Knie werden nicht durchgedrückt. Halten Sie diese Stellung für eine Sekunde und gehen Sie dann in die Ausgangsposition zurück.

Streckung mit hohem Zug

EINSTUFUNG: SCHWIERIG

Die Anforderungen, die bei dieser Übung an Ihren Körper gestellt werden, ähneln denen des wettkampfsportlichen Reißens. Es werden nicht nur Muskelkraft und -größe aufgebaut, sondern auch die Geschwindigkeit und Kraft erhöht. Es handelt sich um eine äußerst vielseitige Übung, bei der die hinteren Oberschenkel- und Gesäßmuskeln sowie die größeren Rücken-, Schulter-, und Armmuskeln beansprucht werden.

Richten Sie sich auf, die Füße schulterbreit, die Knie leicht gebeugt. Gehen Sie in die Kniebeuge, und fassen Sie die Hantelstange im Ristgriff etwas über schulterbreit.

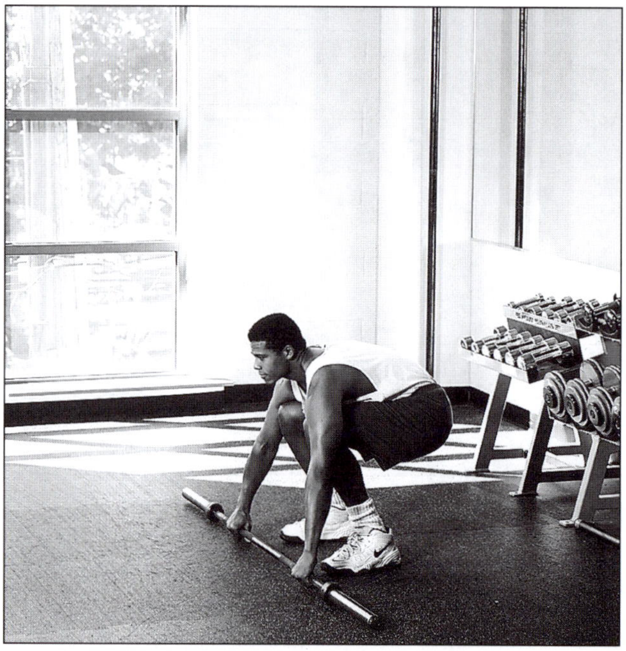

MACHEN SIE ES BESSER

- Der Schwierigkeitsgrad läßt sich verringern, wenn Sie nur die leere Hantel oder ein leichtes Gewicht benutzen.
- Halten Sie die Hantel während der ganzen Übung nahe am Körper, um eine maximale Wirkungsweise der Übung zu erzielen.
- Sie können den Schwierigkeitsgrad erhöhen, wenn Sie sich am Höhepunkt der Übung auf die Fußspitzen stellen. Um die Waden zu trainieren, sollten Sie sich eine Sekunde lang auf den Fußspitzen halten.

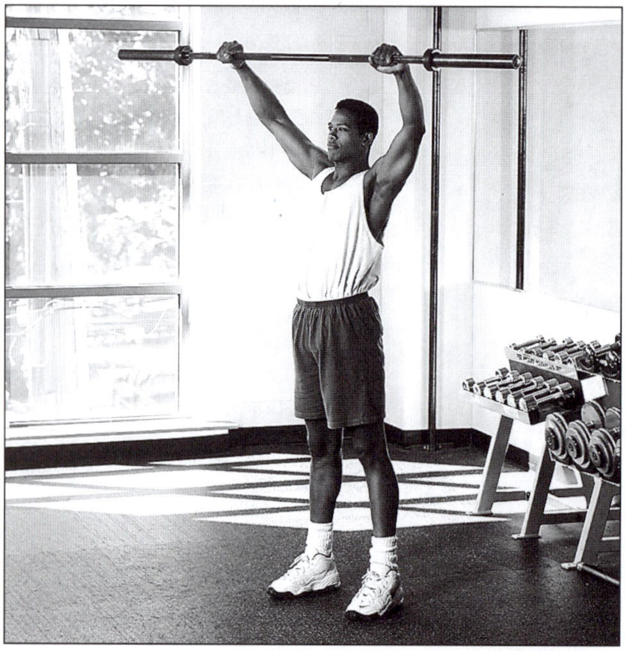

Richten Sie sich auf, indem Sie die Hantel in einer vertikalen Bewegung heben. Heben Sie die Hantel vor dem Körper bis über den Kopf ohne die Ellenbogen durchzudrücken. Halten Sie die Handgelenke gebeugt, so daß sich die Hantel und Ihre Handgelenke parallel zum Boden befinden.

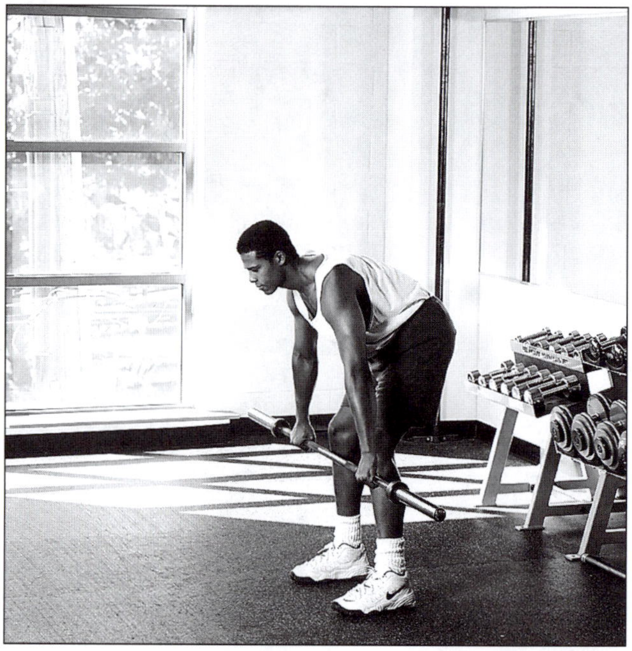

Senken Sie die Langhantel langsam bis unterhalb der Knie; halten Sie sie dabei eng am Körper; der Rücken ist gerade. Wiederholen Sie die Bewegung. Legen Sie die Langhantel zwischen den Wiederholungen nicht auf dem Boden ab.

Klimmzüge

EINSTUFUNG: SCHWIERIG

Diese Übung schaut einfach aus, aber sie erfordert, daß Sie ihr gesamtes Körpergewicht heben. Beansprucht werden alle Oberkörper- und Mittelkörpermuskeln, einschließlich der Rücken-, Brust- und Armmuskulatur.

MACHEN SIE ES BESSER

- Wenn Sie die Klimmzüge nicht allein schaffen, lassen Sie sich beim Hochziehen von einem Partner helfen. Senken Sie sich dann langsam ab, die Bewegung genau kontrollierend.
- Der Schwierigkeitsgrad läßt sich verringern, wenn Sie die Hände etwas enger zusammen nehmen.
- Sie können den Schwierigkeitsgrad noch weiter verringern, wenn Sie den Kammgriff anwenden, bei dem die Handflächen zum Körper zeigen und die gebeugten Finger einen Kamm bilden.
- Eine Erhöhung des Schwierigkeitsgrades läßt sich erzielen, indem Sie eine weite Griffweise wählen und sich soweit hochziehen, daß Sie die Stange im Nacken haben.

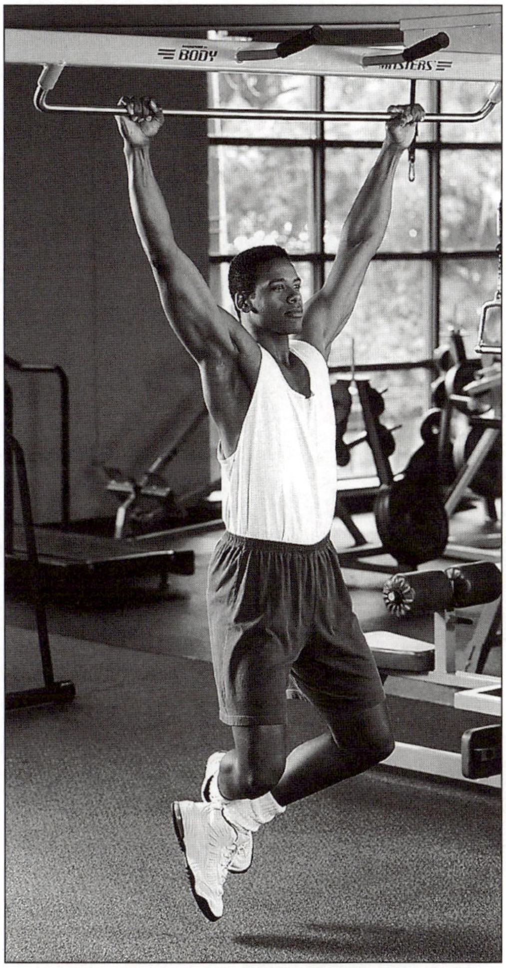

Sie hängen im Ristgriff, die Hände soweit wie möglich voneinander entfernt, an der Klimmzugstange und halten die Beine dabei leicht angewinkelt und die Fußgelenke überkreuzt.

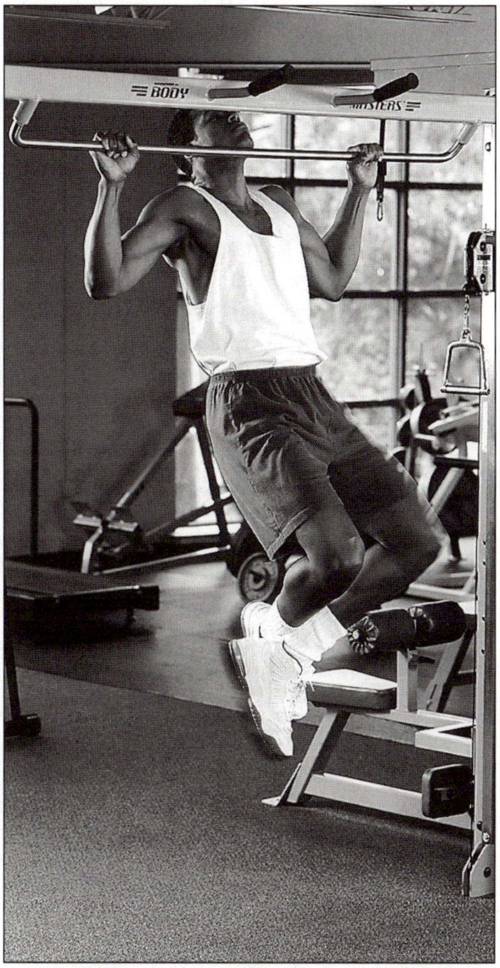

Ziehen Sie sich langsam nach oben, bis sich Ihr Kinn über der Stange befindet. Halten Sie diese Stellung für eine Sekunde und gehen Sie dann in die Ausgangsposition zurück. Wiederholen Sie die Übung ohne Ruhepause.

Kurzhantel-Rudern

EINSTUFUNG: MITTELSCHWER

Anders als bei den meisten Rückenübungen, wird bei dieser Übung immer abwechselnd ein Arm benutzt. Da Ihre Rückenmuskeln auch aus zwei Strängen bestehen (je rechts und links der Wirbelsäule), erlaubt diese Übung, die schwächere Seite zu isolieren und zu kräftigen und damit alle Muskeln in ein Gleichgewicht zu bringen. Obgleich auch die Arm- und Schultermuskeln eine Rolle spielen, wird bei dieser Übung hauptsächlich der Rücken angesprochen, insbesondere der breite Rückenmuskel, die Rautenmuskeln und die Kappenmuskeln.

Mit einer Kurzhantel in der linken Hand, plazieren Sie Ihr rechtes Bein und die rechte Hand mittig auf die Bank. Setzen Sie Ihren linken Fuß fest auf den Boden, das Knie leicht gebeugt. Halten Sie Ihren Rücken gerade und schauen Sie nach unten. Lassen Sie den linken Arm nach unten hängen, der Ellenbogen wird nicht durchgedrückt, die Handflächen zeigen zur Körperseite.

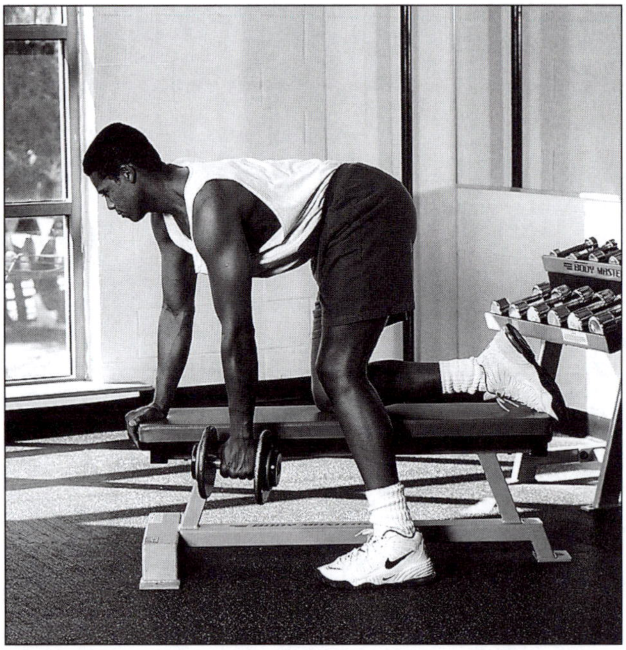

Ziehen Sie die Kurzhantel an sich heran, heben Sie diese so hoch wie möglich zur Brust. Ihr linker Ellenbogen sollte beim Heben nach oben zeigen.

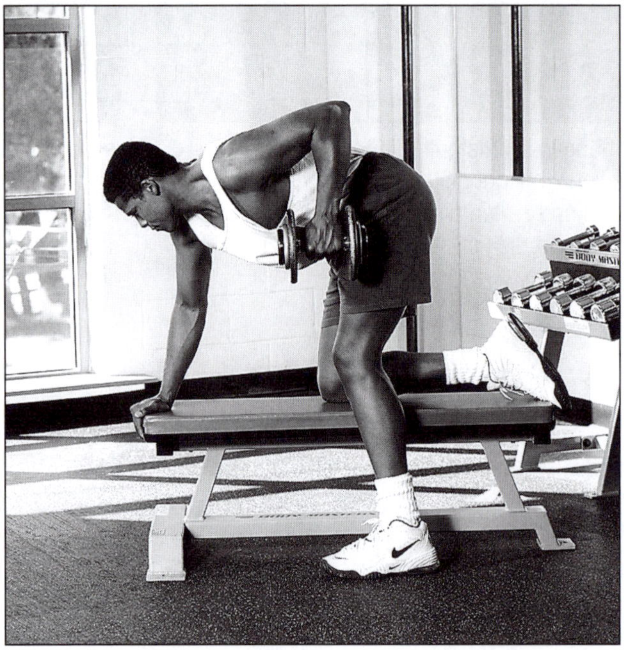

MACHEN SIE ES BESSER

- Für eine Verringerung des Schwierigkeitsgrades könnten Sie ein Gewicht am Handgelenk nehmen, statt einer Kurzhantel.
- Sie können die Übung auch unter Verwendung eines Therabandes (in Sportgeschäften erhältlich) durchführen. Treten Sie auf die Mitte des Therabandes, ziehen Sie das Band mit dem zu trainierenden Arm quer zum Körper heran und folgen Sie dem gleichen Ablauf wie bei der Verwendung von Hanteln.
- Ein Erhöhung der Schulterbelastung läßt sich erreichen, indem Sie mit den Handflächen zum vorderen Oberschenkel gerichtet beginnen und dann Ihre Handflächen beim Heben in Richtung Rumpf drehen.

Kurzhantelschwingen

EINSTUFUNG: MITTELSCHWER

Während die meisten Übungen so ausgelegt sind, daß sie zum Zwecke der Sicherheit und Wirksamkeit in einer langsamen, kontrollierten Bewegung ausgeführt werden, sollte diese Übung in einer beschleunigten Form erfolgen. Durch die schnelle Bewegungsfolge gelingt es Ihnen, innerhalb jedes Muskels mehr Fasern zu nutzen, während Sie gleichzeitig Ihren Bewegungsbereich vergrößern. Anders als die meisten Rückenübungen, bietet Kurzhantelschwingen ein intensiveres Konditionstraining für die Rückenstreckmuskeln sowie den hinteren Oberschenkelmuskel, den Delta- (Schulter) und die Gesäßmuskeln.

MACHEN SIE ES BESSER

- Um eine Verletzung zu vermeiden, sollten Sie den Rücken während der gesamten Übung gerade halten.
- Die Übung kann sich für den Rücken als schwierig erweisen. Beginnen Sie deshalb mit sehr leichten Gewichten und vielen Wiederholungen.
- Wenn Sie Ihre Beinmuskeln stärker einbeziehen wollen, könnten Sie sich beim Höhepunkt des Bewegungsablaufs auf die Fußspitzen stellen.

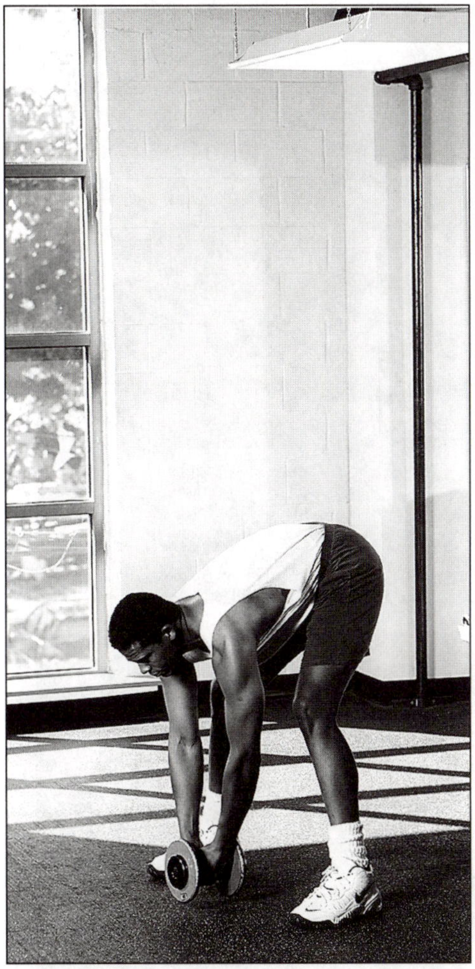

Halten Sie eine Kurzhantel mit beiden Händen; die Füße stehen über schulterbreit, die Knie sind nicht durchgedrückt. Beugen Sie sich nach unten, während Sie die Hantel mit gestreckten (nicht duchgedrückten) Armen kurz über dem Boden zwischen Ihren Beinen halten.

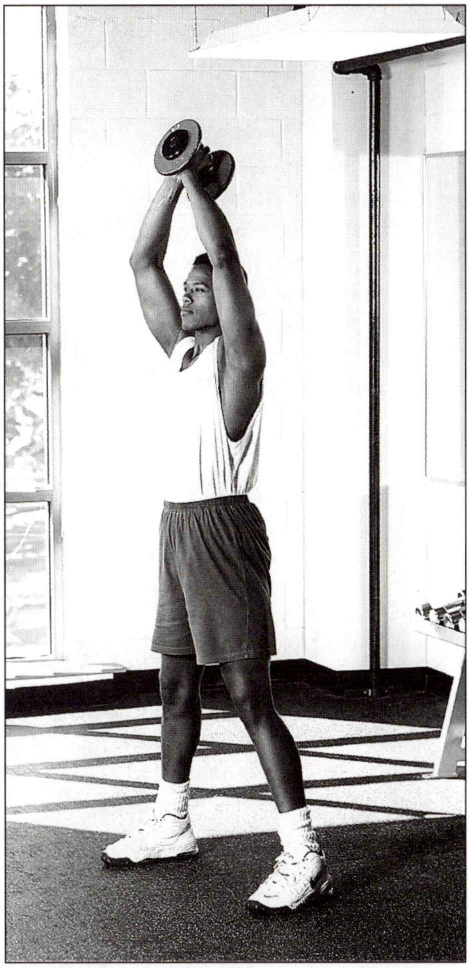

Schwingen Sie die Kurzhantel bis sie sich über Ihrem Kopf befindet und richten Sie sich gleichzeitig auf. Halten Sie die Hantel in dieser Lage für eine Sekunde, dann beugen Sie sich wieder nach unten in die Ausgangsposition.

Rückenstreckung

Einstufung: Mittelschwer

Die Bauchmuskeln und die unteren Rückenmuskeln überlappen einander und arbeiten zusammen, um Ihren Rumpf beim Heben oder Drehen zu bewegen. Schwerpunkt der Ausbildung starker Bauchmuskeln ist die Entwicklung eines kräftigen unteren Rückens und umgekehrt. Die Streckübung bietet die beste Übung für den unteren Rückenbereich. Und da sich die unteren Rückenmuskeln mit den Gesäßmuskeln kreuzen, welche sich wiederum mit den Beinmuskeln überlappen, trainiert diese Übung Ihren gesamten Körper.

Bringen Sie sich auf einer Rückenstreckbank in Position. Ihre Fußgelenke sollten hinter den gepolsterten Stangen verankert werden. Die Oberschenkel ruhen auf der Stütze, die Hüfte befindet sich hierbei am oberen Ende. Kreuzen Sie die Hände über der Brust oder legen Sie sie hinter die Ohren. Beugen Sie den Oberkörper senkrecht nach unten.

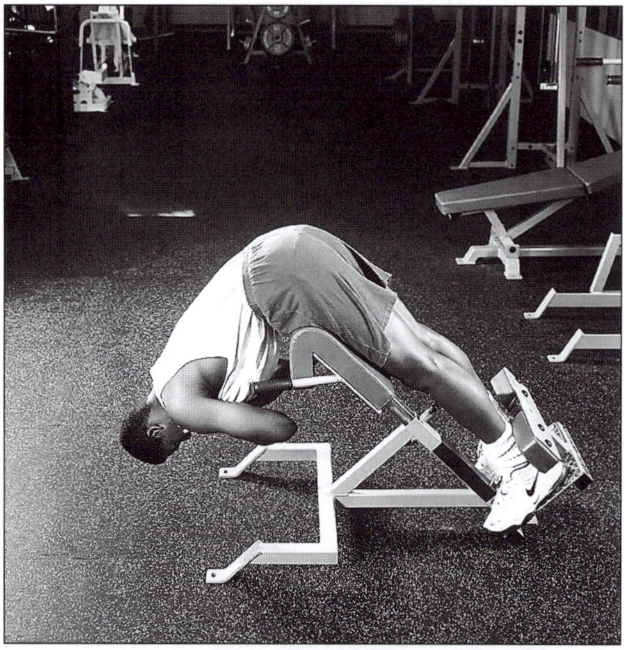

Machen Sie es besser

- Sie können Sie gleiche Übung auch zu Hause durchführen, indem Sie sich auf eine Bank legen und ein Partner die Beine festhält.
- Vermeiden Sie eine Verletzung des Rückens, indem Sie den Oberkörper gleichmäßig und langsam heben. Strecken Sie ihn nicht über den Punkt hinaus, der parallel zu Ihrer Hüfte verläuft.
- Eine Erhöhung des Schwierigkeitsgrades läßt sich erzielen, indem Sie während der Übung ein Gewicht halten.

Halten Sie Ihre Arme über der Brust verschränkt, heben Sie den Oberkörper, bis sich Ihr Rücken in einer Linie mit dem Unterkörper befindet. Halten Sie diese Stellung für eine Sekunde und kehren Sie dann in die Ausgangsposition zurück.

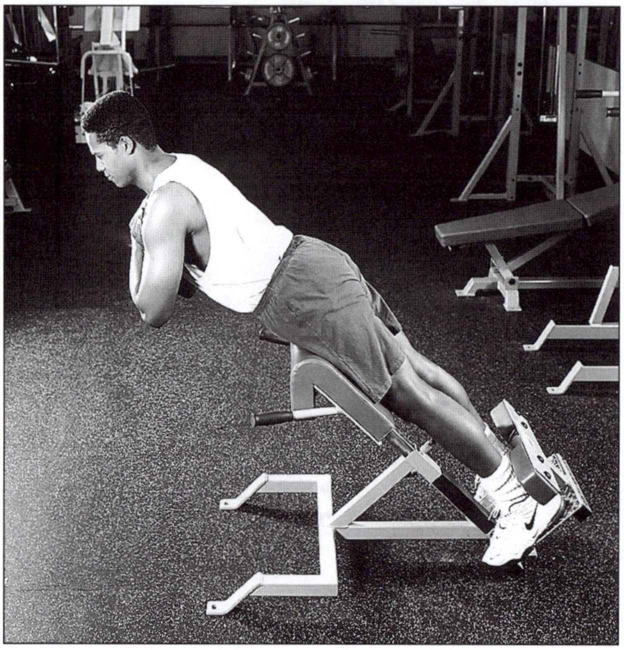

Diagonales Arm- und Beinheben

EINSTUFUNG: LEICHT

Die meisten Übungen sind nicht darauf ausgerichtet, den Körper über den normalen Bewegungsradius hinaus zu beanspruchen. Diese Übung soll Sie etwas über diesen Punkt hinaus fordern, aber nicht bis zum Schmerzpunkt. Obgleich bei dieser Übung keine Gewichte verwendet werden, wird trotzdem die Kraft in allen Rücken- und den Gesäßmuskeln gefördert.

MACHEN SIE ES BESSER

- Um einen optimalen Nutzen aus dieser Übung zu ziehen und eine Verletzung zu vermeiden, sollten Sie die Gliedmaßen nicht schwingen. Halten Sie die Bewegungen weich und unter Kontrolle.
- Eine Erhöhung des Schwierigkeitsgrades läßt sich erzielen, indem Sie an Arme und Fußgelenke Gewichte heften – abwechselnd oder auch gleichzeitig.
- Eine weitere Erhöhung des Schwierigkeitsgrades könnten Sie erzielen, wenn Sie die Bewegungen mit Zähltakt ausführen; jeweils bis zwei beim Heben und Senken, und halten Sie die Übung an der Spitze vier Sekunden lang statt einer.

▼

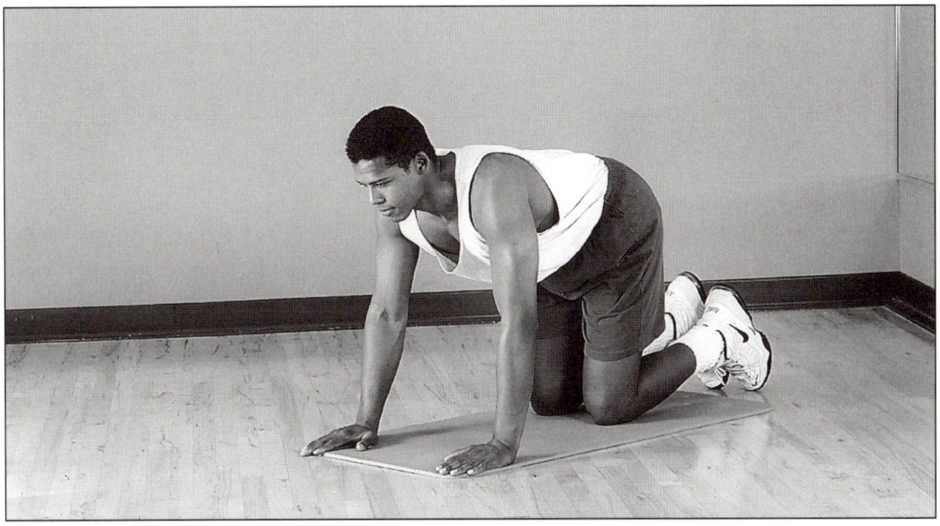

Knien Sie sich hin, die Hände auf dem Boden. Halten Sie den Rücken gerade und den Kopf in einer Linie mit der Wirbelsäule. Sie sollten nach vorn auf den Boden schaun.

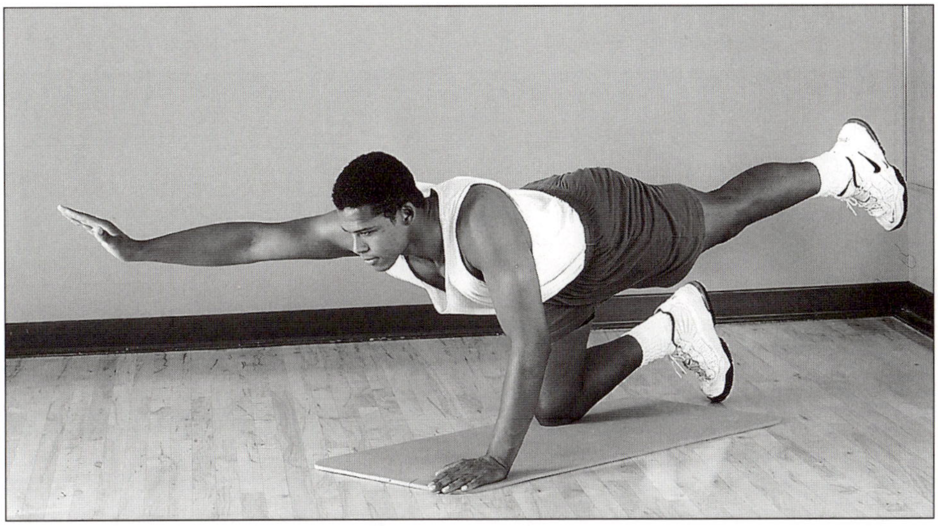

Heben und strecken Sie gleichzeitig Ihren rechten Arm und das linke Bein, bis sie sich parallel zum Oberkörper befinden. Halten Sie diese Stellung zwei Sekunden lang und führen Sie dann die Gliedmaßen in die Ausgangsposition zurück. Wiederholen Sie die Übung mit Ihrem linken Arm und dem rechten Bein.

Heben der Beine und des Oberkörpers

EINSTUFUNG: MITTELSCHWER

Sie wissen, daß Sie die Beine heben sollten, um den Rücken zu kräftigen und damit Verletzungen zu vermeiden. Die Übung des Beine- und Oberkörperhebens spricht die empfindlichen Rückenstreckmuskeln an, die das größte Verletzungsrisiko darstellen, wenn Sie falsch heben. Versuchen Sie diese Übung, bei der auch die hinteren Oberschenkelmuskeln und die Gesäßmuskeln gestärkt werden. Sie benötigen alle diese Muskeln, um überhaupt etwas heben zu können.

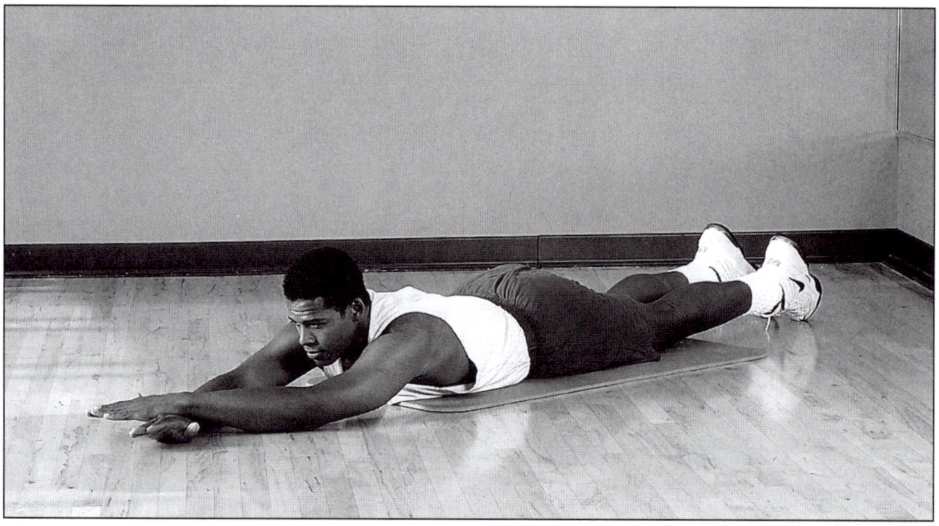

Legen Sie sich mit dem Gesicht nach unten zum Boden, die Arme ausgestreckt, die gekreuzten Hände mit den Handflächen nach unten; die Knie werden nicht durchgedrückt, die Fußrücken zeigen zum Boden.

MACHEN SIE ES BESSER

- Um eine Verletzung des unteren Rückenbereichs zu vermeiden, sollten Sie Ihren Körper nicht stärker beugen als für Sie problemlos möglich ist. Sie sollten eine leichte Anspannung spüren, aber nicht mehr.
- Eine Erhöhung des Schwierigkeitsgrades läßt sich erzielen, indem Sie an Arme und Fußgelenke Gewichte heften – abwechselnd oder auch gleichzeitig.

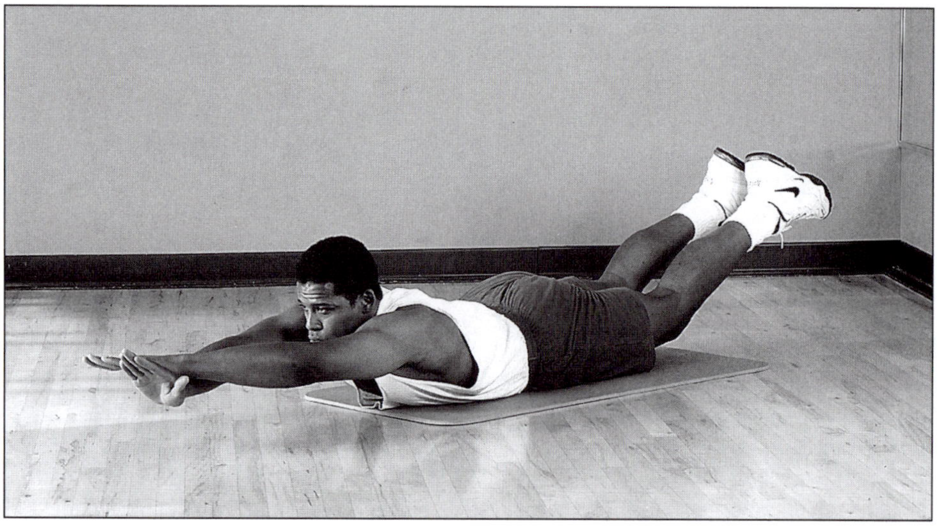

Heben Sie langsam gleichzeitig Ihre Arme und Beine so hoch wie es Ihnen möglich ist. Halten Sie diesen Punkt für eine Sekunde und senken Sie die Gliedmaßen dann wieder in die Ausgangsposition.

Dreieckshaltung

EINSTUFUNG: LEICHT

Lange Zeit eine beliebte Übung im Gymnastikunterricht, bietet die Dreieckshaltung, die traditionell ohne Gewichte ausgeführt wird, eine gute Übungsform, um den unteren Rücken und zu einem gewissen Grad die hinteren Oberschenkel- und Gesäßmuskeln zu trainieren.

MACHEN SIE ES BESSER

- Die Übung kann sich auf den unteren Rückenbereich hart auswirken. Führen Sie die Übung deshalb in weichen und kontrollierten Bewegungen aus.
- Um den Körper an die Bewegung zu gewöhnen, sollten Sie die Übung einige Male ohne Gewichte ausführen.
- Erhöhen Sie stetig die Wiederholungen bevor Sie das Gewicht erhöhen. Sie sollten hier zuerst an Ihrer Beweglichkeit arbeiten, bevor Sie zur Kraft übergehen.

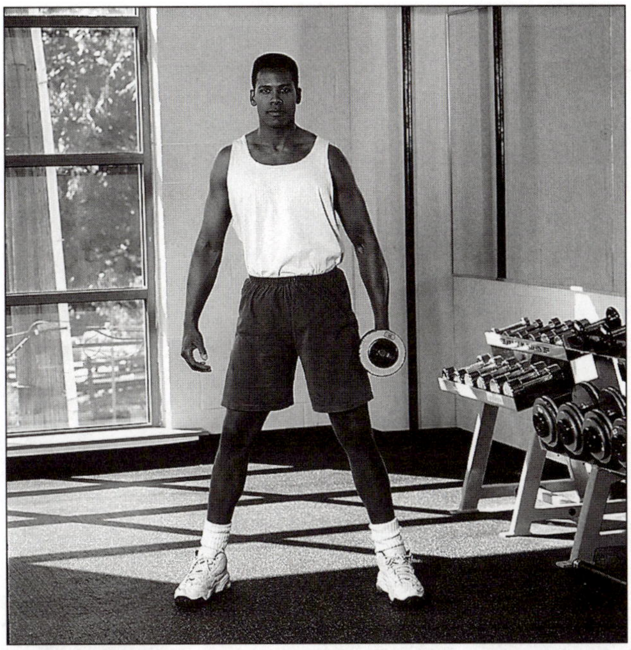

Nehmen Sie eine Hantel in die linke Hand, die Beine stehen in Schulterbreite auseinander, und die Knie werden nicht durchgedrückt.

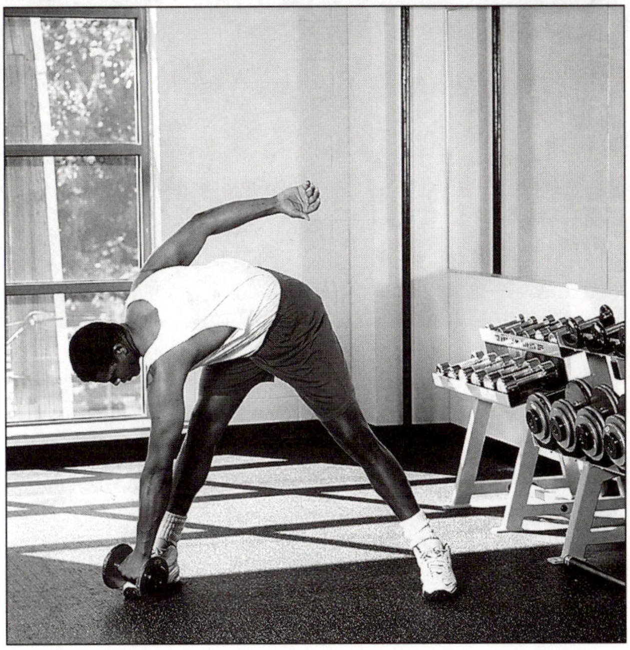

Beugen Sie sich nach vorn und berühren Sie mit der Kurzhantel Ihren rechten Fuß. Gehen Sie in die Ausgangsposition zurück und wiederholen Sie die Übung. Wechseln Sie nach einigen Wiederholungen zur linken Seite.

Rumänisches Kreuzheben

EINSTUFUNG: MITTELSCHWER

Das Rumänische Kreuzheben ist eine leichte Abwandlung des Standard-Kreuzhebens mit Power Lifter. Diese Übung kräftigt nahezu jeden größeren Muskel Ihres Körpers, einschließlich der Muskeln in den Beinen, im Rücken, in den Schulten und den Armen, ist jedoch weniger anstrengend als traditionelles Kreuzheben. Wenn Sie diese Übung durchführen, sollten Sie ein geringeres Gewicht nehmen, da Sie die Hantel in der Ausgangsposition bereits halten und nicht erst vom Boden stemmen.

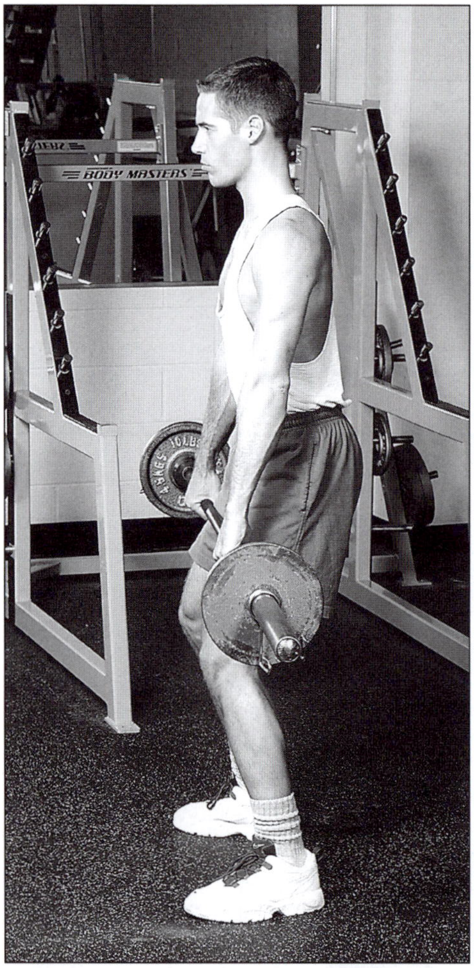

Halten Sie eine, mit leichten Gewichten bestückte Langhantel auf mittlerer Oberschenkelhöhe; die Hände fassen über schulterbreit, die Handflächen zeigen zum Körper. Halten Sie die Hantel mit gestreckten Armen gegen die leicht gebeugten Beine, ziehen Sie die Schultern zurück, und drücken Sie die Brust heraus.

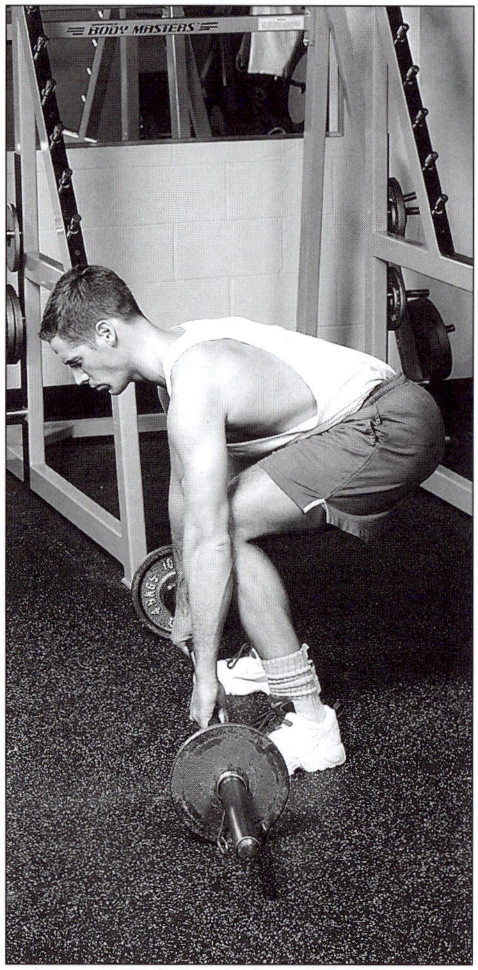

Halten Sie den Rücken gerade und beugen Sie leicht die Knie, während Sie sich auf Hüfthöhe nach vorn beugen. Halten Sie die Stange nahe den Oberschenkeln. Senken Sie die Stange in Richtung Boden soweit Sie können, und kehren Sie danach in die Ausgangsposition zurück. Halten Sie Ihren Rücken während der gesamten Übung gerade.

MACHEN SIE ES BESSER

- Nutzen Sie die Hantelstange am Anfang ohne Gewichte, bis Sie mit dem Bewegungsablauf vertraut sind.
- Die Übung kann auf den unteren Rückenbereich hart wirken. Nutzen Sie deshalb weniger Gewicht als beim traditionellen Kreuzheben.
- Halten Sie den Rücken gerade und führen Sie die Übung in langsamen, kontrollierten Bewegungen aus.
- Für eine Verringerung des Schwierigkeitsgrades können Sie die Stange zwischen den einzelnen Wiederholungen auf dem Boden absetzen.
- Eine Erhöhung des Schwierigkeitsgrades läßt sich erzielen, indem Sie sich auf eine 10 cm hohe Plattform stellen. Die zusätzliche Dehnung betrifft die hinteren Oberschenkel- und Gesäßmuskeln sowie die Rückenstrecker.

▼

„Enten“kniebeugen

Einstufung: Mittelschwer

Sobald Sie sich an dieser Übung versuchen, werden Sie sehen, woher sie ihren Namen hat. Trainiert werden hauptsächlich die Gesäßmuskeln, aber auch die Adduktoren (Innenseite der Oberschenkel) und der Schenkelstrecker (vordere Oberschenkel). Diese Kniebeugen sind einmalig, da sie diese Muskeln aus einem Winkel beanspruchen, wie es keine andere Übung tut.

Machen Sie es besser

- Um Ihre Knie zu schützen, sollten Sie am Ende der Übung nicht springen und auch die Knie nicht in Richtung Körpermitte drehen.
- Um die Wadenmuskeln zu trainieren, können Sie sich auf die Fußspitzen stellen, wenn Sie in die Ausgangsposition zurückgehen. Versuchen Sie das jedoch nur, wenn Sie über ein gutes Gleichgewicht verfügen.
- Für eine Verringerung des Schwierigkeitsgrades können Sie die Übung auch ohne die Hantel durchführen.
- Eine Erhöhung des Schwierigkeitsgrades läßt sich erzielen, indem Sie in jeder Hand eine Kurzhantel auf Schulterhöhe halten. Drücken Sie diese über Ihren Kopf, wenn Sie in die Kniebeuge gehen und führen Sie sie auf Schulterhöhe zurück, wenn Sie sich wieder aufrichten.

▼

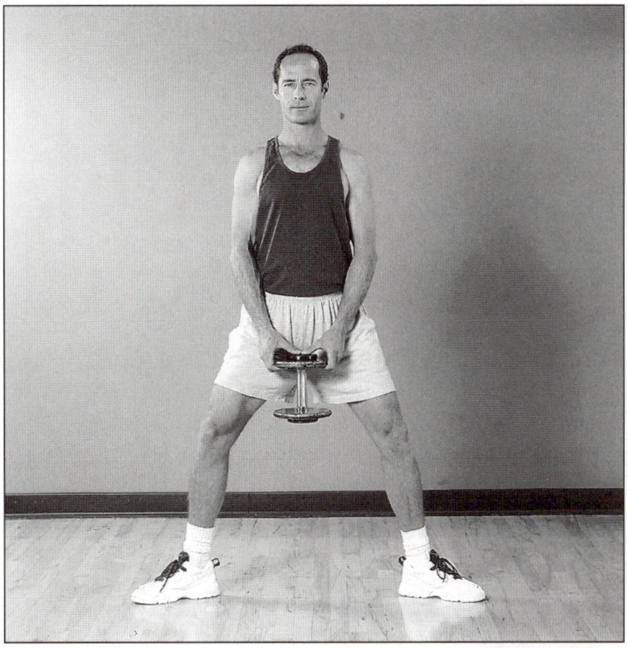

Den Füße sind weiter als in Schulterbreite aufgestellt, die Fußspitzen zeigen nach außen. Halten Sie mit beiden Händen und gestreckten Armen eine Kurzhantel an einem Ende. Sie sollten die Brust heben, die Schultern zurücknehmen, den Bauch anziehen und den Rücken gerade halten. Halten Sie Ihren Kopf in einer Linie mit der Wirbelsäule, und schauen Sie geradeaus. Es wird eine leichte Neigung Ihres Oberkörpers nach vorn bestehen, was jedoch normal ist.

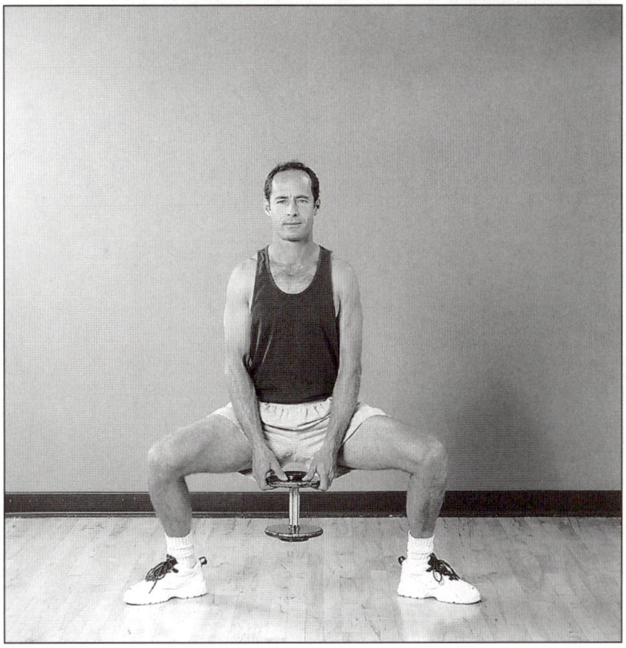

Gehen Sie in die Kniebeuge, bis Ihre Oberschenkel parallel zum Boden sind. Halten Sie die Füße flach auf dem Boden, und erheben Sie sich langsam; die Hüften sind dabei leicht nach vorn geschoben und der Bauch ist fest. Drücken Sie die Knie nicht voll durch, wenn Sie gerade stehen. Fahren Sie mit der nächsten Wiederholung fort.

Ausfallschritt aus dem Stand

EINSTUFUNG: MITTELSCHWER

Eine hervorragende Übung zum Trainieren der Gesäßmuskeln und des vierköpfigen Schenkelstreckmuskels (vorderer Oberschenkel), ohne dabei eine hohe Belastung auf die Knie auszuüben. Sie kräftigt zudem die hinteren Oberschenkelmuskeln, die zum Gleichgewicht des Körpers während des gesamten Bewegungsablaufs beitragen. Die Übung eignet sich hervorragend zur Verbesserung der Ausdauer und Beweglichkeit.

Stehen Sie aufrecht; der Kopf in einer Linie mit der Wirbelsäule, der Rücken gerade und die Füße schulterbreit voneinander entfernt. Halten Sie in jeder Hand eine Kurzhantel; die Arme hängen nach unten, mit den Handflächen zum Körper.

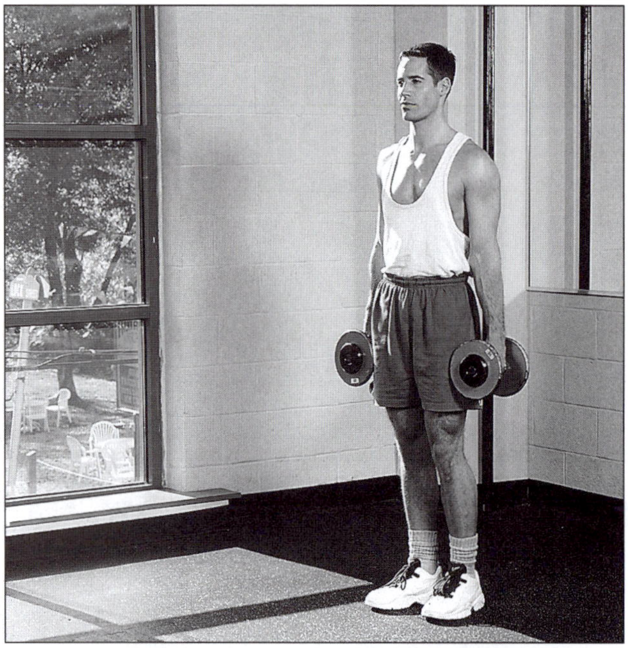

MACHEN SIE ES BESSER

- Um die Kniesehnen zu kräftigen und den Hüftbeugemuskel zu entwickeln, richten Sie das Spielbein nach innen zur Körpermitte.
- Die Übung erfordert ein gutes Gleichgewicht. Sie können sie anfangs auch ohne Gewichte ausführen, um sich an den Bewegungsablauf zu gewöhnen.
- Der Schwierigkeitsgrad läßt sich erhöhen, indem Sie die Kurzhanteln durch eine Langhantel ersetzen, die Sie im Nacken halten. Um die Gesäßmuskeln stärker zu fordern, stellen Sie den Fuß des Spielbeines auf eine 15 cm hohe Bank/Plattform.

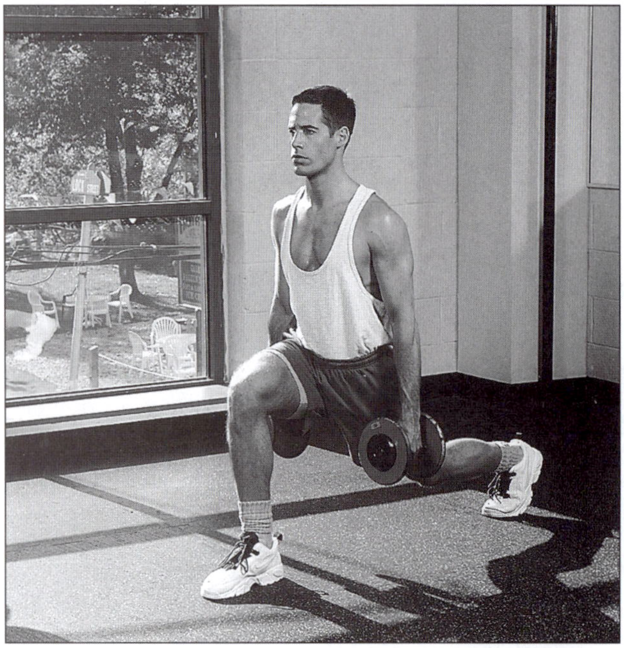

Machen Sie mit dem rechten Fuß einen langen Schritt nach vorn. Beugen Sie das Bein, bis sich Ihr rechter Oberschenkel parallel zum Boden befindet. Ihr linkes Bein sollte gestreckt sein, das Knie leicht gebeugt, nahe am Boden.

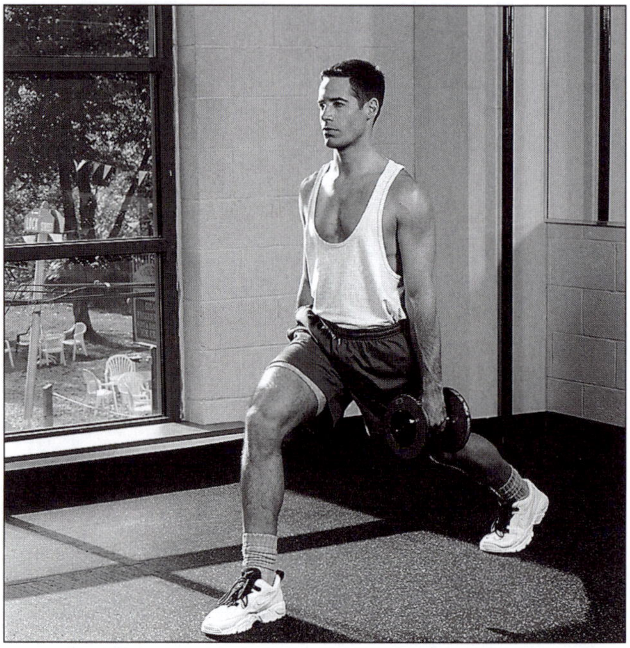

Halten Sie den rechten Fuß stehend, während Sie Ihr linkes Bein nach oben strecken. Fahren Sie dann fort, Ihr rechtes Bein zu beugen und wieder aufzurichten. Wechseln Sie und wiederholen die Übung mit dem linken Bein.

Abwechselnde Ausfallschritte

EINSTUFUNG: MITTELSCHWER

Eine dynamische, temporeiche Übung, bei der keine Gewichte erforderlich sind. Sie unterstützt den Aufbau von Kraft und Koordinationsvermögen, indem die vorderen und hinteren Oberschenkelmuskeln, die Gesäßmuskeln und die Hüftbeugermuskeln (Vorderhüfte) trainiert werden. Sollten Sie Basketball, Fußball oder eine anderen Sportart betreiben, bei der Beweglichkeit und Geschwindigkeit ausschlaggebend sind, dann wäre diese Übung eine gute Wahl.

MACHEN SIE ES BESSER

- Wenn Sie den Schwierigkeitsgrad erhöhen wollen, können Sie mit jedem Bein mehrfache Wiederholungen ausführen.
- Eine Erhöhung des Schwierigkeitsgrades läßt sich ebenfalls erreichen, indem Sie in jeder Hand eine Kurzhantel halten.
- Für eine weitere Erhöhung des Schwierigkeitsgrades halten Sie eine Langhantel über Schultern und Nacken.

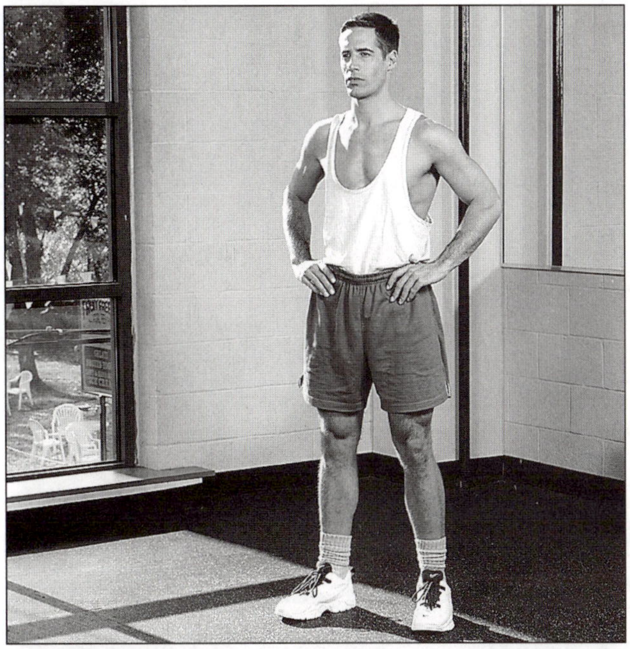

Stehen Sie aufrecht; die Füße schulterbreit, die Hände an den Hüften. Halten Sie den Oberkörper aufrecht und den Kopf in einer Linie mit der Wirbelsäule.

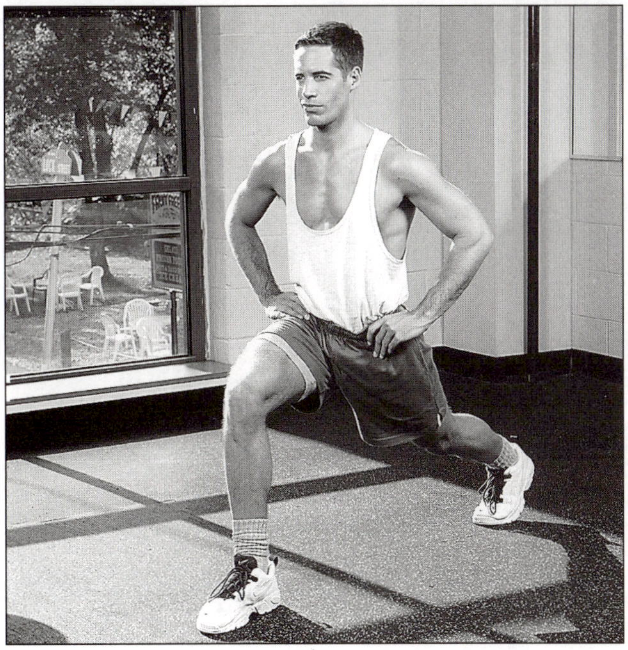

Machen Sie mit dem rechten Fuß einen langen Schritt nach vorn. Setzen Sie den Fuß fest auf den Boden und beugen Sie Ihre Knie, bis sich der rechte Oberschenkel parallel zum Boden befindet. Dehnen Sie das rechte Knie nicht über den Fuß hinaus. Ihr linkes Bein sollte nach hinten gestreckt sein, das Knie leicht gebeugt, die Ferse angehoben. Treten Sie unmittelbar mit dem rechten Fuß zurück, die linke Ferse auf den Boden drückend. Ihre Füße sollten wieder auf Schulterbreite voneinander entfernt stehen. Wiederholen Sie die Übung mit dem linken Fuß im Wechsel.

Seitliche Ausfallschritte

EINSTUFUNG: MITTELSCHWER

Viele Aktivitäten – Tennis, Volleyball und auch Tanzen – erfordern seitliche Bewegungen. Diese Ausfallschritte werden zur Kräftigung der Adduktoren (Innenseite der Oberschenkel) und der Abduktoren (Außenseite der Oberschenkel) sowie der hinteren Oberschenkel- und der Gesäßmuskeln empfohlen.

Bringen Sie eine Langhantel auf Ihrem Nacken-Schulterbereich in Balance. Die Hände halten die Hantel weiter als in Schulterbreite. Ihre Füße stehen schulterbreit, die Fußspitzen zeigen leicht nach außen. Drücken Sie die Brust heraus, die Schultern zurück, den Bauch angezogen und den Rücken gerade. Ihr Kopf sollte sich in einer Linie mit der Wirbelsäule befinden.

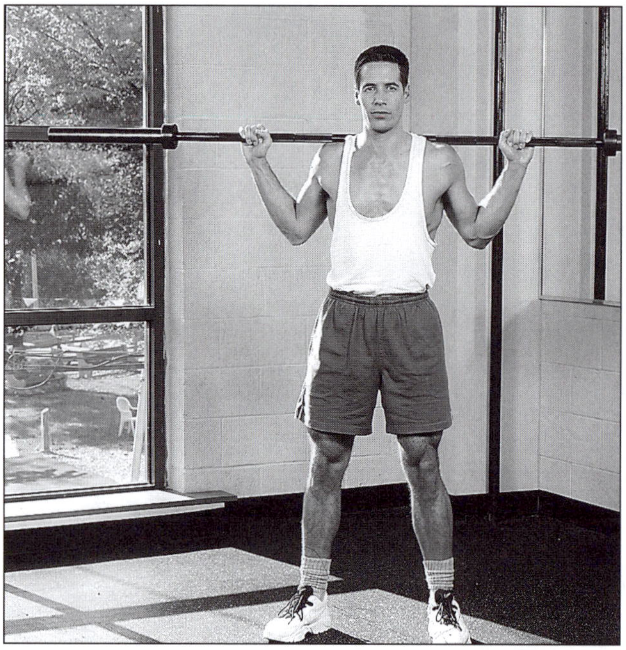

MACHEN SIE ES BESSER

- Um die Knie zu schützen, sollten Sie diese nicht über die Fußspitze hinaus dehnen.
- Wenn Sie sich vom führenden Bein in die Ausgangsposition zurückschieben, drücken Sie sich eher zurück als daß Sie sich abstoßen, da Sie sonst die Balance verlieren könnten.
- Wenn Sie den Schwierigkeitsgrad verringern wollen, ersetzen Sie die Langhantel durch zwei Kurzhanteln.

Machen Sie einen Schritt nach rechts und landen Sie dabei auf der Ferse, zur Fußspitze abrollend. Drükken Sie die Hüfte nach unten, bis sich Ihr rechter Oberschenkel parallel zum Boden befindet. Ihr linkes Bein sollte gestreckt sein, mit dem linken Fuß fest auf dem Boden stehend. Ihr rechter Fuß zeigt zur Seite während Ihr linker Fuß, wie auch Ihr Oberkörper, nach vorn weist. Halten Sie diese Stellung für eine Sekunde und drücken Sie dann das rechte Bein in die Ausgangsposition zurück. Machen Sie einen Satz mit der rechten Seite und wechseln dann zur linken.

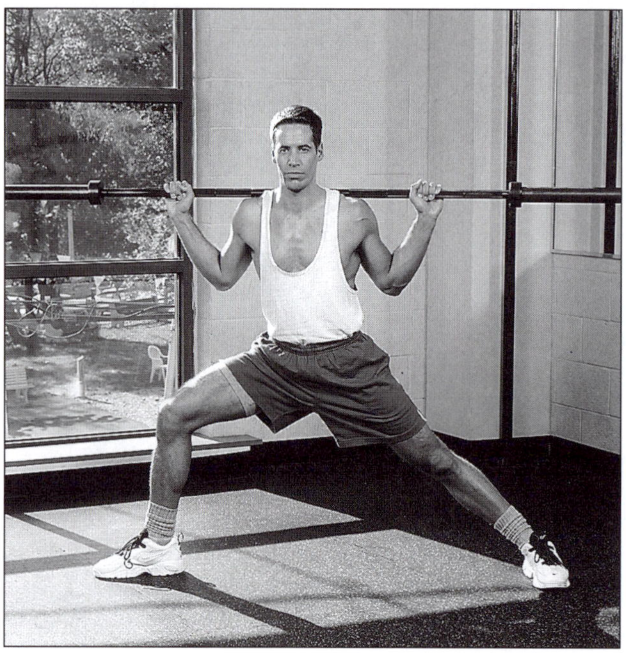

Seitliche Schrittübungen

EINSTUFUNG: SCHWIERIG

Nahezu alle Aktivitäten erfordern gewisse Bewegungen zur Seite. Solche Bewegungen bringen eine Vielzahl von Muskeln ins Spiel, einschließlich der Abduktoren (Oberschenkelaußenseite), der Addukturen (Oberschenkelinnenseite), des Hüftbeugers und der hinteren Oberschenkelmuskeln. Je höher Sie in dieser Übung Ihre Beine heben, um so mehr werden die Hüften einbezogen. Versuchen Sie, Ihre Schritte zwischen den beiden hölzernen Blöcken abzuwechseln, von denen jeder 30 cm hoch ist.

MACHEN SIE ES BESSER

- Der Schwierigkeitsgrad läßt sich erhöhen, indem Sie die Schritthöhe heraufsetzen.
- Zur Erleichterung der Übung können Sie auch eine Erhöhung verwenden. Steigen Sie nach rechts hinauf und nach rechts hinunter und wechseln Sie dann auf die andere Seite.
- Schwieriger ist es auch, wenn Sie am Bewegungshöhepunkt mit einem Bein eine Kniebeuge einbauen.
- Als ein aerobes Trainingselement können Sie Häufigkeit und Geschwindigkeit erhöhen.

▼

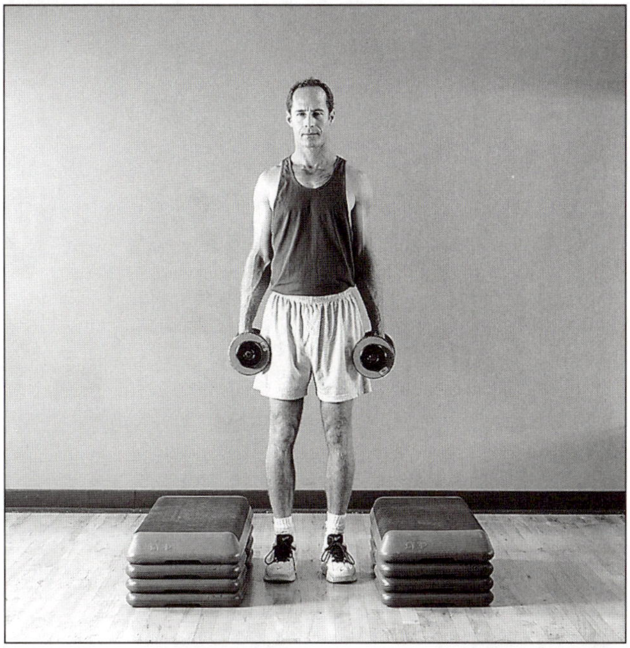

Stehen Sie aufrecht, die Füße etwas weiter als schulterbreit. Halten Sie in jeder Hand eine Kurzhantel, die Arme sind gestreckt, die Ellenbogen leicht gebeugt; die Handinnenseiten sind zum Körper gerichtet.

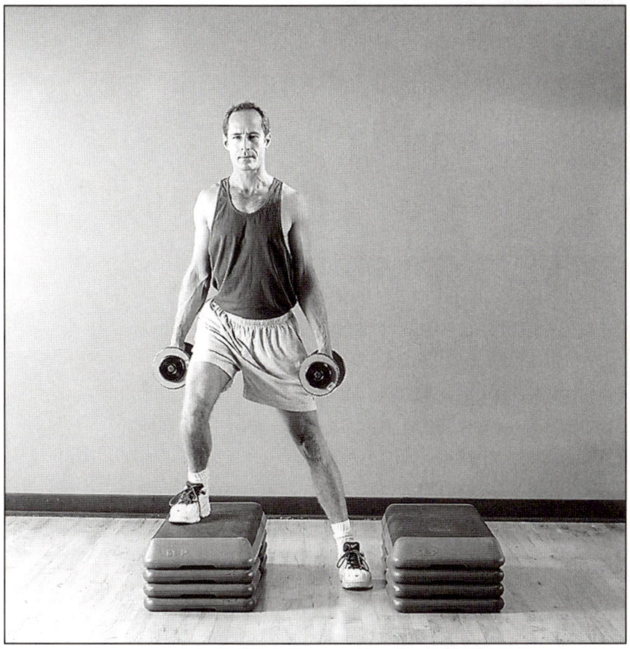

Beginnen Sie mit dem rechten Fuß; treten Sie möglichst weit rechts auf den Block und verlagern Sie Ihr Gewicht zum rechten Fuß.

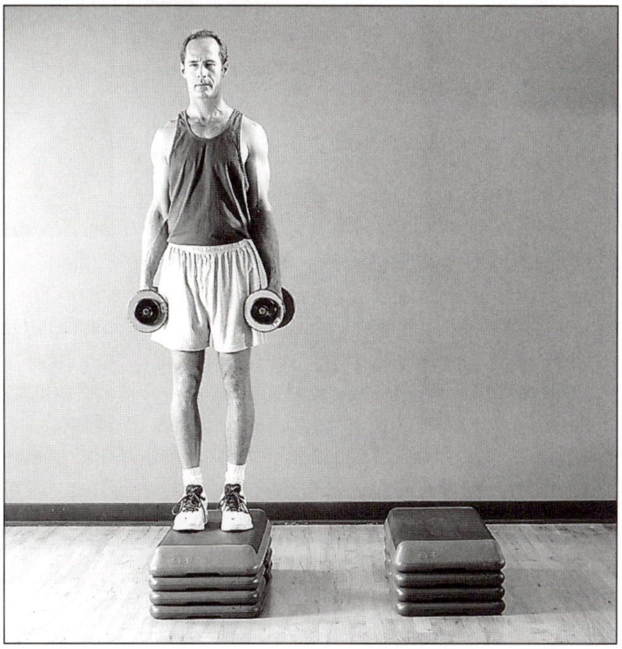

Folgen Sie mit dem linken Fuß, und stellen Sie ihn neben den rechten. Beginnen Sie mit dem linken Fuß, dann mit dem rechten Fuß und kehren Sie in die Ausgangsposition zurück. Wiederholen Sie mit links beginnend.

Rücktritte im Stehen

Einstufung: Leicht

Diese Übung beansprucht sowohl die Gesäß- als auch die hinteren Oberschenkelmuskeln. Sie ist vor allem Läufern zu empfehlen, da Schäden an den hinteren Oberschenkelmuskeln zu den häufigen Läuferverletzungen zählen.

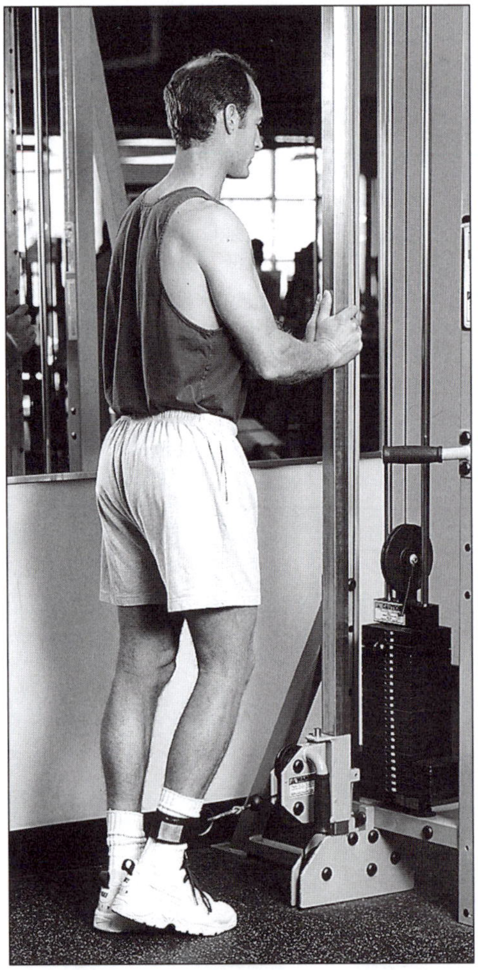

Die Übung läßt sich unter Verwendung eines Theratube-Schlauches (erhältlich in guten Sportgeschäften) oder an einer Kabelzugmaschine ausführen. Wenn Sie die Kabelzugmaschine nutzen, befestigen Sie ein Fußgelenkband um Ihr rechtes Fußgelenk. Stehen Sie mit dem Gesicht zur Maschine. Nutzen Sie die Hände, um das Gleichgewicht zu halten, indem Sie sich am Gerät ungefähr auf Taillenhöhe festhalten. Halten Sie den Kopf in einer Linie mit der Wirbelsäule.

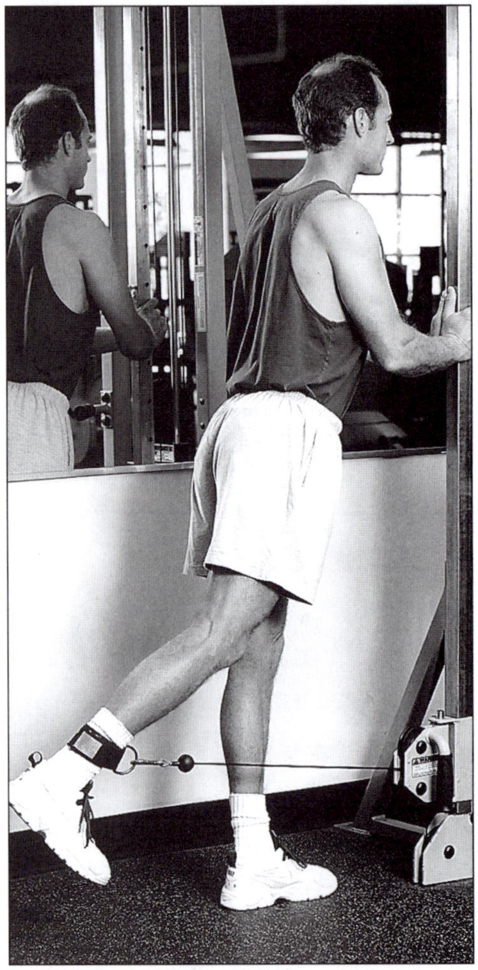

Halten Sie das linke Knie leicht gebeugt, wenn Sie Ihr rechtes Bein mit leicht gebeugtem Knie gerade nach hinten ziehen, bis Sie ein Zusammenziehen der Gesäßmuskeln verspüren. Überdehnen Sie Ihr Bein nicht. Führen Sie es zur Ausgangsposition zurück, und beenden den Satz, bevor Sie zum linken Bein wechseln.

Machen Sie es besser

- Diese Übung kann auch zu Hause gemacht werden, indem Sie statt des Zugbands Gewichte an den Fußgelenken anbringen.
- Um einen maximalen Nutzen zu erzielen, sollten die Knie nur leicht gebeugt sein. Eine Veränderung des Beugewinkels mindert die Wirksamkeit der Übung.
- Der Schwierigkeitsgrad der Übung läßt sich verringern, indem Sie die Übung ohne Gewichte, gegen eine Wand gelehnt, ausführen.

▼

Sprintstart-Sprünge

EINSTUFUNG: MITTELSCHWER

Eine der wenigen Übungen, mit der die Kraft und Beweglichkeit der Leistengegend verstärkt wird, vor allem der Bauchmuskeln, welche unter den äußeren und inneren schrägen Bauchmuskeln liegen und von der Hüfte zum Beckenboden verlaufen. Sie beansprucht auch die Muskeln, die Ihnen ermöglichen, die Beine zusammenzuführen – zusammenfassend als Adduktoren (Innenseite des Oberschenkels) bekannt.

MACHEN SIE ES BESSER

- Bevor Sie mit dem Springen beginnen, sollten Sie die Ausgangsposition nutzen, um sich zu dehnen; halten Sie die Dehnung auf jedem Bein für 30 Sekunden.
- Um die Belastung auf den Quadrizeps und den hinteren Oberschenkelmuskel zu konzentrieren, sollten Sie gerade Bewegungen ausführen. Lassen Sie die Beine nicht zu den Seiten abweichen.
- Wenn Sie die Häufigkeit und Intensität der Sprünge erhöhen, würde dies ein arobes Trainingselement hinzufügen.

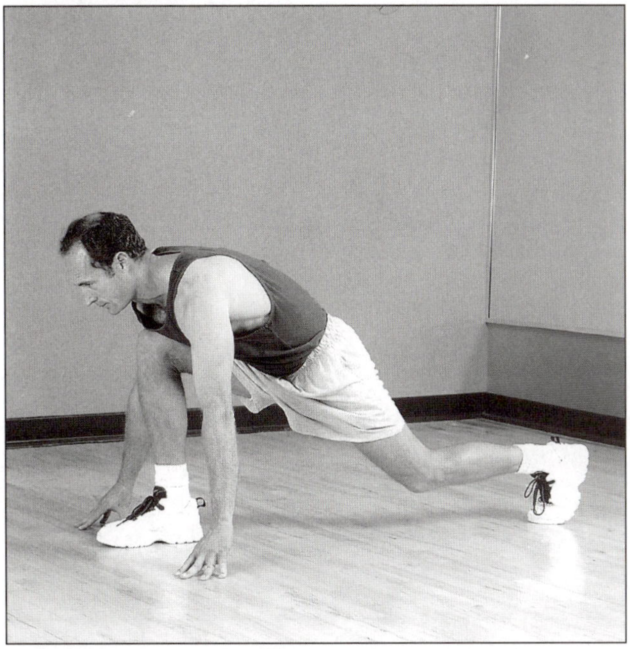

Beginnen Sie in der Starthaltung, mit beiden Händen auf dem Boden, die Arme gestreckt. Beugen Sie Ihr rechtes Bein nach vorn und halten Sie den Oberschenkel parallel zum Boden. Strecken Sie Ihr rechtes Knie nicht über die Fußspitze hinaus. Strecken Sie Ihr linkes Bein nach hinten, das Knie leicht gebeugt. Legen Sie das Gewicht Ihres linken Beins auf den Vorderfuß.

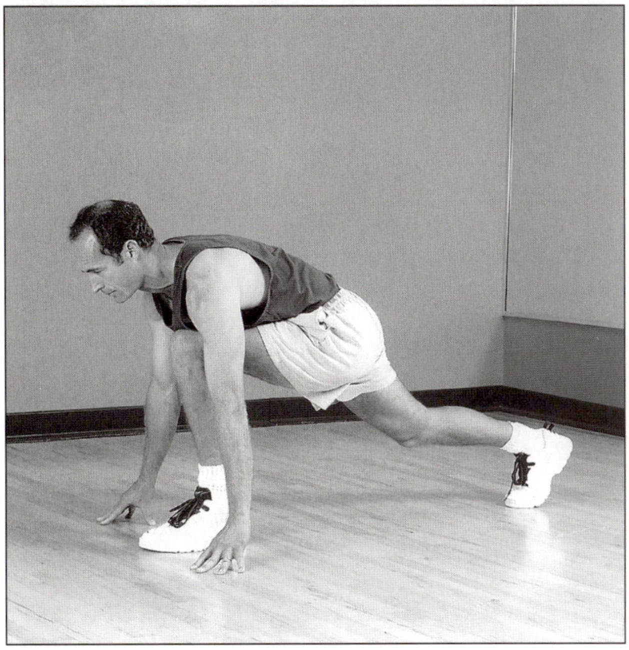

Springen Sie und wechseln Sie dabei die Beine, indem Sie das linke Bein nach vorn bringen und das rechte nach hinten ausstrecken. Lassen Sie Ihr Gewicht auf den Armen ruhen, während Sie die Hüften und Beine gleichzeitig beanspruchen. Halten Sie die Position eine Sekunde lang und springen Sie erneut.

Rücktritte aus dem Kniestand

EINSTUFUNG: LEICHT

Diese Übung dient der Erhöhung der Beweglichkeit der Hüften sowie zur Verbesserung der Laufzeiten. Es sind keine Hanteln erforderlich, aber zusätzliche Gewichte an den Fußgelenken würden helfen, die hinteren Oberschenkel- und Gesäßmuskeln zu trainieren.

Nehmen Sie die abgebildete Stellung ein, mit den Händen und Knien auf dem Boden.

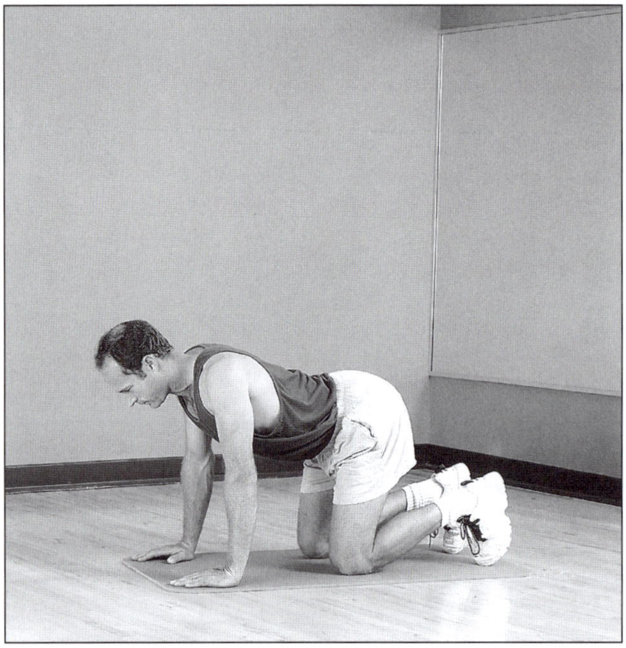

Lassen Sie Ihr rechtes Knie leicht gebeugt und heben Sie das Bein bis sich der Oberschenkel parallel zum Oberkörper befindet. Halten Sie diese Stellung eine Sekunde lang und kehren Sie dann fast in die Ausgangsposition zurück. Heben Sie das Bein sofort wieder, bevor es den Boden berührt hat. Beenden Sie einen Satz mit dem rechten Bein und wechseln Sie dann zum linken.

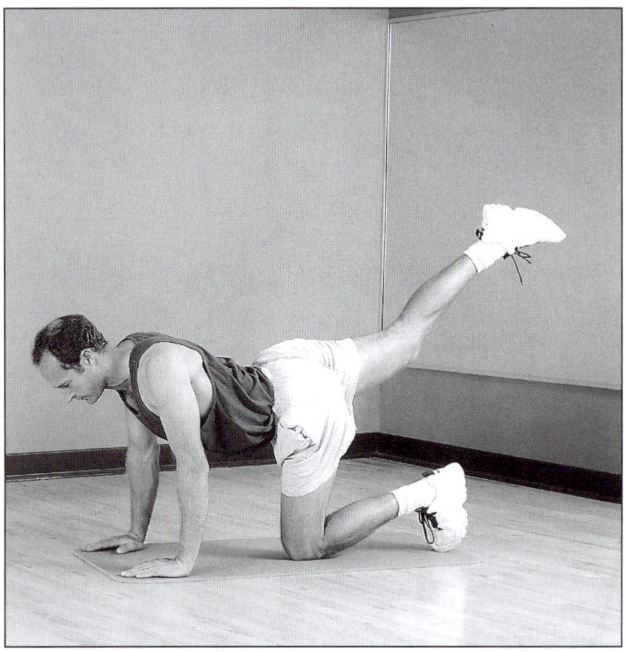

MACHEN SIE ES BESSER

- Um die Belastung des unteren Rückens zu mindern, können Sie den Oberkörper auch weiter senken und statt auf den Händen auf den Ellenbogen ruhen.
- Gewichte um die Fußgelenke steigern den Schwierigkeitsgrad.
- Der Schwierigkeitsgrad der Übung läßt sich zudem erhöhen, indem Sie das Bein im 45°-Winkel beugen, den Fuß krümmen und das Bein für zwei Sekunden strecken, um danach wieder in die Ausgangsposition zurückzukehren.
- Eine weitere Möglichkeit zur Erhöhung des Schwierigkeitsgrades wäre, den Unterschenkel soweit zu beugen, daß die Ferse das Gesäß berührt.

Beinstreckübung in Bauchlage

EINSTUFUNG: MITTELSCHWER

Eine der besten Übungen, um die hinteren Oberschenkelmuskeln, die Gesäßmuskeln und die Rückenstreckmuskeln zu entwickeln, ohne Druck auf den unteren Rückenbereich auszuüben. Diese Übung wird oft bei der Behandlung von Rückenverletzungen angewendet, da sie alle Streckmuskeln kräftigt, die diesen Bereich stützen.

MACHEN SIE ES BESSER

- Indem Sie die Zehen anziehen, werden die Beine gerader gestreckt und der Bewegungsbereich wird erhöht.
- Diese Übung kann auch im Römischen Stuhl ausgeführt werden. Stützen Sie den Bauch auf der Unterlage ab und halten Sie sich, unter Verwendung des Kammgriffs, an der Fußablage fest.
- Eine Erhöhung des Schwierigkeitsgrades läßt sich erzielen, indem Sie ein Ende eines Theratube-Schlauches um ein Bein der Bank oder des Tisches befestigen und das andere Ende an Ihrem Fuß. Auch zusätzliche Gewichte an den Fußgelenken erhöhen die Schwierigkeit.
- Für eine weitere, noch schwierigere Trainingsvariante, sollten Sie beim Höhepunkt jeder Bewegung die Beine beugen und versuchen, mit den Fersen Ihr Gesäß zu berühren.
- Vermeiden Sie, Ihre Oberschenkel höher als eine Stufe parallel zur Bank zu heben, da dies eine Verletzung im unteren Rückenbereich verursachen könnte.

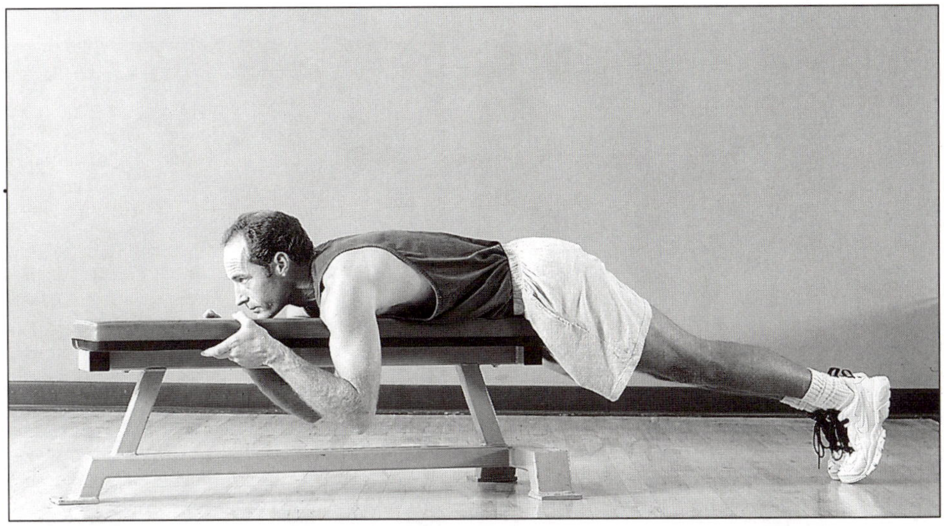

Legen Sie sich mit dem Gesicht nach unten auf eine Bank; die Beine sind geschlossen, die Knie leicht angewinkelt und die Fußspitzen berühren den Boden. Halten Sie sich oberhalb des Kopfes an den Seiten der Bank fest, um den Oberkörper während der Bewegung der Beine stabil zu halten. Halten Sie sich richtig fest, um ein Abrutschen von der Bank zu vermeiden.

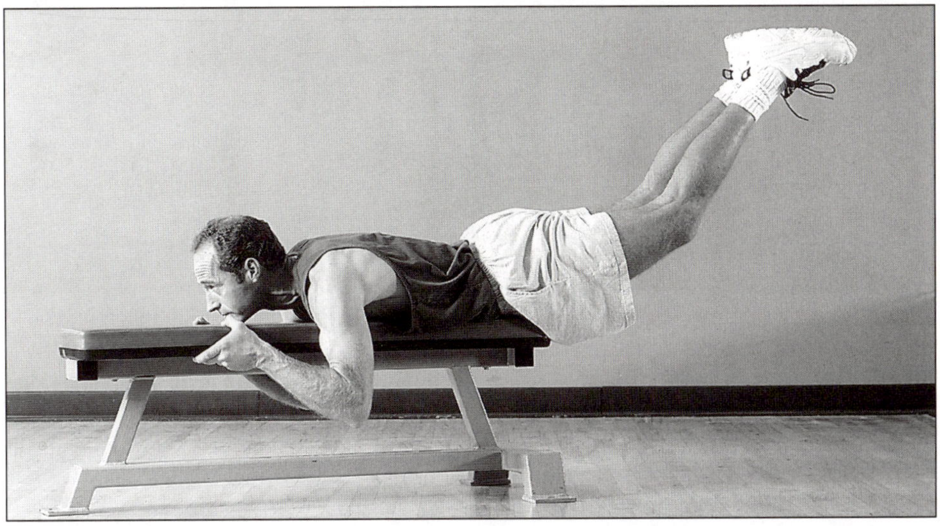

Heben Sie langsam die Beine; halten Sie die Füße dabei geschlossen und die Zehen gestreckt, bis sich Ihre Oberschenkel ungefähr parallel zum Oberkörper befinden. Halten Sie diese Stellung für eine Sekunde und senken Sie die Beine dann zurück in die Ausgangsposition. Setzen Sie die Füße nicht vor Abschluß eines ganzen Satzes wieder auf den Boden.

Stehende Beinrückschwünge

EINSTUFUNG: LEICHT

Fußballspieler haben seit langem erkannt, welchen Wert Ballett für eine Verbesserung der Beweglichkeit bietet. Diese Übung, die den Erwärmungsübungen beim Ballett ähnelt, wird zur Lockerung und Kräftigung der Hüftbeugemuskeln, der Beinstreckmuskeln (vorderer Oberschenkel) sowie der hinteren Oberschenkel- und Gesäßmuskeln empfohlen. Sie erweitert zudem den Bewegungsbereich der Beine.

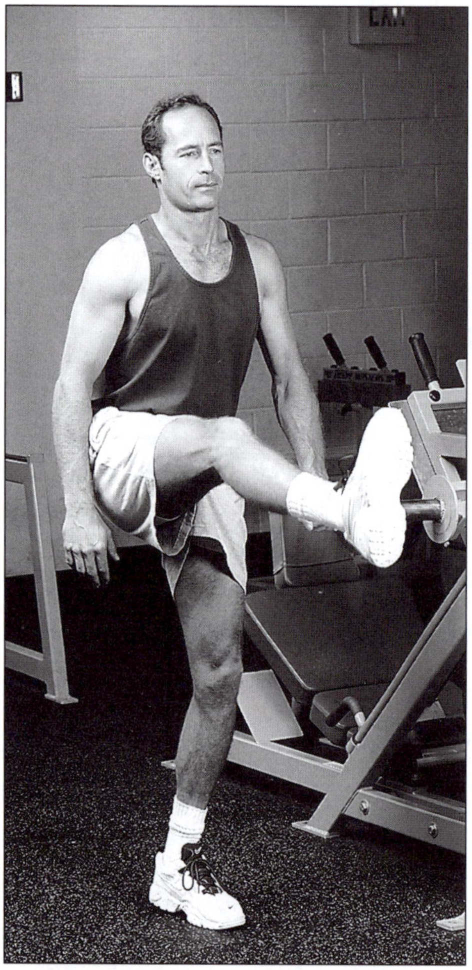

Stellen Sie sich zur linken Seite eines Standgerätes, z.B. einer Ballettstange oder Übungsmaschine, auf, und halten Sie sich mit der linken Hand daran fest. Verlagern Sie Ihr Gewicht auf das linke, leicht gebeugte Bein. Heben Sie das rechte Bein vor Ihrem Körper so hoch wie möglich. Halten Sie es so für eine Sekunde.

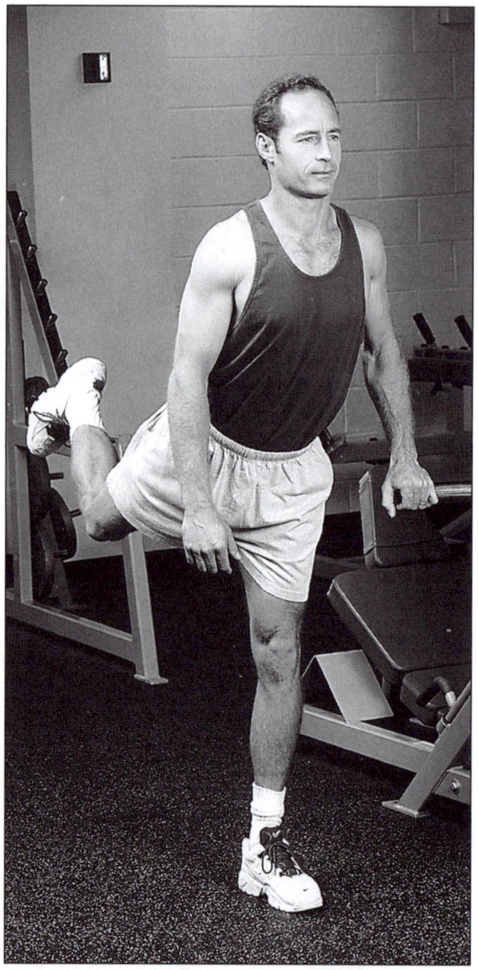

Lassen Sie das rechte Bein fallen und schwingen Sie es soweit wie möglich hinter Ihren Körper. Halten Sie es erneut für eine Sekunde in der gehobenen Lage, und schwingen Sie dann in die Ausgangsposition zurück.

MACHEN SIE ES BESSER

- Je höher Sie das Bein schwingen, um so mehr Muskelfasern werden angesprochen und helfen, den Bewegungsbereich zu vergrößern.
- Wenn Sie sich mit dem stehenden Bein auf die Fußspitze stellen, werden außerdem die Muskeln der Wade und des Schienbeins trainiert.
- Der Schwierigkeitsgrad läßt sich erhöhen, indem Sie während der Übung Gewichte um die Fußgelenke tragen. Oder Sie befestigen ein elastisches Band an Ihrem Schwungbein, um den Widerstand zu erhöhen.
- Wenn Sie Ihr Bein in schnellen Bewegungen schwingen, verbessern Sie die allgemeine Beweglichkeit der Hüftgelenke.

▼

Beinheben in kniender Stellung

EINSTUFUNG: LEICHT

Neben der Kräftigung der Adduktoren und der Gesäßmuskeln, fördert diese Übung in hohem Maße auch die Beweglichkeit der Hüften, indem es die Hüftbeuger trainiert. Viele Sportler nutzen diese Übung, um die Muskeln zwischen einzelnen schweren Übungssätzen beim Gewichtheben zu lockern. Sie kann aber auch zur Erwärmung vor dem Laufen oder Springen dienen.

MACHEN SIE ES BESSER

- Um die Halswirbelsäule zu schonen sollten Sie den Kopf in einer Linie mit der Wirbelsäule halten sowie die Arme schulterbreit zum Boden.
- Um die Wirkung der Übung zu maximieren, drehen Sie den Fuß nicht nach außen.
- Wenn Sie weitere Muskeln einbeziehen möchten, sollten Sie die Zehen zum Boden richten. Das zielt auf die Gesäß- und äußeren Oberschenkelmuskeln.
- Der Schwierigkeitsgrad läßt sich erhöhen, indem Sie während der Übung Gewichte um die Fußgelenke tragen.

▼

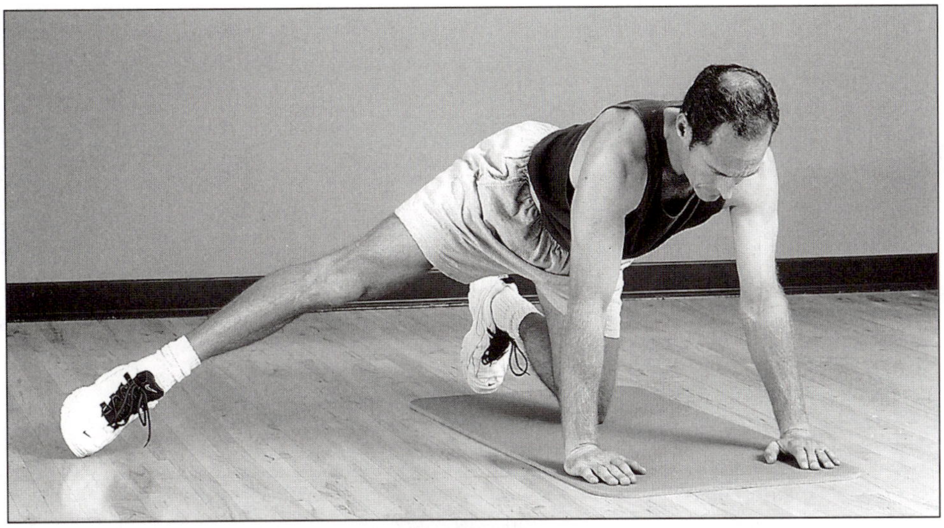

Knien Sie sich hin, die Hände auf dem Boden; die Arme sind voll ausgestreckt und Ihr Rücken ist flach. Strecken Sie das rechte Bein zur Seite, so daß Ihr Knie nach vorn zeigt. Ihr Fuß sollten auf dem Boden aufliegen, die Zehen sind gestreckt.

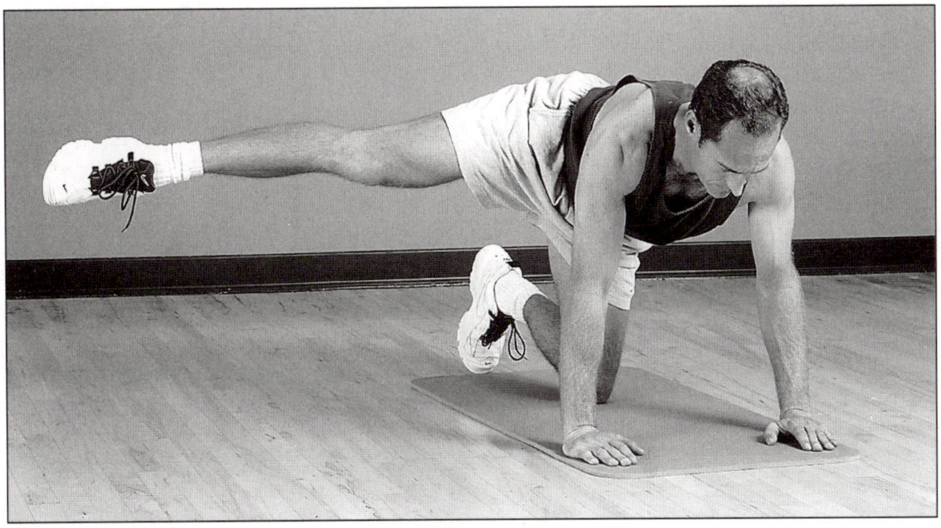

Heben Sie Ihr rechtes Bein, bis es sich parallel zum Boden befindet, oder so weit, wie es für Sie problemlos möglich ist. Halten Sie diese Stellung eine Sekunde und senken Sie das Bein dann wieder. Noch bevor es den Boden berührt, heben Sie es wieder und wiederholen bis zum Abschluß eines Satzes. Wechseln Sie mit dem nächsten Satz zum linken Bein.

Beinabduktion

EINSTUFUNG: LEICHT

Abduktion des Oberschenkels bedeutet das Wegführen der Beine von der Körperachse. Das Abspreizen der Beine ist eine wichtige Übungsform, da diese Abduktoren gewöhnlich vernachlässigt werden und schwer zu kräftigen sind. Beansprucht werden zwei der drei Gesäßmuskeln und der Schenkelbindenspanner (M. tensor fascia latae, ein Muskelband entlang der Außenseite des Oberschenkels).

Legen Sie sich auf den Rücken, die Arme liegen langgestreckt an den Seiten, die Handflächen zeigen nach unten. Halten Sie den Kopf und den unteren Rückenbereich flach auf den Boden. Winkeln Sie Ihr linkes Bein an und stellen Sie den linken Fuß fest auf den Boden, so nahe wie möglich am Gesäß. Strecken Sie Ihr rechtes Bein, wobei der Fuß angewinkelt und die Fußspitze so gedreht wird, daß sich Ihre Hüfte nach innen dreht.

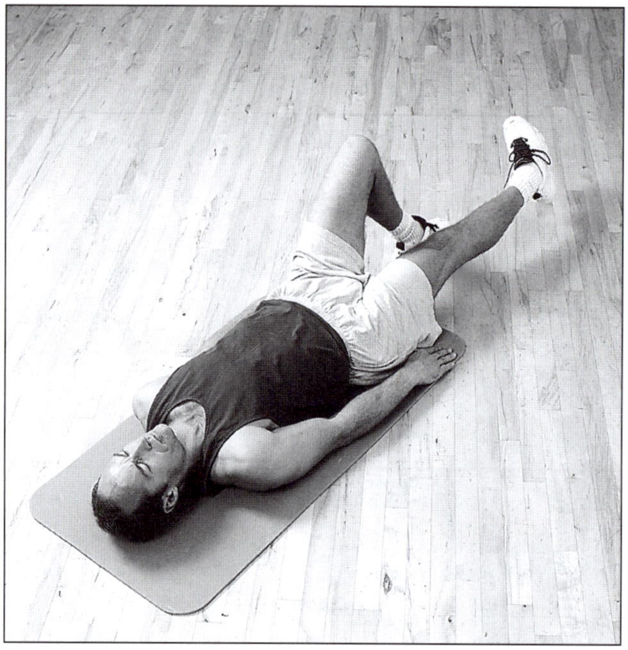

MACHEN SIE ES BESSER

- Wenn Sie Ihre Zehen im Verlauf der ganzen Übung nach innen drehen, wird die Belastung der angestrebten Muskelbereiche maximal erhöht.
- Eine weitere Erhöhung des Schwierigkeitsgrades können Sie erzielen, indem Sie während der Übung Gewichte um die Fußgelenke tragen.

Heben Sie Ihr rechtes Bein einige Zentimeter vom Boden ab und ziehen Sie es von der Körpermitte so weit wie möglich weg, ohne dabei den Rumpf zu drehen.
Kehren Sie langsam in die Ausgangsposition zurück und beginnen Sie mit der nächsten Wiederholung, ohne den Fuß auf den Boden aufzusetzen.
Nach Beendigung eines Satzes wiederholen Sie die Übung mit dem linken Bein.

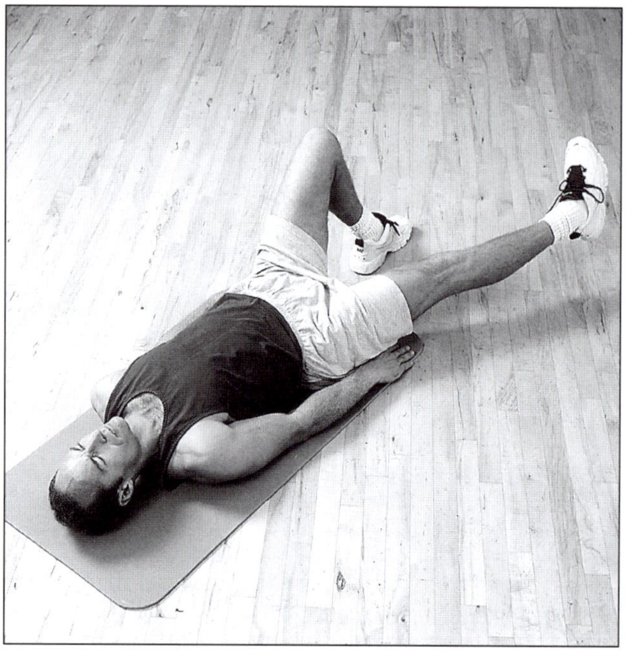

Beinadduktion

EINSTUFUNG: LEICHT

Die Muskeln der Leistengegend werden durch die täglichen Aktivitäten kaum gekräftigt und sind folglich anfällig für Verletzungen, insbesondere beim Laufen, Springen oder beim Heben schwerer Gegenstände. Diese Übung richtet sich an die Adduktoren (die heranführenden Muskeln der Oberschenkelinnenseite), den Schenkelstrecker (M. quadrizeps; vorderer Oberschenkel) und den Hüftbeugemuskel (vordere Hüfte).

MACHEN SIE ES BESSER

- Wenn Sie Ihre Zehen im Verlauf der ganzen Übung nach außen drehen, wird die Belastung der angestrebten Muskelbereiche maximal erhöht.
- Eine weitere Erhöhung des Schwierigkeitsgrades können Sie erzielen, indem Sie während der Übung Gewichte um die Fußgelenke tragen.

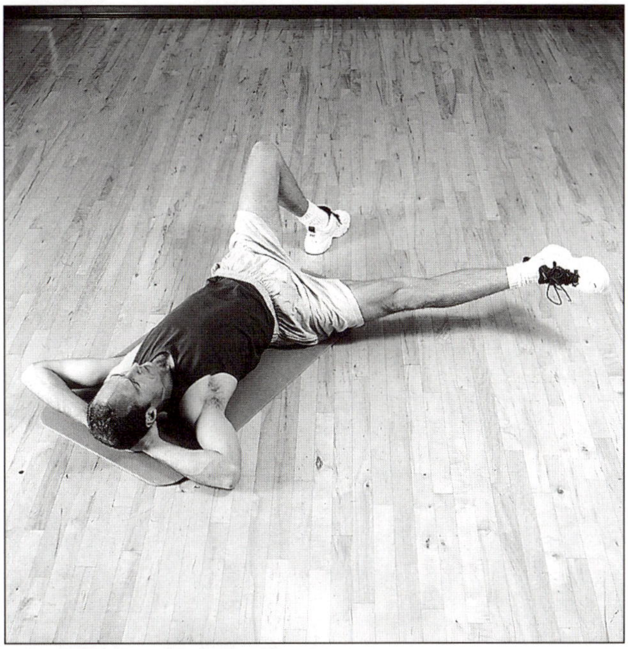

Liegen Sie auf dem Rükken, mit den Händen hinter dem Kopf. Drücken Sie Ihren unteren Rückenbereich flach auf den Boden. Beugen Sie Ihr linkes Bein und stellen Sie den linken Fuß fest auf den Boden; so nahe am Gesäß wie für Sie möglich. Strecken Sie Ihr rechtes Bein soweit wie möglich zur rechten Seite. Beugen Sie den rechten Fuß und drehen Sie die Fußspitze nach außen, so daß sich Ihr Oberschenkel nach außen dreht.

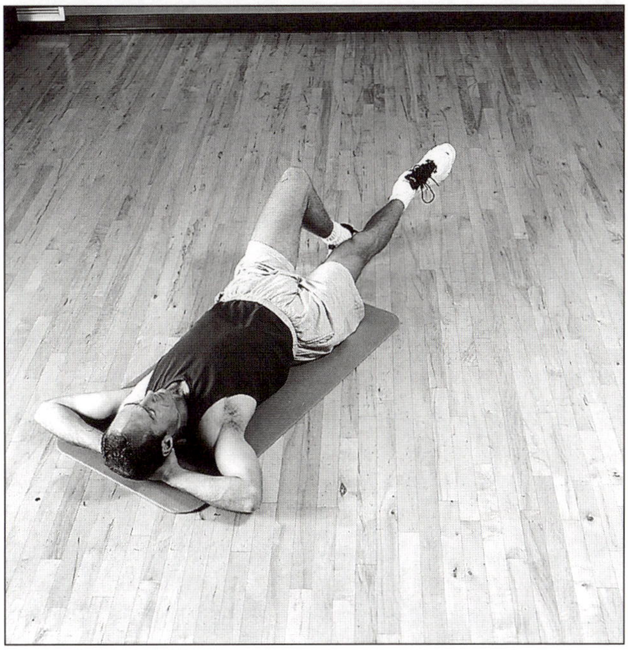

Ziehen Sie das rechte Bein zur Körpermitte ohne den Rumpf zu drehen. Führen Sie Ihr Bein dann zurück in die Ausgangsposition und wiederholen Sie die Übung, ohne den Fuß auf den Boden aufzusetzen. Nach Beendigung eines Satzes wiederholen Sie die Übung mit dem linken Bein.

Seitwärts Heben

Einstufung: Sehr schwierig

Diese schwere Übung für den Rumpf wird Anfängern bewußt nicht empfohlen, obwohl sie ein großartiges Work-out für die Bauch-, Gesäß- und Oberschenkelmuskeln bietet. Wenn Sie versuchen, Ihren Körper auf einem Knie zu stabilisieren, werden Sie sehen, daß seitwärts Heben auch eine sehr gute Übung zur Entwicklung der Balance und des Koordinationsvermögens ist. Es verbessert die Beweglichkeit in den Fußgelenken, Knien und Hüften und dehnt zugleich den Rücken.

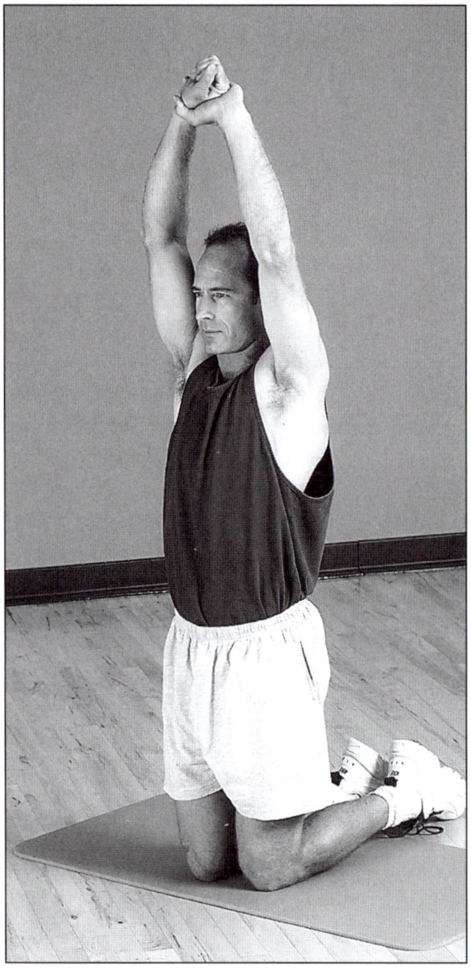

Knien Sie auf einer Matte mit über dem Kopf ausgestreckten Armen, wobei die linke Hand das Handgelenk der rechten umfaßt. Halten Sie den Oberkörper gerade und den Kopf in einer Linie mit der Wirbelsäule.

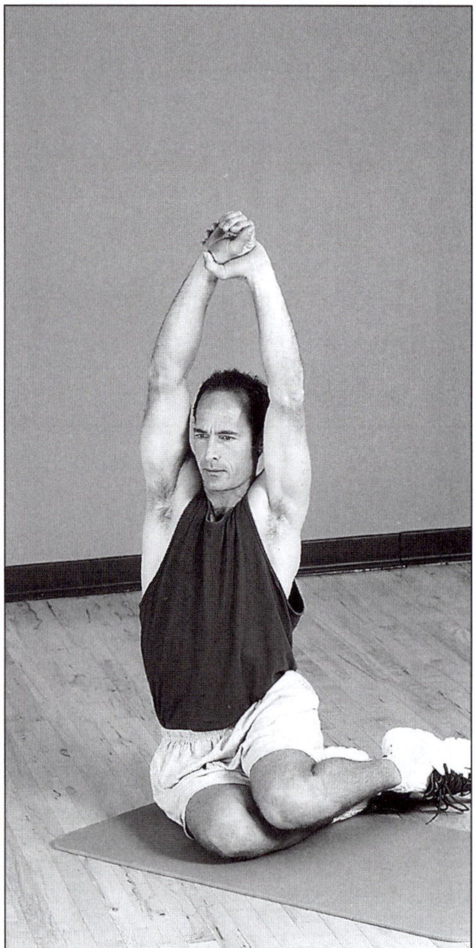

Setzen Sie sich auf die Fersen. Senken Sie das Gesäß nach rechts, bis die rechte Gesäß- und Hüftseite den Boden berührt. Halten Sie diese Stellung eine Sekunde lang und ziehen Sie sich dann, unter Nutzung der Arme, der schrägen Bauchmuskeln und der Oberschenkelmuskulatur wieder hoch. Kehren Sie in die Ausgangsposition zurück, mit dem Rumpf über den Hüften. Wechseln Sie die Position der Hände, so daß Ihre rechte Hand das Handgelenk der linken umfaßt, und wiederholen Sie die Übung zur linken Seite.

Machen Sie es besser

- Die Übung ist ausgesprochen wirkungsvoll, wenn Sie kontrolliert durchgeführt wird. Führen Sie die Bewegungen langsam aus, ohne Schaukeln oder ruckartige Bewegungen.
- Damit die Übung ihre höchste Wirkung zeigt, halten Sie die Arme nach oben gestreckt und den Rumpf gerade.
- Eine Erhöhung des Schwierigkeitsgrades läßt sich erzielen, indem Sie die Anzahl an Wiederholungen erhöhen. Stellen Sie sicher, daß Ihr Körper den gesamten Bewegungsbereich durchläuft.

Beinheben in der Seitenlage

EINSTUFUNG: LEICHT

Vor allem bei Läufern und Fußballspielern werden Hüftbeschwerden oft durch eine dauerhafte Verspannung des Bandapparates ausgelöst. Die hier gezeigte Übung ist eine der wenigen, bei denen das vom Oberschenkel zum Schienbein verlaufende Band gedehnt wird. Gleichzeitig werden die äußeren Schenkelstrecker (vorderer Oberschenkel), der vordere Hüftbeugemuskel und die seitlichen schrägen Bauchmuskeln gedehnt und gekräftigt.

MACHEN SIE ES BESSER

- Um eine Verletzung im Nackenbereich zu vermeiden, sollten Sie während der Übung nicht an Ihrem Kopf ziehen.
- Wenn Sie bereits schon einmal eine Halsverletzung hatten, sollten Sie die Übung ausführen, ohne den Kopf zu heben.
- Der Schwierigkeitsgrad läßt sich erhöhen, indem Sie während der Übung Gewichte um die Fußgelenke tragen. Oder Sie bitten einen Trainingspartner, die Schienbeinseite gedrückt zu halten.

▼

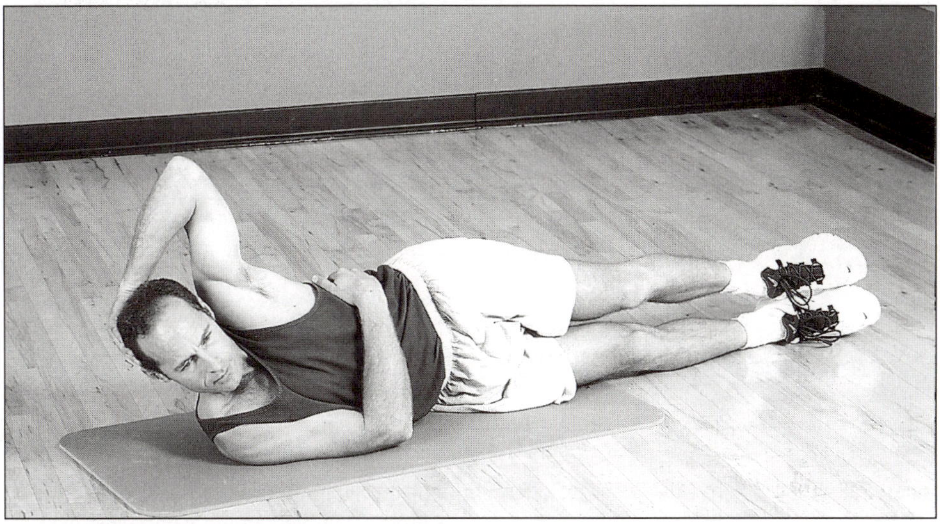

Legen Sie sich auf dem Boden auf die rechte Seite; die Beine sind gestreckt und zum Oberkörper ausgerichtet, die Zehen sind ebenfalls gestreckt. Beugen Sie Ihren linken Arm über den Kopf und legen Sie die Hand direkt hinter das rechte Ohr. Halten Sie Ihren rechten Arm vor den Körper. Der Arm sollte im einem Winkel von 90° gebeugt sein, mit der rechten Hand auf Ihrer linken Seite.

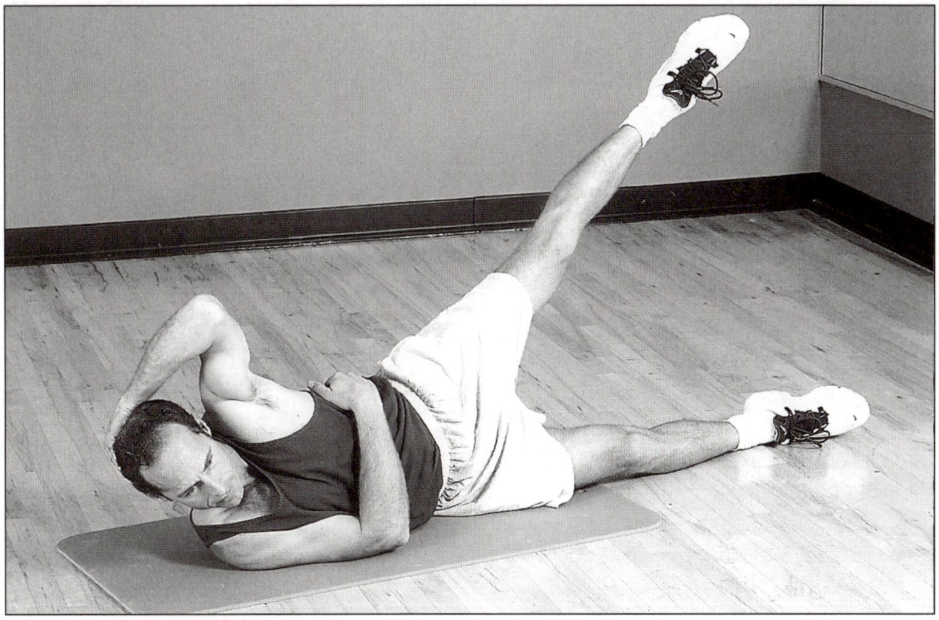

Heben Sie Ihr linkes Bein so hoch wie Sie können, während Sie Ihre Schrägmuskeln nutzen, um Kopf und Rumpf zu heben. Halten Sie diese Stellung eine Sekunde, und senken Sie sich danach wieder in die Ausgangsposition. Nach jedem Satz wechseln Sie die Seite.

Rücktritte im Liegen

EINSTUFUNG: LEICHT

Eine der wenigen Beinübungen, die auch von Menschen mit Beschwerden im unteren Rücken ausgeführt werden können. Sie wird sogar zur Linderung von Rückenschmerzen empfohlen. Aufgrund der Übungshaltung erfolgt nur eine geringe Anspannung des unteren Rückenbereichs, während gleichzeitig die hinteren Oberschenkel- und die Gesäßmuskeln beansprucht werden.

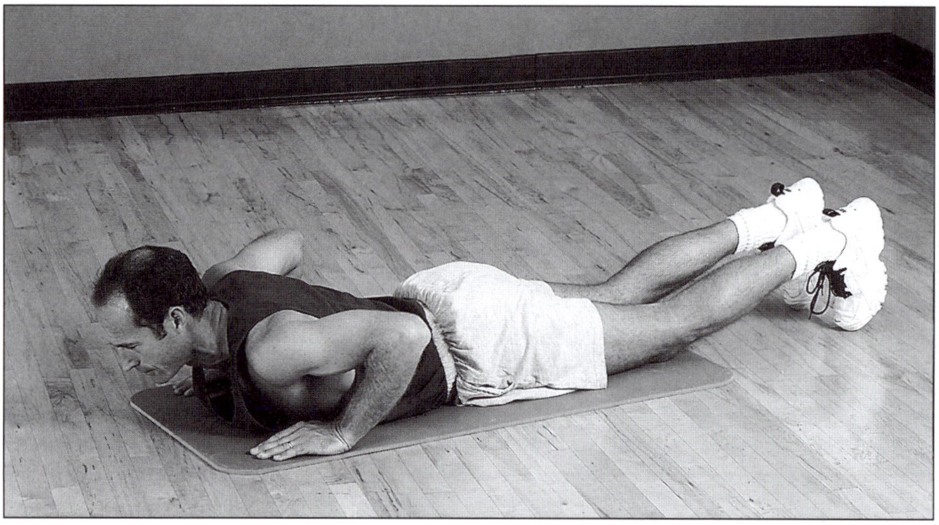

Legen Sie sich mit dem Gesicht zum Boden und stützen Sie Ihren Oberkörper mit den Händen ab, während die Ellenbogen gebeugt und eng am Körper bleiben. Ihr Kopf sollte sich in einer Linie mit der Wirbelsäule befinden, und der obere Brustbereich sowie die Schultern sollten sich leicht vom Boden abheben.

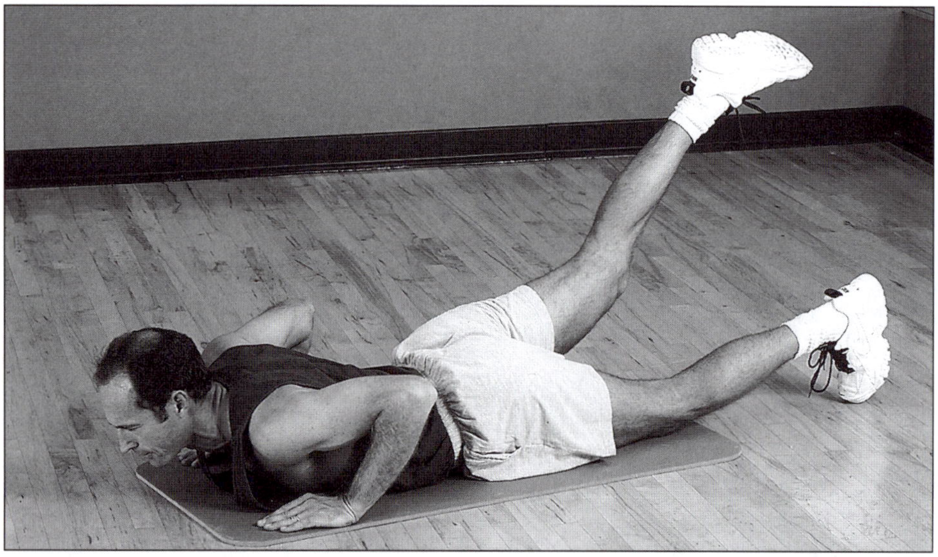

Mit leicht angewinkeltem Knie heben Sie Ihr rechtes Bein soweit, wie es Ihnen möglich ist. Halten Sie diese Stellung für eine Sekunde, und gehen Sie dann langsam in die Ausgangsposition zurück. Beenden Sie den Satz und wechseln Sie dann die Seite, um das andere Bein zu fordern.

MACHEN SIE ES BESSER

- Indem Sie Ihre Zehen anziehen, werden mehr Muskelfasern ins Spiel gebracht, wodurch sich auch der Schwierigkeitsgrad erhöht.
- Eine weitere Möglichkeit, den Schwierigkeitsgrad zu erhöhen, besteht darin, die Gesäßmuskeln im Verlauf der gesamten Übung anzuspannen. Oder beschweren Sie die Fußgelenke mit Gewichten, um den Widerstand zu erhöhen.
- Eine weitere Erhöhung des Schwierigkeitsgrades läßt sich erzielen, indem Sie die Beine mit jeder Wiederholung abwechseln, anstatt am Ende jedes Satzes.

▼

Kreistraining für den Rumpf

Wenn Sie eine kraftvolle Tätigkeit ausführen, ist ein starker Rumpf unentbehrlich. Das folgende Training wurde von Dragomir Cioroslan entworfen und bietet ein ausgezeichnetes Work-out für die Bauch- und unteren Rückenmuskeln. Achten Sie beim Training darauf, daß Sie die Übungen in der vorgegebenen Reihenfolge ausführen. Sie sollten immer mit den Übungen beginnen, welche die meisten großen Muskeln und Gelenke ansprechen und mit denen aufhören, die einzelne Gelenke und kleinere Muskelgruppen beanspruchen.

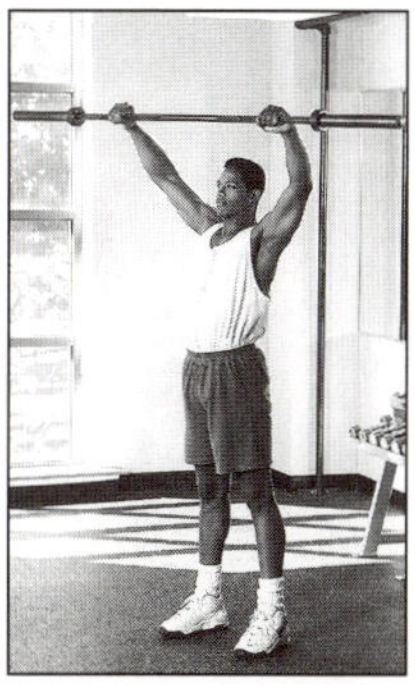

1. Streckung mit hohem Zug (Seite 224)

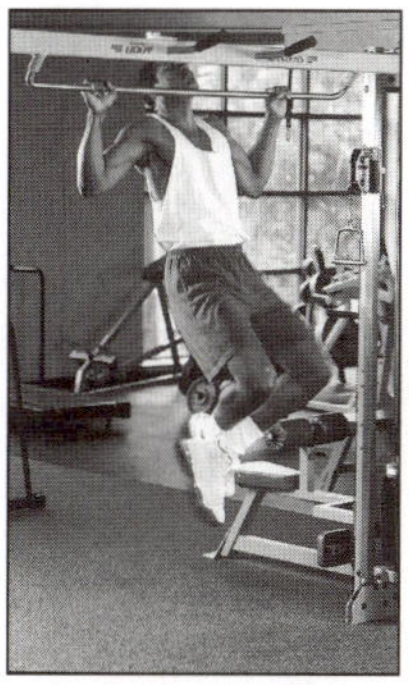

2. Klimmzüge (Seite 225)

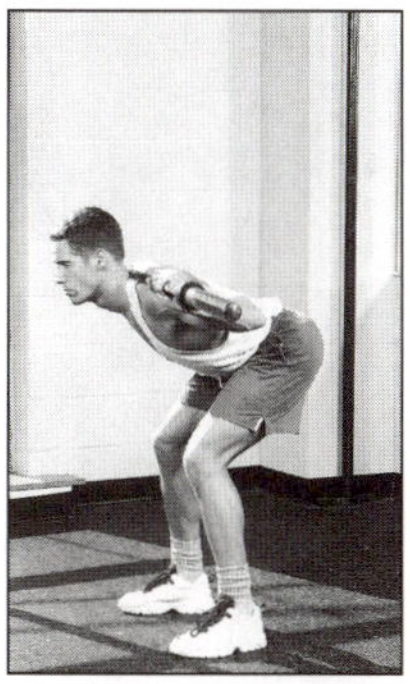

3. Hockstellung (Seite 222)

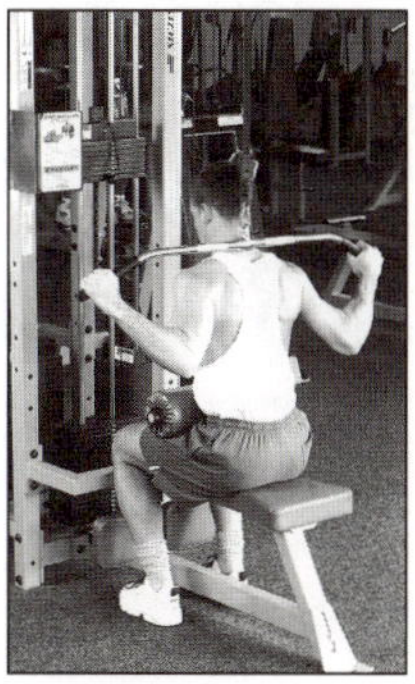

4. Latissimusziehen (Seite 219)

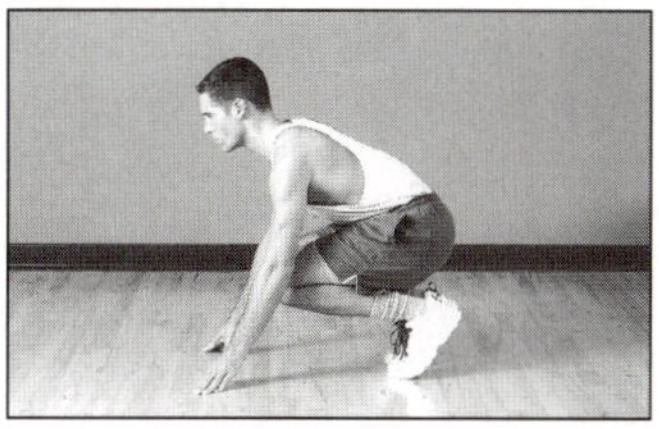

5. Springbeugen und Streckung der Hüfte (Seite 213)

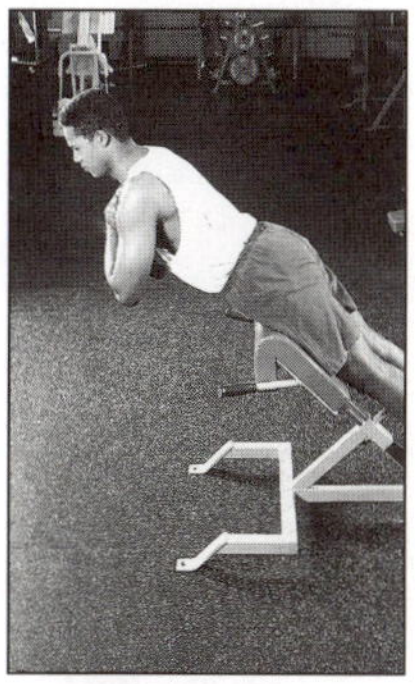

6. Rückenstreckung (Seite 228)

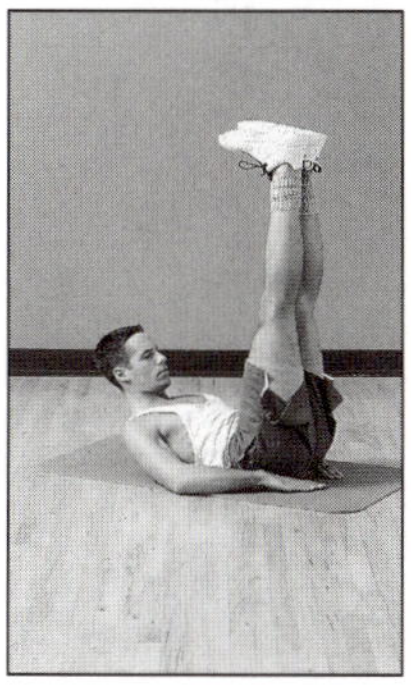

7. Heben der gestreckten Beine (Seite 202)

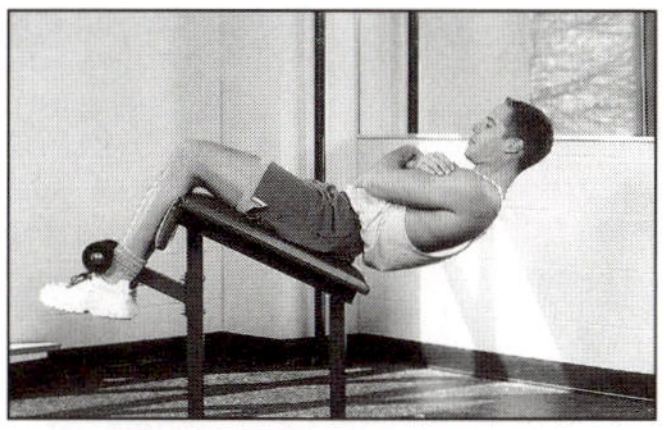

8. Rumpfbeugen im Römischen Sitz (Seite 204)

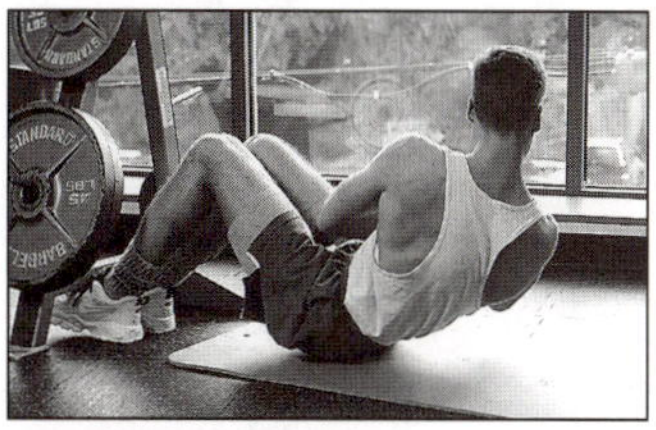

9. Seitliche Rumpfdrehungen (Seite 209)

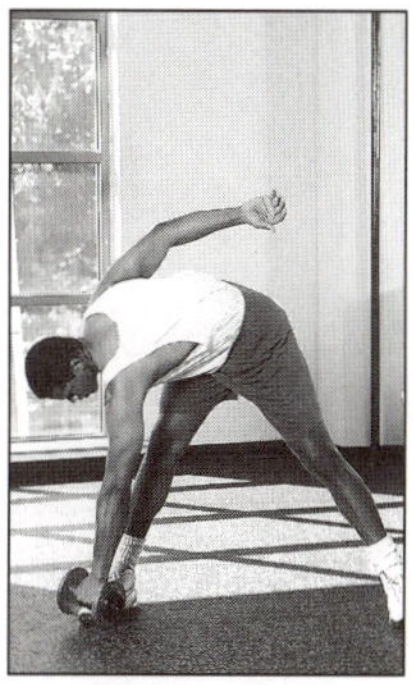

10. Dreieckshaltung (Seite 231)

Teil VII

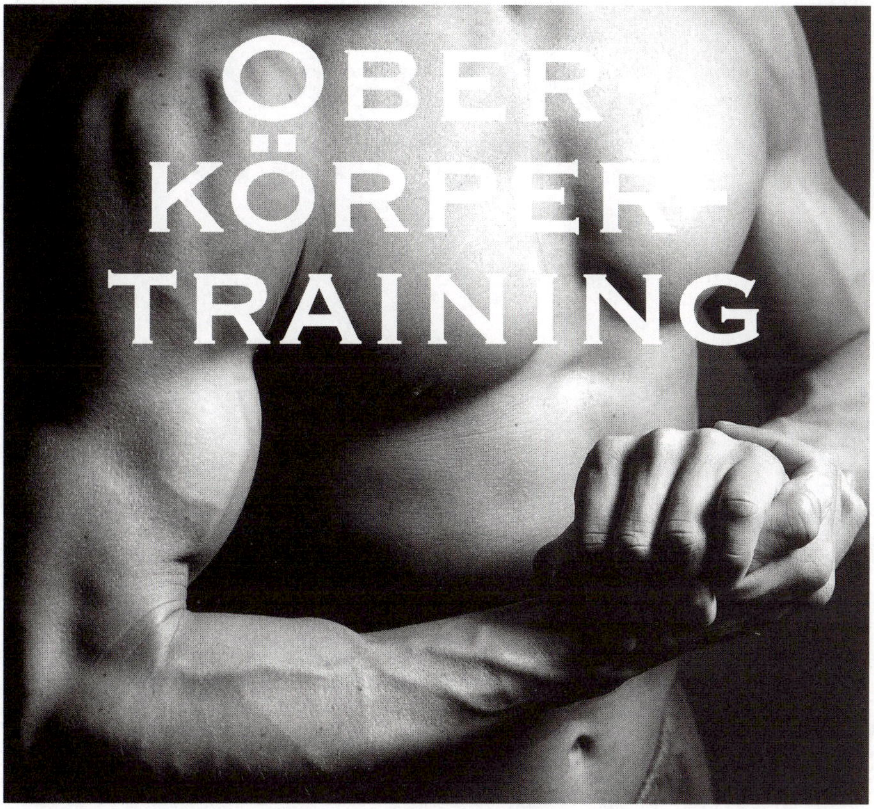

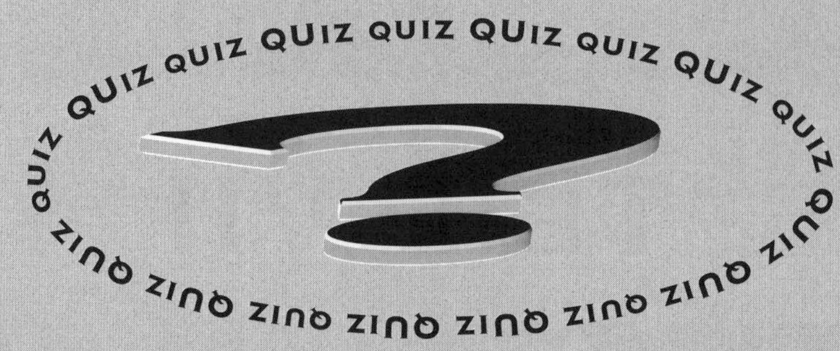

Ist mein Oberkörper kräftig?

Eine Frage beschäftigt viele: sehen die Nachrichtensprecher im Fernsehen auch in Wirklichkeit so gut aus wie auf dem Bildschirm?

Keine Chance. Wie viele der Stars aussehen, wenn sie sich nach der Sendung erheben ist ein kleines Geheimnis der Nachrichtensender. Ihre Unterkörper sind breiter als die Schultern und ihre Beine 60 cm kürzer als erwartet.

Wir wollen uns darüber nicht lustig machen; schließlich sind die Sprecher nicht mehr oder weniger fit als der Rest von uns. Aber sie wissen, wie man gut aussieht und daß die Kamera nicht durch Zufall an der Taillenlinie aufhört. Ein kräftiger und gut gebauter Oberkörper vermittelt einen kraftvollen, positiven Eindruck.

Es umfaßt mehr als nur Kosmetik. Eine kraftvolle Brust, kräftige Arme und Schultern sind ein unschätzbarer Wert, wenn Sie Mülltonnen bewegen müssen oder einen Reifen wechseln. Umgedreht bedeutet weniger Kraft im Oberkörper, daß andere Körperteile, vor allem der untere Rückenbereich, mehr Arbeit leisten müssen als sie sollten.

Ist Ihr Oberkörper kräftig? Beantworten Sie dieses Quiz, um es herauszufinden.

1. Sie kommen von der Arbeit nach Hause und Ihr fünfjähriger Sohn kommt die Treppen heruntergelaufen und springt in Ihre Arme. Können Sie ihn fangen und mit einer weichen Bewegung über Ihren Kopf heben, ohne sich dabei zu verletzen?

„Ein Fünfjähriger ist eine ziemliche Last, vor allem wenn man den Schwung aus seinem Lauf hinzurechnet", äußert Trainerin und Sportmedizinerin Marjorie Albohm vom Kendrick Memorial Krankenhaus in Mooresville. „Im günstigen Fall können Sie ihn mit Hilfe der Beinkraft heben, wenn er aber schnell und unerwartet auf Sie zukommt, müssen Sie sich auf die Kraft Ihres Oberkörpers verlassen".

Wenn Sie ihn heben und 20 Sekunden halten können und dann langsam wieder absetzen, ohne am nächsten Tag Beschwerden zu haben, dann haben Sie viel Kraft im Oberkörper.

Wenn Sie ihn zwar heben können, jedoch am nächsten Tag ein unangenehmes Gefühl im unteren Rücken verspüren, dann liegen Sie im Durchschnitt.

Wenn Ihr Sohn über Ihren Kopf hinaussegelt, weil Sie den Schwung nicht halten können, dann brauchen Sie tatsächlich etwas Oberkörpertraining.

2. Seit Ihr Neffe Ringkampf trainiert, gibt er sich wie ein Zwilling von Stallone. Er meint stärker, schneller und verwegener als jeder andere in der Schule zu sein und will Sie herausfordern. Er wettet 15 DM, daß er mehr Liegestütze schafft als Sie. Sie hatten schon immer viel Kraft im Oberkörper und sind sich ziemlich sicher, daß Sie den kleinen Kerl schlagen können. Sollten Sie die Wette annehmen?

Liegestütze sind ein guter Test für Stärke und Muskelausdauer, sagt John Porcari, Sportphysiologe und leitender Direktor des La Crosse Sport und Gesundheitsprogramms an der Universität von Wisconsin in La Crosse. „Wenn Sie bereits nach einigen Liegestützen anfangen, schwer zu atmen, heißt das, daß Ihre Muskeln nicht fit sind".

Zweifellos nimmt die Kraft im Oberkörper mit zunehmendem Alter ab. Aber wenn Sie sich fit gehalten haben, sollten Sie keine Probleme haben, die Herausforderung des Jungen anzunehmen. Angenommen Sie sind 35 Jahre, dann gilt folgendes Maß:

- **35 oder mehr Liegestütze: Sie sind gut in Form.**
- **16–34 Liegestütze: Sie sind in einer durchschnittlichen Form.**
- **15 Liegestütze und weniger: Sie sind in einer schlechten Form und sollten die Wette auf 2 DM begrenzen.**

3. Sie haben kürzlich ein Haus ohne Fernklimaanlage gekauft. Jetzt, da der Sommer kommt, wird es Zeit, die Klimaanlage aus dem Keller zu holen, nach oben zu schleppen und im Wohnzimmerfenster zu befestigen. Das Problem besteht natürlich darin, daß das Gerät etwas sperrig ist und ungefähr 45 kg wiegt. Sind Sie für die Arbeit gerüstet oder sollten Sie besser ein paar Freunde zu Hilfe bitten?

Hier ist mehr gefragt als nur Kraft im Oberkörper. Allein das Gerät vom Boden hochzuheben, fordert Beine, Hüften und den unteren Rücken heraus, in etwa die gleichen Muskeln, die Sie für die Kniebeuge brauchen, meint Professor Frank Eksten. „Sie sollten in der Lage sein, Ihr eigenes Körpergewicht in die Kniebeuge zu bringen", empfiehlt Eksten. „Vielleicht nicht beim ersten Mal, aber es ist ein leicht zu erreichendes Ziel". Wenn Sie das Gerät nicht einmal vom Boden anheben können, natürlich vorausgesetzt, Sie leiden nicht unter einer Verletzung, so brauchen Sie etwas Training.

Sobald Sie mit dem Klimagerät im Arm aufrecht stehen, müssen Sie es ins Fenster stemmen. Hier brauchen Sie ein ganzes Stück Kraft im Oberkörper. Die meisten Männer, so Eksten, sollten es ohne Probleme schaffen. „Wenn Sie es nicht ohne Hilfe schaffen, dann läßt Ihre Kondition zu wünschen übrig".

4. Können Sie Sex haben solange Sie wollen?

Anders als die verdrehten Stellungen, die Sie im Kama Sutra finden dürften, erfordert die Missionarsstellung nicht viel Kraft im Oberkörper. „Es wird jedoch nach der grundlegenden Stabilität gefragt", sagt Albohm.

Wenn Sie eine sexuelle Begegnung in voller Länge in der Missionarsstellung durchhalten, ohne über Ihre Arme nachdenken zu müssen, dann Gratulation: Ihr Oberkörper wie auch Ihre sexuelle Kondition sind gut in Form.

Wenn Sie die Position ändern, weil Sie das Gefühl haben, daß Ihre Arme und Schultern ermüden, dann brauchen Sie auf jeden Fall etwas Training für den Oberkörper.

5. Ein Freund von Ihnen hat kürzlich einen kranken Baum in seinem Garten abgesägt und hat Ihnen für den Kamin kostenlos etwas von dem Holz angeboten, wenn Sie es sich selber abholen. Können Sie einen Stapel Hartholz laden, ohne die nächsten drei Tage im Bett zu liegen?

„Holz aufzuladen ist eine schwierige Sache, da es schwer ist und zudem eine monotone Arbeit", weiß Albohm. „Das bildet oft die Ursache für Verletzungen, da monotone Tätigkeiten Sie dazu verleiten, nicht weiter darauf zu achten, mit den Beinen zu heben. Und wenn Sie nicht über eine allgemein gute Körperkraft verfügen, heißt das, daß die Arbeit zu Lasten des Rückens geht".

Wenn Sie das Holz ohne Verletzungen und Schmerzen am nächsten Tag laden können, dann ist Ihr Oberkörper gut in Form.

Wenn Sie über eine durchschnittliche Körperkraft verfügen, werden Sie das Holz zwar in die Garage bringen, aber an den darauffolgenden Tagen werden die Rücken- und Schultermuskeln Sie an die Belastung erinnern.

Wenn Ihr Oberkörper in einer schlechten Verfassung ist, werden Sie Ihren Rücken verfluchen und ein paar Teenager aus der Nachbarschaft dafür bezahlen, das Holz aufzuladen.

Warum die Kraft des Oberkörpers so wichtig ist?

Hält den Körper fit, bewahrt Ihr Aussehen

Was sehen Sie, wenn Sie vor einem Spiegel stehen? Das erste, worauf Männer bei sich achten – manchmal mit Zufriedenheit, meistens jedoch nicht – ist der Bauch. Danach kommen Bizeps, die Schultern und die Brust. „Strandmuskeln" nennt ein Trainer sie, und Sie können darauf wetten, daß es die Körperteile sind, die in jedem Fitneßstudio am meisten von den Männern trainiert werden.

Obgleich Eitelkeit ein wichtiges Element ist, das unsere Aufmerksamkeit auf den Oberkörper lenkt, gibt es weitere Gründe, weshalb man ihn kräftigen sollte. „Oftmals glauben wir, nicht viel Kraft im Oberkörper zu benötigen, insbesondere, wenn wir Schreibtisch-Jobs haben. Aber sobald wir nach draußen gehen, Sport treiben oder anderen Hobbies nachgehen, ist der Einfluß enorm. Je wirkungsvoller wir unseren Oberkörper ausbilden, um so weniger Energie verbrauchen wir. Und damit bekommen wir eine bessere Lebensqualität", so die Meinung von Marjorie Albohm.

Dieser letzte Aspekt wurde durch die Forschungen von Professor Gary Hunter von der Universität von Alabama in Birmingham bestätigt. In einer Studie wurden Menschen im Alter von Anfang 60 bis Ende 70 getestet, die auf einem Laufband gingen und dabei eine Wanne mit Wasser trugen. Die Wassermenge war verschieden und sollte ungefähr 40 Prozent der maximalen Tragleistung des Einzelnen entsprechen, d.h. etwa der einer schweren Einkaufstasche.

Die gleichen Testpersonen begannen dann mit einem Krafttrainingsprogramm, das Bankdrücken, Über-Kopf-Drücken und Langhantel-Curls umfaßte. Nach 16 Wochen hatte sich der erforderliche Kraftaufwand zum Tragen der Wanne mit Wasser halbiert. Hinzu kam, daß Blutdruck und Herzfrequenz deutlich zurückgegangen waren.

Die Studie zeigte, daß ein trainierter Oberkörper Ihnen erlaubt, die täglichen Aufgaben mit weniger Anstrengung, sowohl hinsichtlich der Muskeln als auch des Herz-Kreislauf-Systems, zu bewältigen. Ein junger Mann mag keine Probleme mit dem Heben einer Einkaufstasche haben, aber bei einem 25 kg-Sack Dünger sieht es schon anders aus. Wenn es Ihnen leichter fällt, diese Arbeiten auszuführen, verringert sich zugleich der natürliche Verschleiß Ihres Herzens.

Schmerz vermeiden

Ein wichtiger Vorteil eines kräftigen Oberkörpers besteht darin, daß sich einige besonders schmerzhafte Verletzungen vermeiden lassen. Als Trainer und Physiotherapeut behandelt Dr. Albohm täglich Patienten mit wiederkehrenden Belastungsverletzungen, wie Schleimbeutel- und Sehnenentzündungen. Wiederkehrende Belastungsverletzungen können sich aus verschiedenen Aktivitäten ergeben – von der Textverarbeitung am

Computer bis zum Tennis – bei denen Muskeln, Sehnen und Bänder einer ständigen Beanspruchung ausgesetzt sind. Gelenke, vor allem die Schultern, sind besonders anfällig.

Von daher ist es nicht überraschend, daß Arme, Schultern, der Hals und Rücken strapazier- und widerstandsfähiger gegenüber Verletzungen werden, wenn sie sich in einem guten und kräftigen Zustand befinden. Wenn Ihr Oberkörper über ausreichend Kraft verfügt, werden Sie in der Lage sein, diese Verletzungen zu vermeiden, und das bedeutet auch, daß Sie weniger Zeit bei Ihrer Arbeit verlieren.

Es steht außer Frage, daß ein starker Oberkörper deutlich dazu beiträgt, den unteren Rücken zu schonen. Rückenschmerzen gehören heute zu den am weitesten verbreiteten Gesundheitsproblemen. Selbst wenn Sie sich bemühen, schwere Objekte vorsichtig anzuheben, macht es doch niemand jedesmal richtig. Ein kräftiger Oberkörper hilft, hierbei auftretende Fehler und zusätzliche Belastungen des Rückens auszugleichen.

Die Erscheinung zählt

Die meisten von uns sind etwas schuldbewußt, wenn es um die Erscheinung geht. Das mag etwas mit unserer jüdisch-christlichen Herkunft zu tun haben, dem sündigen Stolz und all jenen Dingen. In Wahrheit aber kann ein gutes Gefühl in bezug auf das eigene Aussehen unser Selbstbewußtsein deutlich verbessern, und das Selbstbewußtsein ist in dieser Konkurrenzgesellschaft nicht unwesentlich. „Wir müssen realistisch sein und anerkennen, daß eine sportliche Erscheinung wichtig ist", so Albohm. „Ein kräftiger Oberkörper spielt da vor allem bei Männern eine wichtige Rolle".

Es gibt verschiedene Möglichkeiten, wie ein starker Oberkörper dem Selbstbild einen Schuß Adrenalin verpassen kann. Die Forschungen zeigen, daß Menschen einen besseren Eindruck machen, wenn Sie gerade stehen und sich nicht in krummer Haltung präsentieren. Kräftige Schultern und obere Rückenmuskeln erleichtern die aufrechte Haltung.

Für diejenigen mit etwas mehr Gewicht um den Bauch herum bietet ein kräftiger Oberkörper eine wertvolle optische Täuschung. Wenn Männer mit einem gut entwickelten Brust- und Schulterbereich gerade stehen, dann scheint der Bauch zu schrumpfen.

„Weshalb wohl meinen Sie tragen Frauen diese Schulterpolster?", fragt Professor Thomas R. Baechle. „Wenn Ihre Schultern breiter sind, wirkt Ihr Bauch schmaler".

Jacketts sind bei Männern genauso mit Schulterpolstern versehen, wie die Jacken der Frauen. Es ist gewöhnlich nicht so offensichtlich, aber es sind ausreichend Füllstoffe enthalten, um einen kräftigen Oberkörper zu vermitteln. Vor allem Maßanzüge dienen dazu, sich richtig in Positur zu setzen. „Es ist einfacher für Sie, die richtige Paßform zu bekommen, wenn Sie sich in einer guten Form befinden. Wenn Sie gerade stehen und eine gute Haltung haben, dann sitzt das Jackett auch richtig", empfiehlt Warren Christopher.

Was Frauen wollen

Im Rausch der Liebe verbringen Männer Unmengen an Zeit damit, ihren Bizeps aufzubauen, die Brust zu weiten und den Rücken zu kräftigen. Die allgemeine Meinung ist, daß ein stattlicher Oberkörper, wie der Duft einer Rose, genau das ist, was die Frauen anzieht.

Forscher meinen jedoch, daß Frauen weniger an den männlichen Körperformen interessiert sind, als diese an ihren. Im Buch What She Wants: A Man's Guide to Women beschreibt Curtis Pesmen, daß Frauen zwar gut gebaute Rautenmuskeln (oberer Rücken) von weitem bewundern mögen, bei nahem Hinsehen achten sie mehr auf den Blick seiner Augen, den Klang seiner Stimme oder wie sich sein Händedruck anfühlt. „Frauen wollen vielleicht Geheimnisse und Phantasie bei ihren 'Sternen' entdecken", schreibt Pesmen. „Aber bei Männern, die sie wirklich als Liebhaber nehmen, ziehen sie Zugänglichkeit und Sensibilität vor".

Frauen haben viele verschiedene Ansichten über das, was einen Mann attraktiv macht, und diese Vorstellungen haben oft wenig mit aufgeblähten „Muckies" zu tun. Viele achten mehr auf die Augen, die Hände und den Po, statt auf die Arme und die Brust. Andere sind von den Formen der männlichen Waden fasziniert.

Und manche finden Männer mit massiv entwickeltem Oberkörper sogar eher abstoßend als anziehend.

Worauf Sie achten sollten

Unbedingt erforderlich ist die Balance

Viele von uns verbringen viel Zeit mit dem Training zur Ausbildung von Brustkorb, Schultern und Armen. Bis zu einem gewissen Punkt ist das auch in Ordnung, aber all jenes Oberkörpertraining kann bei mangelnder Vorsicht auch zu Problemen führen.

Schwerpunkt dieser Probleme sind Überlastungsverletzungen, einschließlich Schleimbeutel- und Sehnenentzündungen und Muskelzerrungen. Oftmals fühlen Sie die schmerzhaften Auswirkungen der Überlastung direkt. Ergebnis sind oft Tage (oder Wochen) mit Schmerzen. Die anfälligsten Stellen sind die großen Gelenke: Handgelenke, Ellenbogen- und vor allem auch die Schultergelenke. Viele Trainer werden Ihnen bestätigen, daß die meisten Überlastungsverletzungen bei Männern durch ein zu starkes Oberkörpertraining auftreten. Sie sind tatsächlich weit häufiger als akute Verletzungen, z. B. ein verstauchter Knöchel oder eine verrenkte Schulter.

„Akute Verletzungen passieren im Kraftraum", weiß Frank Eksten. „Aber sie sind selten". Wie man schwere Verletzungen vermeidet, ist bekannt. Weniger bekannt sind offensichtlich (weil der Schaden auch subtiler ist) die durch Überlastung verursachten feinen Haarrisse in den Muskelfasern.

Bringen Sie das Blut in Schwung. Manchmal kommt jemand in ein Fitneßstudio ohne die geringsten Aufwärmübungen durchgeführt zu haben. „Sie müssen sich vor dem Training erwärmen", so Eksten.

Bevor Sie zum Oberkörpertraining übergehen empfiehlt er Ihnen eine Erwärmung in zwei Etappen. Zuerst sollten Sie Ihren Kreislauf mit einer 5minütigen aeroben Übung zum Pulsieren bringen: auf einem Heimtrainer, mit dem Springseil, durch Jogging oder Auf-der-Stelle-Laufen – was auch immer Ihr Herz höher schlagen läßt und Sie zum Schwitzen bringt. Sobald das geschafft ist, sollten Sie diejenigen Muskeln erwärmen, die Sie zu trainieren beabsichtigen. Wenn Sie z. B. Bankdrücken planen, sollten Sie mit einem Satz ohne Gewichte auf der Hantel beginnen, oder Sie machen einige Freiübungen, die auf die betreffenden Muskeln zielen. Für die Brust wären z. B. einige Liegestütze ein guter Auftakt.

Bleiben Sie in der Balance. Der Körper ist ein gut ausbalancierter Mechanismus, der leicht gekippt werden kann, wenn man einen Muskel trainiert, während das Gegenstück vernachlässigt wird. Das geschieht oft beim Oberkörpertraining, wenn Männer vor allem daran denken, wie ihr Körper *aussieht*, und nicht wie er *funktioniert*.

„Wir sehen viele Verletzungen, wenn Leute die Quadrizepsmuskeln überentwickeln und die hinteren Oberschenkelmuskeln vernachlässigen", äußert Eksten. „Oder Sie überstrapazieren den Brustkorb und vernachlässigen die oberen Rückenmuskeln. Sie bringen die entgegengesetzten Muskelgruppen aus der Balance, was zu Verletzungen führt, da der Biomechanismus des Körpers verändert wird".

Breiten Sie es aus. Da Sie nun stets jedes Muskelgegenstück trainieren sollen, ist es auch ratsam, auf den Rest des Körpers zu achten. Wenn Ihre Trainingsroutine aus zehn Übungen besteht, die den Brustkorb trainieren, jedoch keine Übung dabei ist, die auf die Beine oder den Rücken zielt, so besteht die Gefahr, daß Sie Schmerzen bekommen. Es ist in Ordnung (sogar wünschenswert), Übungen dabei zu haben, die sich auf einen speziellen Bereich konzentrieren, jedoch nur, wenn Sie zugleich auf ein umfassendes Konditionstraining achten.

Langhantel-Curls

Einstufung: Mittelschwer

Wenn Sie kräftige, gut geformte Arme erhalten wollen, dann ist diese Übung ein Muß. Sie konzentriert sich auf den Bizeps, jene große Muskelgruppe, die sich hauptsächlich in den Oberarmen befindet.

MACHEN SIE ES BESSER

- Halten Sie die Hantel fest unter Kontrolle und nutzen Sie nur die Bizepsmuskeln. Ein Schwingen der Hantel oder die Nutzung anderer Muskelgruppen mindert die Wirksamkeit.
- Wenn Sie mit dem Rücken zur Wand stehen, hilft das, den Oberkörper gerade zu halten.
- Um Ihre Ellenbogengelenke zu schützen, sollten Sie die Hantel am Ende der Übung nicht federn. Führen Sie die Bewegungen gleichmäßig und flüssig aus.

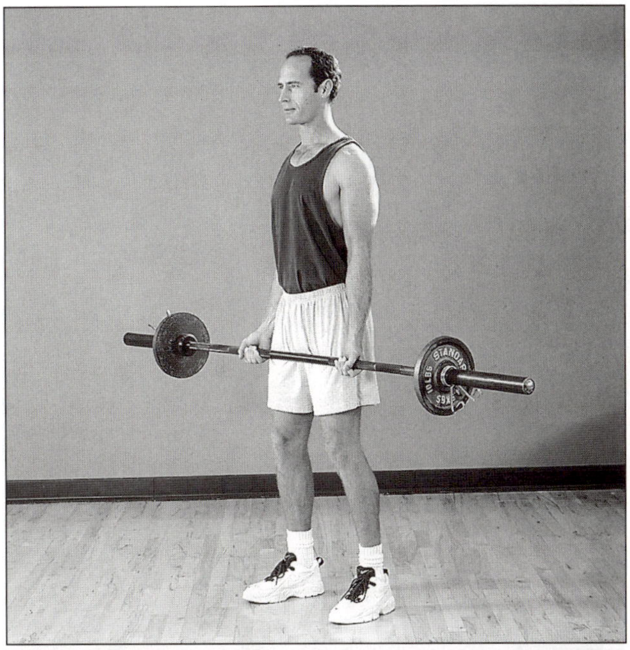

Stehen Sie aufrecht, die Füße schulterbreit, die Knie leicht gebeugt. Halten Sie die Langhantel mit den Handflächen nach oben weisend und etwas weiter als Schulterbreite gefaßt. Ihre Arme sollten gestreckt, die Ellenbogen leicht gebeugt sein und die Hantelstange an den Oberschenkeln anliegen.

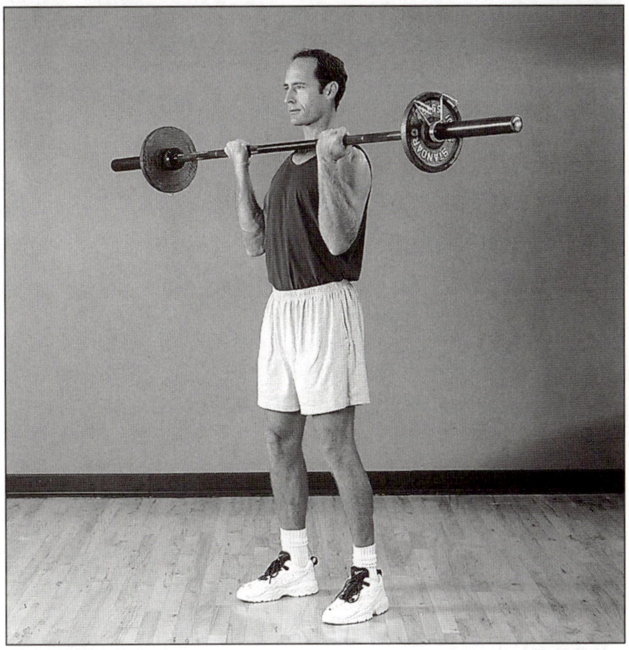

Halten Sie Ihre Oberarme eng an den Seiten und ziehen (curlen) Sie die Langhantel in Richtung Schlüsselbein. Halten Sie diese Stellung eine Sekunde, dann senken Sie die Stange in die Ausgangsposition.

Scott-Curls

EINSTUFUNG: SCHWIERIG

Wie bei stehenden Curls, trainiert diese Übung die Bizepsmuskeln (vorderer Oberarm). Da die Unterarme stabilisiert werden, bietet sie eine maximale Belastung, die jede Wiederholung wirksamer werden läßt. Und da die Übung im Sitzen ausgeführt wird, ist sie für den Rücken leichter als Curls im Stehen.

Setzen Sie sich auf die Bank; die Arme hängen über der Ablage. Ihre Ellenbogen sollten sich im unteren Teil der Ablage befinden und die Achselhöhlen fast das Polster berühren. Halten Sie die Langhantel schulterbreit mit den Handflächen nach oben gerichtet.

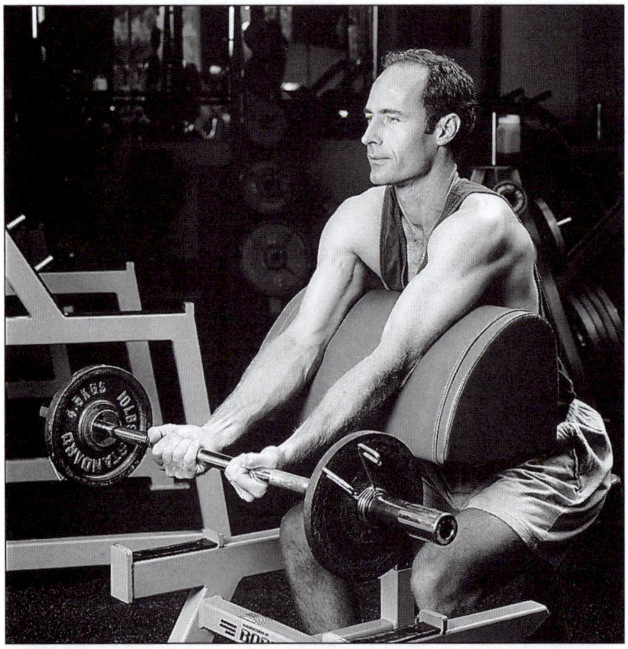

MACHEN SIE ES BESSER

- Halten Sie Ihre Ellenbogen und Oberarme während der gesamten Übung in Kontakt mit der Ablage. So wird ein Einbeziehen von Rücken und Schultern verhindert und die Belastung auf die Bizeps konzentriert.
- Halten Sie die Handgelenke gerade, um eine unnötige Zerrung der Gelenke zu vermeiden.
- Überstrecken Sie Ihre Arme nicht in der unteren Übungsposition, da dies zu einer Verletzung der Ellenbogengelenke führen kann.

Halten Sie Ihre Oberarme mit dem Polster in Berührung, und ziehen Sie die Stange zum Kinn. Halten Sie diese Stellung eine Sekunde, dann senken Sie die Arme zurück in die Ausgangsposition.

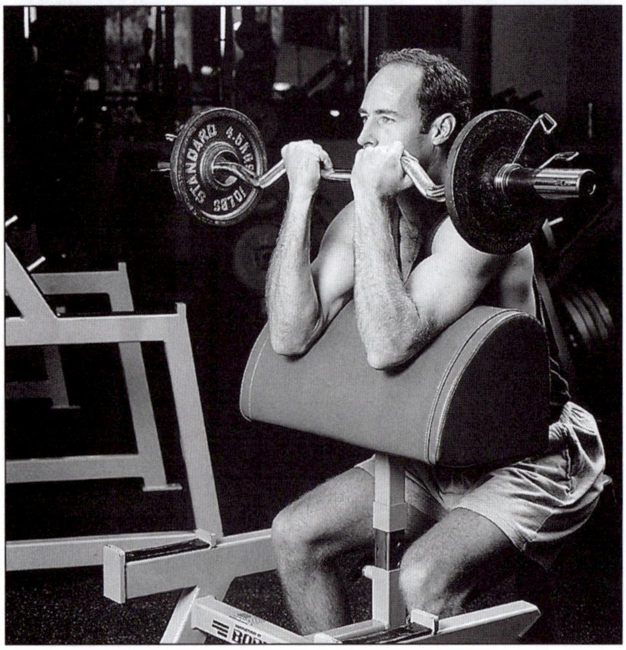

Langhantel-Curls im Ristgriff

Einstufung: Leicht bis mittelschwer

Diese Übung ergänzt die Standard-Langhantel-Curls, indem die Muskeln aus einem etwas anderem Winkel beansprucht werden. Der Ansatz aus einem anderen Winkel bietet eine bessere Balance, und folglich eine Beanspruchung in einer günstigeren Symmetrie. Die Muskeln werden zudem gekräftigt und sind somit weniger anfällig gegenüber Verletzungen.

Machen Sie es besser

- Eine Erhöhung des Schwierigkeitsgrades läßt sich erzielen, indem Sie die Hände auf der Stange enger zusammenrücken.
- Eine andere Möglichkeit zur Erhöhung der Schwierigkeit läßt sich erreichen, indem Sie die Übung auf einer „Scott-Bank" ausführen.
- Schaukeln Sie beim Heben nicht mit dem Körper, da der daraus resultierende Schwung andere Muskeln mit ins Spiel bringt und somit die Belastung auf den Bizeps verringert.
- Bewegen Sie sich nicht hin und her oder ruckweise, da so das Verletzungsrisiko erhöht wird.

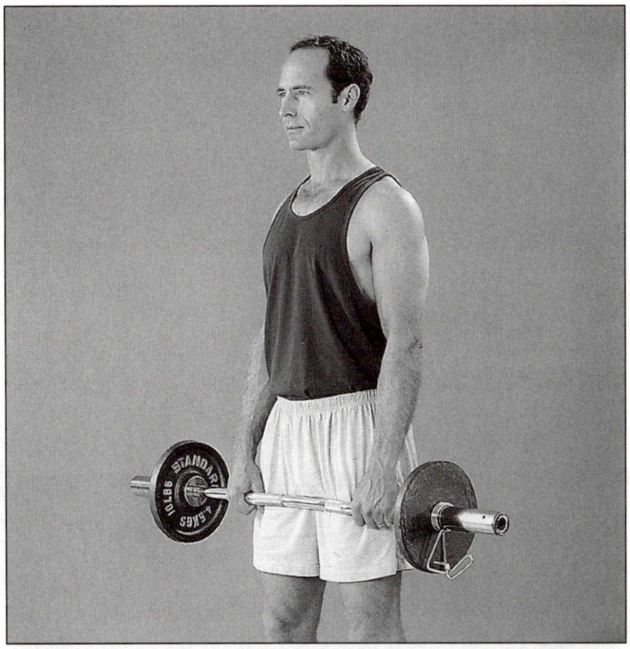

Stehen Sie aufrecht, die Füße schulterbreit, die Knie leicht gebeugt. Halten Sie die Langhantel im Ristgriff etwas weiter als schulterbreit. Ihre Arme sollten gestreckt, die Ellenbogen leicht gebeugt sein und die Stange an den Oberschenkeln anliegen.

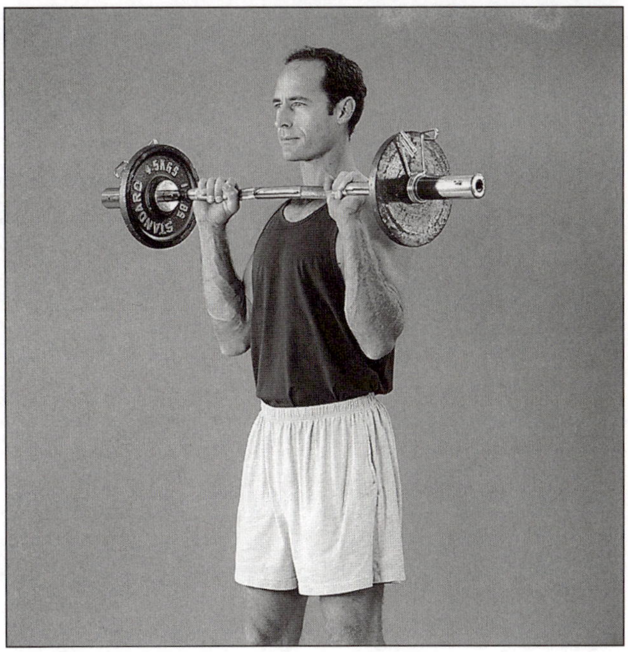

Halten Sie Ihre Oberarme eng an den Seiten. Ziehen Sie die Langhantel in Richtung Schlüsselbein. Pausieren Sie für eine Sekunde, dann senken Sie die Stange langsam zurück in die Ausgangsposition.

Kabel-Zugcurls

EINSTUFUNG: LEICHT BIS MITTELSCHWER

Der Bizeps (zweiköpfiger Oberarmbeuger) besteht aus drei Muskelgruppen: dem Biceps brachii (vorderer Oberarm), dem Vorderarmbeugemuskel (M. brachialis; Außenseite des Oberarms) und dem Oberarm-Speichen-Muskel (M. brachioradialis; oberer Unterarm). Diese Übung beansprucht alle drei Muskelgruppen. Für diese Übung müssen Sie an einem Zuggerät arbeiten.

Stellen Sie sich mit dem Gesicht zum Zugturm; die Beine stehen schulterbreit ungefähr 45 cm von der Maschine entfernt. Halten Sie die Knie leicht gebeugt und den Rücken gerade. Halten Sie die Stange im Kammgriff. Ihre Schultern sollten leicht nach hinten ziehen.

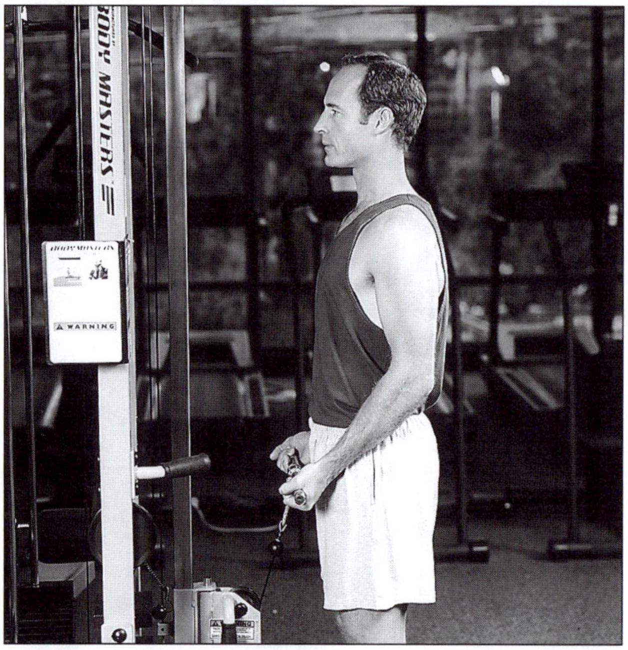

Halten Sie die Oberarme eng am Körper und ziehen Sie die Stange langsam zum Kinn. Halten Sie diese Stellung für eine Sekunde, dann senken Sie die Stange wieder langsam zurück in die Ausgangsposition.

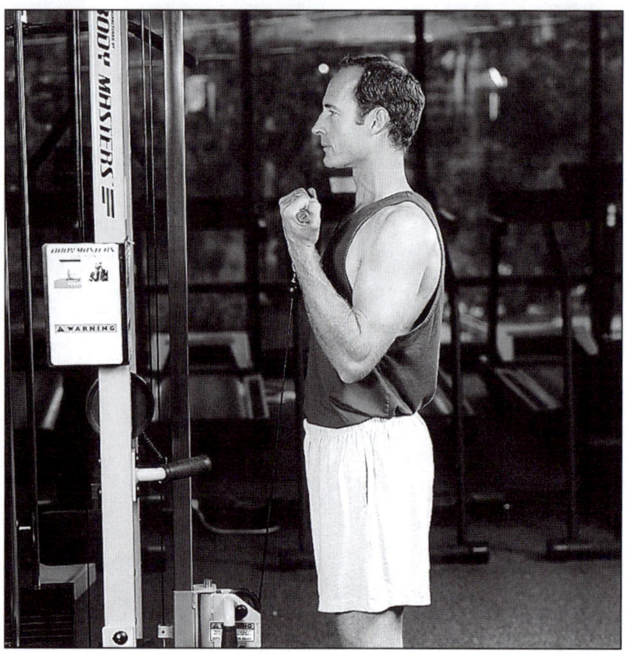

MACHEN SIE ES BESSER

- Führen Sie die Arme nicht vom Körper weg, da dies die Belastung auf die Bizepsmuskeln verringern würde.
- Wenn Sie den Bewegungsbereich und Ihre Flexibilität erweitern wollen, sollten Sie jede Übung mit ausgestreckten Armen beginnen.
- Bei dieser Übung wird der Körper leicht nach vorn gezogen. Drücken Sie die Brust heraus und ziehen Sie die Schultern zurück, um eine maximale Wirkung zu erzielen.
- Für eine schwierigere Trainingsvariante befestigen Sie einen Schlaufengriff am Seilzug und führen Sie die Übung mit jeweils nur einem Arm aus.

Abwechselnde Bizeps-Curls

Einstufung: Mittelschwer

Diese drehende Bewegung trainiert nicht nur die Bizepsmuskeln (vorderer Oberarm), sondern auch den Auswärtsdrehermuskel des Unterarms und erhöht die Armkraft und Stabilität insgesamt. Zudem erlaubt Ihnen das abwechselnde Beugen, sich jeweils auf eine Muskelgruppe zu konzentrieren, und maximiert somit das Training jedes Arms.

Machen Sie es besser

- Für eine Verringerung des Schwierigkeitsgrades können Sie die Übung in einer sitzenden Stellung, am Rand einer Bank ausführen. Die Haltung der Arme und die Hebetechnik bleiben dieselben.
- Eine Erhöhung des Schwierigkeitsgrades und Bewegungsbereichs läßt sich erzielen, indem Sie Ihre Handgelenke am höchsten Punkt der Hebeübung zur Außenseite des Körpers drehen.
- Wenn Sie Ihre Oberarme eng am Körper und die Ellenbogen gleichbleibend an einer Stelle halten, maximieren Sie die Belastung auf die beabsichtigten Muskeln.

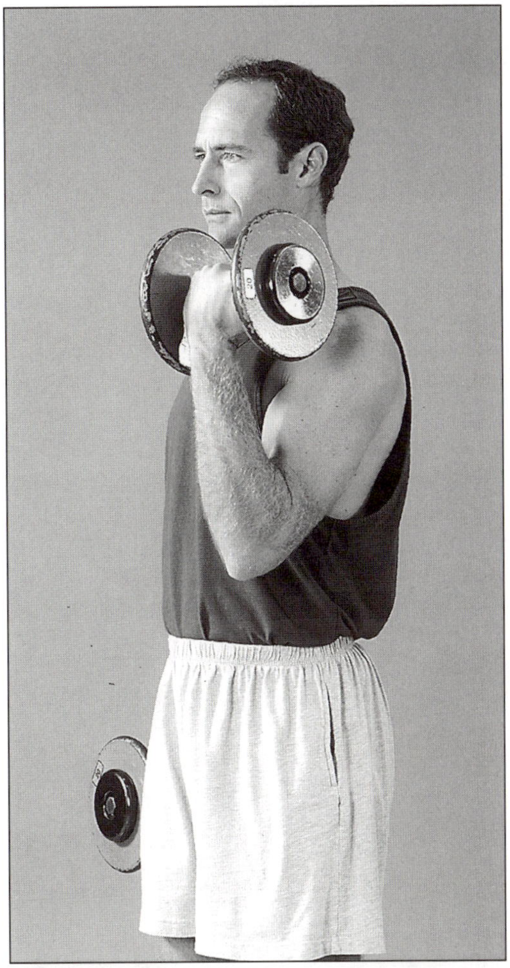

Stehen Sie aufrecht, die Füße schulterbreit, die Knie leicht gebeugt. Halten Sie eine Kurzhantel in jeder Hand, mit den Handflächen nach innen zeigend. Ziehen Sie langsam die linke Hantel in Richtung Schlüsselbein. Ab etwa 45° Beugung beginnt im Ellenbogengelenk die Auswärtsdrehung; die Handflächen weisen nach oben. Pausieren Sie für eine Sekunde, dann senken Sie das Gewicht langsam, drehen bei etwa 45° einwärts und kommen in die Ausgangsposition zurück.

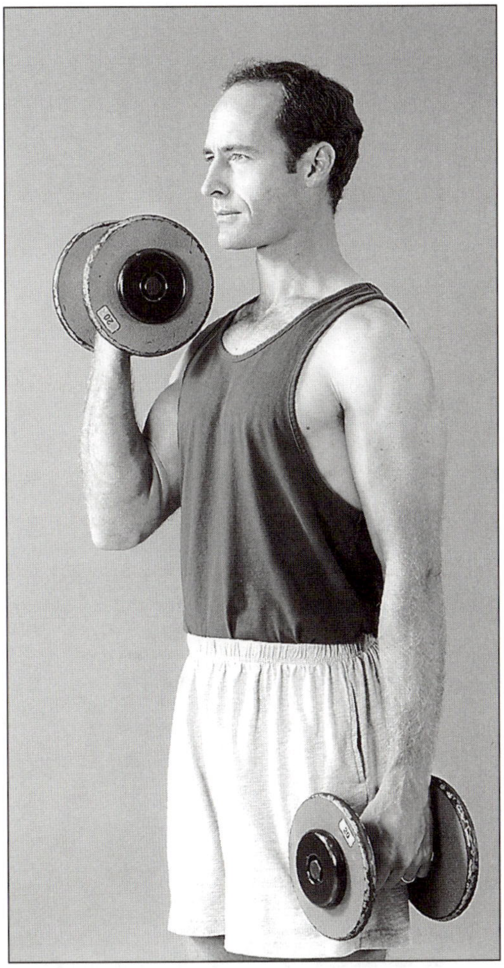

Wiederholen Sie die Übung mit dem anderen Arm.

Hammer-Curls

EINSTUFUNG: LEICHT

Wenn Sie schon einmal einen Nagel eingeschlagen haben, dann wissen Sie, wie diese Übung auszuführen ist. Anders als die regulären Bizeps-Curls, bei denen die Handflächen beim Heben nach oben zeigen, beinhaltet diese Übung keine Drehbewegung. Sie dient vor allem der Isolierung und dem Aufbau der Bizepsmuskeln (vorderer Oberarm).

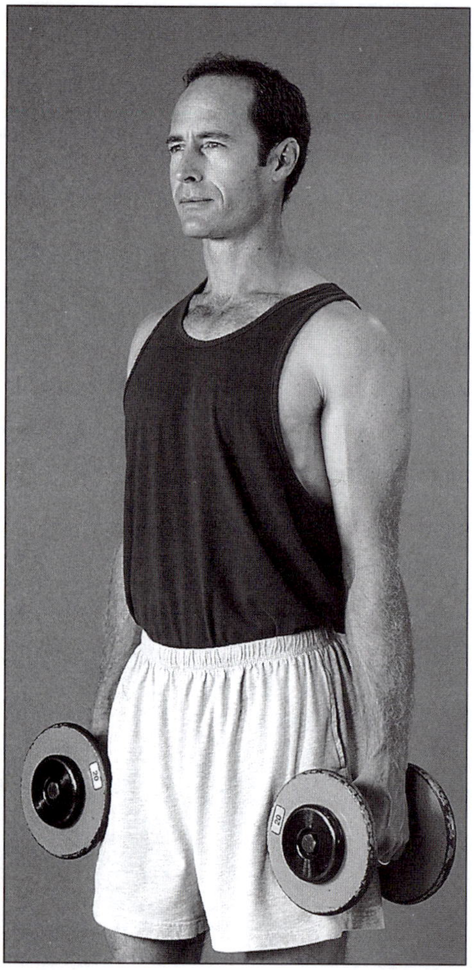

Stehen Sie aufrecht, die Füße schulterbreit, die Knie leicht gebeugt. Halten Sie eine Kurzhantel in jeder Hand, die Arme sind eng am Körper, nicht ganz gestreckt, und die Handflächen weisen zu den Oberschenkeln.

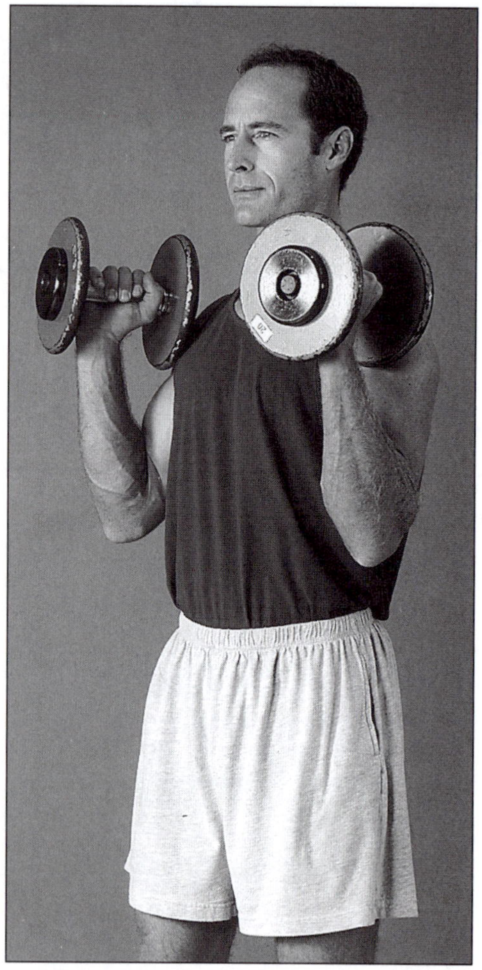

Während Sie die Oberarme und Ellenbogen am Körper halten, heben Sie langsam die Kurzhanteln, bis die Enden Ihre Schultern berühren – drehen Sie nicht die Handgelenke. Halten Sie diese Stellung eine Sekunde; dann senken Sie die Hanteln zurück in die gestreckte Position.

MACHEN SIE ES BESSER

- Führen Sie die Hanteln kontrolliert in die Ausgangsposition. Lassen Sie sie nicht in die gestreckte Haltung zurückschwingen, da Sie sich sonst die Ellenbogengelenke verletzen könnten.
- Für eine Verringerung des Schwierigkeitsgrades können Sie die Übung sitzend ausführen.
- Da diese Übung eine so einfache Bewegung beinhaltet, passiert es leicht, daß Sie mit Ihren Gedanken abschweifen. Vermeiden Sie das. Konzentrieren Sie sich auf den Ablauf und spannen Sie die Muskeln jedesmal an, wenn Sie den Arm heben. Sie werden kein Ergebnis erzielen, wenn Sie nur den Bewegungsablauf durchspielen.

▼

Kurzhantel-Curls aus der Schräge

EINSTUFUNG: MITTELSCHWER

Lassen Sie sich nicht von der entspannten Haltung täuschen, die bei dieser Übung gefordert wird. Die zurückgelehnte Haltung übt auf die Bizepsmuskeln (vorderer Oberarm) und den Auswärtsdrehermuskel nahe des Ellenbogens eine große Belastung aus. Da die Bank eine gute Rückenstütze bietet, werden Sie weniger dazu tendieren, sich die Rückenmuskeln zu zerren, als wenn Sie die Curls im Stehen ausführen würden.

MACHEN SIE ES BESSER

- Schwierigkeitsgrad und Bewegungsradius lassen sich erhöhen, indem Sie Ihre Handgelenke am oberen Punkt der Hebebewegung so drehen, daß die Handflächen nach außen weisen.
- Halten Sie die Hanteln stets unter Kontrolle. Wenn Sie die Hanteln nach unten schwingen lassen, verringern Sie die Belastung auf die Muskeln und damit die Wirksamkeit der Übung.
- Halten Sie Ihren Kopf auf der Bank, um eine Zerrung des Halses zu vermeiden.

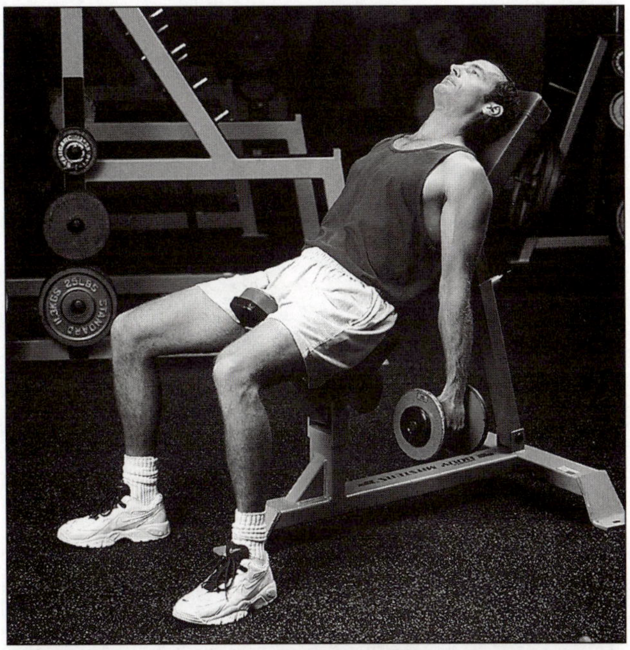

Halten Sie in jeder Hand eine Kurzhantel und setzen Sie sich auf die aufwärts geneigte Bank. Lehnen Sie Kopf und Oberkörper fest gegen die Bank. Ihr Füße sollten flach auf dem Boden stehen. Lassen Sie die Arme senkrecht zum Boden hängen, mit den Handflächen zum Körper zeigend.

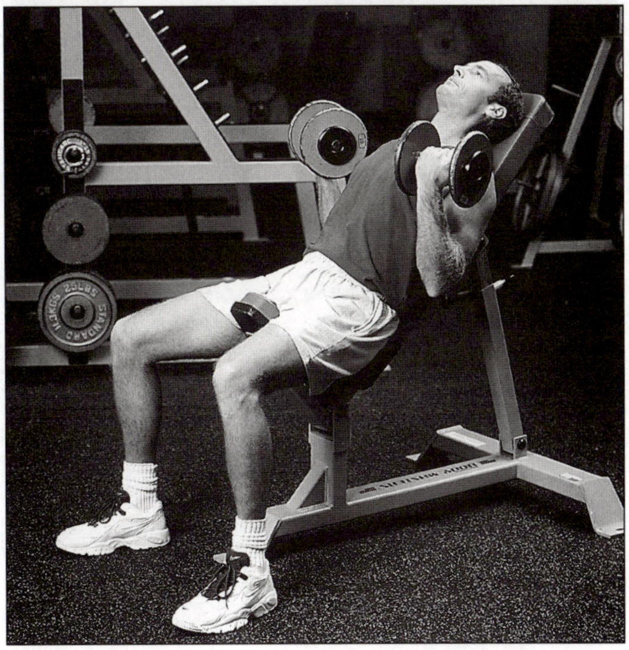

Heben Sie die Kurzhanteln langsam bis zu den Schultern; halten Sie die Oberarme dabei am Körper, die Ellenbogen zeigen nach unten. Ihre Handflächen sollten beim Heben so gedreht werden, daß Sie nach oben, zu den Schultern zeigen. Halten Sie diese Stellung eine Sekunde, dann senken Sie Ihre Arme kontrolliert zurück in die Ausgangsposition.

Konzentrations-Curls

Einstufung: Leicht

Entsprechend ihrem Namen ist diese Übung sehr wirkungsvoll hinsichtlich der Isolierung der Bizepsmuskeln (vorderer Oberarm), da sie nur wenige, nicht dazugehörige Körperbewegungen zuläßt. Da jeweils ein Arm trainiert wird, maximiert sie die Kraft auf die einzelnen Muskeln.

Setzen Sie sich auf einen Stuhl oder auf das Ende einer Bank; die Füße etwas weiter als schulterbreit. Halten Sie eine Kurzhantel in Ihrer linken Hand, die Handfläche weist nach oben, der Arm ist gestreckt. Legen Sie Ihren linken Ellenbogen gegen die Innenseite des Kniegelenks. Mit der rechten Hand auf dem rechten Knie beugen Sie sich leicht nach vorn und halten den Rücken gerade.

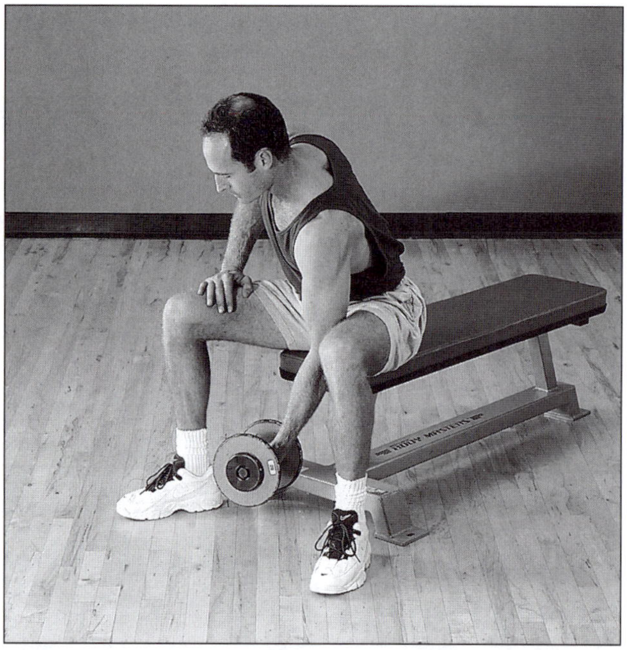

Heben Sie die Hantel bis in Schulterhöhe, wobei der Oberarm senkrecht zum Boden bleibt. Halten Sie diese Stellung eine Sekunde; senken Sie dann die Hantel zurück in die Ausgangsposition. Beenden Sie den Satz und wiederholen Sie die Übung mit dem anderen Arm.

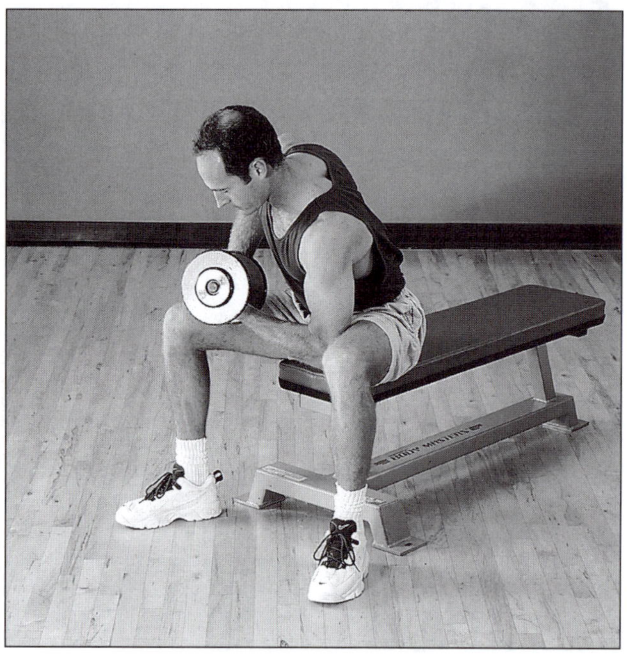

Machen Sie es besser

- Drücken Sie Ihren Ellenbogen und Oberarm fest gegen die Innenseite des Oberschenkels und lehnen Sie sich auf die entgegengesetzte Hand, um einen besseren Halt zu erhalten.
- Für eine Maximierung der Belastung gilt: Schwingen Sie die Hantel nicht und nutzen Sie auch nicht die Rücken- oder Schultermuskulatur zum Heben.
- Die bei dieser Übung geforderte vorgebeugte Position verführt schnell zu einer krummen Haltung, was wiederum zu Rücken- und Schulterschmerzen führen kann. Bewahren Sie eine gute Haltung, indem Sie sich darauf konzentrieren, den unteren Rükken flach und die Schultern unten und entspannt zu halten.

Französische Curls

EINSTUFUNG: SCHWIERIG

Diese Übung wurde einst Nasenbrecher genannt, da die Hantel unmittelbar über der Nase abgesenkt wurde (heute wird sie in Richtung Stirn gesenkt). Trotz der Änderung der Position kann diese Übung gefährlich sein, wenn Sie nicht gut kontrolliert ausgeführt wird. Nutzen Sie die Übung, um den dreiköpfigen Trizepsmuskel des hinteren Oberarms auszubilden.

MACHEN SIE ES BESSER

- Hebeübungen über Kopf können gefährlich werden, da einem das Gewicht leicht wegrutschen und das Gesicht treffen kann. Beginnen Sie mit leichten Gewichten und vorzugsweise mit einem Sicherheitsstopper, um Unfälle zu vermeiden.
- Krümmen Sie nicht den Rücken bzw. spannen Sie nicht Ihre Bauchmuskeln an, wenn Sie die Hantel wieder nach oben drücken.
- Wenn Sie die Übung nicht ohne die Anstrengung weiterer Muskeln schaffen, sollten Sie leichtere Gewichte nehmen, um die Bewegungen ausschließlich durch die Arme auszuführen.
- Die allgemeine Stabilität der Ellenbogengelenke läßt sich erhöhen, indem Sie die Stange durch leichte Kurzhanteln austauschen. Bei der Verwendung von Kurzhanteln ist ein größeres Koordinationsvermögen erforderlich, wodurch mehr Stützmuskeln ins Spiel gebracht werden.

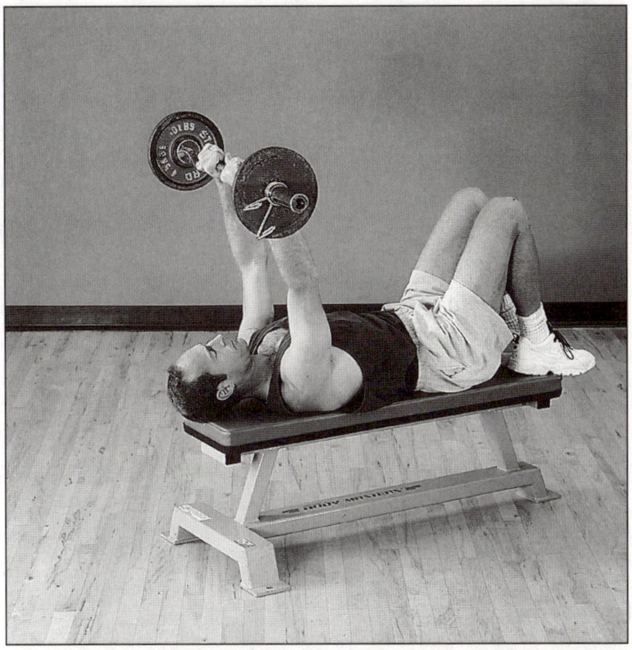

Legen Sie sich mit angestellten Beinen auf eine Gewichthebebank. Halten Sie eine SZ-Stange senkrecht zum Körper, die Handflächen zeigen nach oben, von Ihnen weg, die Arme sind gestreckt. Ihre Hände sollten die Hantel in enger Griffweise umfassen, ungefähr 10 – 15 cm voneinander entfernt.

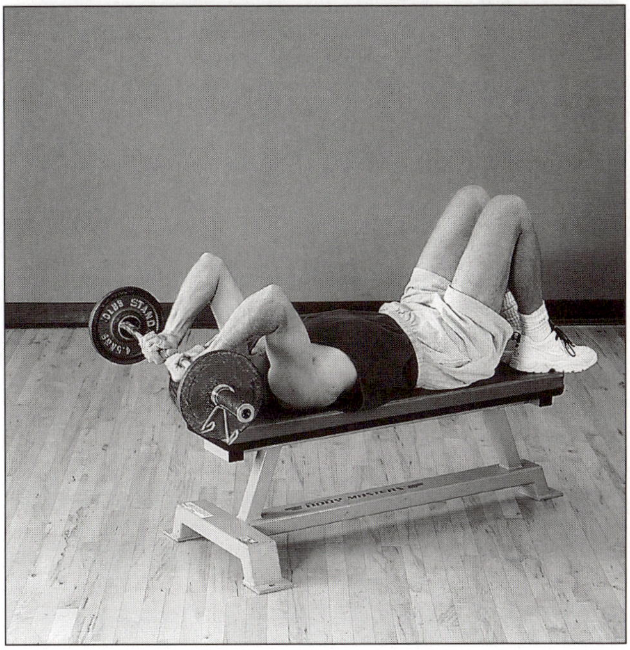

Halten Sie die Oberarme in unveränderter Position, beugen Sie langsam die Ellenbogen und senken Sie das Gewicht in Richtung Oberkopf. Führen Sie dann die Stange zurück in die Ausgangsposition.

Trizeps-Curls im Stand

EINSTUFUNG: MITTELSCHWER

Bei dieser Übung wird eine ungewöhnliche Griffweise angewendet. Anstatt die Kurzhantel an der Stange zu halten, nutzen Sie beide Handflächen und halten sie an einem Ende fest. Der zweihändige Griff bietet eine bessere Kontrolle und ist sicherer als die traditionelle einhändige Griffweise.

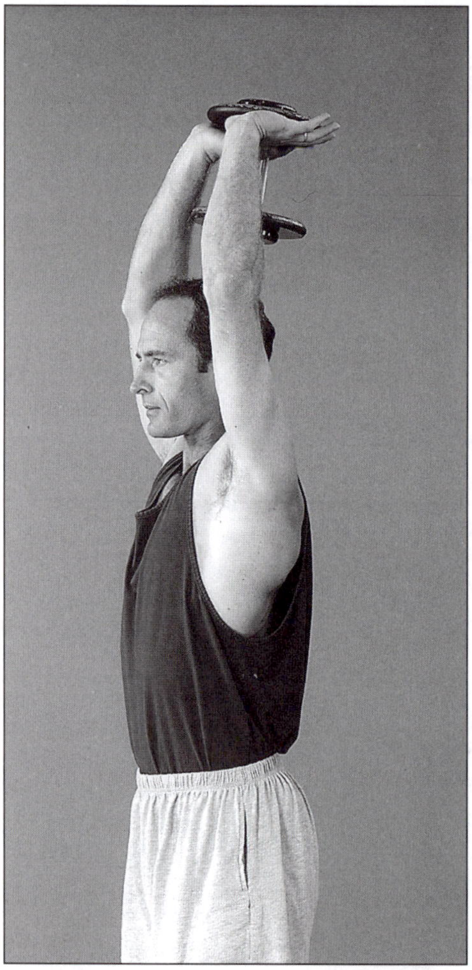

Stehen Sie aufrecht, die Füße schulterbreit, die Knie leicht gebeugt, der Rücken gerade. Halten Sie die Hantel mit beiden Händen über dem Kopf; die Daumen sind um die Hantelstange gelegt, und das Gewicht ruht auf den Handflächen. Die Hantelstange sollte sich senkrecht zum Boden befinden. Beginnen Sie mit den gestreckten, nicht durchgedrückten Armen über Ihrem Kopf, halten Sie die Schultern locker und den Kopf gerade.

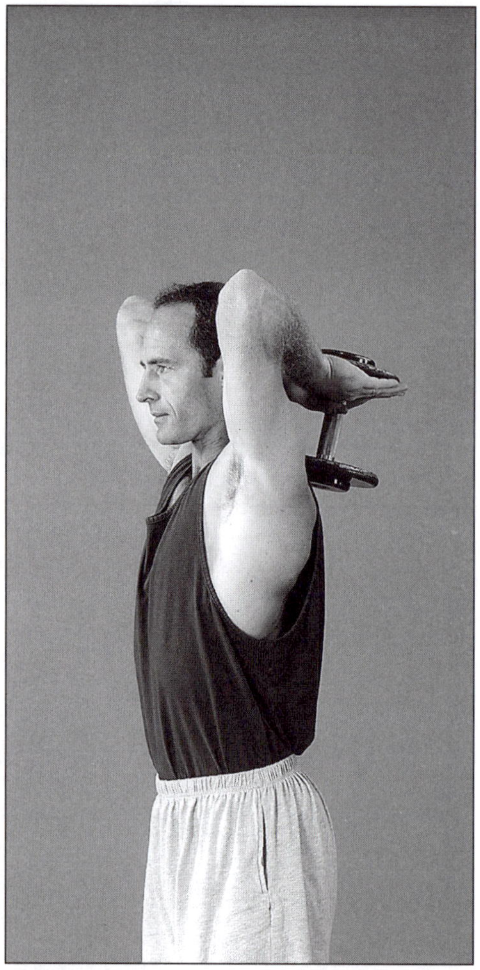

Halten Sie die Oberarme eng am Kopf und senken Sie die Hantel soweit wie möglich hinter den Kopf. Halten Sie diese Stellung eine Sekunde; heben Sie dann die Hantel wieder in die gestreckte Position.

MACHEN SIE ES BESSER

- Wenn Sie diese Übung im Sitzen ausführen, wird Ihr Rücken stabiler und das Risiko einer Zerrung geringer.
- Sie verringern weiterhin das Risiko einer Zerrung, wenn Sie die Schultern locker halten, während Sie die Arme ausstrecken.
- Wenn Sie eine Kurzhantel mit austauschbaren Gewichten nutzen, sollten Sie darauf achten, daß die Stellringe fest angezogen sind. Die Gewichte könnten leicht von der Stange rutschen, wenn diese senkrecht gehalten wird.

▼

Trizeps-Streckübung im Liegen

EINSTUFUNG: SCHWIERIG

Bei dieser Übung werden die Trizepsmuskeln (hinterer Oberarm) und der Knorrenmuskel beansprucht, ein kleiner, dreieckiger Muskel, der den Vorderarm streckt und die Ellenbogengelenkkapsel strafft.

MACHEN SIE ES BESSER

- Um eine größere Dehnung des Trizeps und kräftigere Muskelkontraktion zu bewirken, halten Sie die Oberarme und Ellenbogen in gleichbleibender Position.
- Strecken Sie die Ellenbogen in der Streckphase ganz, um ein optimales Ergebnis zu erzielen.
- Sie sollten ein geringeres Gewicht nutzen als bei den Französischen Curls. Obgleich die Bewegungen ähnlich sind, ist diese Übung doch erheblich schwieriger.

▼

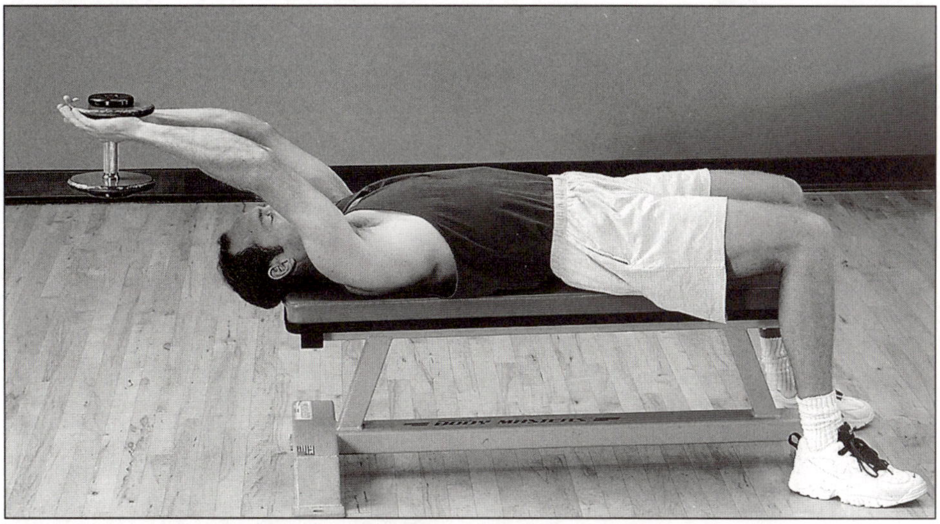

Legen Sie sich auf den Rücken, den Kopf nur wenig über das Ende der Bank hinausgestreckt, die Füße stehen flach auf dem Boden. Halten Sie mit beiden Händen eine Kurzhantel; die Daumen sind um die Hantel gelegt und das Gewicht ruht auf den Handflächen. Strecken Sie Ihre Arme in einem Winkel von etwas mehr als 45°, mit dem Gewicht oberhalb des Kopfes. Halten Sie die Hantel senkrecht zum Boden.

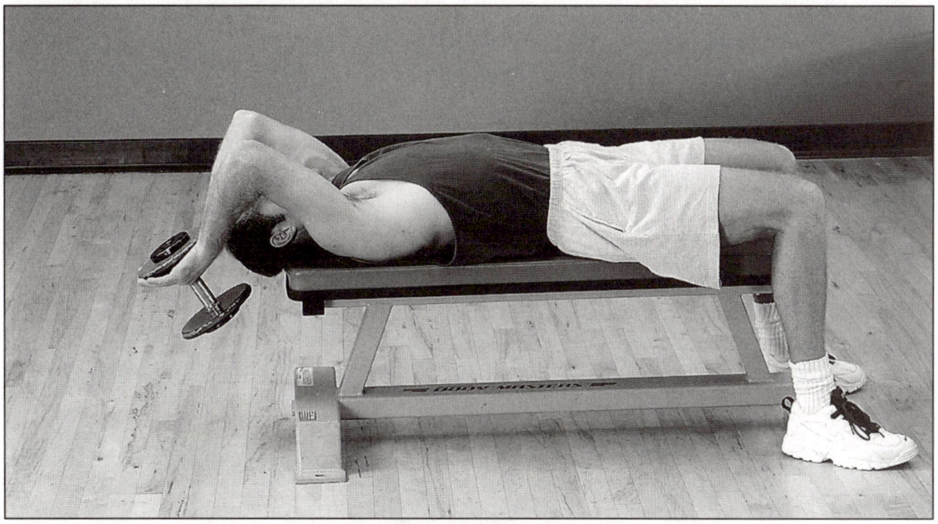

Halten Sie die Oberarme in unveränderter Position, beugen Sie langsam die Ellenbogen und senken Sie das Gewicht, bis es sich hinter dem Kopf befindet. Halten Sie diese Position für eine Sekunde; dann führen Sie die Hantel zurück in die Ausgangsposition.

Trizeps-Streckübung quer zur Schulter

EINSTUFUNG: SCHWIERIG

Diese Übung ähnelt einem militärischen Gruß – mit dem Unterschied, daß Sie dabei auf dem Rücken liegen. Sie sieht täuschend einfach aus, ist aber im Grunde schwer. Die Bewegung über dem Körper ist anstrengend und schwer zu kontrollieren. Beginnen Sie mit einem leichteren als dem sonst üblichen Gewicht, bis Sie mit der Übung problemlos zurechtkommen.

Legen Sie sich auf eine Bank, mit dem Kopf an einem Ende und halten Sie die Knie gebeugt und die Füße flach auf dem Boden. Halten Sie eine Kurzhantel in Ihrer rechten Hand, der Arm ist gerade nach oben ausgestreckt, die Handfläche zeigt zu den Füßen.

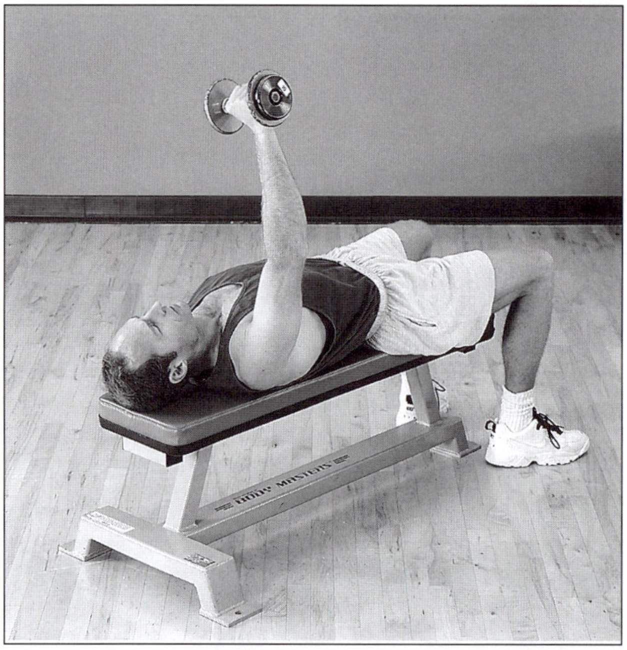

Halten Sie die Oberarme und Ellenbogen stabil, beugen Sie langsam die Hantel über den Brustkorb, bis das Ende Ihre linke Schulter berührt. Führen Sie den Arm dann langsam zurück in die Ausgangsposition. Beenden Sie den Satz, dann wiederholen Sie die Übung mit dem anderen Arm.

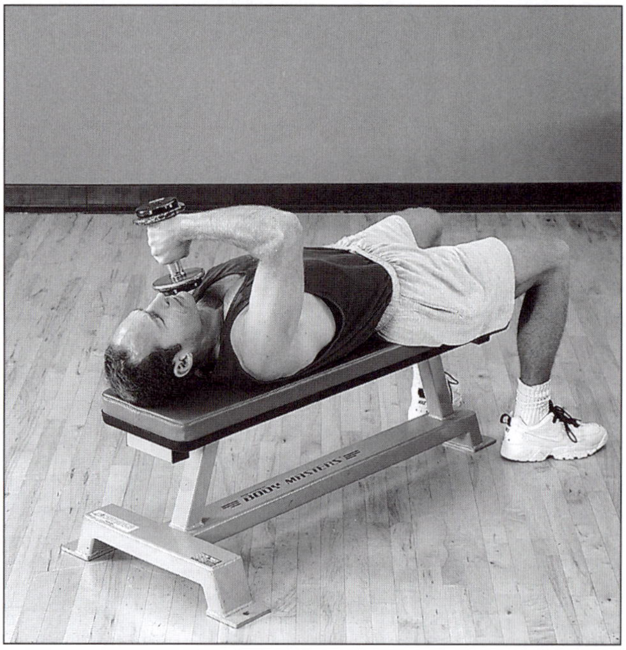

MACHEN SIE ES BESSER

- Hebeübungen über Kopf können gefährlich werden, wenn die Ellenbogen zusammenklappen oder das Gewicht fallengelassen wird. Gehen Sie deshalb sicher und benutzen ein leichtes Gewicht und, wenn möglich, einen Sicherheitsstopper, wenn Sie die Übung zum ersten Mal versuchen.
- Nutzen Sie bei schweren Gewichten, wenn möglich, stets einen Sicherheitsstopper. Dadurch lassen sich Verletzungen an den Schultern oder im Gesicht verhindern.
- Wenn Sie im Trizeps eine größere Dehnung und eine stärkere Muskelkontraktion erreichen wollen, müssen Sie Ihren Oberarm und den Ellenbogen während der gesamten Übung in gleichbleibender Position halten.
- Strecken Sie Ihren Arm in der Streckphase vollständig, um eine maximale Muskelentwicklung zu erzielen.

Trizeps-Latissimusdrücken

EINSTUFUNG: MITTELSCHWER

Trizeps-Übungen bieten eine großartige Vorbereitung auf ein Training der Brust, da diese Muskeln auch beim Gewichtheben und Bankdrücken beansprucht werden. Es ist eine ausgezeichnete Allround-Übung, die alle drei Muskelköpfe des Trizeps (hinterer Oberarm) trainiert. Sie benötigen für diese Übung ein hohes Zugkabel, wie man es gewöhnlich an einem Multifunktionsturm findet.

MACHEN SIE ES BESSER

- Eine gute Idee wäre ein regelmäßiger Wechsel der Griffweise (oder die Nutzung verschiedener Griffe). Indem Sie den Belastungswinkel ändern, entwickeln Sie eine höhere Ausgewogenheit und Kraft.
- Den besten Effekt erzielen Sie, indem Sie nur mit den Armen ziehen – bringen Sie nicht den Oberkörper ins Spiel.
- Strecken Sie Ihre Ellenbogen nicht mit Macht am Ende der Übung, um eine Ellenbogenverletzung zu vermeiden. Strecken Sie Ihre Arme langsam, bis zu einem Punkt, der Ihnen keine Beschwerden bereitet, aber nicht darüber hinaus.

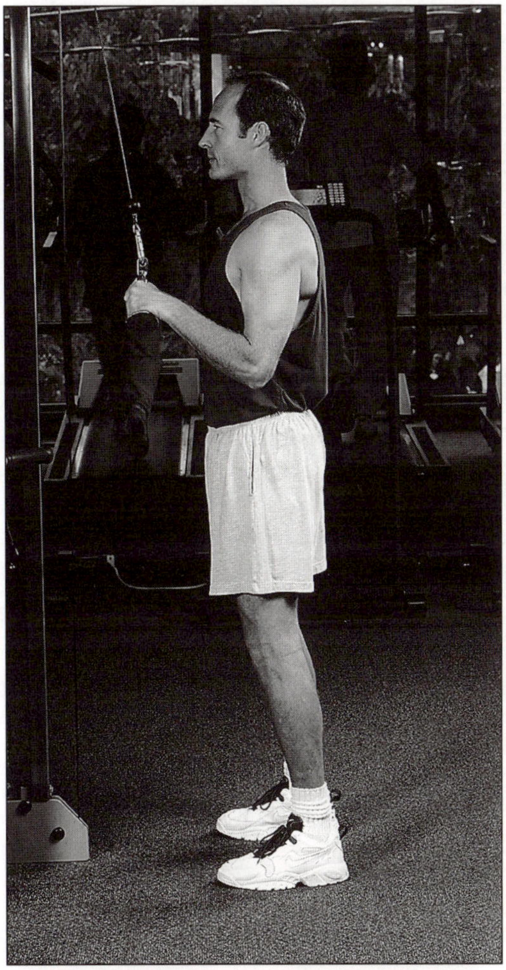

Stehen Sie mit Blick zum Über-Kopf-Zugkabel, die Füße schulterbreit, die Knie sind leicht gebeugt. Halten Sie die Stange ungefähr in Brusthöhe und die Ellenbogen und Oberarme eng am Körper.

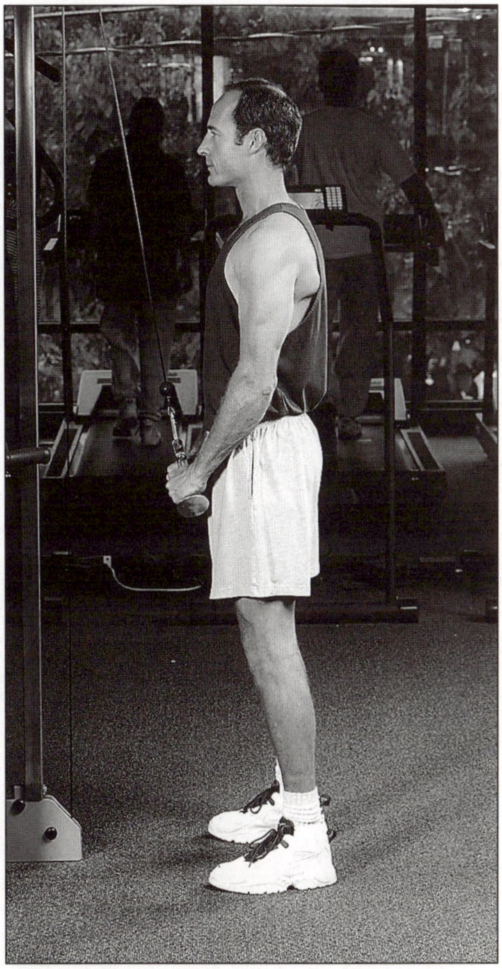

Strecken Sie langsam und gleichmäßig die Ellenbogen und drücken Sie die Stange soweit nach unten wie Sie können. Halten Sie die Handgelenke durchgedrückt und gerade. Halten Sie diese vollständig durchgestreckte Stellung eine Sekunde lang; danach lassen Sie die Stange langsam wieder in die Ausgangsposition gleiten.

Trizeps-Latissimusziehen

EINSTUFUNG: MITTELSCHWER

Diese Übung trainiert den gesamten Trizeps, aber sie dient vor allem der Kräftigung des seitlichen der drei Muskelköpfe, der sich am äußeren hinteren Teil des Oberarms befindet. Bei dieser Übung bedarf es eines hohen Zugturms, wie man ihn zumeist an einem Multifunktionsturm findet.

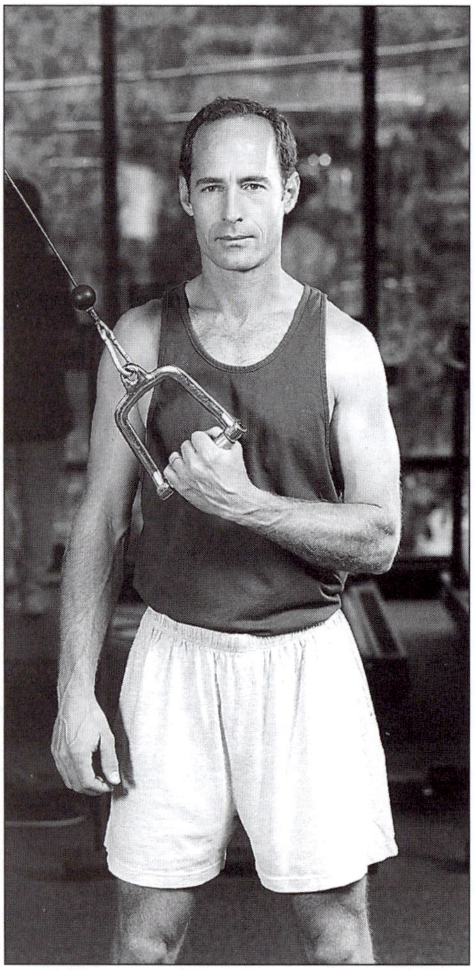

Stellen Sie sich seitlich vor einem Über-Kopf-Zugkabel auf, mit der rechten Schulter nahe am Gerät, die Beine schulterbreit, die Knie leicht gebeugt. Halten Sie den Zuggriff mit der linken Hand, die Handfläche zum Körper gerichtet. Halten Sie den Oberarm senkrecht zum gebeugten Ellenbogen auf ungefähr 90°. Treten Sie etwas von der Maschine zurück und beugen Sie sich leicht mit den Hüften nach vorn, den Rücken gerade haltend.

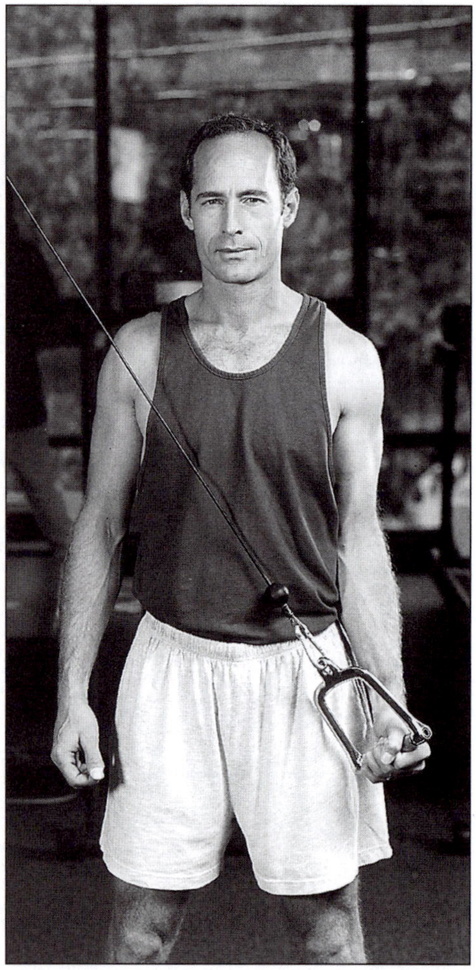

Ziehen Sie langsam den Griff über den Körper nach unten, bis Ihr Arm voll ausgestreckt ist. Halten Sie diese Stellung für eine Sekunde, kehren Sie dann zurück in die Ausgangsposition.

MACHEN SIE ES BESSER

- Widerstehen Sie der Versuchung, sich in den Zug hineinzulegen, wodurch Sie den Bauch und die Schultern zur Unterstützung heranziehen würden.
- Es ist wichtig, daß Sie Ihren Arm in einer langsamen, kontrollierten Bewegung strecken. Wenn Sie dies nicht ohne eine ruckartige oder schaukelnde Bewegung schaffen, sollten Sie ein leichteres Gewicht verwenden.

▼

Kurzhantel-Rücktritt

EINSTUFUNG: MITTELSCHWER BIS SCHWIERIG

Da bei dieser Übung die Trizepsmuskeln (hinterer Oberarm) isoliert werden, erhalten Sie kaum Unterstützung von anderen Muskeln; eine Herausforderung für eine gute Haltung.

MACHEN SIE ES BESSER

- Halten Sie die Schultern unten und locker, aber nicht gebeugt. Ein Hochziehen der Schultern führt zu einem krummen Rücken und damit zur Anspannung der Schultern und des Nackens.
- Achten Sie darauf, daß die Bank, auf der Sie sich abstützen, niedrig genug ist, um den Rücken horizontal halten zu können, wodurch Sie eine eventuelle Verletzung vermeiden.
- Wenn die Hantel zu schwer ist, um den Bewegungsablauf vollständig unter Kontrolle zu haben, ohne zu schwingen, sollten Sie ein leichteres Gewicht verwenden.

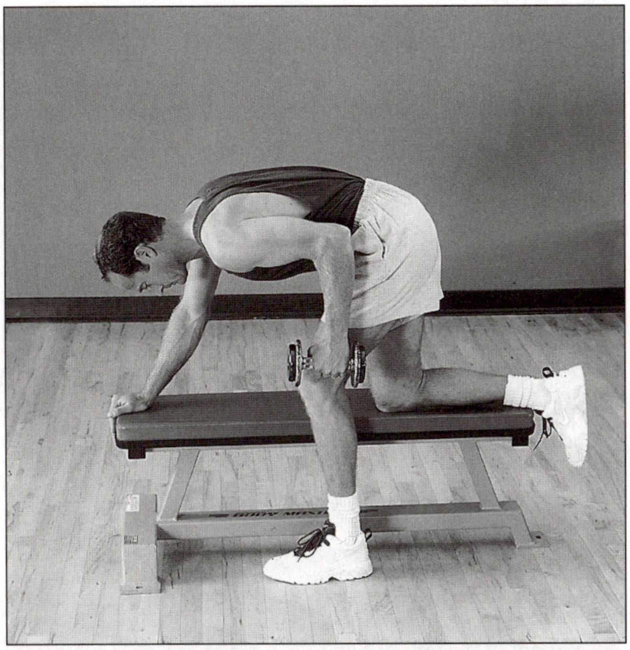

Halten Sie eine Kurzhantel in der linken Hand und stützen Sie sich mit dem rechten Knie und dem rechten, leicht gebeugten Arm an einer Übungsbank ab. Halten Sie den linken Fuß auf dem Boden, den Rücken gerade und parallel zum Boden. Der Arm mit der Hantel sollte gebeugt sein, wobei der Ellenbogen nach oben weist und das Gewicht eng am Brustkorb gehalten wird.

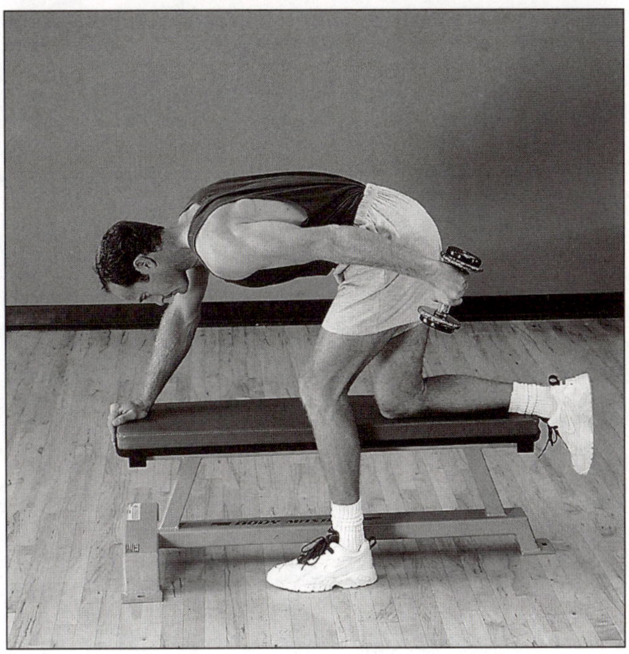

Strecken Sie Ihren linken Arm zur Geraden und führen Sie das Gewicht hinter den Körper; der Oberarm befindet sich dabei parallel zum Boden. Sie sollten das Zusammenziehen der Trizepsmuskeln spüren. Beugen Sie dann Ihren Arm und bringen Sie das Gewicht zurück in die Ausgangsposition.

Parallele Armbeugen

EINSTUFUNG: SCHWIERIG

Diese schwierige Übung bringt alle drei Muskelköpfe der Trizepsmuskeln (unterer Oberarm) ins Spiel. Sie benötigen keine Gewichte, aber zwei Übungsbänke – oder zwei stabile Stühle.

Stellen Sie die Bänke nebeneinander auf, mit einem Abstand von ungefähr 90 cm bis 1,20 m. Stützen Sie sich mit nach hinten schulterbreit aufgestützten Armen an der Bankkante ab. Legen Sie die Füße auf die gegenüberstehende Bank und schieben Sie Ihr Gesäß etwas von den Händen fort nach vorn.

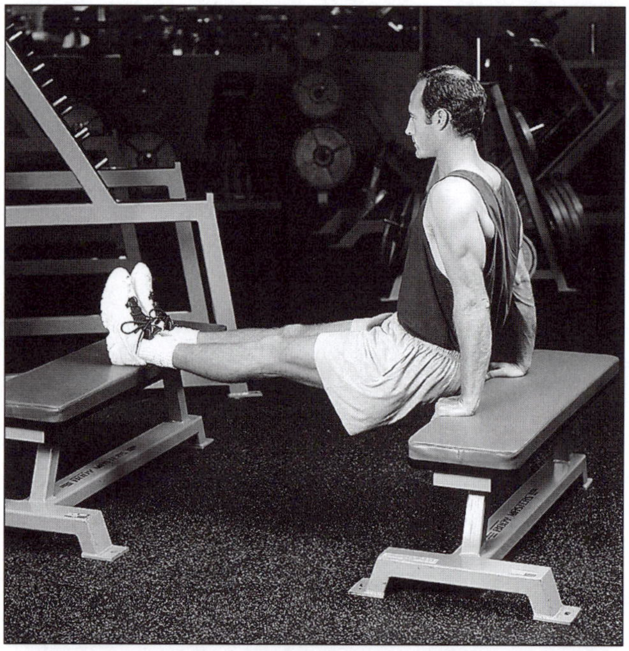

Beugen Sie langsam Ihre Arme und senken Sie den Körper in Richtung Boden. Gehen Sie dabei so niedrig Sie können, ohne den Boden zu berühren. Strecken Sie dann die Arme und heben Sie sich zurück in die Ausgangsposition.

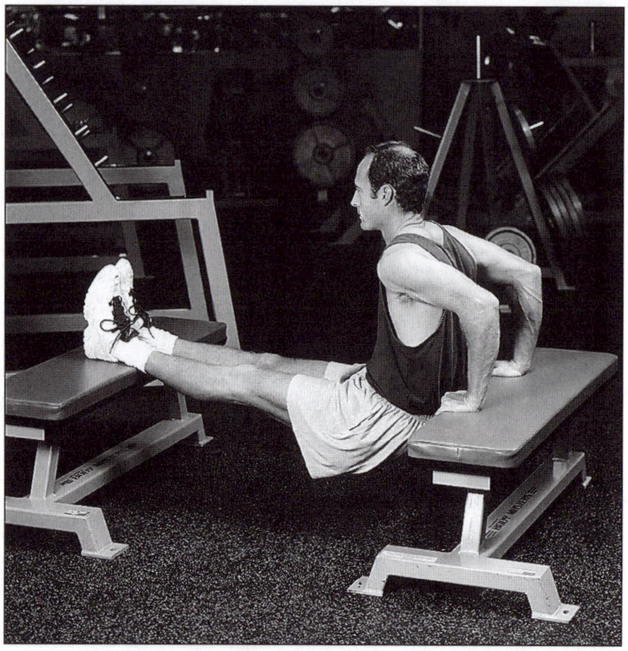

MACHEN SIE ES BESSER

- Eine Erhöhung des Schwierigkeitsgrades läßt sich erzielen, indem Sie sich ein Gewicht auf den Schoß legen.
- Um nicht abzurutschen, sollten Ihre Beine ungefähr 15 cm auf der Bank liegen; setzen Sie nicht nur die Fersen auf.
- Indem Sie Ihre Beine gerade halten, konzentriert sich die Belastung auf den Trizeps.
- Für eine Verringerung des Schwierigkeitsgrades können Sie die Beine auch leicht gebeugt auf dem Boden abstellen.
- Bei dieser Übung wird ein starker Druck auf die Handgelenke ausgeübt. Wenn Sie schwache Handgelenke haben oder bereits Verletzungen in diesem Bereich hatten, sollten Sie diese Übung nicht ausführen.

Unterarm-Curls

EINSTUFUNG: LEICHT

Zur Ausbildung eines festen Griffs gehört mehr als die Kräftigung der Handmuskeln. Sie müssen ebenso die Unterarm- und Handgelenkmuskeln trainieren. Mit dieser Übung wird eine Reihe von Unterarmmuskeln gekräftigt – der Handgelenkbeuger (Unterarmunterseite), die Abduktoren (Innenseite des Unterarms) und die Adduktoren der Hand (Außenseite des Unterarms). Damit werden auch die Muskeln um die Handgelenke gestärkt und das Risiko von Verletzungen reduziert.

MACHEN SIE ES BESSER

- Indem Sie den Hebearm fest auf dem Oberschenkel halten, richtet sich die Hauptbelastung auf das Handgelenk und erhöht die Wirksamkeit der Übung.
- Um beide Handgelenke gleichzeitig zu trainieren, tauschen Sie die Kurzhantel gegen eine Langhantel.
- Indem Sie beim Senken des Gewichts leicht die Hände öffnen, erweitern Sie Ihren Bewegungsbereich.

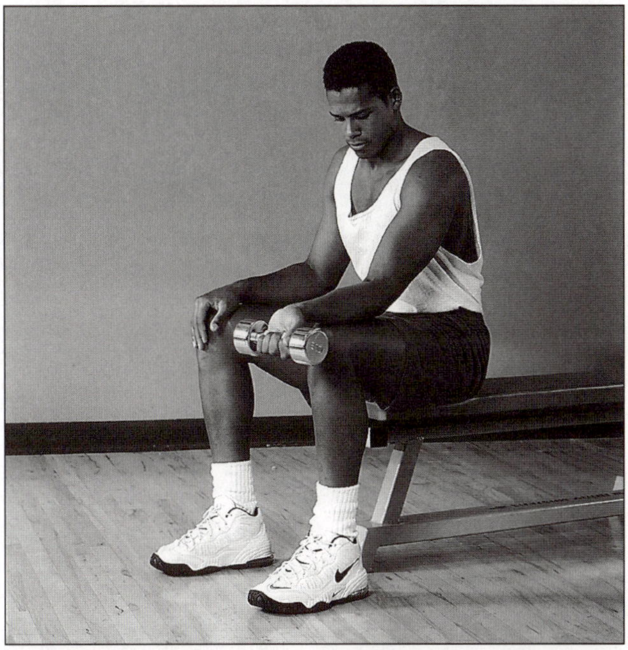

Setzen Sie sich auf eine Übungsbank; die Beine etwas weiter als hüftbreit. Halten Sie, mit den Handflächen nach oben zeigend, eine Kurzhantel in der Hand. Legen Sie Ihren Unterarm auf Ihren Oberschenkel, wobei der Handgelenkrücken für eine maximale Beweglichkeit kurz vor dem Knie liegt. Die rechte Hand liegt auf Ihrem rechten Oberschenkel. Halten Sie den Körper aufrecht und verlagern Sie Ihr Gewicht zwecks einer bequemeren Haltung leicht auf Ihr linkes Bein. Lassen Sie das linke Handgelenk unter dem Zug des Gewichts auf natürliche Weise sich etwas zurückbeugen.

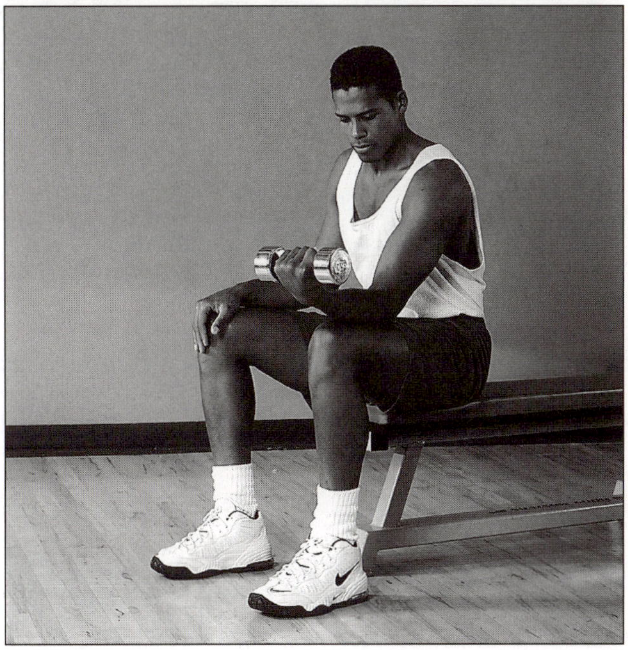

Arbeiten Sie nur mit dem Handgelenk und lassen Sie den Rest des Armes in einer unveränderten Stellung, wenn Sie die Hantel soweit wie möglich zum Unterarm ziehen. Halten Sie diese Position für eine Sekunde und kehren Sie dann zur Ausgangsposition zurück.

Unterarmstreckung

Einstufung: Leicht

Wenn Sie für Tennis oder Schlagball eine stärkere Rückhand entwickeln möchten, dann dürfte diese Übung helfen. Anders als die Unterarm-Curls, die sich vorrangig auf die Muskeln der Unterarm- Innenseite konzentrieren, richtet sich diese Übung auf die Oberseite. Es ist zu empfehlen, beide Übungen anzuwenden, um Kraft, Gleichgewicht und Beweglichkeit zu entwickeln.

Setzen Sie sich auf eine Übungsbank; die Beine etwas weiter als hüftbreit auseinander. Halten Sie eine Kurzhantel in der linken Hand, wobei die Handfläche nach unten zeigt. Legen Sie Ihren Unterarm auf das Knie, wobei der Handgelenkrücken für eine maximale Beweglichkeit kurz vor dem Knie liegt. Legen Sie die rechte Hand auf Ihren rechten Oberschenkel. Halten Sie den Körper aufrecht und verlagern Sie Ihr Gewicht zwecks einer bequemeren Haltung leicht auf Ihr linkes Bein. Lassen Sie das linke Handgelenk unter dem Zug des Gewichts auf natürliche Weise etwas nach unten beugen.

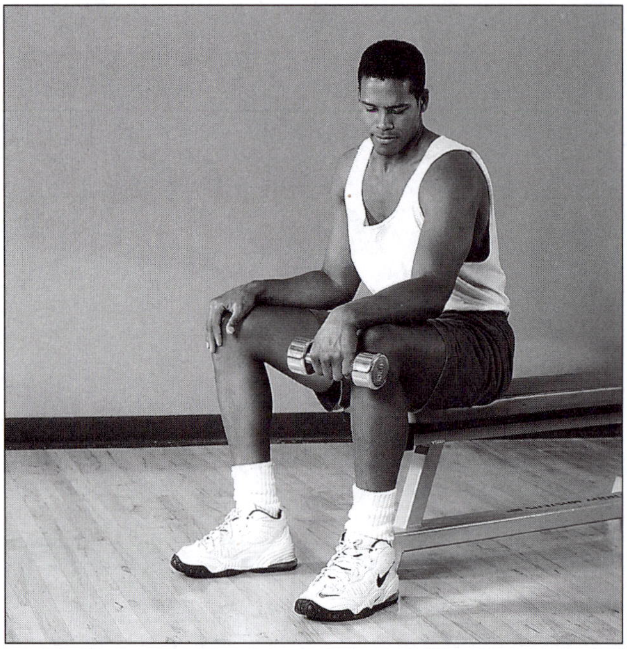

Arbeiten Sie nur mit dem Handgelenk und halten Sie den Arm in einer unveränderten Stellung, wenn Sie die Hantel soweit wie möglich nach oben ziehen. Halten Sie diese Position eine Sekunde und kehren Sie dann zur Ausgangsposition zurück.

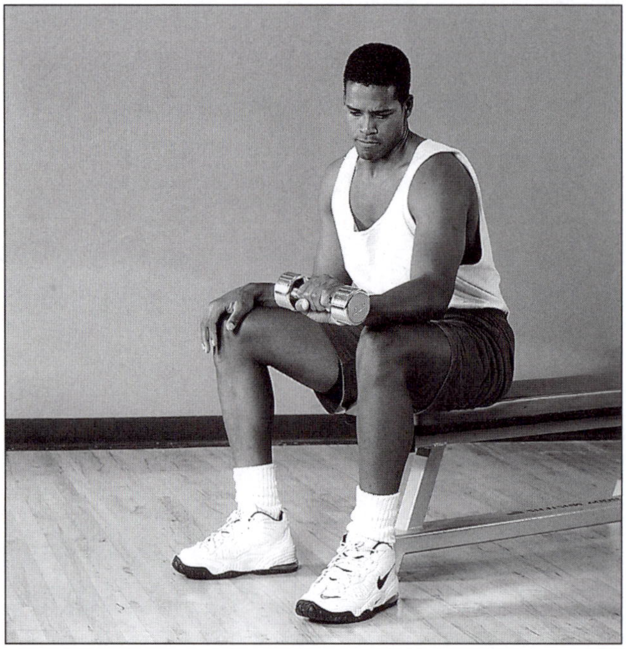

Machen Sie es besser

- Die bei dieser Übung beanspruchten Muskeln sind im allgemeinen schwächer als jene der gegenüberliegenden Armseite; deshalb sollten Sie auch ein leichteres Gewicht verwenden als beim Unterarm-Curl.
- Um beide Handgelenke gleichzeitig zu trainieren, tauschen Sie die Kurzhantel gegen eine Langhantel.
- Um die Belastung auf den Unterarm zu optimieren, halten Sie die Hantel während des Hebevorgangs auf dem Oberschenkel.
- Wie die Bauch- und Wadenmuskeln, erfordern auch die Unterarme ein regelmäßiges, langfristiges Training, um Größe und Kraft zu verbessern.

Handgelenkrollen

EINSTUFUNG: MITTELSCHWER BIS SCHWIERIG

Wenn Sie nur eine Handgelenkübung einbauen wollen, dann sollte es diese sein. Sie trainiert die Muskeln der Handgelenke, der Finger und des äußeren Unterarms. Sie benötigen hierzu einen Handgelenkroller, der in den meisten Fitneßstudios vorhanden ist. Sie können auch Ihren eigenen bauen, indem Sie eine 1,50 m lange Schnur mittig um eine ungefähr 35 cm lange Stange binden und am anderen Ende eine Gewichtsscheibe befestigen.

MACHEN SIE ES BESSER

- Diese Übung ist überraschend schwierig. Beginnen Sie deshalb mit einem leichten Gewicht.
- Stellen Sie sich zur Entlastung gegen eine Wand.
- Um die Muskeln zu trainieren, durch die sich die Handgelenke nach vorn biegen, rollen Sie die Schnur im Uhrzeigersinn auf. Für die Muskeln, durch die die Handgelenke nach hinten gebogen werden, rollen Sie die Schnur entgegen dem Uhrzeigersinn auf.

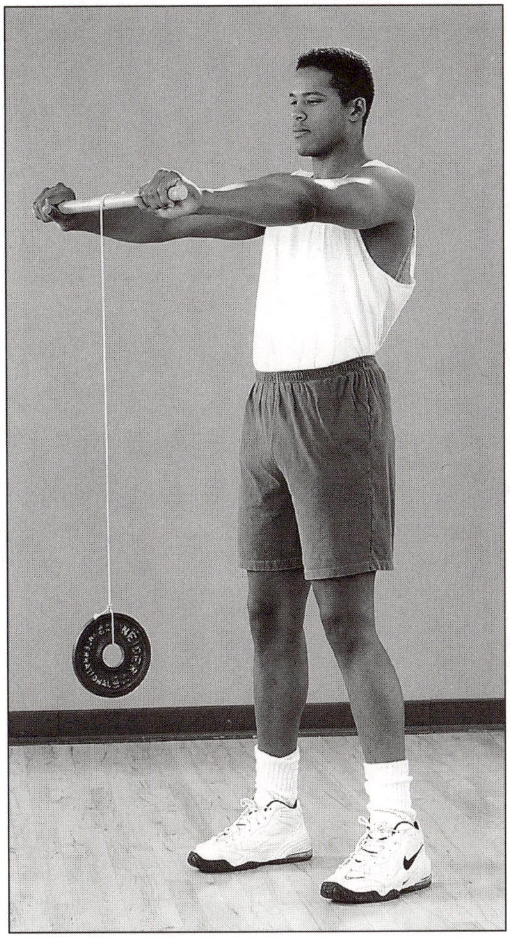

Stehen Sie aufrecht, die Füße schulterbreit, die Knie leicht gebeugt. Sie halten den Handgelenkroller mit beiden Händen, die Arme sind vor Ihnen, parallel zum Boden, ausgestreckt. Fassen Sie den Roller möglichst nahe an den Enden an, mit den Handflächen nach unten zeigend. Die Schnur sollte vollständig abgewickelt sein und das Gewicht vor Ihnen baumeln.

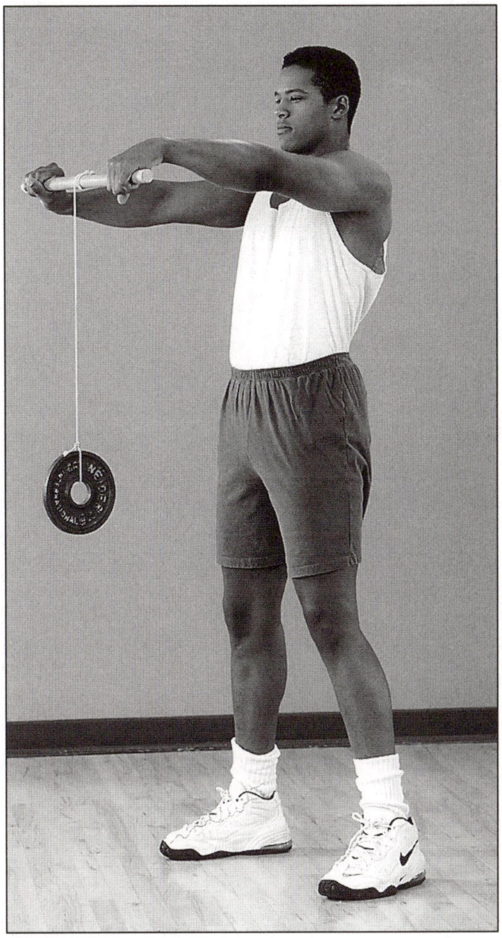

Rollen Sie die Schnur langsam, in langen, übertriebenen Drehbewegungen auf, wobei Sie nur die Handgelenke benutzen. Halten Sie die Arme auf gleicher Höhe und den Körper still. Wenn das Gewicht bis zur Stange aufgerollt ist, rollen Sie es wieder ab, zurück in die Ausgangsposition.

Griff-Kräftiger

Einstufung: Leicht

Sie benötigen nicht nur beim Gewichtheben oder bei Sportspielen einen festen Griff, sondern auch für Dinge wie Gartenarbeit, Klavierspielen oder Möbel rücken. Eine Federgriffhantel kann Ihnen dabei helfen. Es gibt zwei Typen: die Standard-Federgriffhantel, die sich nicht regulieren läßt, und jene mit regulierbarem Widerstand. Die regulierbare ist natürliche die bessere, da sie Ihnen erlaubt, den Widerstand mit zunehmender Kraft zu erhöhen.

Halten Sie die Griffe zwischen Daumen und den übrigen Fingern. Drücken Sie die Griffe zusammen. Lösen Sie den Griff dann langsam und wiederholen Sie die Übung.

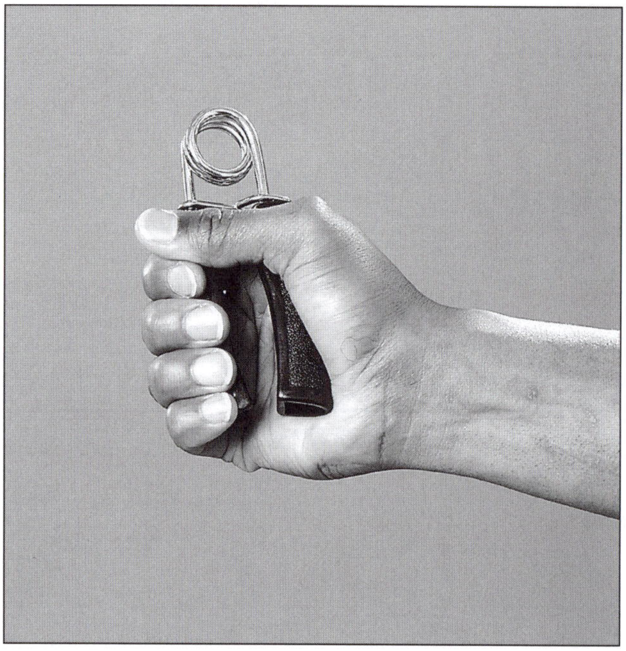

Machen Sie es besser

- Drücken und lösen Sie die Federgriffhantel mit einem langsamen, gleichmäßigen Widerstand. Damit vermeiden Sie Muskelzerrungen und Krämpfe.
- Wenn Sie über keine Federgriffhantel verfügen, können Sie die Übung auch mit einem Tennisball machen.
- Zur Erwärmung schwingen Sie vor der Übung einige Male die Arme.
- Eine andere Möglichkeit, um den Griff zu kräftigen, ist die Verwendung eines Power Putty, ein zusammenzudrükkender, aus einer Art Tonkitt bestehender Ball, der in unterschiedlichen Zähigkeitsgraden – für mehr oder weniger Widerstand – erhältlich ist.

Bankdrücken

EINSTUFUNG: MITTELSCHWER

Die meisten Männer würden sagen, daß Ihr Hauptziel, neben dem Trimmen der Taille, die Ausbildung eines kräftigen Brustkorbs ist. Von allen Übungen für den Brustkorb ist das Bankdrücken wahrscheinlich die am weitesten verbreitete. Und das aus gutem Grund. Es trainiert den Brustmuskel, die Delta- (Schulter-) und Trizepsmuskeln (unterer Oberarm).

MACHEN SIE ES BESSER

- Für eine Maximierung der Belastung auf die Brustmuskeln richten Sie die Ellenbogen nach außen und strecken Sie die Brust nach oben.
- Halten Sie die Hantel beim Senken absolut unter Kontrolle, um sicherzustellen, daß sie nicht auf der Brust aufprallt. Abgesehen davon, daß Sie sich beim Heben selbst betrügen würden (indem Sie den Schwung ausnutzen, um die Übung zu erleichtern; was zugleich die Wirkung mindert), kann dies auch zu Zerrungen im Schulter- oder Rückenbereich oder zu Brustprellungen führen.
- Vermeiden Sie eine Hohlkreuzhaltung und halten Sie den Kopf auf der Bank, um eine Verletzung im Rücken oder Nacken zu vermeiden.
- Eine Erhöhung des Schwierigkeitsgrades läßt sich erzielen, indem Sie eine engere oder weitere Griffweise wählen. Ein engerer Griff richtet die Belastung stärker auf den unteren und inneren Brustmuskel; ein weiterer Griff auf den oberen und äußeren Brustmuskel.

▼

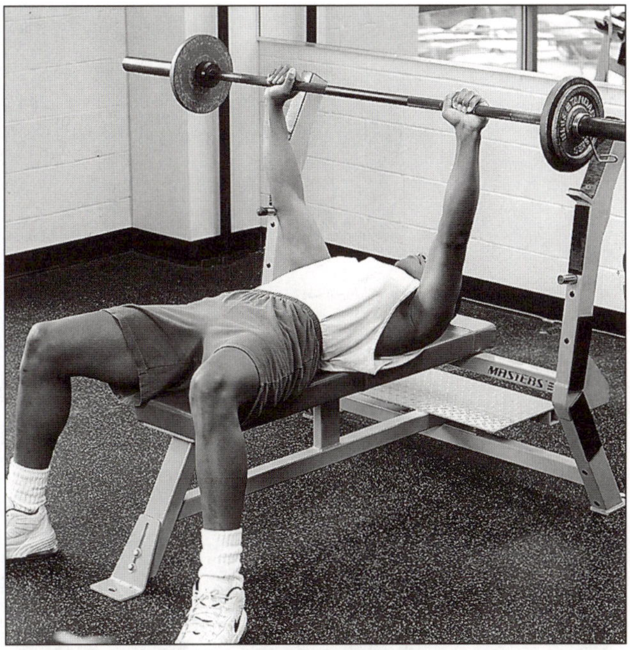

Legen Sie sich auf eine Gewichthebebank, mit dem Kopf unter dem Langhantelträger, die Füße flach auf dem Boden aufgestellt. Halten Sie die Hantel im Ristgriff, die Arme etwas weiter als schulterbreit. Drücken Sie die Hantel vom Träger und halten Sie sie mit gestreckten Armen und nicht durchgedrückten Ellenbogen.

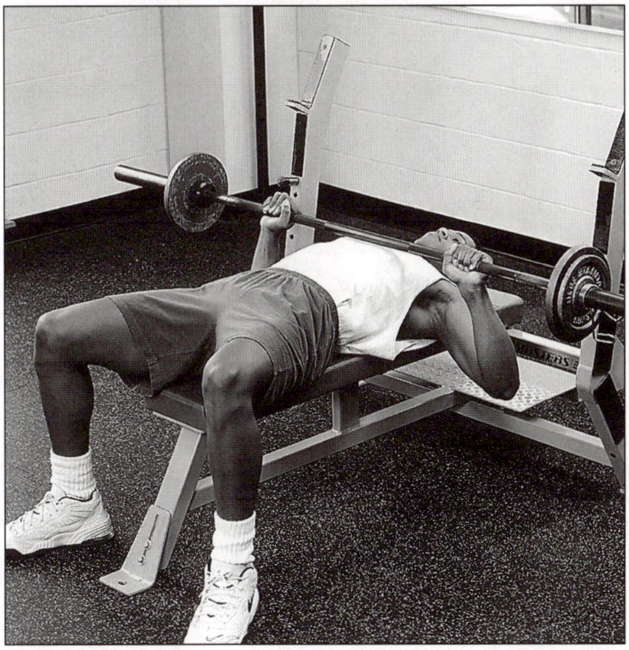

Beugen Sie langsam die Ellenbogen und senken Sie das Gewicht zur Brustmitte (etwa 2 – 3 cm über den Brustwarzen). Halten Sie diese Stellung für eine Sekunde, dann drücken Sie die Hantel zurück in die Ausgangsposition. Halten Sie in dieser Position erneut für eine Sekunde und wiederholen Sie die Übung.

Kurzhantel-Bankdrücken

EINSTUFUNG: MITTELSCHWER

Obgleich die Grundbewegung nahezu dieselbe ist wie beim Bankdrücken, erfordern Kurzhanteln als zwei getrennte Gewichte eine höhere Gleichgewichtsleistung von Ihren Armen. Das bedeutet, daß die Muskeln stärker beansprucht und entwickelt und auch die Gelenke gekräftigt werden.

Legen Sie sich flach auf eine Gewichthebebank, mit einer Kurzhantel in jeder Hand. Die Arme sind gestreckt und befinden sich senkrecht zum Boden. Die Kurzhanteln berühren sich fast. Ihre Füße stehen flach auf dem Boden; die Handflächen weisen in Richtung der Füße.

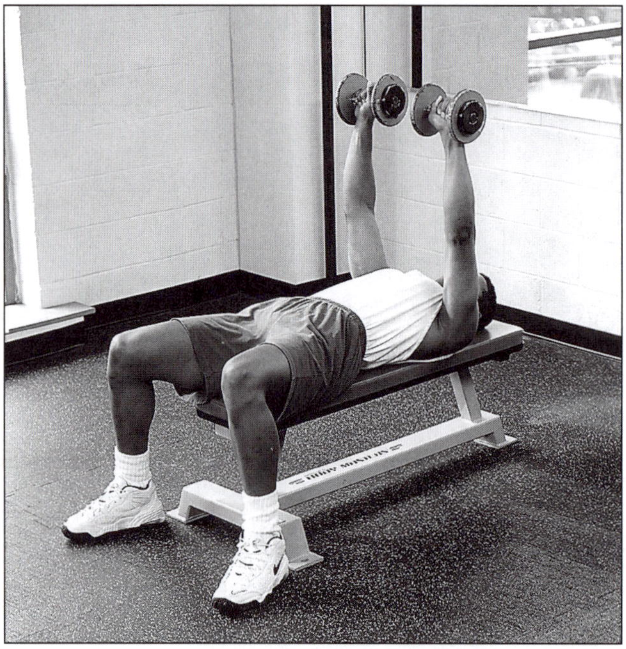

MACHEN SIE ES BESSER

- Vermeiden Sie beim Senken der Hanteln eine unnötige Anspannung der Schultergelenke, indem Sie die Ellenbogen nach außen zu den Seiten, in einer Linie mit den Ohren beugen – jedoch nicht tiefer.
- Halten Sie Ihren Kopf und Körper fest auf der Bank, um das Verletzungsrisiko zu verringern.
- Um die größte Wirkung zu erzielen, lassen Sie die Bewegungen langsam und gleichmäßig ablaufen, ohne den Schwung auszunutzen.

Beugen Sie langsam die Ellenbogen und senken Sie Ihre Arme gerade nach unten, bis die Gewichte sich unmittelbar über jeder Brustseite befinden. Pausieren Sie für eine Sekunde, dann drücken Sie die Arme zurück nach oben. Halten Sie die Hanteln unter Kontrolle, ohne den Rücken zu wölben oder die Gewichte aufprallen zu lassen.

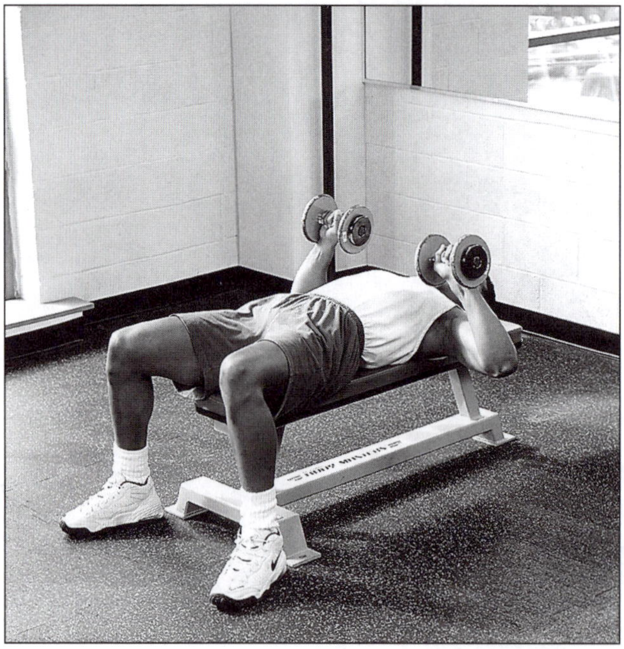

Bankdrücken aus der Schräge

EINSTUFUNG: MITTELSCHWER

Diese Übung dient dem Aufbau der oberen und äußeren Brustmuskeln sowie der Schultern. Sie beansprucht zudem den vorderen (seitlichen) Sägemuskel (M. serratus anterior), welcher sich im oberen und äußeren Brustkorb befindet, der sogenannte Boxermuskel. Dieser Muskel ist vor allem für kraftvolle, waagerechte Schläge erforderlich.

MACHEN SIE ES BESSER

- Wenn Sie einen Gewichthebergürtel tragen, erhalten Sie eine zusätzliche Unterstützung für den unteren Rückenbereich; Sie vermeiden Zerrungen und Verletzungen.
- Wenn Sie den Rücken krümmen müssen, um das Gewicht zu heben, sollten Sie ein leichteres Gewicht verwenden.
- Halten Sie Ihre Hüften und den Kopf fest auf der Bank, um eine Zerrung im Rücken oder Nacken zu vermeiden.
- Eine Erhöhung des Schwierigkeitsgrades läßt sich erzielen, indem Sie Ihre Griffweise verändern. Dadurch werden die Muskeln nicht nur aus einem anderen Winkel belastet, sondern es wird auch eine höhere Ausgewogenheit zwischen den Muskeln geschaffen, um eine volle Leistungsfähigkeit zu erzielen.

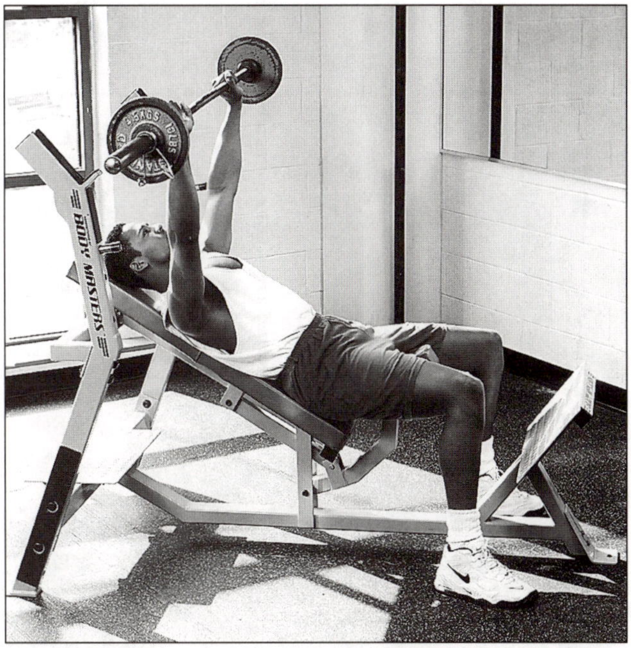

Legen Sie sich auf eine, im 45°-Winkel aufwärts geneigte Bank. Umfassen Sie mit gestreckten Armen schulterbreit eine Langhantel, die Handflächen weisen zu den Füßen. Halten Sie den Oberkörper flach auf der Bank. Drükken Sie die Hantel vom Träger und halten Sie sie parallel zum Boden.

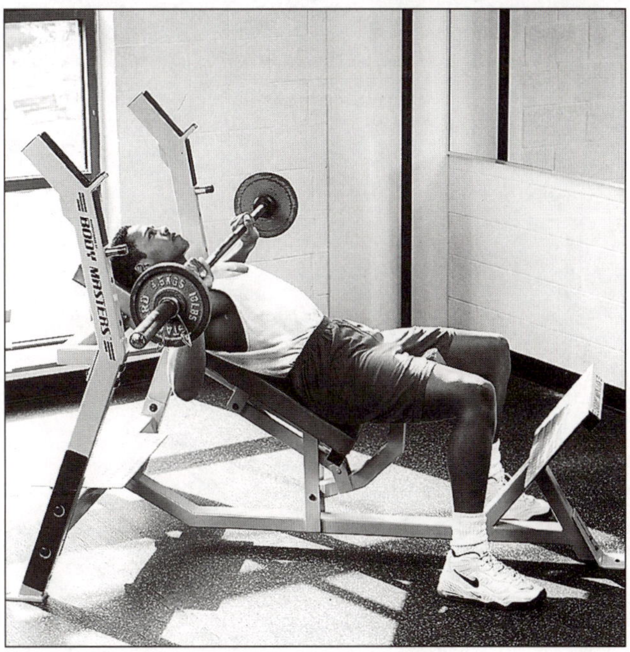

Beugen Sie die Ellenbogen und senken Sie die Hantel langsam bis über die Brust, in Höhe zwischen Schulter und Brustwarzen. Die Ellenbogen weisen dabei nach außen. Pausieren Sie für eine Sekunde, und drücken Sie dann die Hantel wieder über die Brust. Arbeiten Sie kontrolliert und versuchen Sie, nicht den Rücken zu krümmen oder die Hantel von der Brust abprallen zu lassen.

Kurzhantel-Drücken aus der Schräge

EINSTUFUNG: MITTELSCHWER

Als eine weitere Variante des Standard-Drückens trainiert diese Bewegung den Trizeps (unterer Oberarm) und dient vor allem zur Ausbildung der oberen Brustmuskeln. Der Winkel der geneigten Bank hilft, den Brustmuskel zu isolieren und richtet damit die höchste Belastung auf den oberen Brustbereich.

Legen Sie sich auf eine, im 45°-Winkel aufwärts geneigte Bank; die Arme werden schulterbreit senkrecht zum Boden gestreckt. Halten Sie in jeder Hand eine Kurzhantel, mit den Handflächen zu den Füßen gerichtet. Der Rücken wird flach gegen die Bank gedrückt, die Füße stehen flach auf dem Boden.

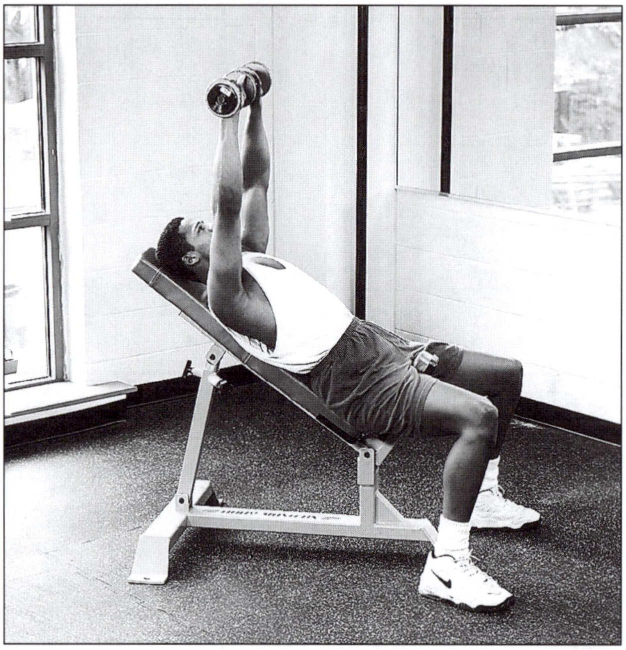

MACHEN SIE ES BESSER

- Um den unteren Rückenbereich zu stützen und Verletzungen zu vermeiden, sollten Sie während der Übung einen Gewichthebergürtel tragen.
- Diese Übung kann sich als gefährlich erweisen. Nutzen Sie deshalb immer einen Sicherheitsstopper, wenn Sie Gewichte heben.
- Um die Brust- und Deltamuskeln im vollen Umfang zu trainieren, senken Sie die Ellenbogen soweit wie möglich, wenn Sie die Hanteln nach unten führen.

Senken Sie langsam die Hanteln zu den Schultern, die Ellenbogen weisen dabei nach außen. Pausieren Sie eine Sekunde, und strecken Sie dann erneut die Arme. Bewahren Sie eine gute Kontrolle und versuchen Sie, den Rücken nicht zu krümmen oder die Hantel von der Brust abprallen zu lassen.

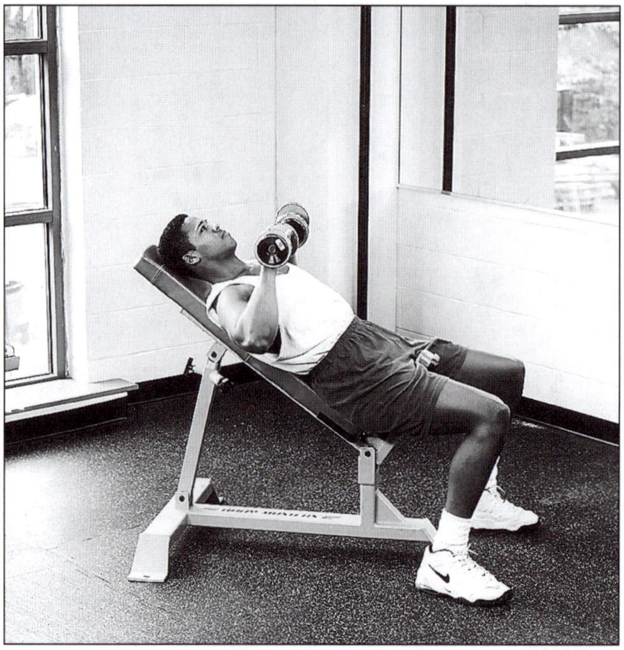

Bankdrücken aus der Neige

EINSTUFUNG: SCHWIERIG

Eine veränderte Körperlage – sei es in der Geraden, in der Schräge oder in der Neige – beansprucht die Muskelgruppen jeweils aus einem anderen Winkel und führt somit zu einer höheren Ausgewogenheit. Die negativ, nach unten geneigte Bank richtet die stärkste Belastung auf die unteren Brustmuskeln. Da Ihre Körperlage umgedreht wird, ist diese Übung die schwierigste und wahrscheinlich auch gefährlichste aller Übungen beim Bankdrücken. Benutzen Sie leichtere Gewichte als sonst und achten Sie darauf, einen Sicherheitsstopper zur Verfügung zu haben.

MACHEN SIE ES BESSER

- Halten Sie Rücken, Kopf und Schultern mit der Bank in Berührung, um eine optimale Stütze zu bieten.
- Vermeiden Sie, daß die Hantel auf der Brust aufprallt, um eine Zerrung der Rückenmuskeln zu verhindern.
- Wechseln Sie regelmäßig den Abstand zwischen Ihren Händen, wodurch die Muskeln auch aus anderen Winkeln beansprucht werden. Das bietet eine höhere Ausgewogenheit und trainiert die Muskeln in ihrer ganzen Leistungsfähigkeit.

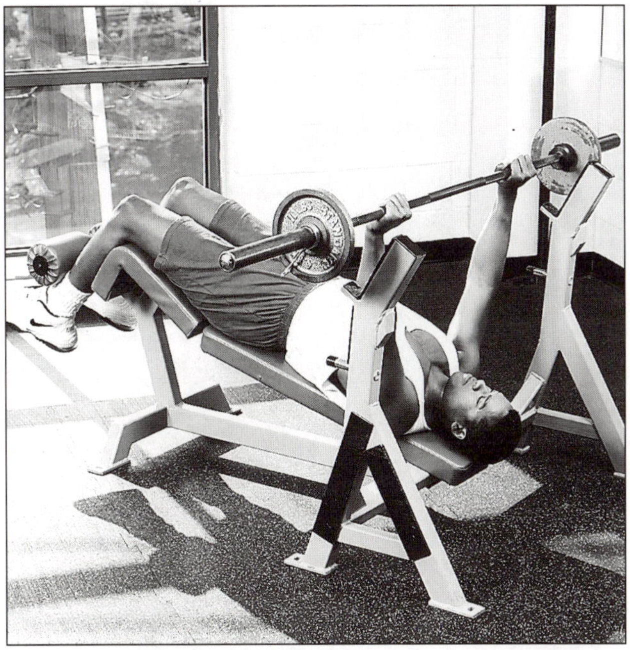

Legen Sie sich auf eine im 45°-Winkel nach unten geneigte Bank, mit dem Kopf unter dem Langhantelträger. Die Knie hängen über das Bankende, die Füße stekken unter der gepolsterten Verankerung. Halten Sie die Hantel im Ristgriff, die Arme etwas weiter als schulterbreit. Drücken Sie die Hantel vom Träger und halten Sie sie mit gestreckten Armen über der Brust.

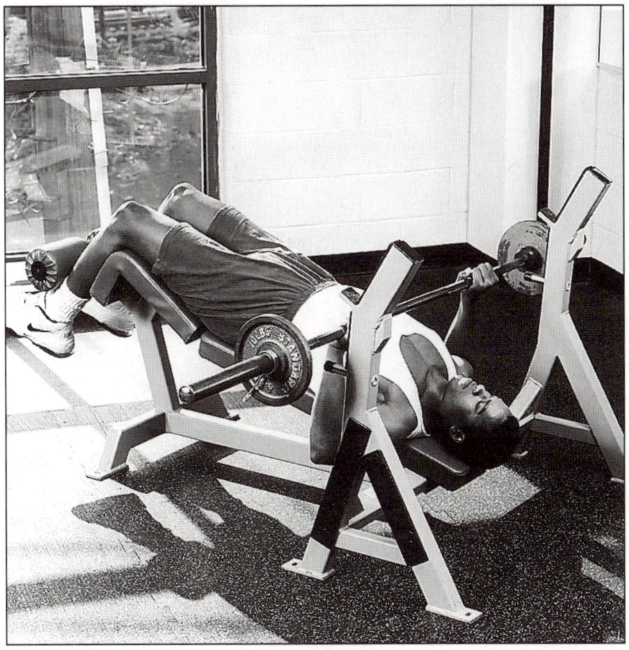

Beugen Sie langsam die Ellenbogen und senken Sie das Gewicht bis kurz unterhalb der Brustwarzen. Die Ellenbogen weisen dabei stets nach außen. Halten Sie diese Stellung eine Sekunde und drücken Sie die Hantel dann kontrolliert wieder nach oben, auf volle Armlänge.

Kurzhantel-Butterfly

EINSTUFUNG: SCHWIERIG

Der Butterfly stellt eine der besten Übungen zur Ausbildung des mittleren großen Brustmuskels dar – jenes großen fächerförmigen Muskels auf beiden Seiten des Brustbeins, der den Hauptteil der Brust bildet. Bei der Übung wird auch der kleinere Brustmuskel trainiert sowie die äußeren Deltamuskeln (Schulter), der Hakenarmmuskel (M. coracobrachialis; im inneren Oberarm) und die vorderen seitlichen Sägemuskeln (M. serratus anterior; im oberen äußeren Brustkorb).

Halten Sie in jeder Hand eine Kurzhantel und legen Sie sich mit dem Rücken auf eine Übungsbank, die Beine gespreizt, die Füße flach auf dem Boden. Strecken Sie die Arme senkrecht zum Boden, die Handflächen einander zugewendet. Die Hanteln sollten sich fast berühren.

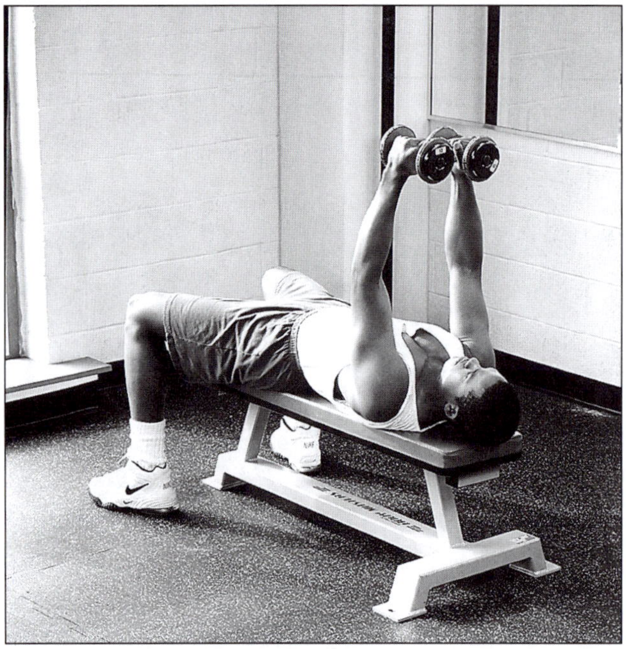

MACHEN SIE ES BESSER

- Verwenden Sie Hanteln mit einem mittleren Gewicht. Schwere Hanteln erschweren es, eine gute Haltung zu bewahren und Verletzungen zu vermeiden.
- Drücken Sie die Ellenbogen während der Übung nicht durch, sondern lassen Sie sie leicht gebeugt, um eine Verletzung zu vermeiden.
- Eine maximale Belastung der Brust läßt sich erzielen, indem Sie die Ellenbogen soweit wie möglich senken, wenn Sie die Hanteln nach unten führen.

▼

Beugen Sie Ihre Arme leicht an den Ellenbogen und senken Sie die Hanteln in einer Halbkreisbewegung zu jeder Seite. In der unteren Übungsposition sollten sich die Hanteln auf Schulterhöhe oder leicht darunter befinden, in einer Linie mit den Ohren. Halten Sie diese Stellung für einen Moment und führen Sie die Hanteln dann zurück in die Ausgangsposition.

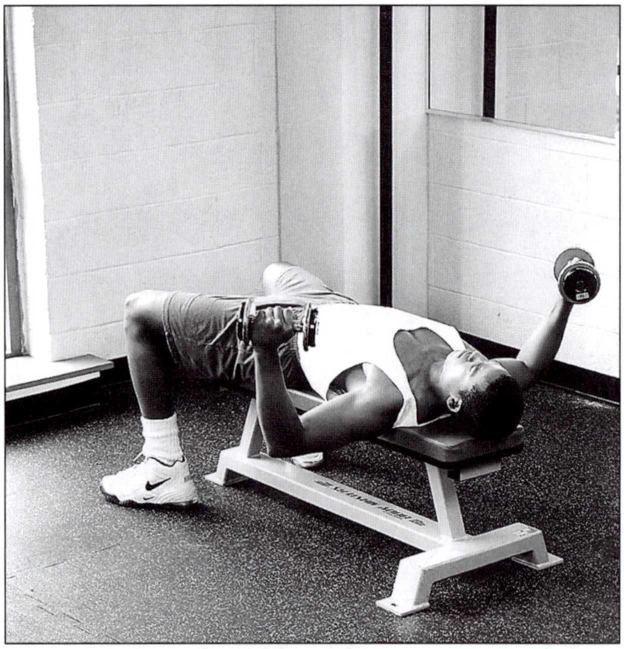

Langhantel-Überzug

EINSTUFUNG: SCHWIERIG

Obgleich die Übung der liegenden Trizeps-Streckübung ähnelt, werden hier andere Muskelgruppen beansprucht; vor allem die großen und kleinen Brustmuskeln, der breite Rückenmuskel im mittleren und unteren Rückenbereich, der große Rundmuskel (unterhalb der Schulterblätter) und die Rautenmuskeln (oberer Rücken). Nutzen Sie diese Übung, um Ihre Züge beim Schwimmen und Rudern zu verbessern.

MACHEN SIE ES BESSER

- Durch die Verwendung einer SZ-Stange ist die Übung angenehmer und leichter zu kontrollieren.
- Um im Brustkorb eine maximale Dehnung zu erzielen, halten Sie Ihre Arme beim Senken der Hantel über Kopf so gerade wie möglich.
- Um die unangenehme (und auch gefährliche) Anspannung der Arme zu verringern, können Sie Ihre Ellenbogen etwas stärker beugen.
- Tragen Sie einen Gewichthebergürtel oder wechseln Sie zu einem leichteren Gewicht, um eine Krümmung des Rückens zu vermeiden.

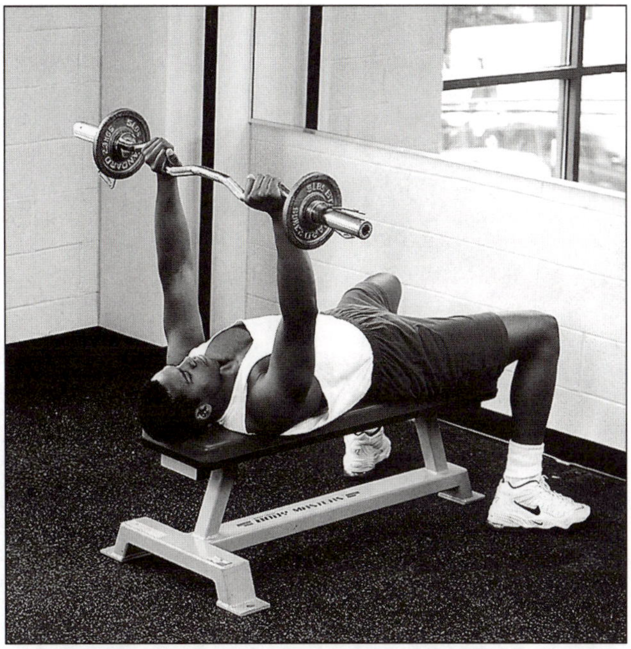

Legen Sie sich flach auf die Bank, die Füße jeweils zu einer Seite der Bank gespreizt. Heben Sie die Hantel über die Brust, mit den Handflächen zu den Füßen weisend, bis sich die Arme senkrecht zum Boden befinden. Drücken Sie die Ellenbogen dabei nicht durch, sondern halten Sie sie leicht gebeugt.

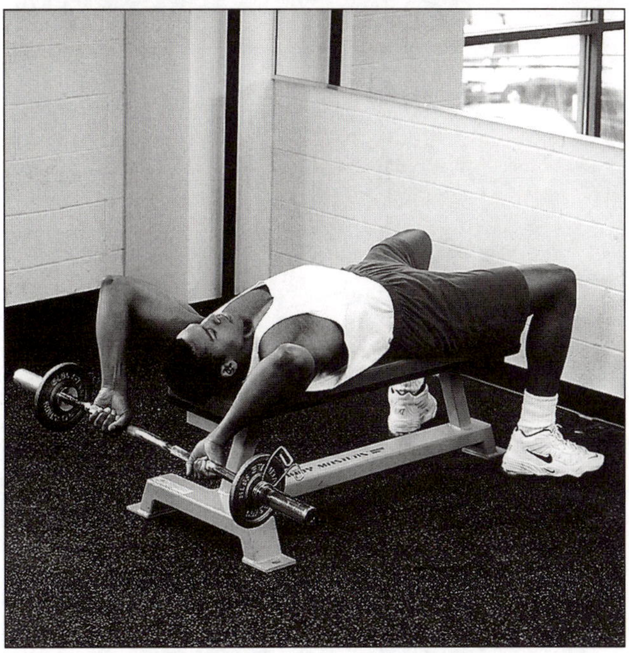

Senken Sie die Hantel langsam und in einer Halbkreisbewegung hinter den Kopf, bis sich die Oberarme parallel zur Bank oder niedriger befinden. Halten Sie diese Stellung eine Sekunde; ziehen Sie dann die Hantel über den Kopf zurück in die Ausgangsposition.

Überzug mit gebeugten Armen

EINSTUFUNG: SCHWIERIG

Anders als die meisten Übungen auf einer Übungsbank, auf der Sie längs liegen müssen, erfordert diese Übung eine Lage quer zur Bank – eine ziemliche Herausforderung für Ihr Gleichgewichtsvermögen. Die Veränderung der Position übt eine zusätzliche Belastung auf die unteren Brust- und Rückenmuskeln aus. Diese Übung trainiert vor allem den unteren großen Brustmuskel und dessen Gegenstück, den breiten Rückenmuskel. Beansprucht werden aber auch die Trizepsmuskeln und der große Rundmuskel (M. teres major; unterhalb des Schulterblattes), der den breiten Rückenmuskel unterstützt.

Legen Sie sich quer über eine Bank, wobei der Kopf knapp übersteht. Halten Sie den Rumpf gerade und die Füße flach auf dem Boden. Halten Sie eine Kurzhantel an einem Ende, wobei die Daumen um die Hantel gelegt werden und die Handflächen nach oben weisen. Ihre Arme sollten über der Brust gestreckt sein, die Ellenbogen dabei leicht gebeugt.

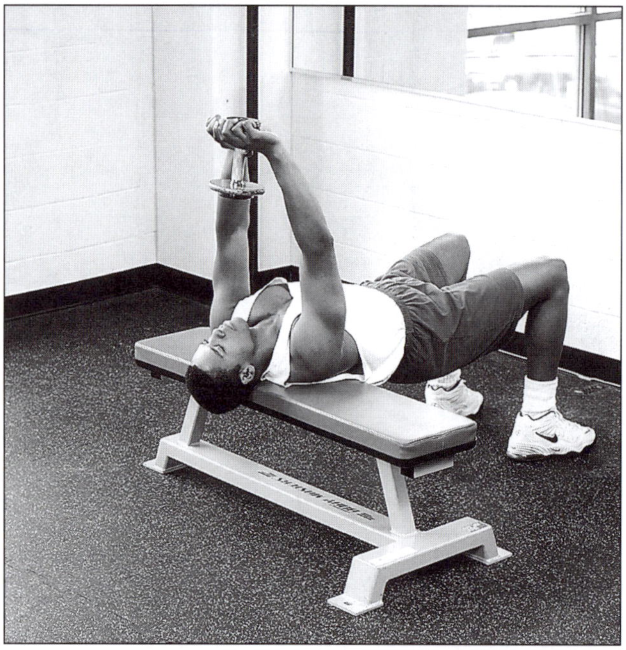

Senken Sie die Hantel langsam nach hinten über den Kopf, bis sich die Oberarme parallel zum Boden befinden. Pausieren Sie eine Sekunde, und heben Sie die Hantel dann langsam zurück in die Ausgangsposition.

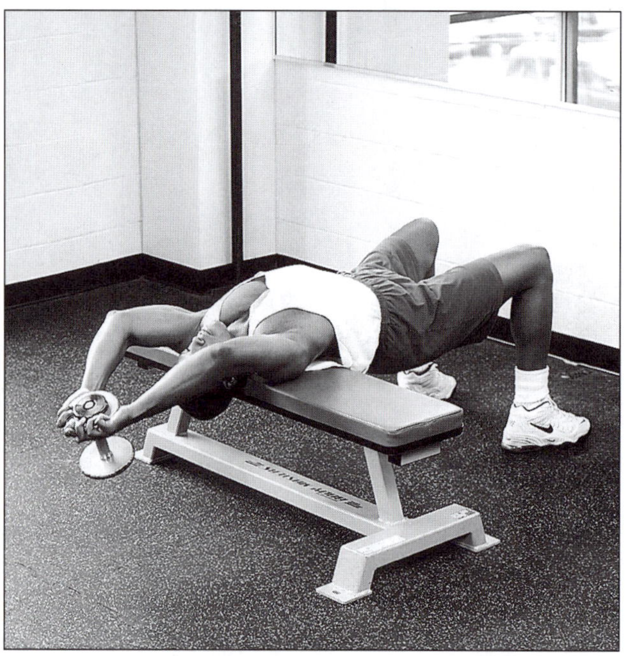

MACHEN SIE ES BESSER

- Tragen Sie einen Gewichthebergürtel und nehmen Sie Gewichte, die leichter sind als die sonst von Ihnen genutzten, bis Sie sich an die Übung gewöhnt haben.
- Um nicht die Bauchmuskeln ins Spiel zu bringen, halten Sie den Kopf nach hinten und die Schultern auf der Bank.
- Halten Sie Rücken und Becken gerade. Ein Senken des Beckens unter die Bankhöhe oder ein Krümmen des Rückens kann zu Rükkenverletzungen führen.

Wenn Sie eine Kurzhantel mit austauschbaren Gewichten nutzen, achten Sie vor Übungsbeginn darauf, daß die Stellringe fest angezogen sind.

▼

Kabelziehen über Kreuz

EINSTUFUNG: MITTELSCHWER

In Bodybuilding-Wettbewerben sehen Sie oft eine Pose, welche „Die Muskulöse" genannt wird und der Endhaltung in dieser Übung ähnelt. Beansprucht werden die großen und kleinen Brustmuskeln sowie der vordere (seitliche) Sägemuskel (Brustkorb), der vordere Deltamuskel (Schulter) und der Hakenarmmuskel (innerer Oberarm). Für das Kabelziehen benötigen Sie zwei Über-Kopf-Züge.

MACHEN SIE ES BESSER

- Um die Belastung auf den inneren Brustmuskel zu maximieren, könnten Sie die Unterarme soweit wie möglich überkreuzen.
- Halten Sie die Handgelenke gerade, um eine unnötige Zerrung des Handgelenks zu vermeiden.
- Für optimale Ergebnisse sollten Sie während der gesamten Übung mit geradem Rücken in der gebeugten Haltung verbleiben und die Taille ruhig halten.

▼

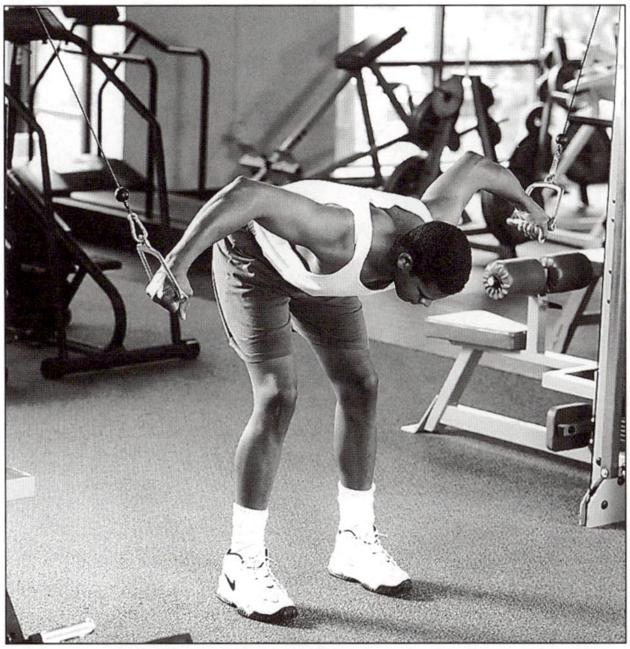

Stellen Sie sich zwischen die beiden Überkopf-Seilzüge; die Füße ungefähr schulterbreit auseinander. Fassen Sie die Griffe, die Handflächen weisen nach unten. Beugen Sie sich auf Taillenhöhe soweit nach unten, bis sich Ihr Oberkörper parallel zum Boden befindet. Halten Sie die Ellenbogen leicht gebeugt und ziehen Sie an den Griffen, bis sie sich in einer Höhe mit Ihren Schultern befinden. Das ist die Ausgangsposition.

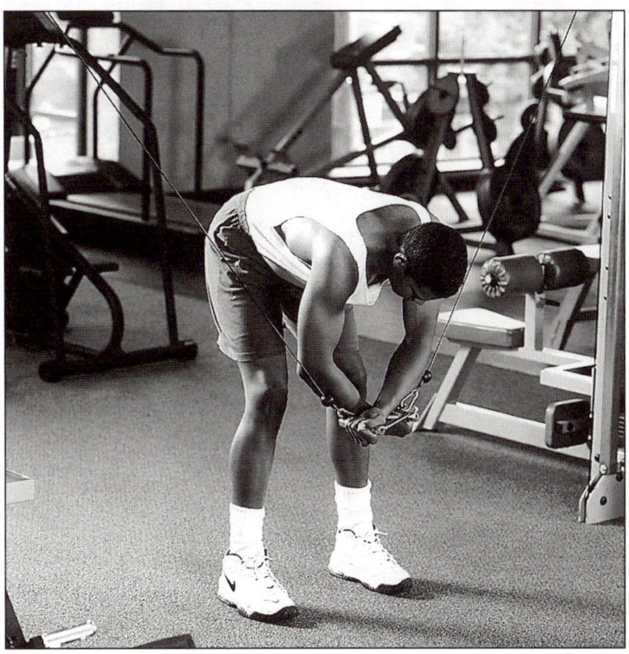

Ziehen Sie die Griffe langsam hinunter, bis Sie sie vor Ihrer Brust überkreuzen können. Pausieren Sie für eine Sekunde, und kehren Sie dann in die Ausgangsposition zurück.

Liegestütze

EINSTUFUNG: MITTELSCHWER

Ein Klassiker, der nie aus der Mode kommt. Liegestütze sind wahrscheinlich die umfassendste Oberkörperübung, die Sie machen können. Sie stärken die Brust, die Schultern, die Arme, die Handgelenke und den oberen Rücken. Liegestütze haben auch den Vorteil, daß sie überall gemacht werden können, ohne jegliche Geräte – einfach nur Sie und die Schwerkraft.

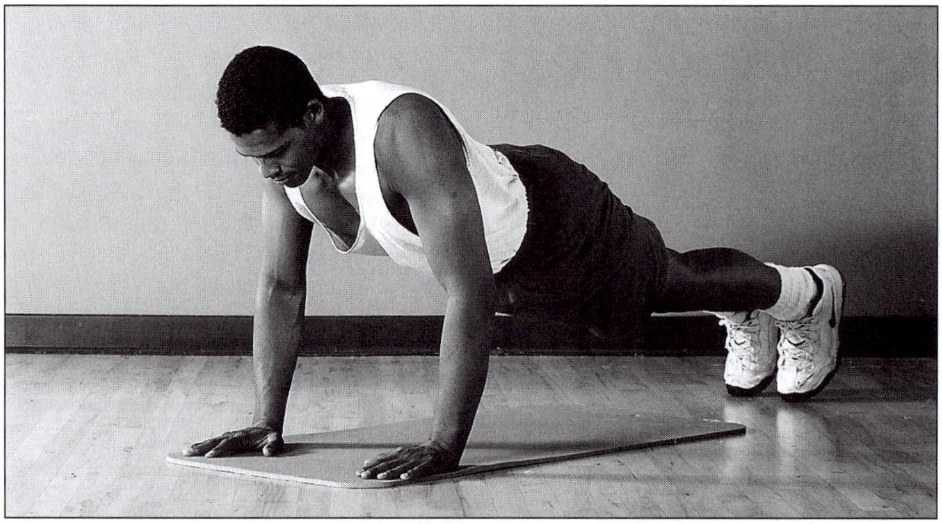

Bringen Sie Ihr Körpergewicht zwischen Fußballen und den Handflächen in Balance. Blicken Sie zum Boden. Die Hände schulterbreit voneinander entfernt, strecken Sie die Arme, bis sich Ihr Körper in einem Winkel von 45° zum Boden befindet. Ihre Beine sollten geschlossen und vollständig gestreckt sein. Die Ellenbogen sind leicht gebeugt, die Finger sollten nach innen weisen. Halten Sie Ihren Körper in einer geraden Linie.

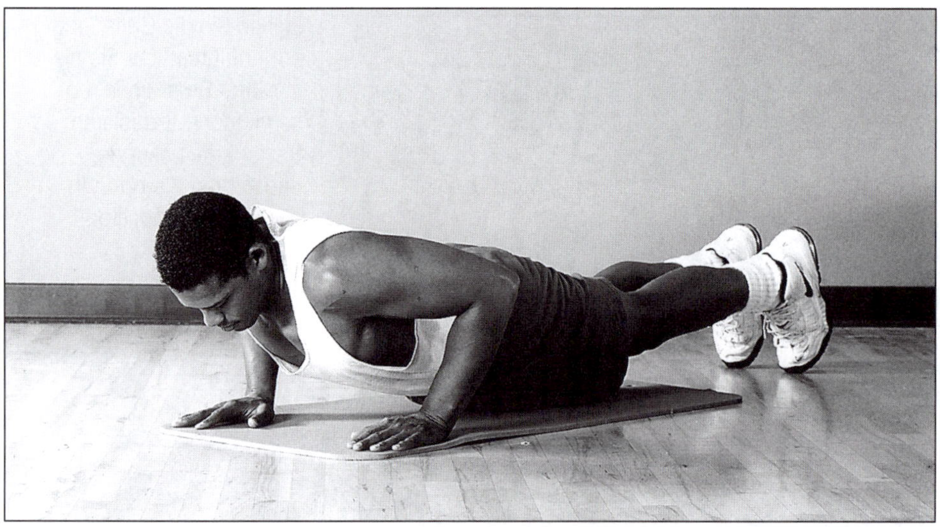

Halten Sie den Körper gerade, beugen Sie die Arme und senken Sie sich, bis Ihre Brust nahezu den Boden berührt. Halten Sie diese Stellung eine Sekunde und kehren Sie dann in die Ausgangshaltung zurück.

MACHEN SIE ES BESSER

- Um die Belastung auf die Brustmuskeln zu konzentrieren, setzen Sie Ihre Hände etwas weiter als schulterbreit auf.
- Wenn Sie die Hände soweit zusammenbringen, daß sich Daumen und Zeigefinger berühren (ein Rhombus bilden), erhöht sich die Belastung auf den Trizeps und auf den Rücken.
- Zur Erhöhung der Kraft in den Fingern, stützen Sie sich auf die Fingerspitzen statt auf die Handflächen.
- Eine Erhöhung des Schwierigkeitsgrades läßt sich erzielen, indem Sie sich von einem Trainingspartner eine Gewichtsscheibe auf den oberen Rückenbereich legen lassen.
- Eine weitere Erhöhung des Schwierigkeitsgrades erzielen Sie, wenn Sie die einarmige Liegestütze machen, während der andere Arm auf dem Rücken gehalten wird.
- Der Schwierigkeitsgrad läßt sich verringern, indem Sie die Knie beugen oder auf dem Boden aufsetzen, mit den Füßen in der Luft.

Liegestütze von der Bank

EINSTUFUNG: LEICHT BIS MITTELSCHWER

Etwas leichter als die traditionellen Liegestütze, werden diese Liegestütze oft an den Anfang eines Trainingsprogramms gesetzt. Sobald Sie diese mit Leichtigkeit ausführen können, werden Sie allmählich zur schwierigeren Form übergehen.

MACHEN SIE ES BESSER

- Wenn Sie keine Bank haben, kann diese Übung auch unter Verwendung eines stabilen Stuhls oder auch eines Treppenabsatzes gemacht werden.
- Um die Belastung auf die Brustmuskeln zu konzentrieren, setzen Sie Ihre Hände etwas weiter als schulterbreit auf.
- Wenn Sie die Hände soweit zusammenbringen, daß sich die Daumen und Zeigefinger berühren, erhöht sich die Belastung auf den Trizeps und den Rücken.
- Eine Erhöhung des Schwierigkeitsgrades läßt sich erzielen, indem Sie sich von einem Trainingspartner eine Gewichtsscheibe auf den oberen Rückenbereich legen lassen.
- Um den Schwierigkeitsgrad etwas zu verringern, sollten Sie Ihren Körper nicht bis zum Boden senken. Machen Sie flachere Liegestütze, bis Ihre Arme kräftiger sind.
- Eine leichtere Variante dieser Übung ist der schräge Liegestütz. Stellen Sie sich 60–90 cm von einer Wand entfernt auf und beugen Sie sich vor, die Arme ausgestreckt und die Handfläche flach gegen die Wand gedrückt. Beugen Sie die Ellenbogen und damit den Körper in Richtung Wand, und danach drücken Sie sich wieder in die Gerade.

▼

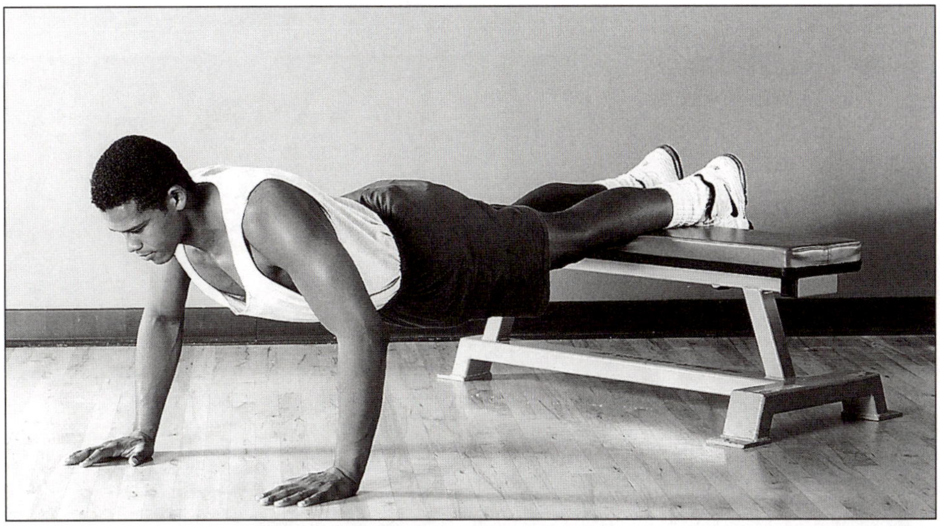

Nehmen Sie die in der Übung zuvor beschriebene Standardposition ein; die Beine sind hierbei geschlossen und, wie die Arme, gestreckt. Statt die Füße auf dem Boden zu positionieren, legen Sie sie bei dieser Übung auf eine Bank. Die Ellenbogen sind leicht gebeugt, die Finger sollten nach innen weisen. Der Blick ist zum Boden gerichtet. Halten Sie Ihren Körper in einer geraden Linie.

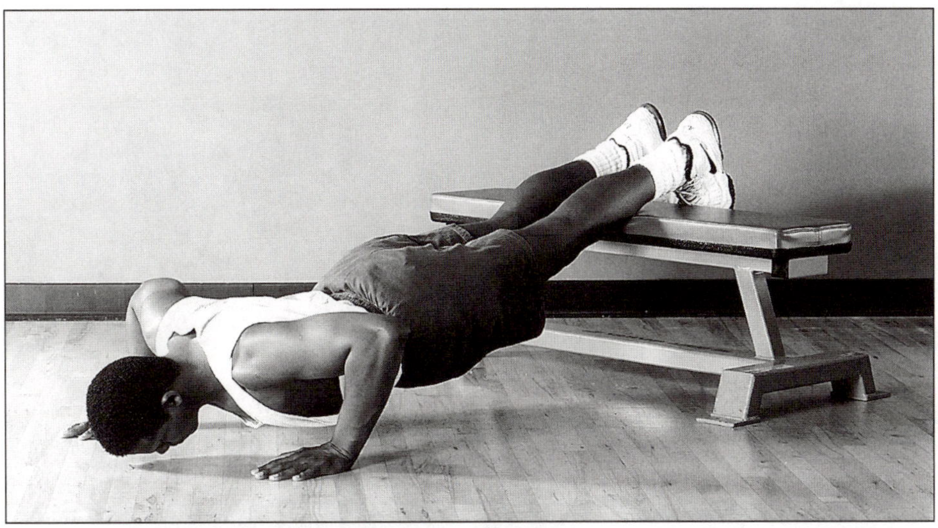

Halten Sie den Körper gerade, beugen Sie die Arme, und senken Sie sich langsam bis Ihre Brust nahezu den Boden berührt. Halten Sie diese Stellung für eine Sekunde, und kehren Sie dann in die Ausgangshaltung zurück.

Nackenziehen

EINSTUFUNG: LEICHT

Die meisten Männer denken nicht darüber nach, die Nackenmuskulatur zu kräftigen; aber Sie sollten es tun. Schwache Halsmuskeln sind anfälliger gegenüber einer Verletzung, wenn die Schultern einer hohen Belastung ausgesetzt werden. Bei dieser einfachen Übung wird der Handdruck genutzt, um einen Widerstand zu erzeugen und die Nackenmuskulatur zu kräftigen.

Setzen Sie sich auf das Ende einer Bank, wobei Sie den Rücken gerade, den Kopf aufgerichtet und die Füße flach auf dem Boden halten. Verschränken Sie die Finger hinter Ihrem Kopf, ungefähr auf Höhe der Ohren.

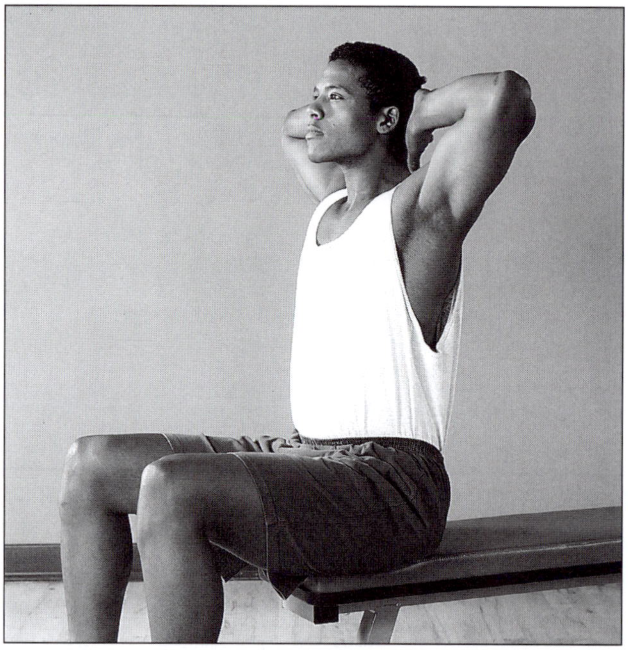

MACHEN SIE ES BESSER

- Zur Vermeidung einer Muskelzerrung, sollten Sie vor Beginn dieser Übung den Nacken mit einigen Drehungen (siehe S. 290) erwärmen.
- Ziehen Sie Ihren Kopf nicht weiter, als es für Sie problemlos möglich ist.
- Eine Erhöhung des Schwierigkeitsgrades läßt sich erzielen, indem Sie eine Kopfbedeckung aufsetzen, die mit einem Gewicht verbunden ist.
- Halsmuskeln sind im allgemeinen nicht so stark wie andere Muskeln. Nutzen Sie deshalb leichtere Gewichte und eine höhere Anzahl an Wiederholungen.

Während Sie mit dem Nacken Widerstand leisten, ziehen Sie langsam mit den Händen den Kopf nach vorn und unten, soweit wie es Ihnen möglich ist. Halten Sie diese Lage eine Sekunde und kehren Sie dann in die Ausgangsposition zurück – diesmal unter Nutzung der Hände als Widerstand gegen die Bewegung.

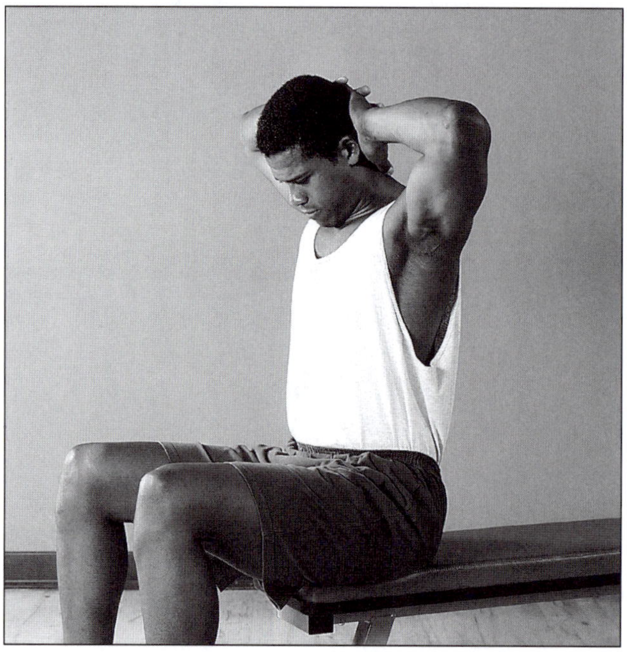

Nackendrücken

EINSTUFUNG: LEICHT

Diese Übung klingt nach Qual, aber sie ist wirklich einfach. Das ist auch wichtig, da sie die vorderen und seitlichen Halsmuskeln trainiert – Muskeln, die beim Drehen des Kopfes ins Spiel kommen; sei es beim Golfspielen oder beim Basketball, oder einfach, wenn Sie sich mit der Person neben Ihnen unterhalten.

MACHEN SIE ES BESSER

- Um die Schultern locker zu halten und eine Muskelzerrung zu vermeiden, sollten Sie vor dem Beginn einige Male mit den Schultern rollen und mit den Achseln zucken.
- Um die Muskeln im vorderen Halsbereich stärker zu trainieren, bilden Sie mit den Fäusten einen Widerstand, während Sie den Kopf in die Ausgangsposition zurückheben.
- Setzen Sie die Fäuste so an, daß sich der Druck auf den Kiefer richtet und nicht gegen das weiche (und leicht verletzbare) Gewebe des Halses.
- Indem Sie Ihre Bewegungen gleichmäßig halten, verhindern Sie eine eventuelle Muskel- und Bänderzerrung.
- Halten Sie die Augen geöffnet, um ein besseres Gleichgewicht zu halten.

▼

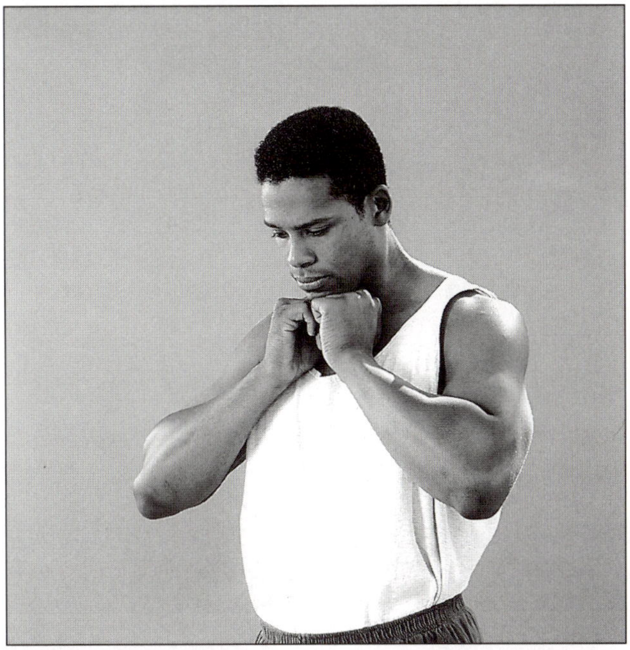

Stehen Sie aufrecht mit geradem Rücken und lockeren Knien, die Füße schulterbreit. Senken Sie Ihren Kopf auf die Brust. Stützen Sie die Fäuste unter den Kiefer, so daß sie den Kopf stützen. Halten Sie die Arme von der Brust weg und richten Sie die Ellenbogen leicht nach außen.

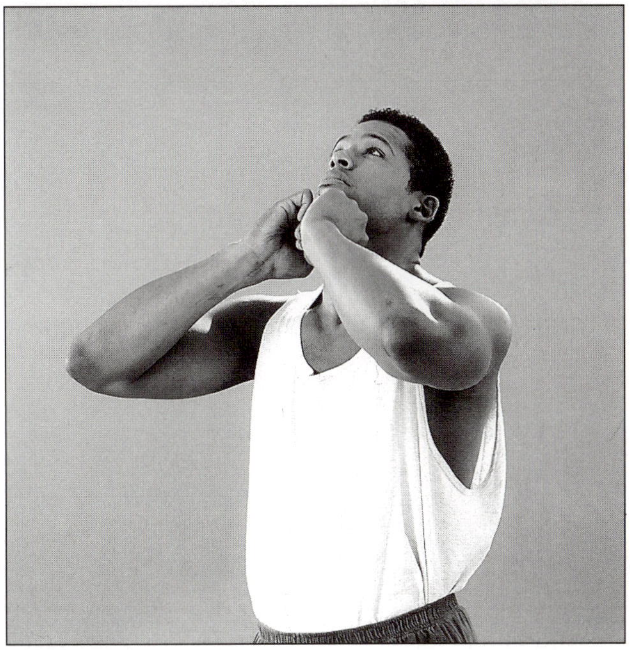

Bilden Sie mit dem Nacken einen Widerstand und drücken Sie den Kopf allmählich nach oben, bis Ihr Hals soweit wie möglich gestreckt ist. Lehnen Sie nicht den Körper nach hinten.
Halten Sie diese Lage für eine Sekunde; vermindern Sie dann den Druck und kehren Sie in die Ausgangsposition zurück.

Halsdrehungen

Einstufung: Leicht

Diese Dehnungsübung belebt das Nervensystem und beseitigt die Steifheit im Hals- und oberen Schulterbereich. Die Muskeln werden gestärkt, wodurch sich die Beweglichkeit und die Haltung verbessern. Wenn Sie Probleme mit Ihrem Hals oder dem oberen Rücken haben, sollten Sie diese Übung jedoch vermeiden.

Stehen Sie aufrecht, die Füße schulterbreit, die Knie und Schultern locker. Senken Sie soweit wie möglich Ihren Kopf auf die Brust.

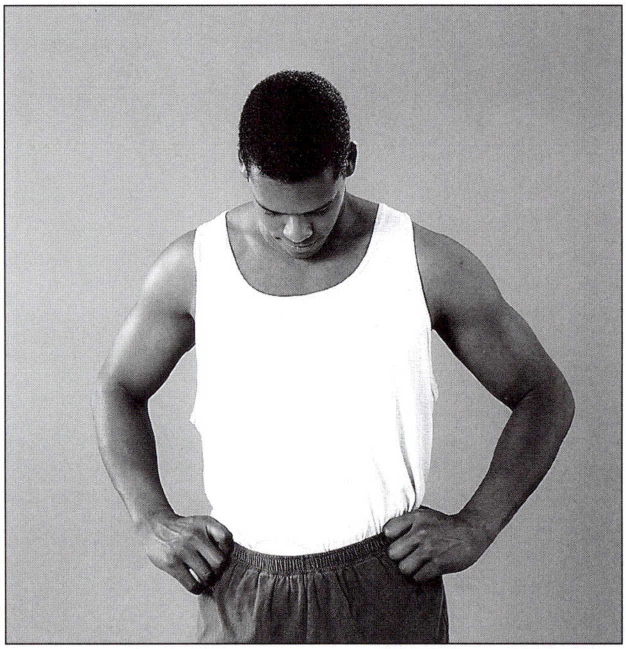

Machen Sie es besser

- Machen Sie die Übung nicht mit geschlossenen Augen. Es macht einige Leute schwindlig.
- Führen Sie die Bewegungen gleichmäßig und ohne Unterbrechung aus, aber zwingen Sie sich nicht, wenn Sie Steifheit oder einen Widerstand spüren.
- Zur Abwechslung können Sie die Mitte eines aufgewickelten Handtuchs gegen die Stirn drücken. Ziehen Sie die Handtuchenden leicht nach hinten, während Sie sich nach vorn beugen, um so einen Widerstand zu schaffen. Der Zug am Handtuch schafft für jede Kopfhaltung einen Widerstand.

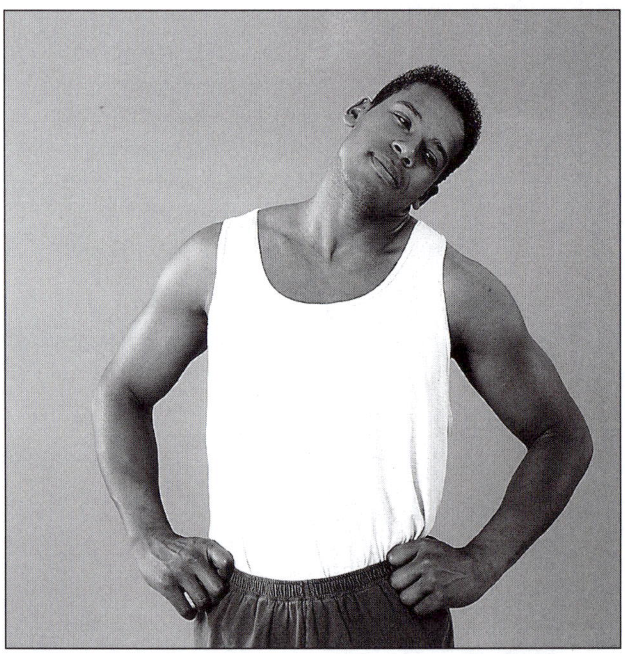

Rollen Sie den Kopf langsam nach links, bis Ihr Ohr fast die Schulter berührt.

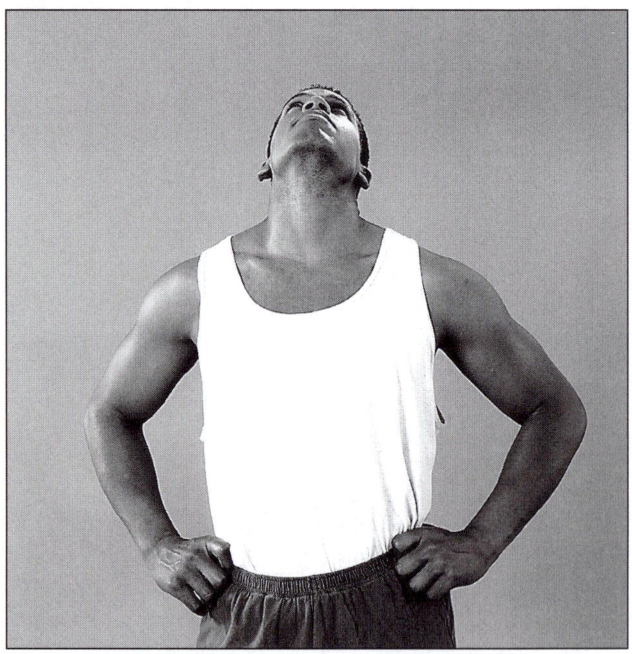

Rollen Sie Ihren Kopf dann langsam nach hinten. Erzwingen Sie diese Bewegung nicht, und lassen Sie Ihren Kopf auch nicht soweit hängen, daß er auf den Schultern aufliegt. Rollen Sie den Kopf nach rechts und dann nach vorn. Wiederholen Sie die Bewegung; diesmal mit der anderen Richtung beginnend.

Kopfwende

EINSTUFUNG: LEICHT

Die zwei bekanntesten Halsmuskeln sind die Kopfwendermuskeln (M. sternocleidomastoideus), die Sie zum Nicken und zum Drehen des Kopfes benötigen. Die Kopfwende ist eine ausgezeichnete Übung, diese Muskeln in einem erheblichen Umfang auszubilden.

MACHEN SIE ES BESSER

- Für eine weichere Stütze als die Faust, nehmen Sie Ihren Handballen.
- Der Schwierigkeitsgrad läßt sich erhöhen, indem Sie Ihre Faust nutzen, um als Widerstand bei der Rückbewegung zu dienen.
- Die Dehnung läßt sich erhöhen, indem Sie mit den Augen soweit nach recht sehen wie Sie können, wenn Sie den Kopf nach rechts drehen, und soweit wie möglich nach links, wenn Sie den Kopf nach links drehen.

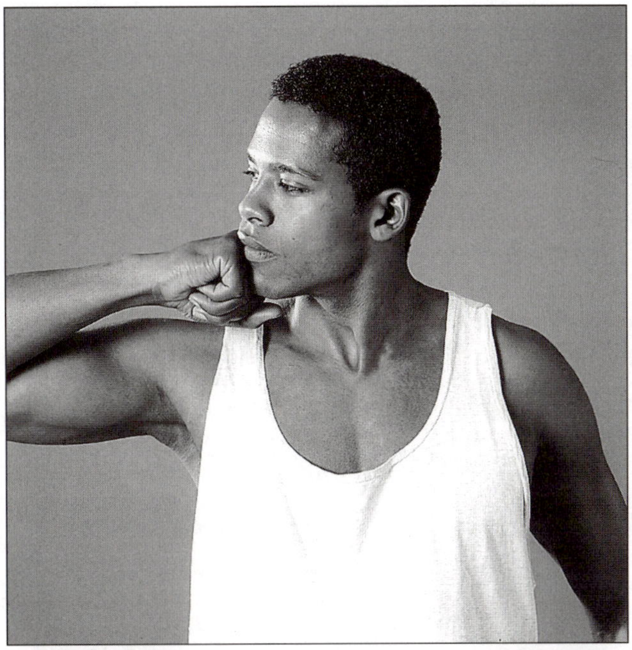

Stehen Sie aufrecht, die Füße schulterbreit, die Knie leicht gebeugt. Ballen Sie die rechte Hand zur Faust und setzen Sie sie an die rechte Kinnseite, wobei sich Ellenbogen und Unterarm parallel zum Boden befinden. Nutzen Sie Ihre Faust als Widerstand und drehen Sie Ihren Kopf soweit, bis Ihr Kinn über der rechten Schulter ist.

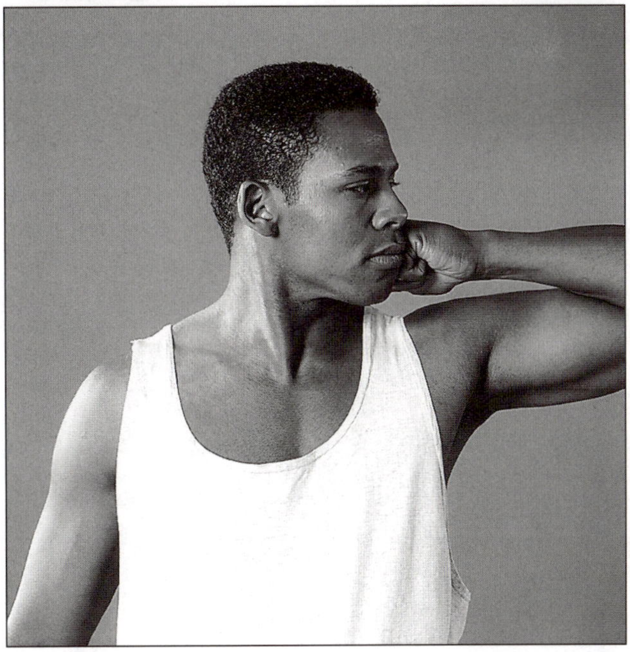

Sobald Ihr Kinn die Schulter berührt hat, kehren Sie in die Ausgangsposition zurück und wiederholen Sie die Übung zur linken Seite.

Über-Kopf-Drücken mit der Langhantel

Einstufung: Schwierig

Auch als „Military press“ oder „Drücken von der Brust zur Hochstrecke“ genannt. Die Übung kräftigt den vorderen und äußeren Deltamuskel (Schulter).

Stehen Sie aufrecht, den Rücken gerade, die Füße schulterbreit, die Knie leicht gebeugt. Nehmen Sie eine Langhantel im Ristgriff in beide Hände, auf Schulterbreite oder etwas breiter.Beugen Sie Ihre Ellenbogen und heben Sie die Hantel bis in Schulterhöhe. Richten Sie die Ellenbogen nach unten und drücken Sie die Brust nach oben.

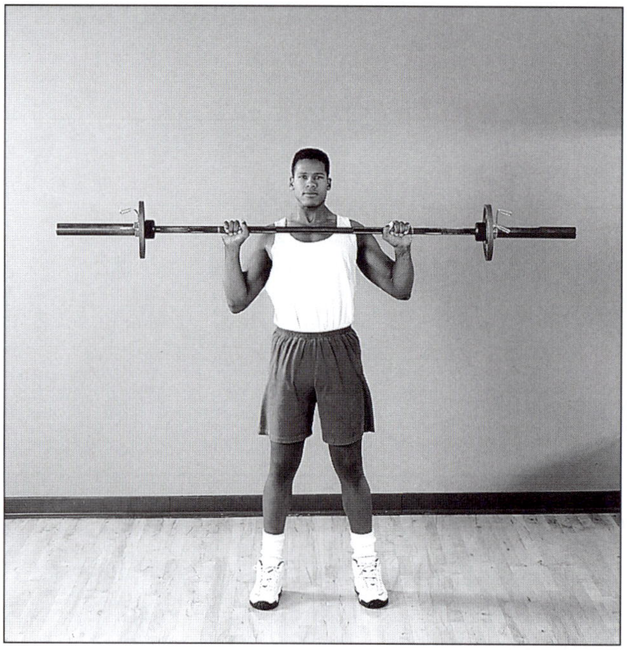

Heben Sie langsam die Hantel gerade über Ihren Kopf. Halten Sie diese Stellung eine Sekunde und senken Sie die Hantel dann wieder auf Brusthöhe.

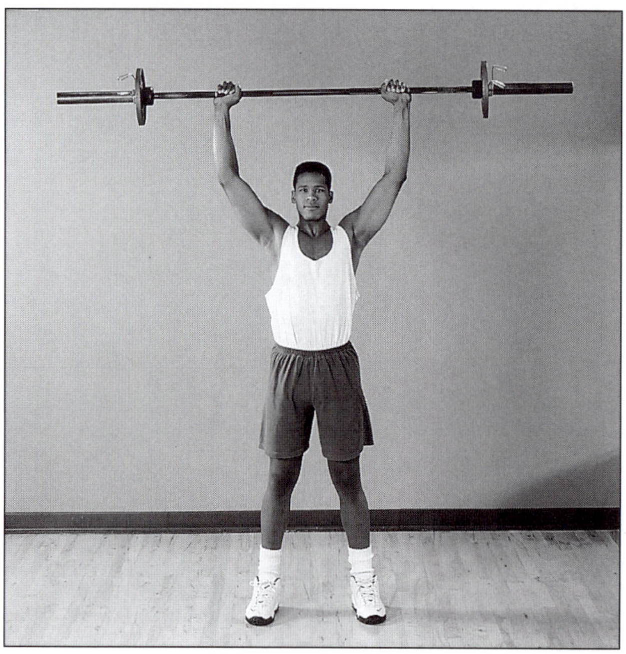

Machen Sie es besser

- Bei dieser Übung wird eine große Belastung auf den unteren Rücken ausgeübt; empfehlenswert wäre deshalb das Tragen eines Gewichtheber-gürtels.
- Halten Sie die Handgelenke gerade, um sie zu schonen.
- Lassen Sie die Hantel nicht auf der Brust aufprallen, um einen Schwung zu erzielen. Es erhöht nur das Verletzungsrisiko für den Rücken und mindert die Wirksamkeit der Übung.
- Wenn Sie feststellen, daß Sie beim Heben der Hantel ins Schwanken geraten, sollten Sie ein leichteres Gewicht wählen, bis Sie auch das schwerere vollständig unter Kontrolle haben.

Langhantel-Nackendrücken

EINSTUFUNG: SEHR SCHWIERIG

Eine ausgezeichnete multifunktionale Übung. Sie trainiert vor allem den vorderen und hinteren Deltamuskel (Schulter), den trapezförmigen Kappenmuskel (oberer Rücken und Nacken) sowie den Ober- und Untergrätenmuskel – sämtliche Muskeln, die für Ihre Schultern tätig sind. Diese Übung kann mitunter schwer zu kontrollieren sein. Verwenden Sie deshalb anfangs leichtere Gewichte.

MACHEN SIE ES BESSER

- Für eine Verringerung des Schwierigkeitsgrades können Sie die Übung auch im Sitzen ausführen.
- Tragen Sie einen Gewichthebergürtel, um den unteren Rückenbereich zu stützen.
- Erwärmen Sie den Schulter- und Nackenbereich vor Beginn der Übung mit einigen Hals- und Schulterdrehungen (siehe S. 290 und 305).

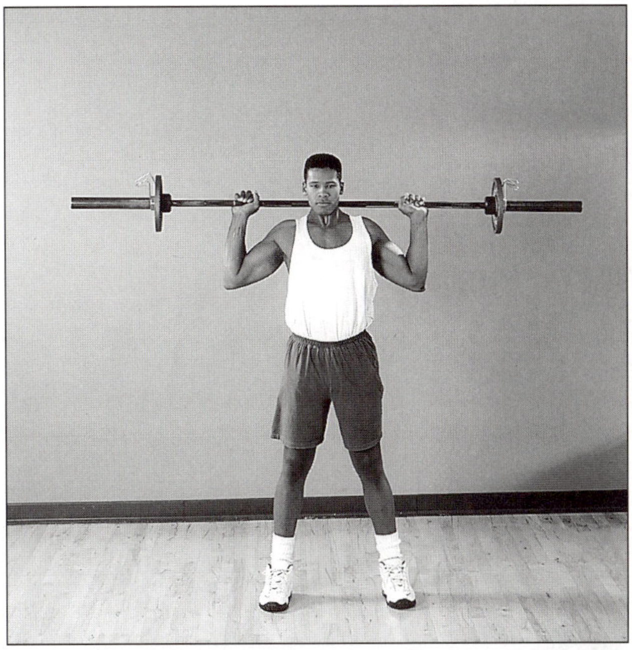

Stehen Sie aufrecht, die Füße schulterbreit, die Knie leicht gebeugt. Halten Sie eine Langhantel im Nacken quer über die Schultern. Ihre Hände sollten die Stange etwas breiter als schulterbreit umfassen, mit den Handflächen nach vorn weisend. Die Ellenbogen sollten nach unten zeigen, die Brust ist aufgerichtet.

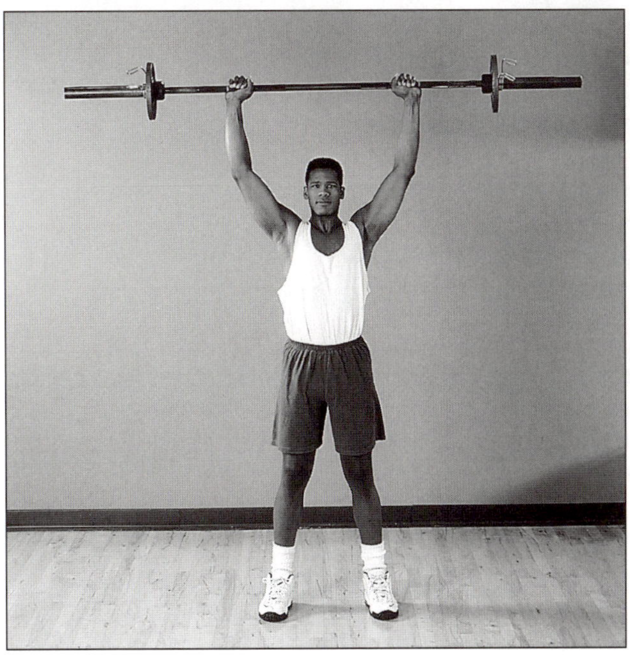

Drücken Sie langsam die Hantel nach oben; richten Sie die Ellenbogen dabei nach außen. Ziehen Sie den Kopf leicht nach vorn, um der Hantel etwas Platz zu geben. Halten Sie diese Stellung eine Sekunde und senken Sie die Hantel dann langsam zurück in die Ausgangsposition.

Über-Kopf-Drücken mit der Kurzhantel

EINSTUFUNG: SCHWIERIG

Im Englischen „Military Press“ genannt, können Sie sicher sein, daß Übungen, die „militär“ genannt werden, nicht leicht sind. Diese Übung bildet da keine Ausnahme. Sie beansprucht die vorderen und äußeren Deltamuskeln (Schulter), die Trizepsmuskeln (hinterer Oberarm) und die Kappenmuskeln (oberer Rücken- und Nackenbereich). Wenn Sie kräftige Schultern erzielen wollen, dann ist diese Übung ein Muß.

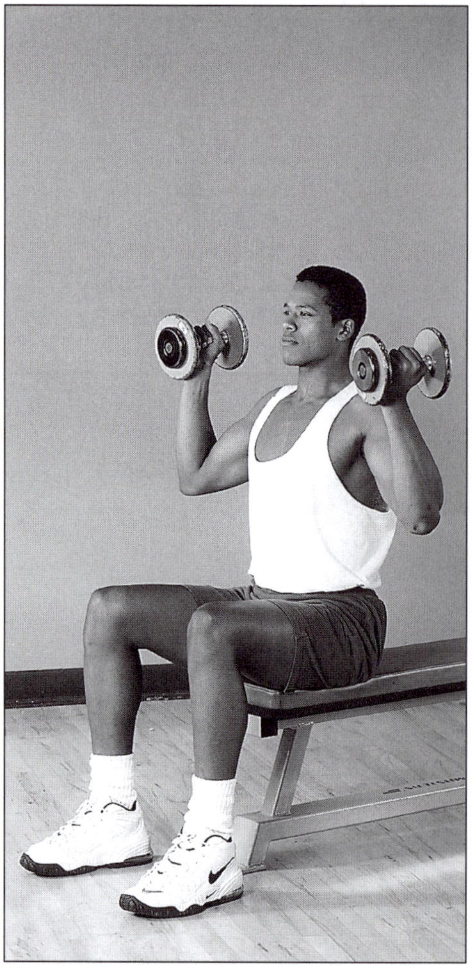

Setzen Sie sich auf das Ende einer Bank; der Rücken bleibt gerade. Halten Sie in jeder Hand eine Kurzhantel, wobei die Handflächen auf Schulterhöhe zum Körper gewendet sind.

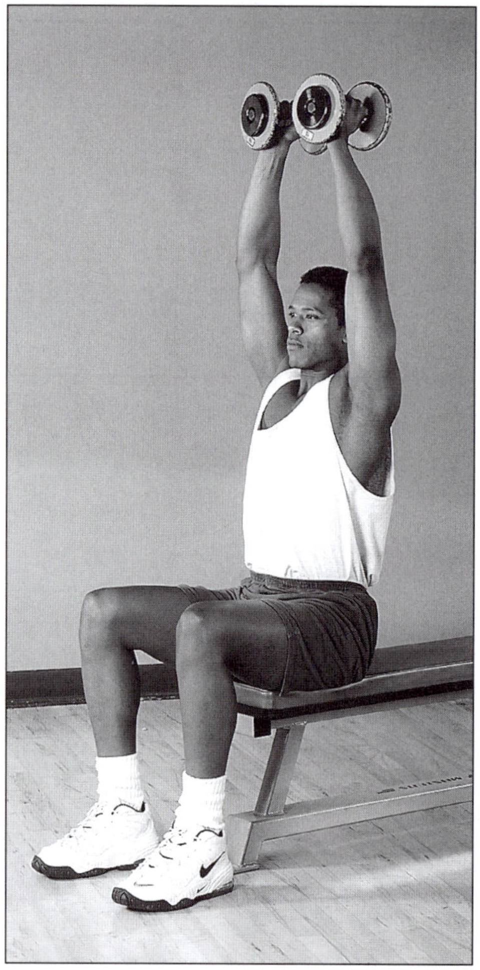

Heben Sie langsam beide Hanteln über den Kopf, bis sie sich fast berühren. Strecken Sie Ihre Arme, drücken Sie die Ellenbogen jedoch nicht ganz durch.
Pausieren Sie für eine Sekunde; dann senken Sie die Hanteln zurück in die Ausgangsposition.

MACHEN SIE ES BESSER

- Eine Erhöhung des Schwierigkeitsgrades läßt sich erzielen, indem Sie die Übung im Stehen ausführen.
- Da jeder Arm unabhängig vom anderen ein Gewicht hebt, sollten Sie ein geringeres Gewicht verwenden, als beim Drücken mit der Langhantel.
- Zur Maximierung der Belastung auf die Zielmuskeln, halten Sie den Körper während der gesamten Übung in derselben Lage.
- Wenn Sie feststellen, daß Sie beim Heben der Hantel ins Schwanken geraten oder ruckartige Bewegungen ausführen, sollten Sie ein leichteres Gewicht wählen.

▼

Kurzhantel-Drücken im Über-Kopf-Curl

EINSTUFUNG: MITTELSCHWER

Diese zusammengesetzte Rückenübung wird manchmal bei der Schulter-Therapie empfohlen. Sie trainiert den Bizeps (vorderer Oberarm), den Trizeps (hinterer Oberarm), den Vorderarmbeugermuskel (M. brachialis) und die Deltamuskeln (Schulter).

MACHEN SIE ES BESSER

- Machen Sie am Ende eines Curls oder beim Drücken der Hantel über den Kopf keine Pause, sondern halten Sie die Bewegungen weich und fortlaufend.
- Um Muskelzerrungen zu vermeiden, halten Sie den Rücken gerade und stabil.
- Zucken Sie nicht mit den Schultern, wenn Sie die Hanteln über den Kopf drücken. Behalten Sie eine entspannte Haltung bei, wodurch Sie dazu beitragen, eine Zerrung im Nacken- oder Schulterbereich zu vermeiden.
- Der Schwierigkeitsgrad läßt sich erhöhen, indem Sie die Übung im Stehen ausführen.

▼

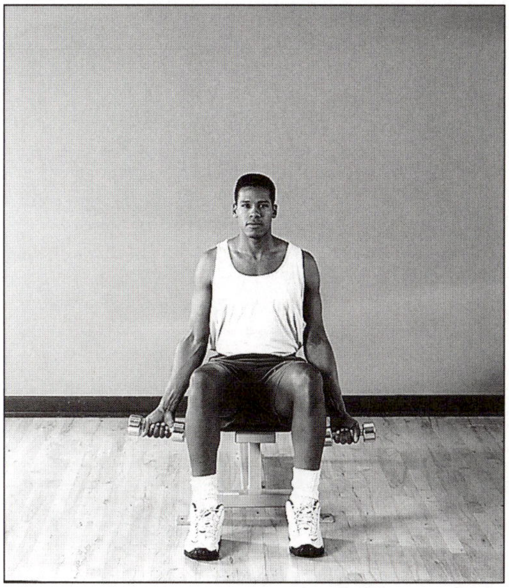

Setzen Sie sich an das Ende einer Bank, mit den Füßen schulterbreit flach auf dem Boden. Halten Sie in jeder Hand eine Kurzhantel, wobei die Handflächen nach vorn weisen, und strecken Sie die Arme zu den Seiten.

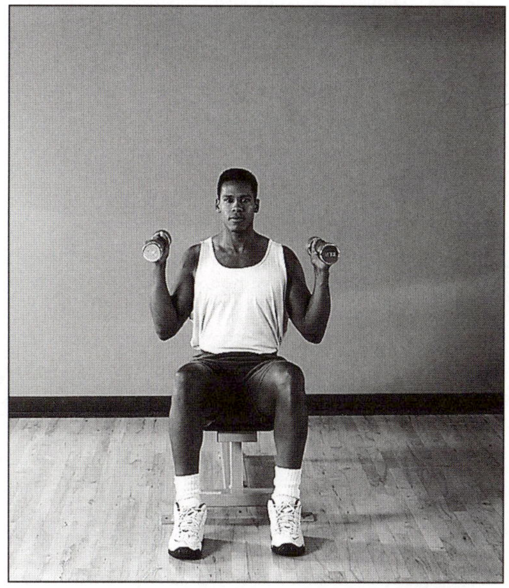

Halten Sie Ihre Oberarme in stabiler Position und ziehen Sie Ihre Unterarme hoch zu den Schultern. Drehen Sie beim Heben die Handgelenke, so daß Ihre Handflächen zueinander weisen.

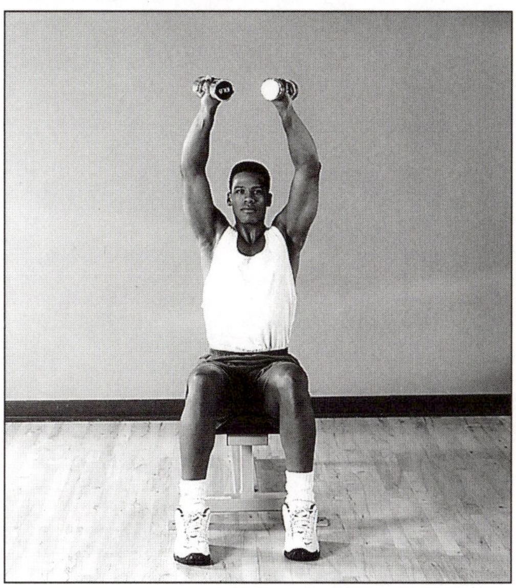

Heben Sie langsam beide Hanteln über den Kopf, bis Ihre Ellenbogen nahezu gerade sind, aber nicht durchgedrückt. Drehen Sie beim Heben die Handgelenke, so daß Ihre Handflächen nach außen weisen.

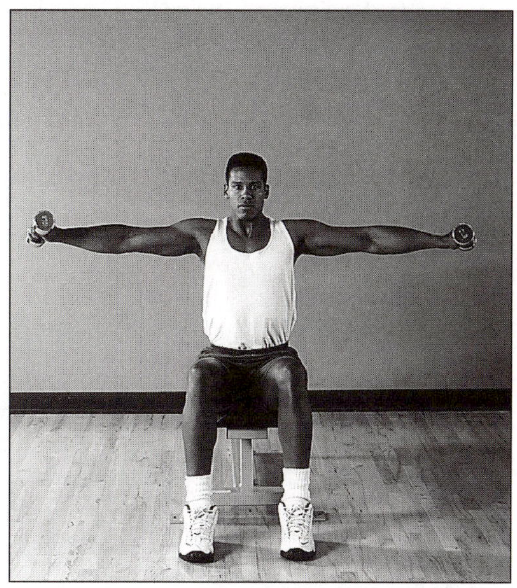

Senken Sie die Hanteln in einer Halbkreisbewegung in die Ausgangsposition zurück; halten Sie Ihre Arme gerade zu beiden Seiten.

Aufrechtes Rudern

EINSTUFUNG: MITTELSCHWER

Wie der Name sagt, werden bei dieser Übung diejenigen Muskeln trainiert, die beim Rudern in einem Boot beansprucht werden – der vordere Deltamuskel (Schulter) und die trapezförmigen Kappenmuskeln (oberer Rücken und Nacken) sowie die Unterarm- und Brustmuskeln.

Stehen Sie aufrecht, Füße schulterbreit. Erfassen Sie die Hantel mit einem engen Ristgriff und halten Sie sie mit gestreckten Armen. Die Hantel sollte an Ihren Oberschenkeln anliegen. Lehnen Sie sich auf Taillenhöhe leicht nach vorn und lassen Sie Ihre Schultern ein wenig nach vorn fallen; der Rücken bleibt jedoch gerade.

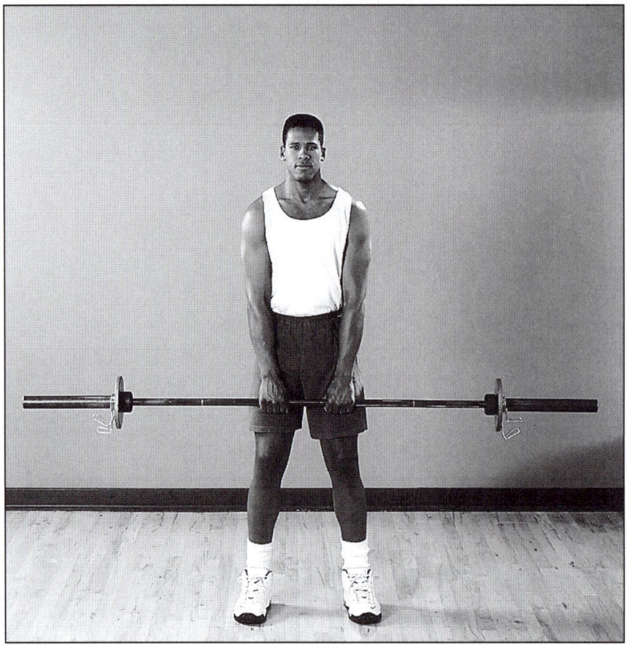

MACHEN SIE ES BESSER

- Für eine Verringerung des Schwierigkeitsgrades und eventueller Gleichgewichtsprobleme können Sie die Übung auch mit einem niedrigen Seilzug ausführen.
- Wichtig ist, daß Sie sich beim Heben des Gewichts nicht nach hinten lehnen oder schwanken, da das die Wirksamkeit der Übung verringert.
- Der Schwierigkeitsgrad läßt sich erhöhen, indem Sie Kurzhanteln statt einer Langhantel verwenden.

Halten Sie die Hantel eng am Körper und heben Sie sie langsam bis zur Höhe des Schlüsselbeins. Ihre Ellenbogen sollten sich oberhalb der Hantel befinden und nach außen weisen. Halten Sie die Hantel eine Sekunde in dieser Stellung; senken Sie sie dann zurück in die Ausgangsposition.

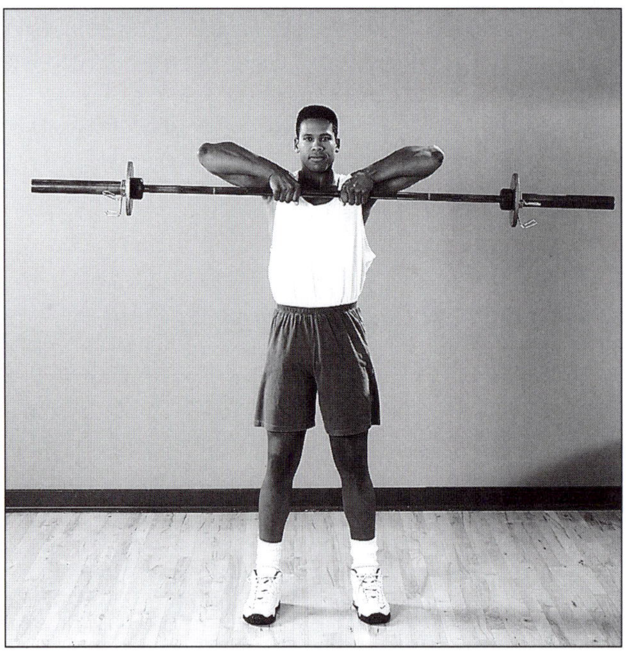

Kurzhantel-Heben

Einstufung: Schwierig

Eine hervorragende Übung zur allgemeinen Kräftigung des Oberkörpers. Trainiert werden der Bizeps (vorderer Oberarm), die oberen Brustmuskeln, der äußere Deltamuskel (Schulter) sowie die Kappen- (oberer Rücken und Nacken) und Rautenmuskeln (oberer Rücken).

Machen Sie es besser

- Halten Sie Ihren Oberkörper gerade, um eine Zerrung im Nacken- oder Schulterbereich zu vermeiden.
- Um eine Zerrung der Muskeln im oberen Rücken zu vermeiden, machen Sie keine ruckartigen Bewegungen.
- Der Nutzen dieser Übung läßt sich optimieren, indem Sie Ihre Handgelenke beim Heben der Hanteln gerade halten.

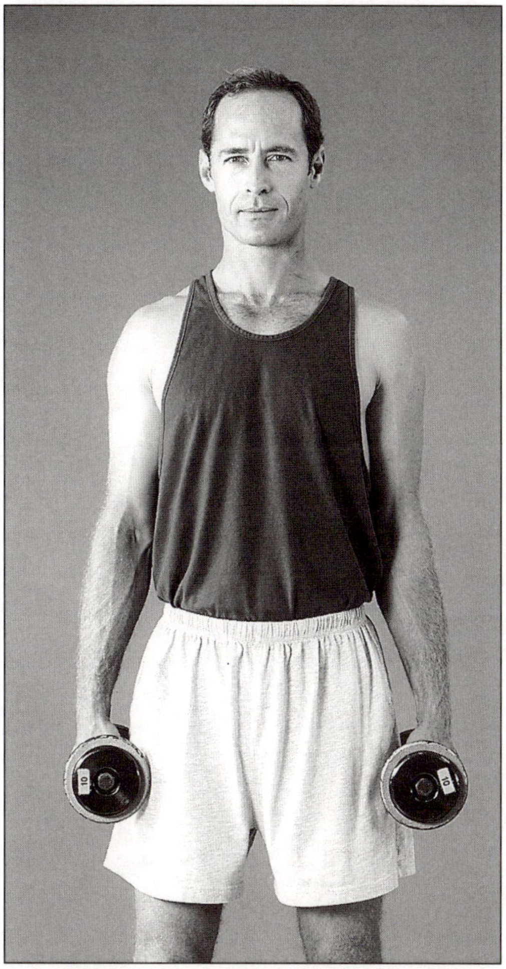

Stehen Sie aufrecht, die Füße schulterbreit, die Knie leicht gebeugt. Halten Sie in jeder Hand eine Kurzhantel, die Arme hängen nach unten und Ihre Handflächen weisen zum Körper.

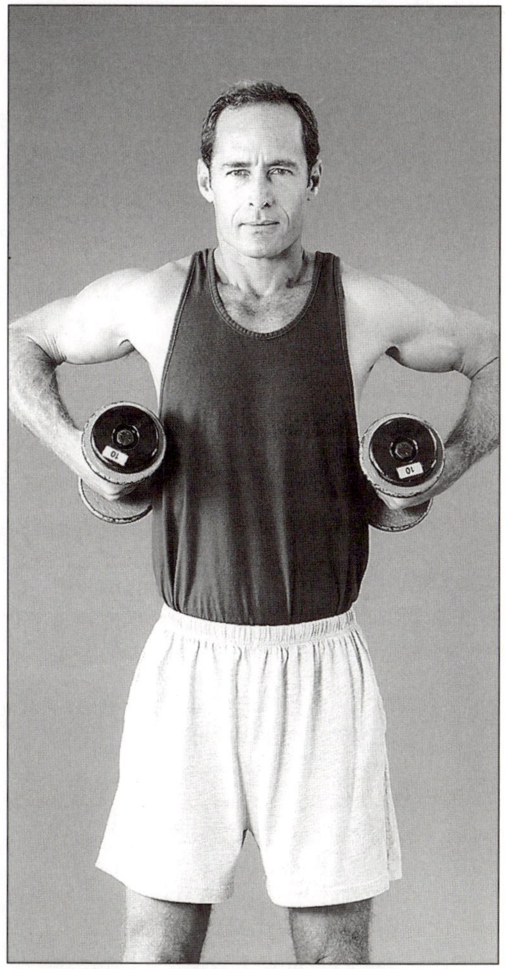

Heben Sie die Hanteln langsam, so weit wie möglich zu den Achseln. Die Ellenbogen sind nach außen gerichtet und die Hanteln dicht am Körper. Halten Sie diese Stellung für eine Sekunde; dann senken Sie Ihre Arme langsam wieder in die Ausgangsposition.

Heben seitwärts im Stand

EINSTUFUNG: SCHWIERIG

Eine einfache, aber ausgesprochen wirksame Übung, bei der die Deltamuskeln (Schultern) trainiert werden. Starke Deltamuskeln benötigen Sie für nahezu jede Sportart, vor allem aber bei Aktivitäten mit deutlicher Armtätigkeit, wie beim Klettern, Baseball, Golf und Schwimmen.

Stehen Sie aufrecht, die Füße schulterbreit, die Knie bleiben leicht gebeugt. Halten Sie in jeder Hand eine Kurzhantel, die Arme hängen nach unten und die Hanteln weisen zum Körper. Lehnen Sie sich leicht nach vorn, halten Sie dabei jedoch Schultern und Rücken gerade.

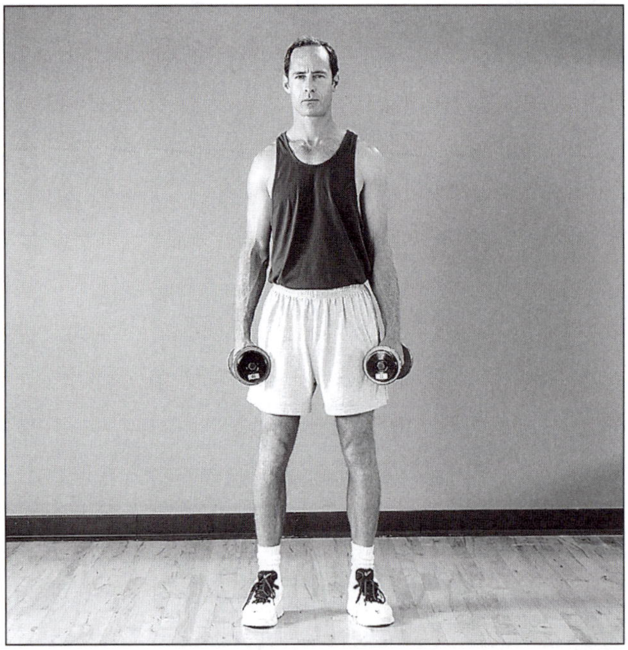

Während die Ellenbogen leicht gebeugt bleiben, heben Sie langsam die Arme zu den Seiten, bis die Hanteln die Schulterhöhe erreichen. Ihre Handflächen sollten zum Boden weisen. Halten Sie diese Stellung eine Sekunde; senken Sie dann Ihre Arme langsam wieder in die Ausgangsposition.

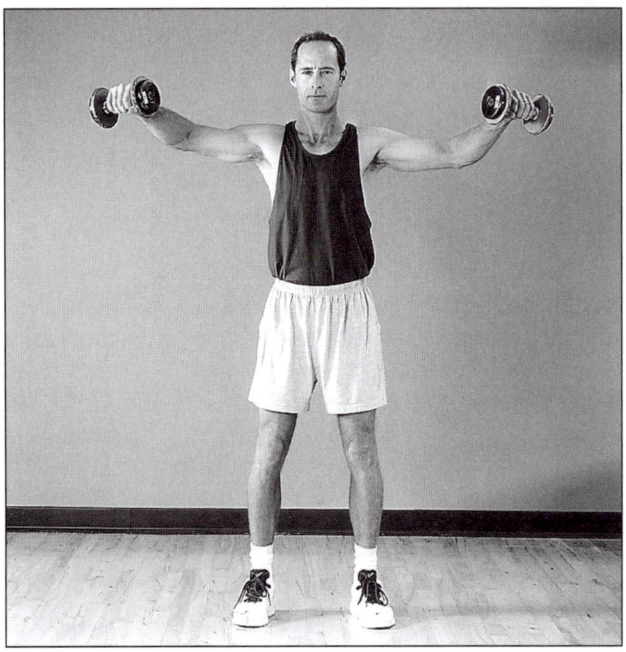

MACHEN SIE ES BESSER

- Um eine Zerrung der Nackenmuskulatur zu vermeiden, halten Sie Ihren Kopf in einer Linie mit der Wirbelsäule.
- Um die Belastung auf die entsprechenden Muskeln zu maximieren, konzentrieren Sie sich darauf, den Deltamuskel beim Heben am stärksten zu beanspruchen.
- Halten Sie die Bewegungen weich und kontrolliert; ein Schwingen mit den Armen würde die Wirksamkeit der Übung verringern.
- Senken Sie die Hanteln im gleichen Tempo in dem Sie sie heben.
- Wenn Sie die Übung im Sitzen ausführen, können Sie Ihre Bewegungen besser unter Kontrolle halten.

▼

Heben seitwärts, Kabel-Ziehen über Kreuz

EINSTUFUNG: SCHWIERIG

Obgleich diese Übung dem Kabel-Überkreuzen auf Seite 285 ähnlich zu sein scheint, werden hier jedoch die entgegengesetzten Muskelgruppen angesprochen, insbesondere die mittleren und hinteren Deltamuskeln (Schulter), die Kappenmuskeln (oberer Rücken und Nacken), der Rautenmuskel (oberer Rücken), der kleinere Rundmuskel (M. teres minor; Schulterblattaußenseite) sowie der Untergrätenmuskel (M. infraspinatus; Schulterblatt).

MACHEN SIE ES BESSER

- Machen Sie keinen Rundrücken, bleiben Sie in einer leicht gebeugten Haltung. Hierdurch verringern Sie die Belastung und das Risiko einer eventuellen Verletzung des Rückens.
- Für eine Erhöhung der Belastung auf dem hinteren Deltamuskel beugen Sie sich während der Übung leicht vor.
- Für eine Erhöhung der Schulterbelastung heben bzw. ziehen Sie immer nur mit einem Arm.

▼

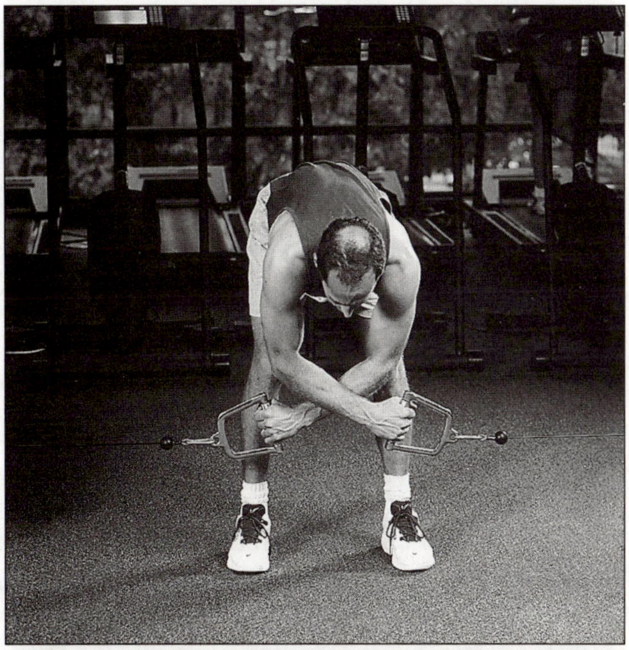

Stellen Sie sich zwischen die unteren Seilzüge, die Füße ungefähr schulterbreit, die Knie leicht gebeugt. Überkreuzen Sie die Arme und nehmen Sie die Griffe der gegenüberliegenden Seite. Lassen Sie die Arme nach unten hängen, wobei die Ellenbogen leicht angewinkelt bleiben und die Unterarme sich überkreuzen. Beugen Sie sich auf Taillenhöhe soweit nach unten, bis sich Ihr Oberkörper parallel zum Boden befindet, und halten Sie Ihren Rücken leicht gebeugt.

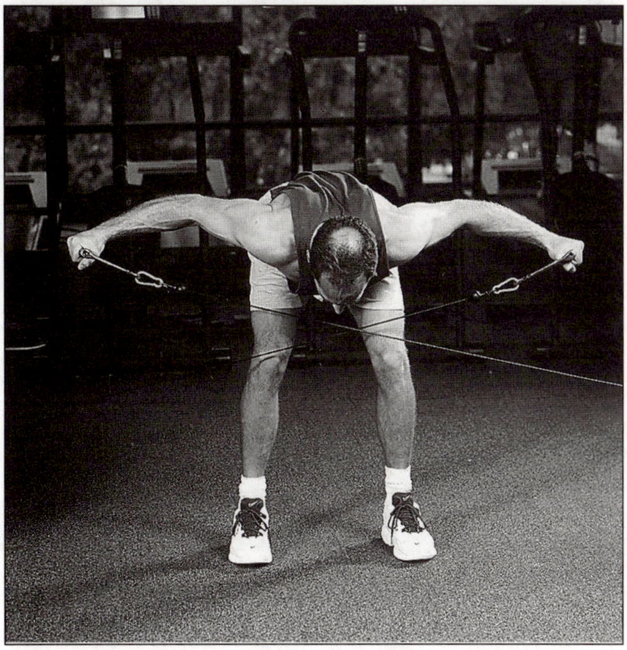

Heben Sie langsam die Arme nach oben und so weit nach außen wie möglich. Halten Sie diese Stellung eine Sekunde und kehren Sie dann in die Ausgangsposition zurück.

Heben vorwärts

EINSTUFUNG: MITTELSCHWER

Obgleich das Frontheben dem „Heben seitwärts im Stand“ (S. 298) ähnelt, werden die Deltamuskeln (Schultern) hier aus einem anderen Winkel beansprucht. Die Belastung richtet sich an den vorderen, statt an den seitlichen und oberen Bereich. Hinzu kommen die Brustmuskeln, die Kappenmuskeln (oberer Rücken und Nacken) sowie der Hakenarmmuskel (M. coracobrachialis; innerer Oberarm).

Stehen Sie aufrecht, die Füße schulterbreit, die Knie leicht gebeugt. Halten Sie in jeder Hand eine Kurzhantel; lassen Sie die Arme an den Seiten nach unten hängen, die Ellenbogen bleiben leicht gebeugt. Ihr Handflächen sollten zu den Oberschenkeln gerichtet sein. Lehnen Sie sich auf Schulterhöhe leicht vor, die Ellenbogen bleiben jedoch zurück; drücken Sie die Brust heraus und halten Sie den unteren Rücken gerade.

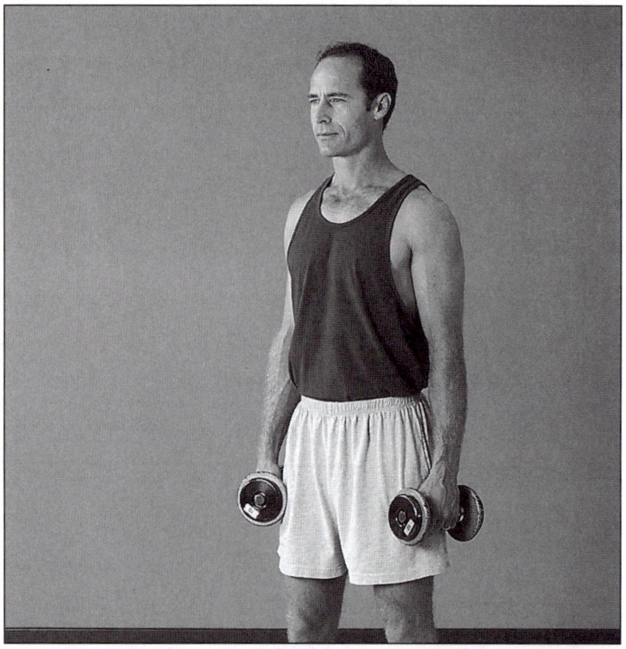

MACHEN SIE ES BESSER

- Obgleich Sie auch beide Arme gleichzeitig heben können, wird die Belastung auf die Zielmuskeln erhöht, wenn Sie sich jeweils nur auf einen Arm konzentrieren.
- Um die Stabilität mit zunehmendem Schwierigkeitsgrad zu verbessern, führen Sie die Übung im Sitzen aus, oder nutzen Sie eine Langhantel statt der Kurzhanteln.

Heben Sie langsam eine Hantel nach vorn, bis sie sich auf Schulterhöhe befindet. Die Handflächen sollten nach unten weisen. Schaukeln Sie nicht mit den Hüften oder schwingen Sie die Arme nicht, um den daraus resultierenden Schwung zu nutzen. Halten Sie diese Stellung für eine Sekunde und kehren Sie dann langsam wieder in die Ausgangsposition zurück. Wiederholen Sie mit dem anderen Arm.

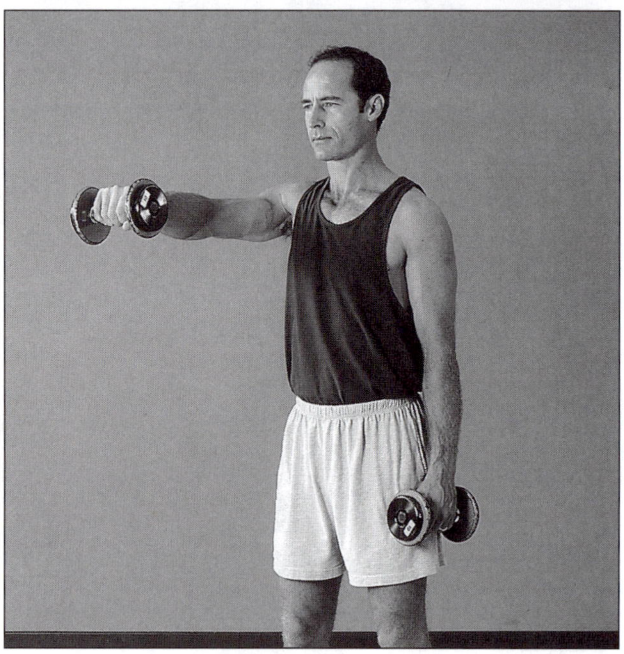

Heben seitwärts, liegend

EINSTUFUNG: SCHWIERIG

Diese Übung wird an einer aufwärts geneigten Bank ausgeführt. Die geneigte Position eignet sich besser zur Isolierung der Deltamuskeln, erlaubt eine genauere Kontrolle und erschwert das Schummeln. Trainiert werden auch die Kappenmuskeln, der Untergrätenmuskel, der kleine Rundmuskel und die Rautenmuskeln. Da Sie die Übung auf einer Bank ausführen, wird der untere Rücken gestützt und das Verletzungsrisiko verringert.

MACHEN SIE ES BESSER

- Der Schwierigkeitsgrad läßt sich verringern, indem Sie jeweils nur einen Arm heben, statt beide.
- Heben Sie die Ellenbogen beim Heben der Hanteln so weit wie möglich; damit erhöhen Sie die Belastung auf die Deltamuskeln.
- Lassen Sie die Arme bei der Abwärtsbewegung nicht fallen, sondern senken Sie die Hanteln langsam und kontrolliert, um so die Muskelspannung zu optimieren.
- Heben Sie die Hantel nicht weiter als bis zu den Schultern, sonst würden die Rükkenmuskeln einbezogen werden. Wenn Sie die Hanteln in einer Linie mit den Schultern heben, maximieren Sie die Belastung auf die angestrebten Muskeln.

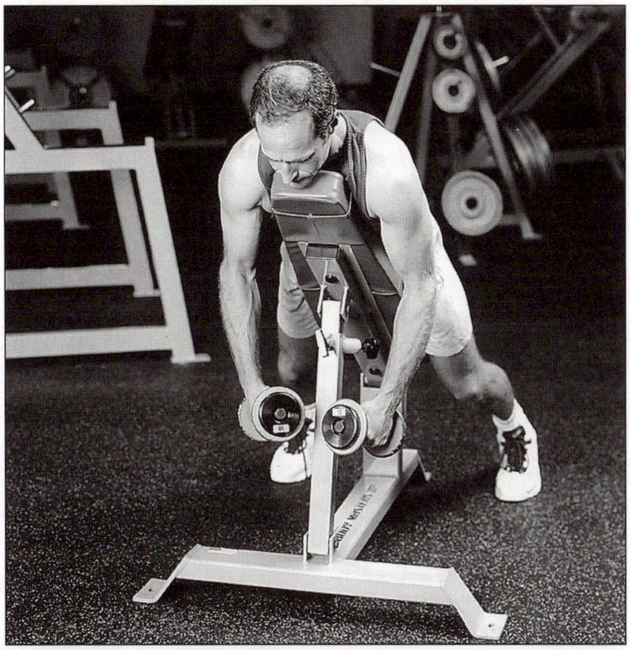

Stellen Sie sich vor eine Schrägbank und lehnen Sie sich mit der Brust dagegen. Die Beine schulterbreit voneinander, die Füße auf dem Boden, das Kinn weist gerade über die Bank. Halten Sie in beiden Händen eine Kurzhantel und lassen Sie die Arme nach unten hängen. Halten Sie die Ellenbogen leicht gebeugt und richten Sie die Handflächen zueinander.

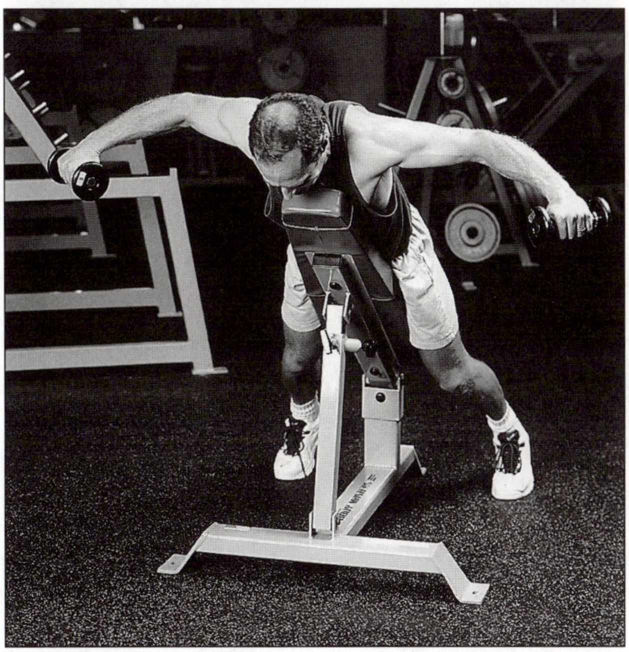

Halten Sie die Ellenbogen locker und heben Sie Ihre Arme zu den Seiten, bis etwas über Schulterhöhe. Halten Sie diese Position für eine Sekunde, dann senken Sie die Arme zurück in die Ausgangsposition.

Äußere Drehung der Rotatoren-Manschette

Einstufung: Schwierig

Die den Schultergelenken innewohnende Instabilität führt vor allem bei Werfern im Baseball (den sogenannten Pitchern), bei Bowlingspielern oder Keglern sowie bei Gewichthebern und selbst bei Golfspielern oft zu schmerzhaften Verrenkungen. Bei dieser Übung werden die vier Sehnen und Muskeln gestärkt, die jenes, als Rotatoren- oder Drehmuskel-Manschette bekannte Gelenk, zusammenhalten. Zugleich werden die hinteren Deltamuskeln (Schulter), die Streckmuskeln des äußeren Unterarms und die Armbeugemuskeln trainiert.

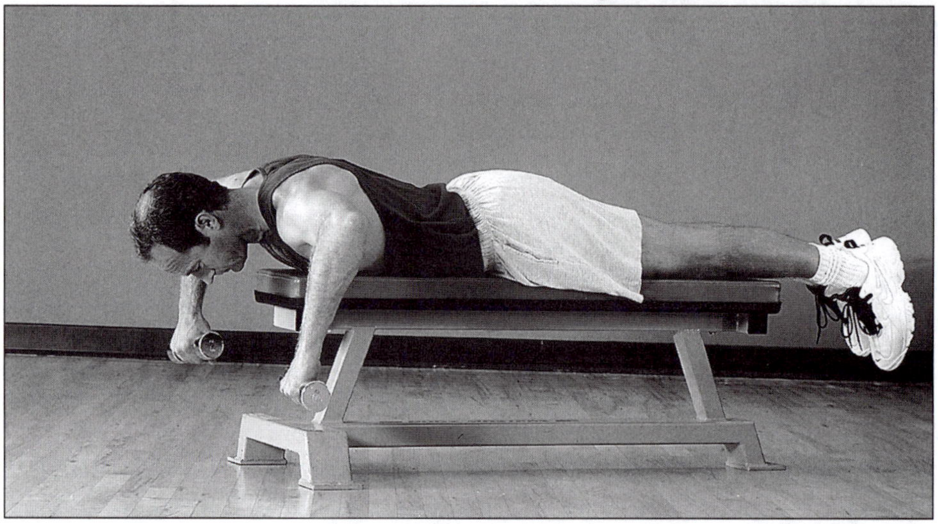

Legen Sie sich mit dem Gesicht nach unten auf eine Bank und halten Sie in jeder Hand eine Hantel. Beginnen Sie Ihre Ellenbogen auf Schulterhöhe zu heben, während die Unterarme senkrecht zum Boden hängen. Ihre Handflächen sollten zu den Füßen weisen.

Machen Sie es besser

- Wenn Sie die Übung als zu schwierig oder zu schmerzhaft empfinden, verwenden Sie anfangs Handgewichte, bis Sie in Ihren Rotatoren-Manschetten die erforderliche Kraft aufgebaut haben.
- Übertreiben Sie die Drehung der Schultergelenke nicht. Eine übermäßige Belastung kann auch zu einer Muskel- oder Sehnenzerrung führen.
- Behalten Sie einen gleichmäßigen und kontrollierten Rhythmus bei, um eine Verletzung der Muskeln oder Bänder zu verhindern.
- Wenn Sie Schwierigkeiten haben, den Körper auf der Bank in einem guten Gleichgewicht zu halten, versuchen Sie die Übung an einer Schrägbank.

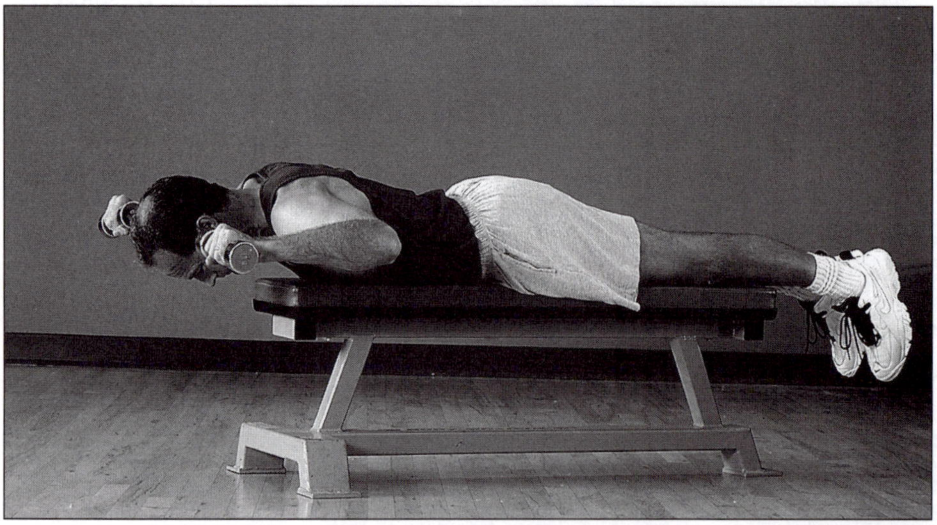

Drehen Sie langsam die Unterarme nach vorn und soweit nach oben, bis sie sich auf einer Höhe mit Ihren Schultern und parallel zum Boden befinden. Während Sie die Arme heben, werden sich auch Ihr Kopf und der Oberkörper von der Bank abheben. Achten Sie sorgfältig darauf, nicht ins Hohlkreuz zu gehen oder Ihren Kopf zu weit in den Nacken zu legen. Halten Sie den Kopf in einer Linie mit der Wirbelsäule und richten Sie die Augen zur Bank. Halten Sie diese Position für eine Sekunde; senken Sie dann die Unterarme, wobei Ihre Oberarme stets parallel zum Boden verbleiben.

Brustschwimmen-Imitation

EINSTUFUNG: MITTELSCHWER

Die Schultern sind die beweglichsten Gelenke des Körpers, von Natur aus jedoch instabil. Eine Kräftigung der umgebenden Muskeln bietet die beste Möglichkeit, eine Verletzung zu vermeiden. Bei dieser Übung werden die Muskeln und Sehnen der Rotatoren-Manschette gestärkt, welche den Arm in seiner Fassung hält, der Rücken des Deltamuskels (Schulter), die Kappenmuskeln (oberer Rücken und Hals) sowie die Rautenmuskeln (oberer Rücken).

MACHEN SIE ES BESSER

- Für eine optimale Beanspruchung der Zielmuskeln, halten Sie Ihre Arme im Verlauf der Übung auf Körperhöhe.
- Strecken Sie Ihre Arme in der Überkopf-Haltung ganz aus, um eine optimale Wirkung zu erzielen.
- Behalten Sie einen gleichmäßigen und kontrollierten Rhythmus bei und vermeiden Sie ruckartige oder schaukelnde Bewegungen, um eine Verletzung zu vermeiden.
- Um die inneren Deltamuskeln, den oberen Brustmuskel und den Bizeps zu trainieren, können Sie die Bewegungen auf der Bank auch in Rückenlage ausführen.

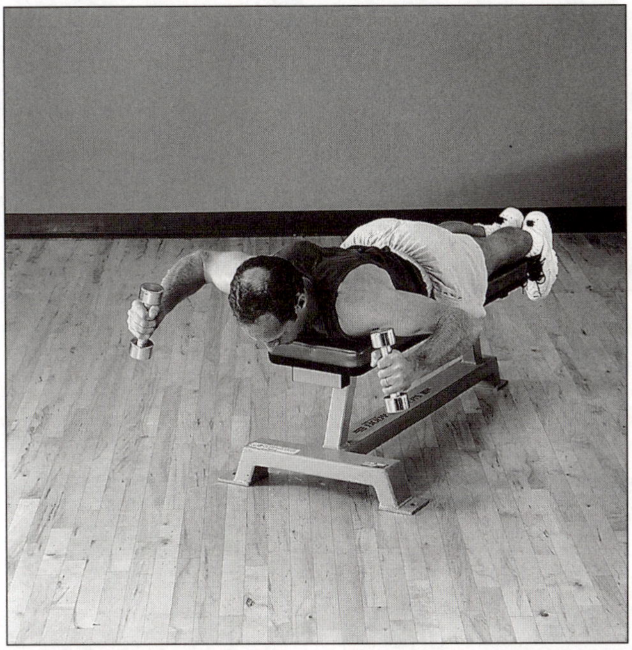

Legen Sie sich mit dem Gesicht nach unten auf eine Bank, wobei Sie in jeder Hand eine Hantel halten. Die Arme sind im 90°-Winkel gebeugt, und die Handflächen sind auf Schulterhöhe zueinander gerichtet. Ihre Beine sollten geschlossen und über das Ende der Bank hinaus gestreckt sein.

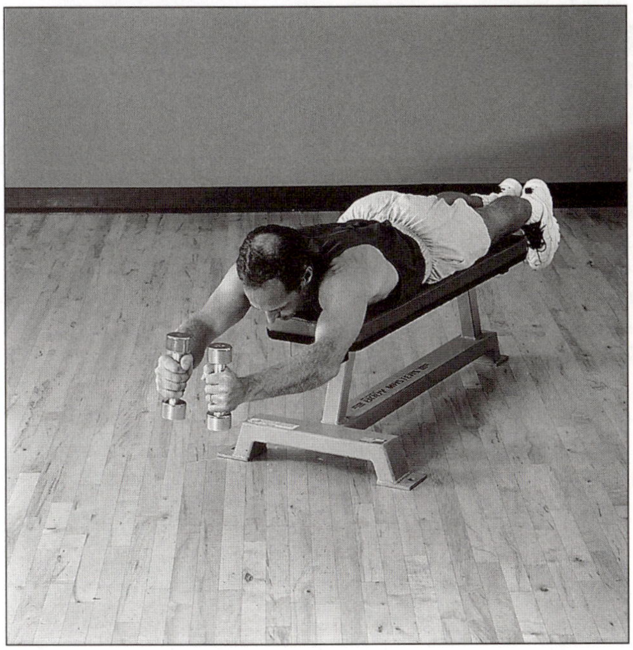

Strecken Sie langsam Ihre Arme nach vorn, bis die Hanteln einander fast berühren.

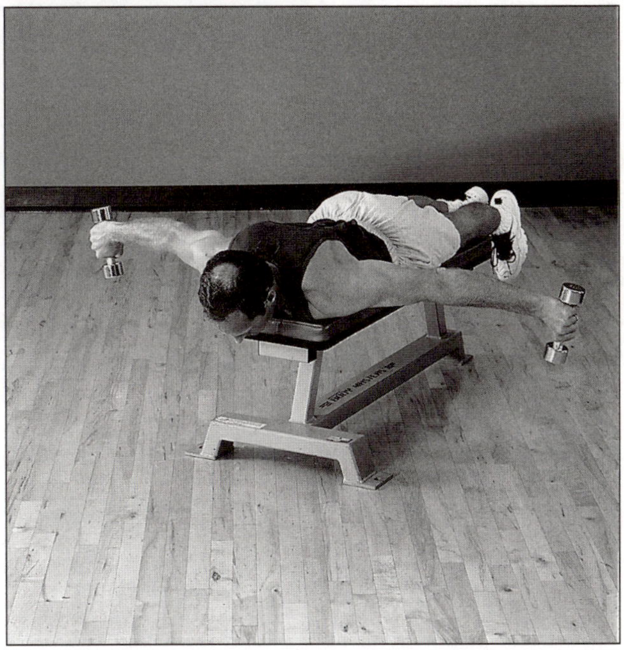

Drehen Sie die Handflächen nach außen, wenn Sie Ihre Arme halbkreisförmig nach hinten führen, bis sie seitlich ausgestreckt sind. Wiederholen Sie.

Schulterheben

EINSTUFUNG: LEICHT

Der obere Rücken wird von zwei großen, flachen, dreieckigen Muskeln bedeckt, den sogenannten Kappenmuskeln, welche sich vom Nacken über die Schultermitte bis zu einem Punkt im mittleren Rückenbereich erstrecken. Zusammen mit dem Schulterblattheber (M. levator scapulae, unterhalb des Kappenmuskels) stützen sie die Schulterblätter und erlauben Ihnen, den Hals zu strecken. Diese Übung trainiert jeden dieser Muskel und zudem den Rautenmuskel.

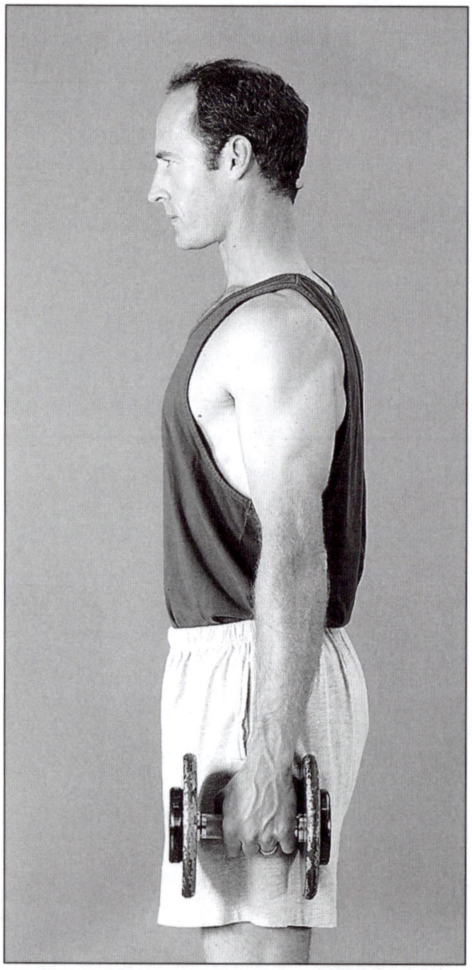

Stehen Sie aufrecht, die Füße schulterbreit, die Knie gebeugt. Halten Sie in jeder Hand eine Kurzhantel; lassen Sie die Arme an den Seiten nach unten hängen. Ihre Handflächen sollten zum Körper gerichtet sein. Achten Sie darauf, daß Ihre Schultern und der Rücken locker sind.

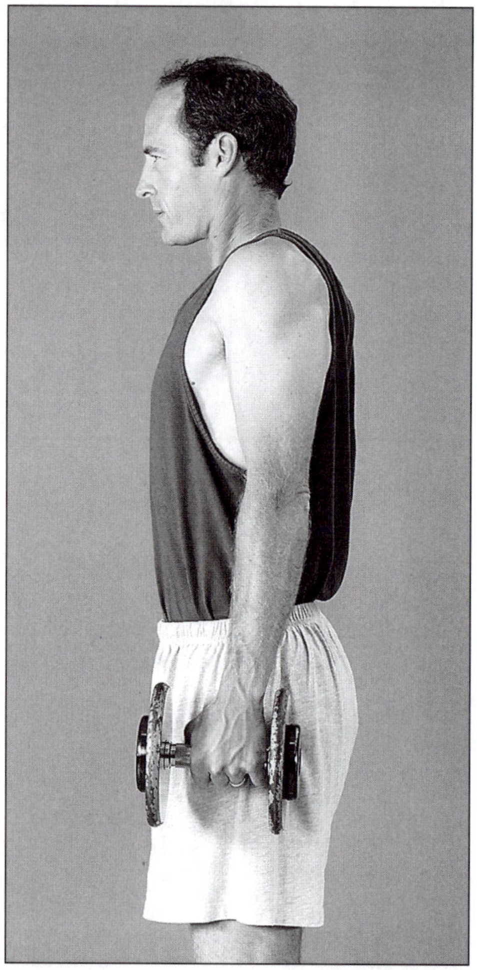

Ziehen Sie langsam die Schultern so hoch wie möglich. Halten Sie diese Position eine Sekunde; kehren Sie dann langsam zur Ausgangsposition zurück.

MACHEN SIE ES BESSER

- Um eine Zerrung im Nackenbereich zu vermeiden, halten Sie den Kopf unverändert gerade, das Kinn leicht angezogen.
- Um eine gute Kontrolle sowie ein gutes Gleichgewicht zu bewahren, versuchen Sie, eine statt zwei Kurzhanteln zu halten.
- Wenn Sie einen Gewichthebergürtel tragen, erhalten Sie eine zusätzliche Unterstützung für den unteren Rückenbereich.
- Einen optimalen Nutzen können Sie aus dieser Übung ziehen, wenn Sie beim Heben und Senken der Hanteln das gleiche Tempo ansetzen – langsam und kontrolliert.

Schulterkreisen

EINSTUFUNG: LEICHT

Diese einfache Übung wird oft bei der Therapie der Schultergelenke und bei Nackenverletzungen angewendet. Sie dient ebenso zur Verbesserung der Schulterflexibilität und der Kraft.

MACHEN SIE ES BESSER

- Sie sollten sich zuvor vielleicht ohne Gewichte mit etwas Schulterkreisen erwärmen.
- Lassen Sie die Schultern nicht plötzlich oder ruckartig nach unten fallen, da eine solche Bewegung zu einer Halsmuskelzerrung führen kann.

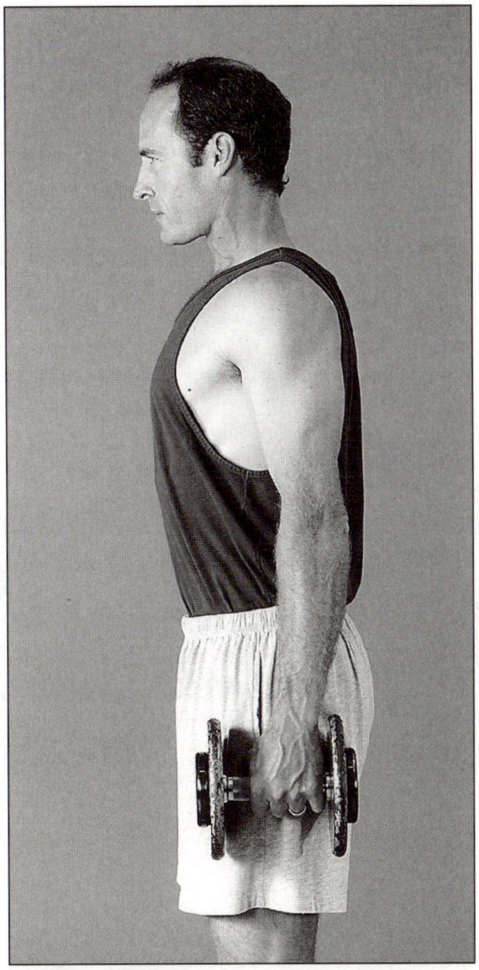

Stehen Sie aufrecht, die Füße schulterbreit, die Knie leicht gebeugt. Halten Sie in jeder Hand eine Kurzhantel; lassen Sie die Arme an den Seiten nach unten hängen. Ihre Handflächen sollten zum Körper gerichtet sein. Achten Sie darauf, daß Ihre Schultern und der Rücken locker sind.

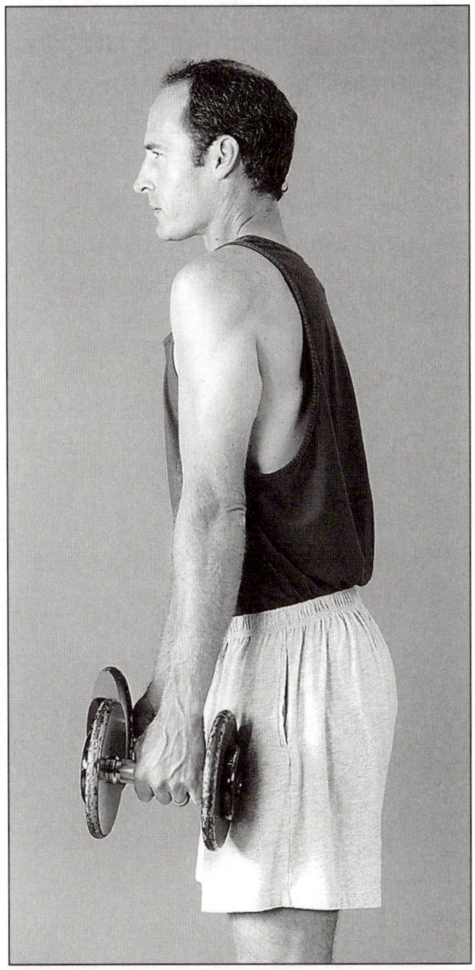

Belassen Sie Kopf und Schultern in einer lockeren Haltung und ziehen Sie langsam Ihre Schultern so weit wie möglich nach oben. In einer gleichmäßigen, fließenden Bewegung kreisen Sie die Schultern nach vorn, dann nach unten, nach hinten und von hinten wieder nach oben. Wiederholen Sie diese Kreisbewegung in dieser Richtung über einen Satz. Wiederholen sie danach die Übung in entgegengesetzter Bewegungsrichtung.

Kreistraining für den Oberkörper

Laut Dragomir Cioroslan bietet das nachfolgende Programm in einer recht kurzen Zeit ein gutes Stück Oberkörperkraft. Achten Sie darauf, die Übungen in der vorgegebenen Reihenfolge auszuführen. Um beste Trainingsergebnisse zu erzielen, sollten Sie mit Übungen beginnen, die sich auf mehrere große Muskelgruppen konzentrieren – das Bankdrücken ist hierfür ein gutes Beispiel – bis Sie dann Übungen zur Ausbildung kleinerer Muskeln und Gelenke einbeziehen.

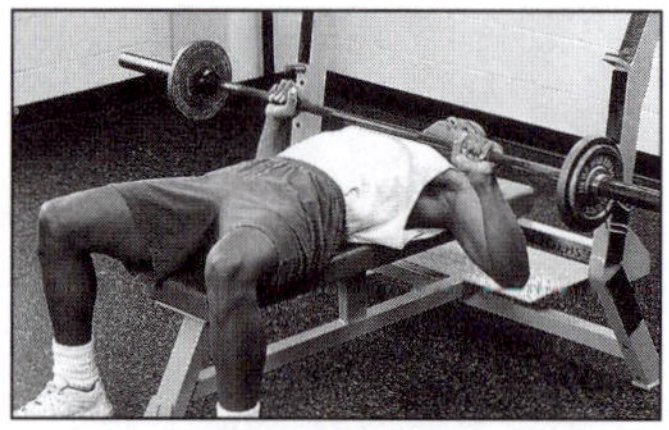

1. Bankdrücken (Seite 277)

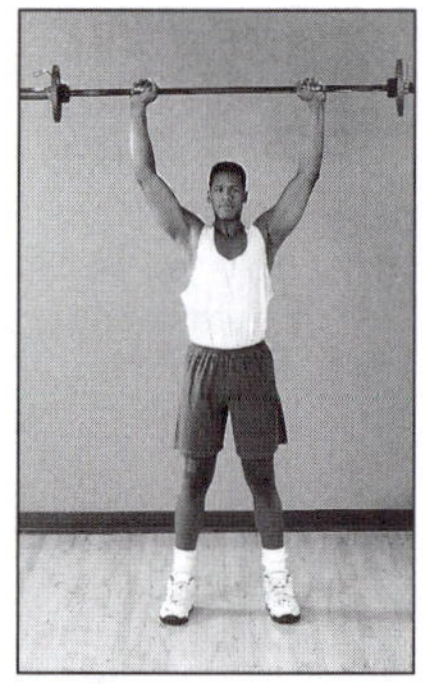

2. Über-Kopf-Drücken mit der Langhantel (Seite 292)

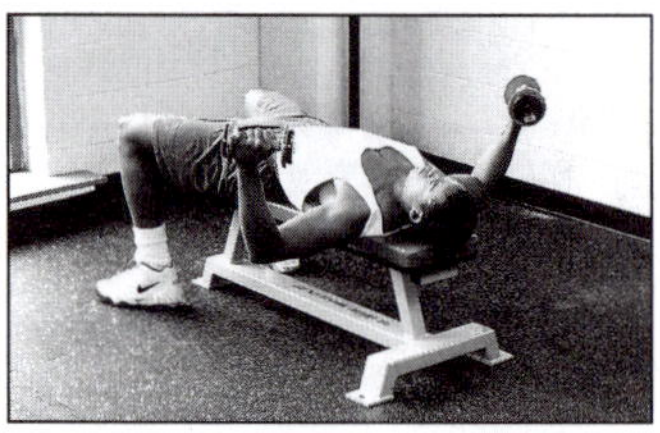

3. Kurzhantel-Butterfly (Seite 282)

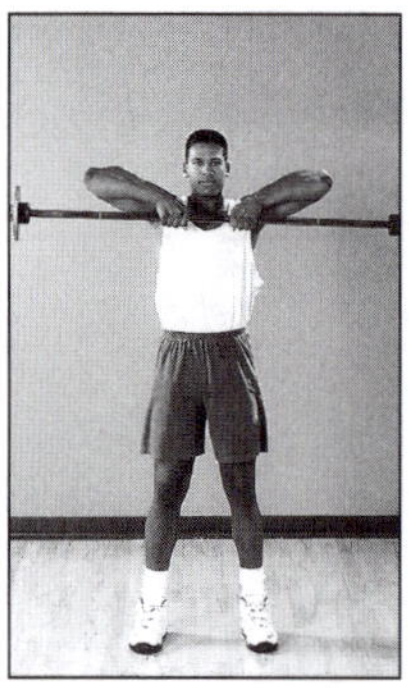

4. Aufrechtes Rudern (Seite 296)

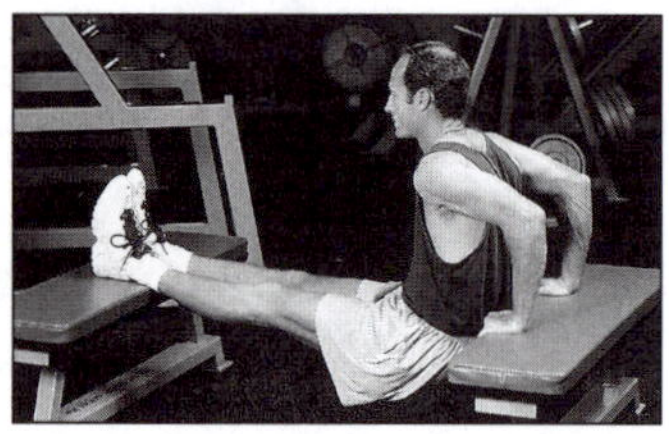

5. Parallele Armbeugen (Seite 272)

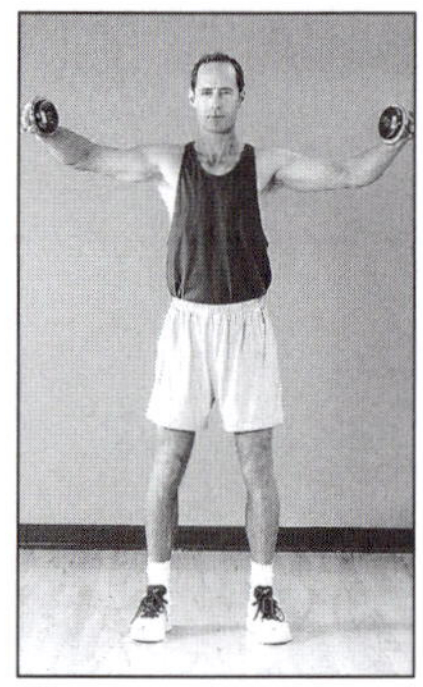

6. Heben seitwärts im Stand (Seite 298)

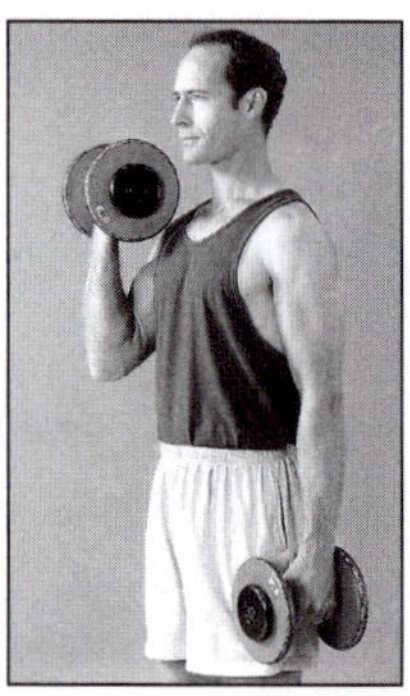

7. Abwechselnde Bizeps-Curls (Seite 261)

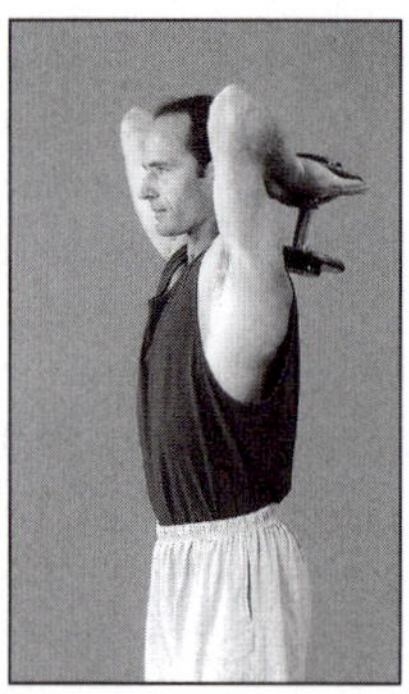

8. Trizeps-Curls im Stand (Seite 266)

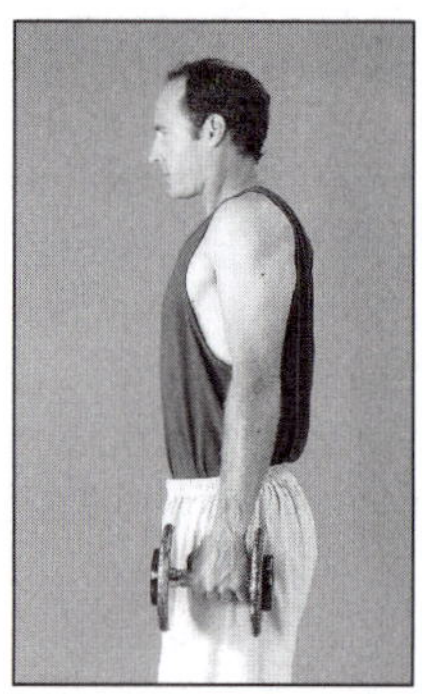

9. Schulterheben (Seite 304)

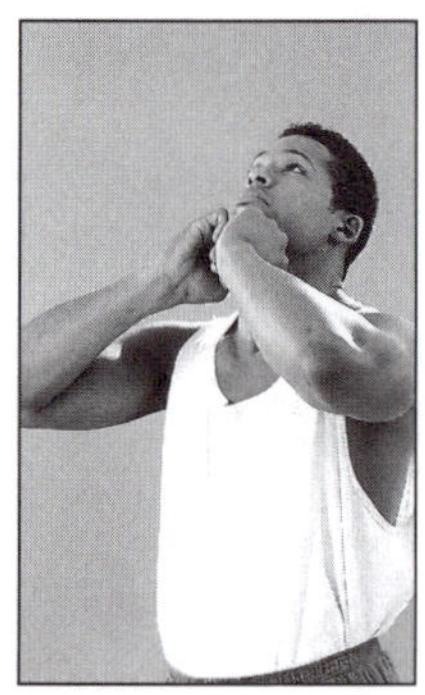

10. Nacken-Drücken (Seite 289)

TEIL VIII

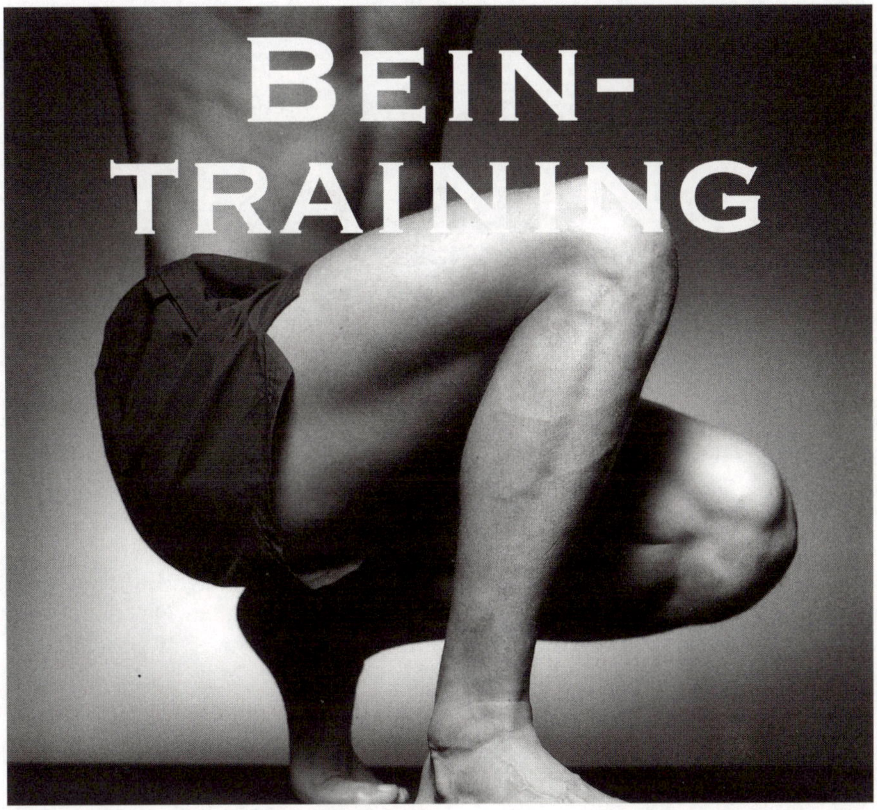

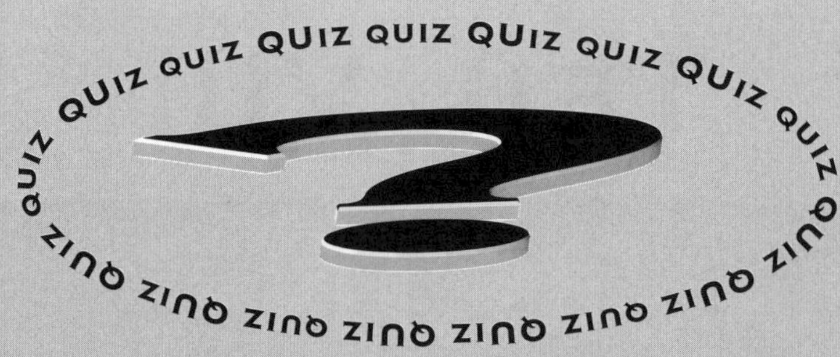

Habe ich kräftige Beine?

Wenn Sie nicht gerade ein regelmäßiger Läufer oder Radler sind, werden Sie wohl eher auf die Beine der Frauen achten als auf Ihre eigenen.

Vielleicht liegt es daran, daß Männer immer Hosen tragen oder weil sich das Fett weniger in den Beinen sammelt als im Bauch. Worin auch der Grund bestehen mag, auf jeden Fall schenken wir unseren Beinen nicht die Aufmerksamkeit, die sie verdienen. Aus diesem Grunde müssen Sie im Fitneßstudio beim Bankdrücken auch stets Schlange stehen, beim Beincurl-Gerät jedoch nie.

Männerbeine sind in unserer vom Image gesteuerten Kultur einfach keine heiße Ware. Wenn Sie z. B. an Sylvester Stallone denken, dann sehen Sie einen ausgeformten Bizeps, sehnige Schultern und hervorstehende Brustmuskeln. Es stimmt; er spielte in einem Film auch einmal einen Bergsteiger in Lederhosen und zeigte dabei gut ausgebildete Wadenmuskeln. Aber Sie können darauf wetten, daß er die Millionen für seine Rollen nicht aufgrund gut ausgebildeter Kniesehnen bekommt.

Trotz des mangelnden Glanzes sind starke Beine ein unschätzbares Gut – beim Gehen, Treppensteigen und nahezu bei allen Hebebewegungen. Wie stark sind nun Ihre Beine. Beantworten Sie die Fragen.

1. Sie sind im Urlaub in New York City und natürlich will Ihre Freundin auf die Freiheitsstatue. Angenommen, daß Sie an einem Wochentag und früh morgens unterwegs sind und direkt bis zur Spitze hinaufgehen können, wie lange halten Sie die Tour nach oben ohne Zwischenpause durch?

In gewissem Sinne ist das ein Herz-Kreislauf-Test, aber es ist auch ein verläßlicher Indikator Ihrer Unterkörperkraft, äußert Marjorie Albohm vom Kendrick Memorial Krankenhaus in Mooresville, Indiana.

Treppensteigen beansprucht hauptsächlich die Schenkelstreckermuskeln im oberen Teil der Oberschenkel, welche für die Streckung des Unterschenkels im Kniegelenk verantwortlich sind.

Und vergessen Sie nicht das Hinuntersteigen, wobei die entgegengesetzten Muskelbereiche beansprucht werden; die hinteren Oberschenkel, die den Körper stabilisieren, damit er nicht schneller unten ist, als geplant.

Wenn Sie es schaffen, die gesamte Strecke ohne Pause zurückzulegen, ohne am nächsten Tag über Schmerzen zu klagen, dann sind Ihre Beine gut in Form.

Wenn Sie es bis hinauf schaffen, jedoch mit einigen Dutzend Unterbrechungen, begleitet von Entschuldigungen wie „Hast Du schon einmal bemerkt, wie toll die Statue von innen aussieht?", dann sind Ihre Beine von mittelmäßiger Kondition.

Wenn Sie es nicht bis oben schaffen und am nächsten Tag umherhinken, dann sind Ihre Beine schwächer, als sie sein sollten und erfordern mehr Training.

2. Sie helfen Ihrer Freundin beim Umzug und fangen an sich zu wundern, weshalb Sie sich ausgerechnet in eine Intelligente verknallen mußten. Sie hat mehr Bücher als die Stadtbibliothek und schlimmer, sie wohnt in der dritten Etage und das Haus hat keinen Aufzug. Werden Sie in der Lage sein, all die Kisten hinaufzuschleppen, bevor Sie zusammenbrechen?

Treppensteigen ist die eine Sache. Treppensteigen mit einer 30-Pfund-Last eine andere, sagt Albohm. In beiden Situationen wird die Ausdauer Ihrer Beinmuskeln getestet, aber eine Kiste Bücher zu tragen erfordert auch noch reine Kraft. Albohm beschreibt es als „Überlastungs-Test".

Wenn Sie den Umzug mit Ihrer Freundin schaffen und am Ende noch ausreichend Zeit und Energie für ein romantisches Abendessen im neuen Zuhause haben, dann sind Ihre Beine gut in Form.

Wenn Sie feststellen, daß Sie zwischen jeder Kiste eine Pause einlegen, dann mal Pause für eine Pizza einschieben, dann wieder eine Kiste tragen usw. und am Ende, dem Zusammenbruch nahe, nach Hause fahren, dann sind Ihre Beine nur durchschnittlich in Form.

Wenn Sie sich damit blamieren, daß Sie weniger Kisten tragen als Ihre Freundin, dann benötigen Ihre Beine wahrlich etwas Training.

3. Sie gehen durch den Park und tragen Ihre Dreijährige auf den Schultern. Tief herunter hängende Zweige zwingen Sie, jedesmal in die Knie zu gehen, damit sich Ihr Kind nicht das Gesicht zerkratzt. Wie oft können Sie sich so beugen, bevor Ihr Kind selbst laufen muß?

Ein guter Test zur Unterkörperkraft, da sich die meisten von uns wahrscheinlich eher nach vorn beugen würden, um Beinkraft zu sparen, was Sie jedoch mit dem Kind nicht machen können.

Was Sie bei diesem Test im Grunde machen, ist eine Mini-Kniebeuge, bei der die vorderen und hinteren Oberschenkelmuskeln sowie die Gesäßmuskeln beansprucht werden.

Wenn Sie Ihre Tochter den ganzen Weg problemlos tragen können, ohne das Gleichgewicht zu verlieren, dann sind Ihre Beine recht gut in Form.

Wenn Sie fast hinfallen, wenn Ihre Tochter das Gewicht verlagert, während Sie versuchen, unter den Zweigen hindurchzukommen, dann sind die Beine von mittlerer Kondition.

Wenn Sie mit ihr auf den Schultern nur fünf Minuten laufen können und dann anbieten, zur Eisdiele zu fahren, dann brauchen Ihre Beine fürwahr etwas mehr Aufmerksamkeit.

4. Sie machen sich für die jährliche Firmenweihnachtsfeier fertig; feiner Zwirn ist gefordert; die Feier ist im größten Hotel der Stadt. Plötzlich fällt Ihnen der Manschettenknopf herunter. Sie können nicht erkennen, wo er liegt, aber Sie wollen auch nicht die Hose ruinieren und auf allen Vieren nach dem Stück suchen. Schaffen Sie es, sich in der Balance zu halten, während Sie in der Kniebeuge nach dem Knopf suchen?

Wenn Sie fünf Minuten lang suchen können und danach in der Lage sind, sich aufzurichten und weiterzutanzen, dann sind Ihre Beine in guter Verfassung.

Wenn Sie fünf Minuten lang suchen können, aber hinterher schmerzen Ihnen für den Rest des Abends die Knie, dann sind Ihre Beine in mittlerer Verfassung.

Wenn Sie nach fünf Minuten feststellen, daß Sie sich nicht mehr erheben können, bis Ihre Frau kommt und Sie aus der Lage befreit, dann brauchen Ihre Beine Training.

Kniebeuge erfordern sehr viel Kraft im Unterkörper. Sie sollten sich deshalb nicht allzu schlecht fühlen, wenn Sie bei dieser Frage hinten liegen.

5. Ein Auto ist in der Werkstatt und Ihre Frau macht mit dem anderen einige Besorgungen. Sie würden gern ein paar Bier und Chips holen für das kurz vor dem Anpfiff stehende Fußballspiel, allerdings liegt das nächste Geschäft ungefähr 3 Kilometer entfernt.

Sechs Kilometer mit dem Rad zu fahren ist ein ausgezeichneter Ausdauertest für den Quadrizeps, die hinteren Oberschenkel und die Waden. Die Fahrt testet Herz und Kreislauf.

Wenn Ihre Beine gut in Form sind, sollten Sie schnell zurück sein und bekommen noch das meiste vom Spiel zu sehen.

Wenn Ihre Beine in durchschnittlicher Verfassung sind, dürften Sie vielleicht die Hälfte des Spiels verpassen.

Wenn sich Ihre Beine in schlechter Verfassung befinden, dann werden Sie nahezu das gesamte Spiel sehen – auf einem Stuhl in der Kneipe um die Ecke. Ein Freund wird Sie und Ihr Rad hinfahren und nach dem Spiel wieder abholen.

Weshalb Kraft in den Beinen wichtig ist

Der Einfluss grosser Muskeln

Mit Ausnahme von Models und einigen Sportlern verbringen die meisten von uns nicht viel Zeit damit, über ihre Beine nachzudenken. Sie tragen uns, natürlich, aber sonst sind sie kein heißes Thema, zumindest nicht bewußt.

Etwas näher betrachtet haben unsere Beine eine tiefe symbolische Bedeutung. Schauen Sie sich nur einmal unsere Sprache an. Wenn ein Film die Massen ins Kino zieht, dann sagen wir zum Beispiel: „Er bringt uns auf die Beine". In einem juristischen Streit hat ein schwacher Fall keine „Stütze". Im Berufsleben versuchen Sie den ganzen Tag „sich ein Bein auszureißen". Hat ein Kollege jüngst seine Stellung verloren, sagt man mitunter, daß es ihm „die Beine unter'm Hintern weggerissen hat".

Ganz klar ist, daß die Beine des Mannes nicht nur eine rudimentäre Form der Fortbewegung sind. Und doch – trotz ihrer psychologischen (und physiologischen) Bedeutung – tun Männer nicht genug, um ihre Beine zu kräftigen. In bezug auf Training, behandeln die meisten ihre Beine wie Bürger zweiter Klasse.

Es gibt einige Gründe für diese freundliche Vernachlässigung. Die meisten von uns gehen davon aus, daß unsere Beine bereits durch die tägliche Portion Gehen genügend Training erhalten, glaubt Professor Ed Burke von der Universität in Colorado. Da ist etwas Wahres dran. Wenn Sie einen halbwegs aktiven Lebensstil aufweisen können, dann erhalten Ihre Beine ein gewisses tägliches Work-out, so Burke. Aber Beine, die geringfügig gekräftigt werden, sind nicht dasselbe wie Beine, die stark und in Form sind.

Selbst Männer, die es mit der Fitneß ernst meinen, übersehen oft die Beine. Das liegt zum Teil daran, daß sich die meisten Männer mehr auf die Ausbildung des Oberkörpers konzentrieren. Aber es gibt noch einen weiteren, weniger edlen Grund.

„Die Beinmuskeln sind die größten Muskeln des Körpers und große Muskeln fordern ihren Tribut, wenn man sie nutzt", äußert Kraft- und Konditionsspezialist Harvey Newton. Hinzu kommt, daß die Beine weiter vom Herzen entfernt sind als die Brust und die Arme. Der Körper muß viel härter arbeiten, um sie mit Blut und Sauerstoff zu versorgen. Mit anderen Worten, Männer vernachlässigen ihre Beine oftmals, weil sie, wenn sie die Beine *nicht* vernachlässigen würden, viel mehr leisten müßten.

Es kann auch recht langweilig werden, fügt Newton hinzu. „Beinübungen ähneln sich oft sehr stark – zumeist Streckübungen und Kniebeuge. Beim Oberkörper haben Sie viel mehr Abwechslung".

Beweglichkeit und mehr

Kurzum, die meisten Männer verbringen lieber eine Stunde beim Bankdrücken als 10 Minuten bei einer Beinübung. Nichtsdestotrotz ist diese Einstellung, obgleich verständlich, äußerst kurzsichtig. Ob Sie nun versuchen, den ganzen Körper in Form zu bringen oder einfach fit und gesund bleiben wollen, eine gute Beinkraft ist von größter Wichtigkeit. Nachfolgend einige Gründe dafür.

Starke Beine halten Sie in Bewegung. Abgesehen von ihrer Rolle beim Gehen, sind starke

Beine für nahezu jedes aerobe Training von Bedeutung. „Bei nahezu jedem Herz-Kreislauf-Training werden die Beine mit einbezogen", weiß Frank Eksten.

Wenn Sie ein Problem mit Ihren Beinen haben – angenommen sie sind nicht stark oder verfügen über wenig Ausdauer – dann werden Sie bei nahezu jeder Aktivität Probleme bekommen, die einen aeroben Nutzen verhindern – sei es beim Tennis oder Rasenmähen. Dies trifft vor allem zu, wenn Sie älter als 30 Jahre sind. Das Sprichwort „die Beine kommen zuerst" stimmt in vielerlei Hinsicht. Selbst wenn Sie nicht gern trainieren, bleibt der Erhalt einer guten Beinkraft grundlegend wichtig, um an all den Dingen, die Ihnen Spaß machen, auch weiterhin Freude zu haben.

STARKE BEINE MACHEN SIE ZU EINEM BESSEREN KONKURRENTEN. Wenn Sie sich das nächste Mal ein Spiel ansehen – sei es Baseball, Tennis, Basketball oder etwas anderes – prüfen Sie einmal die Beine der Sportler. Die sind mit Sicherheit kräftig und das aus gutem Grund. In nahezu jeder Sportart wird Kraft aus den Beinen erzeugt, vor allem aus den Hüften und den Oberschenkeln.

„Wenn Sie darauf achten, kräftige Beine zu haben, verbessern Sie zugleich Ihre Gesamtleistungsfähigkeit in nahezu jeder Sportart", so Brett Brungardt, ehemaliger Krafttrainer an der Universität von Houston und Mitautor des Buches *The Complete Book of Butt and Legs*.

STARKE BEINE HALTEN SIE GESUND. Einen weiteren unschätzbaren Dienst leisten unsere Beine beim Aufheben von Dingen. Eines der häufigsten Gesundheitsprobleme sind Rückenprobleme und viele der Verletzungen resultieren daraus, daß beim Heben schwerer Objekte die Arm- und Schultermuskeln statt der Beinmuskeln genutzt werden.

„Der untere Rückenbereich ist im Hinblick auf effiziente Körpermechanismen und Bewegungen ausgesprochen wichtig", erklärt Marjorie Albohm.

„Beim Heben sollten die vorderen und hinteren Oberschenkelmuskeln Unterstützung leisten. Es sind die zwei größten Muskelgruppen, die wir haben. Männer mit starken Armen und Schultern denken, daß der Oberkörper beim Heben genügt und manchmal reicht er auch. Die Nutzung der Beine wäre jedoch effizienter und sicherer".

STARKE BEINE SCHONEN DIE KNIE. Das Kniegelenk ist das größte und komplizierteste Gelenk des menschlichen Körpers und ist deshalb auch am empfindlichsten. Es ist das Gelenk, das am häufigsten durch Sportverletzungen aber auch durch Abnutzungserscheinungen in Mitleidenschaft gezogen wird.

Es ist ein zusammengesetztes Gelenk, in dem Oberschenkel, Schienbein und Kniescheibe sowie zwei Faserknorpelringe (Menisken) in Verbindung stehen.

Das Kniegelenk hat zwei Freiheitsgrade, denn es ist ein Dreh-Scharnier-Gelenk. Seine Hauptaufgabe ist die Beugung und Streckung des Beines im Unterschenkel.

STARKE BEINE SIND FÜR DEN ERHALT SICHERER KNIE WICHTIG. Je stärker die Beinmuskeln, um so eher sind sie in der Lage, Stöße abzufangen, die sonst an die Gelenke weitergeleitet werden würden. Weiterhin tragen kräftige Beine dazu bei, die Knie zu stabilisieren, so daß diese auch scharfe, ruckartige und plötzliche Bewegungen aushalten, ohne daß Sie in die Knie gehen müssen.

STARKE BEINE SEHEN GUT AUS. Für die meisten von uns das zwingendste Argument zugunsten starker Beine. „Viele Leute richten beim Training ihre Aufmerksamkeit ausschließlich auf den Oberkörper; ausgenommen diejenigen, die etwas vom Bodybuilding verstehen", meint Art Drechsler. „Symmetrie ist wichtig".

Es bestehen einige erstaunliche Verbindungen zwischen Beinkraft und einem flachen Bauch. Denken Sie an die kräftigen hinteren Oberschenkelmuskeln. Wenn sie nicht stark und fit sind, werden sie oft fest angespannt. Das bedeutet, daß Ihre Muskeln im unteren Rückenbereich um ein vielfaches härter arbeiten müssen, damit Sie aufrecht stehen können. Schließlich beginnen die meisten Männer mit schwachen hinteren Oberschenkeln allmählich krumm dazustehen und zu latschen, wodurch der Bauch nach vorn geschoben wird und größer erscheint. Mit starken Beinen wird folglich auch Ihr Bauch kleiner aussehen.

STARKE BEINE VERBRENNEN MEHR FETT. Alle Muskeln verbrennen Kalorien und große Muskeln verbrennen deutlich mehr Kalorien als kleine. Da die Beine die größten Muskeln des Körpers enthalten, kann ihre Vergrößerung und Kräftigung auch die Zahl der von Ihnen verbrannten Kalorien erhöhen.

Wenn Sie versuchen, Ihren Bauch zu reduzieren, ist es in der Tat sinnvoller, sich auf die großen Muskeln zu konzentrieren, wie jene in den Beinen, statt auf die Bauchmuskeln.

„Der Bauchmuskel ist ein relativ kleiner Muskel", äußert Professor Alan Mikesky von der Universität von Indiana. „Wenn Sie durch den Aufbau von Muskelgewebe eine umfassende gewichtsreduzierende Wirkung erzielen wollen, dann müssen Sie auch die großen Muskeln aufbauen".

Worauf Sie achten sollten
Die Stärksten schützen

Eine merkwürdige Sache bei den Beinmuskeln ist, daß allein ihre Größe und Kraft Sie in Schwierigkeiten bringen kann.

Beim Beintraining bewegen Sie wahrscheinlich viel Gewicht. Das ist nichts Neues; schließlich sind Ihre Beinmuskeln die größten Muskeln des Körpers.

Wenn Sie jedoch nicht sorgfältig heben, dann können diese Gewichte nicht nur auf die abgezielten Muskeln eine starke Spannung ausüben.

„Wenn Sie Ihre Beine trainieren, dann müssen Sie auf die Knie, die Fußgelenke, die Hüfte und den unteren Rücken achten", rät Dragomir Cioroslan.

Das gilt insbesondere für Männer, deren Schulsportjahre schon einige Zeit zurückliegen. „Wenn Sie Mitte 30 sind, dann sind Sie bereits weniger beweglich als jemand Mitte 20", so Frank Eksten. „Einige altersbezogene Grenzen können mit der Zeit verbessert werden, aber Sie müssen dem etwas Zeit geben".

Verletzungen beim Heben müssen nicht passieren, fügt er hinzu. Wenn Sie auf die Grundlagen des Hebens achten – wie Konzentration und kein zu hohes Gewicht – dann werden Sie sich kaum verletzen.

Steigern Sie sich langsam. Gleich zu Anfang ein hohes Gewicht auszuwählen ist nicht ehrgeizig, sondern dumm. Es gibt wenige Dinge, die demütigender oder gefährlicher sind, als eine vollbepackte Hantel, wenn Sie in der Kniebeuge feststellen müssen, daß Sie nicht wieder hochkommen.

„Wir nennen es Übungsversagen und es kann ein Problem darstellen", meint Harvey Newton.

Erfahrene Gewichtheber beginnen immer mit relativ leichten Gewichten und steigern sich dann. Wenn Sie bereits kämpfen müssen, um Ihren ersten Satz zu beenden oder die Balance zu halten, dann haben Sie ein zu hohes Gewicht gewählt und sollten es verringern.

Durchlaufen Sie den ganzen Prozess. Um den höchsten Nutzen aus einem Training der Beine zu erzielen und dabei die Verletzungsrisiken zu verringern, sollten Sie den gesamten Bewegungsablauf gleichmäßig durchlaufen. Viele Verletzungen resultieren aus der falschen Annahme, daß die Knie weniger Verschleiß aufweisen, wenn man nur eine halbe Kniebeuge oder gar eine viertel Kniebeuge macht und dafür das Gewicht verdoppelt.

Verwenden Sie einen Sicherheitsstopper. Bei schweren Gewichten zum Training der Beine ist zusätzliche Vorsicht geboten. Wenn Sie mit Hanteln trainieren, ist die Verwendung eines Sicherheitsstoppers empfehlenswert, der Ihnen hilft, wenn Sie in Schwierigkeiten kommen sollten.

Für das Training daheim empfiehlt Newton eine besondere Art Hantelträger, ein sogenanntes Power-Rack. Sie erhalten es mit zusätzlichen Stützeinrichtungen, die Ihnen erlauben, eine Langhantel schnell abzulegen, wenn die Kräfte nachlassen sollten.

Halten Sie das Gleichgewicht. Große, einander entgegengesetzte Muskelgruppen sind wie große Nationen mit gemeinsamer Grenze. Ein Kräftegleichgewicht erhält den Frieden. Man hat schon viele Männer gesehen, die die Quadrizepsmuskeln ihrer vorderen Oberschenkel trainieren, jedoch die hinteren Oberschenkelmuskeln vernachlässigen. Mit zunehmender Kraft drängen die Quadrizepsmuskeln die hinteren Muskeln aus dem Gleichgewicht, was oft zu Muskelzerrungen führt, und schlimmeren Verletzungen. Nehmen Sie sich folglich die Zeit und trainieren Sie auch die jeweiligen Gegenmuskeln.

Kniebeuge mit der Langhantel

EINSTUFUNG: MITTELSCHWER

Kniebeugen sind die Nummer Eins der von Leistungssportlern zur Konditionierung großer Muskelgruppen, wie den Quadrizepsmuskeln (vorderer Oberschenkel), den Gesäßmuskeln und die hinteren Oberschenkelmuskeln, angewandten Übungen. Mit Kniebeugen trainieren Sie auch die Waden und Schienbeine, zusammen mit den Schultern, dem Rücken und den Armen. Im Grunde bieten Kniebeugen ein Ganzkörpertraining.

MACHEN SIE ES BESSER

- Üben Sie den Bewegungsablauf beim ersten Mal mit einer Hantel ohne Gewichte oder mit einem Besenstiel.
- Indem Sie die Füße im gesamten Verlauf der Übung flach auf dem Boden halten, tragen Sie dazu bei, den Druck auf die Zehen zu verringern und eine Verletzung der Fußgelenke und Knie zu verhindern.
- Indem Sie vermeiden, daß Ihre Knie über die Zehen hinausragen, konzentrieren Sie die Belastung auf die beabsichtigten Muskelgruppen.
- Um den Rücken in einer Linie und den Rumpf gerade zu halten, schauen Sie auf einen Punkt etwas höher als Augenhöhe.
- Indem Sie die Zehen leicht nach außen drehen, werden die inneren Oberschenkelmuskeln stärker ins Spiel gebracht.
- Um die Belastung auf den Quadrizeps zu erhöhen, stellen Sie die Füße enger zusammen.
- Um die Belastung auf den hinteren und äußeren Oberschenkelmuskeln zu erhöhen, stellen Sie die Füße weiter auseinander.
- Um die Belastung auf die Gesäßmuskeln zu erhöhen, positionieren Sie die Fersen auf eine 3 – 5 cm hohe Plattform.

▼

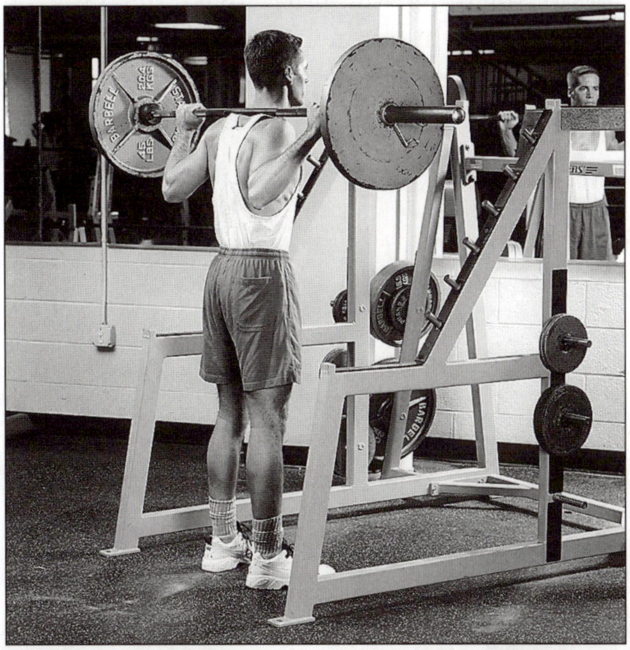

Setzen Sie eine Langhantel in Schulterhöhe auf den Hantelträger. Umfassen Sie die Hantel etwas weiter als schulterbreit, wobei die Handflächen vom Körper weg zeigen. Treten Sie unter die Hantel, so daß diese ausgewogen auf Ihren Schultern liegt. Stehen Sie aufrecht, die Füße hüftbreit auseinander, die Zehen leicht nach außen gerichtet. Beugen Sie nicht den Kopf nach unten; er sollte sich in einer Linie mit Ihrem Rumpf befinden, und die Augen sollten geradeaus blicken.

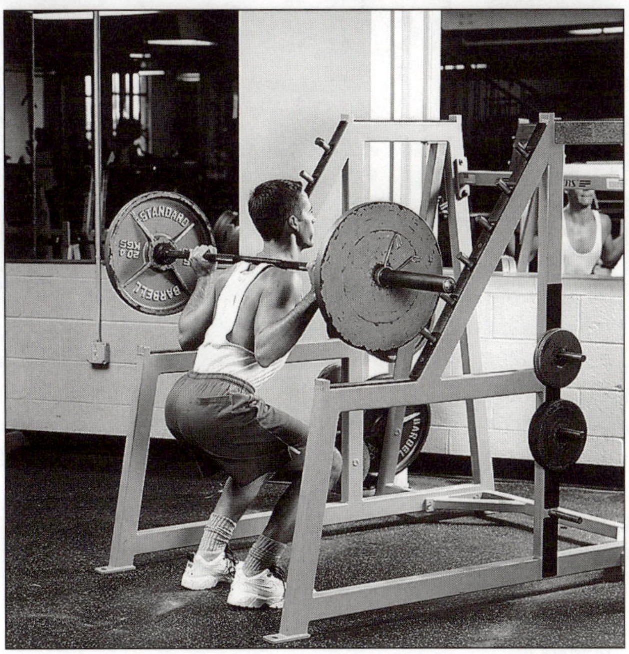

Halten Sie die Füße flach auf dem Boden und den Rumpf gerade. Beugen Sie leicht Ihre Knie und gehen Sie in die Kniebeuge. Beugen Sie Ihre Knie nicht so stark, daß sie über die Fußspitze hinausragen.
Setzen Sie die Bewegung fort, bis sich Ihre Oberschenkel parallel zum Boden befinden. Heben Sie sich dann langsam zurück in die Ausgangsposition und wiederholen Sie die Übung.

Kniebeuge vorn mit der Langhantel

EINSTUFUNG: SEHR SCHWIERIG

Vordere Kniebeugen sind schwieriger als traditionelle Kniebeugen, da sie sich auf Bereiche konzentrieren, die besonders anfällig für Verletzungen sind. Sportler jeder Leistungsstufe können davon profitieren, diese Problembereiche zu kräftigen – die Knie, die Hüften und die Rückenaufrichtemuskeln. Neben der Vermeidung von Verletzungen unterstützen vordere Kniebeugen auch die Ausbildung der vorderen und hinteren Oberschenkelmuskeln sowie der Gesäßmuskeln.

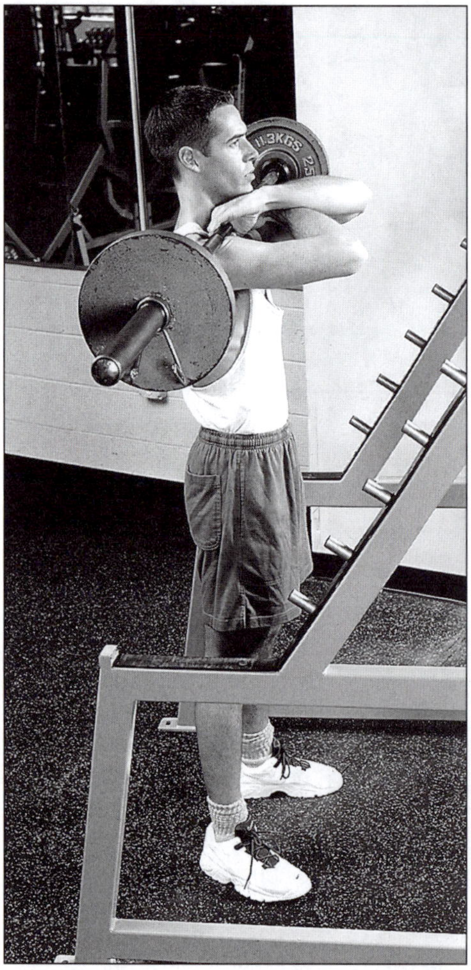

Setzen Sie eine Langhantel auf mittlerer Brusthöhe auf den Hantelträger. Gehen Sie vor der Hantel in Position, bis diese auf Ihren vorderen Schultern liegt. Überkreuzen Sie die Arme; nutzen Sie dabei die rechte Hand, um die Hantel auf Ihrer linken Schulter zu umfassen und umgekehrt. Richten Sie sich gerade auf, bis die Hantel von Schultern und Armen vollständig gestützt wird. Halten Sie die Ellenbogen nach oben. Treten Sie einen Schritt zurück. Ihre Füße sollten schulterbreit flach auf dem Boden stehen. Kopf und Oberkörper bilden eine Gerade.

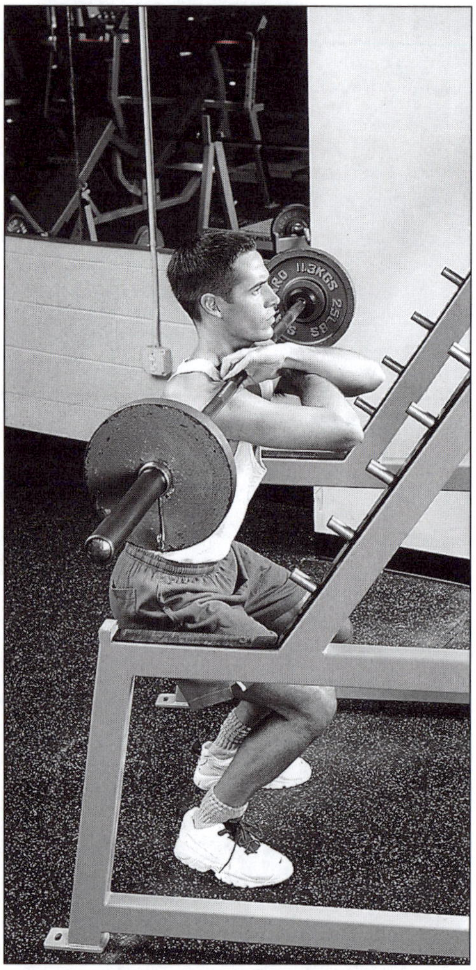

Gehen Sie langsam in die Kniebeuge, bis sich Ihre Oberschenkel parallel zum Boden befinden. Beugen Sie Ihre Knie nicht so stark, daß sie über die Fußspitze hinausragen. Halten Sie den Oberkörper gerade und schauen Sie geradeaus. Heben Sie sich dann langsam zurück in die Ausgangsposition und wiederholen Sie die Übung.

MACHEN SIE ES BESSER

- Indem Sie die Ellenbogen nach oben halten, vermeiden Sie, daß Ihr Rumpf nach vorn kippt.
- Nehmen Sie ein geringeres Gewicht als bei traditionellen Kniebeugen, da bei dieser Übung ein stärkeres Gleichgewicht und Koordinationsvermögen gefordert sind.
- Um die Belastung auf den Quadrizeps und die Gesäßmuskeln zu erhöhen, positionieren Sie die Fersen auf eine 3 – 5 cm hohe Plattform.
- Indem Sie die Zehen nach außen drehen, werden die inneren Oberschenkelmuskeln stärker ins Spiel gebracht.

▼

Kniebeuge, gestoßen

EINSTUFUNG: MITTELSCHWER

Der Vorteil dieser Übung besteht darin, daß sie weniger kompliziert ist, als traditionelle Kniebeugen, und weniger Druck auf die Knie und den unteren Rückenbereich ausübt. Sie läßt sich zudem besser kontrollieren. Einige Fitneßstudios verfügen über Stoß-Kniebeuge-Maschinen, aber Sie können die Übung auch zu Hause mit einer Langhantel ausführen. Diese Kniebeugeart dient zur Kräftigung der Knie und hinteren Oberschenkel, der Quadrizepsmuskeln und der Gesäßmuskeln.

MACHEN SIE ES BESSER

- Nehmen Sie ein geringeres Gewicht als bei traditionellen Kniebeugen, da diese Übung höhere Ansprüche an Gleichgewicht und Koordinationsvermögen stellt.
- Üben Sie beim ersten Mal mit einem Besenstiel oder mit der leeren Hantel, bis Sie mit dem Bewegungsablauf vertraut sind und über ein besseres Gleichgewichtsgefühl verfügen.
- Der Schwierigkeitsgrad läßt sich verringern, indem Sie diese Übung mit einer Kurzhantel in jeder Hand ausführen. Die Hanteln sollten Sie hierbei hinter die Oberschenkel halten.

▼

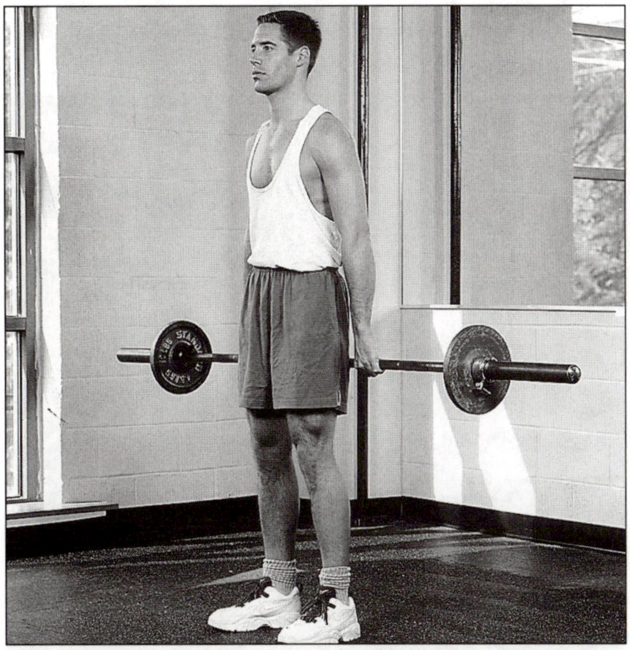

Stehen Sie aufrecht, die Füße hüftbreit. Gehen Sie in die Kniebeuge, um die unmittelbar über Ihren Fersen aufliegende Langhantel zu umschließen, wobei die Handflächen vom Körper weg zeigen. Ihre Hände sollten die Hantel etwas über schulterbreit umfassen. Richten Sie sich auf, halten Sie die Hantel mit gestreckten Armen hinter Ihren Oberschenkeln. Halten Sie Ihren Kopf in einer Linie mit dem Körper.

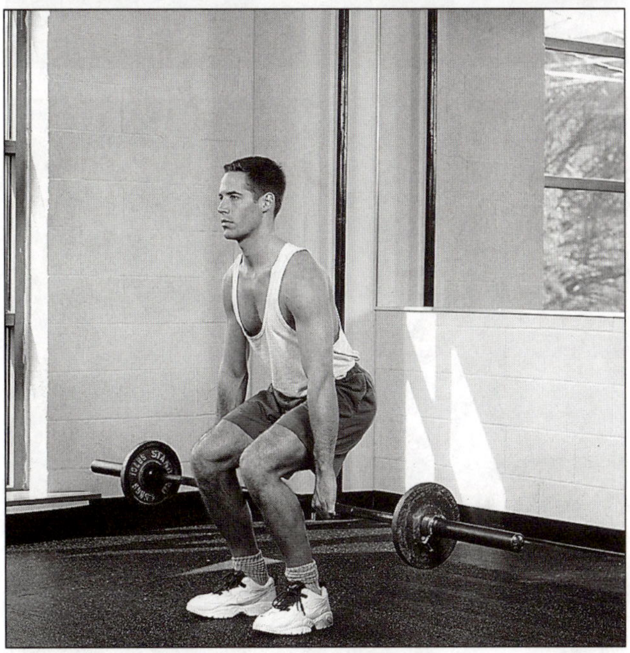

Gehen Sie in die Kniebeuge, bis sich Ihre Oberschenkel parallel zum Boden befinden. Beugen Sie Ihre Knie nicht so stark, daß sie über die Fußspitze hinausragen. Erheben Sie sich wieder; behalten Sie die Arme dabei gestreckt, und wiederholen Sie die Übung.

Kniebeuge im seitlichen Ausfallschritt

EINSTUFUNG: SCHWIERIG

Schnelle Bewegungen sind in den meisten Sportarten und bei vielen alltäglichen Handlungen grundlegend erforderlich. Diese Kniebeugen tragen dazu bei, Ihre Gelenke, Sehnen und Bänder stark und beweglich zu halten. Anders als viele Hebeübungen erfordern die seitlichen Kniebeugen kaum Gewicht, um die Quadrizepsmuskeln zu kräftigen. Trainiert werden zudem der Hüftbeugemuskel des Beines und die Gesäßmuskeln, die für den Schritt zur Seite benutzt werden, sowie der Schenkelbindenspanner.

Stellen Sie den Träger so ein, daß sich die Hantel auf Schulterhöhe befindet. Umfassen Sie die Hantel etwas weiter als schulterbreit, mit den Handflächen vom Körper wegweisend. Treten Sie unter die Hantel und setzen Sie sie gleichmäßig auf den oberen Rücken- und Schulterbereich auf. Richten Sie sich gerade auf und entfernen Sie sich einen Schritt vom Träger. Spreizen Sie Ihre Beine in einem weiten Abstand voneinander, die Zehen nach außen gerichtet und halten Sie Ihren Kopf in einer Linie mit Ihrem Körper.

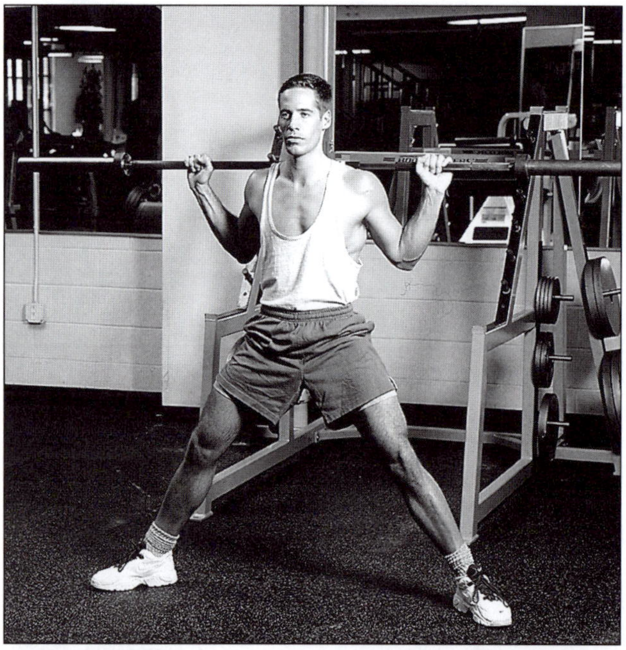

Gehen Sie nach unten, indem Sie Ihr rechtes Bein beugen, bis sich der Oberschenkel parallel zum Boden befindet. Achten Sie darauf, daß Sie das rechte Knie nicht drehen oder über die Fußspitze hinaus beugen. Lagern Sie das meiste Gewicht auf dem rechten Bein, halten Sie das linke Bein gestreckt, das Knie leicht gebeugt. Halten Sie diese Position für eine Sekunde. Kehren Sie dann in die Ausgangsposition zurück, indem Sie Ihr rechtes Bein strecken und Ihren Oberkörper wieder in die Mitte bringen. Wiederholen Sie die Übung zur linken Seite.

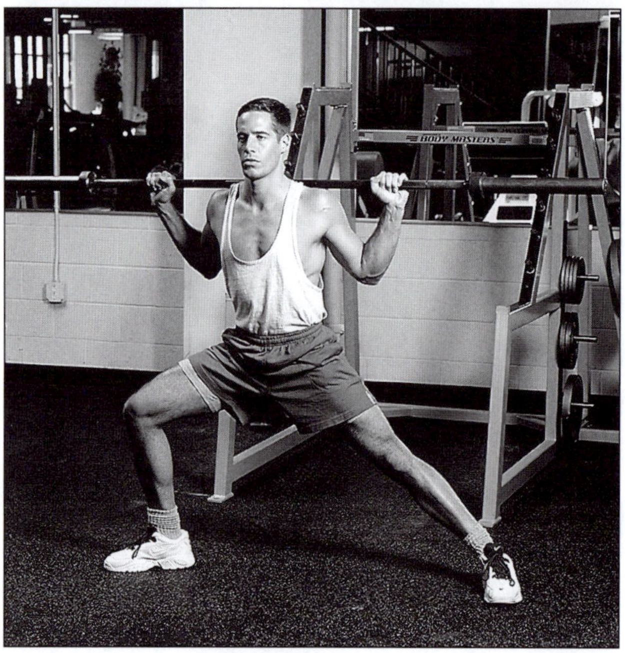

MACHEN SIE ES BESSER

- Wenn Sie sich an dieser Übung zum ersten Mal versuchen, können Sie auch Kurzhanteln verwenden.
- Der Schwierigkeitsgrad läßt sich verringern, indem Sie zuerst einen vollständigen Satz zu einer Körperseite beenden, bevor Sie zur anderen Seite übergehen.
- Eine andere Möglichkeit, den Schwierigkeitsgrad zu verringern, besteht darin, die Übung ohne Gewichte auszuführen. Heben Sie die Arme über den Kopf, beugen Sie leicht die Ellenbogen, verschränken Sie die Finger miteinander, die Handflächen zeigen nach innen. Strecken Sie bei der Kniebeuge die Arme ganz aus. Das trägt dazu bei, den Oberkörper gerade zu halten und bietet eine gute Dehnung für den gesamten Körper.

Freihand-Kniebeuge

Einstufung: Leicht

Als leichteste aller Kniebeugen stärkt sie den Hüftbeuger, den Oberschenkelstrecker und die Gesäßmuskeln. Sie beansprucht zudem den Rückgrataufrichtemuskel (unterer Rücken). Der Vorteil dieser Kniebeugen besteht darin, daß man sie überall ohne Hilfsmittel ausführen kann.

Machen Sie es besser

- Versuchen Sie, die Kniebeuge anfangs mit Hilfe eines Stuhls oder einer Bank zu machen. Es ist leichter und wird Ihnen helfen, eine perfekte Form zu entwickeln.
- Halten Sie in jeder Hand eine Hantel und setzen Sie sich bei der Kniebeuge auf einen Stuhl, bevor Sie sich an die traditionelle Kniebeuge wagen. Sie werden sich dann beim nächsten Schritt sicherer fühlen.
- Richten Sie den Blick geradeaus, das hilft Ihnen, den Rücken in einer Linie und den Oberkörper aufrecht zu halten, wenn Sie sich aus der Kniebeugehaltung erheben.
- Richten Sie die Zehen etwas nach außen, um die inneren Oberschenkelmuskeln in die Übung mit einzubeziehen.
- Um insbesondere die Gesäßmuskeln zu trainieren, stellen Sie die Fersen auf eine erhöhte Unterlage und drükken die Fußballen fest auf den Boden.
- Die hinteren und äußeren Oberschenkel werden stärker belastet, wenn Sie Ihre Füße schulterbreit voneinander entfernt aufstellen.
- Ein engerer Abstand zwischen den Füßen läßt die Quadrizepsmuskeln härter arbeiten.

▼

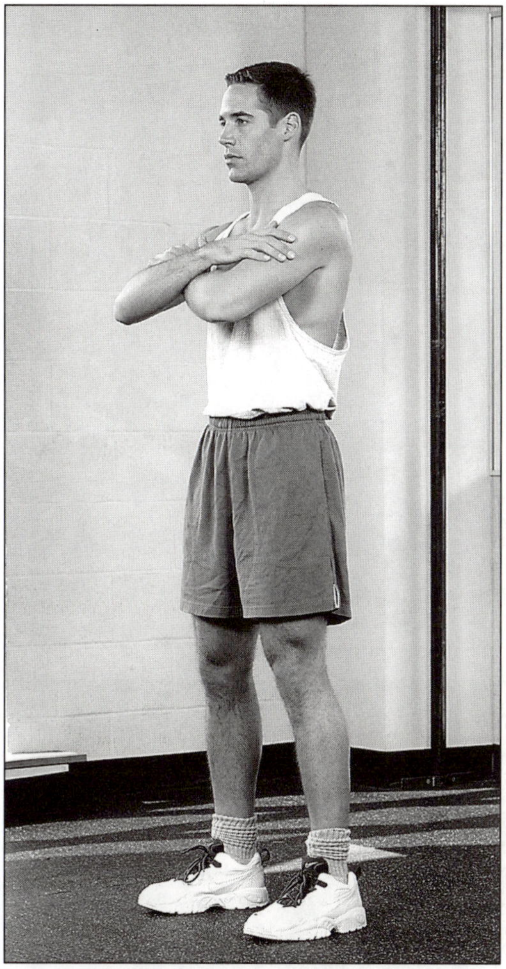

Gehen Sie in die Ausgangshaltung; die Füße stehen flach und hüftbreit auf dem Boden. Kreuzen Sie die Arme über der Brust und richten Sie Ihren Kopf und Oberkörper aus.

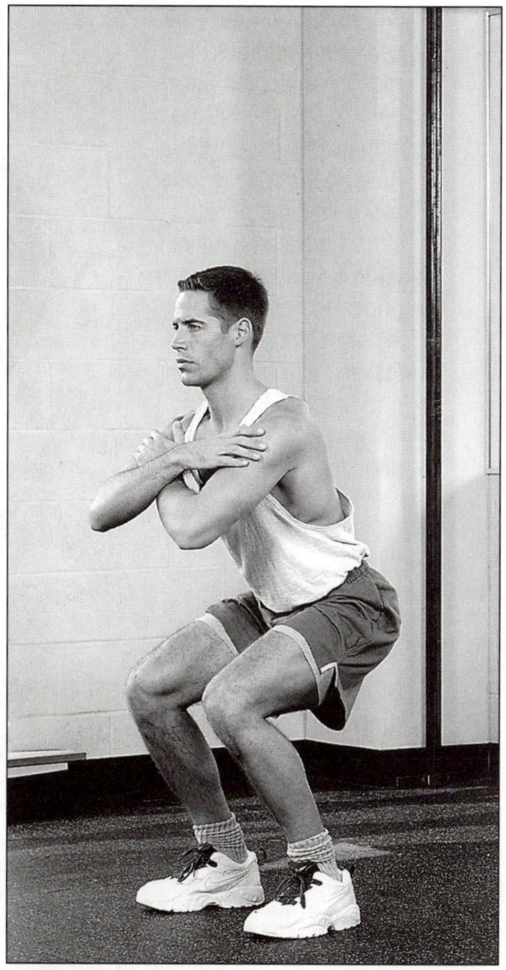

Gehen Sie langsam in die Kniebeuge, bis sich Ihre Oberschenkel so weit wie möglich parallel zum Boden befinden. Halten Sie den Oberkörper gerade und lassen Sie die Knie nicht über die Fußspitzen hinausragen. Halten Sie diese Stellung eine Sekunde; kehren Sie dann in die Ausgangsposition zurück.

Vertikale Beinpresse

EINSTUFUNG: MITTELSCHWER

Kniebeugen können Menschen mit geringer Beweglichkeit oder mit Rückenproblemen Schwierigkeiten bereiten. Die vertikale Beinpresse bietet eine gute Alternative. Wirkungsvoller als die traditionelle horizontale Beinpresse, ist diese Übung ideal zum trainieren der hinteren Oberschenkel-, der Quadrizeps- und der Hüftbeugemuskeln.

Setzen Sie sich auf eine vertikale Beindrückmaschine. Achten Sie darauf, daß der Sitz so eingerichtet ist, daß Ihre Knie im 90°-Winkel oder etwas weniger gebeugt sind. Plazieren Sie Ihre Füße schulterbreit auseinander und die Fußspitzen leicht nach außen. Umfassen Sie die Lenkstange und drücken Sie Ihren unteren Rücken gegen den Sitz.

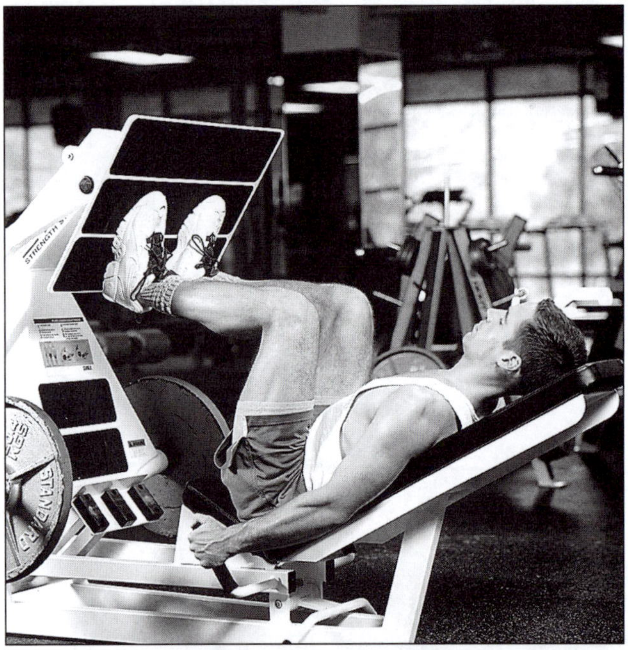

Drücken Sie die Fußhalterung nach vorn, um die Beine zu strecken; drükken Sie die Knie dabei nicht durch. Kehren Sie langsam in die Ausgangsposition zurück und wiederholen Sie die Übung.

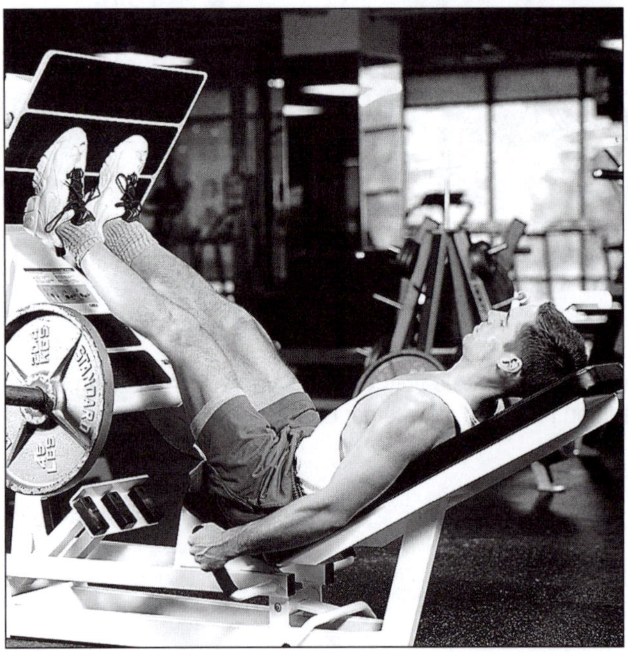

MACHEN SIE ES BESSER

- Wenn Sie die Füße und Beine enger zusammenstellen, erfahren die Quadrizepsmuskeln eine höhere Belastung.
- Wenn Sie die Füße weiter als schulterbreit auseinanderhalten, werden die hinteren Oberschenkelmuskeln und der Hüftbeuger stärker beansprucht.
- Versuchen Sie, jedes Bein einzeln zu trainieren. Sie können die Fußspitze stärker nach außen wenden und damit die inneren Oberschenkelmuskeln einbeziehen, oder nach innen wenden, um die äußeren Oberschenkelmuskeln zu trainieren. Achten Sie darauf, ein geringeres Gewicht als bei der Originalvariante zu verwenden.
- Sie können diese Maschine zwischen den einzelnen Sätzen zum Training der Waden nutzen. Stellen Sie Ihre Füße so auf, daß die Fersen über die Druckplatte hinausragen. Strecken Sie die Beine, beugen Sie die Knie, und beugen und strecken Sie Ihre Füße.

Beinstreckübungen

EINSTUFUNG: LEICHT

Beinstreckübungen sind zur Kräftigung und Konditionierung der Quadrizepsmuskeln (vorderer Oberschenkel) und der Kniesehnen und -bänder weit verbreitet, insbesondere in der Rehabilitation. Anders als beim Gewichtheben, bei dem verschiedene Muskelgruppen angesprochen werden, isolieren Maschinen im allgemeinen ein oder zwei Gruppen. Diese Übung wird oft bei Sportarten empfohlen, bei denen häufig Knieverletzungen auftreten, z. B. beim Skifahren, Laufen und beim Fußball.

MACHEN SIE ES BESSER

- Indem Sie im Verlauf der gesamten Übung eine gleichmäßige Geschwindigkeit beibehalten, befinden sich die Muskeln unter einer ständigen Anspannung, wodurch die Wirksamkeit der Übung erhöht wird.
- Sie können die Übung auch mit Hilfe von Gewichten an den Fußgelenken ausführen. Folgen Sie dem gleichen Bewegungsablauf, während Sie auf einem Stuhl oder einer Bank sitzen, wobei Sie die Beine im 90°-Winkel gebeugt halten.
- Zur Erzielung eines maximalen Kalorienverbrauchs halten Sie die höchste Übungsposition nicht nur eine Sekunde, sondern für vier Sekunden. Senken Sie die Beine danach langsam zurück in die Ausgangsposition.
- Für eine wirksamere Isolierung der Muskeln, trainieren Sie jeweils nur ein Bein auf einmal.
- Der Schwierigkeitsgrad läßt sich erhöhen, indem Sie zuerst beide Beine zum Heben der Gewichte nutzen, dann senken Sie die Beine wieder und wiederholen die Übung mit einem Bein.
- Wenn Sie die Fußspitze nach außen wenden, werden die inneren Quadrizepsmuskeln stärker beansprucht.
- Um die äußeren Quadrizepsmuskeln zu trainieren, drehen Sie die Fußspitzen stärker nach innen.

▼

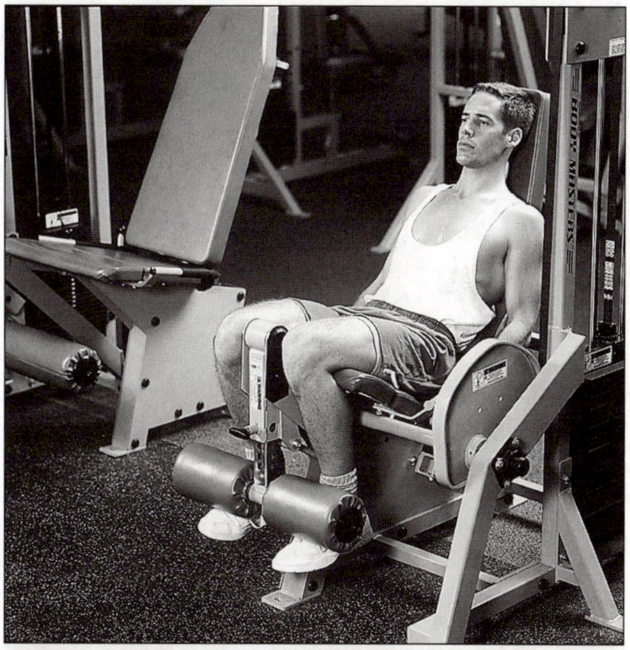

Setzen Sie sich auf eine Beinstreckmaschine, mit den Beinen hinter den gepolsterten Hebestangen. Drücken Sie Ihren Rücken gegen den Rücksitz. Umfassen Sie die Lenkgriffe. Ihre Beine sollten gebeugt sein und die Knie in einem Winkel von etwas mehr als 90° gebeugt sein.

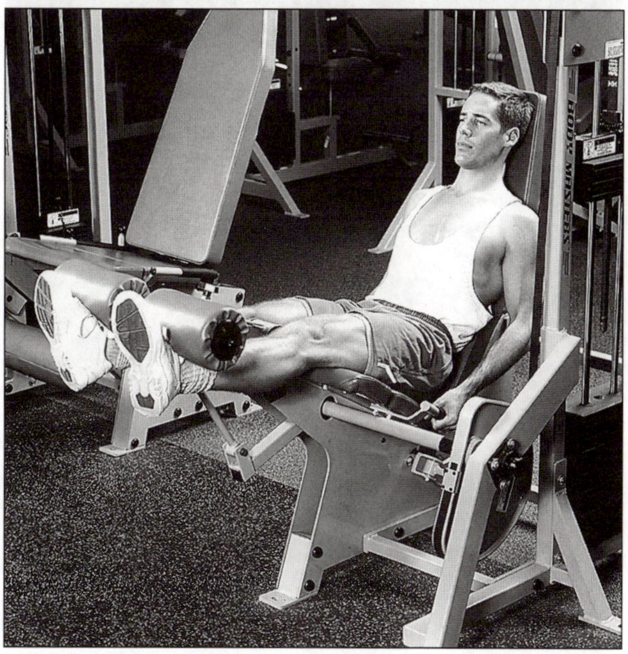

Halten Sie Ihren unteren Rücken gegen das Polster gedrückt, strecken Sie die Beine, indem Sie die gepolsterten Stangen heben. Strecken Sie die Beine, ohne die Knie völlig durchzudrücken. Halten Sie diese Position für eine Sekunde, und kehren Sie dann in die Ausgangsposition zurück.

Bein-Curls

EINSTUFUNG: LEICHT

Hauptziel dieser Übung ist, über das Heben der Unterschenkel gegen einen Widerstand in Bauchlage, die langen, hinteren Oberschenkelmuskeln zu trainieren. Verglichen mit den Quadrizepsmuskeln (vorderer Oberschenkel) ist es schwierig, die hinteren Oberschenkelmuskeln gezielt zu trainieren, was auch ihre Anfälligkeit gegenüber Zerrungen erklärt.

Legen Sie sich auf der Beincurl-Maschine auf den Bauch. Verankern Sie die Fußgelenke hinter den gepolsterten Gewichten, wobei die Knie unmittelbar über den Rand der Bank hinausragen. Umfassen Sie die auf beiden Seiten befindlichen Haltegriffe. Ihre Beine sollten ganz gestreckt sein, die Knie leicht gebeugt.

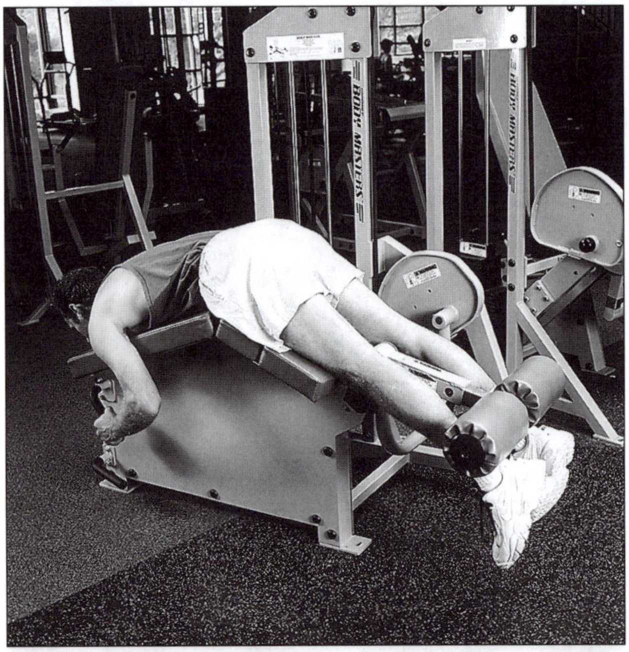

Drücken Sie Ihr Becken gegen die Bank, halten Sie sich an den Griffen fest, um dem Körper mehr Halt zu geben, und heben Sie die Beine in Richtung Gesäß, bis sie sich in einem Winkel von etwas weniger als 90° befinden. Kehren Sie in die Ausgangsposition zurück. Halten Sie die hinteren Oberschenkelmuskeln im Verlauf der gesamten Übung angespannt.

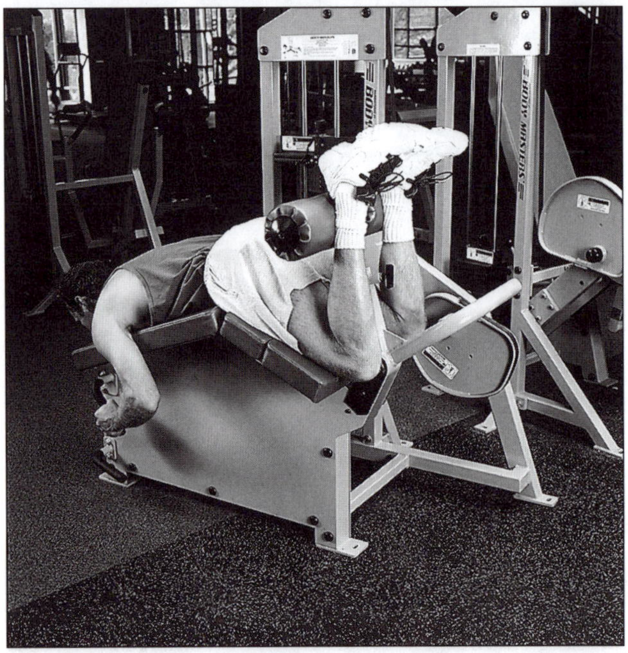

MACHEN SIE ES BESSER

- Die hinteren Oberschenkelmuskeln sind ziemlich schwach. Nutzen Sie deshalb ein geringeres Gewicht als bei den Bein-Streckübungen.
- Wenn Sie die Fußspitze nach außen wenden, wird der äußere Muskelbereich stärker beansprucht.
- Wenn Sie die Fußspitze nach innen wenden, wobei die Füße gebeugt sind, wird der innere Muskelbereich stärker beansprucht, und wenn Sie die Zehen strecken, werden die Waden einbezogen.
- Der Schwierigkeitsgrad läßt sich erhöhen, indem Sie jedes Bein einzeln trainieren.
- Für eine weitere Erhöhung des Schwierigkeitsgrades heben Sie die Gewichte zuerst mit beiden Beinen, dann senken Sie die Beine wieder und wiederholen die Übung mit nur einem Bein.
- Sie können die Übung auch mit Hilfe von Fußgelenkgewichten ausführen. Folgen Sie dem gleichen Bewegungsablauf.

▼

Ausfallschritte im Gehen

EINSTUFUNG: SCHWER

Diese Übung ist schwieriger als die abwechselnden Ausfallschritte (s. Seite 235). Sie trainiert vor allem die Kniesehnen (hinteres Knie), den Oberschenkelstrecker (vorderer Oberschenkel), die Gesäßmuskeln und den Hüftbeuger (vordere Hüfte). Die Übung ist gut geeignet, um Beweglichkeit und Kraft der Beinmuskulatur insgesamt zu verbessern. Das größte Problem ist, die Balance zu halten, wenn Sie mit Hanteln arbeiten.

MACHEN SIE ES BESSER

- Für eine maximale Wirksamkeit achten Sie darauf, den Rumpf jederzeit gerade zu halten. Während sie sich in der Ausfallschrittposition befinden, sollten Sie Ihre Hüfte nach unten, in den Boden drücken und nicht nach vorn.
- Zur Verringerung des Schwierigkeitsgrades machen Sie dieselben Bewegungen ohne Gewichte, oder mit Gewichten an den Fußgelenken.
- Eine weitere Möglichkeit zur Verringerung des Schwierigkeitsgrades besteht darin, die Anzahl der Schritte mit einem Bein zu erhöhen, anstatt abwechselnde Ausfallschritte auszuführen.
- Der Schwierigkeitsgrad läßt sich erhöhen, wenn Sie die Kurzhanteln gegen eine Langhantel austauschen, die Sie im Nacken, über die Schultern gelegt tragen.

▼

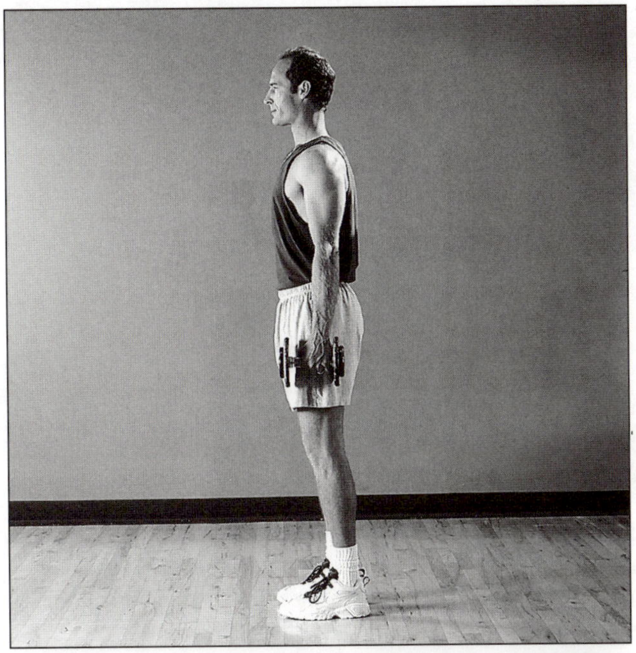

Stehen Sie aufrecht, die Füße hüftbreit. Halten Sie in jeder Hand eine Kurzhantel; die Arme sind dabei gestreckt und die Handflächen zu den Seiten gerichtet. Halten Sie Ihren Rumpf gerade und Ihren Kopf in einer Linie mit der Wirbelsäule.

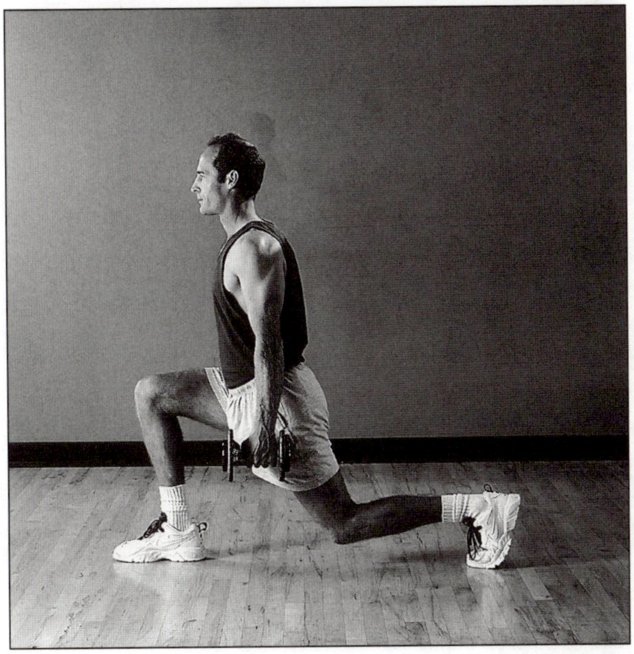

Treten Sie mit dem rechten Bein nach vorn, machen Sie einen langen Schritt und landen Sie dabei mit der Ferse, zur Fußspitze abrollend. Senken Sie Ihren rechten Oberschenkel, bis sich dieser parallel zum Boden befindet und das linke Knie fast den Boden berührt. Halten Sie diese Position eine Sekunde und schieben Sie sich dann, auf das rechte Bein gestützt, das linke heranziehend, in die Ausgangsposition zurück. Wiederholen Sie die Übung zur linken Seite. Setzen Sie mit dem jeweils anderen Bein fort, während Sie auf diese Weise durch den Raum gehen.

Schrittübung

EINSTUFUNG: SCHWIERIG

Diese Übung soll Ihre aerobe Kondition verbessern und gleichzeitig die Kraft und Beweglichkeit der hinteren Oberschenkelmuskeln, des Hüftbeugers sowie der Quadrizeps-, Gesäß- und Adduktormuskeln (innerer Oberschenkel) erhöhen.

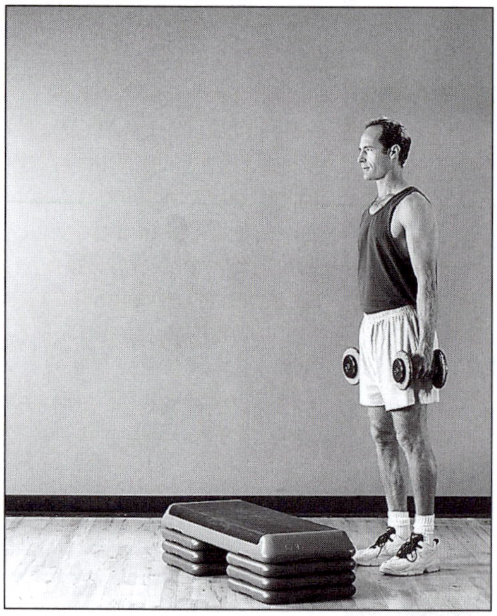

Halten Sie in jeder Hand eine Kurzhantel, die Arme befinden sich an den Seiten, die Handflächen sind zum Körper gerichtet. Stehen Sie aufrecht, nehmen Sie die Schultern zurück und drücken Sie die Brust heraus. Sie sollten sich ungefähr 30 cm vor einem 30 – 45 cm hohen Kasten oder einem Reebok-Step gleicher Höhe aufstellen.

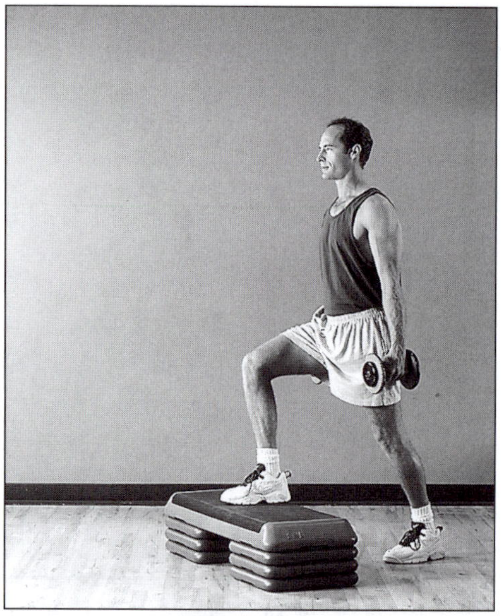

Halten Sie die Hanteln an den Seiten und den Oberkörper gerade. Machen Sie mit dem rechten Fuß einen Schritt vorwärts und stellen Sie ihn in die Mitte des Kastens.

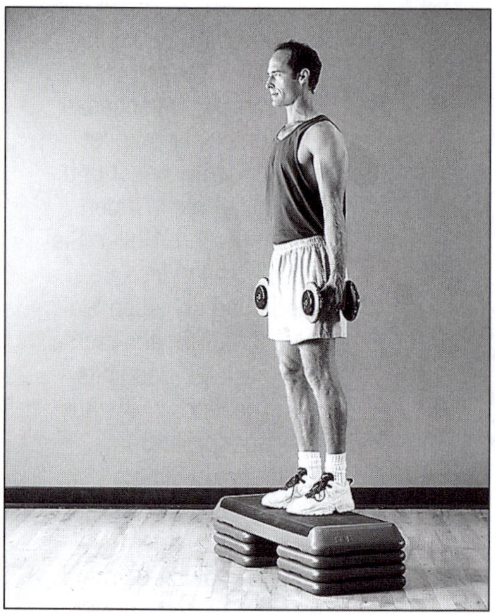

Beenden Sie den Schritt, indem Sie den linken Fuß neben den rechten ziehen.

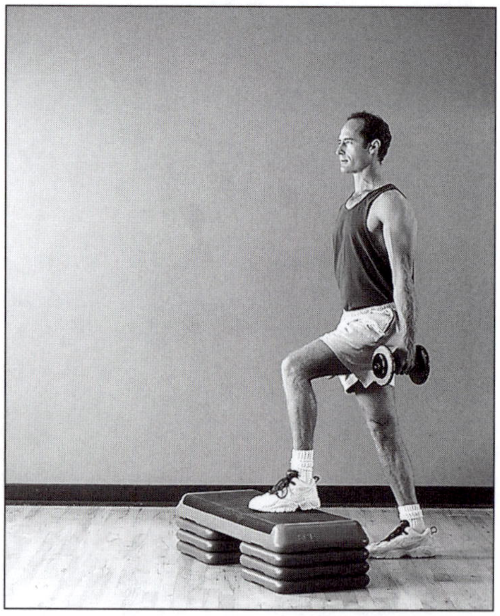

Treten Sie mit dem rechten Fuß zurück, so daß Ihr rechtes Bein am Ausgangspunkt steht. Treten Sie dann auch mit dem linken Fuß zurück in die Ausgangsposition. Wiederholen Sie die Schritte; links beginnend.

MACHEN SIE ES BESSER

- Um die Übung besser unter Kontrolle zu haben, können Sie statt der Kurzhantel auch Gewichte an den Handgelenken verwenden.
- Um ein stärkeres Training des Oberkörpers zu erhalten, erhöhen Sie das Gewicht der Hanteln.
- Der Schwierigkeitsgrad läßt sich erhöhen, indem Sie eine Langhantel über Schultern und Nacken plazieren, wodurch sich die Anzahl der beanspruchten Muskelfasern und Ihr Puls erhöhen.

Schrittübung zur Seite

EINSTUFUNG: SCHWIERIG

Diese Übung dient hervorragend dem Aufbau der hinteren Oberschenkel- und der Quadrizepsmuskeln sowie jener für die Seitwärtsbewegung – zwei der drei Gesäßmuskeln und der Schenkelbinden. Skiläufer nutzen diese Schrittübung, um sich für Slalomläufe, Sprünge und andere Bewegungen in Form zu bringen.

MACHEN SIE ES BESSER

- Der Schwierigkeitsgrad läßt sich erhöhen, indem Sie bei der Übung eine Langhantel verwenden, die auf den Schultern aufliegt.
- Wenn Sie den Schwierigkeitsgrad verringern wollen, nutzen Sie einen Reebok-Step, wie bei der Aerobic, anstelle der Bänke.
- Wenn Sie die Übung das erste Mal probieren, können Sie statt der Kurzhanteln auch Gewichte an den Handgelenken tragen, was Ihnen erlaubt, die Übung besser unter Kontrolle zu halten.

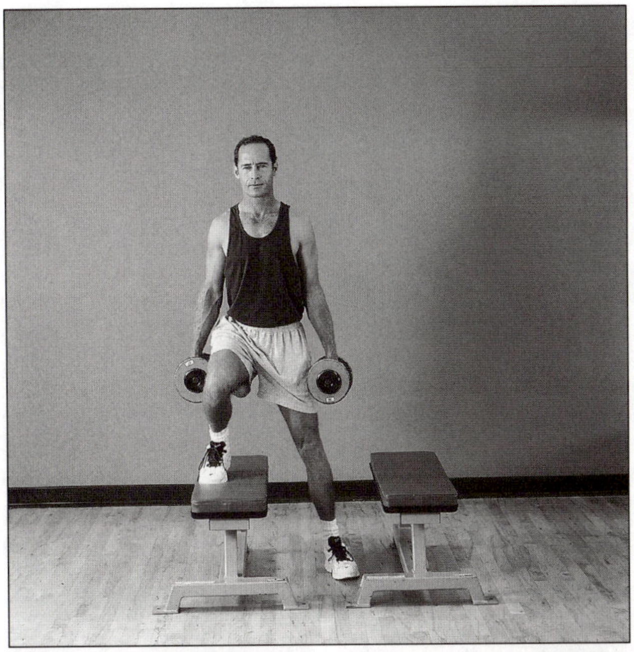

Beginnen Sie mit zwei Bänken, die etwas weiter als schulterbreit voneinander entfernt stehen. Stellen Sie sich mit einer Kurzhantel in jeder Hand zwischen die Bänke, strecken Sie die Arme nach unten, die Handflächen weisen zu den Seiten, die Füße stehen schulterbreit. Machen Sie mit dem rechten Bein einen Schritt auf die Bank. Achten Sie darauf, daß Sie den Fuß möglichst weit rechts auf der Bank aufsetzen, um Platz für den linken Fuß zu lassen, der dann folgt.

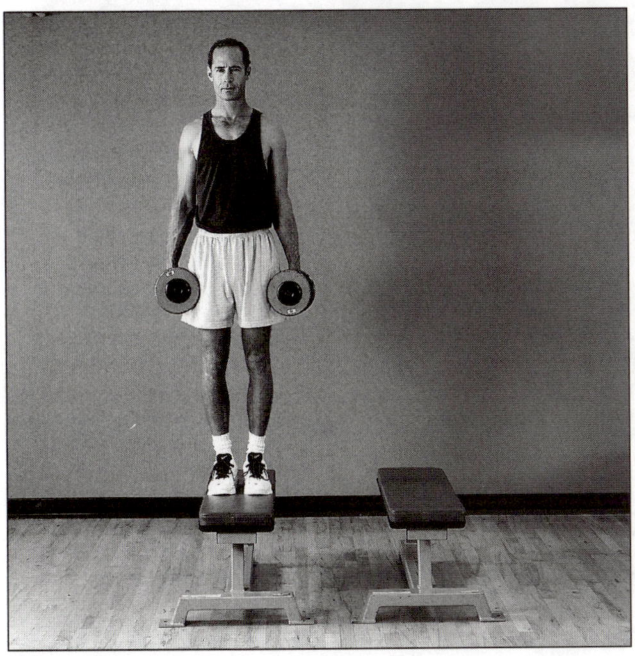

Verlagern Sie Ihr Gewicht vom linken Bein auf das rechte. Strecken Sie Ihr linkes Bein und setzen Sie den Fuß auf die Bank neben den rechten Fuß.

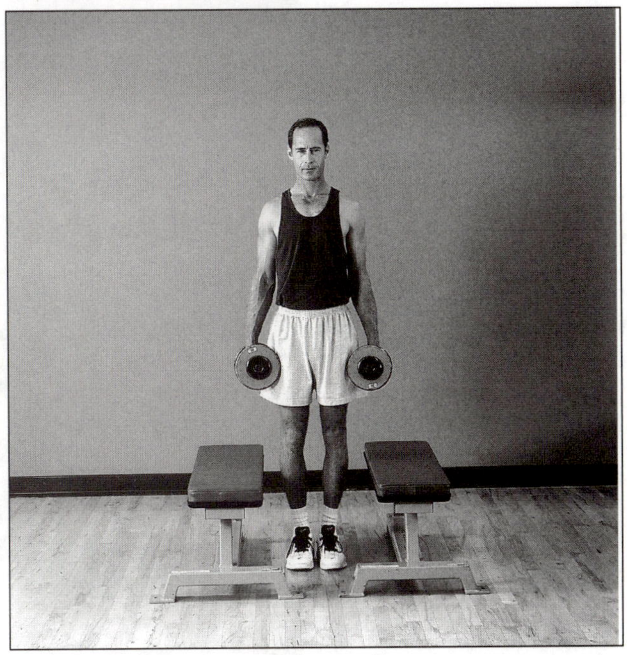

Treten Sie wieder hinunter, indem Sie Ihr linkes Bein in Richtung Boden strecken. Wenn sich Ihr Gewicht auf dem linken Bein befindet, ziehen Sie auch das rechte Bein zurück in die Ausgangsposition. Wiederholen Sie die Übung zur linken Seite.

Phantom-Sitz

EINSTUFUNG: MITTELSCHWER

Man sagt, je einfacher die Bewegung, um so kraftvoller kann sie sein. Das trifft ganz bestimmt auf diese Übung zu, die nichts anderes ist als eine einfache Kniebeuge an der Wand (daher auch der Begriff Phantom-Stuhl). Sie bietet ein hervorragendes Training für den Hüftstrecker (hintere Oberschenkel- und Gesäßmuskeln) und für die Kniestrecker (Quadrizeps) des vorderen Oberschenkels. Der große Vorteil dieser Übung besteht darin, daß Sie sie überall dort ausführen können, wo sich eine Wand befindet.

Lehnen Sie sich mit dem Rücken gegen eine Wand. Ihr Füße sollten etwas weiter als schulterbreit stehen und ungefähr 45 cm von der Wand entfernt, mit den Fußspitzen leicht nach außen gerichtet. Nehmen Sie die Schultern zurück und drücken Sie die Brust nach vorn.

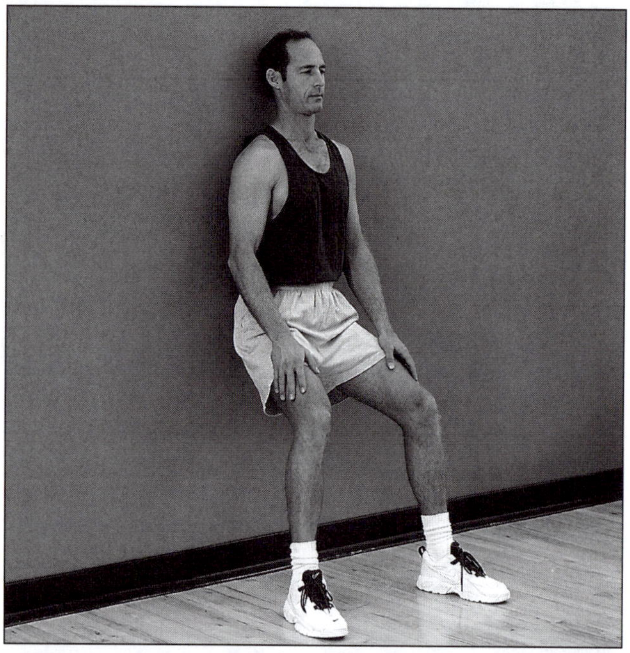

Beugen Sie langsam die Knie und senken Sie Ihren Körper, bis sich die Oberseiten Ihrer Oberschenkel parallel zum Boden befinden. Senken Sie sich nicht so tief, daß Ihre Knie über die Fußspitzen hinausragen. Halten Sie diese Position, bis die Muskeln ermüden. Strekken Sie dann langsam die Beine und kehren Sie wieder in die Ausgangsposition zurück.

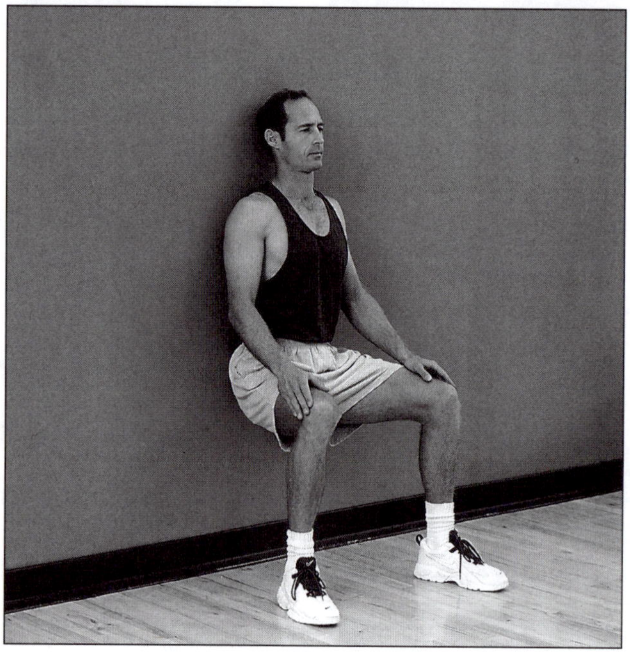

MACHEN SIE ES BESSER

- Wenn Sie sich nach vorn beugen und die Ellenbogen auf den Oberschenkeln ruhen lassen, verringern Sie die Belastung auf den Oberschenkeln und damit die Wirksamkeit der Übung. Für optimale Ergebnisse sollten Sie den unteren Rücken fest gegen die Wand drücken.
- Eine Erhöhung des Schwierigkeitsgrades läßt sich erzielen, indem Sie in jede Hand eine Kurzhantel nehmen. Oder Sie führen die Übung auf einem Bein stehend aus.
- Eine weitere Erhöhung des Schwierigkeitsgrades ergibt sich, wenn Sie die Übung nicht in der Kniebeuge halten, sondern in einer andauernden, flüssigen Bewegung ausführen.
- Die Veränderung der Fußstellung bewirkt eine Konzentration auf verschiedene Teile des Quadrizeps. Wenn Sie die Füße enger zusammen und die Zehen geradeaus stellen, werden die äußeren Oberschenkel stärker beansprucht. Stellen Sie die Füße weiter auseinander und die Zehen nach außen, werden die inneren und vorderen Oberschenkel stärker betont.
- Um die Waden als auch die Quadrizeps- und hinteren Oberschenkelmuskeln zu trainieren, sollten Sie Ihr Gewicht auf die Fußballen stützen.

Nach innen gerichtetes Beinheben im Liegen

EINSTUFUNG: LEICHT

Wenn Sie sich schon einmal einen Muskel der Leistengegend gezerrt haben, dann wissen Sie, wo die Adduktorenmuskeln liegen. Die Adduktoren, aus drei einzelnen Muskeln bestehend, verlaufen entlang des inneren Oberschenkels. Sie nutzen diese Muskeln, wenn Sie die Beine zusammendrücken, zum Beispiel beim Reiten. Bei dieser Übung werden nicht nur die Adduktoren trainiert, sondern auch der Teil des Quadrizeps, der entlang des inneren Oberschenkels verläuft.

MACHEN SIE ES BESSER

- Eine Erhöhung des Schwierigkeitsgrades läßt sich erzielen, indem Sie an dem zu hebenden Bein ein Fußgelenkgewicht tragen. Die inneren Oberschenkelmuskeln ermüden schnell; Sie sollten deshalb bereits gut in Form sein, bevor Sie ein zusätzliches Gewicht nehmen.
- Eine andere Möglichkeit, den Widerstand zu erhöhen, bietet sich, wenn Sie Ihre freie Hand gegen den Oberschenkel des Beines drücken, das Sie heben.
- Heben und senken Sie das Bein langsam und kontrolliert. Wenn Sie Ihr Bein zu schnell oder zu ruckartig heben, verringert sich die Wirksamkeit der Übung.

▼

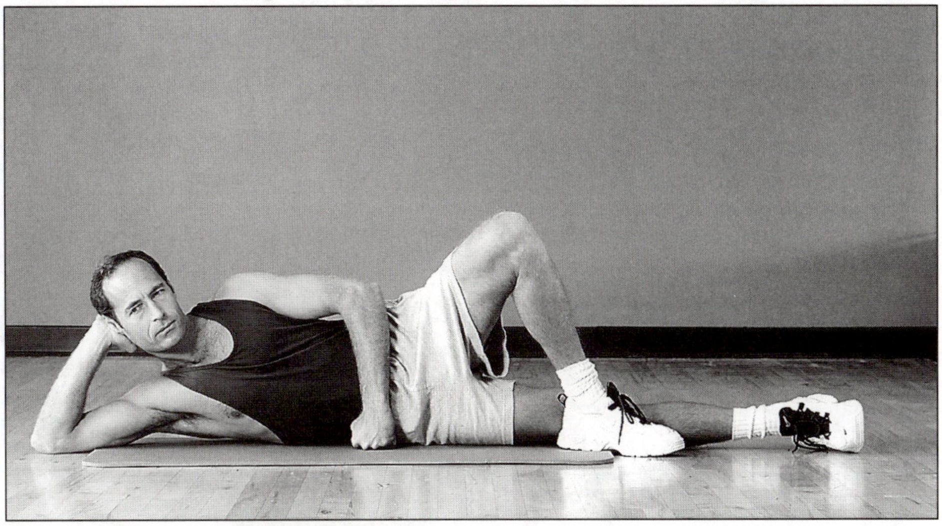

Legen Sie sich auf die Seite, stützen Sie Ihren Kopf, indem Sie die Hand hinter das Ohr setzen. Halten Sie die freie Hand vor der Brust auf dem Boden. Beugen Sie das obere Knie und setzen Sie den Fuß dieses Beines vor das andere Knie, welches auf dem Boden ruht und ganz ausgestreckt sein sollte, die Zehen zeigen nach vorn.

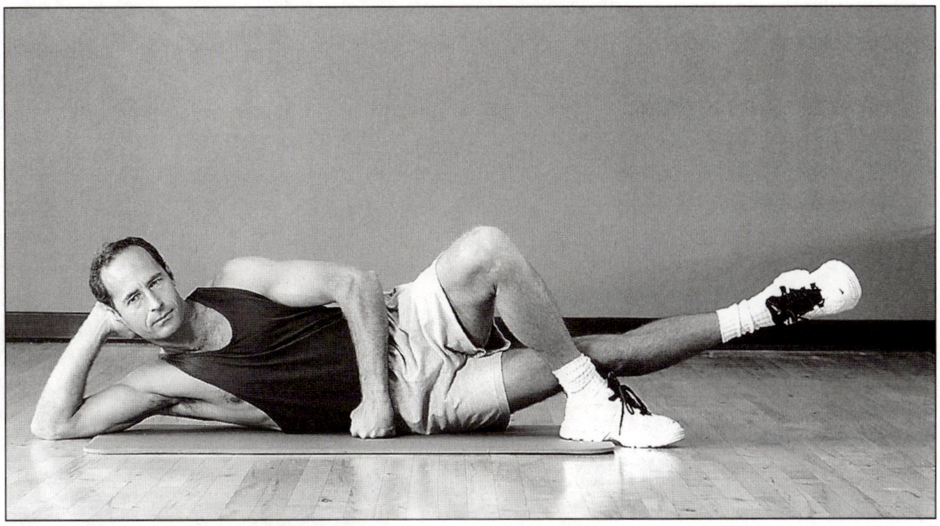

Heben Sie langsam das gestreckte Bein so hoch wie möglich, ohne den übrigen Körper zu bewegen. Halten Sie diese Stellung eine Sekunde. Senken Sie das Bein wieder zum Boden. Wiederholen Sie die Übung, bis der Satz beendet ist. Wechseln Sie dann die Seite und wiederholen Sie die Übung mit dem anderen Bein.

Zehen-Drücken

EINSTUFUNG: LEICHT

Die meisten Menschen wissen nicht, daß sie sowohl in den Beinen wie in den Armen über Trizeps-Muskeln verfügen. Der Trizeps in den Beinen ist der dreiköpfige Wadenmuskel (M. triceps surae) und besteht eigentlich aus zwei Muskeln (nicht aus drei, wie in den Armen): dem Zwillingsmuskel (M. gastrocnemius) und dem Schollenmuskel (M. soleus). Der Zwillingsmuskel ist der Muskel in der Wadenbeuge; der Schollenmuskel liegt unterhalb des Zwillingsmuskels und unterstützt diesen beim Beugen der Füße und Fußgelenke. Diese Übung trainiert beide Muskeln, und sie dehnt und kräftigt auch die Fußmuskeln.

Setzen Sie sich gerade auf eine rotierende Wadenübungsmaschine, drücken Sie den Rücken fest gegen das Rückenpolster. Stellen Sie den Sitz so ein, daß die Fußballen bequem auf der Fußablage aufliegen, ungefähr 10–15 cm voneinander entfernt, wobei die Zehen nach außen weisen. Ihre Beine sollten leicht gebeugt sein.

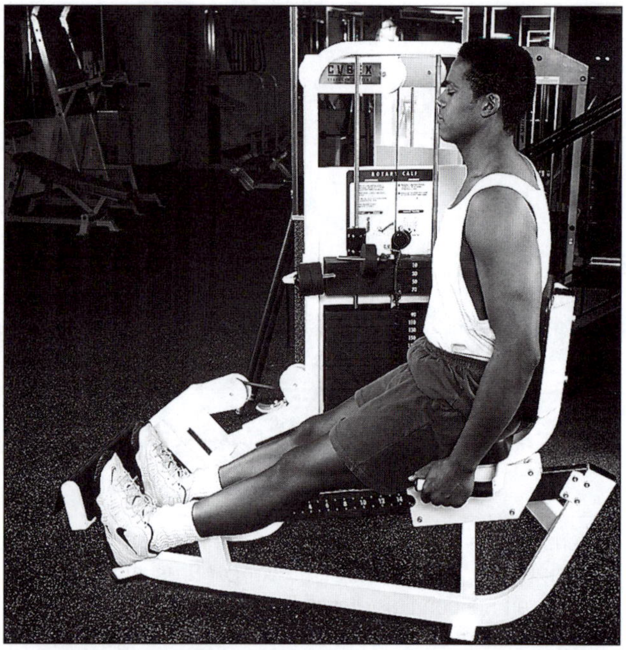

Drücken Sie langsam die Fußballen nach unten, und strecken Sie dabei so gut wie möglich die Zehen. Halten Sie diese Position für eine Sekunde; dann lassen Sie die Füße langsam zurück in die Ausgangsposition gleiten.

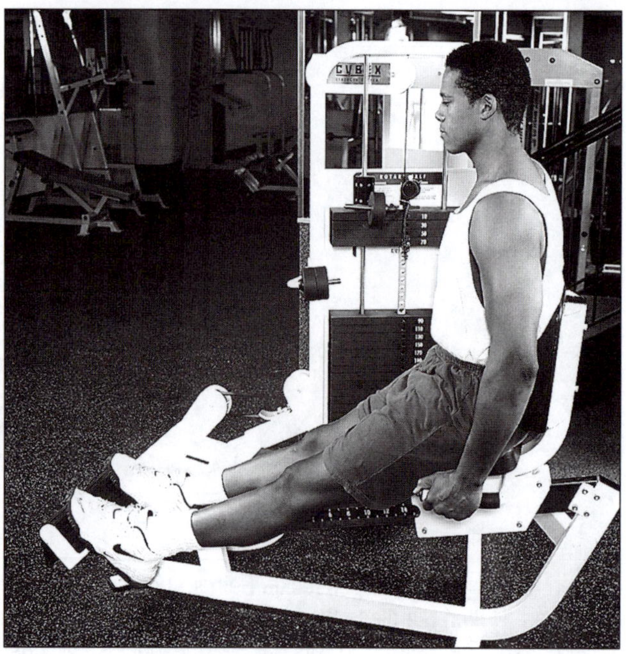

MACHEN SIE ES BESSER

- Indem Sie die Stellung der Zehen verändern, können Sie die verschiedenen Bereiche der Waden beanspruchen. Wenn Sie die Fußspitzen nach innen richten, werden die äußeren Waden stärker belastet; nach außen gerichtet, trifft es die inneren Waden.
- Verändern Sie nicht die Hüftposition. Wenn Sie sie nach vorn oder nach hinten bewegen, verringern Sie den Druck auf die Waden und erhöhen gleichzeitig den Druck auf den Rücken.
- Der Schwierigkeitsgrad läßt sich erhöhen, indem Sie die Übung mit jeweils nur einem Bein machen.
- Halten Sie den Kopf in einer Linie mit Ihrer Wirbelsäule, und lassen Sie die Schultern locker hängen, so daß nur die Wadenmuskeln beansprucht werden.

Fersen-Heben auf einem Bein

EINSTUFUNG: MITTELSCHWER

Sie haben es vielleicht noch nicht bemerkt, aber es besteht die Möglichkeit, daß Ihre Waden unterschiedlich groß sind. (Es gibt einen einfachen Test hierzu: Messen Sie die Zeit, die Sie auf jeweils einem Bein stehen können. Der schwächere Muskel wird auch der etwas kleinere sein.) Der Vorteil dieser Übung besteht darin, daß sie die Muskeln separat trainieren können. Sie können Kraft und Größe genau dort aufbauen, wo Sie es wünschen. Selbst wenn Ihre Waden perfekt gleich sind, stärkt diese Übung Sie für jegliche Aktivitäten, die Laufen, Springen und Gehen beinhalten.

MACHEN SIE ES BESSER

- Halten Sie stets die Fußgelenke gerade, da Sie sie anderenfalls verdrehen und zerren könnten.
- Halten Sie Ihren Rücken gerade, wenn Sie sich heben. Achten Sie darauf, daß Ihr Körper nicht zu sehr wackelt oder sich beugt, wodurch die Waden unnötig belastet werden.
- Der Schwierigkeitsgrad läßt sich erhöhen, indem Sie gleichzeitig über Nacken und Schultern eine Langhantel halten.
- Um höchste Ergebnisse zu erzielen, sollten Ihre Waden den gesamten Bewegungsablauf durchlaufen. Wenn das Gewicht zu schwer ist, um die Dehnung zu maximieren, verringern Sie es.
- Wenn eine Wade kleiner oder schwächer ist als die andere, trainieren Sie mit ihr mehr Sätze, um ein Gleichgewicht zu erzielen.

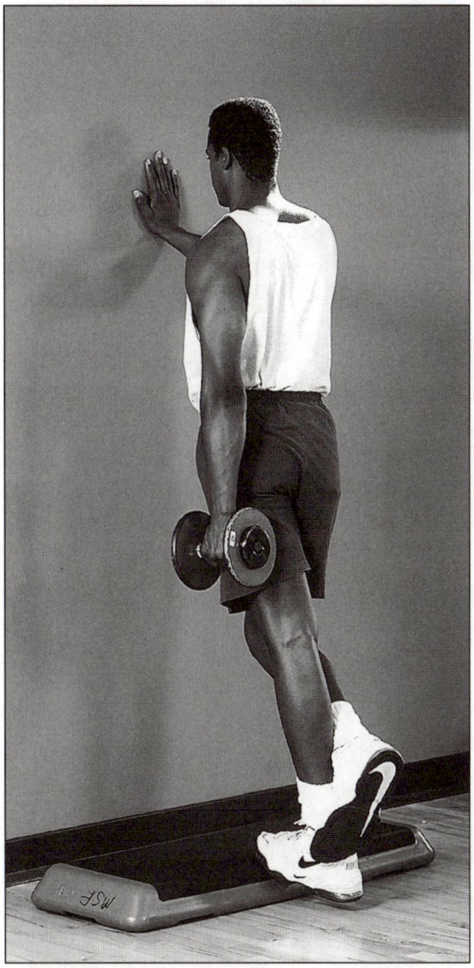

Stellen Sie sich auf ein Bein, wobei die Ferse über die Kante des Reebok-Step hinausragt (oder eine 15–25 cm hohe Treppenstufe). Ihre Knie sollten leicht gebeugt sein, mit den Zehen geradeaus weisend. Halten Sie die Fersen so weit wie möglich nach unten. Verschränken Sie den anderen Fuß hinter der Wade des Stützbeins. Halten Sie auf der Seite des Stützbeins eine Kurzhantel, wobei die Handfläche zum Körper weist. Stützen Sie sich an einem Stuhl, einer Wand o. ä. ab, um das Gleichgewicht zu halten.

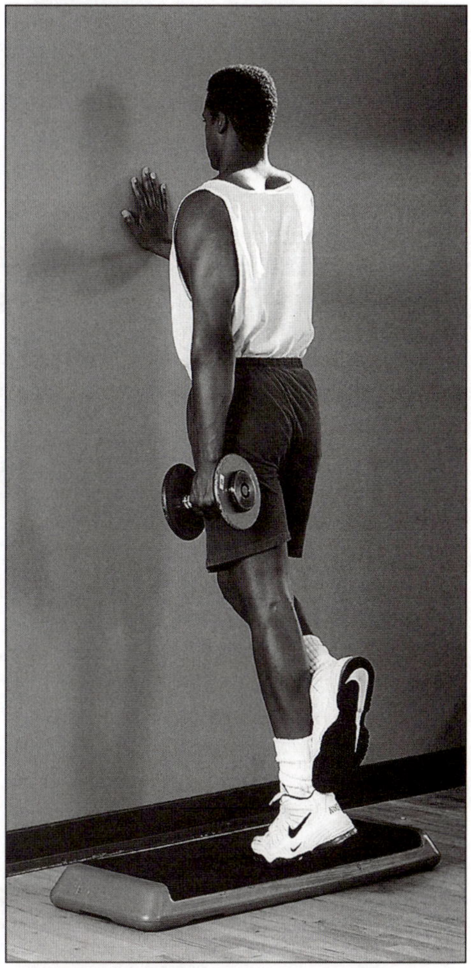

Heben Sie sich langsam so hoch wie möglich auf den Fußballen. Halten Sie diese Position eine Sekunde und kehren Sie dann in die Ausgangsposition zurück. Nach Beendigung eines Satzes, wechseln Sie die Beine und wiederholen die Übung.

Fersen-Heben im Sitzen

EINSTUFUNG: LEICHT

Die Waden werden als die am schwierigsten zu entwickelnde Muskelgruppe des Körpers angesehen, vor allem die unteren Waden. Obgleich diese Übung die gesamte Wade trainiert, wird insbesondere der Schollenmuskel (untere Wade) beansprucht.

Setzen Sie sich gerade auf eine Bank. Lassen Sie Ihre Fußballen auf einem, vor Ihnen stehenden 15 – 20 cm hohen Reebok-Step ruhen, der Ihnen erlaubt, die Fersen soweit wie möglich nach unten zu drücken. Die Knie sollten geschlossen und in einem 45°-Winkel gebeugt sein. Halten Sie mit beiden Händen eine Kurzhantel, die senkrecht auf einem zusammengefalteten Handtuch auf Ihren Oberschenkeln ruht.

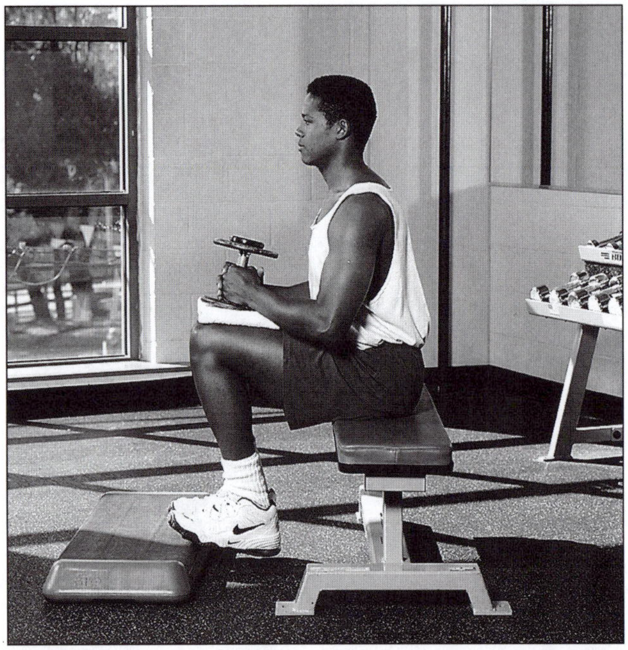

Drücken Sie sich soweit wie möglich auf den Fußballen nach oben. Halten Sie diese Stellung eine Sekunde und kehren Sie dann in die Ausgangsposition zurück.

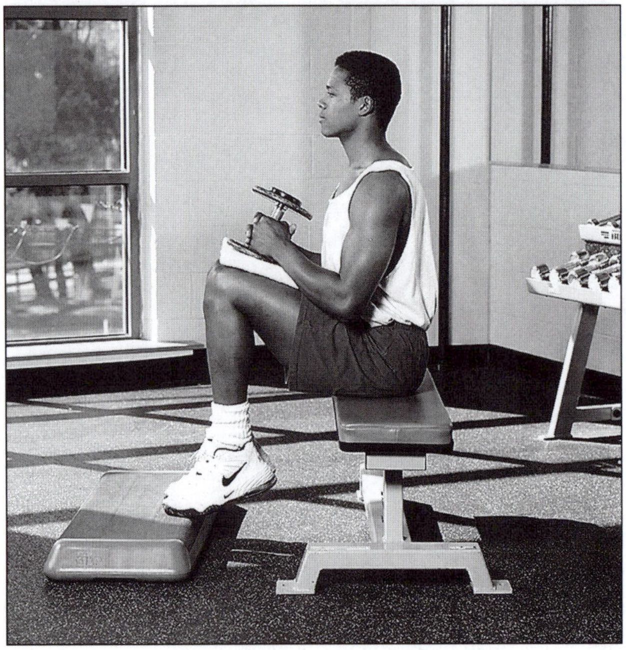

MACHEN SIE ES BESSER

- Sie werden es vielleicht als angenehmer empfinden, eine Langhantel statt einer Kurzhantel über Ihren Oberschenkeln zu halten.
- Führen Sie die Bewegungen gleichmäßig und kontrolliert aus. Ruckartige Aufwärtsbewegungen oder ein plötzliches Fallenlassen der Fersen ergibt Schwung und verringert die Wirksamkeit der Übung.
- Der Schwierigkeitsgrad läßt sich erhöhen, indem Sie die Übung mit jeweils nur einem Bein ausführen.
- Wenn Sie die Fußspitze nach innen richten, werden die Außenseiten der Waden stärker entwickelt; nach außen gerichtet, werden die Innenseiten stärker beansprucht.

Waden-Heben

EINSTUFUNG: MITTELSCHWER

Dies ist eine der Lieblingsübungen von Arnold Schwarzenegger, wie seine Waden auch beweisen. Trainiert werden sowohl der Zwillingsmuskel der Wade (M. gastrocnemius) als auch der Schollenmuskel (M. soleus, unterhalb der Wade), die sich in der Achillessehne verbinden. Eine Kräftigung dieser Muskeln kann dazu beitragen, häufig beim Basketball, Baseball oder beim Laufen auftretende Verletzungen zu vermeiden.

MACHEN SIE ES BESSER

- Um den Schwierigkeitsgrad zu erhöhen, stellen Sie sich auf einen etwas höheren Block – sagen wir, 15–20 cm – und lassen Sie Ihre Fersen soweit wie möglich nach unten sinken.
- Die auf Ihnen sitzende Person sollte sich nicht auf Ihrem unteren Rücken befinden, da dies zu einer ernsthaften Verletzung führen kann.
- Eine Erwärmung mit abwechselnden Ausfallschritten oder Beinheben auf der Schrägbank (Seite 235 und 330) trägt dazu bei, Muskelzerrungen zu vermeiden.
- Durch eine Veränderung der Fußhaltung (z. B. ein weiterer Abstand) lassen sich verschiedene Muskelpartien trainieren. Auch die Veränderung der Zehenhaltung trainiert diese Muskeln aus verschiedenen Winkeln.

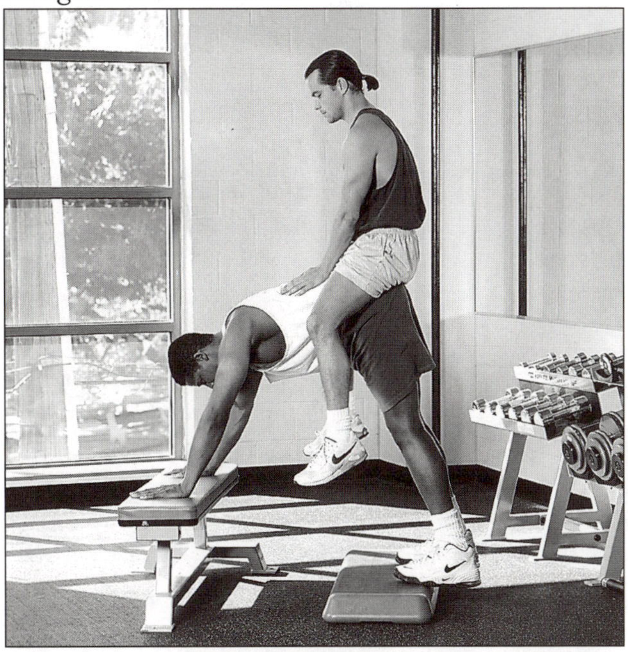

Stellen Sie sich auf die Kante eines 5–10 cm hohen Reebok-Step (ein Holzblock tut es auch), wobei die Fersen über die Kante hinausragen. Ihre Beine sollten ungefähr hüftbreit auseinander stehen, die Zehen nach vorn gerichtet. Beugen Sie sich auf Taillenhöhe nach vorn, bis sich Ihr Oberkörper ungefähr parallel zum Boden befindet. Strecken Sie die Arme gerade aus und lehnen Sie sich gegen eine Bank. Halten Sie die Knie leicht gebeugt. Ein Partner sollte sich dann rittlings auf Ihre Hüften setzen.

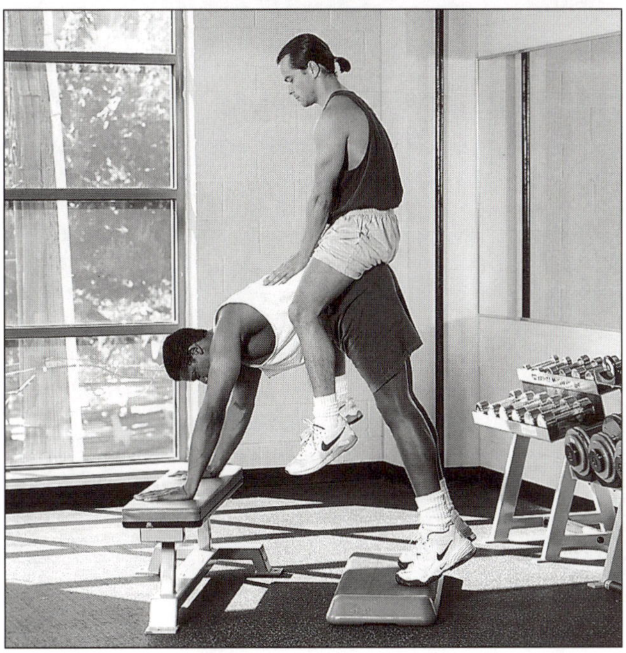

Heben Sie sich langsam so weit wie möglich auf die Fußballen. Halten Sie die Stellung eine Sekunde; senken Sie dann die Fersen langsam wieder so weit wie möglich.

Fersen-Heben aus der Schräge

EINSTUFUNG: MITTELSCHWER

Diese Übung bietet eine ausgezeichnete Dehnung der Achillessehne und ist eine gute Erwärmungsübung für alle Sportarten, bei denen Sie laufen und springen.

Stellen Sie sich etwa 90 cm von einer Wand entfernt auf. Halten Sie Ihre Fersen mit dem Boden in Berührung, strekken Sie die Arme aus, und beugen Sie sich nach vorn, mit den Handflächen flach an der Wand. Ihr Rücken sollte gerade sein, Arme und Beine durchgedrückt.

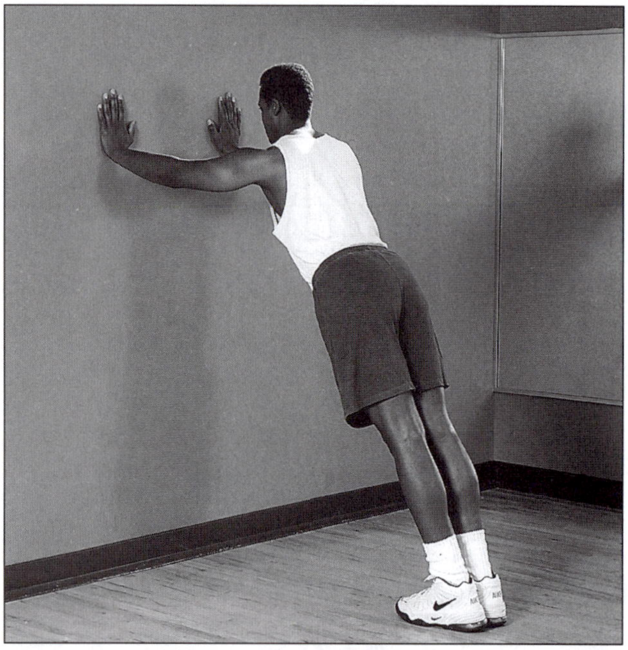

Heben Sie sich langsam auf den Ballen; heben Sie sich so hoch wie möglich. Halten Sie diese Stellung eine Sekunde, dann senken Sie die Fersen wieder zurück in die Ausgangsposition.

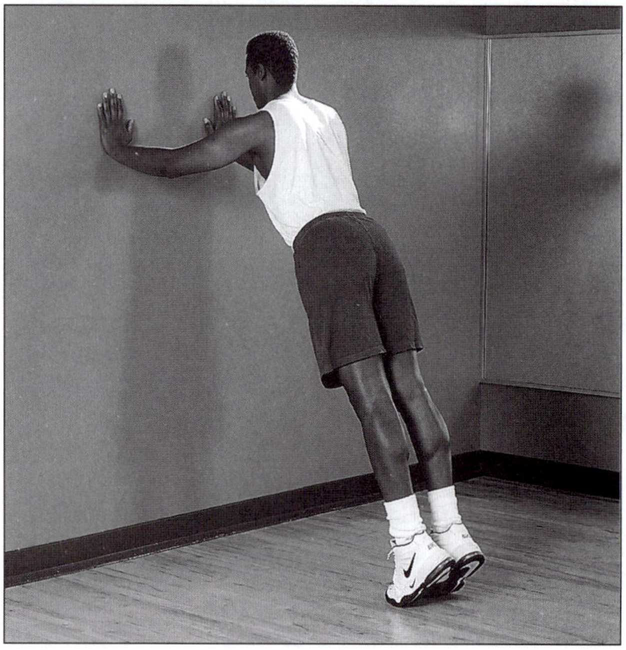

MACHEN SIE ES BESSER

- Beugen Sie nicht die Hüften nach vorn, da sonst eine zusätzliche Spannung auf den unteren Rücken erfolgt. Sie sollten auch die Arme nicht beugen, da dies die Beanspruchung der Waden auf den Oberkörper ablenkt.
- Um den Schwierigkeitsgrad zu erhöhen, können Sie einen Fuß hinter dem feststehenden Bein verschränken und sich auf einem Bein heben.
- Fußgelenkgewichte sind eine weitere Möglichkeit, den Schwierigkeitsgrad zu erhöhen.
- Durch eine Veränderung des Abstands zwischen den Füßen und des Winkels Ihrer Zehenstellung lassen sich die Muskeln aus verschiedenen Winkeln belasten.
- Wenn Sie die Füße weiter von der Wand entfernt positionieren, erhöhen Sie die Dehnwirkung; ein geringerer Abstand verringert sie.

Seitliche Tanzschritte

EINSTUFUNG: SCHWIERIG

Koordinationsvermögen und Gleichgewicht sind die Schlüsselworte bei dieser Übung, die sich überall ausführen läßt, und nicht so einfach ist, wie sie aussieht. Zur Stabilisierung des Fußgelenks werden viele Muskeln einbezogen. Diese Übung ist deshalb vor allem für Menschen, die sich oft das Fußgelenk zerren, oder für diejenigen, die sich schnell bewegen und ihre Fußbewegungen auch oft ändern, wie Läufer, Basketball-, Fußball- oder Tennisspieler, ein gutes Training.

MACHEN SIE ES BESSER

- Um aus dieser Übung einen optimalen Nutzen, sprich Muskelspannung, zu erzielen, ziehen Sie Ihre Fersen und Fußspitzen jeweils so hoch wie möglich.
- Wenn Sie die Übung zum ersten Mal machen, können Sie sich auch an einer Wand oder einem anderen stehenden Gegenstand festhalten, um das Gleichgewicht besser zu halten. Für einen höheren Schwierigkeitsgrad sollten Sie versuchen, Ihr Gleichgewicht ohne eine Stütze zu halten.
- Der Schwierigkeitsgrad läßt sich verringern, indem Sie beide Füße gleichzeitig trainieren.
- Versuchen Sie nicht zu schummeln, indem Sie den Schwung Ihrer Hüften nutzen, um Ferse oder Fußspitze nach außen zu drehen.

▼

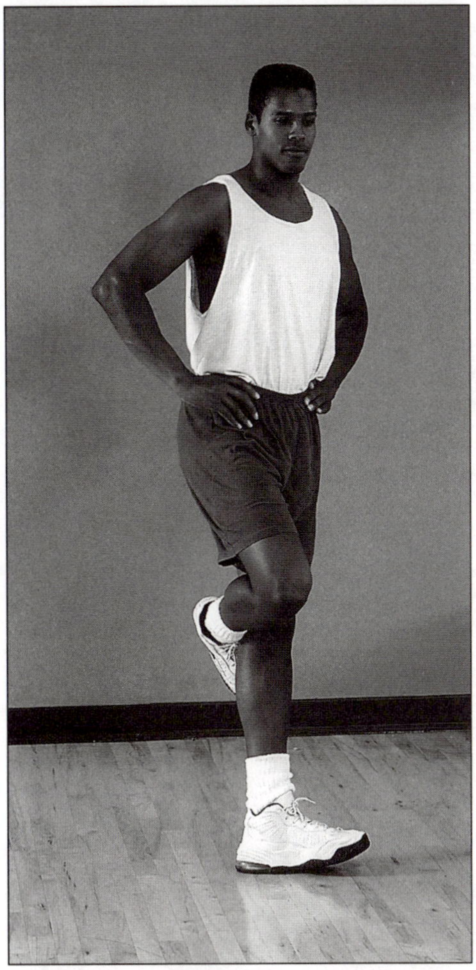

Stellen Sie sich auf Ihr linkes Bein und verschränken Sie das rechte Bein im 90°-Winkel nach hinten. Sie können das freie Bein einfach hängen lassen oder es auch mit einer Hand halten. Heben Sie die Zehen Ihres linken Fußes und verlagern Sie Ihr Gewicht auf die Ferse. Drehen Sie die Fußspitze soweit wie möglich nach außen.

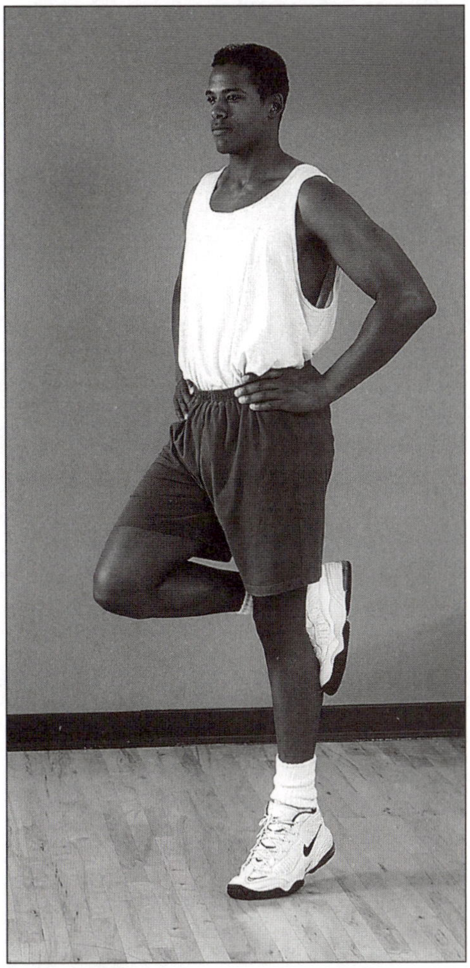

Senken Sie die Zehen und heben Sie die Ferse, wobei Sie Ihr Gewicht auf die Fußspitze verlagern. Drehen Sie Ihre Ferse soweit wie möglich nach außen.
Senken Sie die Ferse und beginnen Sie von vorn. Nachdem Sie die Übung zehnmal auf dem linken Bein absolviert haben, wechseln Sie für zehn Wiederholungen zum rechten Bein. Danach wechseln Sie das Bein erneut.

Fuß-Beugen

EINSTUFUNG: MITTELSCHWER

Wahrscheinlich eine der besten Übungen zur Isolierung und Belastung der Rückwärtsbeugemuskeln des Fußes (vier Muskeln, die es Ihnen ermöglichen, den Fuß und die Zehen zu heben). Die Übung wird zum Laufen und für andere aerobe Sportarten empfohlen, bei denen diese Muskeln zum Springen und für die Sprintkraft beansprucht werden.

Setzen Sie sich auf das Ende einer Bank, mit geschlossenen Beinen und den Füßen flach auf dem Boden. Ihre Knie sollten im 90°-Winkel gebeugt sein. Halten Sie den Rücken gerade, beugen Sie sich – mit einer Hand aufgestützt – leicht nach vorn, und stellen Sie eine Hantelscheibe quer über die Ansätze Ihrer Zehen.

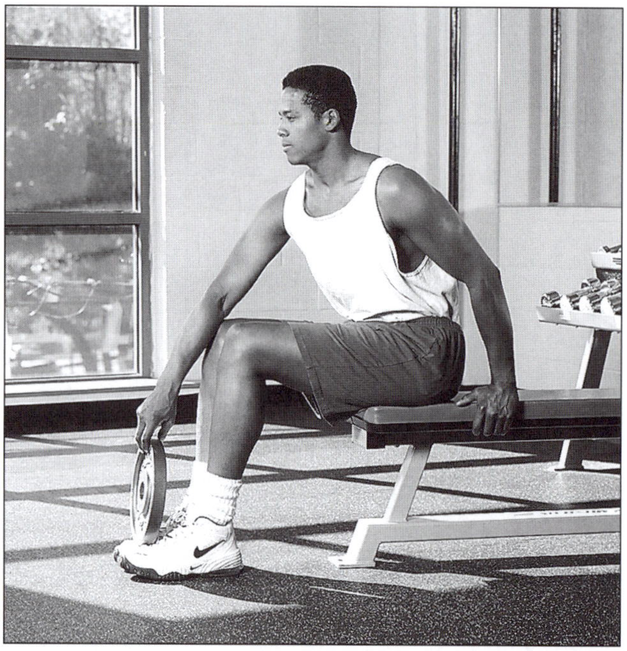

MACHEN SIE ES BESSER

- Eine Erhöhung des Schwierigkeitsgrades läßt sich erzielen, indem Sie Ihr Fersenende auf einem 5–10 cm hohen Reebok-Step ruhen lassen und Ihre Zehen soweit wie möglich absenken.
- Der Schwierigkeitsgrad läßt sich weiterhin erhöhen, wenn Sie immer nur einen Fuß trainieren.
- Weiche, gleichmäßige Bewegungen verhindern, daß die Hantelscheibe von den Zehen rollt.
- Eine Überanstrengung oder Zerrung des Rückens läßt sich vermeiden, wenn Sie ihn gerade halten.

Heben Sie langsam Ihre Zehen so hoch wie Sie können und halten Sie das Gewicht in der Balance. Halten Sie diese Position eine Sekunde; senken Sie das Gewicht dann langsam zurück in die Ausgangsposition.

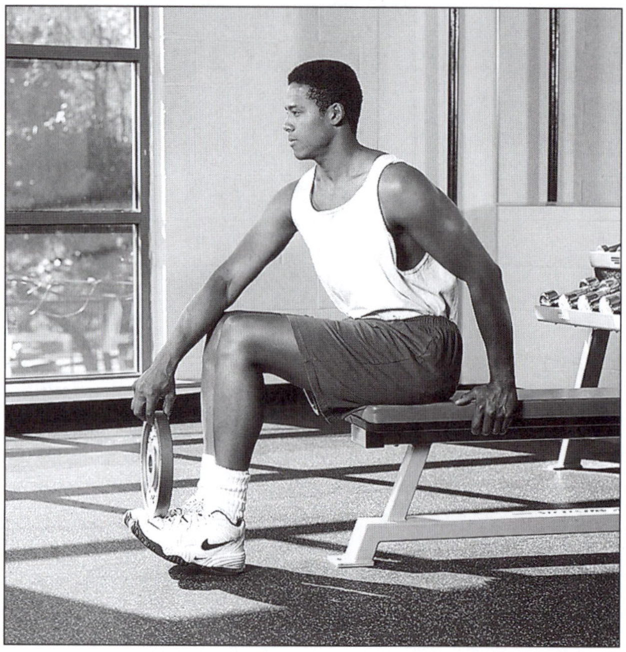

Fußgelenk-Drehungen mit Tennisball

EINSTUFUNG: LEICHT BIS MITTELSCHWER

Diese Übung wird oft Menschen mit Fußgelenkzerrungen empfohlen. Sie kräftigt und schützt die zahlreichen Muskeln, Sehnen und Bänder, die das Fußgelenk bedecken und halten, vor allem jene Muskeln, die es Ihnen ermöglichen, Ihre Zehen zu strecken und zu heben sowie den Fuß nach außen zu drehen.

MACHEN SIE ES BESSER

- Sollten Sie Schwierigkeiten haben, den Ball festzuhalten, so machen Sie die Übung ohne Ball.
- Eine Übungsvariante besteht darin, den Ball zwischen den Fußgewölben zu halten, während die Fersen auf dem Boden bleiben. Bewegen Sie die Zehen nach oben, unten und zur Seite, ohne den Ball zu verlieren.
- Der Schwierigkeitsgrad läßt sich erhöhen, indem Sie während der Drehübung Fußgelenkgewichte tragen.

▼

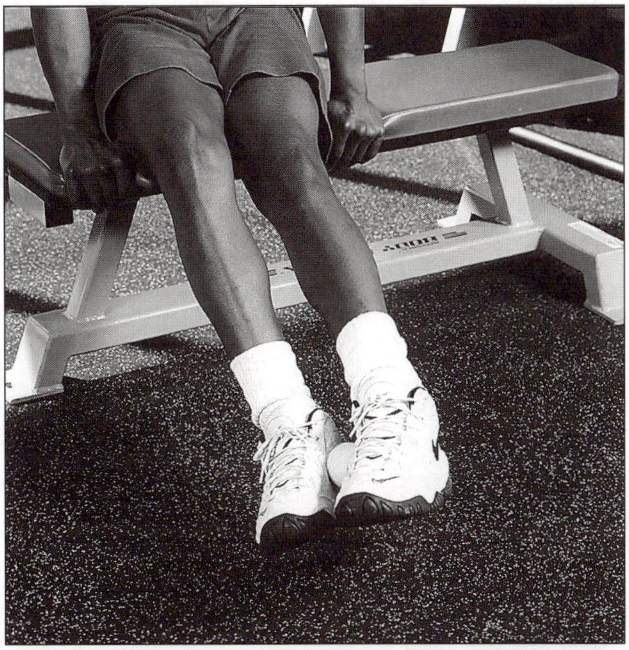

Setzen Sie sich gerade auf eine Bank oder einen Stuhl, mit den Füßen flach auf dem Boden. Halten Sie einen Tennisball zwischen beiden Fußgewölben. Heben und strecken Sie die Beine, so daß sich Ihre Füße ungefähr 10 cm über dem Boden befinden. Während Sie den Ball zwischen den Füßen halten, drehen Sie Ihre Fußgelenke langsam im Uhrzeigersinn.

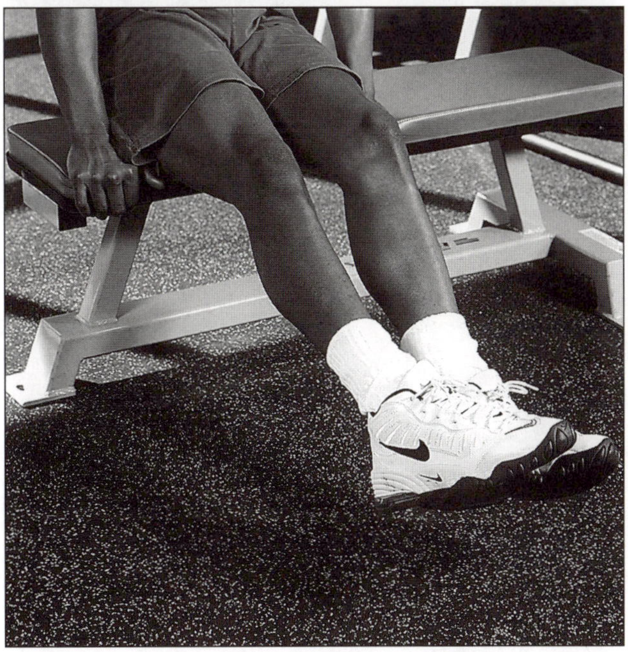

Wiederholen Sie mehrere Kreisbewegungen in eine Richtung, bis Sie einen Satz beendet haben und wechseln Sie dann in die andere Richtung.

Kreistraining für die Beine

Obgleich die Beine einige der größten Muskeln des Körpers enthalten, werden Sie beim Training oft vernachlässigt. Es gibt einen einfachen Grund dafür. Ihre Größe erfordert mehr Energie als Übungen beim Oberkörper- und Rumpftraining. Das nachfolgende Kreistraining wurde von Dragomir Cioroslan zusammengestellt und bietet ein umfassendes Beintraining. Achten Sie darauf, die Übungen in der vorgegebenen Reihenfolge auszuführen. Es ist empfehlenswert, ein Training mit Übungen zu beginnen, die eine große Anzahl großer Muskeln trainieren, und danach wenden Sie sich kleineren Muskeln und Gelenken zu.

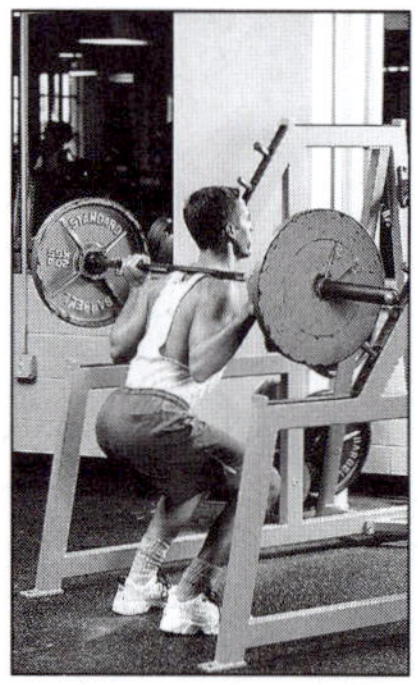

1. Kniebeuge mit der Langhantel (Seite 313)

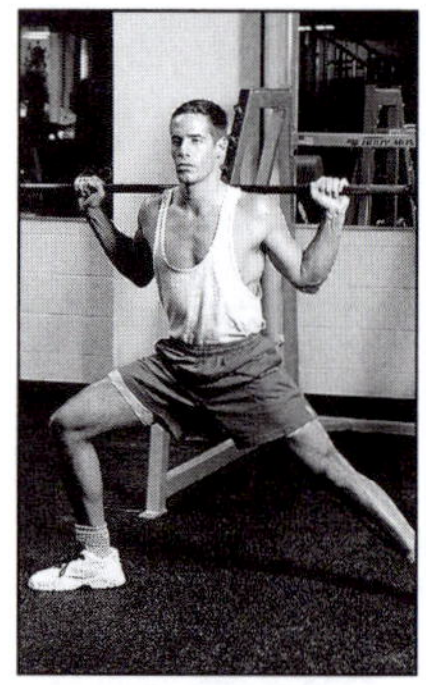

2. Kniebeuge im seitlichen Ausfallschritt (Seite 316)

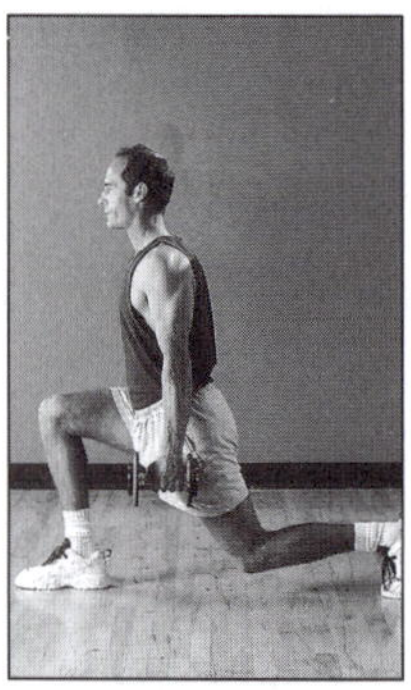

3. Ausfallschritte im Gehen (Seite 321)

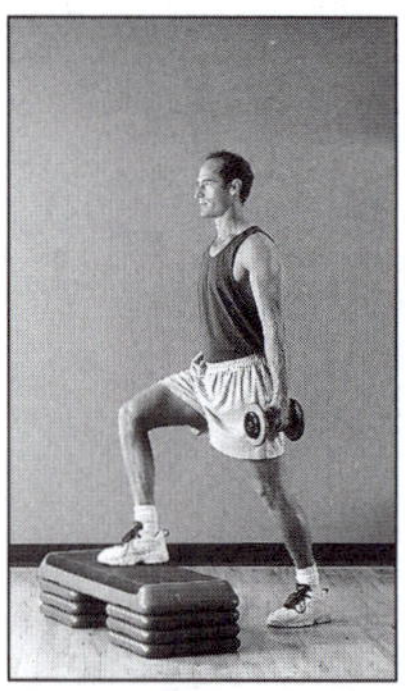

4. Schrittübung (Seite 322)

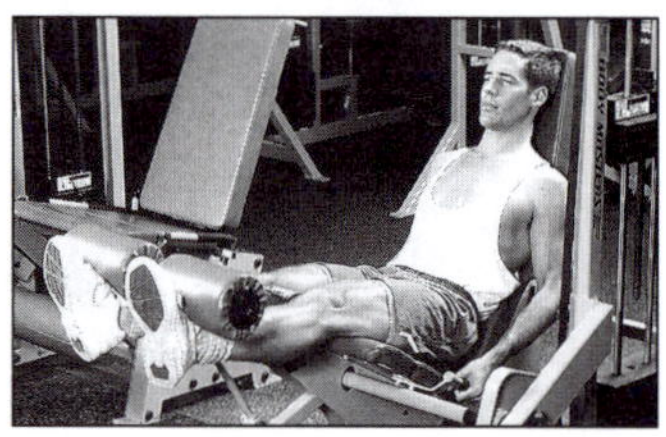

5. Beinstreckübungen (Seite 319)

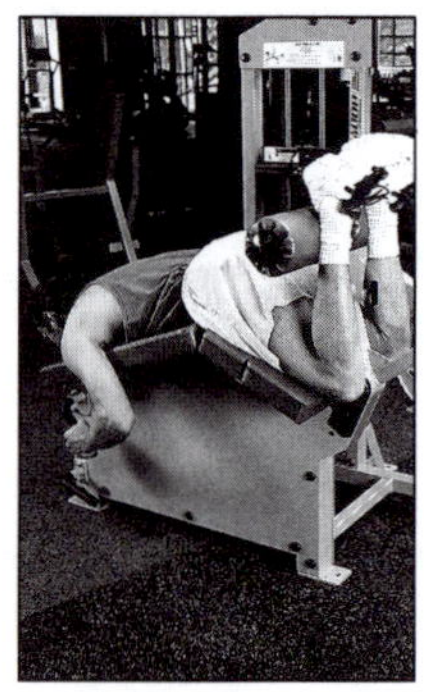

6. Bein-Curls (Seite 320)

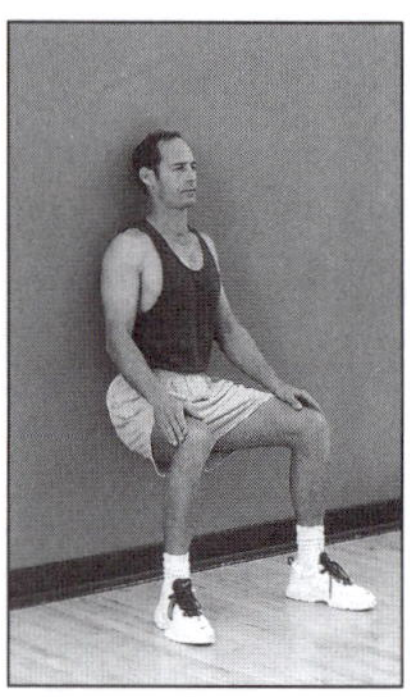

7. Phantom-Sitz (Seite 324)

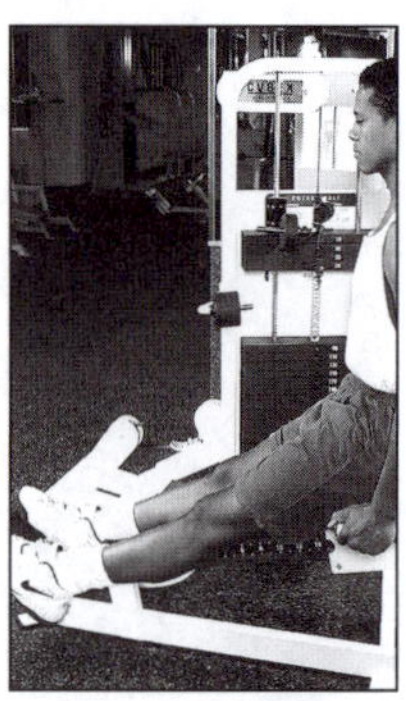

8. Zehen-Drücken (Seite 326)

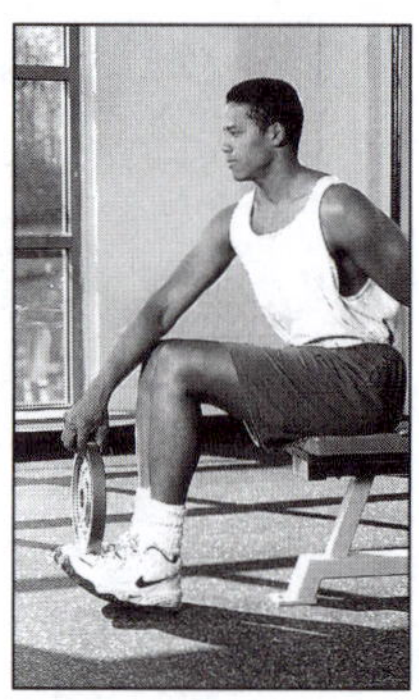

9. Fuß-Beugen (Seite 332)

Teil IX
Beugen und Dehnen

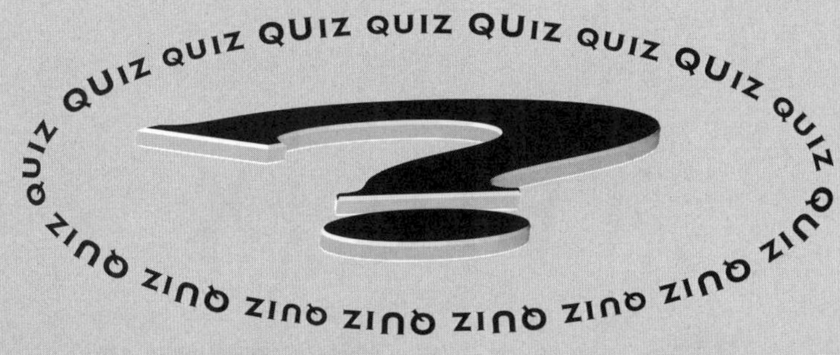

Bin ich gelenkig?

Beweglichkeit ist eine Sache, die sich schwer verkaufen läßt. Die wenigsten von uns müssen davon überzeugt werden, daß es nützlich ist über ausreichend Kraft zu verfügen, um beim Bankdrücken das eigene Gewicht zu drücken, oder ausreichend Ausdauer zu haben, um 1000 m zu laufen, ohne zusammenzubrechen.

Beweglichkeit ist für die Fitneß jedoch genauso wichtig wie Muskelkraft und Ausdauer; man kann vielleicht sogar sagen, noch wichtiger. Ohne Beweglichkeit werden Sie sich verletzen. Das gilt auch für Aktivitäten außerhalb des Sports.

Matte Muskeln sind wie Hunde: Wenn man sie plötzlich hochschreckt, werden sie nach einem schnappen. Im Trott der Gewohnheit machen wir Tag für Tag dieselben begrenzten Bewegungen und halten die Muskeln zurück, wenn sie hinaus und sich bewegen wollen. Nach einer Weile läßt die Einschränkung sie griesgrämig und niederträchtig werden. Wissen Sie, ob Ihre Muskeln kurz davor stehen, Ihnen die Zähne zu zeigen? Beurteilen Sie sie anhand der folgenden Bewegungen.

1. Die Kajak-Dehnung: Sie paddeln in einer ruhigen Bucht, sitzen aufrecht im Cockpit Ihres Bootes; die Beine sind vor Ihnen ausgestreckt und die Füße geschlossen. Plötzlich läßt eine Möwe eine weiche Masse auf Ihr leuchtendes und neues Bootsdeck fallen, unmittelbar neben Ihren Füßen. Sie versuchen es abzuspritzen, kratzen mit dem Paddel. Es geht nicht ab. Schließlich nehmen Sie das Stirntuch ab und beugen sich vor... Können Sie es erreichen oder müssen Sie warten, bis Sie wieder an Land sind, um dieses widerliche Stück Geschäftsverrichtung beseitigen zu können?

Um die Antwort zu finden, setzen Sie sich mit dem Rücken gegen eine Wand auf den Boden, strecken Sie die Beine, und legen Sie die Füße zusammen. Halten Sie den Rücken gerade, beugen Sie sich vor und lassen Sie Ihre Hände an den Beinen nach vorn gleiten. Getestet werden hierbei die Grenzen Ihrer hinteren Oberschenkel, der Hüfte und des unteren Rückens. Wenn es Ihnen nicht gelingt, Ihr mittleres Schienbein zu erreichen, dann haben Sie ein ernsthaftes Problem mit der Beweglichkeit. Wenn Sie Ihre Fußgelenke erreichen, dann befinden Sie sich im Durchschnitt, sollten jedoch besser sein. Wenn Sie die Zehen erreichen oder noch weiter reichen, dann verfügen Sie über die Gelenkigkeit, wie sie für eine entsprechende Fitneß erforderlich ist.

2. Das 24-Flaschen-Heben. Die Kohle auf dem Grill glüht, die Steaks und Würstchen brutzeln, die Gewürze backen in der Sonne. Alles ist fertig, aber das Bier fehlt! Vergessen! Sie eilen zum Getränkeladen und greifen sich einen Kasten vom Boden. Wie fühlen Sie sich in dem Moment, in dem Sie ihn heben?

„Sie sollten in der Lage sein, den Kasten ohne Beschwerden zu heben", meint Eksten. „Die Bauchmuskeln ziehen sich vielleicht zusammen und Sie beugen die Knie, aber Sie sollten keine Schmerzen verspüren, vor allem nicht im Rücken oder in den Beinen".

3. Der Rasenmäher-Test: Nachdem Sie den Rasen gemäht haben sollten Sie darauf achten, welches Gefühl Sie im unteren Rücken verspüren, wenn Sie sich aus einer sitzenden Position vorbeugen, um die Schnürsenkel aufzuziehen. Fühlt es sich angespannt an?

Das liegt wahrscheinlich daran, daß der Mangel an Gelenkigkeit in den hinteren Oberschenkelmuskeln oder im unteren Rücken, zusammen mit der Ermüdung, Sie dazu bringt, die Hüften mit einer ungünstigen Drehung zu bewegen, während Sie den Rasenmäher vor sich herschieben.

4. Der „Liebling, das Licht ist aus"-Test. Es liegt in unserer Natur, alles in Reichweite zu halten, so daß wir kaum noch die Arme über den Kopf heben müssen – bis es eines Tages eine Glühbirne auszuwechseln gilt, wobei Frauen davon auszugehen scheinen, daß Männer für diese Aufgabe besser geeignet wären. Wir sind es jedoch nicht, weshalb ein Mann auch den Klapphocker erfunden hat.

Stellen Sie Ihren Klapphocker oder -stuhl für einen Moment in die Ecke und versuchen Sie folgendes: Greifen Sie mit beiden Händen locker über Ihren Kopf, verschränken Sie die Finger ineinander, wobei beide Handflächen zur Decke weisen. Strecken Sie nun beide Arme so gerade wie möglich zur Decke, schlägt Eksten vor. Wenn Sie die Ellenbogen durchdrücken können, dann können Sie auf gelenkige Weise nach den Sternen greifen. Wenn Sie nicht weiter kommen als bis zu den gebeugten Ellenbogen, oder drücken müssen, um die Arme ganz auszustrecken, dann könnte dieser Bereich einige Lockerungsübungen vertragen.

5. Die „Papi, das ist mir runtergefallen"-Drehung: Unter den Crash-Test-Dummy-Experten sind Kindersitze zweifellos ein Muß bei der Lebensrettung, aber in der wahren Welt können sie einen fertig machen. Weshalb? Wenn Ihr Kind sein Spielzeug auf den Boden des Rücksitzes fallen läßt, ist es an Ihnen, es aus Ihrer angeschnallten Position auf dem Vordersitz wieder aufzuheben. Sie müssen diese Bewegung mit Grazie und Gefühl ausführen oder sich anderenfalls über die Widersinnigkeit wundern, mit der Sie die Gesundheit Ihres unteren Rückens für ein billiges Spielzeug riskieren.

Um Ihre Trainingsstufe für ein solches Manöver einzuschätzen, sollten Sie Ihre Bauch- und unteren Rückenmuskeln testen. Setzen Sie sich aufrecht auf einen Stuhl, und drehen Sie Ihren Rumpf zu einer Seite. Sie sollten in der Lage sein, sich so zu drehen, daß die Linie zwischen beiden Schultern mit der Linie von einer Hüfte zur anderen in einem rechten Winkel ein Kreuz bildet. Wenn Sie das können, dann erreichen Sie jeden Punkt hinter sich. Es ist zugleich ein Maß für die ausreichende Beweglichkeit Ihres Oberkörpers.

6. Die Zehnagelberührung: Zehnägelschneiden ist eine heikle Angelegenheit; eine, die sich Männer für Momente hinter verschlossenen Türen und nach einer heißen Dusche aufheben. Das ist wahrlich nichts, bei dem man Hilfe bekommen möchte. Sie werden jedoch Hilfe benötigen, wenn Ihre Hüften, die Gesäßmuskeln sowie die unteren Rücken- und die oberen, hinteren Oberschenkelmuskeln Ihnen nicht einmal gestatten, Ihre Pediküre selbst auszuführen.

Hier der Test: Können Sie im Sitzen Ihren Fuß vor sich auf den Stuhl stellen und, ohne Hinzunahme der Hände, die Ferse bis an das Gesäß ziehen, so daß Sie mit dem Kinn Ihr Knie berühren. Wenn nicht, ist es mit Ihrer Beweglichkeit nicht allzuweit her.

7. Die Maus-Beweger-Pose: In die heutige Zeit fällt bereits die Lebensspanne der bedauernswerten Generation, in der jegliche Eleganz von Bleistiften, Linealen und Hauptbüchern verneint wird – alle geopfert für mausgesteuerte Computer. Natürlich hocken wir heute bereits hinter dem Computer. Die Frage ist: wie und für wie lange? Wenn es zuviel ist, dann könnte all jene Technologie der Jahrtausenwende Ihnen vielleicht die Gestalt eines bestimmten mittelalterlichen Glöckners aus Paris geben.

Fragen Sie sich, ob Sie immer mit aufgerichtetem Oberkörper und zurückgezogenen Schultern umherlaufen. Nein? Sind die Schultern etwas gebeugt? Das läßt Sie wahrscheinlich auch den Hals verrenken, da wir mit den Augen immer gen Horizont blicken. Ob Ihr unterer Rückenbereich angespannt ist, erkennen Sie auf verschiedene Weise, ohne in den Spiegel zu schauen. Wenn Sie in den Schultern, im Nacken und vielleicht sogar in den Armen verspannt sind – denn die Nerven zwischen Nacken und Armen können sich auf die Schultern auswirken – dann liegt der Grund hierfür wahrscheinlich in einem Mangel an Bewegung.

8. Der Test Wie lange können Sie in der Kniebeuge verbleiben?: Sie wippen auf den Fußspitzen, bereit für einen Rebound, als Ihr Gegner den Tennisball zur Linken schlägt. Sie springen auf! Die eventuell dabei entstehenden Geräusche seien einmal dahingestellt. „Es ist einigen meiner Freunde so ergangen, daß eine plötzliche, schnelle Richtungsänderung oder das Federn auf den Zehenspitzen, die Achillessehne zerreißen ließ", betont Eksten. „Es ist zermürbend, Sie sind sechs Wochen im Gipsverband."

Das Problem besteht in der Anspannung der Wadenmuskeln oder der Achillessehne.

Beugen und Dehnen

Alles über die Technik

Betrachten wir den Fall eines Mannes, den wir Jeff nennen wollen. Jeff spielte in der Schulzeit Fußball. Jetzt ist er Mitte Dreißig und hat immer noch die untersetzte Statur eines Mittelfeldspielers. Es ist gern im Freien und verbringt recht viel Zeit (wenngleich weniger, als er selbst gern möchte) in der Natur.

Mit anderen Worten, er ist ein Mann, der einst glanzvolle Zeiten sportlicher Hochform erlebte und heute seinen Körper nur noch hin und wieder nachdrücklich fordert, wenn dieser mitmacht. Aber ungeachtet seiner Erscheinung, mußte Jeff kürzlich feststellen, daß er nicht mehr richtig in Form ist. Sein Körper sträubte sich gegen die Belastung einiger Touren.

Folglich engagierte er einen persönlichen Trainer, damit dieser ihn wieder in Form bringt. Der Trainer bestätigte Jeff in einem Anfangstest seine schlimmsten Befürchtungen. Bei einem Bier verriet uns Jeff, was ihn vor allem erschütterte. Als der Trainer ihn bat, sich auf den Boden zu setzen, einen Zollstock zwischen die ausgestreckten Beine zu nehmen und zu versuchen, soweit wie möglich an den Zollstock heranzureichen, konnte er nicht einmal das nahestehende Ende berühren. Er erinnert sich noch, was der Trainer auf den Testbogen schrieb: eine große, dicke Null.

Womit man beginnen sollte

So schockierend es für Jeff war, sollte diese „Unbeweglichkeit" für keinen Mann mittleren Alters eine Überraschung sein. Die Beweglichkeit erreicht zwischen dem zehnten und fünfzehnten Lebensjahr ihren Höhepunkt. Verminderte Beweglichkeit zeigt sich als eine der ersten altersbedingten körperlichen Verfallserscheinungen, die sich in weiteren 15 Jahren in einer Abnahme der Muskelmasse, der Sauerstoffaufnahme oder im Stoffwechsel äußert. Wenn Sie älter sind als 35 Jahre, dann haben Sie sich vielleicht schon einmal bei dem Gedanken ertappt: „Meine Gelenke fühlen sich heute richtig steif und wacklig an."

Das muß jedoch nicht sein. Der Verlust an Beweglichkeit hängt meistens davon ab, wie wir uns bewegen – oder auch nicht. Alter an sich verursacht keine Steifheit; wir verursachen sie, indem wir unsere Muskeln einschränken und sie sich dadurch im Laufe der Zeit verkürzen und sich widersetzen, umfangreichen Bewegungsabläufen zu folgen. Dieser Verlust der Gelenkigkeit ist jedoch umkehrbar. Wenn Sie sich systematisch bewegen und dehnen, werden Sie auch systematisch Ihren Bewegungsumfang erweitern. Fragen Sie nur unseren Freund Jeff. Nach acht Wochen Training, die ein Dehnungsprogramm einschlossen, konnte er den Zollstock erreichen.

Die Bedeutung dieser Entwicklung geht über die willkürlich gewählte Linie auf einem Maßband hinaus. Wenn Sie beweglicher sind, wird auch Ihr Schwung beim Golf oder Kung-Fu größer und kraftvoller. Sie werden über ein besseres Koordinationsvermögen verfügen, wenn Sie Ihre Muskeln in kleinen, präzisen Bewegungen, wie beim Dartwurf beispielsweise anwenden. Und Sie werden in der Lage sein, die Muskeln schneller zusammenzuziehen, was sich u. a. mit einem längeren Schritt beim Laufen auszahlt oder Sie zu einem besseren Torjäger werden läßt.

Doch wie verbessert man nun seine Beweglichkeit? Dehnübungen sind nicht kompliziert, nicht wettbewerbsfähig und nicht schwierig. Sie sind der leichteste Teil Ihres Trainings, was auch erklären mag, weshalb sie oft vernachlässigt werden. (Kann sich etwas so einfaches denn lohnen?) Allerdings erfordert es etwas Know-how. Dehnübungen (oder auch Stretching genannt) sind zum Teil Wissenschaft und zum Teil Kunst. Erstaunlicherweise gibt es wenige Forschungen hierzu. Viele anerkannte Aspekte über das Stretching beruhen auf dem Allgemeinwissen und auf Erfahrungen mit Sportlern. Aber es gibt ein nahezu allgemeingültiges Einvernehmen darüber, daß Stretching lohnenswert ist. „Bei allen Sportarten ist Beweglichkeit von grundlegender Bedeutung", äußert Eksten.

Grundlagen des Beugens

Es ist erforderlich, einleitend einige Informationen über die Folgen gezielter Muskelbeanspruchung zu geben, um die Vorzüge der verschiedenen Dehnungstechniken (es gibt mehrere Grundmethoden) zu verstehen.

Es liegt auf der Hand, daß sich gedehnte Muskelfasern verlängern. Eine Verlängerung ist das Gegenstück zum Zusammenziehen (oder Verkürzen), das Ergebnis, wenn ein Muskel Kraft ausübt. Die Dehnung eines Muskels steht deshalb für seine Entspannung. Der kritische Punkt hierbei besteht darin, daß die Entspannung eines Muskel-Sets gewöhnlich die Kontraktion, das Zusammenziehen des Gegenmuskels, erfordert. Dies wird als Agonist-Antagonist-Beziehung bezeichnet. Sie dehnen den Quadrizeps und kontraktieren den hinteren Oberschenkelmuskel. Um die Brust zu dehnen, ziehen Sie die oberen Rückenmuskeln zusammen. Um den unteren Rücken zu dehnen, kontraktieren Sie die Bauchmuskeln.

Weshalb ist dieser Aspekt von Bedeutung? Weil die Kraft in den entgegengesetzten Muskelgruppen bei bestimmten Dehnungsübungen die Beweglichkeit verbessert. Wir werden auf diesen Zusammenhang noch zu sprechen kommen, wollen aber noch erwähnen, daß das Aufbauen von Muskeln sich nicht auf die Muskulatur beschränkt. Im Gegenteil. Der Aufbau der Muskeln kann dazu beitragen, die Beweglichkeit zu verbessern, wenn Sie die Dehnübungen mit einem anschließenden Krafttraining verbinden.

Der zweite Punkt ist der: Obgleich Stretching nicht zu den kraftvollsten Aktivitäten gehört, bleiben die angesprochenen Muskelgruppen nicht bewegungslos. Wenn Sie Muskeln über das Gewohnte hinaus beanspruchen, setzt eine automatische und unwillkürliche Reaktion ein, die Dehnungsreflex genannt wird. Der Körper leistet, als eine Art Verletzungsprävention, Widerstand gegen die Überdehnung, vergleichbar mit der ruckartigen Handbewegung, wenn Sie eine heiße Herdplatte berührt haben. Während Sie versuchen, die Muskeln zu verlängern, arbeiten diese dagegen, indem sie versuchen, sich zu kontraktieren.

„Wenn Sie eine Dehnung über einen längeren Zeitraum aufrechterhalten, werden sich die Muskeln an den Dehnungsreflex gewöhnen, sich lockern und damit ihr Stretching verbessern", empfiehlt William D. Bandy, Professor für Physiotherapie an der Universität von Zentral-Arkansas in Conway. Auch aus diesem Grund ist eine geeignete Technik für die Verbesserung der Beweglichkeit wichtig, mangelhafte Technik kann zu Verletzungen führen.

Dehnungsmöglichkeiten

Obgleich es verschiedene Möglichkeiten zur Dehnung des Körpers gibt, sind sie doch nicht bei jedem gleichermaßen anwendbar. Hier eine Grundmethode mit einigen Alternativen für Menschen in speziellen Situationen. Nachfolgend beschrieben sind auch diejenigen, mit denen Sie beginnen sollten.

Statisches Dehnen

Statische Dehnübungen werden langsam und leicht ausgeführt, ohne viel Krafteinsatz, sondern zumeist durch eine Kombination von Schwerkraft und Körpergewicht, um die Muskeln nur ein wenig über ihren gewohnten Bewegungsbereich hinaus zu belasten. Richten Sie die Aufmerksamkeit auf den hinteren Oberschenkelmuskel, indem Sie einen Fuß auf einen Stuhl stellen und nach den Zehen des gehobenen Beines greifen. Beim statischen Stretching kann man kaum etwas falsch machen, wenn Sie die folgenden Richtlinien beachten.

Zuerst erwärmen. Es gibt Kontroversen, ob das notwendig ist, aber die Gründe liegen auf der Hand: Wenn Sie sich vor dem Stretching in irgendeiner Form leicht bewegen (ausreichend, um ein wenig ins Schwitzen zu kommen), werden Ihre Muskeln wärmer und biegsamer sein. So können Sie sie ohne Beschwerden oder Verletzung beim Dehnen oder dem nachfolgenden Training weiter entspannen.

Müssen Sie es tun? „Keiner, den ich kenne, trainiert ohne Erwärmung", äußert Professor Bryant Stamford, Leiter der Zentrums für Gesundheitsförderung an der Universität von Louisville. Betrachten Sie es von dieser Warte: Selbst wenn die Befürworter der Erwärmung nicht recht hätten, schadet es nicht; wenn die Skeptiker danebenliegen, könnten Sie sich verletzen. Sie entscheiden.

Bewegen Sie sich behutsam. Sie sollten Ihre Muskeln nicht überraschen. Bewegen Sie sich langsam und kontrolliert. Sie sollten Ihre Muskeln auch nicht stärker belasten als dies ratsam ist; dehnen Sie nur soweit, bis Sie ein leichtes Ziehen in den entsprechenden Muskeln spüren.

Halten Sie für 30 Sekunden. Das Halten ist ein wichtiger Faktor, da es Ihren Muskeln ermöglicht, den Dehnungsreflex zu überwinden. Nach dem ersten Alarm neigen Muskeln dazu, sich zu lockern und empfänglicher für eine Verlängerung zu werden. Wie lange Sie eine Position halten sollten? Bei einer Untersuchung zu Dehnungsübungen des hinteren Oberschenkelmuskels fand Dr. Bandy heraus, daß 30 Sekunden ideal sind, um sichtbare und meßbare wöchentliche Verbesserungen hinsichtlich der Beweglichkeit zu erzielen. Weniger als 15 Sekunden zu halten war nicht viel besser als überhaupt kein Stretching, und länger als 60 Sekunden bot auch keinen zusätzlichen Nutzen.

Dynamisches Dehnen

Es wird dynamisches Dehnen genannt, weil es eine Bewegung beinhaltet. Es sollen die antagonistischen Muskeln (die Gegenmuskeln zu den Zielmuskeln) genutzt werden, um den Körper kurz in eine Position zu bringen, bei der der Bewegungsrahmen überschritten wird. Richten Sie die Aufmerksamkeit auf die hinteren Oberschenkelmuskeln indem Sie Ihr ausgestrecktes Bein hoch genug heben, um eine Dehnung zu erzeugen – sie lassen aber den Fuß *nicht* auf etwas ruhen – und senken das Bein dann wieder. Das ist dynamisches Dehnen.

„Es ist eine Art Dehnung, die viele Menschen automatisch machen", meint Eksten. „Wenn Sie einen Ball werfen wollen, werden Sie zuvor vielleicht etwas mit den Armen rudern". Ein Teil der Theorie besteht darin, daß sich bei der Kontraktion der antagonistischen Muskeln die agonistischen Muskeln (jene, die Sie zu dehnen beabsichtigen) stärker lockern und damit biegsamer werden. Hier kommt auch der Aspekt der Kraft hinzu: Wenn diejenigen Muskeln, die die Dehnung begleiten, in guter Verfassung sind, dann lassen sich die Bewegungen des Zusammenziehens und der Lockerung – der Anspannung und Entspannung – besser kontrollieren und erhalten.

Wie der Name sagt, werden dynamische Dehnübungen – anders als die statischen – schnell ausgeführt. Das liegt daran, daß dynamische Bewegungen das Risiko erhöhen, Muskeln zu weit und über den gewohnten Bewegungsradius hinaus anzutreiben und dadurch Beschwerden oder Verletzungen zu verursachen.

„Dynamisches Stretching kann gefährlich werden, wenn es mißbraucht wird, und das liegt sicherlich im Interesse von niemanden", meint Eksten. „Es eignet sich am besten, wenn Sie für eine bestimmte Sportart trainieren, die plötzliche, kraftvolle Bewegungen erfordert, wie Sprinten oder Werfen".

Ballistisches Dehnen

Das ist eine weiterentwickelte Form des dynamischen Dehnens: Die Bewegungen sind schneller und heftiger, und zum Teil durch den Schwung ausgeführt. Das birgt eine gewisse Gefahr und dient im allgemeinen nur zur Vorbereitung auf Aktivitäten, bei denen besondere Beweglichkeit wichtig ist und für Menschen, die bereits über eine extrem hohe Gelenkigkeit verfügen – z.B. Turner oder Ballettänzer.

PNF – Stretching

Es wird PNF genannt, denn wer kann schon „propriozeptive neuromuskuläre Nervenbahnung" (englisch: proprio-ceptive neuromuscular facilitation) aussprechen? Bei dieser Art des Dehnens handelt es sich um eine Partnerübung. Um die (oft beanspruchten) hinteren Oberschenkelmuskeln anzusprechen, müßten Sie sich mit dem Rücken auf den Boden legen, ein ausgestrecktes Bein in Richtung Decke heben, und mit Hilfe des Partners das Bein mental durch den gesamten Bewegungsradius bewegen.

Auch hier gilt der Aspekt des Agonist-Antagonist-Verhältnisses. Der anzusprechende hintere Oberschenkelmuskel soll 10 Sekunden passiv gedehnt werden. Während Ihr Partner Ihr gestrecktes Bein auf der Stelle hält, spannen Sie den Oberschenkelmuskel an, dann dehnen Sie ihn wieder. Diese Technik ist trotz ihrer Wirksamkeit auf die Beweglichkeit, aus zwei Gründen für die meisten Menschen nicht zu empfehlen. Sie benötigen einen Partner. Damit wird sie dem Anspruch des Dehnens, „überall, jederzeit" anwendbar zu sein, nicht mehr gerecht, und wenn Ihr Partner mit den Dehnungsmethoden nicht vertraut ist, würde sich ein hohes Verletzungsrisiko ergeben. Wenn Sie aber an PNF-Stretching interessiert sind, nehmen Sie sich einen persönlichen Trainer, der sich in dieser Methode auskennt.

Worauf Sie achten sollten

Dehnen mit Überlegung

Wenn Sie wissen, wie Sie richtig dehnen, dann wissen Sie auch, wie Sie nicht dehnen sollten. Aber das Ausloten einiger Grundsätze ist dennoch möglich.

Lassen Sie uns grundsätzlich annehmen, daß wir nur über das statische Dehnen als die vielfältigste und universell nutzbare Form der Dehnungsübungen sprechen. Aufgrund der Gefahren und dem Umstand geschuldet, daß sie nur unter bestimmten Gegebenheiten durchführbar sind, wollen wir das dynamische, ballistische und PNF-Stretching ausklammern. (Mehr zu diesen Dehnungsarten finden Sie auf Seite 338.)

Nachfolgend schließlich der Ratschlag unserer Experten, wie Sie Ihre Muskeln locker, gelenkig und unverletzt halten.

Bewahren Sie die Kontrolle. Springen erhöht das Risiko, die Muskeln stärker zu dehnen, als man es der Sicherheit halber tun sollte, was zu einem Muskelriß führen kann, ähnlich einem überdehnten Gummiband, sagt Frank Eksten.

Um ein Gefühl dafür zu bekommen, wie so etwas geschieht, versuchen Sie Ihre Brust statisch zu dehnen, indem Sie die Ellenbogen in Schulterhöhe heben und leicht nach hinten nehmen, bis Sie ein leichtes Ziehen verspüren. An der Stelle sollten Sie mit dem Dehnen aufhören. Versuchen Sie dasselbe noch einmal in einer schnellen Bewegung. (Vermeiden Sie dieses Experiment, wenn Sie schon einmal eine Schulterverletzung hatten.) Seien Sie ehrlich: Haben Sie Ihre Ellenbogen in der dynamischen Bewegung nicht deutlich weiter nach hinten geschoben als in der statischen?

Gehen Sie es leicht an. Es scheint ganz so, als ob jeder Mann einst einen Schulsportlehrer hatte, dessen Vorstellungen vom Dehnen den Methoden mittelalterlicher Rechtsprechung ähnelten, indem z. B. einige Klassenkameraden an der Wand standen und mit Macht versuchten, die Beine des anderen abwechselnd so hoch zu heben, daß die Zehen die Wand über seinem Kopf berührten.

„Ich treffe oft Menschen, die meinen, sie müssen beim Stretching äußerste Schmerzen durchstehen", erzählt Eksten. „Da stimmt etwas nicht. Stretching sollte entspannen, den Körper lockern, und Sie sollten sich am Ende wohl fühlen."

Atmen Sie weiter. Man atmet ganz unwillkürlich, das heißt jedoch nicht, daß man nie darüber nachdenken sollte. Niemand von uns wird beim Dehnen der hinteren Oberschenkelmuskeln ersticken, aber es zahlt sich aus, sich daran zu erinnern, daß bei einer der geistig anspruchvollsten Bewegungsformen, wie es der Yoga ist, lange gleichmäßige Atemzüge ein integraler Bestandteil der Bewegungen sind. Das liegt zum Teil an dem philosophischen Hintergrund, wozu Sie jedoch andere Bücher als dieses hinzuziehen müßten; gleichmäßiges Atmen hat jedoch bereits vom physiologischen Standpunkt einen hohen Wert. Das Atmen hilft dem Menschen, sich zu entspannen. Und Entspannung ist der Kernpunkt beim Dehnen. Es ist nicht erforderlich, das Dehnen zu mystifizieren (es sei denn, das hilft). Ich empfehle den Leuten im allgemeinen nur, daß sie normal atmen sollten, äußert Eksten. Wenn Sie Ihre Technik etwas verbessern wollen, versuchen Sie, auszuatmen und sich zu entspannen, wenn Sie eine bestimmte Stellung einnehmen. Während Sie diese Position halten, atmen Sie ruhig für 30 Sekunden und atmen dann tief ein, wenn Sie in die Ausgangsposition zurückkehren.

Rumpfbeuge seitwärts

Einstufung: Leicht

Aktivitäten wie Golf und Tennis erfordern viele Drehbewegungen. Diese Dehnübung wird Ihnen helfen, Ihren Bewegungsradius zu erweitern und dabei eine Muskelzerrung zu verhindern. Trainiert werden die Muskeln entlang der Seiten, insbesondere der breite Rückenmuskel (M. latissimus dorsi, im mittleren und unteren Rücken) und die seitlichen schrägen Bauchmuskeln (M. obliquus) sowie der Rückgrataufrichtemuskel (M. erector spinae; unterer Rücken).

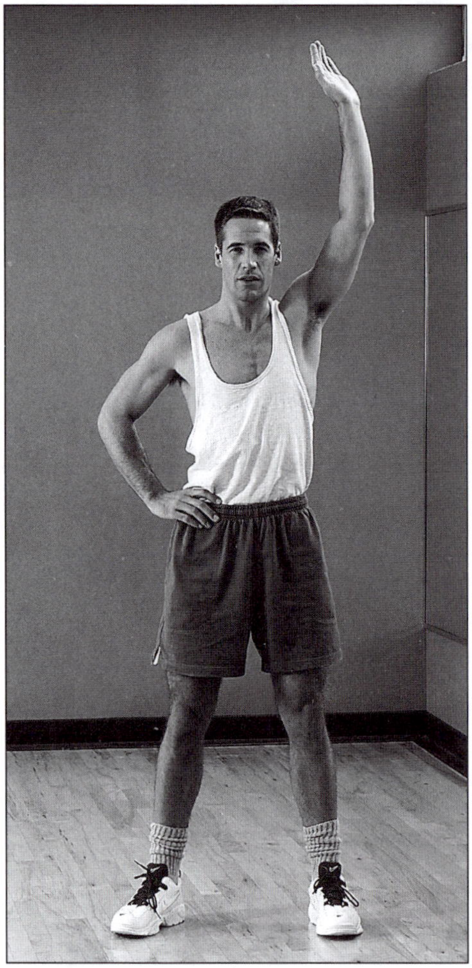

Stehen Sie aufrecht, die Füße schulterbreit flach auf dem Boden, beugen Sie leicht die Knie. Legen Sie die rechte Hand auf die rechte Hüfte und strecken Sie Ihren linken Arm gerade nach oben, wobei die Handfläche vom Körper wegweist.

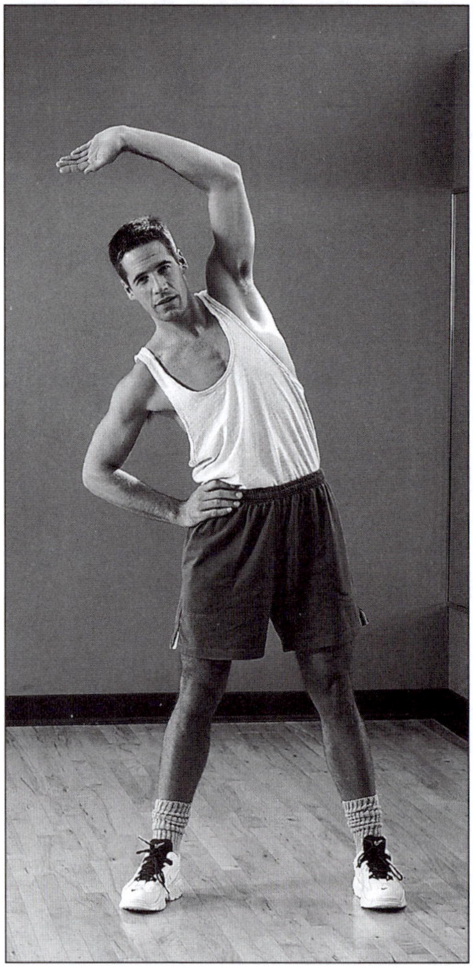

Strecken Sie die linke Hand über den Kopf und beugen Sie die Taille nach rechts. Bewegen Sie sich langsam und kontrolliert und strecken Sie sich soweit Sie können zur Seite. Halten Sie diese Position für 10–15 Sekunden; dann wiederholen Sie die Übung zur anderen Seite.

Machen Sie es besser

- Um die Dehnung effektiver zu gestalten, strecken Sie beide Arme über den Kopf. Greifen Sie mit der rechten Hand die linke Hand, beugen Sie sich nach rechts und ziehen Sie mit der rechten Hand die linke Hand vorsichtig hinüber.
- Strecken Sie Ihren rechten Arm an der Seite nach unten, am Knie vorbei, oder soweit Sie können, während Sie mit dem anderen Arm über den Kopf reichen. Je weiter Sie hierbei reichen, um so mehr Muskeln werden gedehnt.
- Strecken Sie eine Hand nach oben und halten Sie einen Moment, bevor Sie sie zur anderen Seite ausstrecken. Dieses Vordehnen der Muskeln macht die zweite Hälfte der Dehnübung leichter.
- Der Schwierigkeitsgrad läßt sich erhöhen, indem Sie in der vollständig ausgestreckten Position den Rumpf nach rechts drehen und sich auf Taillenhöhe beugen, wobei Sie den Rücken flach halten. Sie sollten dabei nach vorn schauen. Danach wiederholen Sie die Übung zur anderen Seite.

▼

Drehungen zur Seite

EINSTUFUNG: LEICHT

Wenn Sie sich schon einmal gedehnt haben, und in Ihrem Rücken knackte es, dann war es wahrscheinlich bei dieser Bewegung. Diese Drehungen werden für jegliche Aktivitäten empfohlen, die Drehbewegungen einschließen, von der Gartenarbeit bis zu Sportarten wie Schlagball oder Tennis. Gedehnt werden hauptsächlich die Bauch- und Rückenmuskeln, insbesondere der breite Rückenmuskel (M. latissimus dorsi) und der Rückgrataufrichtemuskel (M. erector spinae).

MACHEN SIE ES BESSER

- Um die Dehnung des Halses zu erhöhen, schauen Sie mit den Augen ganz nach rechts, wenn Sie sich zur rechten Seite drehen, und ganz nach links, wenn Sie sich zur linken Seite drehen.
- Um sich im Sitzen zu dehnen, drehen und strecken Sie beide Hände nach rechts, bis Sie die Stuhllehne erfassen. Dann wiederholen Sie die Übung nach links.
- Um auch die Schultern zu dehnen, strecken Sie Ihren linken Arm über die Brust, während Sie sich nach rechts drehen. Greifen Sie mit der rechten Hand den linken Ellenbogen und ziehen Sie den linken Arm nach rechts. Dann wiederholen Sie die Übung zur anderen Seite.
- Der Wirkungsgrad dieser Dehnübung läßt sich erhöhen, indem Sie sich ungefähr 30 cm von einer Wand oder einem Zaun aufstellen. Wenn Sie sich nach rechts drehen, setzen Sie beide Hände auf der Wandoberfläche auf und „gehen" dann mit beiden Händen, soweit Sie können in die entgegengesetzte Richtung. Wiederholen Sie die Übung dann zur anderen Seite.

▼

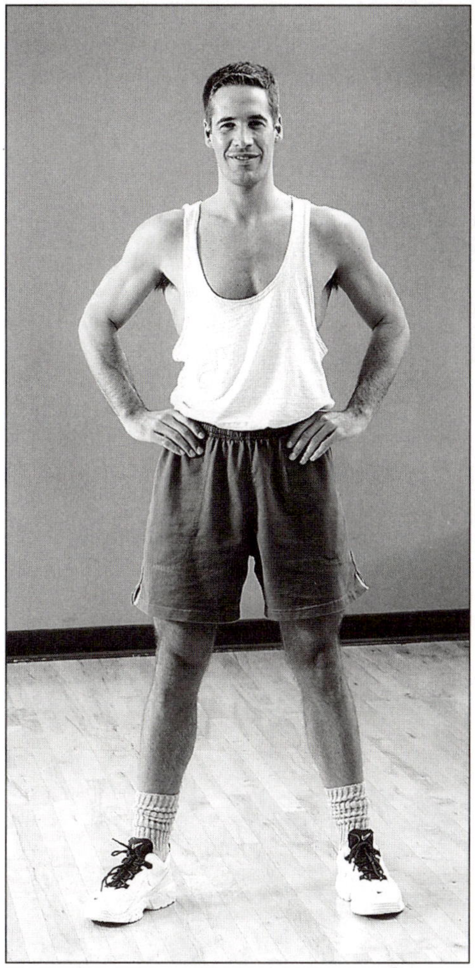

Stehen Sie aufrecht, die Füße schulterbreit, die Knie leicht gebeugt. Legen Sie die Hände auf die Hüften. Halten Sie den Kopf in einer Linie mit dem Rumpf, der Blick ist nach vorn gerichtet.

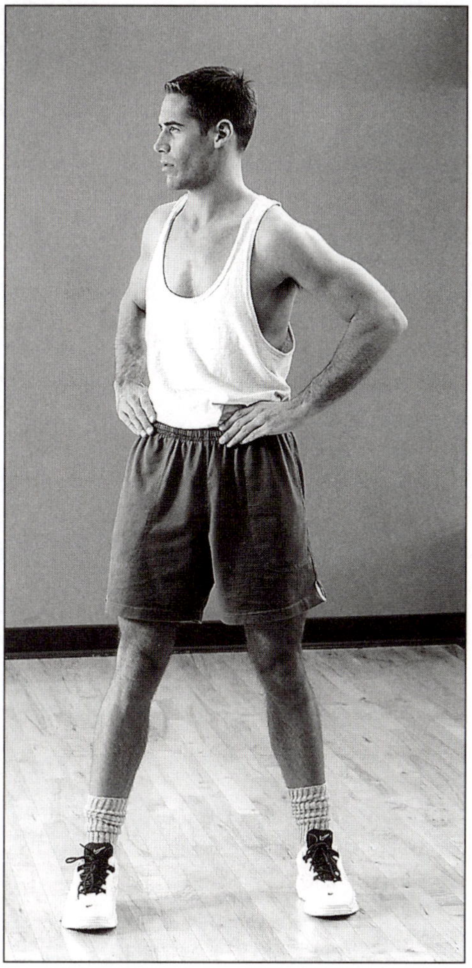

Beginnen Sie mit der Taille und drehen Sie Ihren Oberkörper nach rechts, gefolgt vom Drehen des Rückens und des Kopfes. Halten Sie diese Position für 10–15 Sekunden; dann wiederholen Sie die Übung zur linken Seite.

Beugen des unteren Rückens

Einstufung: Leicht

Die in dieser Übung angewandte vorgebeugte Position ähnelt dem, was Sie in Entspannungskursen erleben, aber es bietet zugleich eine gute Dehnung des unteren Rückens. Die Übung wird eher zur Abkühlung nach dem Training empfohlen als zur Erwärmung. Sie lockert die Muskeln; genau das, was Sie nach einem Training erreichen wollen.

Setzen Sie sich auf einen Stuhl, die Füße sind flach auf dem Boden, etwas weiter als schulterbreit.

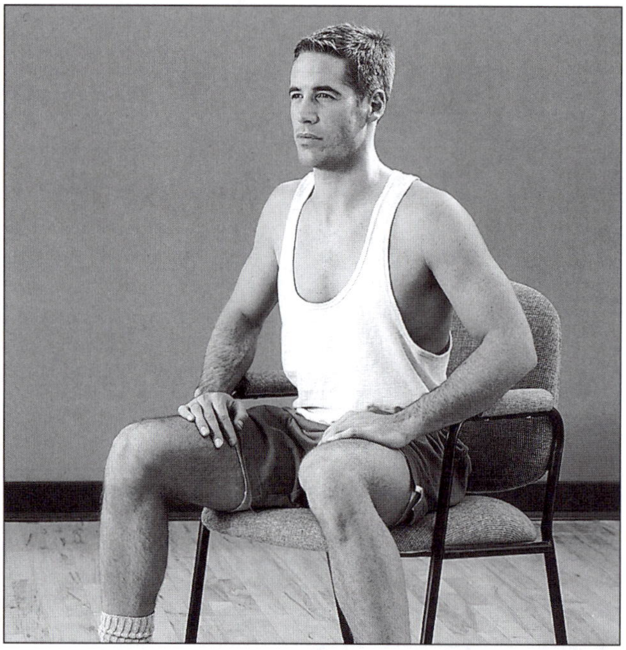

Beugen Sie sich auf dem Stuhl nach vorn, lassen Sie Ihren Oberkörper, die Arme und den Kopf langsam zwischen die Knie gleiten. Halten Sie diese Position 30 Sekunden. Dann legen Sie die Hände auf die Oberschenkel und drücken sich zurück in die aufrechte Haltung.

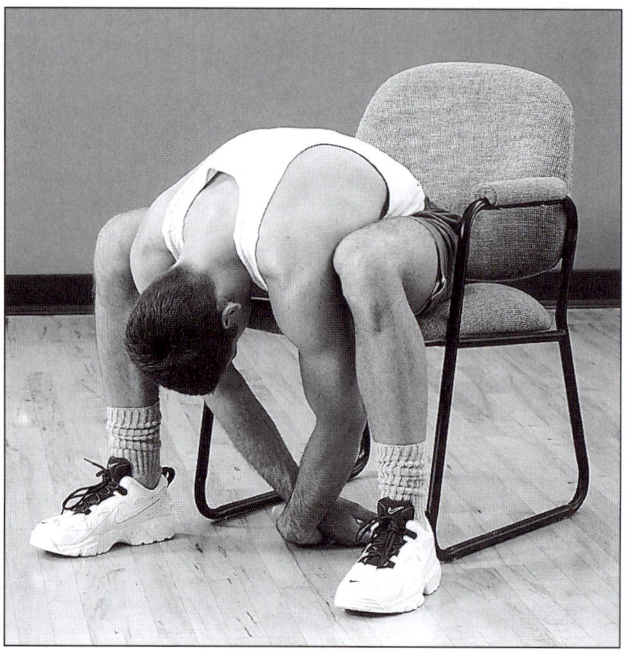

MACHEN SIE ES BESSER

- Um den gesamten Rücken zu dehnen, beugen Sie sich auf Taillenhöhe und strecken Sie sich in der Waagerechten. Dann entspannen Sie sich und senken den Oberkörper zwischen die Knie.
- Für eine zusätzliche Dehnung des unteren und mittleren Rückens strecken Sie während der gebeugten Haltung Ihre Arme durch die Beine hindurch und unter den Stuhl.
- Um die Spannung zu verringern und den Kreislauf zu verbessern, achten Sie darauf, den Kopf und die Arme in der gebeugten Haltung vollständig zu entspannen.

Beinzugübung im Liegen

EINSTUFUNG: MITTELSCHWER

Diese Dehnübung eignet sich hervorragend zur Linderung von Beschwerden im unteren Rücken, welche durch mangelnde Beweglichkeit in den Hüften, den hinteren Oberschenkel- und unteren Rückenmuskeln hervorgerufen werden. Trainiert werden hierbei die hinteren Oberschenkel- und die Gesäßmuskeln sowie der breite Rückenmuskel (M. latissimus dorsi). Außerdem wird der Rückgrataufrichtemuskel (M. erector spinae, im unteren Rücken) gedehnt. Je stärker Sie die Knie zur Brust ziehen, um so besser die Dehnung.

MACHEN SIE ES BESSER

- Um die Dehnung im unteren Rücken zu erhöhen, rollen Sie mit dem Körper vor und zurück; halten Sie die Knie dabei auf der Brust.
- Um die Dehnung im oberen Rückenbereich zu erhöhen, senken Sie den Kopf zur Brust.
- Für eine Dehnung des Schienbeins und der Waden, strecken Sie abwechselnd die Zehen und beugen Sie Ihre Füße, während Sie die Knie an die Brust drücken.

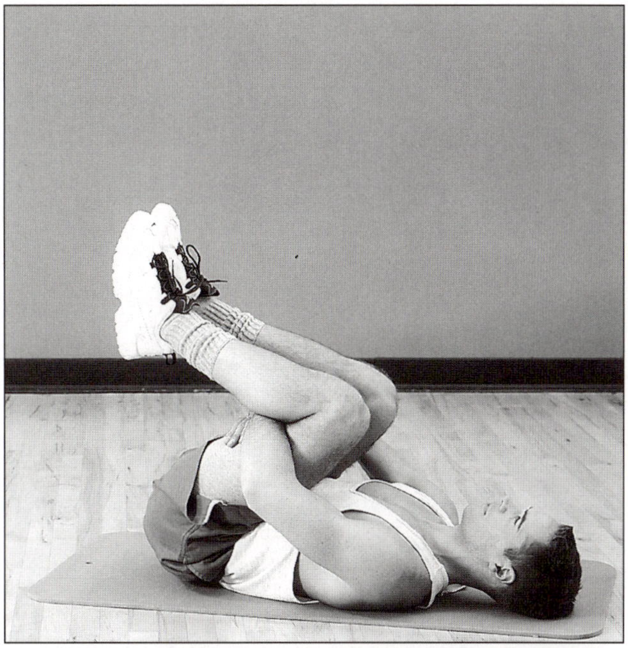

Liegen Sie auf dem Rücken, mit den Armen hinter den Schenkeln verschränkt. Ziehen Sie Ihre Knie soweit wie möglich zur Brust. Hierdurch dehnen Sie den unteren Rückenbereich.

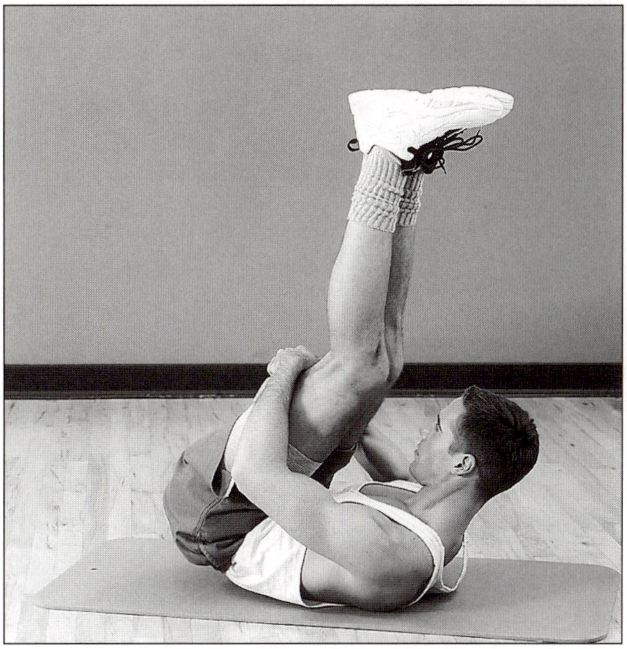

Halten Sie die Knie gegen die Brust und strecken Sie die Beine über den Kopf. Dadurch erweitert sich die Dehnung auf die hinteren Oberschenkel- und die Gesäßmuskeln. Halten Sie diese Position für 15 Sekunden, und kehren Sie dann in die Ausgangsposition zurück. Erhöhen Sie die Zeit auf 30 Sekunden, sobald die Dehnung leichter fällt.

Über-Kopf-Dehnen der Beine

EINSTUFUNG: SCHWIERIG

Eine fortgeschrittene Dehnungsübung für den Rumpf, die dazu beiträgt, die hinteren Oberschenkelmuskeln, den unteren Rücken, die Hüften, den oberen Rücken und den Nacken zu lockern. Da es sich um eine anspruchsvolle Dehnung handelt, sollte die Übung erst nach einer Erwärmung, einschließlich der Beinzugübung (siehe Seite 345), ausgeführt werden. Sie werden die Dehnung vorrangig im oberen Rücken und im Nacken spüren. Wenn Sie Probleme mit dem Nacken haben, wäre es ratsam, vor dieser Übung mit einigen Hals/Nackendehnungsübungen zu beginnen.

Liegen Sie auf dem Rükken, die Arme im 45°-Winkel zum Körper gestreckt, die Handflächen flach auf dem Boden. Mit leicht angewinkelten Knien rollen Sie die Beine über sich, so daß sich die Knie auf Kopfhöhe befinden. Ihre Hüften und der untere Rücken sollten sich dabei vom Boden abheben.

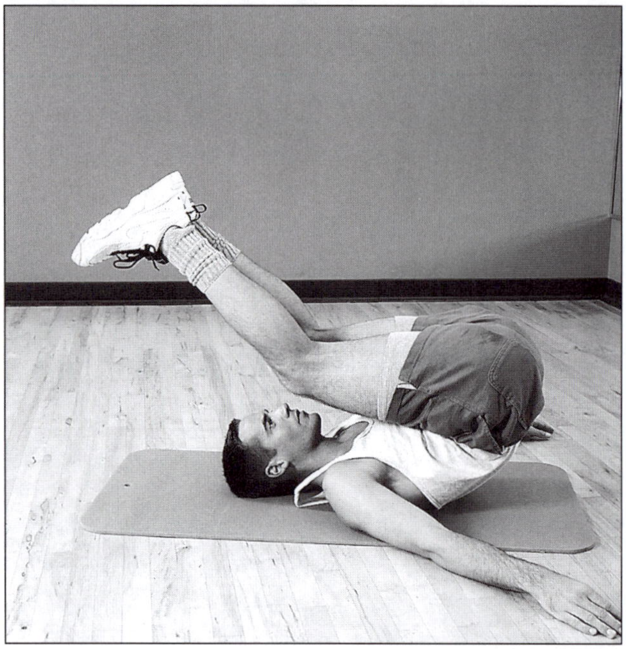

Berühren Sie mit den Zehen den Boden hinter sich, die Beine sind gestreckt. Ihre Arme und Hände bleiben auf dem Boden. Halten Sie diese Position anfangs für 10 Sekunden und erhöhen Sie später auf 30 Sekunden.

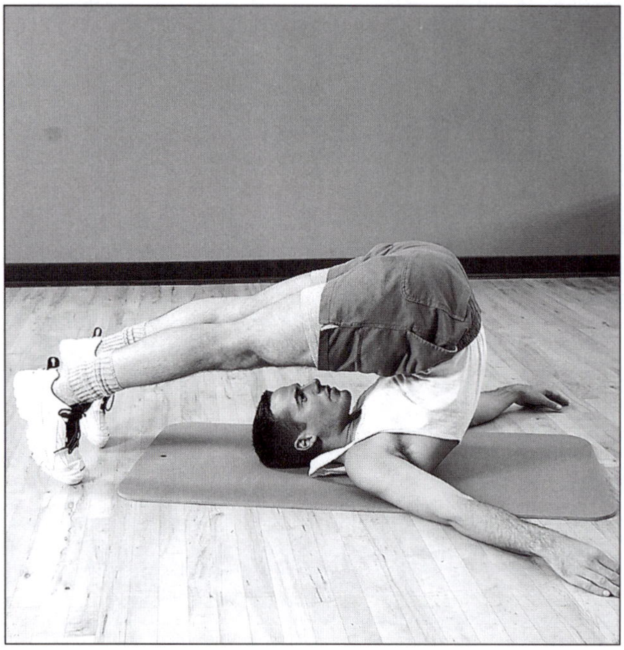

MACHEN SIE ES BESSER

- Um ein gutes Gleichgewicht zu halten, setzen Sie Ihre Hände unter die Hüften, wenn Sie die Beine über den Kopf bringen.
- Um die Dehnung in der Leistengegend zu erhöhen, nehmen Sie die Füße auseinander, wenn diese den Boden hinter dem Kopf berühren.
- Für eine Verringerung des Schwierigkeitsgrades können Sie die Beine über den Kopf führen und in dieser Position halten, während Sie den mittleren und oberen Rücken auf dem Boden belassen.
- Für eine weitere Verringerung des Schwierigkeitsgrades können Sie auch die Knie, im 90°-Winkel gebeugt, an die Brust führen. Halten Sie die Beine gegen den Körper, indem Sie beide Hände hinter die Oberschenkel legen.
- Um die Dehnung im Rücken zu erhöhen, halten Sie sich an einem hinter dem Kopf aufgestellten Objekt fest, während Sie die Beine über den Kopf heben. Dann senken Sie die Beine langsam wieder zurück in die Ausgangsposition.
- Vorausgesetzt, daß Sie bereits über kräftige Bauchmuskeln verfügen, nachfolgend eine Übungsvariante zur Erhöhung der Dehnung Ihres gesamten Rumpfes: Setzen Sie die Hände auf die Rückseite der Hüften, genau unterhalb des unteren Rückens. Heben Sie die Beine über den Kopf. Halten Sie Ihr Gewicht unter Zuhilfenahme der gebeugten Ellenbogen.

▼

Seitliche Dehnung des unteren Rückens

EINSTUFUNG: MITTELSCHWER

Eine universelle Dehnübung, die Ihren Oberkörper auf nahezu alles vorbereitet, das Sie im Laufe eines Tages so tun werden – angefangen mit dem Sitzen am Schreibtisch bis zum Lauf in der Mittagspause. Trainiert werden sowohl die Gesäßmuskeln als auch der Rückgrataufrichtemuskel (M. erector spinae, im unteren Rücken).

MACHEN SIE ES BESSER

- Um die Dehnung im unteren Rücken und im Hüftbereich zu erhöhen, nutzen Sie die rechte Hand, um das linke Knie auf den Boden zu drücken. Wenn Sie den Kopf nach links drehen, erhöhen Sie die Dehnung im Nacken.
- Um die hinteren Oberschenkelmuskeln zu dehnen und die Dehnung auf die Gesäßmuskeln zu erhöhen, strecken Sie das linke Bein zur rechten Seite aus, sobald das Knie den Boden berührt.
- Wenn Sie die Zehen des rechten Fußes heranziehen, dehnen Sie zudem die Wadenmuskeln. Wenn Sie die Zehen strecken, dehnen Sie das Schienbein.
- Um eine bessere Dehnung des Gesäßes zu erzielen, strecken Sie die rechte Hand unter den linken Oberschenkel und ziehen Sie diesen zur rechten Schulter, wobei beide Schultern flach auf dem Boden verbleiben.

▼

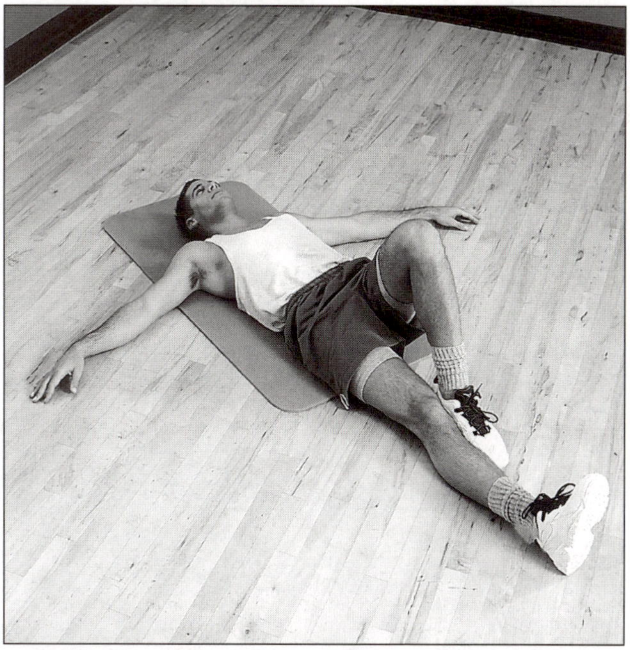

Liegen Sie auf dem Rükken, mit den Armen zu den Seiten ausgestreckt, die Handflächen weisen zum Boden.
Halten Sie Ihr rechtes Bein gestreckt und beugen Sie Ihr linkes Bein, indem Sie die Innenseite Ihres linken Fußes an die Innenseite des rechten Knies legen.

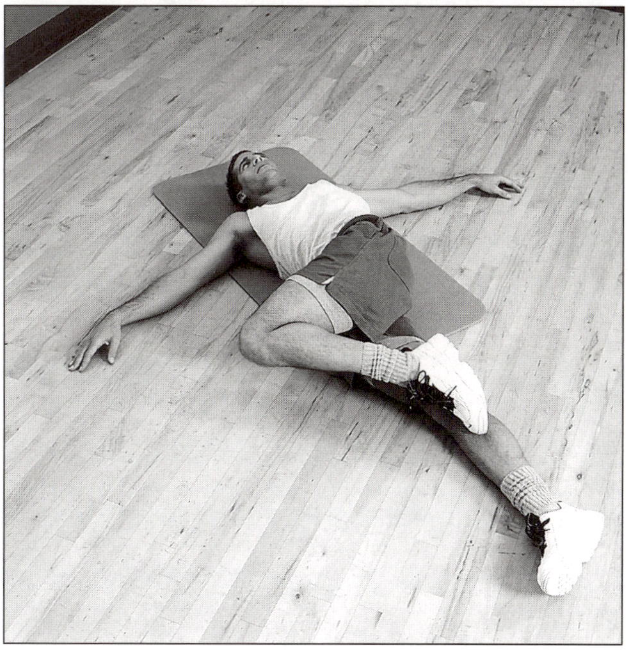

Halten Sie die Arme nach außen gestreckt und führen Sie Ihr linkes Knie auf der rechten Seite zum Boden – oder so nah zum Boden, wie es Ihnen möglich ist. Während Sie das Bein hinüberziehen, drücken Sie Ihre linke Schulter auf die Matte zurück, um den oberen Rücken und die Schulter zu dehnen. Halten Sie diese Position für 15–30 Sekunden.

Kniebeuge für den unteren Rücken

EINSTUFUNG: MITTELSCHWER

Manchmal kann das Sitzen den ganzen Tag über genauso ermüden, wie das Stehen. Das liegt daran, daß in beiden Positionen fast dieselben Muskeln beansprucht werden, insbesondere die Rückgrataufrichtemuskeln (M. erector spinae; unterer Rücken). Das einzige Mal entspannen sich diese Muskeln tatsächlich, wenn Sie zusammengesunken dasitzen. Das ist genau die Position, die Sie bei dieser Kniebeuge einnehmen. Die hier ausgeübte Dehnung beansprucht den unteren Rücken, die Quadrizepsmuskeln (vorderer Oberschenkel), die Knie, die Leistengegend, die Achillessehne und die Schienbeine.

Stehen Sie aufrecht, die Füße schulterbreit, die Zehen leicht nach außen gewinkelt. Halten Sie den Kopf während der gesamten Übung in einer Linie mit der Wirbelsäule.
Gehen Sie in die Kniebeuge, bringen Sie die Arme zwischen die Beine, bis Ihre Oberarme gegen Ihre inneren Oberschenkel lehnen. Entspannen Sie den oberen Rücken, so daß Sie, mit den Händen auf dem Boden, zusammengesunken dasitzen. Halten Sie die Füße flach auf dem Boden und lassen Sie die Knie nicht über die Fußspitzen hinausragen. Entspannen Sie nun gänzlich und verbleiben Sie für 30 Sekunden in dieser zusammengesunkenen Position.

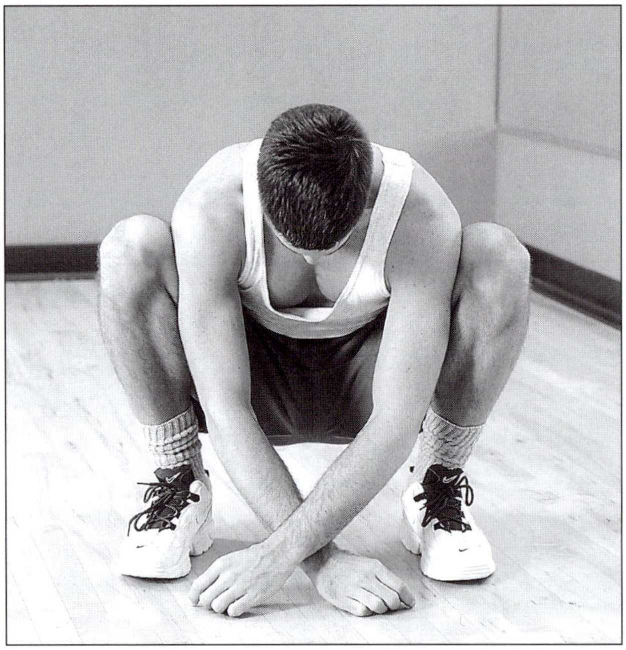

MACHEN SIE ES BESSER

- Wenn Sie sich an einem stehenden Objekt festhalten, können Sie besser das Gleichgewicht halten und erhöhen zugleich die Dehnung der breiten Rückenmuskeln.
- Wenn Sie mit den Oberarmen gegen die Innenseiten Ihrer Oberschenkel drücken, erhöhen Sie die Dehnung auf die Leistenmuskeln.
- Der Schwierigkeitsgrad läßt sich verringern, indem Sie Ihren unteren Rücken während der Kniebeuge an einer Wand abstützen.
- Um sich stärker zu entspannen und die Rücken- wie auch die hinteren Oberschenkelmuskeln zu dehnen, strekken Sie die Beine und stellen Sie sich auf, den Oberkörper vorgebeugt und mit den Händen die Füße berührend. Halten Sie diese Position für 10 – 15 Sekunden; dann richten Sie sich gerade auf.

Hüftdehnung im Stehen

EINSTUFUNG: LEICHT

Eine perfekte Übung zum Dehnen der Gesäßmuskeln, des Hüftbeugemuskels und des Schenkelbindenspanners (ein sehnenartiges Band, das von der Hüfte zum Unterschenkel verläuft). Das sind die Muskeln und Sehnen, die häufig bei Sportarten gezerrt werden, in denen schnelle Seitwärtsbewegungen erforderlich sind, wie beim Schlagball, Volleyball und Fußball.

MACHEN SIE ES BESSER

- In einer anderen Variante dieser Übung stellen Sie sich in einen Türrahmen und halten sich mit beiden Händen am Rahmen fest. Drücken Sie Ihre Hüfte zur Rechten und gleichzeitig Ihre Brust nach vorn. Hierdurch erhöhen Sie die Dehnung in den Schultern und im Rücken.
- Der Schwierigkeitsgrad läßt sich erhöhen, indem Sie Ihr Gewicht auf den hinteren Fuß verlagern.
- Für eine weitere Erhöhung des Schwierigkeitsgrades halten Sie sich ungefähr auf Schulterhöhe mit beiden Händen an einer Seite des Türrahmens oder eines Zaunes fest. Strecken Sie beide Arme in die entgegengesetzte Seite der von Ihnen zum Zeitpunkt gedehnten Hüfte aus, wodurch Sie zusätzlich Druck auf Hüften und Gesäß ausüben und gleichzeitig die Schultern dehnen.

▼

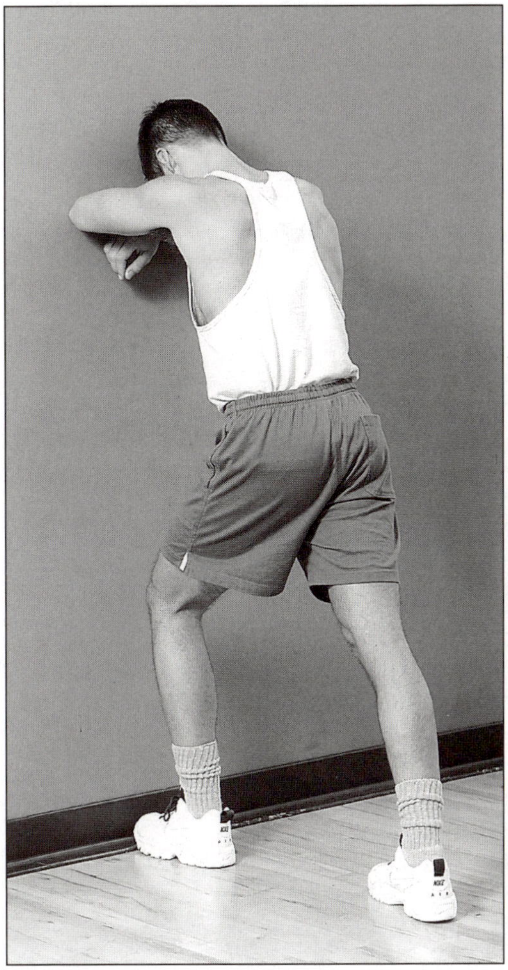

Stellen Sie sich ungefähr 60 cm von einer Wand entfernt auf. Lehnen Sie sich mit den Unterarmen gegen die Wand, die Hände sollten verschränkt und die Ellenbogen zu den Seiten angewinkelt werden.

Lehnen Sie den Kopf gegen die Hände. Ziehen Sie den linken Fuß vor, so daß dieser an der Wand anstößt. Halten Sie den rechten Fuß leicht nach hinten und flach auf dem Boden aufliegend.

Drücken Sie langsam die rechte Hüfte zur rechten Seite und bewegen Sie die Schultern in die entgegengesetzte Richtung. Damit verleihen Sie der Dehnung in der rechten Hüfte Nachdruck. Halten Sie diese Position für 30 Sekunden; dann wiederholen Sie die Bewegung mit der linken Seite.

Hüftbeuger-Dehnung

EINSTUFUNG: LEICHT

Von Natur aus sind die Muskeln und Sehnen der Hüfte ausreichend mobil, um es Ihnen zu ermöglichen, Ihr Bein über Ihren Kopf zu heben. Die meisten von uns haben jedoch nicht diese Beweglichkeit. Diese Übung, bei der der Hüftbeuger, die Gesäßmuskel sowie die Adduktoren (innerer Oberschenkel) und Abduktoren (äußerer Oberschenkel) trainiert werden, trägt dazu bei, den Bewegungsradius Ihrer Beine zu erweitern.

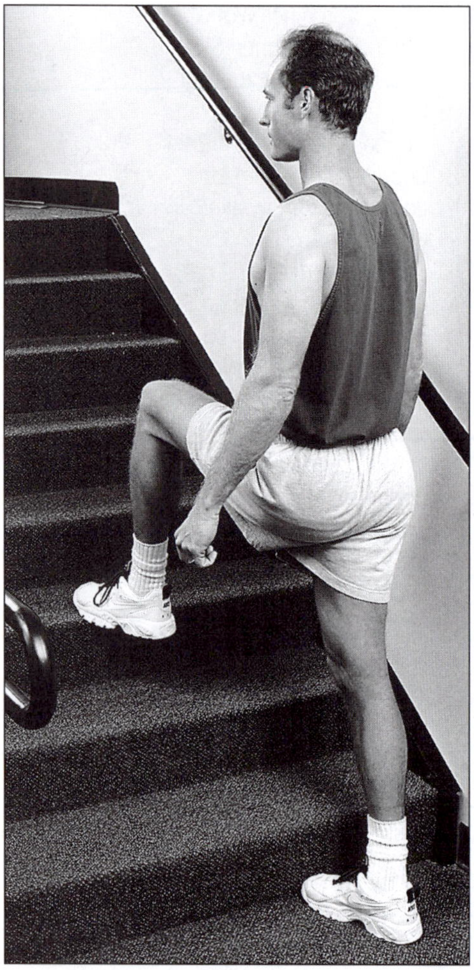

Setzen Sie den Fußballen Ihres linken Fußes auf eine Bank (oder die dritte Stufe eines Treppenaufgangs). Strecken Sie das rechte Bein nach hinten, wobei das Knie leicht gebeugt bleibt.

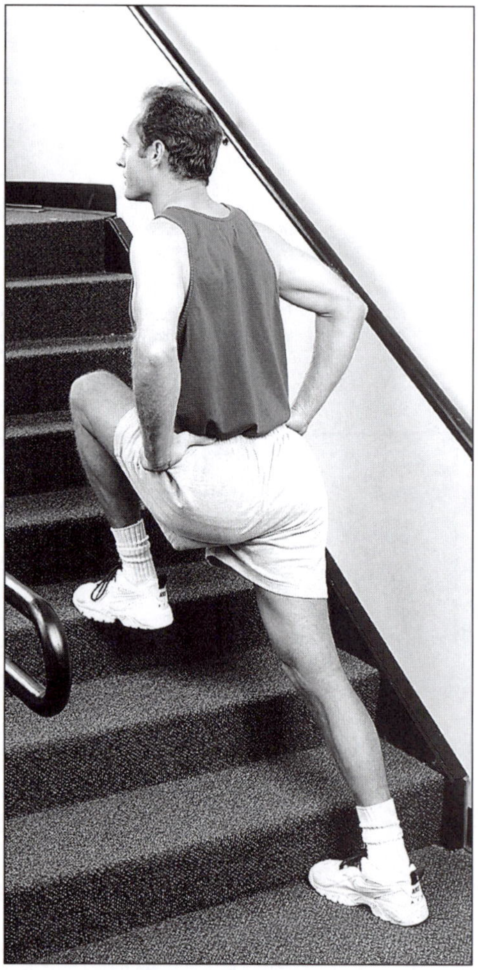

Setzen Sie Ihre Hände an die Hüften und lehnen Sie sich zum linken Bein, indem Sie die Hüften nach vorn drücken. Halten Sie den Rumpf gerade; strecken Sie Ihr linkes Knie nicht über die Fußspitze hinaus. Halten Sie diese Position für 30 Sekunden; dann wiederholen Sie die Übung auf dem rechten Bein.

MACHEN SIE ES BESSER

- Um eine stärkere Dehnung der Leistengegend zu erzielen, drehen Sie den hinteren Fuß so, daß die Zehen nach außen zur Seite weisen.
- Indem Sie das angehobene Bein zur Körpermitte drehen, erhöhen Sie die Dehnung der inneren Oberschenkel.
- Sie können die Dehnung des unteren Rückens erhöhen, indem Sie sich nach vorn strecken, eine Stufe oder die Bank ergreifen und Ihren Rumpf soweit vorstrecken, daß Sie Ihre Hüfte und die Beine dehnen.

Knie zur Brust, Dehnung des unteren Rückens

EINSTUFUNG: LEICHT

Der mittlere Körperbereich stützt nicht nur den Rumpf und den Kopf, sondern muß auch jedes zusätzliche Gewicht, das Sie aufgreifen, sei es eine Langhantel oder die Einkaufstüte, mit stützen. Folglich gehört er zu den am meisten verletzungsgefährdeten Körperteilen. Die folgende Dehnübung hilft, alle Hauptmuskeln dieses Problembereichs zu lockern, einschließlich der Hüftrotatoren (innerer Oberschenkel), der Rückgrataufrichtemuskeln (M. erector spinea, unterer Rücken) und der Gesäßmuskeln.

MACHEN SIE ES BESSER

- Sie können eine Dehnung des gesamten Körpers erzielen, wenn Sie in der Liegeposition gleichzeitig die Arme über den Kopf strecken und die Zehen in Richtung Kopf ziehen.
- Um die Dehnung effektiver zu gestalten, drehen Sie Ihren Oberschenkel zur Körpermitte, während Sie das Knie heben.
- Wenn Sie Zeit sparen wollen, können Sie auch beide Knie gleichzeitig heben, statt jeweils nur ein Bein.
- Der Schwierigkeitsgrad läßt sich erhöhen, indem Sie mit der linken Hand das Fußgelenk des rechten angehobenen Beines umfassen und das Knie in die entgegengesetzte Richtung drücken.
- Um eine stärkere Dehnung in den Hüftrotatoren und den Hüftbeugern zu erzielen, sollte ein Partner über Ihnen stehen und Ihre Fußgelenke in Richtung Körper drücken, indem er Ihre Knie nach unten drückt.

▼

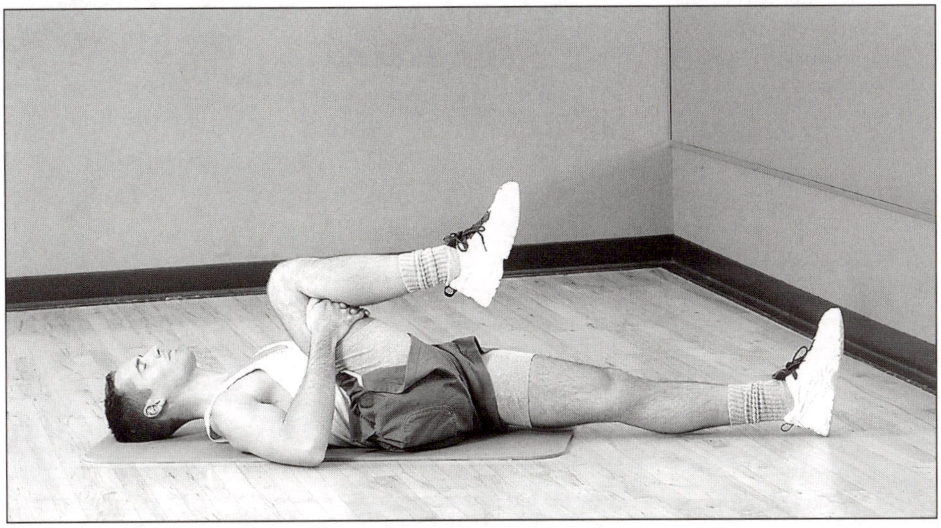

Liegen Sie flach auf dem Rücken, ziehen Sie das rechte Knie zur Brust, während der untere Rückenbereich auf dem Boden gedrückt verbleibt. Halten Sie diese Position für 30 Sekunden, dann wiederholen Sie die Übung mit dem linken Bein.

Hüftrotatoren-Dehnung

EINSTUFUNG: MITTELSCHWER

Bei dieser Übung werden die Hüftrotatorenmuskeln (innerer Oberschenkel) und der untere Rücken trainiert. Wenn Sie sich in irgendeiner Form im Laufen oder Springen betätigen oder in einer anderen, den unteren Rücken beanspruchenden Aktivität, dann lohnt sich diese Übung.

Legen Sie sich auf den Rücken. Beugen Sie Ihr rechtes Bein im Winkel von ungefähr 90° und drücken Sie den rechten Fuß fest auf den Boden. Legen Sie Ihr linkes Fußgelenk über Ihr rechtes Knie.

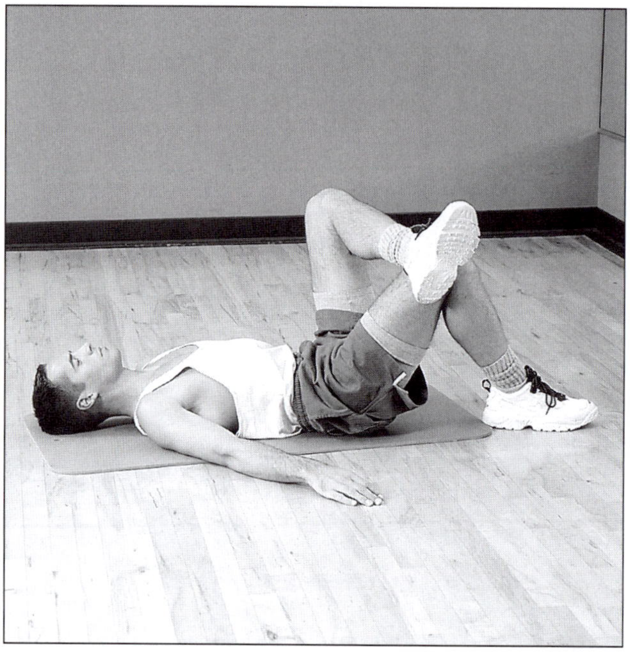

Legen Sie beide Hände hinter Ihren rechten Oberschenkel und ziehen Sie das Bein, soweit Sie können, in Richtung Körper. Halten Sie Ihr linkes Knie zur Außenseite des Körpers gerichtet. Halten Sie diese Position für 30 Sekunden und wechseln Sie dann die Beine.

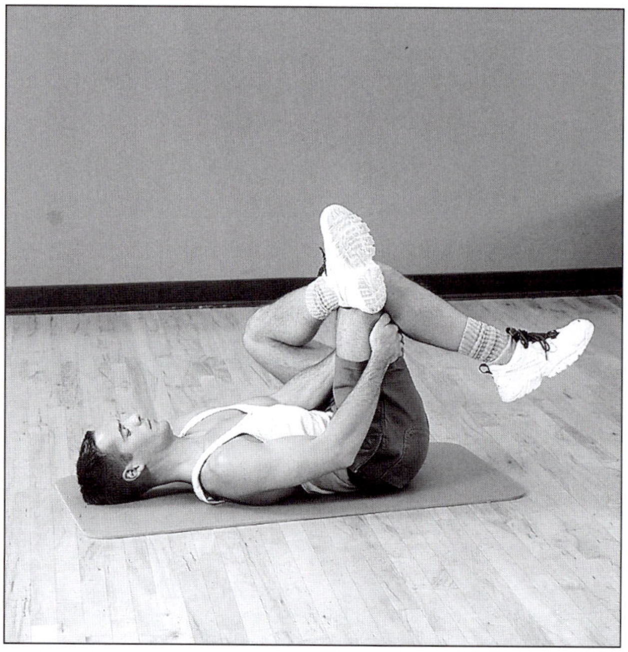

MACHEN SIE ES BESSER

- Um eine stärkere Dehnung in den Hüftrotatoren zu erzielen, nehmen Sie die rechte Hand und ziehen Sie Ihren rechten Oberschenkel in Richtung Körper, während Sie gleichzeitig das linke Knie mit der linken Hand in die entgegengesetzte Richtung drücken.
- Für eine Verringerung des Schwierigkeitsgrades lassen Sie Ihren rechten Fuß auf dem Boden und legen Sie Ihre linke Hand auf das linke Knie. Drücken Sie vorsichtig das linke Knie, wobei Ihr linkes Fußgelenk die ganze Zeit auf dem rechten Bein verbleibt.
- Um den Schwierigkeitsgrad zu erhöhen, dehnen Sie wie in der Übung beschrieben. Positionieren Sie sich jedoch nah an einer Wand. Legen Sie Ihren rechten Fuß gegen die Wand und bewegen Sie sich so nah wie möglich an die Wand heran, wobei das linke Fußgelenk über dem rechten Knie gekreuzt verbleibt. Drücken Sie vorsichtig gegen das linke Knie.

Gekreuztes Beinrollen

EINSTUFUNG: SCHWIERIG

Der Rumpf wird ständig gedreht – beim Golfspiel, beim Tennis oder wenn Sie zu Hause etwas heben. Diese Dehnübung hält alle Hauptmuskeln – insbesondere die schrägen Bauchmuskeln, die Gesäßmuskeln und den unteren Rücken sowie den breiten Rückenmuskel entspannt und gelenkig.

MACHEN SIE ES BESSER

- Um eine stärkere Dehnung des Rumpfes zu erzielen, heben Sie Ihren rechten Arm und die rechte Schulter vom Boden ab, während Sie Ihren Oberkörper nach links rollen lassen, in die entgegengesetzte Richtung Ihrer Beine.
- In derselben überkreuzten Position der Beine, mit dem linken Fußgelenk quer über Ihr rechtes Knie gelegt, rollen Sie Ihre Hüften nach rechts und berühren mit dem linken Oberschenkel und der Innenseite Ihres rechten Oberschenkels den Boden. Mit dieser Bewegung dehnen Sie Ihre Gesäßmuskeln auf der gegenüberliegenden Seite.
- Während Sie die im Punkt zuvor beschriebene Variation ausführen, heben Sie Ihren linken Arm und die linke Schulter vom Boden ab und rollen Ihren Oberkörper nach rechts – in entgegengesetzter Richtung zu den Hüften. Hierdurch wird die Dehnung der Bauch- und Gesäßmuskeln betont.

▼

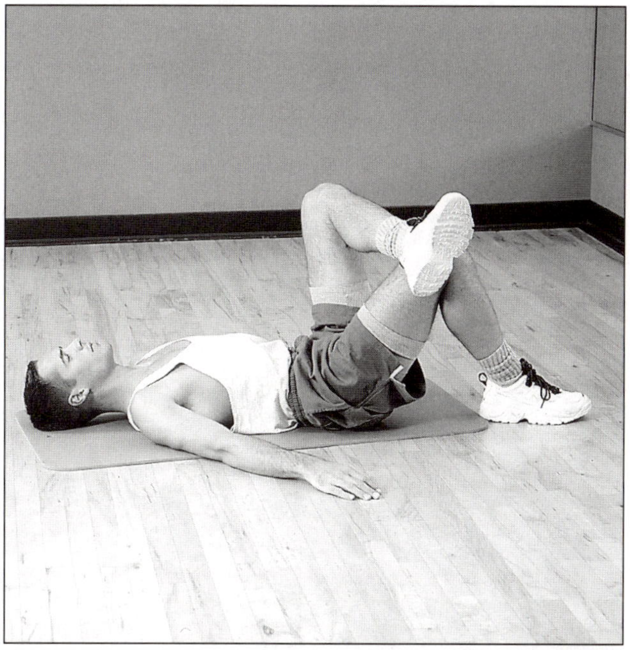

Legen Sie sich auf den Rücken. Beugen Sie Ihr rechtes Bein im Winkel von ungefähr 90° und drücken Sie den rechten Fuß fest auf den Boden. Kreuzen Sie Ihr linkes Fußgelenk über Ihr rechtes Knie.

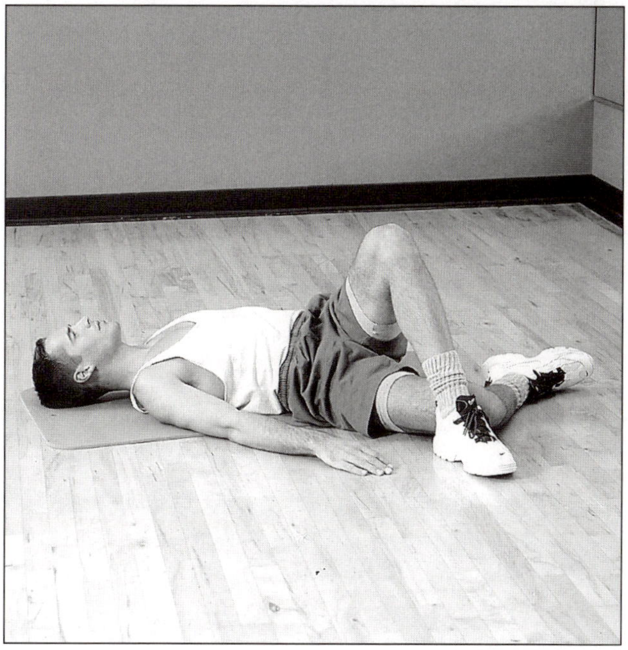

Rollen Sie Ihre Hüfte in Richtung rechte Körperseite, bis Ihr rechter Oberschenkel und Ihre rechte Fußsohle den Boden berühren. Ihr unterer Rücken und die linke Hüfte heben sich hierbei vom Boden ab, halten Sie jedoch Ihren oberen Rücken und die Schultern fest auf dem Boden. Halten Sie diese Position für 30 Sekunden, und wechseln Sie dann die Seiten.

Hintere Oberschenkel- und Gesäßmuskel-Dehnung

EINSTUFUNG: MITTELSCHWER

Wenn Sie nach endlosen Stunden in einer Besprechung feststellen müssen, daß Ihr Gesäß eingeschlafen ist, Sie jedoch nicht aufstehen und einige Dehnübungen machen können, dann hilft diese Übung. Sie richtet sich vorrangig an die hinteren Oberschenkel- und die Gesäßmuskeln.

Sitzen Sie aufrecht auf einem Stuhl, die Füße flach auf dem Boden, und drücken Sie Ihren Rücken fest gegen die Stuhllehne. Nehmen Sie Ihr rechtes Fußgelenk auf Ihr linkes Bein oberhalb des Knies.

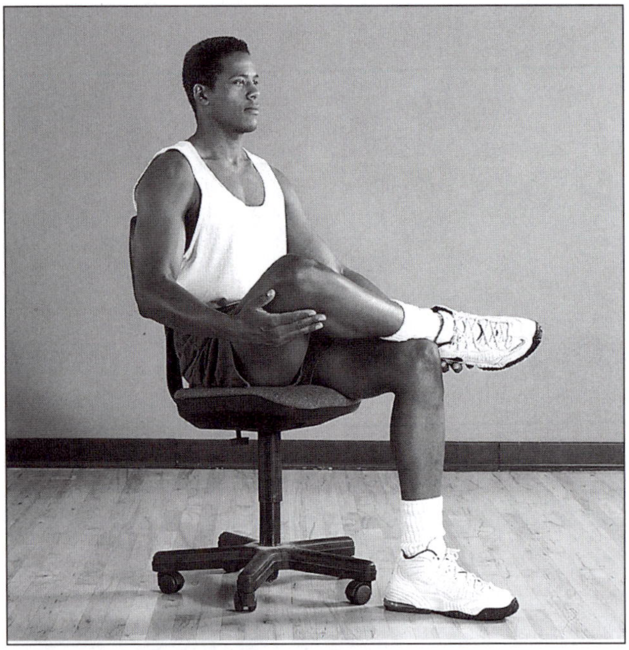

MACHEN SIE ES BESSER

- Sie können diese Übung auch ohne Stuhl ausüben, indem Sie sich mit dem Rücken gegen eine Wand auf den Boden setzen und die Füße gerade vor sich halten.
- Eine andere Möglichkeit zur Erhöhung der Dehnung besteht darin, das Bein näher an die Brust zu ziehen.
- Wenn Sie Ihren Rücken gerade halten, verringern Sie den Druck auf den unteren Rückenbereich.

Nehmen Sie beide Hände, um das Fußgelenk und das Knie zu stützen und heben Sie Ihr rechtes Knie in Richtung Kinn. Dann heben Sie die Ferse, bis sich Ihr unteres Bein parallel zum Boden befindet. Dehnen und halten Sie die Position für 30 Sekunden. Dann wiederholen Sie die Übung mit dem anderen Bein.

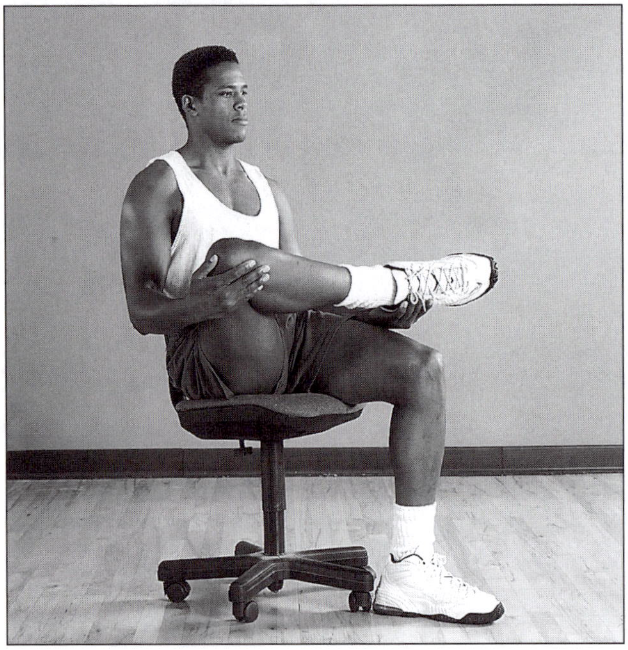

Beinstreckung vor und zurück

EINSTUFUNG: LEICHT

Diese Dehnübung ist vor allem Läufern zu empfehlen, da sie die Beweglichkeit und den Bewegungsradius der Hüften erhöht. Das läßt sich dann in längere Schritte, eine verbesserte Leichtigkeit der Bewegungen und vielleicht auch in eine höhere Geschwindigkeit umsetzen. Trainiert werden der Quadrizeps (vordere Oberschenkel), der Hüftbeuger und die hinteren Oberschenkelmuskeln.

MACHEN SIE ES BESSER

- Seien Sie nicht überrascht, daß Sie Ihr Bein nach vorn höher heben können als nach hinten. Das ist normal.
- Um die Dehnung zu optimieren, nutzen Sie nicht den Schwung, um das Bein zu heben. Führen Sie die Bewegungen langsam und mit ständiger Kontrolle der Muskeln aus.
- Vermeiden Sie ruckartige Bewegungen, die schnell zu einer Leistenzerrung führen können.

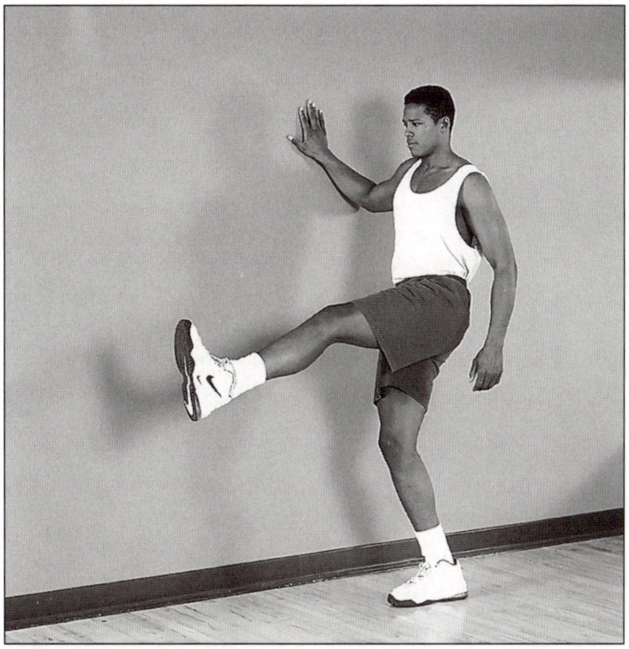

Heben Sie, mit einer Hand an der Wand für die Balance, das am weitesten von der Wand entfernte Bein vor sich in die Höhe. Schwingen Sie das Bein nicht, sondern nutzen Sie die Oberschenkelmuskeln, um es allmählich zu heben.

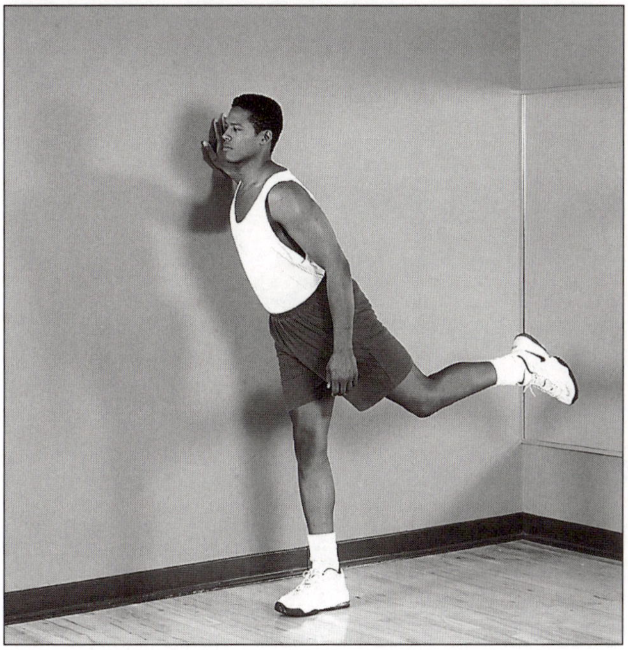

Senken Sie das Bein und lassen Sie es nach hinten fallen, wobei Sie die Hüft- und Gesäßmuskeln nutzen, um es soweit wie möglich nach hinten zu heben. Sie werden sich etwas nach vorn beugen müssen, um die Balance zu halten; versuchen Sie jedoch, den Rücken so gerade wie möglich zu halten. Senken Sie das Bein und wiederholen Sie die Übung, indem Sie das Bein in einem langsamen, rhythmischen Tempo nach vorn und hinten heben. Wiederholen Sie die Übung mit dem anderen Bein.

Wechselseitige Beinstreckung

EINSTUFUNG: LEICHT

Jedesmal, wenn Sie Ihre Oberschenkel bewegen – zum Beispiel beim Laufen, Springen oder Gewichtheben –, kommen die Hüften ins Spiel. Bei dieser Übung werden die Adduktoren (innerer Oberschenkel) und die Abduktoren (äußerer Oberschenkel) trainiert, die es Ihnen ermöglichen, sich von einer Seite zur anderen zu bewegen.

Heben Sie, mit den Händen zur Balance an der Wand, langsam das rechte Bein soweit wie möglich zur Seite, während Sie das linke Bein leicht angewinkelt halten.

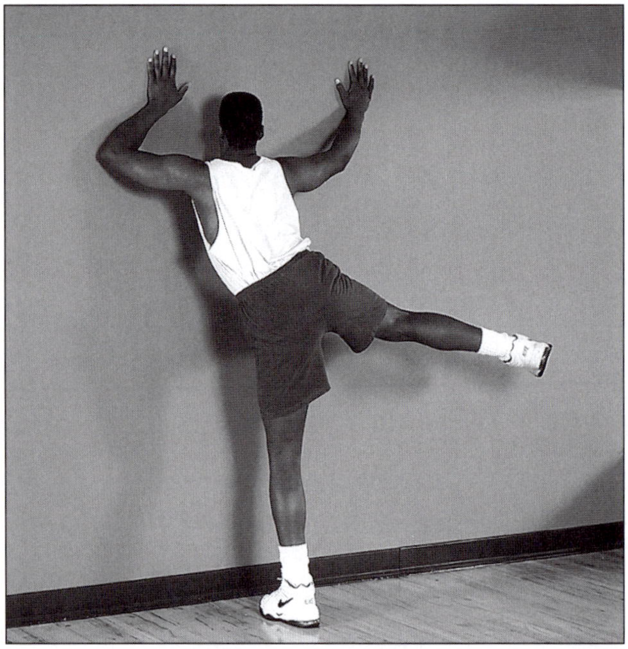

Senken Sie langsam das Bein nach unten, und schwingen Sie es über den Anfangspunkt hinaus in die entgegengesetzte Richtung, soweit es Ihnen möglich ist. Der Fuß sollte leicht gebeugt sein und nicht gestreckt. Fahren Sie fort, das Bein in dieser Form vor und zurück zu bewegen, und wechseln Sie dann zum anderen Bein.

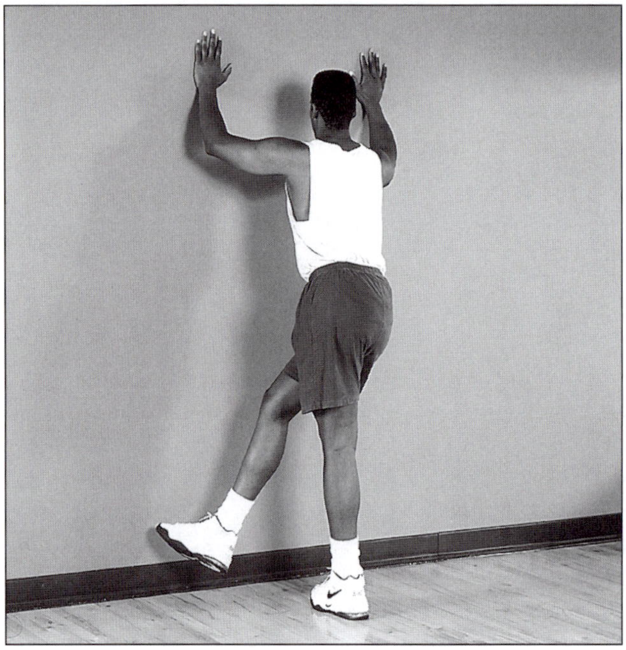

MACHEN SIE ES BESSER

- Schwingen Sie nicht mit dem Körper, und beugen Sie sich auch nicht in die entgegengesetzte Richtung des gehobenen Beines. Das könnte Ihnen vielleicht dabei helfen, das Bein höher zu heben, wäre jedoch keine Hilfe, um die entsprechenden Muskeln stärker zu dehnen.
- Halten Sie sich an einem Tisch oder einem anderen Objekt fest, das sich zwischen Taille und Schulterhöhe befindet, wenn das praktischer ist als die Wand.
- Sie werden es vielleicht angenehmer empfinden, die Zehen des Stützfußes leicht nach außen zu drehen, während Sie Ihren anderen Fuß heben.
- Nutzen Sie Fußgelenkgewichte, um den Schwierigkeitsgrad beim Heben zu erhöhen und die Muskeln neben dem Dehnen auch zu kräftigen.

▼

Hüft- und Leistendehnung, kniend

EINSTUFUNG: MITTELSCHWER

Probleme im unteren Rücken werden oft mit einer Steifheit der Hüften in Zusammenhang gebracht. Diese Dehnübung hilft, die Muskeln im vorderen Hüft- und Oberschenkelbereich zu lockern. Sie können die Übung mit einer kniebeugeartigen Leistendehnung (siehe Seite 359) ausführen, die dabei hilft, die Gegenmuskeln hinter den Oberschenkeln zu lockern.

MACHEN SIE ES BESSER

- Indem Sie Ihre Brust hoch halten, erhöhen Sie die Dehnung.
- Um den Hüftbeuger weiter zu dehnen, strecken Sie Ihr hinteres Bein, indem Sie das Knie vom Boden heben. Um die Achillessehne zu dehnen, versuchen Sie, in dieser Haltung die Fersen vom Boden abzuheben.
- Bei dieser Übung wird eine hohe Belastung auf das Knie ausgeübt. Bewegen Sie sich deshalb vorsichtig, wenn Sie in der Vergangenheit bereits Probleme mit den Knien hatten.

▼

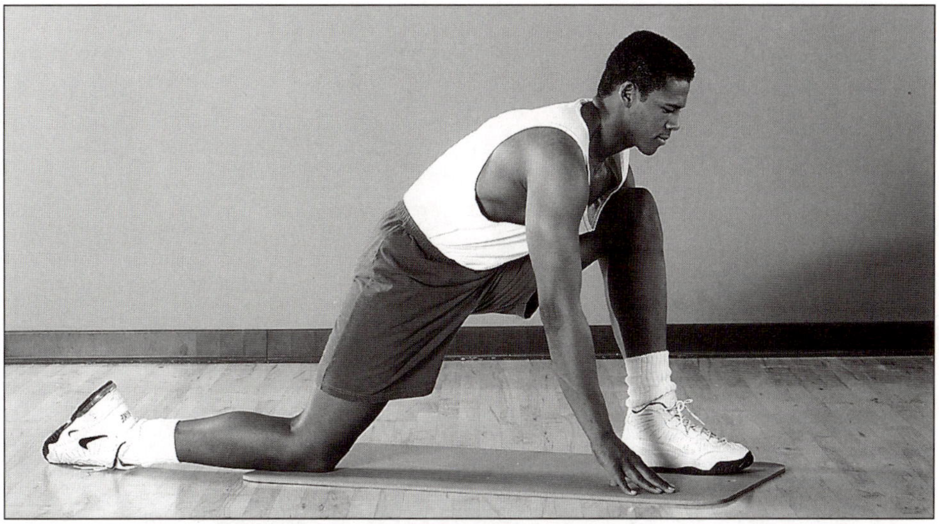

Gehen Sie in den Vierfüßerstand. Heben Sie ein Knie vom Boden und ziehen Sie den Fuß durch die Hände hindurch, bis sich das Knie direkt über der Ferse befindet und Ihre Brust berührt. Dehnen Sie die Vorderseite der knienden Hüfte nach unten, bis Sie einen leichten Widerstand verspüren. Ihr hinteres Bein sollte nahezu ausgestreckt sein. Halten Sie diese Position für 30 Sekunden. Wiederholen Sie mit der anderen Seite.

Leistendehnung im Sitzen

EINSTUFUNG: LEICHT

Manchmal auch Butterfly-Dehnung genannt, bietet diese Übung eine großartige Möglichkeit, die inneren Oberschenkelmuskeln geschmeidiger zu machen und Sie gegen eine Leistenzerrung zu schützen. Skater, Skiläufer, Turner und Tänzer betrachten diese Übung als besonders nützlich, da sie diese Muskeln oft nutzen, um eine gute Balance zu halten. Diese Dehnübung verbessert zudem Ihren Bewegungsbereich für die Kniebeuge oder bei den Seitwärtsbewegungen.

Setzen Sie sich mit geradem Rücken gegen eine Wand. Drücken Sie die Fußsohlen gegeneinander. Legen Sie die Hände auf die Innenseiten Ihrer Oberschenkel, unmittelbar über den Knien und drücken Sie langsam nach unten, bis Sie einen Widerstand spüren. Halten Sie diese Dehnposition, während Sie langsam bis zehn zählen. Danach entspannen Sie.

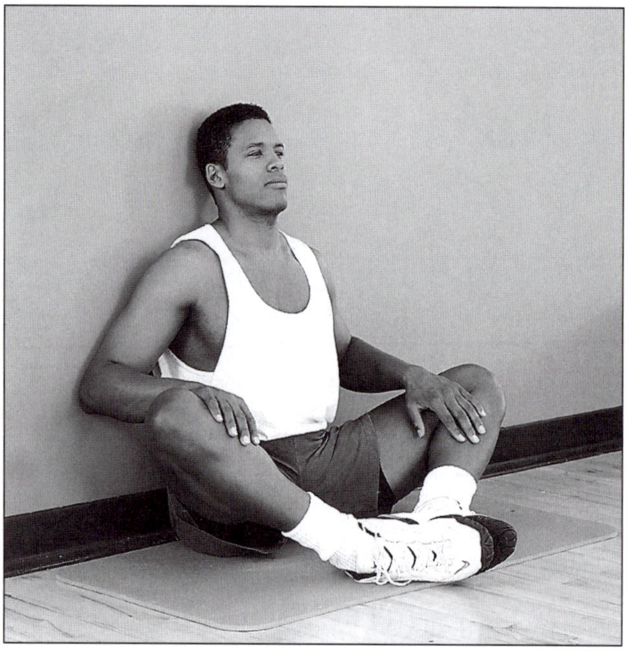

MACHEN SIE ES BESSER

- Um die Dehnung in den inneren Oberschenkeln zu erhöhen und auch den unteren Rückenbereich zu dehnen, nutzen Sie Ihre Ellenbogen statt der Hände, um die Oberschenkel nach unten zu drücken.
- Eine weitere Erhöhung des Dehnungsgrades auf die inneren Oberschenkel und die Leisten läßt sich erzielen, indem Sie Ihre Fersen enger an die Leistengegend heranziehen.
- Vermeiden Sie, die Knie auf und ab federn zu lassen, da dies zur Leistenzerrung führen kann.
- Halten Sie den Rücken flach, um das Risiko einer Rückenmuskelzerrung zu vermeiden.

▼

Leistendehnung in der Kniebeuge

EINSTUFUNG: MITTELSCHWER

Diese entspannende Kniebeuge dehnt alle Muskeln der Leistengegend und der inneren Oberschenkel. Sie dehnt außerdem die Muskeln des unteren Rückens und Gesäßes. Sie wird häufig Fußballspielern empfohlen sowie Pferdesportlern, da deren Aktivitäten vor allem die Oberschenkel anspannen. Diese Dehnübung dient auch zur Linderung von Steifheit im unteren Rücken.

MACHEN SIE ES BESSER

- Wenn Sie zuvor bereits Probleme mit den Knien gehabt haben, dann sollten Sie diese Dehnübung vermeiden, da sie eine hohe Belastung auf die Gelenke ausübt.
- Die Beine weit zu spreizen hilft, das Gleichgewicht zu halten. Sie können sich zur Stütze auch mit dem Rücken gegen eine Wand lehnen.
- Gehen Sie langsam und kontrolliert in die Kniebeuge; ein Federn in den Knien kann einen Schaden an den Muskeln hervorrufen.

▼

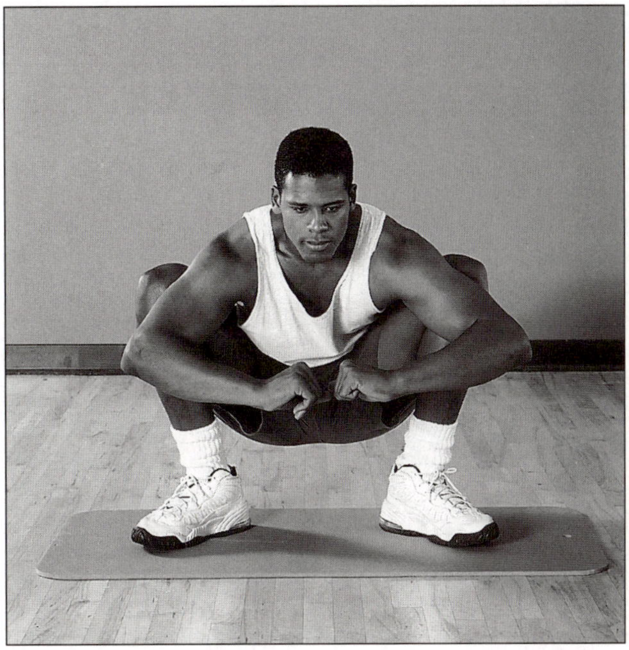

Mit den Füßen schulterbreit und den Zehen leicht nach außen gerichtet gehen Sie in die Kniebeuge, bis Ihre Knie gespreizt sind. Lassen Sie die Arme zwischen die Oberschenkel fallen. Beugen Sie Ihren Oberkörper etwas nach vorn, halten Sie jedoch den Rücken gerade. Lehnen Sie die Ellenbogen gegen die Innenseite der Knie und drücken Sie diese nach außen, wobei die Muskeln der Leistengegend gedehnt werden. Halten Sie diese Position für 20 Sekunden und entspannen Sie dann.

Leistendehnung im Liegen

EINSTUFUNG: LEICHT

Wenn Ihnen die Leistendehnübungen im Sitzen oder in der Kniebeuge zu schwierig sind, dann können Sie zur Erwärmung diese einfachere Dehnung anwenden. Da sie mehr auf der Schwerkraft als auf der Muskelkraft beruht, ist sie allerdings nicht so wirksam, kann aber für Menschen mit eingeschränkter Beweglichkeit ein guter Anfang sein. Und da sie im Liegen ausgeführt wird, ist diese Übung auch für den Rücken und die Knie leichter. Trainiert werden die inneren Oberschenkelmuskeln, einschließlich der Adduktoren, Kappen- und Schlankmuskeln. Sie können die Dehnung morgens vor dem Aufstehen machen.

Liegen Sie flach auf dem Rücken, mit gebeugten Knien und gegeneinander gedrückten Fußsohlen. Entspannen Sie: Die Schwerkraft wird die Knie nach unten ziehen und so die Muskeln der Leistengegend dehnen. Halten Sie diese Position für 30 Sekunden.

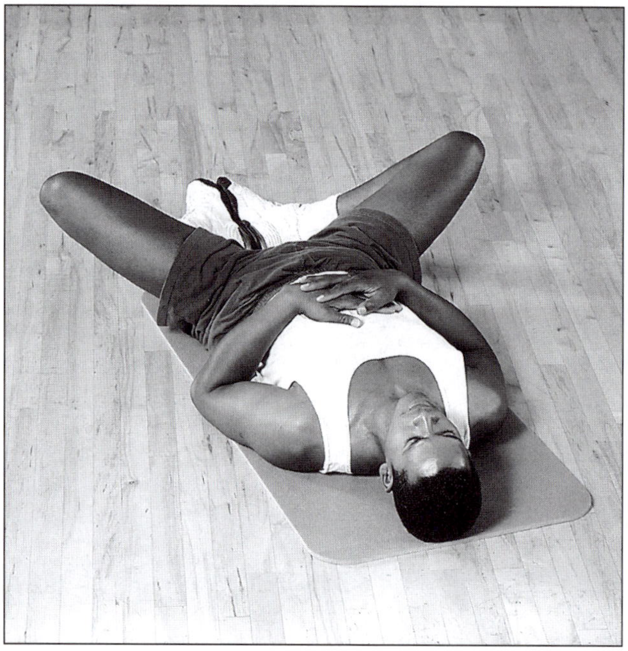

MACHEN SIE ES BESSER

- Als eine zusätzliche Stütze können Sie sich ein Handtuch oder ein kleines Kissen unter den Rücken legen.
- Hier eine dynamische Variante, um die Dehnung zu verstärken: Wiegen Sie im Liegen sanft die Beine gleichzeitig vor und zurück, bei den Hüften beginnend. Machen Sie nur kleine Bewegungen, ungefähr 2 – 3 cm zu jeder Seite.
- Federn Sie nicht in den Knien, da dies zu Muskelzerrungen führen kann.

▼

Leistendehnung an der Wand

EINSTUFUNG: MITTELSCHWER

Obgleich die Muskeln der Leistengegend zu den kräftigsten Muskeln des Körpers gehören, tendieren Sie doch dazu, aufgrund mangelhafter Nutzung steif und anfällig gegenüber Verletzungen zu werden. Um eine Zerrung zu vermeiden, wie sie oft auftritt, wenn man die Beine schnell zu den Seiten hebt, bietet sich diese Dehnung gut zur Erwärmung an. Sie ist besonders empfehlenswert für Basket- oder Volleyballspieler oder im Garten, wenn Sie viel in der Kniebeuge arbeiten.

MACHEN SIE ES BESSER

- Wenn Sie Ihr Gesäß näher an die Wand rücken, erhöhen Sie die Dehnung in den Muskeln der Leistengegend.
- Stehen Sie nicht zu schnell auf, da Sie sich leicht benommen fühlen könnten, nachdem Sie die Beine eine Zeitlang in der Höhe hatten.
- Um die Dehnung etwas angenehmer zu gestalten und das Risiko einer Zerrung der Rückenmuskeln zu vermeiden, legen Sie ein Kissen unter den Rücken.
- Um die Gesäßmuskeln stärker zu dehnen, beugen Sie leicht die Knie, statt sie gerade zu halten.

▼

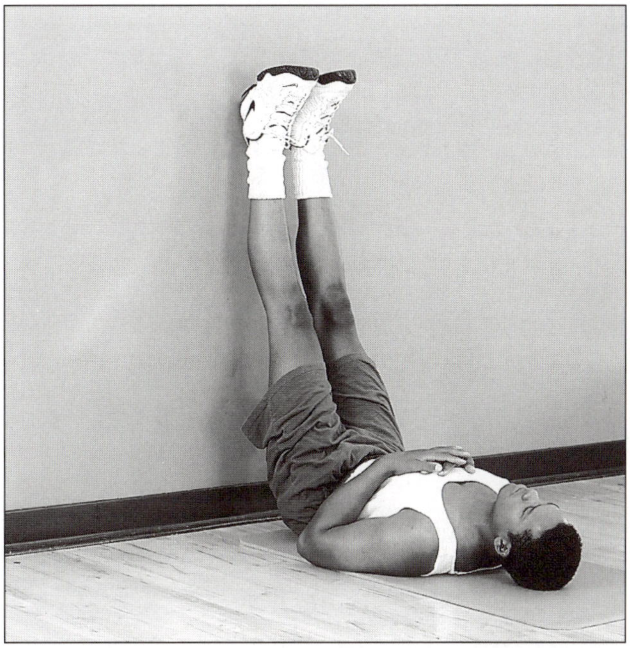

Liegen Sie flach auf dem Rücken, die Beine sind geschlossen, die Fersen an der Wand. Der Abstand zwischen der Wand und Ihrem Gesäß sollte ungefähr 25 – 30 cm betragen.

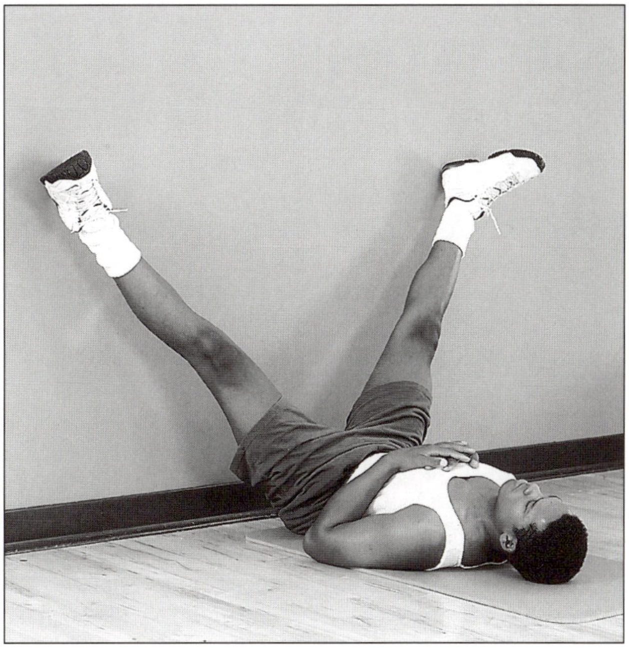

Lassen Sie langsam die Beine auseinandergleiten und durch die Schwerkraft soweit wie möglich zu den Seiten sinken. Halten Sie diese Position für 30 Sekunden und entspannen Sie danach.

OBERKÖRPERDEHNUNG

Nackendrehung und -neigung

EINSTUFUNG: LEICHT

Viele Stunden zusammengesunken vor dem Computer können zu Nackensteife und Müdigkeit führen. Diese einfache Dehnübung spricht alle größeren Nackenmuskeln an. Sie wird oft als Teil einer Erwärmung vor dem Heben empfohlen und ist zudem ein guter Stress-Reduzierer.

Stellen Sie sich mit geradem Rücken auf, die Beine schulterbreit. Ihr Hals sollte gerade sein und die Schultern entspannt. Drehen Sie Ihren Kopf soweit wie möglich langsam nach rechts. Halten Sie diese Position 10 Sekunden. Dann wiederholen Sie die Übung, indem Sie den Kopf nach links wenden.

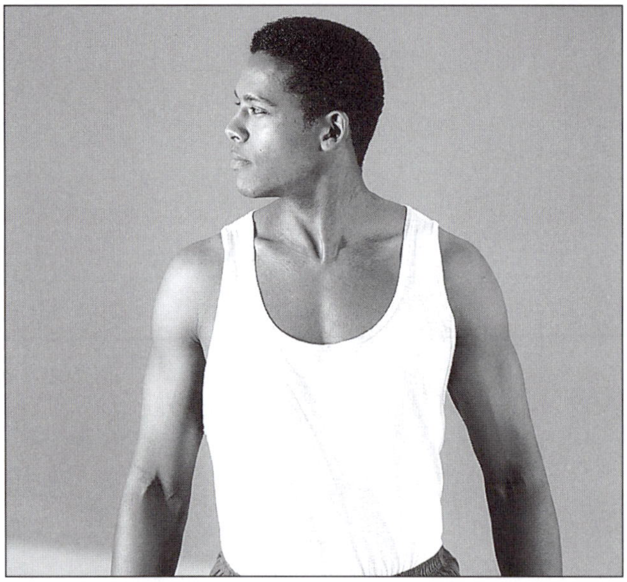

MACHEN SIE ES BESSER

- Um die Dehnung in allen Richtungen zu erhöhen, wenden Sie den Blick in die jeweilige Dehnungsrichtung.
- Wenn das Drehen des Kopfes Sie zum Schwanken bringt, können Sie die Übung auch im Sitzen ausführen.
- Die Nerven und Muskeln im Nackenbereich sind empfindlich. Führen Sie die Übung deshalb stets langsam und kontrolliert aus.

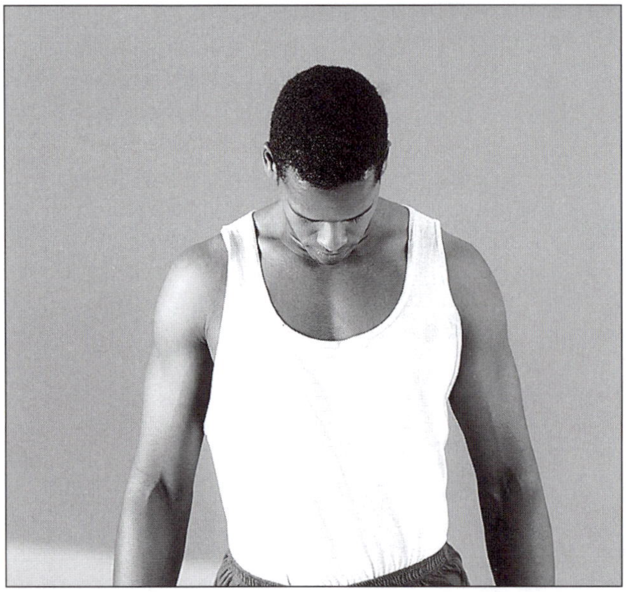

Kehren Sie in die Ausgangsposition zurück. Senken Sie das Kinn auf die Brust, bis Sie ein leichtes Ziehen verspüren. Halten Sie diese Position 10 Sekunden.

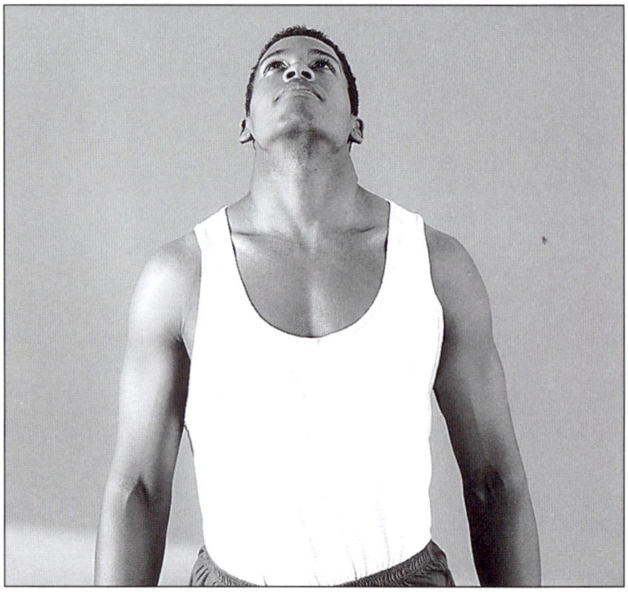

Kippen Sie den Kopf langsam hoch, bis Sie ganz nach oben schauen. Halten Sie auch diese Position für 10 Sekunden. Danach entspannen Sie.

Armdehnung über Kopf im Liegen

EINSTUFUNG: MITTELSCHWER

Diese Dehnübung bietet sich gut für alle Sportarten an, bei denen es auf Armkraft und Beweglichkeit ankommt, z. B. Basketball, Baseball, Squash, Softball, Schwimmen und Bergsteigen. Sie erhöht die Über-Kopf-Beweglichkeit der Schultern und trainiert den breiten Rückenmuskel (M. latissimus dorsi, im mittleren und unteren Rücken).

MACHEN SIE ES BESSER

- Ein gutes Maß für die Beweglichkeit besteht in der Fähigkeit, mit den Händen den Boden zu berühren, während Sie Ihren Rücken flach halten.
- Wenn Sie die Hände enger zusammenführen, erhöhen Sie die Wirksamkeit dieser Dehnübung.
- Wenn einer Ihrer Arme beweglicher ist als der andere, dann könnten Sie mit beiden Händen, schulterbreit einen Stock oder ein Handtuch über dem Kopf halten. Indem beide Arme dieselbe Entfernung zum Boden haben, können Sie die Beweglichkeit gleich halten.
- Der Schwierigkeitsgrad läßt sich verringern, indem Sie anfangs die Hände weiter auseinanderhalten. Mit zunehmender Beweglichkeit führen Sie die Hände dann näher zusammen.

▼

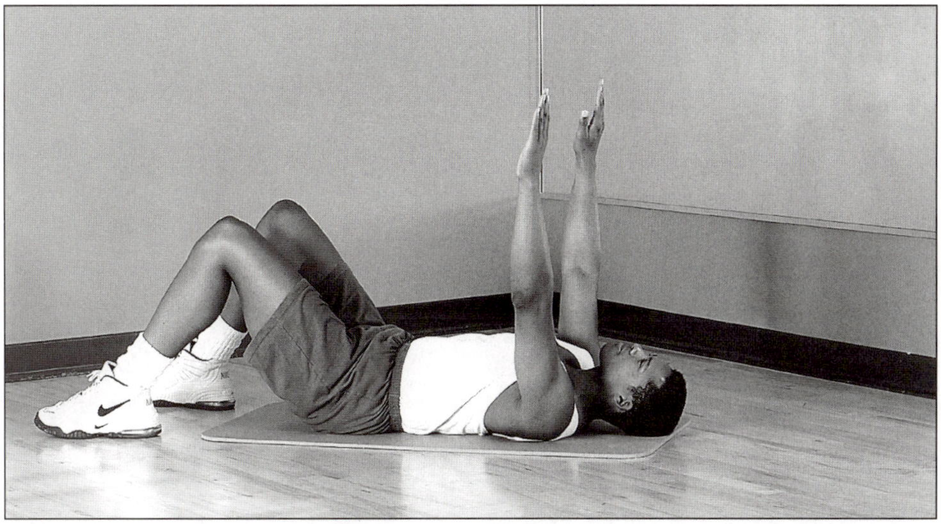

Legen Sie sich auf den Rücken und beugen Sie die Knie in einem Winkel von 45°; die Füße stehen fest auf dem Boden. Sie sollten Ihre Schultern fest auf den Boden drücken. Strecken Sie die Arme über der Brust gerade nach oben, wobei die Handflächen zu den Füßen weisen.

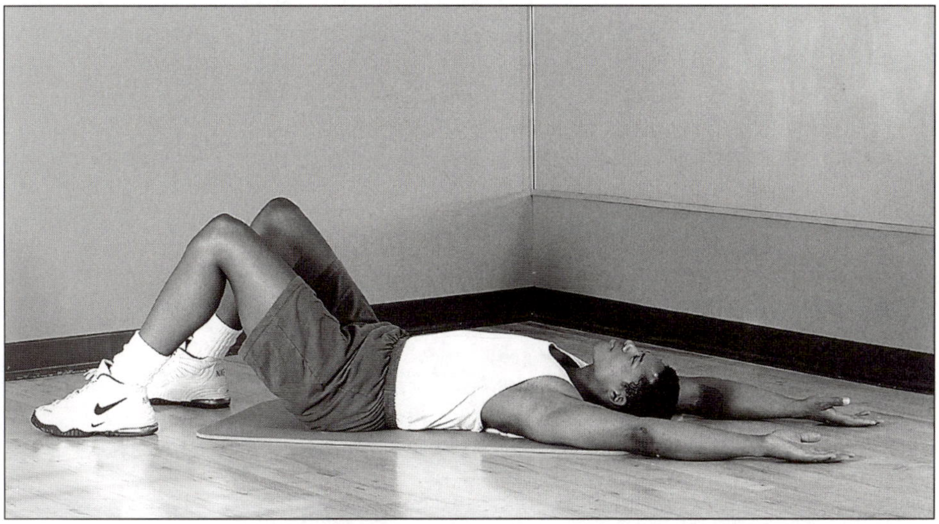

Senken Sie Ihre Arme langsam über den Kopf. Versuchen Sie, die Rückseite der Arme und Hände flach auf den Boden zu drücken. Halten Sie diese Position für 10 Sekunden, dann lassen Sie sie los. Führen Sie die Arme langsam zurück in die Ausgangsposition, bevor Sie die Dehnübung wiederholen.

Schulter-Dehnung in der Beuge

EINSTUFUNG: LEICHT

Sie haben sicherlich schon einmal gesehen, wie sich Katzen und Hunde morgens nach dem Aufwachen strecken. Diese Dehnübung versetzt Sie ungefähr in eine ähnliche Lage, ausgenommen das Gähnen. Sie bietet eine hervorragende Möglichkeit, einen Großteil des unteren Rückens zur gleichen Zeit anzuregen, und richtet sich vor allem an die Außenseiten des breiten Rückenmuskels sowie an die Schultern und Arme.

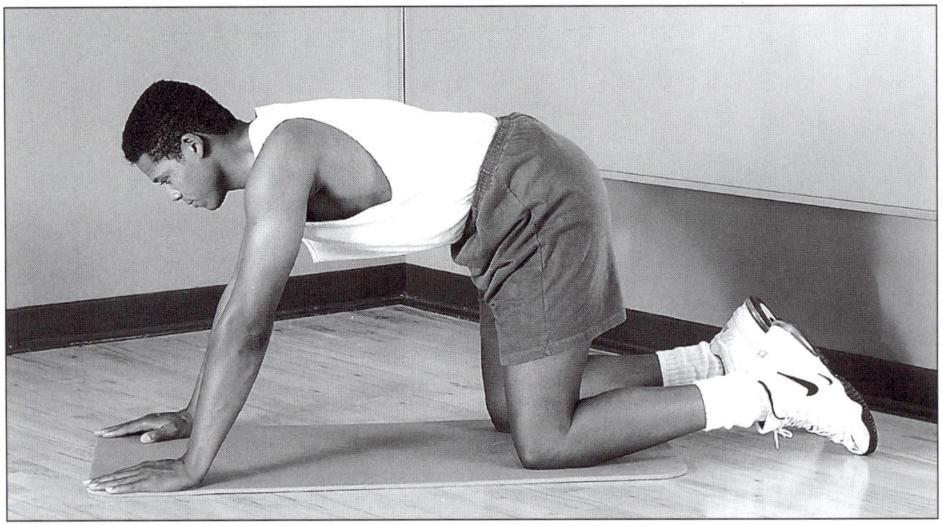

Gehen Sie in den Vierfüßerstand, Hände und Knie jeweils schulterbreit. Halten Sie den Rücken flach, den Nacken gerade und den Blick auf den Boden gerichtet.

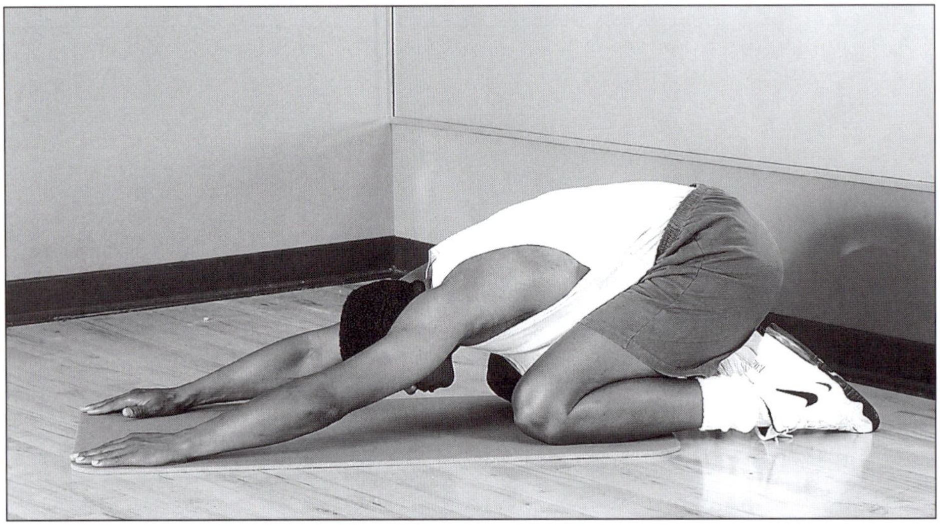

Setzen Sie sich nach hinten auf die Fersen und lassen Sie die Arme nach vorn ausgestreckt. Drücken Sie mit Ihren Handflächen auf den Boden, bis Sie ein leichtes Dehnen in den Armen und Hüften verspüren. Halten Sie diese Position für 30 Sekunden. Entspannen Sie kurz und wiederholen Sie die Übung.

MACHEN SIE ES BESSER

- Indem Sie jeweils nur einen Arm benutzen, können Sie die Dehnung auf jeder Seite Ihres Rumpfes genau kontrollieren.
- Drücken Sie die Handballen zusammen, um einen höheren Dehnungsgrad im Rücken, in den Schultern und Oberarmen zu erzielen.
- Eine andere Möglichkeit zur Erhöhung der Dehnung besteht darin, sich nach vorn zu beugen und vor der Rückbewegung zu den Fersen ein Ende des Teppichs oder einer schweren Matte zu ergreifen. Hierdurch erhalten Sie einen zusätzlichen Widerstand, der die Dehnung wirksamer werden läßt.
- Nutzen Sie das Gewicht Ihres Oberkörpers, um die Brust auf den Boden zu drücken. Sie erhöhen damit die Dehnung der Rückenaußenseiten und der Schultern.

Trizeps- und Schulter-Dehnung

EINSTUFUNG: LEICHT

Die Schultern beherbergen die beweglichsten Gelenke des Körpers. Trotzdem klagen viele Menschen über verspannte Schultern, da sie diese nie dehnen. Diese Dehnübung bearbeitet den Deltamuskel (Schulter), die Außenseiten des breiten Rückenmuskels (M. latissimus dorsi, im mittleren und unteren Rücken) und die Trizepsmuskeln (hinterer Oberarm).

MACHEN SIE ES BESSER

- Eine Erhöhung des Schwierigkeitsgrades läßt sich erzielen, indem Sie mit der Hand des gebeugten Armes zwischen den Schulterblättern nach unten reichen.
- Um die Taille zu dehnen und die Dehnung zu erhöhen, beugen Sie Ihren Rumpf jeweils zu der Seite des Armes, mit dem Sie ziehen.
- Für eine Verringerung des Schwierigkeitsgrades lehnen Sie den Oberarm gegen einen Türpfosten. Nutzen Sie den Widerstand, um den Ellenbogen in eine senkrechte Haltung zu drücken und halten Sie diese Position für 15 Sekunden.

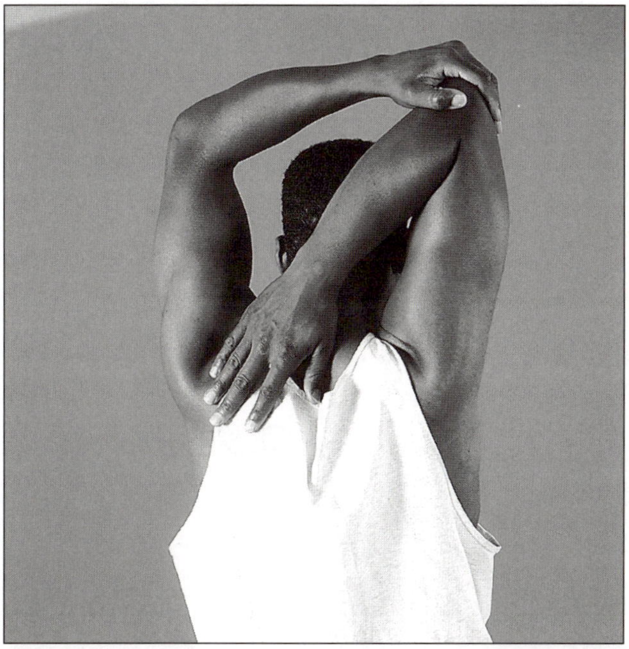

Stehen Sie aufrecht, die Füße schulterbreit und beugen Sie leicht die Knie. Halten Sie, mit beiden Händen über dem Kopf, den Ellenbogen eines Armes mit der Hand des anderen.

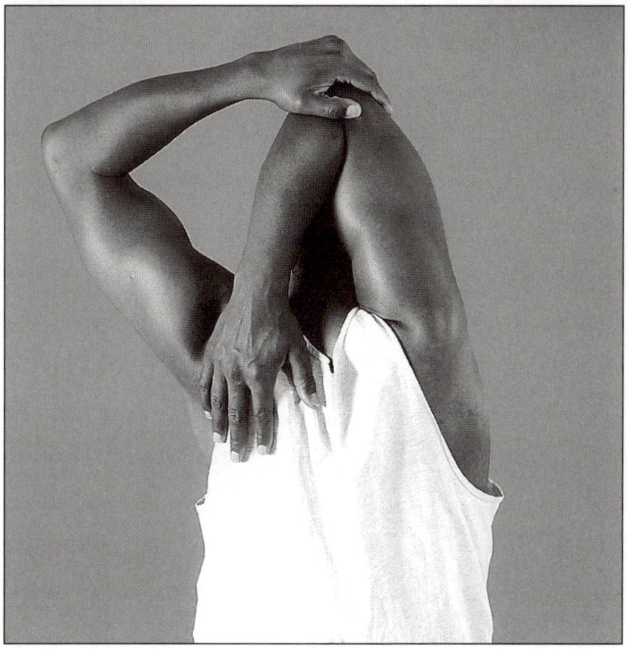

Ziehen Sie langsam den Ellenbogen zum anderen Arm, während Sie dabei die Dehnung an der Außenseite des Oberarms und an den Schultern verspüren. Halten Sie diese Position für 15 Sekunden; wiederholen Sie die Übung dann mit dem anderen Arm.

Äußere Rotatoren-Dehnung

EINSTUFUNG: MITTELSCHWER

Nach all den Jahren wollen Sie wieder Tennis spielen? Da ist es ratsam, vorab die Schultern und die Beweglichkeit der äußeren Rotatoren zu trainieren. Auch wenn sie Sie nicht gleich nach Wimbledon bringt, eignet sich diese Übung doch gut für sämtliche Aktivitäten, bei denen besonders die Schultern gefordert werden, einschließlich Schwimmen und asiatische Kampfsportarten.

Stehen Sie aufrecht, die Füße schulterbreit. Legen Sie den Handrücken Ihrer linken Hand auf Gürtelhöhe hinter die Taille, wobei der Ellenbogen zur Seite nach außen weist.

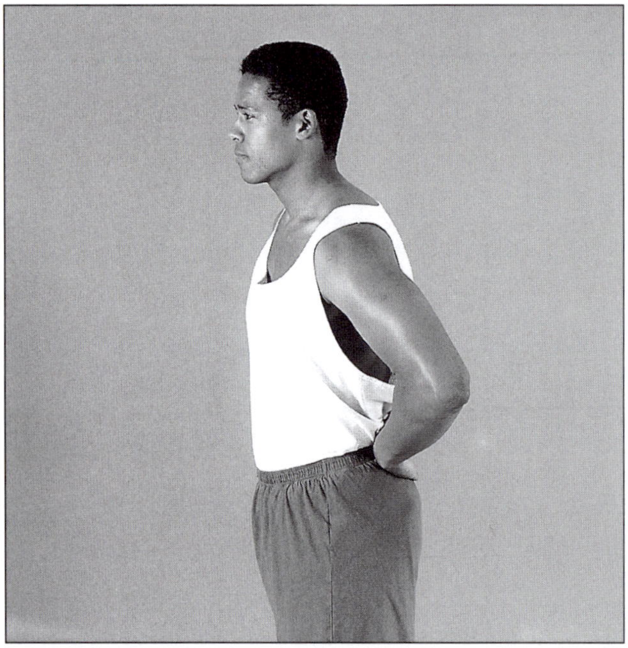

Greifen Sie mit Ihrer rechten Hand über den Körper, und erfassen Sie Ihren linken Ellenbogen. Ziehen Sie diesen vorsichtig zur Vorderseite des Körpers, wobei die Position der linken Hand nicht verändert wird. Halten Sie diese Position für 30 Sekunden; wiederholen Sie die Übung dann mit dem anderen Arm.

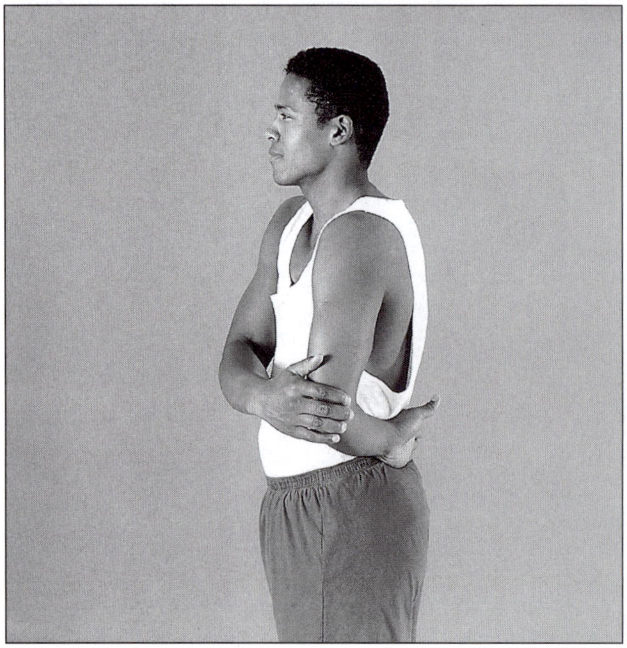

MACHEN SIE ES BESSER

- Um eine Zerrung des Handgelenks zu vermeiden, achten Sie darauf, das Handgelenk gerade zu halten, wenn Sie den Ellenbogen nach vorn ziehen.
- Wenn Sie schon einmal eine Schulterverletzung hatten oder Schmerzen bei dieser Dehnübung verspüren, dann könnten Sie nachfolgende Variante versuchen: Stellen Sie sich mit dem Rücken zur Wand, legen Sie die linke Hand hinter die Taille und den Ellenbogen neben die Wand. Drehen Sie Ihren Körper, so daß sich die rechte Schulter und Hüfte nach vorn, von der Wand wegbewegen, während Sie die andere Schulter und den Ellenbogen an der Wand lassen. Bewegen Sie sich schrittweise und nutzen Sie die Wand zum Dehnen des Körpers.

Dynamisches Armschwingen und -kreisen

EINSTUFUNG: LEICHT

Diese Übung hilft, alle Muskeln des Schultergürtels zu kräftigen und Ihre Beweglichkeit zu verbessern. Sie ist vor allem denjenigen zu empfehlen, die schwimmen, Volleyball, Softball oder Tennis spielen – Sportarten, bei denen sich ein größerer Bewegungsradius in kraftvolleren Leistungen und einer geringeren Verletzungsquote ausdrückt.

MACHEN SIE ES BESSER

- Wenn Ihre Schultern in einer bestimmten Position hängenbleiben, halten Sie Ihren Arm für 10 Sekunden in dieser Position, damit er sich lockert. Dann beginnen Sie erneut.
- Um den größten Nutzen aus dieser Übung zu ziehen, halten Sie Ihre Armbewegungen unter Kontrolle. Wenn Sie die Arme schwingen, um den Schwung zu nutzen, mindern Sie die Wirksamkeit der Übung.
- Diese Übung wird oft Menschen empfohlen, die sich Muskelzerrungen im Schulter- oder Nackenbereich zugezogen haben.

▼

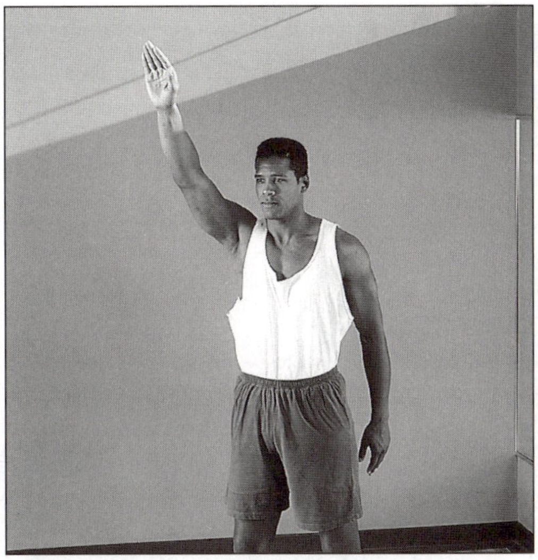

Stehen Sie aufrecht, die Füße schulterbreit, die Arme an den Seiten. Die Handflächen weisen hinter den Körper. Heben Sie Ihren rechten Arm in einer Halbkreisbewegung nach oben, bis er sich direkt über Ihrem Kopf befindet.

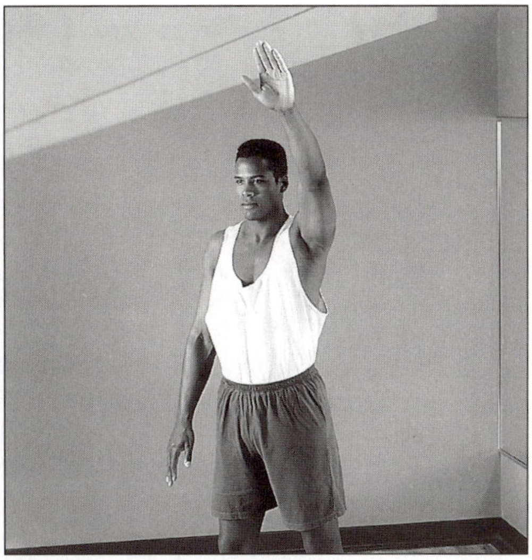

Während Sie den rechten Arm senken, heben Sie gleichzeitig den linken. Schwingen Sie vorsichtig mit den Armen in einer gleichmäßigen, kontrollierten Form.

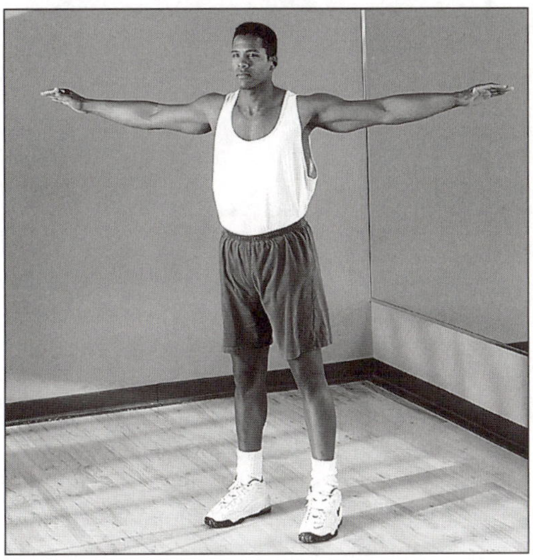

Heben Sie als nächstes beide Arme zu den Seiten, bis sie sich parallel zum Boden befinden, wobei die Handflächen zum Boden weisen.

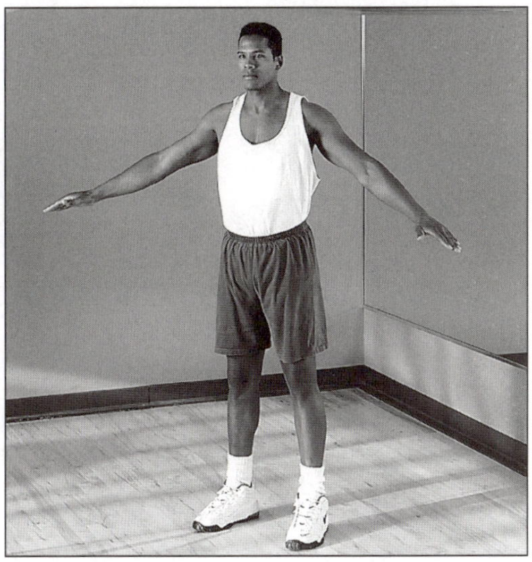

Drehen Sie mit beiden Armen und in die gleiche Richtung kleine Kreise in der Luft. Erhöhen Sie zunehmend die Kreisbewegung.

Brustdehnung durch Drücken

Einstufung: Leicht

Verbringen Sie den Tag damit, über Ihren Schreibtisch gebeugt zu sitzen? Wenn ja, dann brauchen Sie diese Übung, bei der die Vorderseite der Brust gedehnt wird, die Schultern zurückgezogen werden, und die Ihnen zudem hilft, eine bessere Haltung anzunehmen. Sie erhöht die Beweglichkeit der Arme für Sportarten, bei denen Schwingen oder Klettern erforderlich werden, wie beim Golf, Tennis, Baseball, Volleyball oder Felsklettern. Sie dehnt vorrangig die Brust- und Deltamuskeln (Schultern).

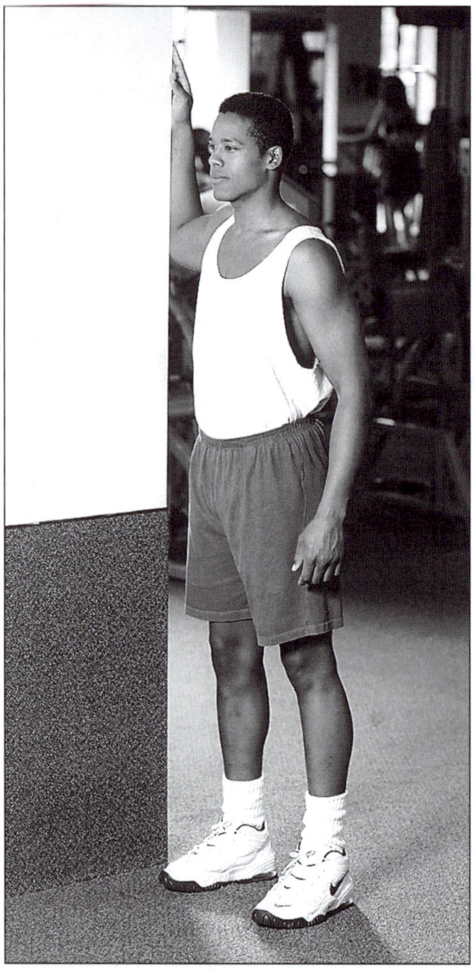

Stellen Sie sich in eine Türöffnung oder an das Ende einer Wand, die Füße in Schulterbreite. Beugen Sie Ihren rechten Arm, so daß sich der Oberarm parallel zum Boden befindet und der Unterarm sowie die Hand gegen die Türöffnung gedrückt werden.

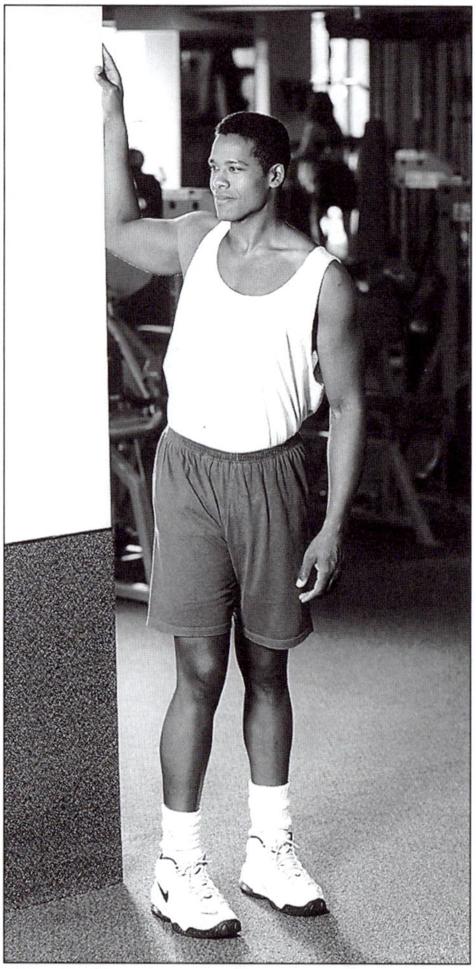

Drehen Sie langsam Ihren Körper entgegen dem Uhrzeigersinn, in Richtung der entgegengesetzten Schulter. Dabei wird die Schulter gedehnt und der an der Tür befindliche Arm nach hinten gezogen. Halten Sie diese Position für 30 Sekunden, und wiederholen Sie die Übung danach mit dem anderen Arm.

Machen Sie es besser

- Indem Sie sich auf Taillenhöhe nach vorn beugen, erhöhen Sie die Dehnung der Brust. Ein Beugen der Hüfte erhöht die Dehnung der Schulter.
- Diese Übung kann, statt in der Türöffnung, auch an einer Wand oder mit Hilfe eines Kissens ausgeführt werden.
- Ein einfaches Mittel zum Lockern der Schultergelenke vor dieser Übung besteht im Achselzucken.
- Um beide Schultern gleichzeitig zu dehnen, stellen Sie sich in eine Türöffnung. Legen Sie beide Hände auf die entgegengesetzten Seiten des Türrahmens, wobei die Handflächen zum Körper weisen. Treten Sie mit einem Bein nach vorn und beugen Sie sich mit dem vorderen Knie vor.

Brustdehnung durch Beugen

EINSTUFUNG: LEICHT

Obgleich diese Übung jener im Vierfüßerstand gleicht, verschiebt sie die Dehnung von den Rücken- und Schulterseiten zu den Kappen- (M. trapezius, oberer Rücken und Nacken) und Deltamuskeln (Schulter). Sie trainiert auch den Trizeps (hinterer Oberarm) und die Brust. Die Übung ist vor allem Menschen zu empfehlen, die über einen längeren Zeitraum stehen oder sitzen.

MACHEN SIE ES BESSER

- Für eine Erhöhung der Dehnungsintensität könnten Sie tiefer in die Kniebeuge gehen. Oder Sie legen Ihre Hände auf eine höhere Oberfläche.
- Eine Erhöhung des Dehnungsgrades im unteren Rükkenbereich läßt sich erzielen, indem Sie die Hüften beim Dehnen langsam von einer Seite zur anderen verschieben.
- Der Schwierigkeitsgrad läßt sich verringern, indem Sie die Hände in Höhe des Kopfes gegen eine Wand stützen, statt gegen einen Tisch. Beugen Sie sich auf Taillenhöhe vor und senken Sie den Kopf zwischen die Arme.
- Führen Sie diese Dehnübung langsam und kontrolliert aus, um eine Verletzung der Schultergelenke zu vermeiden.
- Ziehen Sie Ihren Kopf nicht zu stark nach unten, da dies zu einer Zerrung im Nacken führen kann.

▼

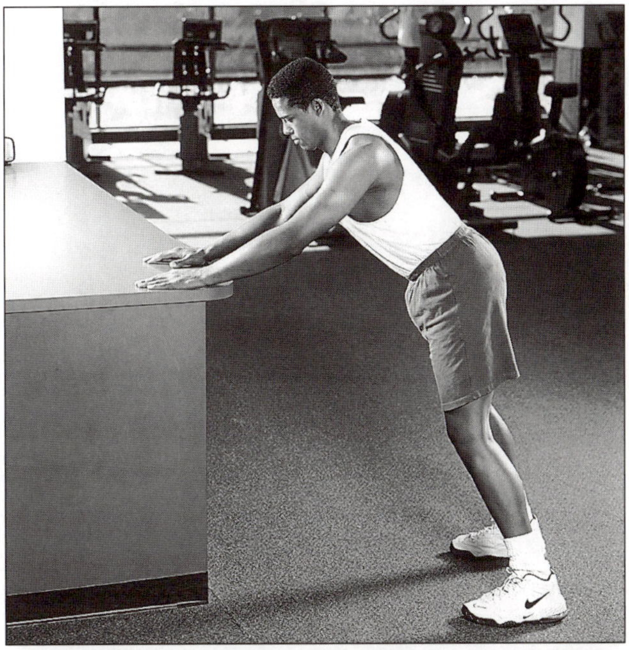

Stellen Sie die Füße schulterbreit etwas von einem Tisch entfernt auf. Strecken Sie Ihre Arme und lehnen Sie sich gegen den Tisch, indem Sie sich auf Taillenhöhe vorbeugen. Lassen Sie den Rücken gerade und ziehen Sie die Schultern nicht nach vorn.

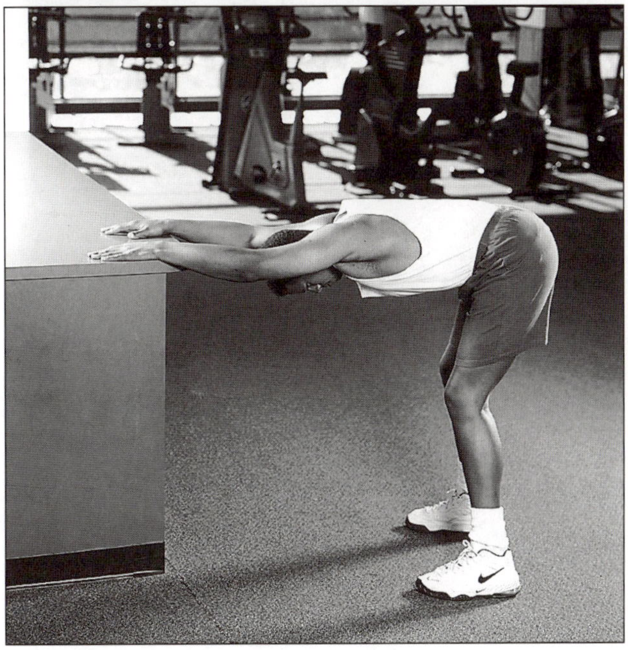

Fahren Sie fort, sich vorzubeugen, bis sich Ihre Arme und Ihr Rücken parallel zum Boden befinden und halten Sie die Knie leicht gebeugt. Drücken Sie die Brust und den Kopf in Richtung Boden, bis Sie eine leichte Spannung verspüren. Halten Sie diese Position für 30 Sekunden.

Brustdehnung durch Ziehen

EINSTUFUNG: LEICHT

Vor allem Schwimmer betrachten diese Dehnübung als besonders hilfreich, um die Brust, die Schultern und den oberen Rücken zu lockern, welche bei allen Schwimmarten beansprucht werden.

Stehen Sie aufrecht, die Füße in Schulterbreite, die Arme parallel zum Boden vor der Brust ausgestreckt, wobei die Handflächen zum Boden weisen.

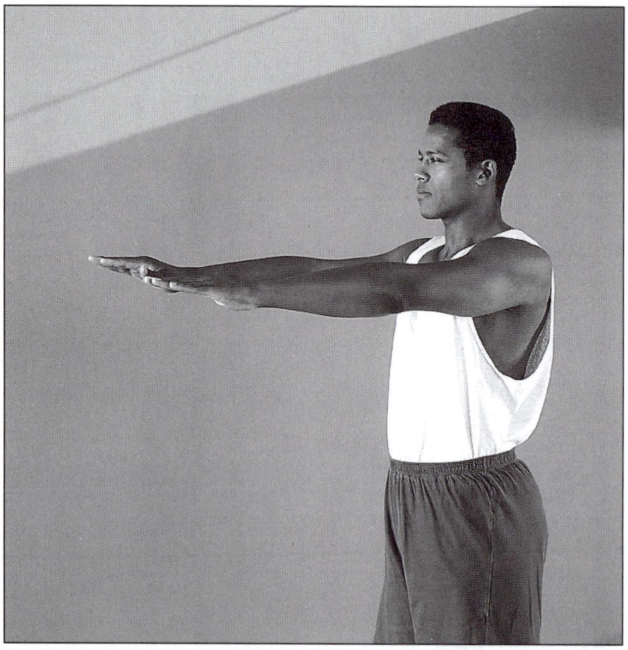

Halten Sie die Arme waagerecht, ziehen Sie die Ellenbogen an den Seiten zurück, bis sie sich hinter den Schultern befinden. Versuchen Sie Ihre Schulterblätter zusammenzubringen. Halten Sie diese Position 30 Sekunden. Führen Sie dann die Arme wieder nach vorn in die Ausgangsposition, strecken Sie die Ellenbogen und überkreuzen Sie die Handgelenke.

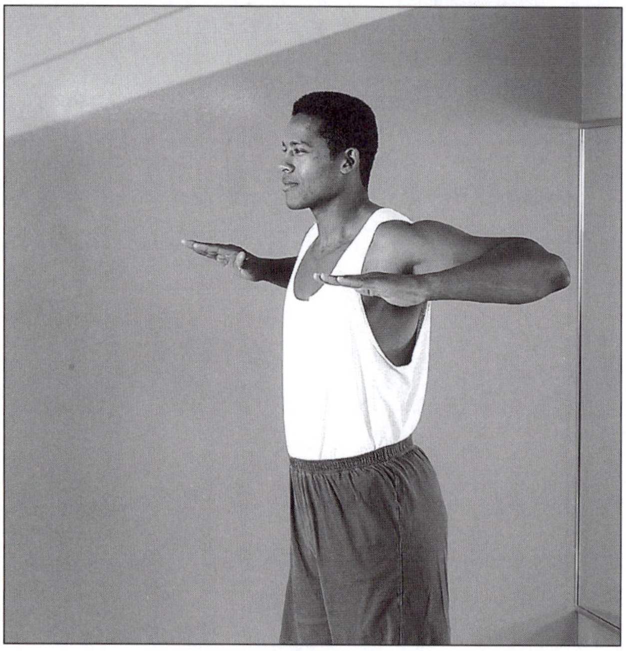

MACHEN SIE ES BESSER

- Während Sie die Arme vorgestreckt halten, können Sie die Dehnung im oberen Rücken erhöhen, indem Sie die Arme soweit wie möglich nach vorn strecken.
- Durch die Verwendung von Handgelenkgewichten können Sie Ihre Kraft erhöhen.
- Für eine Dehnung der schrägen Bauchmuskeln drehen Sie Ihre Taille von einer Seite zur anderen, während Sie die Ellenbogen hinter dem Rücken halten.
- Um diese Dehnübung etwas leichter zu gestalten, versuchen Sie, Ihre Arme abwechselnd zu dehnen. Strecken Sie einen Arm vor und den anderen zurück.

▼

Dehnung der Handgelenk-Abduktoren

EINSTUFUNG: LEICHT

Ihre Handgelenke werden stark angespannt. Mit dieser Dehnübung können Sie sie geschmeidig und locker halten – die Übung dient entweder zur Erwärmung, bevor Sie nach dem Tennisschläger greifen, oder einfach um die Monotonie der Arbeit auf der PC-Tastatur hin und wieder zu unterbrechen. Sie werden die Dehnung von der Hand bis zur Unterarmunterseite spüren. Bei dieser Übung werden die Fingermuskeln und die Beugemuskeln des Handgelenks (beide auf der Unterarmunterseite) sowie die Abduktoren der Hand (Innenseite des Unterarms) gedehnt.

MACHEN SIE ES BESSER

- Um aus dieser Dehnübung einen optimalen Nutzen zu ziehen, verbinden Sie sie mit einer Dehnung der Handgelenk-Adduktoren (siehe Seite 372), wodurch auch die Gegenmuskeln gedehnt werden.
- Für eine Verringerung des Schwierigkeitsgrades können Sie die Finger der linken Hand über die rechte Hand beugen, während Sie die linke Hand zum Körper ziehen.
- Für eine stärkere Dehnung des Handgelenks, der Hand und der Finger, umfassen und ziehen Sie mit der rechten Hand nur die Finger der linken.

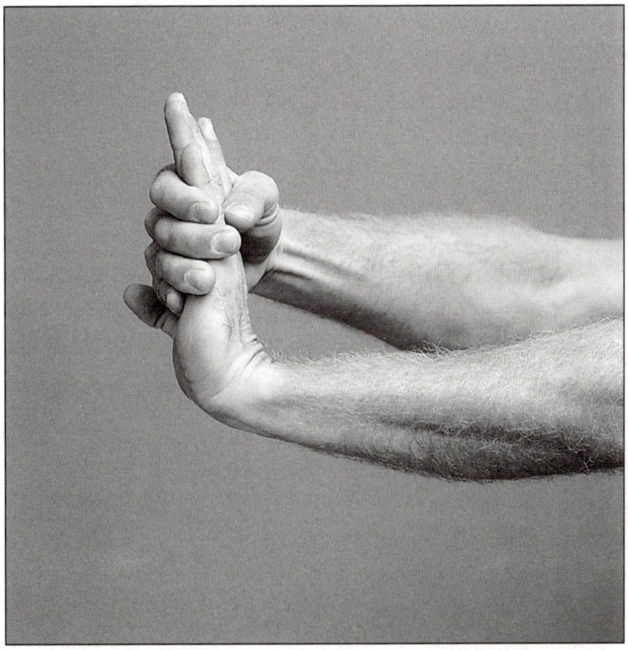

Strecken Sie Ihren linken Arm vor sich aus, mit der Hand nach oben weisend. Umfassen Sie mit der rechten Hand die linke. Ziehen Sie diese vorsichtig mit der rechten Hand zurück, wobei der linke Arm ausgestreckt bleibt. Halten Sie diese Position für 15–30 Sekunden. Danach wechseln Sie die Hände.

Dehnung der Handgelenk-Adduktoren

EINSTUFUNG: LEICHT

Es gibt wahrscheinlich keine Sportart oder Handbewegung, bei der die Finger- und Beugemuskeln des Handgelenks (beide auf der Unterarmunterseite) sowie die Adduktoren der Hand (Außenseite des Unterarms) nicht benötigt werden. Da diese Übung jeden dieser Muskeln intensiv dehnt, wird sie oft Menschen empfohlen, deren Tätigkeit ständig wiederkehrende Bewegungen beinhaltet, wie Bediener an Schaltpulten oder Fließbandarbeiter. Diese Übung wird oft mit einer Dehnung der Handgelenk-Abduktoren (Seite 371) verbunden.

Strecken Sie Ihren linken Arm und lassen Sie Ihre Hand herunterhängen, so daß die Finger nach unten weisen.
Umfassen Sie mit der rechten Hand den Handballen der linken Hand.
Ziehen Sie Ihre linke Hand vorsichtig zum Körper.
Halten Sie diese Position für 15–30 Sekunden, bevor Sie die Seiten wechseln.

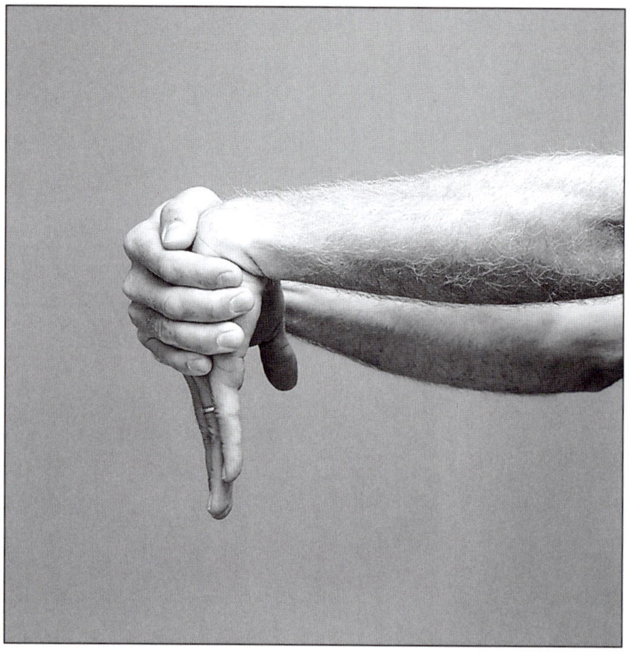

MACHEN SIE ES BESSER

- Um eine stärkere Dehnung der Finger zu erzielen, beugen Sie die Finger nach oben und zum Handgelenk, während Sie Ihre linke Hand zum Körper ziehen.
- Für eine Verringerung des Schwierigkeitsgrades können Sie Ihren linken Arm nach vorn strecken und die Hand herabhängen lassen, wobei Sie die Finger zum Unterarm beugen. Legen Sie dann Ihre rechte Hand über die gebeugten Finger und drücken Sie sie damit behutsam in Richtung Unterarm.

▼

Handgelenkdehnung in Betstellung

EINSTUFUNG: MITTELSCHWER

Wie der Name verrät wird diese Übung so ausgeführt, daß die Hände zusammengelegt werden, von den Fingerspitzen zu den Handflächen. Hierbei werden die Fingerbeugemuskeln (Unterarmunterseite) sowie der Oberarm-Speichen-Muskel (M. brachioradialis, oberer Unterarm) gedehnt. Die Übung ist jedem zu empfehlen, der viele Handbewegungen ausübt, wie Schreiben auf dem PC oder Basketball spielen.

MACHEN SIE ES BESSER

- Um die Dehnung in den rechten Fingern und dem rechten Handgelenk zu erhöhen, drücken Sie sie nach links und dann zurück. Danach wiederholen Sie diese Bewegung mit der linken Hand.
- Um den Bewegungsradius der Handgelenke zu erhöhen, wiederholen Sie die Übung, indem Sie die Hände jedesmal etwas weiter senken.
- Um die Dehnung auf weitere Muskeln auszudehnen, drehen Sie Ihre Hände nach außen, so daß Ihre Fingerspitzen vom Körper wegweisen. Während der Dehnung drehen Sie dann die Fingerspitzen zum Körper.

▼

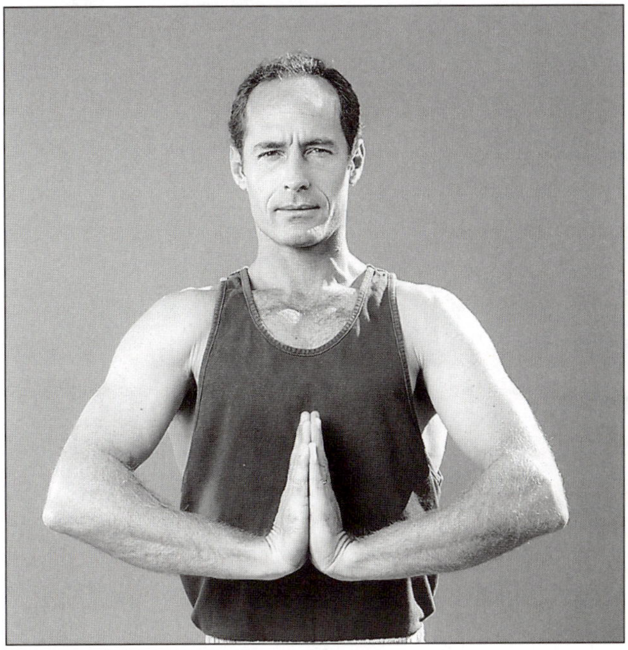

Legen Sie Ihre Hände ungefähr in Brusthöhe zusammen. Senken Sie Ihre Hände, bis Sie an den Unterseiten der Handgelenke und durch die Unterarme eine Dehnung verspüren. Halten Sie diese Position für 10–15 Sekunden, und entspannen Sie danach.

BEINDEHNUNG

Wadendehnung im Stand

EINSTUFUNG: LEICHT

Diese Übung bezieht sich nicht nur auf die Wadenmuskeln, sondern auch auf die vorderen Unterschenkelmuskeln. Die Dehnung und Kräftigung dieser Muskeln ermöglicht Ihnen, sich von den Fußspitzen kräftiger abzustoßen, gibt Ihrem Schritt mehr Schwung – ein Vorteil auf der Bahn oder auf dem Spielfeld.

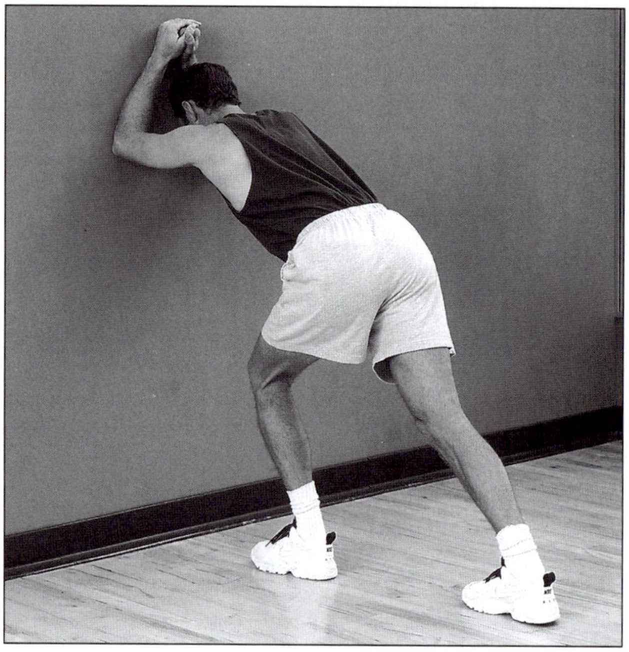

Stellen Sie sich eine Fußlänge von der Wand entfernt auf und lehnen Sie sich mit den Unterarmen dagegen. Die Oberarme halten Sie hierbei parallel zum Boden. Strecken Sie ein Bein ungefähr 60 cm nach hinten, wobei die Fersen mit dem Boden in Berührung bleiben. Ihr vorderes Knie wird dabei natürlich gebeugt; achten Sie darauf, daß es nicht über die Fußspitze hinausragt. Halten Sie den Rücken gerade. Halten Sie diese Position für 30 Sekunden, dann wiederholen Sie die Übung mit dem anderen Bein.

MACHEN SIE ES BESSER

- Um eine stärkere Dehnung der Achillessehne zu erreichen, versuchen Sie diese Variante: Beugen Sie in der Endposition leicht die Knie des hinteren Beines, wobei die Ferse mit dem Boden in Berührung bleibt.
- Wenn Sie die Zehen gestreckt halten, maximieren Sie die Dehnung der Waden.

Wadendehnung mit dem Knie

Einstufung: Mittelschwer

Diese Übung bietet eine ausgezeichnete Dehnung für Waden und Achillessehne sowie für den Hüftstrecker (Gesäß und Leistengegend) und den Hüftbeuger. Allein das Gleichgewicht zu halten kann zu einer Herausforderung werden. Sie sollten diese Dehnübung jedoch meiden, wenn Sie Knieprobleme haben.

Machen Sie es besser

- Wenn Sie den Rücken krümmen oder sich zu weit nach vorn lehnen, verlieren Sie Ihr Gleichgewicht. Zur Unterstützung können Sie aber auch eine Hand auf den Boden setzen.
- Wenn Sie sich mit einer Seite gegen eine Wand lehnen, erhalten Sie eine zusätzliche Stütze. (Wenn Sie auf dem rechten Bein knien, lehnen Sie sich mit der linken Körperseite an.)
- Um die Dehnung in den Hüftmuskeln zu erhöhen, ziehen Sie die Brust zurück und richten Sie den Körper stärker auf.
- Um die Übung bequemer zu gestalten, können Sie sich auch ein Handtuch unter die Knie legen.

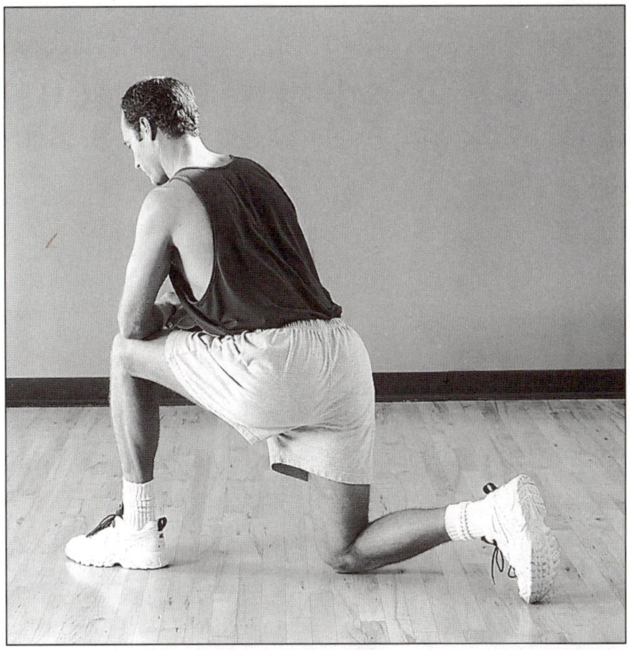

Knien Sie sich auf Ihr rechtes Knie und legen Sie Ihren linken Unterarm auf den linken Oberschenkel. Beugen Sie sich auf Taillenhöhe leicht vor, halten Sie den Rücken dabei jedoch gerade.

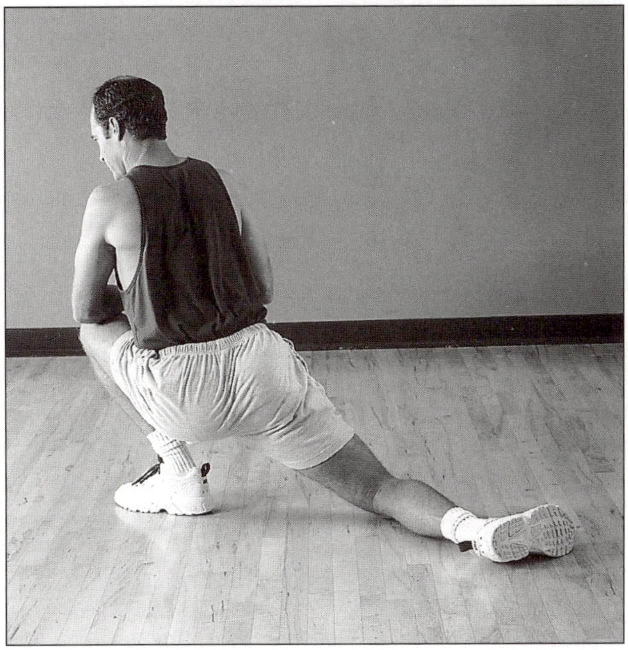

Verlagern Sie Ihr Gewicht auf das vordere Knie und beugen Sie es so weit, wie es Ihnen möglich ist. Halten Sie die Ferse des vorderen Fußes auf dem Boden. Schieben Sie Ihr Gewicht auf das kniende Bein: Die Innenseite des Knies und des Unterschenkels sollten flach auf dem Boden liegen. Halten Sie diese Position für 30 Sekunden, dann wechseln Sie die Beine.

Dehnübung für die Sprunggelenke

EINSTUFUNG: LEICHT

Wenn Ihre Waden angespannt sind, sollten Sie es mit dieser Übung versuchen. Sie trainiert den Zwillingsmuskel (M. gastrocnemius), den Schollenmuskel (M. soleus) und die Achillessehne. Die Übung läßt sich überall ausführen; Sie müssen sich nur an einem feststehenden Objekt, wie einem Treppengeländer, festhalten.

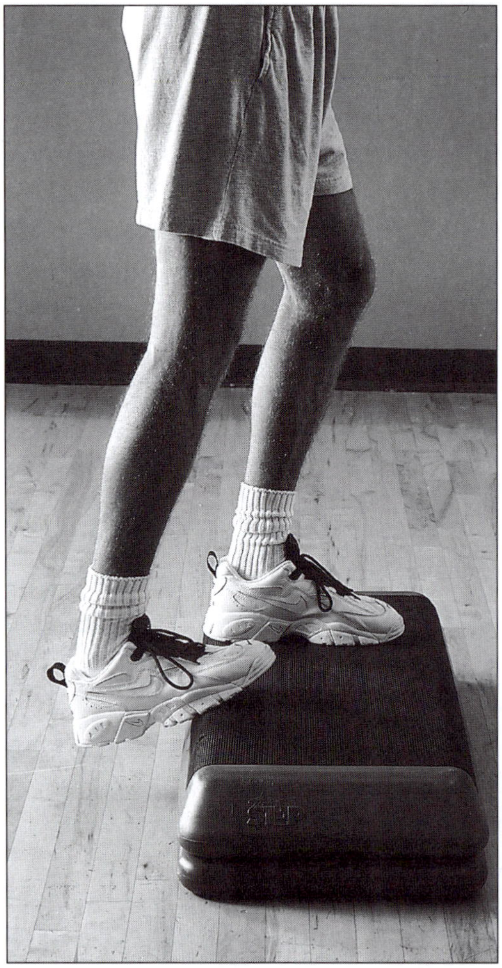

Stehen Sie aufrecht, mit den Fersen an der Kante einer Stufe oder des Bordsteins. Treten Sie mit dem rechten Fuß leicht zurück, so daß der Fußballen auf der Kante aufliegt, während die Ferse darüber hinausragt. Ihr linkes Bein sollte leicht gebeugt sein, das rechte gerade. Senken Sie langsam die Ferse des rechten Beines so weit wie möglich unter die Kante. Halten Sie diese Position für 20 Sekunden, dann wiederholen Sie die Übung mit dem anderen Bein.

MACHEN SIE ES BESSER

- Um die Achillessehne und den Schollenmuskel stärker zu dehnen, führen Sie die gleiche Dehnung aus, halten Sie jedoch das zu senkende Bein nicht gerade, sondern angewinkelt.
- Halten Sie den Oberkörper gerade. Wenn Sie sich überbeugen, um nach den Fersen zu sehen, könnten Sie das Gleichgewicht verlieren.
- Um einen Achillessehnenriß zu vermeiden, federn Sie nicht Ihr Gewicht ab.
- Eine Erhöhung des Schwierigkeitsgrades läßt sich erzielen, indem Sie das Gleichgewicht nur auf dem Fußballen des zu dehnenden Fußes halten, das Stützbein dagegen einige Zentimeter vom Boden abheben.

Oberschenkeldehnung im Stand

EINSTUFUNG: MITTELSCHWER

Jedesmal, wenn Sie Ihre Beine benutzen – beim Gehen, Laufen oder selbst beim Hinsetzen – nutzen Sie die vorderen Oberschenkel- und die Hüftbeugemuskeln sowie die Sehnen und Muskeln der Knie. Diese Grunddehnung wird Ihnen helfen, diese Muskeln zu stärken und biegsamer zu machen.

MACHEN SIE ES BESSER

- Sobald Sie Ihren Fuß zum Gesäß gezogen haben, ziehen Sie den Fuß höher, um den Oberschenkel hinter den Körper zu bringen. Hierdurch erhöhen Sie die Dehnung des Hüftbeugers.
- Wenn Sie Gleichgewichtsprobleme haben, können Sie die Übung auch auf dem Bauch liegend ausführen.
- Für das Gleichgewicht mag es einfacher sein, das linke Bein mit der linken Hand (statt der rechten) zu halten und sich mit der rechten Hand an der Wand abzustützen.

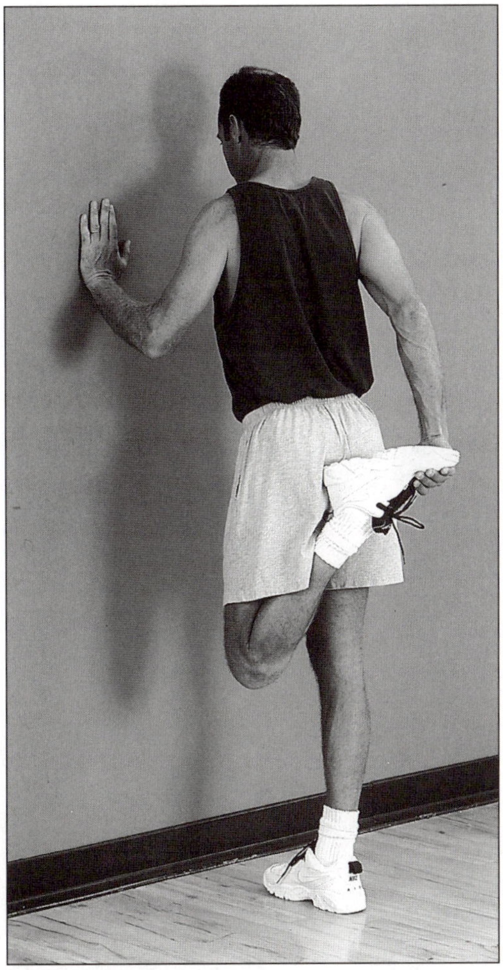

Stellen Sie sich mit dem Gesicht zur Wand, die Füße ungefähr auf Schulterbreite auseinander. Legen Sie die linke Hand als Stütze gegen die Wand. Beugen Sie Ihr linkes Bein nach hinten und erfassen Sie mit der rechten Hand die Fußspitze. Ziehen Sie vorsichtig die Ferse zum Gesäß. Halten Sie diese Position für 30 Sekunden, dann entspannen Sie und wechseln zum anderen Bein.

Dehnung der vorderen Hüfte

EINSTUFUNG: MITTELSCHWER

Diese Dehnung der Hüfte zielt auf den Hüftbeugemuskel und den Quadrizeps (vorderer Oberschenkel) sowie die Bänder im vorderen Hüft- und Oberschenkelbereich.
Was die Übung einmalig macht, ist, daß sie sich auf Muskeln konzentriert, die selten in ihrem gesamten Bewegungsradius beansprucht werden und deshalb verletzungsgefährdet sind.

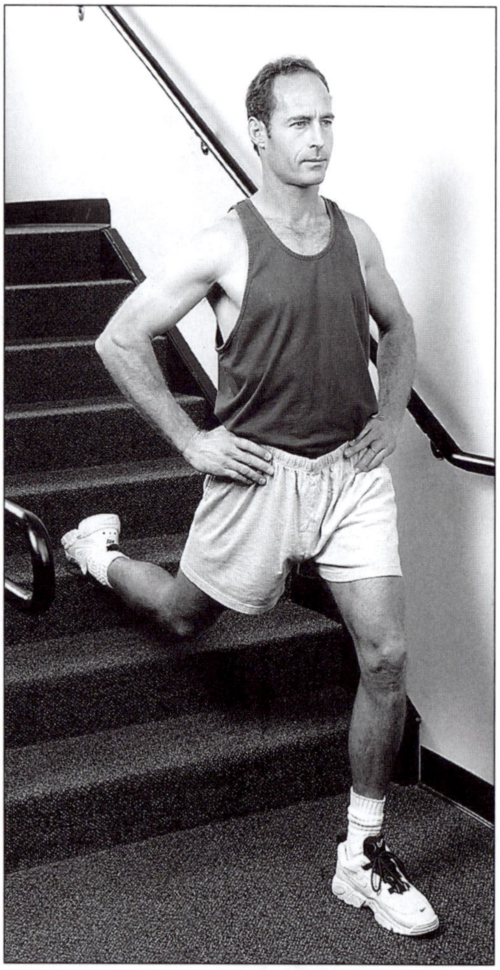

Strecken Sie das rechte Bein nach hinten und setzen Sie die Fußspitze auf die dritte Treppenstufe oder auch auf einen Tisch oder Stuhl. Setzen Sie die Hände an die Hüften und stützen Sie Ihr Gewicht vor allem auf Ihren linken Fuß. Versuchen Sie, Ihren rechten Oberschenkel nach vorn zu ziehen, während Sie den anderen Fuß fest auf der Stufe halten. Halten Sie diese Position 30 Sekunden. Wenn Sie die Dehnübung richtig ausführen, wird es sich anfühlen, als ob Sie eher mit dem rechten Oberschenkel als mit dem rechten Fuß Druck auf die Stufe ausüben.

MACHEN SIE ES BESSER

- Um die inneren und äußeren Oberschenkelmuskeln zu dehnen, drehen Sie sich nach rechts, so daß sich die Innenseite Ihres rechten Fußes auf dem Tisch befindet. (Sie sollten in die Richtung Ihrer Zehen sehen.)
- Um die Hüfte, den hinteren Oberschenkel und die Gesäßmuskeln zu dehnen, drehen Sie sich ganz zum Tisch herum, wobei die rechte Ferse auf dem Tisch aufliegt. Beugen Sie leicht das linke Bein.
- Für eine Dehnübung, bei der weniger Gleichgewichtsgefühl erforderlich ist, stellen Sie einen Stuhl vor sich auf und halten sich daran fest, während Sie die gleichen Bewegungen ausführen, wie beschrieben. Beugen Sie jedoch diesmal Ihr linkes Bein, während Sie Ihren Oberschenkel in Richtung Boden drücken.
- Für eine wirkungsvolle Dehnung der Hüftbeuger- und Oberschenkelmuskeln, beginnen Sie zur Erwärmung mit der Oberschenkeldehnung im Stehen (siehe Seite 377) und verstärken die Wirkung dann mit Dehnungen der vorderen Hüfte, durch die die Oberschenkel in einem veränderten Winkel optimal gedehnt werden.

▼

Quadrizeps-Dehnung im Knien

EINSTUFUNG: SCHWIERIG

Anders als bei den meisten Dehnübungen für den vorderen Oberschenkel und den Hüftbeuger knien Sie bei dieser Übung. Obgleich es keine leichte Dehnübung ist, gehört sie doch zu denen, die am angenehmsten auszuführen sind.

MACHEN SIE ES BESSER

- Um die Übung angenehmer zu gestalten, können Sie auch ein Handtuch unter das linke Knie legen.
- Indem Sie Ihren linken Arm auf dem Oberschenkel ruhen lassen, heben Sie Ihren Rumpf und erreichen damit die Dehnung des unteren Rückens.
- Für eine Erhöhung des Dehnungsgrades auf die Hüften versuchen Sie folgendes: Wenn Sie am Ende der Bewegung angelangt sind, mit dem linken Fuß nahe Ihres Gesäßes, lehnen Sie sich nach vorn, indem Sie die Hüften in Richtung Boden drücken.
- Für eine Verringerung des Schwierigkeitsgrades nehmen Sie die Ausgangsposition ein, strecken Sie das rechte Bein und halten Sie den rechten Fuß fest auf dem Boden, während Sie das linke Bein beugen. Ihre Hüften sollten sich näher zum linken Bein befinden, und Sie dürften vielleicht in der Lage sein, den Fuß zu erfassen.

▼

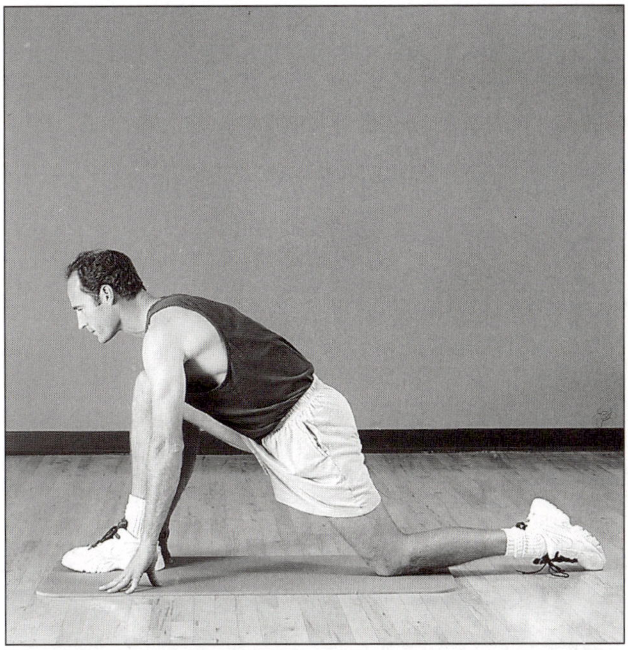

Gehen Sie in den Vierfüßerstand. Bringen Sie Ihr rechtes Bein vor den Körper und beugen Sie es in einem Winkel von 90°. Strecken Sie Ihr linkes Bein nach hinten, so daß das linke Knie, das Schienbein und der Vorderfuß zur Unterstützung des Körpers auf dem Boden aufliegen.

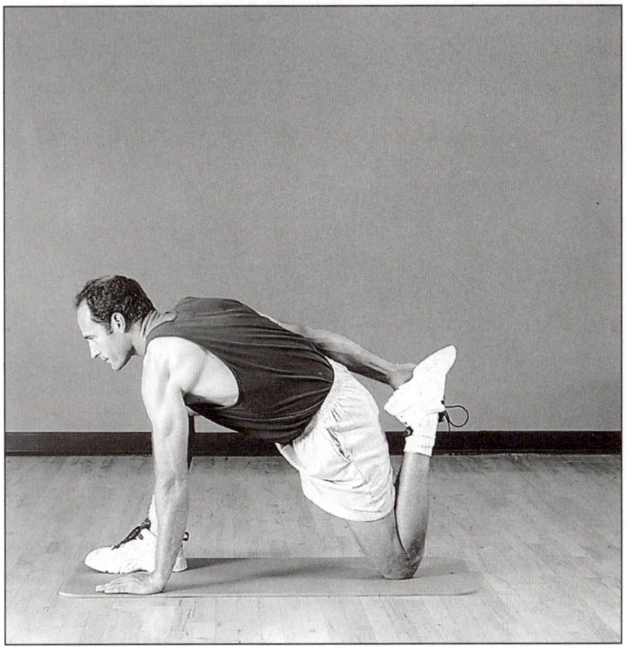

Halten Sie Ihre linke Hand flach auf dem Boden und nutzen Sie die rechte, um hinter dem Rücken die linke Fußspitze zu ergreifen. Ziehen Sie die Ferse so weit wie möglich zum Gesäß. Halten Sie den Rücken flach und den Kopf in einer Linie mit dem Rumpf. Halten Sie diese Position für 30 Sekunden, dann entspannen Sie und wechseln die Beine.

Dehnung der hinteren Oberschenkelmuskeln im Stand

EINSTUFUNG: LEICHT

Angespannte hintere Oberschenkel verursachen oft Schmerzen im unteren Rücken. Sie können auch bestehende Probleme verschlimmern. Diese Übung bietet den hinteren Oberschenkelmuskeln, den Adduktoren (innerer Oberschenkel) und den Gesäßmuskeln eine gute Dehnung.

Stehen Sie aufrecht, das rechte Bein leicht gebeugt über schulterbreit seitwärts aufgestellt, die Zehen zeigen nach vorn. Strecken Sie Ihr linkes Bein nach hinten, wobei die Zehen in einem leichten Winkel nach links weisen. Setzen Sie Ihre Hände auf die Mitte Ihres rechten Oberschenkels und lehnen Sie sich auf dieses Bein, wobei der Rücken gerade bleibt.

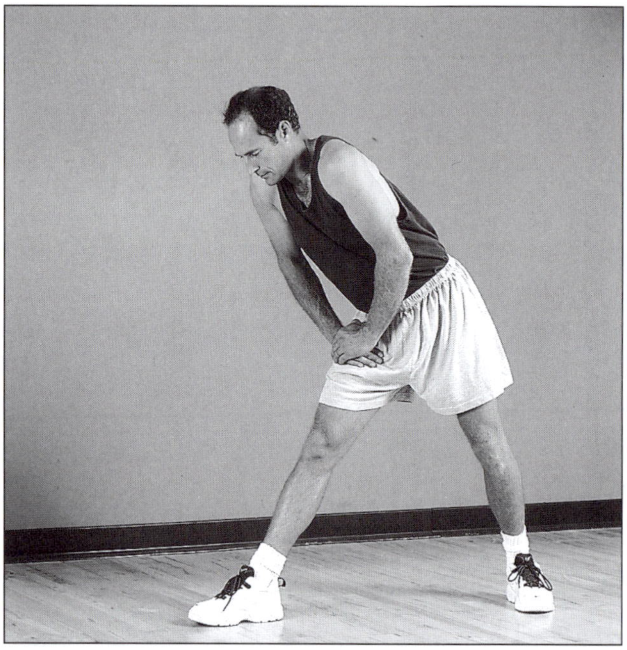

MACHEN SIE ES BESSER

- Um die Dehnung auf die hinteren Oberschenkelmuskeln zu erhöhen, spannen Sie die Oberschenkelmuskeln im vorderen Bein.
- Um die inneren und hinteren Oberschenkelmuskel zu dehnen, drehen Sie beim Heben des Fußballens die Zehen nach außen zu den Seiten.
- Um die äußeren und hinteren Oberschenkelmuskeln zu dehnen, drehen Sie die Zehen nach innen, während der Fußballen vom Boden abgehoben ist.

Beugen Sie das hintere Bein, während Sie Ihre Hüften zurück- und nach unten drücken. Senken Sie Ihren Rumpf, bis er sich parallel zum Boden befindet, oder so weit wie möglich in der Parallelen. Strecken Sie Ihr rechtes Bein und heben Sie Ihren rechten Fußballen vom Boden, während Sie den Druck auf die Ferse beibehalten. Halten Sie diese Position für 30 Sekunden, und wechseln Sie dann die Beine.

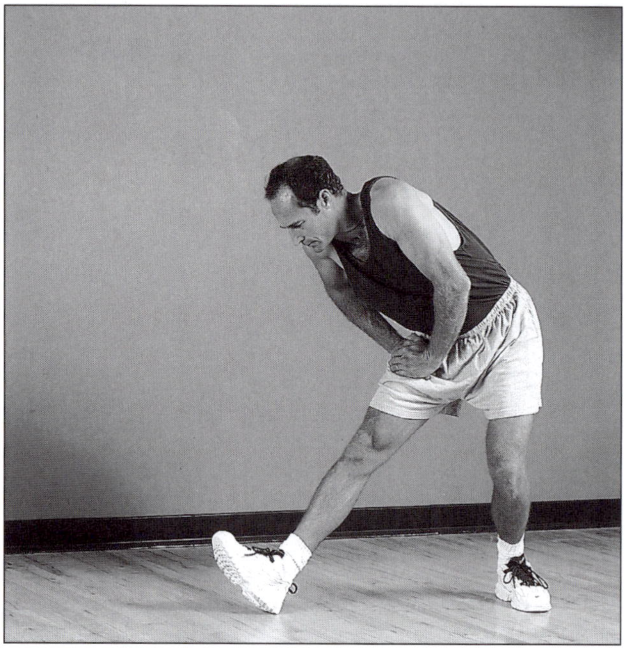

Dehnung des unteren Rückens im Stand

EINSTUFUNG: LEICHT

Wenn man stundenlang sitzt, kann das den unteren Rücken wirklich ermüden. Am meisten ist davon der Rückgrataufrichtemuskel (M. erector spinae) betroffen. Diese Übung bietet eine gute Möglichkeit, diese Muskeln zu entspannen, vor allem in dem Bereich, in dem sie enden. Außerdem werden auch die hinteren Oberschenkelmuskeln und die Gesäßmuskeln gedehnt.

MACHEN SIE ES BESSER

- Um die Dehnung auf die hinteren Oberschenkel- und die Gesäßmuskeln zu erhöhen, halten Sie den Rücken flach und ziehen Sie die Oberschenkelmuskeln zusammen, während Sie die Hüften zurückdrücken.
- Für eine zusätzliche Dehnung des unteren Rückens und der hinteren Oberschenkelmuskeln, senken Sie Ihren Oberkörper soweit wie Sie können, und greifen am Ende der Dehnung durch Ihre Beine hindurch nach hinten.
- Um jeweils eine Seite des unteren Rückens und der hinteren Oberschenkelmuskeln gleichzeitig zu dehnen, strecken Sie beide Arme zur rechten Seite. Halten Sie diese Position, dann strecken Sie sie zur linken Seite. Sie können auch die Arme abwechselnd zur linken bzw. rechten Fußspitze strecken, um die Dehnung zu maximieren.

▼

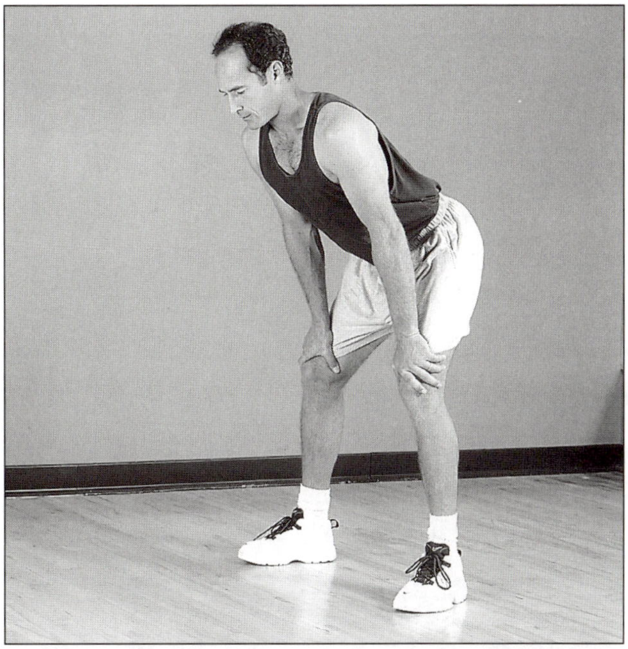

Stehen Sie aufrecht, die Füße schulterbreit, die Knie leicht gebeugt. Beugen Sie sich auf Taillenhöhe und legen Sie die Hände auf die Oberschenkel, unmittelbar über den Knien. Halten Sie den Kopf in einer Linie mit dem Rumpf.

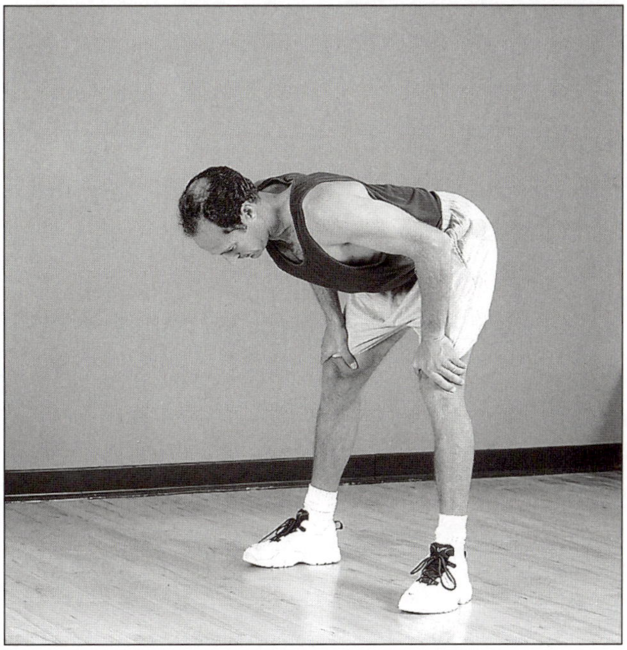

Halten Sie den Rücken flach und drücken Sie die Knie nicht durch. Drücken Sie Ihre Hüften zurück und senken Sie langsam die Brust. Halten Sie diese Position für 30 Sekunden.

Dehnung der hinteren Oberschenkel- und der Gesäßmuskeln im Stand

EINSTUFUNG: MITTELSCHWER

Diese Dehnung wird Hürdenläufern oft empfohlen, da sie ihre Beine ganz ausstrecken müssen, während sie sich gleichzeitig mit explosiver Kraft weiterbewegen. Sie richtet sich an die hinteren Oberschenkelmuskeln und die Gesäßmuskeln.

Strecken Sie Ihr linkes Bein und legen Sie die Rückseite der Ferse ungefähr auf Taillenhöhe auf einen Tisch oder eine Treppenstufe. Ihr rechter Fuß sollte flach auf dem Boden stehen und Ihr rechtes Knie leicht gebeugt sein. Halten Sie Ihren Rumpf gerade und Ihren Kopf in einer Linie mit der Wirbelsäule.

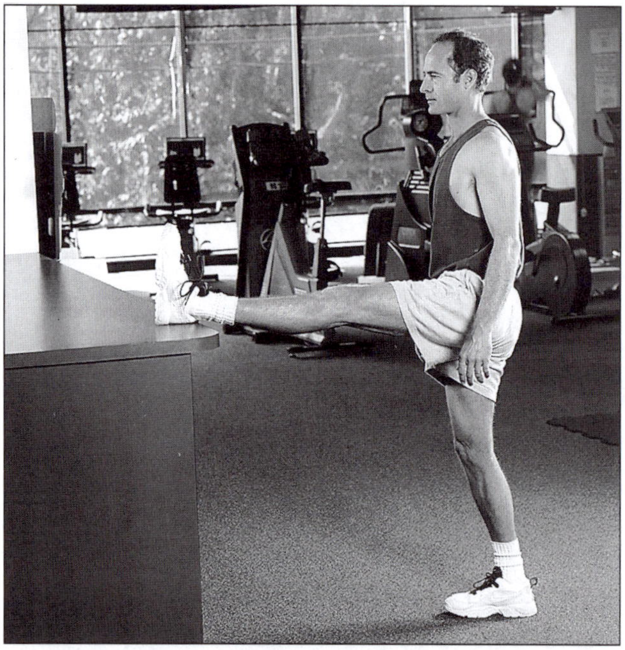

MACHEN SIE ES BESSER

- Um die inneren Oberschenkelmuskel zu dehnen, drehen Sie Ihren rechten Fuß parallel zur Bank oder Treppe.
- Für eine zusätzliche Dehnung der äußeren Oberschenkelmuskeln des gestreckten Beines beugen Sie Ihren Rumpf zum erhobenen Bein.
- Der Schwierigkeitsgrad läßt sich verringern, indem Sie die Ferse Ihres linken Fußes auf einem niedrigeren Gegenstand ablegen.
- Bitten Sie einen Partner, Ihren Fuß so hoch zu heben, wie für Sie möglich. Versuchen Sie, das Bein jedesmal etwas höher zu heben.

▼

Beugen Sie sich langsam auf Taillenhöhe, während der Rücken flach bleibt. Umfassen Sie mit beiden Händen Ihr Schienbein und ziehen Sie Ihren Oberkörper soweit wie möglich zum Bein, während Sie den Rücken weiterhin flach halten. Halten Sie diese Position für 30 Sekunden, dann wiederholen Sie die Übung mit dem anderen Bein.

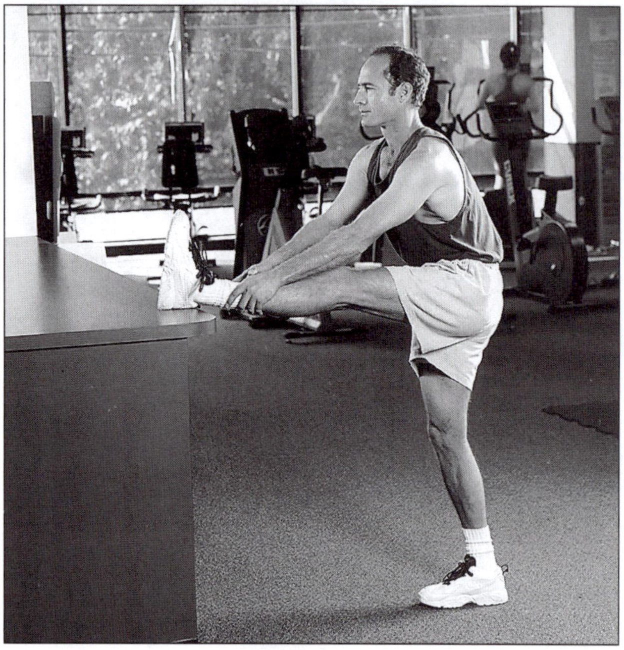

Dehnung der hinteren Oberschenkelmuskeln im Liegen

EINSTUFUNG: MITTELSCHWER

Die hinteren Oberschenkelmuskeln sind äußerst anfällig gegenüber Verletzungen. Bei dieser Übung werden sie ausgiebig gedehnt und damit kräftig und biegsam. Die Dehnübung läßt sich in zahlreichen Varianten ausführen, um unterschiedliche Ergebnisse zu erzielen.

MACHEN SIE ES BESSER

- Um das Gesäß und den unteren Rücken zu dehnen, beugen Sie Ihr rechtes Bein und führen Sie das linke Knie bis zur Brust, wobei Sie das linke Bein gerade nach oben strecken. Diese Variante ist vor allem für Menschen mit Problemen im unteren Rücken zu empfehlen.
- Um diejenigen hinteren Oberschenkelmuskeln zu dehnen, die sich näher am Gesäß befinden, beginnen Sie die Übung mit beiden Beinen gebeugt. Führen Sie Ihr linkes Bein soweit wie möglich zur Brust, während Sie es weiterhin gebeugt halten.
- Um die Dehnung in Ihren hinteren Oberschenkelmuskeln zu erhöhen, ziehen Sie die Oberschenkel näher an die Brust, bevor Sie das Bein strecken.
- Ziehen Sie die Quadrizepsmuskeln des gehobenen Beines zusammen, um die Dehnung in den hinteren Oberschenkelmuskeln zu verbessern.

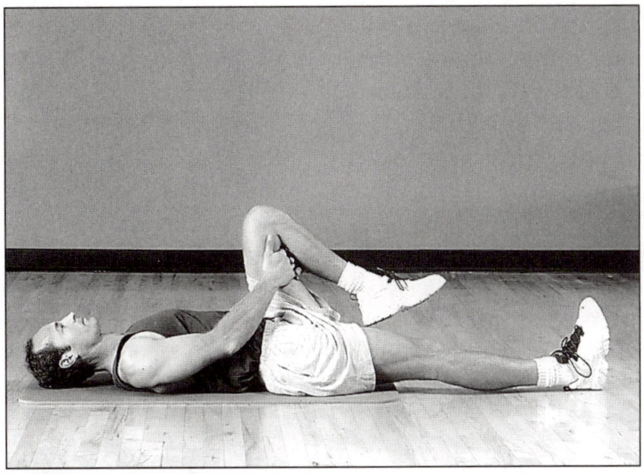

Liegen Sie flach auf dem Rücken, das rechte Bein gestreckt, die Zehen in Richtung Kopf gezogen. Ziehen Sie das linke Bein bis zur Brust, und verschränken Sie die Hände hinter dem linken Oberschenkel.

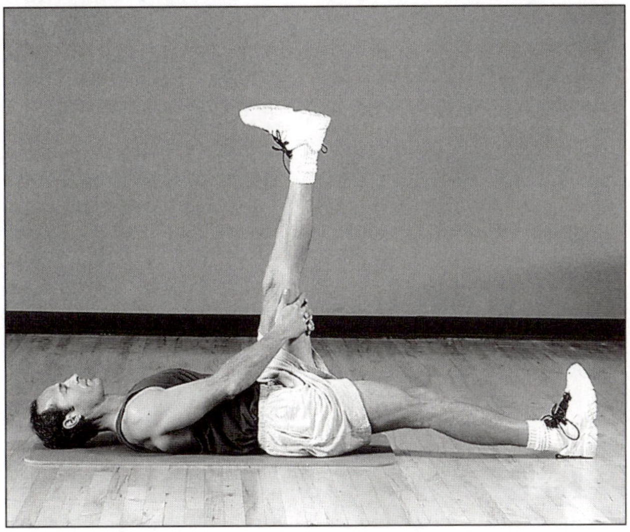

Strecken Sie Ihr linkes Bein nach oben. Das Knie bleibt leicht gebeugt und die Hände hinter dem Oberschenkel verschränkt. Ihr unterer Rücken sollte gegen den Boden gedrückt sein. Halten Sie diese Position für 30 Sekunden.

SZENARIO 1: Ein vollständiger Trainingssatz

ALTER: 35 Jahre
GEWICHT: 72,5 kg
GESUNDHEIT: Ausgezeichnet
TRAININGSROUTINE: Dieser Mann ist ein Allround-Sportler. Er verbringt mindestens 4 Stunden am Tag mit sportlichen Aktivitäten: Schwimmen, Laufen, In-line Skating und Volleyball.
LEBENSSTIL: Ein selbständiger Autor, Single, und er hat Zeit, seinen Interessen nachzugehen: Camping, Paddeln und Bergsteigen.
FITNESSZIELE: Für seine jüngste Leidenschaft, das Felsklettern, möchte er eine maximale Beweglichkeit erzielen. Er möchte mehr Kraft in Armen und Beinen, zusammen mit der Fähigkeit, sich über längere Zeit zu dehnen und zu halten.

Er scheint alles zu haben: Jugend, Energie, eine interessante Karriere, die körperlichen Voraussetzungen, um einem Leben voller Abenteuer im Freien nachzugehen. Seine Aktivitäten und die Tatsache, daß er sich bereits in einer hervorragenden körperlichen Verfassung befindet, erfordern geradezu ein höheres Trainingsregime.

„Wenn jemand dynamische Dehnübungen gebrauchen kann, dann ist es dieser Mann“, so Professor Frank Eksten. Der Grund hierfür ist einfach: Er trainiert so viele Sportarten, die an sich dynamisch sind: Schwimmen, Laufen, Volleyball.

Trotzdem erfordert sein Interesse am Fels- und Bergklettern ein Regime, das auch statische Dehnübungen einschließt, die ihm helfen werden, seine Beweglichkeit in anhaltenden, schwierigen Situationen zu verbessern. Er benötigt – mit einem Wort ausgedrückt – Vielfalt. Viele der Bewegungen im nachfolgend zusammengestellten Programm richten sich, auch wenn manche einander ähneln, auf eine Vielzahl an Muskeln aus verschiedenen Winkeln und bereiten diesen Mann auf verschiedene Aktivitäten vor.

GRUPPE EINS

Diese erste Gruppe an Dehnübungen will eine ausgezeichnete Beweglichkeit des Oberkörpers gewährleisten, vor allem für Bewegungen über Kopf bei Sportarten wie Schwimmen, Volleyball und Felsklettern.

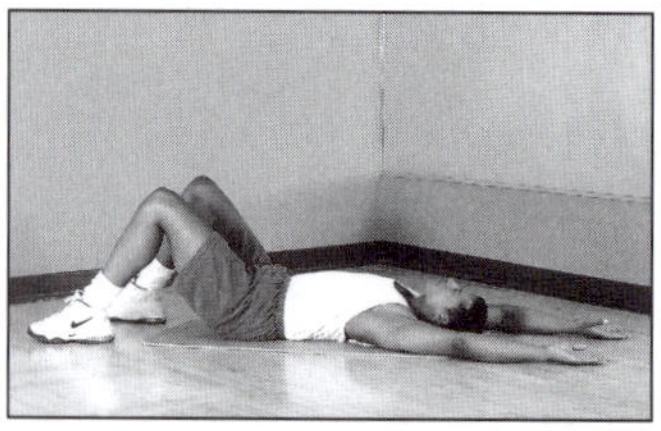

Armdehnung über Kopf im Liegen (Seite 363) dehnt die Schultern und den oberen Rücken und Schultergürtel, aber es ist mehr als nur eine Schulterdehnung. Die Übung zielt in gewissem Maße auch auf die Oberarme und auf nahezu alle Muskeln um die Achselhöhle, welche für die Kraft und Beweglichkeit bei Handlungen über dem Kopf ausgesprochen wichtig sind.

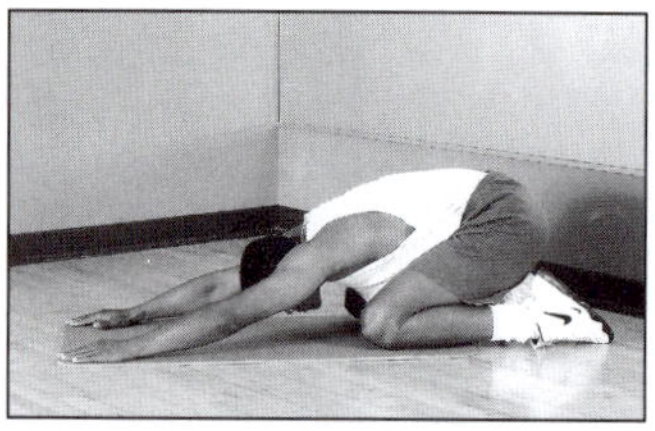

Schulter-Dehnung in der Beuge (Seite 364) wird manchmal auch Katzendehnung genannt. Neben der Dehnung der Schultern, zielt sie auch auf den Brustkorb, den unteren Rücken, die Brust – den gesamten Rumpf. Der besondere Nutzen dieser Übung besteht in der Betonung der Rippen und der vorderen Körperseite.

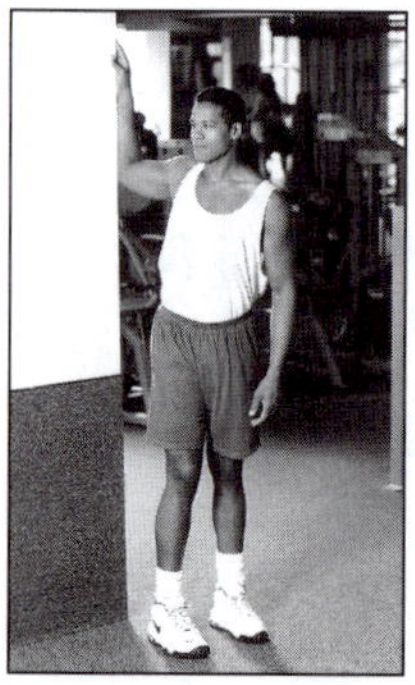

Brustdehnung durch Drücken (Seite 368) bewegt die Arme in einer äußeren Drehung, welche besonders für Bewegungen wichtig ist, in denen das Handgelenk hinter dem Ellenbogen gelagert wird, wie beim Volleyball, bei bestimmten Schwimmzügen oder bei einigen Kletterbewegungen.

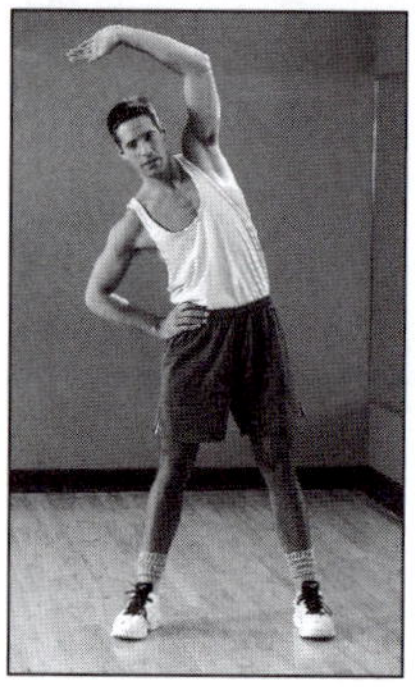

Wenn Sie die **Rumpfbeugen seitwärts** (Seite 342) ausführen, dann reichen Sie mit dem Arm über den Kopf, wodurch Sie vor allem die Seiten Ihres Rumpfes gut dehnen, was wiederum den schrägen Bauchmuskeln und dem unteren Rücken dient. Diese Übung hilft beim Freistilschwimmen, beim Blocken des Volleyballs am Netz oder beim Felsklettern.

Gruppe Zwei

Diese Gruppe von Dehnübungen bereitet den Oberkörper auf dynamische Bewegungen vor, indem sie dynamische Dehnübungen anwendet.

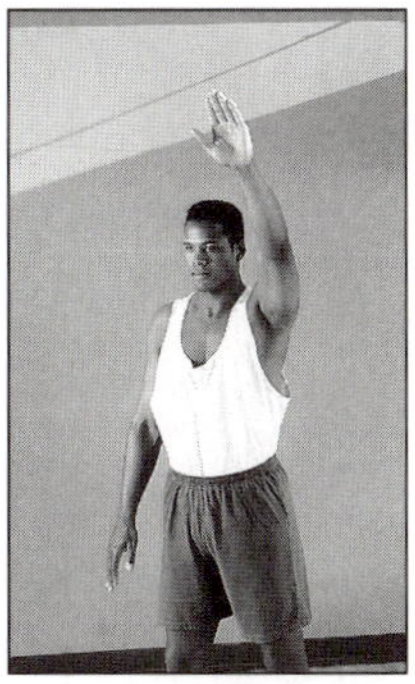

Das **dynamische Armschwingen und -kreisen** (Seite 367), bei dem der vordere Schulterbereich betont wird, hilft bei der Vorbereitung auf Volleyball, Schwimmen und Klettern. Es sollte unmittelbar vor der Aktivität angewendet werden, in einer kontrollierten Form, so daß die Muskelkraft und nicht der Schwung die Gelenke durch den Bewegungsradius führt.

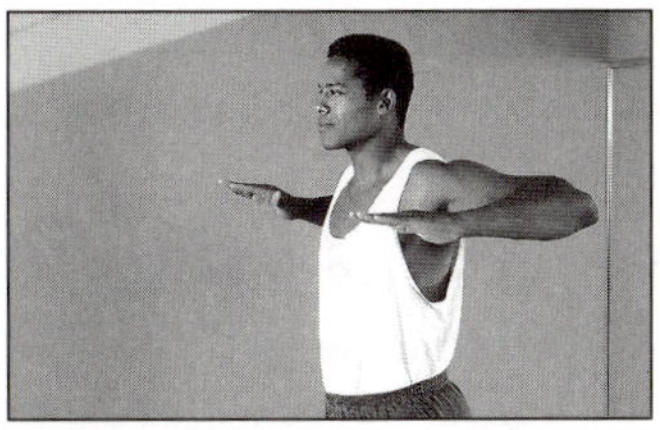

Bei der **Brustdehnung durch Ziehen** (Seite 370) werden die Brust und der obere Rücken gedehnt sowie die Schultern und Rotatoren-Manschetten erwärmt, die insbesondere beim Schwimmen von Bedeutung sind.

Gruppe Drei

Diese Dehnübungen entwickeln den Bewegungsradius des Unterkörpers für Felsklettern und Volleyball, und sie mindern aus dem Training sich ergebende Beschwerden.

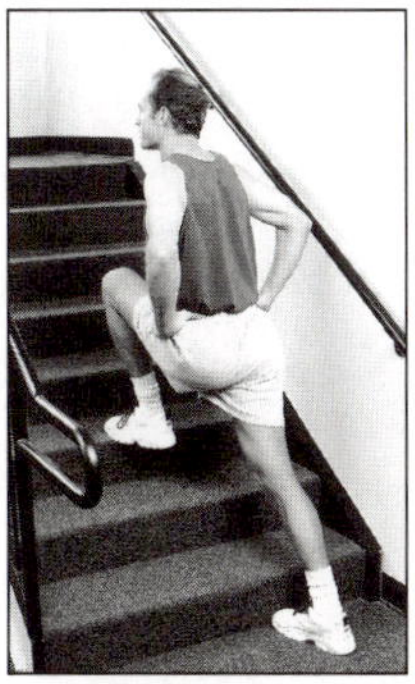

Hüftbeuger-Dehnung (Seite 350) zielt neben den Hüften und den Gesäßmuskeln auch auf die Leistengegend. Die Übung bietet eine gute Dehnung in Vorbereitung auf das Klettern, bei dem es oft erforderlich ist, ein Bein weit nach oben zu bringen, während das andere in einer festen Position verbleibt.

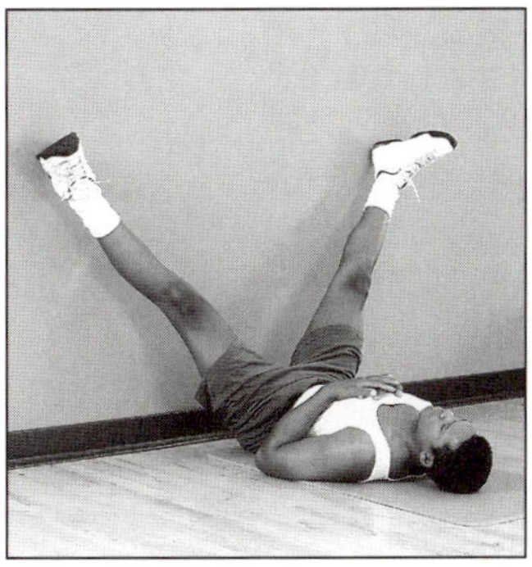

Die **Leistendehnung an der Wand** (Seite 361) dient den Muskeln der Leistengegend und der Innenseite des Oberschenkels. Sie ist besonders für tiefe Kniebeugen wichtig, wie Sie häufig beim Volleyball erforderlich sind.

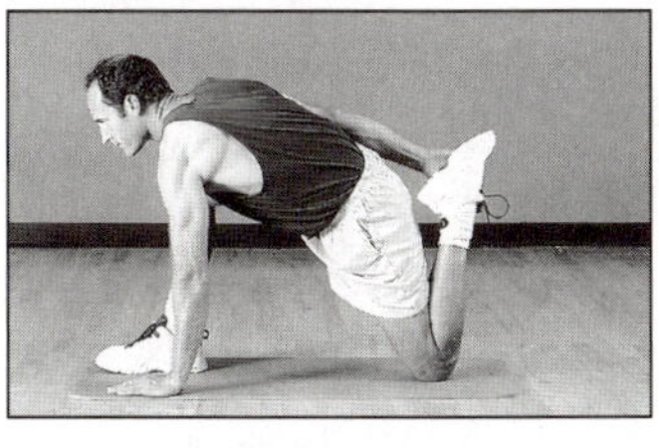

Quadrizeps-Dehnung im Knien (Seite 379) zielt hauptsächlich auf die Dehnung der Quadrizeps- (vorderer Oberschenkel) und der Hüftbeugemuskeln (vordere Hüfte), die insbesondere bei den Bewegungen der Beine entscheidend sind. Der Dehnwinkel isoliert die Quadrizepsmuskeln, ohne das Knie zu belasten. Kräftige und strapazierfähige Hüftbeuge- und Quadrizepsmuskeln sind nicht nur beim Klettern und beim Volleyball wichtig, sondern auch beim In-line Skating.

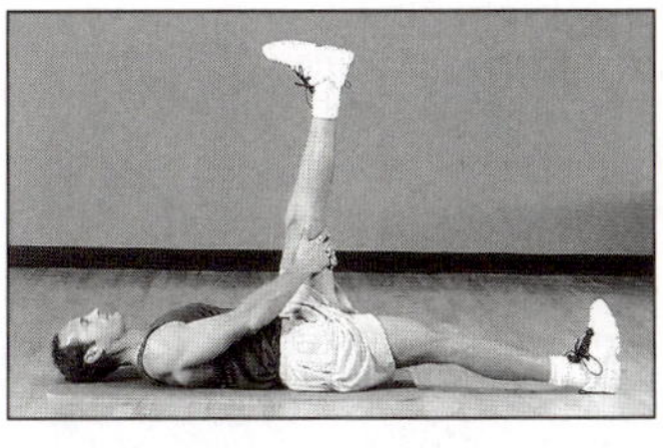

Der erste Teil dieser **Dehnübung der hinteren Oberschenkelmuskeln im Liegen** (Seite 383) dehnt den Mittelteil der hinteren Oberschenkelmuskeln. Die zweite Dehnbewegung richtet sich an die näher am Gesäß befindlichen Muskeln. Die Beweglichkeit der hinteren Oberschenkelmuskeln ist besonders für Sprünge beim Volleyball, beim Klettern, wenn Sie versuchen, einen festen Halt zu bekommen, und bei der Kontrolle der Bewegungen beim In-line Skating von Bedeutung.

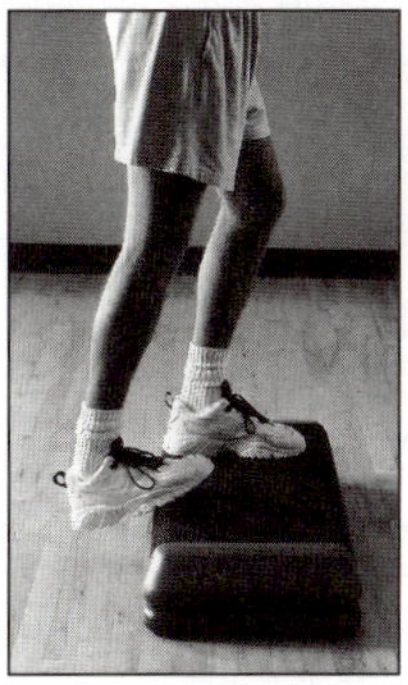

Die **Dehnübung für die Sprunggelenke** (Seite 376) zielt auf die Wade, in einem flachen, weiten Streifen von der Achillessehne zu den Muskeln unterhalb des Knies, und ist für die Haltung, die Stabilität und das Gleichgewicht verantwortlich.

SZENARIO 2: Linderung von Beschwerden

ALTER: 46 Jahre
GEWICHT: 86 kg
GESUNDHEIT: Nahezu jeden Tag und vor allem nach körperlichen Aktivitäten muß er Beschwerden und Steifheit im unteren Rücken ertragen. Durch die Arbeit am Computer sind zudem Schmerzen an den Handgelenken dazugekommen.
TRAININGSROUTINE: Er unternimmt fast täglich einen 20–30minütigen Spaziergang. Er hatte vor einiger Zeit begonnen, regelmäßig im Fitneßraum der Firma Gewichtheben zu trainieren, blieb jedoch nicht dabei.
LEBENSSTIL: Als Handelsvertreter für medizinische Geräte arbeitet er oft viele Stunden am Schreibtisch. Zum Ausgleich baut er in der eigenen Werkstatt daheim gern Möbel. Mit zwei Söhnen im Teenager-Alter findet er jedoch nur in der Mittagspause wirklich etwas „freie" Zeit.
FITNESSZIEL: Er möchte die Beweglichkeit der Handgelenke und im Rücken verbessern, sowohl um die Beschwerden zu mindern als auch um das Holz besser bearbeiten zu können. Die Zeit ist bei ihm ein wichtiger Faktor. Er hätte gern ein Trainingsprogramm, das nur 15 Minuten oder auch weniger in Anspruch nimmt und sich auch in der Mittagspause im Büro durchführen läßt.

Er verbringt den ganzen Tag am Schreibtisch, bewegt sich kaum sportlich, arbeitet viel in gebeugter Haltung, beim Sägen, Fräsen und mit anderen Werkzeugen für die Möbelbearbeitung. Da erstaunt es nicht, daß der Mann über Schmerzen klagt.

Seine täglichen Spaziergänge sind lobenswert, aber sie scheinen nicht auszureichen, und er weiß das auch. Laut Professor Frank Eksten wäre ein abgerundetes Training mit sowohl kraftsportlichen wie aeroben Elementen ideal. Er hat aber auch sein, durch Zeitzwänge bedingtes, mangelndes Engagement gegenüber dem Sport zum Ausdruck gebracht.

Seine körperliche Beweglichkeit muß bei ihm viel leisten und deshalb benötigt er mehr Hilfe als in einer kurzen Mittagspause zu erreichen wäre, die ja zur Hälfte bereits aus dem täglichen Spaziergang besteht. Aber es gibt Möglichkeiten, um den zeitlichen Rahmen etwas zu verdichten. Erstens könnte er einige Dehnübungen unmittelbar nach dem Spaziergang folgen lassen, wodurch er sich eine zusätzliche Erwärmung erspart, und wenn notwendig, kann er von dem 30minütigem Spaziergang zehn Minuten reduzieren. Zweitens lassen sich eine Vielzahl von Dehnübungen am Schreibtisch ausführen, während er am PC über einige Probleme nachdenkt.

GRUPPE EINS

Unmittelbar nach dem Spaziergang ausgeführt, werden diese Dehnübungen dazu beitragen, die Probleme im unteren Rücken zu mindern und die Beweglichkeit im Schultergürtel und Nacken zu verbessern.

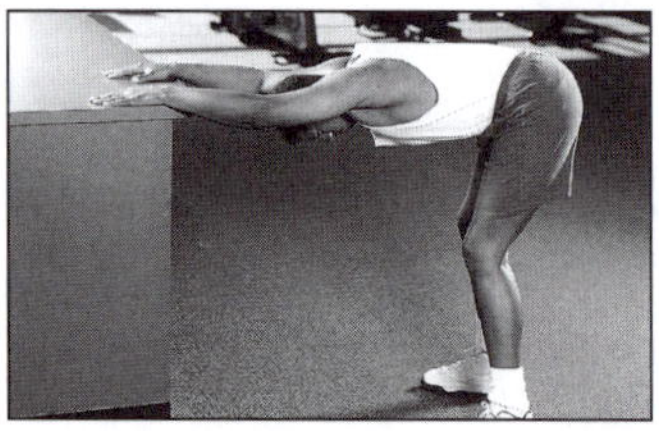

Die **Brustdehnung durch Beugen** (Seite 369) ist die stehende Variante jener Streckung, wie man sie bei Katzen sieht. Sie ist genauso gut wie die Übung im Vierfüßerstand zur Dehnung des Rückens, der Brust und der Schultern.

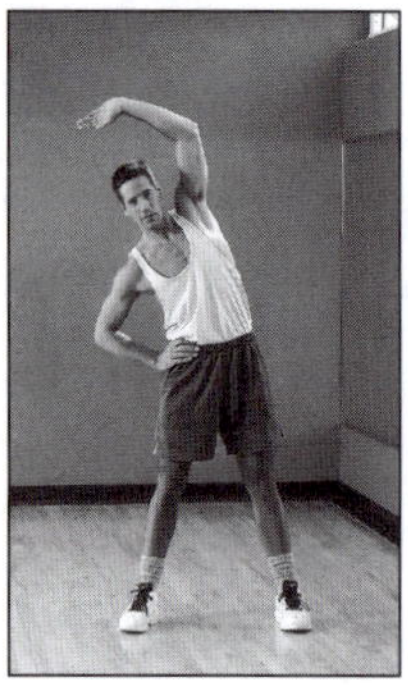

Die **Rumpfbeuge seitwärts** (Seite 342) dehnt die Seiten des Rumpfes und trägt dazu bei, eine gute Beweglichkeit im Wirbelsäulenbereich zu erhalten und die Rükkenbeschwerden sowie jene durch das Sitzen bedingte Steifheit zu verringern.

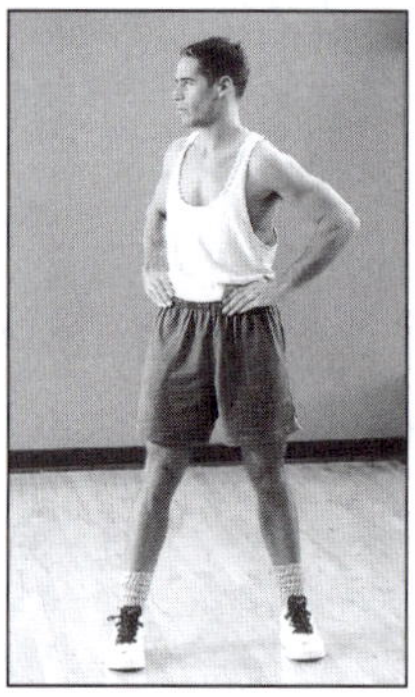

Drehungen zur Seite (Seite 343) helfen, die Steifheit im unteren Rücken, wie sie durch das übermäßige Sitzen hervorgerufen wird, zu mindern. Sie machen auch die schrägen Bauchmuskeln geschmeidiger, welche für die Unterstützung der Wirbelsäule von Bedeutung sind.

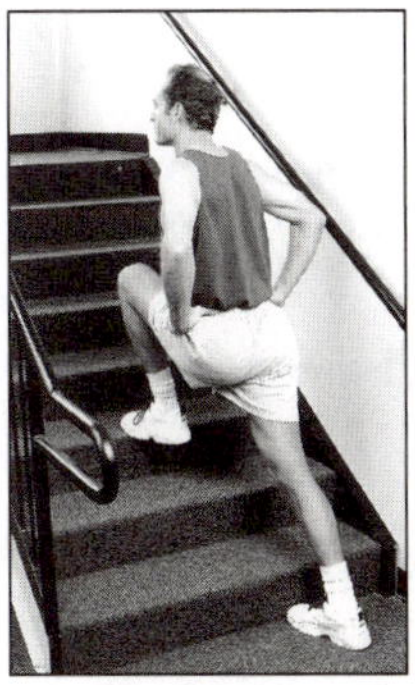

Hüftbeuger-Dehnungen (Seite 350) dienen einer Rundum-Dehnung der Hüfte, der Gesäß- und Leistenmuskeln. Sie helfen bei Beschwerden im unteren Rücken und dehnen die Muskeln, die Sie zum Beugen und zum Aufheben von Dingen benötigen. Ein gute Übung nach einem Spaziergang, wenn sich eine Treppe oder einige Stufen auf dem Weg zum Büro finden lassen.

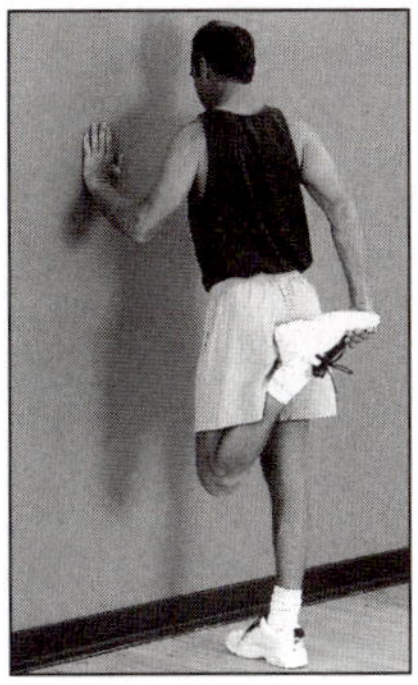

Oberschenkeldehnungen im Stand (Seite 377) sind genauso wirkungsvoll wie jene in liegender Stellung. Sie isolieren die Quadrizepsmuskeln, welche zur Beseitigung und Vorbeuge von Beschwerden im unteren Rücken von Bedeutung sind.

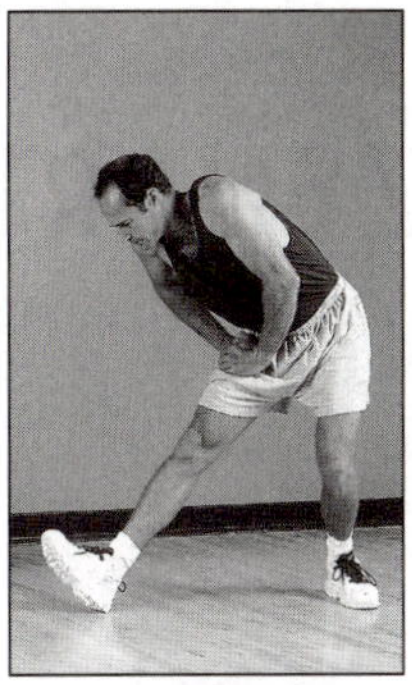

Die **Dehnung der hinteren Oberschenkelmuskeln im Stand** (Seite 380) dient der Lockerung dieses Bereichs, der bei Menschen mit Beschwerden im unteren Rücken oft stark angespannt ist.

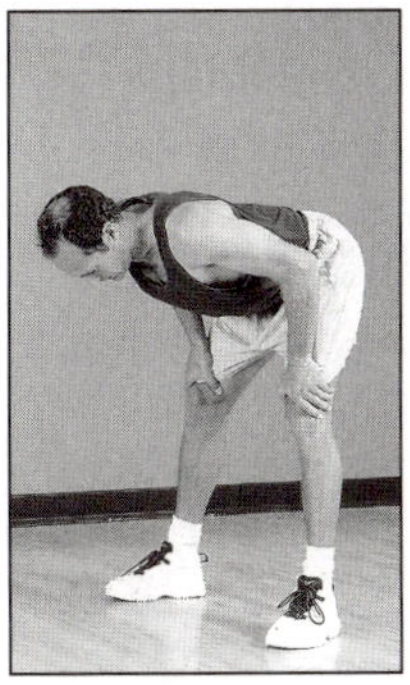

Dehnung des unteren Rückens im Stand (Seite 381) zielt auf den Bereich, in dem die hinteren Oberschenkelmuskeln mit den Gesäßmuskeln und den unteren Rückenmuskeln zusammenkommen. Sie verbessert den Bewegungsumfang in vorgebeugter Haltung.

Gruppe Zwei

Um die Beschwerden in den Handgelenken anzusprechen und die allgemeine Beweglichkeit zu verbessern, lassen sich diese Dehnübungen auch bei der Arbeit am Schreibtisch ausführen.

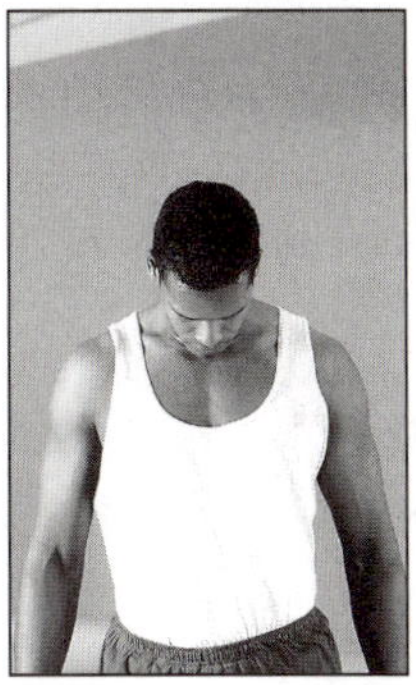

Die **Nackendrehung und -neigung** (Seite 362) lockert den Nacken und lindert eventuelle Schmerzen im Nacken.

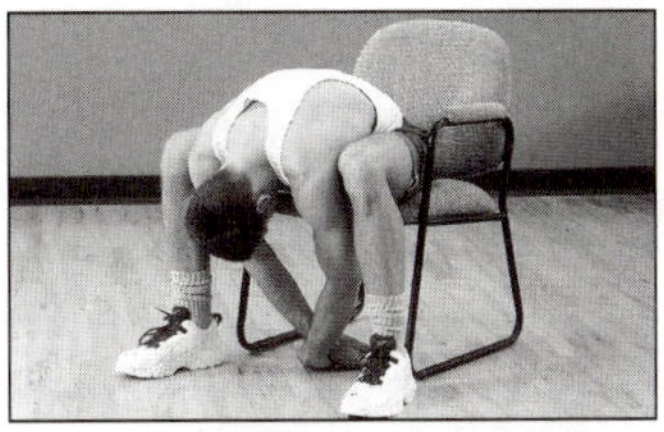

Beugen des unteren Rückens (Seite 344) bietet eine gute Dehnung für diesen Bereich und kann, aufgrund der sitzenden Stellung, auch im Büro leicht ausgeführt werden.

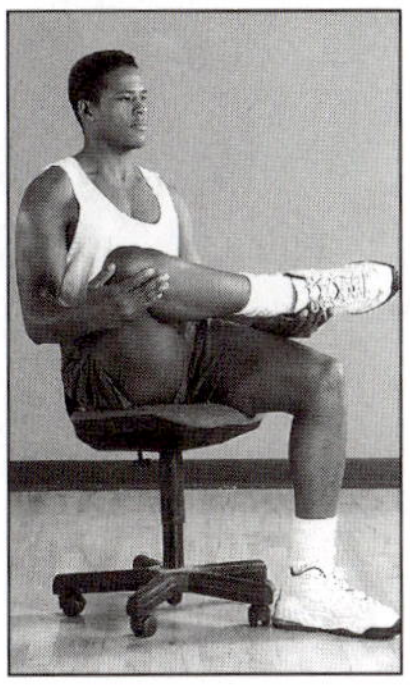

Hintere Oberschenkel- und Gesäßmuskeldehnung (Seite 354) bietet eine zusätzliche Dehnung des unteren Rückens und mindert die Auswirkungen des Sitzens.

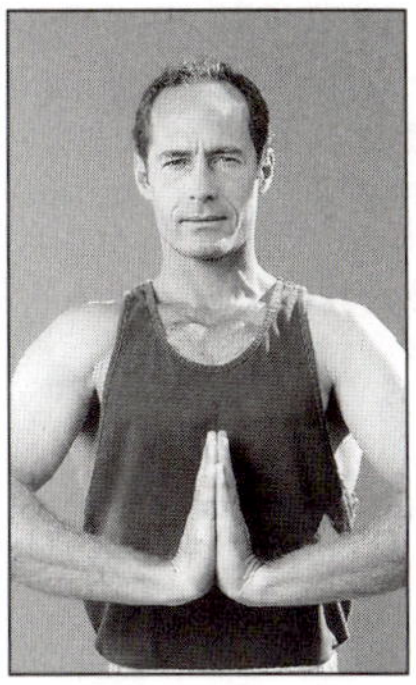

Die **Handgelenkdehnung in Betstellung** (Seite 373) hilft, die Muskeln der Handgelenke, welche durch die Arbeit am Computer mitunter steif werden oder schmerzen, zu dehnen.

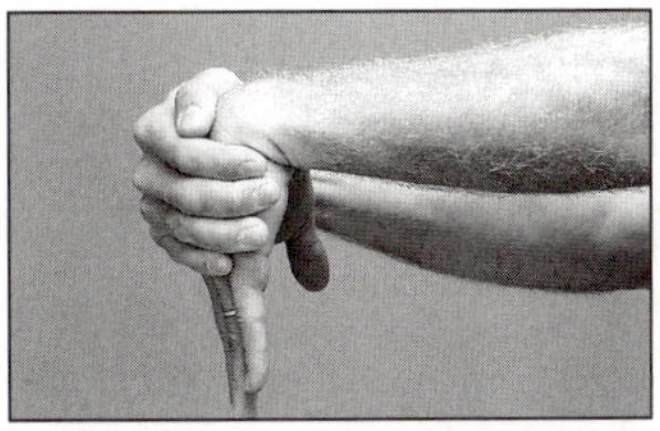

Die **Dehnung der Handgelenk-Adduktoren** (Seite 372) verlängert die Handgelenkmuskeln und hilft, Auswirkungen durch sich ständig wiederholende Bewegungen zu mindern.

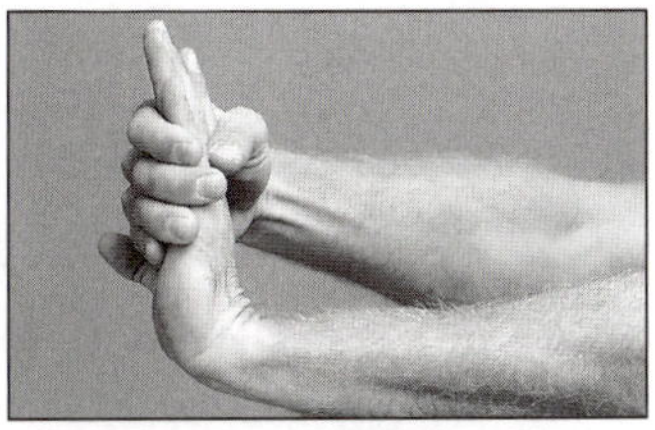

Die **Dehnung der Handgelenk-Abduktoren** (Seite 371) spricht auch die Handgelenkmuskeln an.

SZENARIO 3: Engagement zeigen

ALTER: 26 Jahre
GEWICHT: 77 kg
GESUNDHEIT: Leidet auch nach leichten Trainingseinheiten beim gelegentlichen Gewichtheben an Schmerzen.
TRAININGSROUTINE: Er geht zwei- bis dreimal pro Woche für ungefähr 30 – 45 Minuten ins Fitneßstudio, trainiert jedoch oft nicht die ganze Zeit. Zu seinem Training gehören keine aeroben Übungen. Er vermutet, daß dies auch der Grund ist, weshalb er immer so schnell aufhört.
LEBENSSTIL: Als Pilot für eine größere Fluggesellschaft arbeitet er ungefähr 32 Stunden pro Woche und verbringt viel Zeit in Hotels.
FITNESSZIELE: Er beabsichtigt, mehr Zeit für das Gewichtheben aufzubringen und vielleicht auch an Bodybuilding-Wettbewerben teilzunehmen. Er möchte die Beschwerden verringern, seine Atemtechnik verbessern und seine Beweglichkeit optimieren, um eine Muskelverletzung zu vermeiden.

„Ich würde den Mann zuerst einmal fragen, was er wirklich will", meint Professor Frank Eksten. Bei seinen Zielen und seinem Verhalten fehlt in vielfacher Hinsicht die Abstimmung untereinander: Er will seine Atemtechnik verbessern – weniger schnell außer Atem kommen, jedoch ohne aerobes Training. Er träumt davon, an Bodybuilding-Wettbewerben teilzunehmen, nutzt seine Zeit jedoch nicht für ein intensives Training. Er arbeitet nur 30 Stunden pro Woche, scheint jedoch keine ausreichende Lust zum Training zu haben.

Wenn er Bodybuilding ernst meint, muß er zuerst mit einem aeroben Fitneßplan beginnen. Sie haben richtig gelesen, mit Aerobic. Sie bringt seine Trainingsenergie auf eine höhere Stufe und senkt sein Körperfett für eine maximale Ausfeilung der Muskeln beim Gewichtheben.

In bezug auf Dehnübungen bildet die Tatsache, daß er Bodybuilding betreibt (wenngleich nur halbherzig) den Schlüsselpunkt: Er benötigt eine vollständige Trainingseinheit, um eine umfassende Beweglichkeit des Körpers zu erzielen. Wenn er unvollständige Hebungen ausführt, wie sie Bodybuilder oft anwenden, um spezifische Muskeln zu isolieren, dann sollte er besser nach dem Training als davor einige Dehnübungen anschließen, mit denen er seine Muskeln durch ihren gesamten Bewegungsradius führt.

Da er keine anderen Sportarten außer Gewichtheben betreibt und über keine, unmittelbar mit der Beweglichkeit verbundenen Probleme klagt, sollte das Ziel in einem guten Gesamtprogramm bestehen, das er auch in einem Hotelzimmer leicht ausführen kann. „Da er ein recht breites Übungsspektrum benötigt und auch relativ viel Zeit zu haben scheint, sollte er eine Vielzahl an Dehnübungen anwenden", rät Eksten.

GRUPPE EINS

Diese Dehnübungen werden ihm helfen, die Beweglichkeit im Oberkörper stärker zu entwickeln.

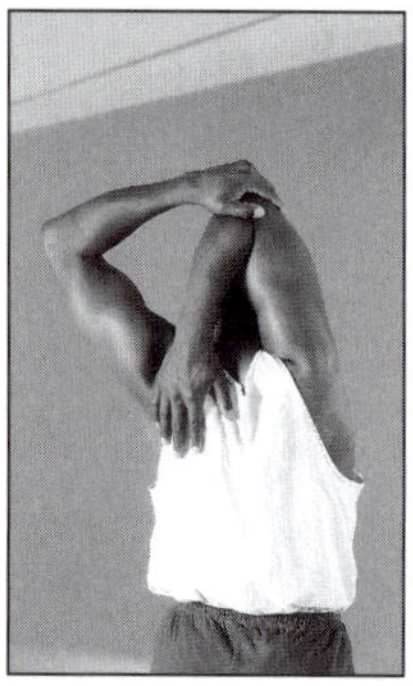

Trizeps- und Schulter-Dehnungen (Seite 365) dienen zur Vorbeuge gegen Beschwerden im Schulterbereich, die vor allem bei Bewegungen, wie das Senken von Gewichten zurück in die Ausgangsposition, z. B. beim Latissimusziehen, Kurzhantel-Rudern oder Zugübungen im Sitzen, entstehen.

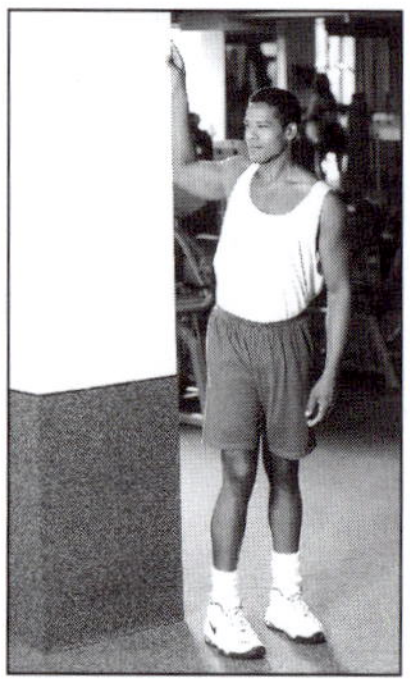

Die **Brustdehnung durch Drücken** (Seite 368) ist vor allem Männern zu empfehlen, die häufig Übungen wie Bankdrücken oder Kurzhantel-Drücken aus der Schräge machen, insbesondere, wenn die Schultern und der obere Rücken weniger trainiert werden, wie man es bei Anfängern und weniger engagierten Gewichthebern häufig findet. Der Grund hierfür besteht darin, daß schwere Brustübungen dazu neigen, Muskeln aufzubauen, die die äußere Rotation behindern. Diese Übung soll diese Beweglichkeit fördern.

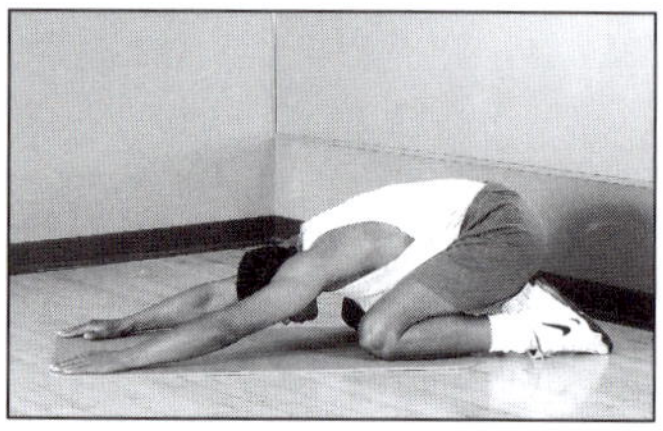

Schulter-Dehnung in der Beuge (Seite 364) bietet eine gute Erwärmungsdehnübung für den Oberkörper und richtet sich an die Schultern, den Brustkorb, den oberen Rücken und die Brust. Die Übung eignet sich zum Überwinden eventueller Beschwerden, die aus dem Bankdrücken oder aus Butterfly-Übungen resultieren.

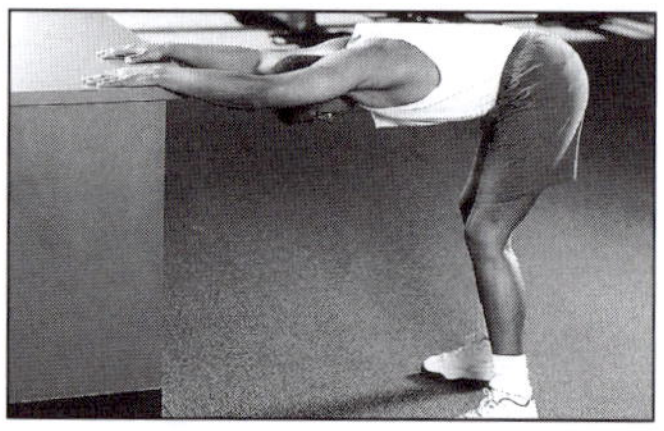

Brustdehnung durch Beugen (Seite 369) trainiert nicht nur die Brust, sondern bezieht auch die Schultern und den oberen Rücken mit ein. Sie dient vor allem zur Vermeidung von Beschwerden im unteren Rücken, die sich aus dem Latissimusziehen oder dem Kurzhantel-Rudern ergeben.

Gruppe Zwei

Diese Übungen dienen dem Training einer Vielzahl an Muskeln des Rumpfes.

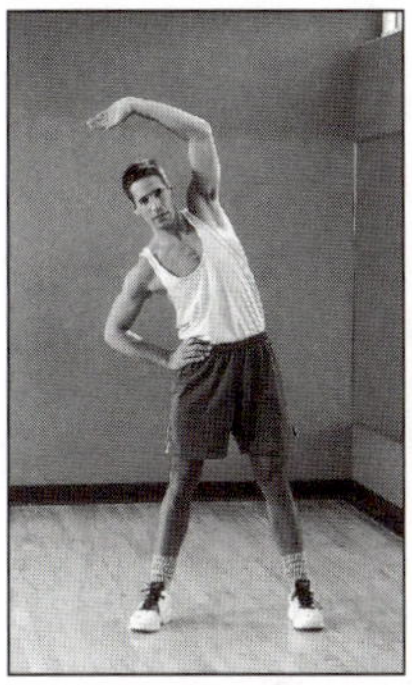

Die **Rumpfbeuge seitwärts** (Seite 342) fördert die allgemeine Beweglichkeit der Wirbelsäule (wichtig für jede Art von Heben) und dehnt die Schultern und den oberen Rücken, wodurch Verspannungen unter den Armen durch Übungen wie Liegestütze, Kurzhantel-Rudern und Latissimusziehen vermieden werden.

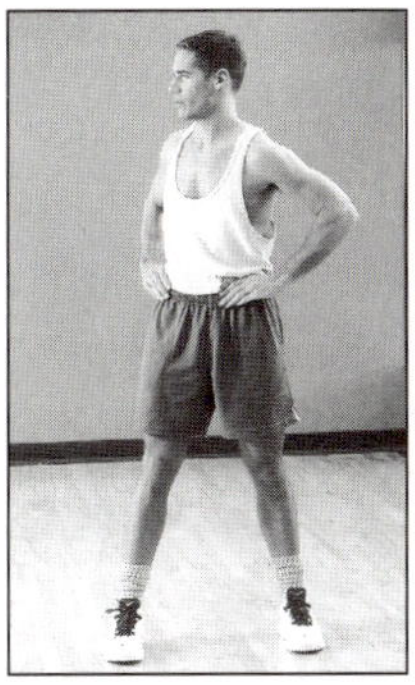

Drehungen zur Seite (Seite 343) helfen, die schrägen Bauchmuskeln zu dehnen, welche eine wichtige Stütze für die Wirbelsäule bieten. Sie verhindern Schmerzen im unteren Rücken, die oft bei Menschen auftreten, die wenig aktiv sind und nur gelegentlich Gewichte stemmen.

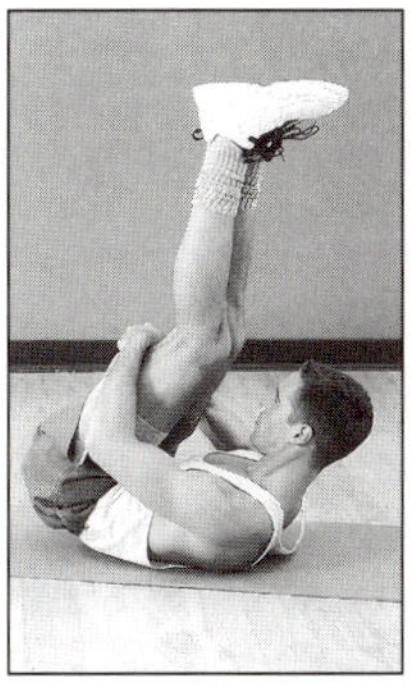

Wenn Sie die **Beinzugübung im Liegen** (Seite 345) ausführen, trainieren Sie mit dem Ziehen der Knie zur Brust hauptsächlich den unteren Rücken, die Hüften und die hinteren Oberschenkelmuskeln. Das Strecken der Beine schließt die Gesäßmuskeln ein – alles Muskeln, die für Übungen wie Kniebeugen, Ausfallschritte, Schrittübungen und Beinpressen, von Bedeutung sind.

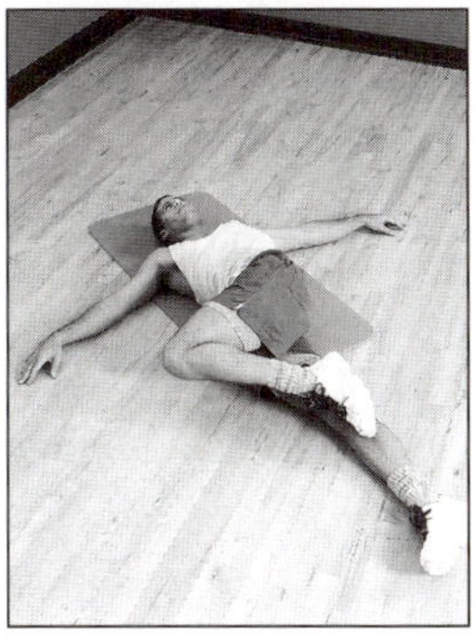

Seitliche Dehnungen des unteren Rückens (Seite 347) sind aggressive Dehnungen für den Rumpf, die Hüften und den unteren Rücken. Sie dienen allen Muskeln, die bei Kniebeugen oder bei Ausfallschrittübungen beansprucht werden.

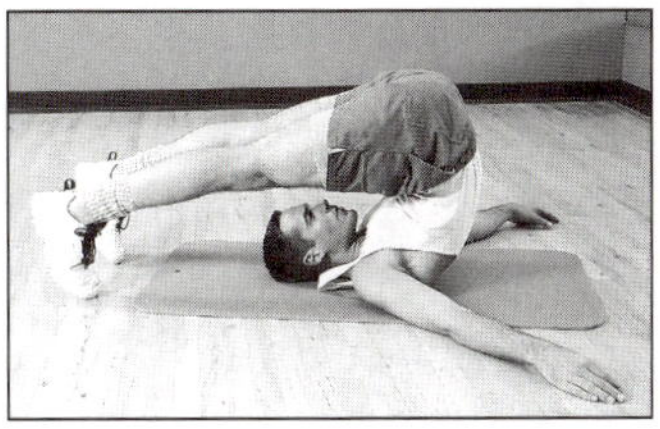

Wie die Beinzugübung im Liegen ist das **Über-Kopf-Dehnen der Beine** (Seite 346) eine Übung zum trainieren des unteren Rückens, der Hüften und hinteren Oberschenkelmuskeln. Diese Übung ist jedoch etwas vielseitiger. Wenn Sie die Beine in der Endstellung spreizen, bietet sie zudem eine gute Dehnung der Leistengegend. Die Übung ist in dieser Gruppe die schwierigste und sollte erst nach der Erwärmung mit anderen Dehnübungen ausgeführt werden.

Gruppe Drei

Diese Dehnübungen helfen bei der Entwicklung der Beweglichkeit im unteren Rücken.

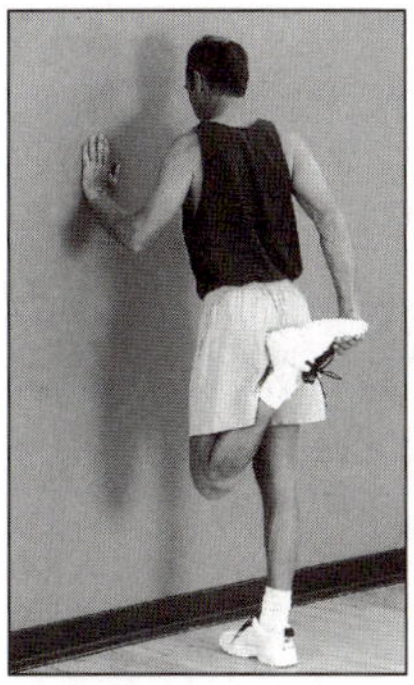

Oberschenkeldehnung im Stand (Seite 377) ist eine Grunddehnung zur Isolierung des Quadrizeps (vorderer Oberschenkel) – dem größten Muskel des Körpers.

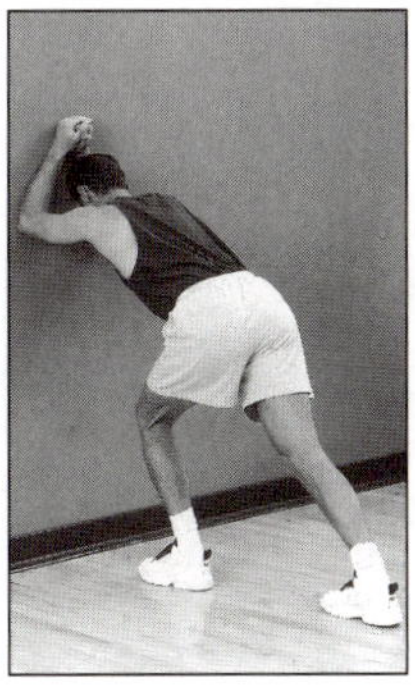

Wadendehnung im Stand (Seite 374) bietet sich an für Dehnübungen in Hotelzimmern, in denen keine Stufen oder Absätze vorhanden sind, von denen man die Fersen senken könnte. Sie übt Druck auf die untere Wade, nahe der Achillessehne, aus.

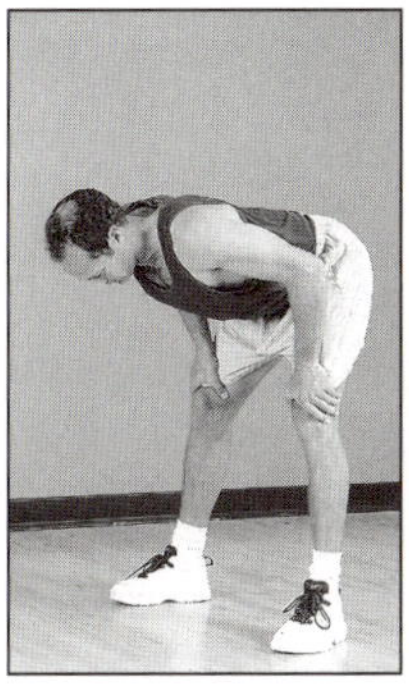

Die **Dehnung des unteren Rückens im Stand** (Seite 381) zielt auf den Bereich, in dem die hinteren Oberschenkel- und die Gesäßmuskeln zusammenkommen und verhindert, daß sich bei Bein-Curls und Ausfallschritten Beschwerden einstellen.

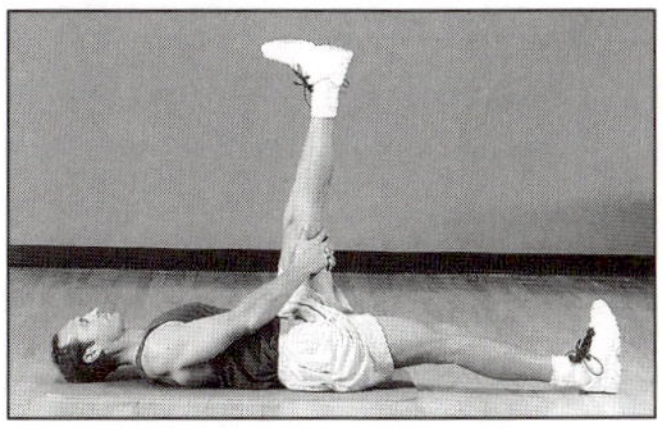

Die erste Bewegung bei der **Dehnung der hinteren Oberschenkelmuskeln im Liegen** (Seite 383) richtet sich mit der Streckung des Beines an die Mitte der hinteren Oberschenkelmuskeln. Die zweite Bewegung dehnt die hinteren Oberschenkelmuskeln nahe am Gesäß.

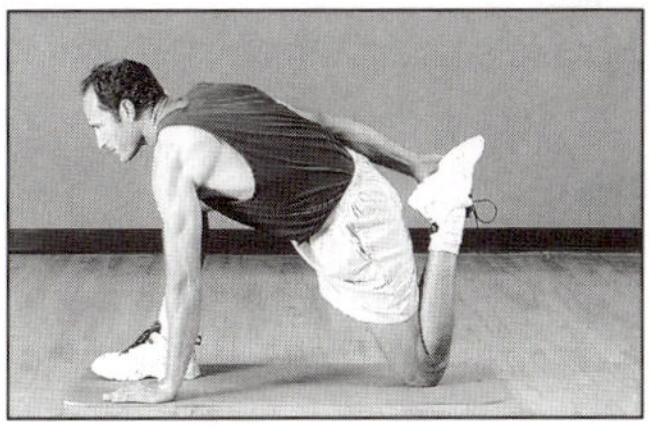

Quadrizeps-Dehnungen im Knien (Seite 379) bilden eine ausgezeichnete Übung sowohl für den Quadrizeps (vorderer Oberschenkel) wie auch für die Hüftbeugemuskeln.

SZENARIO 4: In weniger Zeit mehr erreichen

ALTER: 38 Jahre
GEWICHT: 77 kg
GESUNDHEIT: Er holt sich oft Muskelzerrungen vom Heben, Tragen und Spielen mit seinen drei kleinen Kindern. Nahezu jeden Monat zieht er sich eine starke Halsversteifung zu, die etwa zwei Tage benötigt, um sich wieder zu lockern.
TRAININGSROUTINE: Er trainiert nicht direkt, ist jedoch allgemein recht aktiv – läuft täglich ungefähr drei Kilometer im Garten und Haus umher.
LEBENSSTIL: Er arbeitet am Fließband. Er ist ein treusorgender Familienvater (ein Baby, zwei Kinder im schulfähigen Alter), kommt direkt nach der Arbeit nach Hause und verbringt seine Freizeit mit den Kindern. Nur früh am Morgen hat er etwas Ruhe für sich.
FITNESSZIELE: Er würde gern seinen Muskeltonus erhöhen, insbesondere im Rücken und Rumpf, um für seine lebhaften Kinder besser gewappnet zu sein. Außerdem möchte er seine Nackenprobleme künftig vermeiden.

„Obgleich er es vielleicht etwas anders sieht, ist dieser Mann hauptsächlich sitzend tätig", äußert Professor Frank Eksten. „Er macht kein Aerobic, kein Krafttraining und auch keine schwere Arbeit". Bei Fließbandarbeiten ist es zudem oft der Fall, daß spezifische Muskeln durch sich ständig wiederholende Bewegungen den ganzen Tag über extrem angespannt werden.

Mehr Sport würde ihm helfen, einige seiner Nacken- und Rückenprobleme zu lindern; jedoch fehlt es ihm an Zeit. Er benötigt ein Stretching-Programm, das sowohl seine allgemeine Beweglichkeit als auch seine spezifischen Probleme anspricht, und das sich vor Arbeitsbeginn in 10 – 15 Minuten ausführen läßt.

GRUPPE EINS

Diese Dehnübungen helfen, die Beweglichkeit im Nacken- und Schultergürtelbereich zu verbessern und Schmerzen und Steifheit zu reduzieren.

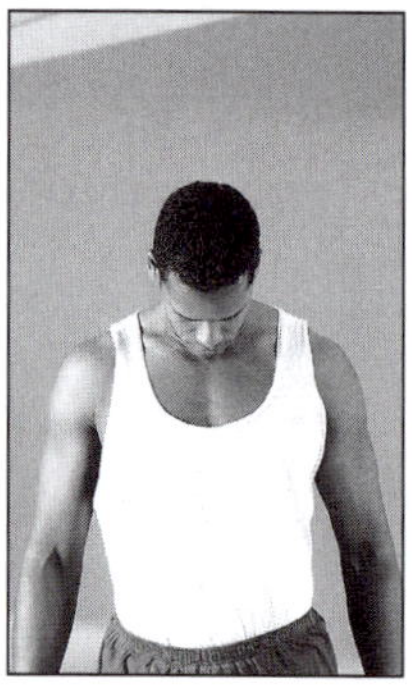

Die **Nackendrehung und -neigung** (Seite 362) umfaßt einfache Dehnungen, die dazu beitragen, den Nacken zu lockern und das Risiko einer Übertragung auf die Nerven und die damit verbundenen Schmerzen zu verringern.

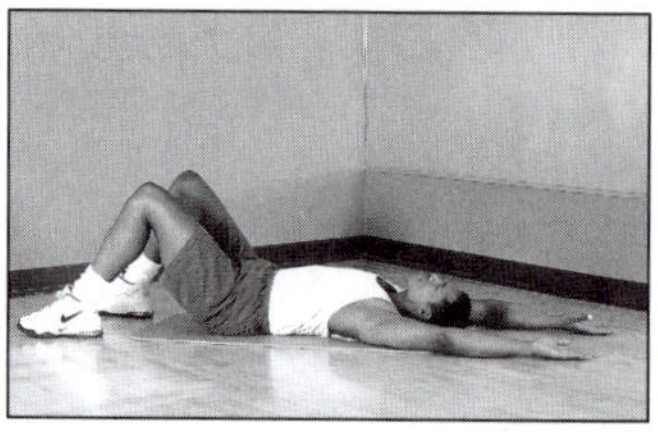

Die **Armdehnung über Kopf im Liegen** (Seite 363) kann helfen, die Nackenbeschwerden zu mindern, da sie die Schulter- und oberen Rückenmuskeln anspricht.

GRUPPE ZWEI

Mit dem folgenden Training überwinden Sie den für Fließbandarbeiten typischen Bewegungsmangel und wappnen sich auch für plötzliche Belastungen durch Ihre lebhaften Kinder.

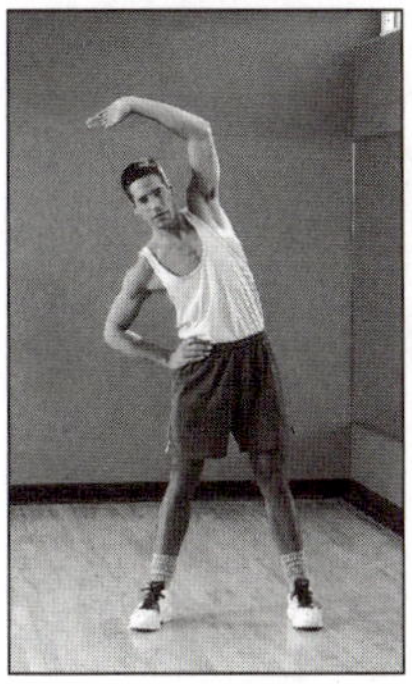

Die Bewegung über den Kopf bei der **Rumpfbeuge seitwärts** (Seite 342) bietet eine gute Dehnung für die Seiten des Rumpfes, verbessert die Beweglichkeit und Kraft in der Wirbelsäule und hilft, Beschwerden zu vermeiden, die sich aus ständig wiederholenden Bewegungen entwickeln.

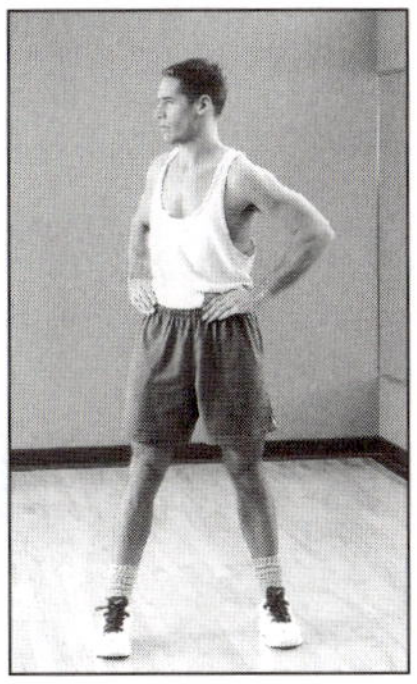

Drehungen zur Seite (Seite 343) stehen für eine wichtige Dehnübung zur Verhinderung von Muskelzerrungen im unteren Rücken.

Bei der **Beinzugübung im Liegen** (Seite 345) verändert bereits eine leichte Abwandlung der Armhaltung die Intensität der Dehnung und der von ihr betroffenen Muskeln. Ein Ziehen der hinteren Oberschenkel zielt auf den unteren Rücken, die Hüften und die hinteren Oberschenkelmuskeln. Ein Ziehen der Schienbeine schließt auch die Gesäßmuskeln ein – also sämtliche Muskeln, die beim Heben von Kindern beispielsweise von Bedeutung sind.

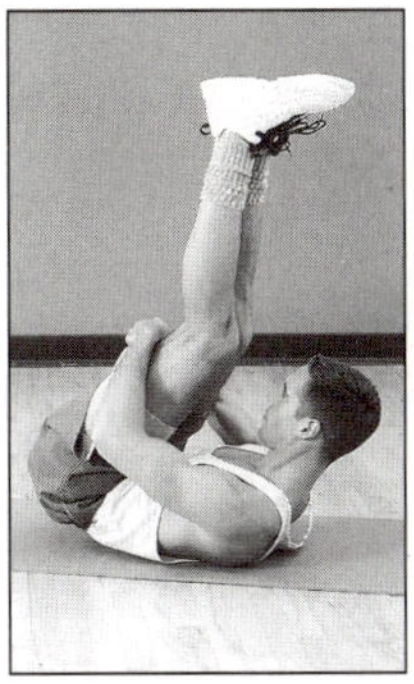

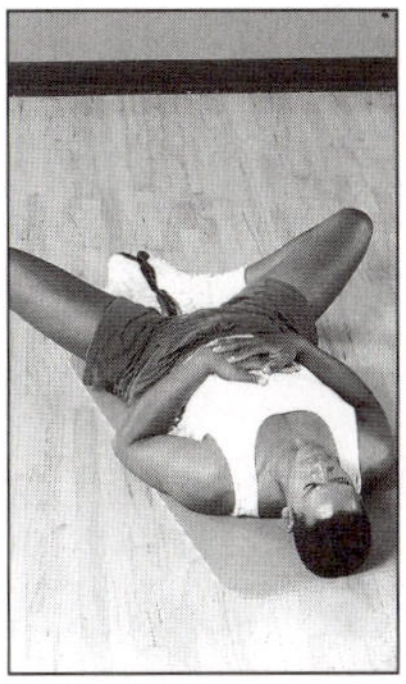

Die **Leistendehnung im Liegen** (Seite 360) ist eine Entspannungsübung und dient einer abgerundeten Unterstützung des Oberkörpers. Das Beste der Übung besteht darin, daß man sie morgens vor dem Aufstehen machen kann.

GRUPPE DREI

Diese Dehnübungen helfen, Beschwerden im unteren Rücken zu mindern und ihn für das Spielen mit den Kindern strapazierfähiger zu machen.

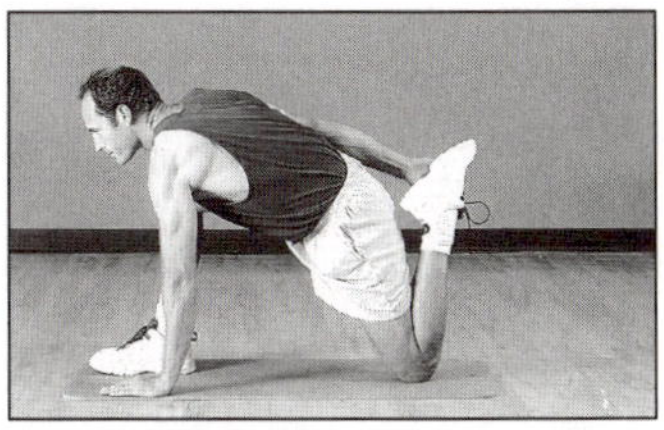

Die **Quadrizeps-Dehnung im Knien** (Seite 379) ist eine sehr zielgerichtete Dehnübung für den Quadrizeps (vorderer Oberschenkel), welcher für die Bewegungen der Beine, das Aufheben von Gegenständen und für die gesamte Beweglichkeit von grundlegender Wichtigkeit ist.

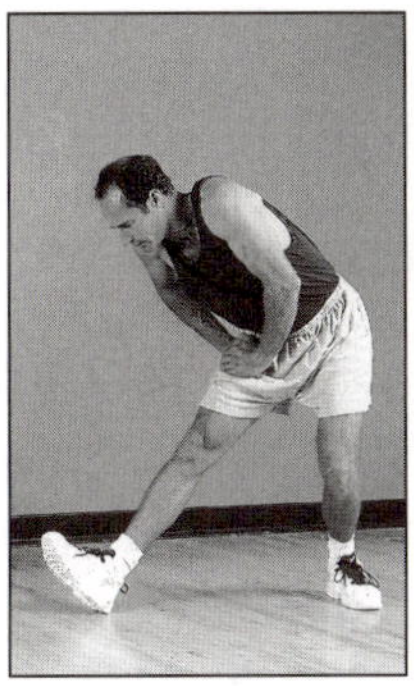

Die **Dehnung der hinteren Oberschenkelmuskeln im Stand** (Seite 380) kräftigt diese, was Ihnen vor allem hilft, wenn sich von vorn jemand auf Sie stürzt.

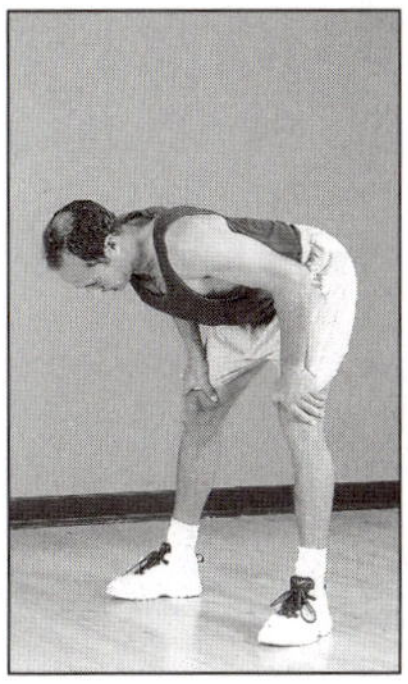

Die **Dehnung des unteren Rückens im Stand** (Seite 381) zielt auf den Bereich, in dem die hinteren Oberschenkelmuskeln mit den Gesäßmuskeln zusammenkommen. Sie dehnt auch den unteren Rücken und verbessert den Bewegungsradius bei Bewegungen in der Beuge – zum Schutz des unteren Rückens und der Hüften.

INDEX

Unterstrichene Seitenangaben beziehen sich auf die farbig unterlegten Texte, halbfette Seitenangaben dagegen verweisen auf Tabellen.

A

B

C

D

E

F

G

H

I

L

M

N

O

P

Q

R

S

T

U

V

W

Y

Z